第 19 版

哈里森内科学——
心血管系统疾病分册

19th Edition

HARRISON'S PRINCIPLES OF
INTERNAL MEDICINE

第 19 版

哈里森内科学——
心血管系统疾病分册

19th Edition
HARRISON'S PRINCIPLES OF INTERNAL MEDICINE

原　著　Dennis L. Kasper
　　　　Anthony S. Fauci
　　　　Stephen L. Hauser
　　　　Dan L. Longo
　　　　J. Larry Jameson
　　　　Joseph Loscalzo
主　译　陈　红
副主译　李忠佑

北京大学医学出版社

HALISEN NEIKEXUE (DI 19 BAN) ——XINXUEGUAN XITONG JIBING FENCE

图书在版编目（CIP）数据

哈里森内科学：第 19 版. 心血管系统疾病分册/（美）凯斯珀等原著；
丹尼斯·L.凯斯珀（Dennis L. Kasper）等原著；陈红
主译. —北京：北京大学医学出版社，2019.9
　书名原文：Harrison's Principles of Internal
Medicine
　ISBN 978-7-5659-2029-5

　Ⅰ. ①哈⋯　Ⅱ. ①丹⋯ ②陈⋯　Ⅲ. ①内科学②心脏
血管疾病－诊疗　Ⅳ. ①R5

中国版本图书馆 CIP 数据核字（2019）第 169509 号

北京市版权局著作权合同登记号：图字：01-2016-2115

Dennis L. Kasper，Anthony S. Fauci，Stephen L. Hauser，Dan L. Longo，J. Larry Jameson，
Joseph Loscalzo
HARRISON'S PRINCIPLES OF INTERNAL MEDICINE，19th Edition
ISBN 978-0-07-180215-0
Copyright © 2015 by McGraw-Hill Education.

哈里森内科学（第 19 版）——心血管系统疾病分册

主　　译：陈　红
出版发行：北京大学医学出版社
地　　址：（100191）北京市海淀区学院路 38 号　北京大学医学部院内
电　　话：发行部 010-82802230；图书邮购 010-82802495
网　　址：http://www.pumpress.com.cn
E - mail：booksale@bjmu.edu.cn
印　　刷：北京信彩瑞禾印刷厂
经　　销：新华书店
责任编辑：高　瑾　畅晓燕　　责任校对：靳新强　　责任印制：李　啸
开　　本：889 mm×1194 mm　1/16　印张：26.5　字数：897 千字
版　　次：2019 年 9 月第 1 版　2019 年 9 月第 1 次印刷
书　　号：ISBN 978-7-5659-2029-5
定　　价：230.00 元
版权所有，违者必究
（凡属质量问题请与本社发行部联系退换）

译者名单 （按姓名汉语拼音排序）

艾丽菲热·买买提（新疆医科大学第一附属医院）

曹成富（北京大学人民医院）

陈　红（北京大学人民医院）

陈江天（北京大学人民医院）

陈小曼（中南大学湘雅二医院）

陈　彧（北京大学人民医院）

程雅琳（北京医院）

崔淯夏（北京大学人民医院）

丁　茜（北京大学人民医院）

段江波（北京大学人民医院）

符师宁（北京大学人民医院）

耿　强（青岛市市立医院）

何金山（北京大学人民医院）

胡　丹（北京大学人民医院）

胡梦雨（北京大学肿瘤医院）

黄文凤（北京大学人民医院）

黄仲贤（北京大学深圳医院）

蒋子涵（中国医学科学院北京协和医院）

靳文英（北京大学人民医院）

李帮清（北京大学人民医院）

李昌龙（中日友好医院）

李　春（北京大学人民医院）

李　鼎（北京大学人民医院）

李　芳（北京大学人民医院）

李晶津（首都医科大学附属北京天坛医院）

李　琪（北京大学人民医院）

李素芳（北京大学人民医院）

李学斌（北京大学人民医院）

李　延（北京大学国际医院）

李　政（成都市第二人民医院）

李忠佑（北京大学人民医院）

连　政（北京大学人民医院）

梁会珠（北京大学人民医院）

刘传芬（北京大学人民医院）

刘　刚（北京大学人民医院）

刘　俊（邯郸市中心医院）

刘丽华（北京大学人民医院）

刘文玲（北京大学人民医院）

刘元生（北京大学人民医院）

卢长林（首都医科大学附属北京朝阳医院）

卢明瑜（北京大学人民医院）

马玉良（北京大学人民医院）

仁　晖（北京大学人民医院）

宋俊贤（北京大学人民医院）

王　岚（北京大学人民医院）

王立娜（北京大学人民医院）

王伟民（北京大学人民医院）

王　熙（北京大学深圳医院）

王元明（山西省汾阳医院）

巫凯敏（厦门大学附属心血管病医院）

吴寸草（北京大学人民医院）

吴佳桐（北京大学人民医院）

吴　彦（北京大学人民医院）

吴泽璇（中山大学附属第一医院）

伍满燕（北京大学人民医院）

邢　燕（同济大学附属东方医院）

徐碧荷（清华大学附属北京清华长庚医院）

许俊堂（北京大学人民医院）

殷伟贤（台湾振兴医疗财团法人振兴医院）

尹伊楠（北京大学人民医院）

张　锋（北京大学人民医院）

张海澄（北京大学人民医院）

张　静（北京大学人民医院）

赵　红（北京大学人民医院）

朱天刚（北京大学人民医院）

译者前言

《论语·魏灵公》曰："工欲善其事，必先利其器。"一本优秀的内科学教材就是内科医生诊治疾病的一把利刃。《哈里森内科学》作为一部世界高水平的经典教科书，畅行不衰，被誉为内科学的"圣经"。自从1949年首次出版以来，迄今已不断与时俱进，先后被译成法文、德文、日文、中文等多种文字，深受医学生和临床医生的广泛认可和欢迎。

第19版《哈里森内科学》较前有许多创新之处，不仅在内容上紧跟学科最新进展，在排版和数字化程度上亦有诸多突破之举，充分体现了与时俱进的理念。第19版《哈里森内科学》原版书发行之初，北京大学医学出版社便将其及时引进国内。很荣幸我能担任本书主译，并全面承担《哈里森内科学——心血管系统疾病分册》的翻译工作。知悉此项任务后，我们立即组织了翻译团队开展工作，希望尽可能地将原著内容原汁原味地呈现给国内广大的医务人员。

本分册继续秉承原著"临床实用至上，内容精益求精"的原则，不仅系统介绍了心血管疾病的各方面知识，也融入目前心血管领域的最新进展。此外，本分册的编排设置更为系统实用，既囊括心血管基础和主要的诊断性评估方法，亦聚焦特定心血管疾病的病因、流行病学、病理生理学、临床表现、诊断与鉴别诊断、治疗和预后等，着重呈现了医学实践中常见心血管疾病的临床表现、诊断和治疗要点。在确保内容准确性的基础上，同时注重优化版式，精炼语言，采用条理清晰的流程图及表格便于读者查阅和理解。为保证翻译质量和充分体现原著权威性，本分册邀请了心血管领域的知名学者担任译者与审阅专家，恪守"忠于原著，字斟句酌"的指导思想，期许呈现"信、达、雅"之译著。

最新第19版《哈里森内科学——心血管系统疾病分册》十分适合国内各大医学院校的医学生在见习和实习阶段、住院医师规范化培训阶段学习，也适合一些高年资临床医师阅读和学习。本分册成功面世应感谢出版社全体同仁的倾力支持；感恩诸位参与翻译和审译的临床医生们为此书倾注的心血。翻译者虽然力求完美，但纰漏与瑕疵在所难免，敬请各位读者朋友们谅解，同时欢迎大家不吝赐教，监督我们提高后续的工作质量。

北京大学人民医院

陈　红

原著序

我们非常荣幸地向读者呈现《哈里森内科学（第19版）》。自从第1版于65年前问世以来，医学的各个领域和医学教育有了突飞猛进的进展，并衍生了许多新的学科。

在保留本书主旨的同时，本版在修订时进行了大范围的修改，以满足读者的不同需求，并使其能够以不同的方法和形式获取和应用知识。目前全球医学教育的焦点已经从经典的结构、功能、疾病转变为整合性的、常常是以病例为基础的学习方法——将基础医学和流行病学与疾病的诊断和治疗实践有机地结合起来。本书的许多更新和改进都体现了现代的医学教育与临床医疗理念。

本版本进行了全面的更新以展现临床医学的经典病理生理基础，并详述了目前可以获得的现代医疗模式下评估症状及有效治疗疾病的前沿方法和工具。同时新增补了丰富的照片、放射影像图、示意图、患者诊治流程图和表格等。使得最新版本同时具有使用的高效性和灵活性。

自《哈里森内科学》第1版于1949年出版以来，医学科学经历了惊人的进展。第1版出版之时，消化性溃疡被认为由应激引起，几乎所有不能切除的肿瘤均会导致患者死亡，风湿性心脏瓣膜疾病发病广泛，乙型病毒性肝炎和人类免疫缺陷病毒（HIV）感染都是未知的。经过此后的数十年，消化性溃疡的感染性病因和治疗方法都已明确；诊断和治疗方法的进展使得2/3的癌症可以获得治愈；风湿性心脏瓣膜疾病已基本消失；冠状动脉粥样硬化性疾病逐渐流行发展——并至少在一定程度上通过危险因素的控制可使其有所减少；乙型病毒性肝炎和其所致的肝硬化和细胞性肝癌成为通过疫苗可以预防的疾病；HIV，这一最初被认为是致命性的世界范围内的灾难，变成了一种可以治愈的慢性疾病。值得注意的是，新兴与复现的疾病成为医学研究与实践的挑战，同时一种新的对于系统概念的理解，如微生物群系，提供了一种全新的、令人兴奋的可用于理解和管理健康与疾病状态的可能方法。

我们要感谢很多人对于本书出版所做出的贡献。首先作者团队进行了卓越的工作，整合大量科学临床数据，创作出一个个对于内科临床疾病富于艺术性的权威描述的章节。在当今这样一个信息爆炸、快速更新的环境下，我们保证本书中所提供的信息都是当前最新的。专家在撰写时还给予了有益的建议和关键点的提示，使得本书重点突出，层次清晰。我们还要对创作团队中的编校人员表示感谢，他们在不同的创作时期时刻关注工作动态并与作者、麦克劳希尔教育集团保持联系，这些编校人员是：Patricia Conrad, Patricia L. Duffey, Gregory K. Folkers, Julie B. Mc-Coy, Elizabeth Robbins, Anita Rodriguez, Stephanie Tribuna。

麦克劳希尔教育集团在本书的出版过程中给予了持续的支持和专业意见。James Shanahanm，麦克劳希尔教育集团专业图书出版部的出版副总监，是创作团队的杰出而富有洞察力的伙伴，指导本书的进展。Kim Davis，本书的副总编辑熟练地确保有多个作者参与的章节中各部分顺畅而高效的整合。Dominik Pucek管理新的视频资源。Jeffrey Herzich精干地承担起本书的产品经理职责。

总之，我们无比荣幸能够编著《哈里森内科学（第19版）》，并且满怀期望地将她推荐给读者们。我们在编写本书的过程中学习到了很多，也希望读者能够发现她独一无二的教育价值。

作者团队

目　录

第一部分 心血管疾病概述
SECTION 1 INTRODUCTION TO CARDIOVASCULAR DISORDERS

第一章 心血管疾病患者的诊断路径
Approach to the Patient with Possible Cardiovascular Disease

Joseph Loscalzo

（陈 红 巫凯敏 译）

严峻的心血管疾病现状

心血管疾病是工业化国家中发病率最高的严重疾病，并且是发展中国家面临的日益严重的问题（第三章）。在过去 40 年来，美国冠心病的年龄校正死亡率下降了 2/3，这反映了冠心病危险因素的识别和减少，以及对于冠状动脉疾病、心律失常和心力衰竭的治疗和干预措施的进步。尽管如此，心血管疾病仍然是最常见的死亡原因，每年导致约 100 万人死亡，占全因死亡的 35％，其中大约 1/4 为突发死亡。此外，心血管疾病非常普遍，成年人中约有 8000 万或 35％ 被诊断罹患该病。肥胖症、2 型糖尿病和代谢综合征的患病率越来越高，这些均是动脉粥样硬化的重要危险因素，正在逐渐逆转年龄校正的冠心病死亡率下降趋势。

多年来，心血管疾病被认为男性较女性更为高发。事实上，死因构成百分比中继发于心血管疾病死亡的女性（43％）比例要高于男性（37％）。此外，过去数十年中死于心血管疾病的男性绝对人数呈现下降，但是实际上女性人数反而增长。炎症、肥胖、2 型糖尿病和代谢综合征，似乎在女性冠状动脉粥样硬化进展中，发挥比男性更为重要的作用。另外，相较于男性，女性的冠状动脉疾病（coronary artery disease，CAD）与冠状动脉微循环功能障碍的关系更为密切。运动负荷心电图对于女性心外膜血管狭窄的诊断准确性低于男性。

自然病程

心血管疾病往往急性起病，如先前毫无症状的个体发生急性心肌梗死（第三十二章），或者无症状性肥厚型心肌病（第二十四章）或 QT 间期延长患者（第十四章），临床首发表现为晕厥，甚至是猝死。然而，警觉性较高的医生能够在较早之前就判断出患者具有这些并发症风险，并通常可以采取相应的预防措施。例如，急性心肌梗死的患者，往往伴有动脉粥样硬化的危险因素有多年，如果这些危险因素能被识出，并得以去除或减弱，就可能延缓甚至阻止心肌梗死的发生。相似的，肥厚型心肌病患者也许存在心脏杂音多年以及疾病家族史。这些发现促使进行超声心动图检查，预先在疾病出现严重急性发作的较长时间之前，就做出诊断和给予合适的治疗。

相反，心脏瓣膜疾病或特发性扩张型心肌病的患者具有较长的病程，表现为渐进性加重的呼吸困难以及其他慢性心力衰竭症状，仅在疾病晚期间断伴有急性加重的发作。掌握各种心脏疾病的自然病程非常必要，医生由此对不同阶段采取适当的诊断和治疗措施，以及为患者和家属提供预后判断。

心脏疾病症状

由心脏疾病引起的症状最常见于心肌缺血、心肌收缩和（或）舒张的紊乱、血流阻塞或心律/心率异常。由于心脏供氧和需氧失衡造成的缺血最常表现为胸部不适，而心脏泵血能力的降低通常表现为乏力以及由于心室功能障碍引起的血管内压升高。后者导致过多的液体潴留，伴有外周水肿或肺淤血和呼吸困难。由瓣膜狭窄所引起的血流阻塞可表现为类似于心力衰竭的症状（第十六章）。心律失常发作通常很迅速，由此产生的症状和体征——心悸、呼吸困难、低血压和晕厥，通常骤然发生且来去迅速。

虽然呼吸困难、胸部不适、水肿和晕厥均是心脏疾病的主要表现，但也可见于其他疾病中。例如，呼吸困难可以出现在肺部疾病、显著肥胖和焦虑等多种疾病中。同样，胸部不适可能是由心肌缺血以外的各种非心源性和心源性疾病引起。水肿是未经治疗或未充分治疗的心力衰竭的重要表现，但也可以是原发性肾病和肝硬化的表现。晕厥不仅发生于严重的心律失常，也发生在许多神经系统疾病中。要判断这些症状是否为心源性，经常需要进行仔细的临床查体（第四章），联合一些非侵入性检查，包括静息/负荷心电图

（第五章）、超声心动图、X 线检查以及其他形式的心脏影像学检查（第七章）。

心肌或者冠状动脉功能可能足以应对静息状态下的需求，但是却无法满足活动时的需求。因此，活动时发作呼吸困难和（或）胸部不适是心脏疾病的特征性表现；相反，症状静息时发作而活动后缓解很少见于心脏疾病。故仔细询问患者的症状和活动的关系至关重要。

许多心血管疾病患者无论静息或活动时均缺乏症状，但是可能伴有异常的体征，例如心脏杂音、高血压、心电图或影像学检查异常。对于无症状的个体，评估 CAD 的整体风险非常重要，需结合临床评估、胆固醇水平及其组分测定，一些患者还应包括其他生物标志物，如 C 反应蛋白（第二十八章）。由于 CAD 的首发临床表现可造成极其严重的后果——心脏性猝死、急性心肌梗死或者卒中，因此筛查出此类事件的高危人群非常必要，并进一步检查和采取预防措施。

诊断

依据纽约心脏协会（New York Heart Association, NYHA）的建议，完整的心脏病诊断需要总体考虑以下要素：

1. 潜在的病因：是先天性的、高血压相关、缺血性，还是炎症反应相关的？

2. 解剖学异常：哪些心腔受累？是肥厚、扩张还是二者皆有？哪些瓣膜受累？是瓣膜反流还是瓣膜狭窄？心包是否受累？既往是否有心肌梗死？

3. 生理学紊乱：是否有心律失常？是否具有充血性心力衰竭或心肌缺血的证据？

4. 心功能受损：多大的活动量就会诱发症状？NYHA 心功能分级对于评估心功能受损情况非常有用（表 1-1）。

在此，以一个例子说明建立完整心脏病诊断的重要性。出现劳力性胸部不适的患者中，鉴定心肌缺血为病因具有极其重要的临床意义。然而，简单识别出心肌缺血还不足以制订治疗策略或判断预后，直至知悉其造成心肌缺血的基础解剖学异常，例如冠状动脉粥样硬化或主动脉瓣狭窄，并且判断出是否涉及其他引起心肌供氧和需氧失衡的生理紊乱，例如严重贫血、甲状腺毒症或室上性心动过速。最后，心功能受损的严重程度决定了诊断性检查的方案，并强烈影响所选择的治疗策略。

建立正确和完整的心脏病诊断通常从病史和体格检查开始（第四章），实际上，临床查体仍然是诊断各种疾病的基础。随后可以通过 5 类实验室检查进行补充：①心电图（第五章）；②无创影像学检查（胸部 X 线、超声心动图、放射性核素显像、计算机断层成像、正电子发射断层成像和磁共振成像）；③评估风险的血液学检查［如脂质测定、C 反应蛋白（第二十八章）］或评估心脏功能的检查［如脑钠肽（BNP）（第十六章）］；④特定的侵入性检查［如心导管检查和冠状动脉造影（第九章）］；⑤鉴定单基因心脏疾病的基因检测［如肥厚型心肌病（第二十四章）、马方综合征，以及导致 QT 间期延长和猝死风险增加的心脏离子通道异常（第十三章）］。这些检查正得到越来越广泛的应用。

家族史

询问已知或疑诊心血管疾病患者的病史时，应特别注意家族史。家族聚集现象在许多心脏疾病中很常见。例如，肥厚型心肌病（第二十四章）、马方综合征以及与长 QT 综合征相关的猝死（第十四章），均为孟德尔遗传单基因缺陷。早发冠心病、原发性高血压、2 型糖尿病和高脂血症（CAD 最重要的危险因素）则通常是多基因疾病。虽然其家族性发病情况不如单基因疾病显著，但也有助于评估多基因疾病的风险和预后。心血管疾病的家族聚集不仅可在遗传的基础上发生，亦可能与家庭饮食或行为模式相关，如过量摄入盐或卡路里以及吸烟。

功能受损程度的评估

当试图确定心脏病患者心功能受损的严重程度时，确定其诱发症状的活动量以及当时的运动速度很有帮助。仅知晓患者呼吸困难的主诉是不足够的。登上两层长楼梯后出现呼吸困难，相较平地上行走几步后即出现类似症状，反映的心功能状态更为理想。此外，应考虑平时工作以及休闲时的活动量情况。对于身体

表 1-1	纽约心脏协会（NYHA）心功能分级
心功能 I 级	体力活动不受限，日常活动不诱发心力衰竭症状
心功能 II 级	体力活动轻度受限，日常活动可诱发心力衰竭症状
心功能 III 级	体力活动明显受限，低于日常活动即可诱发心力衰竭症状，静息时无心力衰竭症状
心功能 IV 级	不能从事任何体力活动，静息时即可出现心力衰竭症状

来源：Modified from The Criteria Committee of the New York Heart Association.

条件良好的马拉松运动员，登两层楼梯后出现呼吸困难，应该较此前久坐不动的人登一层楼梯后出现呼吸困难，更具有意义。病史采集应充分考虑患者的治疗情况。例如，接受最优剂量的利尿剂和其他心力衰竭治疗的患者，水肿、呼吸困难以及心力衰竭其他表现的持续存在或加重，病情远比未接受治疗的患者出现类似表现更为严重（第十六章）。相似地，应用多种最优剂量的抗心绞痛药物治疗后仍存在心绞痛比未经治疗的患者心绞痛更为高危（第三十章）。为了确定症状的进展情况，从而判断潜在疾病的严重程度，询问患者6个月或1年前能从事而目前无法耐受的特定活动非常有帮助。

心电图

虽然确诊或疑诊心脏疾病的患者通常均会记录心电图（第五章），但除了鉴定心律失常、传导异常、心室肥厚和急性心肌梗死外，它大多无法建立特定诊断。正常心电图结果的范畴广泛，许多非心源性因素，如年龄、体型和血清电解质浓度，可以显著影响心电图轨迹。一般而言，心电图改变应在其他心血管异常的背景下进行阐释。

对伴有心脏杂音患者的评估

结合病史、体格检查和心脏检查的其他特征（第四章），心脏杂音的原因通常可以通过对其主要属性的系统评估来轻松阐明：出现时间、持续时间、强度、音色、频率、音调、位置和放射特点（图1-1）。

大多数心脏杂音听诊轻柔（1～2/6级），并在收缩中期闻及。当发生在无症状的儿童或青年人中，并且在临床检查中没有发现其他心脏疾病证据时，此类杂音通常为良性，且不需要进一步完善超声心动图检查。相比之下，如果是伴有响亮的收缩期杂音（≥3/6级），尤其是全收缩期或收缩晚期杂音，以及大多数伴有舒张期或连续杂音的患者，则需要进行二维超声心动图和多普勒超声心动图检查（第七章）。

心血管内科的误区

内科分科的精细化以及心血管疾病高端诊断技术的不断完善，也将引发各种不如人愿的局面。举例如下：

1. 非心血管内科医生未能识别全身性疾病的重要心脏表现。例如，在卒中患者中，应考虑二尖瓣狭窄、卵圆孔未闭和（或）短暂性房性心律失常；系统性硬

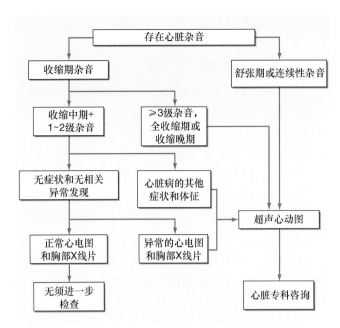

图 1-1 心脏杂音的评估流程。

来源：From RA O'Rourke, in Primary Cardiology, 2nd ed, E Braunwald, L Goldman [eds]. Philadelphia, Saunders, 2003.

皮病或雷诺综合征的患者中，应考虑是否合并肺动脉高压和肺源性心脏病。为确诊和评估非心脏疾病伴随的心血管受累严重程度，应展开心血管检查。

2. 心血管内科医生未能识别心血管疾病患者潜在的系统性疾病。例如，患有心房颤动和不明原因心力衰竭的老年患者中应考虑甲状腺功能亢进。对于原因不明的房室传导阻滞患者应考虑莱姆病。心血管异常表现可能提供对识别某些全身性疾病至关重要的线索。例如，不明原因的心包积液可能为结核病或肿瘤早期诊断提供线索。

3. 过度依赖和使用实验室检查，特别是侵入性技术，用于评估心血管系统。心导管检查和冠状动脉造影（第九章）可提供精确的诊断信息，其对于已知或疑似CAD患者制订治疗计划至关重要。虽然对这些检查给予了极大的关注，但重要的是要认识到它们对采取临床和非侵入性技术的详尽检查，是补充而不是取代的作用。对疑似患有缺血性心脏病的胸痛患者，不应该用冠状动脉造影来替代详细的病史采集。虽然冠状动脉造影可以确定冠状动脉是否阻塞以及其程度如何，但是血管造影结果本身通常无法对患者胸部不适的主诉是否归因于冠状动脉粥样硬化，以及是否需要血运重建提供明确的答案。

尽管在某些情况下侵入性检查具有价值，但是会给患者带来一些风险，包括不适的体验和昂贵的花费，并且占用医疗设施。因此，只有预期检查结果能够改

变患者的管理时才应进行侵入性检查。

疾病的预防及管理

预防心脏病，特别是 CAD，是初级医疗保健人员和心血管专科医生最重要的任务之一。心脏病的预防从风险评估开始，接着是关注生活方式，例如实现最佳体重、体力活动和戒烟，然后积极治疗所有异常的危险因素，如高血压、高脂血症和糖尿病。

对心脏病患者建立完整的诊断后，通常具有多种管理选项。以下举若干例子以阐明心血管疾病治疗决策的原则：

1. 没有心脏病证据的情况下，应明确告知患者评估的结果，而不是要求间隔时日后重复进行检查。如果缺乏疾病的证据，这种持续性的关注可能导致患者对心脏疾病形成不适当的顾虑。

2. 如果没有心血管疾病的证据，但是具有一种或多种发生缺血性心脏病的危险因素（第三十章），则应制订减少危险因素的计划，并定期对患者进行重新检测以评估计划的有效性以及患者的依从性。

3. 无症状或症状轻微的心脏瓣膜病患者，若存在严重解剖学异常，应每 6～12 个月定期进行临床和非侵入性检查。出现心室功能恶化的早期征象，提示需要外科手术干预，以避免发生致残性症状、不可逆转的心肌损伤和进展为外科治疗的高危风险（第二十章）。

4. 对于 CAD 患者（第三十章），应遵循实践指南决策其治疗方案（药物、经皮冠状动脉介入治疗或外科手术血运重建）。在美国，采用器械进行血运重建可能过于频繁，反之在东欧和发展中国家则应用太少。仅仅是存在心绞痛和（或）在血管造影中证实冠状脉显著狭窄，不应成为决策血运重建治疗方案的充分条件。相反，这些干预措施应限于对药物治疗反应不佳的心绞痛患者，或者已证实血运重建可改善自然病程（例如急性冠状动脉综合征或多支冠状动脉受累的 CAD 伴左心室功能障碍）。

第二章 心血管系统的生物学基础

Basic Biology of the Cardiovascular System

Joseph Loscalzo，Peter Libby，Jonathan A. Epstein
（李素芳 李 政 译）

血管

血管的超微结构

血管动态参与人体的稳态调节，与每个器官系统疾病的病理生理过程密切相关。因此，理解血管生物学的基本知识，可以为理解所有器官系统的正常功能及相关疾病打下良好基础。毛细血管是最小的血管，它由结合在基底膜上的单层内皮细胞构成，与平滑肌样细胞——血管周细胞相毗邻（图 2-1A）。与大血管不同的是，血管周细胞并不在微血管周围形成连续的鞘膜。动脉血管通常有三层结构（图 2-1B～E）。血管内膜由单层的内皮细胞组成，并与毛细血管内皮细胞相延续。血管中层，又称中膜，由层状的平滑肌细胞组成，在静脉血管中，中层可能只包含数层平滑肌细胞（图 2-1B）。血管外层，又称外膜，由疏松的细胞外基质与少量的成纤维细胞、肥大细胞和神经末梢等组成。较大的动脉有给自身供血的血管，即滋养血管，它可以为中膜的外侧部分提供营养。静脉血管的外膜厚度常常超过内膜。

肌性小动脉张力可以通过调节各种动脉血管床来调节血压和血流量。小动脉中膜的厚度与外膜相当（图 2-1C）。中型肌性动脉中膜结构则非常明显（图 2-1D），动脉粥样硬化常见于这种类型的肌性动脉。更大的弹性动脉有更加明显的中膜结构，这种中膜结构包括平滑肌细胞组成的层状同心带，以及散布在平滑肌细胞层之间的富含弹性蛋白的细胞外基质层，构成三明治样的结构（图 2-1E）。较大的动脉血管还具有明显的内弹力层，它是内膜和中膜之间的一道屏障，同时中膜与外膜之间也有一个明显的外弹力层。

血管细胞起源

人类血管的内膜通常由单层的内皮细胞及其外侧的平滑肌样细胞鞘组成。不同类型动脉平滑肌细胞的胚胎起源不同。上半躯体的动脉平滑肌细胞起源于神

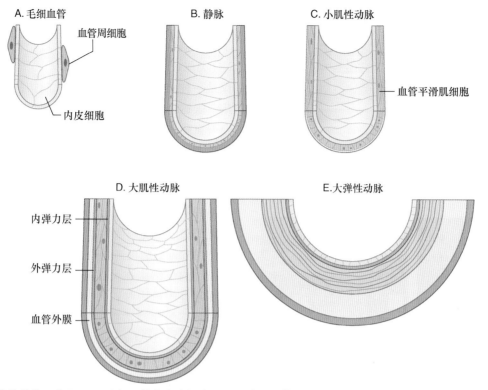

图 2-1　各类血管的结构示意图。A. 毛细血管由内皮细胞和不连续的血管周细胞组成。**B.** 静脉血管的中膜较薄而外膜较厚。**C.** 小肌性动脉的特点是有显著的中膜。**D.** 大肌性动脉的特点是有明显中膜结构，由复杂的细胞外基质成分以及平滑肌细胞组成。**E.** 更大的弹性动脉含有与平滑肌细胞同心环结构相交替的圆柱形层状弹性组织

经嵴，而下半躯体的动脉平滑肌细胞则为生长发育期间从邻近的中胚层招募而来的平滑肌样细胞。原始心外膜器官的衍生物发育成为心脏的心外膜层，形成冠状动脉的平滑肌样细胞。骨髓来源的内皮祖细胞可以帮助修复受损或老化的动脉。此外，血管壁的多能血管干细胞，在血管受损或者动脉粥样硬化时也能生成平滑肌样细胞。

血管细胞生物学

内皮细胞　内皮细胞是血管内膜的关键细胞，内皮细胞在正常生理和疾病过程中都具有多种功能。内皮细胞是组织和血液之间的屏障，因此必须以选择性的方式调节分子和细胞进入组织。内皮细胞的选择性渗透屏障功能障碍，出现在许多血管性疾病中，包括动脉粥样硬化、高血压和肾脏疾病。这种内皮功能失调也见于肺水肿和其他类型的"毛细血管渗漏"。

内皮细胞也参与局部的血流量和血管口径的调节。内皮细胞产生的内源性物质如前列腺素、内皮源性超极化因子、一氧化氮（NO）和过氧化氢（H_2O_2），在生理条件下它们可引起血管的扩张（表 2-1）。NO 的产生不足或者降解过度，使得内皮依赖的血管舒张功

表 2-1	健康和疾病状态的内皮功能
稳态情况下的特征	**功能失调的特征**
血管舒张和收缩维持最佳平衡	扩张受损，血管收缩
抗血栓，促纤维蛋白溶解	促血栓，抗纤维蛋白溶解
抗炎症反应	促炎症反应
抗增殖	促增殖
抗氧化作用	促氧化作用
选择性渗透	渗透性屏障功能受损

能受损，这可能是各种病理过程中血管过度收缩的潜在原因。测量血流介导的扩张可以在人类评估内皮的血管扩张功能（图 2-2）。相反，内皮细胞也可经调控产生有效的血管收缩物质，如内皮缩血管肽。内皮细胞或平滑肌细胞在病理条件下（如过度的血管紧张素Ⅱ刺激），可过量生成活性氧物质，如超氧阴离子（O_2^-），它们可促进局部氧化应激和灭活具有扩血管作用的 NO。

内皮细胞的主要功能是参与炎症过程，这种炎症与机体的防御功能和疾病病理过程密切相关。正常情况下血管内皮细胞与血液中白细胞长期接触而不相互黏附；但是在感染或损伤时被内毒素或炎症细胞因子

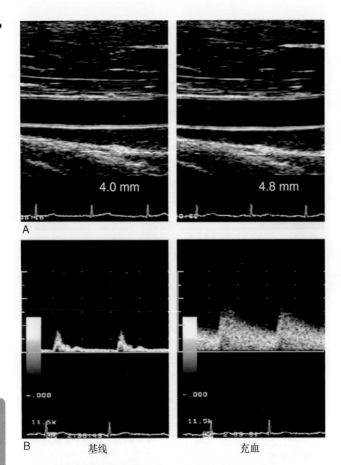

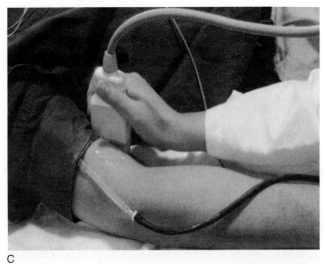

4.0 mm   4.8 mm

A

-.000   -.000

11.5k   11.5k

B   基线   充血

C

图 2-2 通过袖带对血流进行阻断和开放可用于评估血管内皮功能。当袖带充气时，超声探头监测肱动脉（**C**）直径（**A**）和血流（**B**）的变化。

来源：Reproduced with permission of J. Vita，MD.

等激活后，内皮细胞表达一系列的白细胞黏附分子，介导各种类型的白细胞黏附。在不同的病理条件下，内皮细胞选择性招募不同类型的白细胞，在急性细菌感染时产生的黏附分子和趋化因子往往招募粒细胞；而在慢性炎症性疾病中，如肺结核和动脉粥样硬化，内皮细胞表达的黏附分子通常招募单核细胞，

导致单核细胞特征性地在这些疾病中聚集。

内皮细胞还动态调节血栓形成和止血过程。NO 除了其扩血管效应，还可以减少血小板活化和聚集。同 NO 类似，内皮细胞在正常情况下产生的前列环素，不仅是一种血管扩张剂，同时也能拮抗血小板活化和聚集。表达于内皮细胞表面的血栓调节蛋白，可低浓度结合凝血酶，通过激活蛋白 C 通路，灭活凝血因子 Va 及 Ⅷa，抑制凝血酶和凝血过程，从而防止血栓形成。内皮细胞表面含有硫酸乙酰肝素糖胺聚糖，能抑制血管内皮表面的血栓形成。内皮细胞还参与纤溶过程及其调控系统，它表达纤溶酶原和纤溶酶原激活物的受体，并产生组织型纤溶酶原激活物。通过局部生成的纤溶酶，正常的内皮细胞能促进新生血栓溶解。

当内皮细胞被炎性细胞因子、细菌内毒素或血管紧张素 Ⅱ 等激活时，内皮细胞可产生大量的纤溶抑制剂和纤溶酶原激活物抑制剂 1（plasminogen activator inhibitor 1，PAI-1）。因此，在病理情况下，内皮细胞表现为促进局部血栓形成，而不是抑制血栓形成。炎症刺激可以诱导具有强效促凝的组织因子的表达。在脓毒症时，组织因子能促使弥散性血管内凝血（disseminated intravascular coagulation，DIC）的形成。

内皮细胞还参与许多免疫性疾病的病理过程。补体介导的内皮细胞裂解是免疫介导的组织损伤的一个例子。在同种异体的器官移植中，内皮细胞表达组织相容性抗原，可促进同种异体移植相关的动脉炎的发生。此外，免疫介导的内皮损伤，可能促使血栓性血小板减少性紫癜和溶血性尿毒症综合征的发生。因此，除了参与固有免疫反应，内皮细胞也积极参与适应性免疫的体液免疫和细胞免疫过程。

内皮细胞能够调节与之毗邻的平滑肌细胞的生长。内皮细胞产生的硫酸乙酰肝素糖胺聚糖，可以抑制平滑肌细胞的增殖。相反，当暴露于各种有害的刺激，血管内皮细胞可以产生生长因子和趋化因子，如血小板源性生长因子，可以促进血管平滑肌细胞增殖和迁移。对这些生长刺激分子调节的异常，可以促进平滑肌细胞在动脉粥样硬化病变部位异常聚集。

血管平滑肌细胞　血管平滑肌细胞是血管中膜的主要细胞类型，也积极参与血管的病理学过程。肌性动脉血管的平滑肌细胞，通过收缩与松弛平滑肌细胞，控制血压水平、组织器官的血流量和左心室的后负荷（见下文）。平滑肌细胞通过调节静脉血管收缩力而影响静脉血管网的容量和心室前负荷。成年以后，除非动脉损伤或炎症激活，否则血管平滑肌细胞则很少复制。动脉血管平滑肌细胞的增殖和迁移，伴随着其功能的转变——收缩蛋白减少和细胞外基质大分子物质

产生增加，结果可导致动脉狭窄、动脉粥样硬化和小动脉重构，这些改变可见于高血压和经皮介入损伤导致的血管增生反应。在肺循环中，如左向右分流等疾病使肺循环处于持续高流量状态，则可以促使平滑肌细胞迁移、增殖并引发肺血管疾病。对于许多患有先天性心脏病的成年人而言，这些肺血管疾病的存在是其心脏病治疗上的一个主要障碍。在许多调节性物质中，microRNA 是能够使平滑肌细胞迁移和增殖的一类重要分子，可能是未来疾病干预的新靶点。

平滑肌细胞可以分泌大量血管细胞外基质。高血压或动脉粥样硬化时，平滑肌细胞产生过量的胶原和糖胺聚糖物质，影响血管的重塑、血管功能和血管的生物力学特征。大弹性动脉平滑肌细胞合成的弹性蛋白，不仅能维持正常的动脉壁结构，而且能维持血管的血流动力学功能。大动脉，如主动脉，可以储存收缩期的血液动能，在舒张期促进组织灌注。衰老或疾病相关的动脉硬化可表现为不断增大的脉压，这就增加了左心室后负荷，预后较差。

类似于血管内皮细胞，血管平滑肌细胞除了对血管舒缩或炎症刺激可做出反应，其本身也可以作为这些刺激的来源。例如，当暴露于细菌内毒素或其他炎症刺激时，平滑肌细胞可以产生细胞因子和其他炎症介质。如同内皮细胞，在炎症反应激活时，动脉平滑肌细胞可产生促进血栓形成的物质，如组织因子、抗纤溶蛋白 PAI-1，以及其他调节血栓形成和纤维蛋白溶解的分子。平滑肌细胞也可以自分泌性产生生长因子，加重动脉损伤后的异常重塑。

血管平滑肌细胞功能 血管平滑肌细胞可调节血管张力。在收缩性刺激的作用下，Ca^{2+} 通过细胞膜内流，细胞内 Ca^{2+} 浓度升高，通过"钙促钙释放"机制促进细胞内的储存钙释放（图 2-3），最终引起平滑肌细胞收缩。电压依赖离子泵，如 Na^+-K^+-ATP 酶，以及离子通道，如 Ca^{2+} 敏感性钾通道，可以促进细胞膜的去极化，导致细胞膜 L 型电压依赖性钙通道开

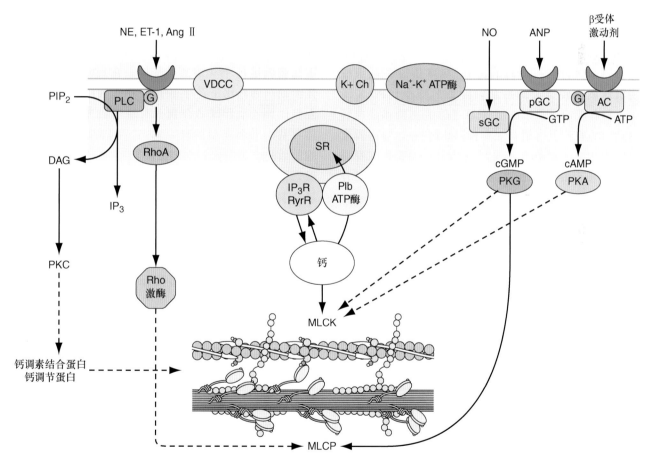

图 2-3 血管平滑肌细胞 Ca^{2+} 浓度调节和肌球蛋白 ATP 酶依赖性收缩。 AC，腺苷酸环化酶；Ang Ⅱ，血管紧张素Ⅱ；ANP，心房钠尿肽；DAG，二酰甘油；ET-1，内皮素-1；G，G 蛋白；IP_3，1,4,5-三磷酸肌醇；MLCK，肌球蛋白轻链激酶；MLCP，肌球蛋白轻链磷酸酶；NE，去甲肾上腺素；NO，一氧化氮；pGC，特定类型鸟苷酸环化酶；PIP_2，磷脂酰肌醇 4,5-二磷酸；PKA，蛋白激酶 A；PKC，蛋白激酶 C；PKG，蛋白激酶 G；PLC，磷脂酶 C；sGC，可溶性鸟苷酸环化酶；SR，肌质网；VDCC，电压依赖性钙通道。

来源：Modified from B Berk, in Vascular Medicine, 3rd ed. Philadelphia, Saunders, Elsevier, 2006, p. 23; with permission.

放。平滑肌细胞内 Ca^{2+} 浓度的局部增加，称为钙火花，它可以通过激活细胞膜上的电压依赖性钙通道和肌质网上的 ryanodine 敏感的钙释放通道，引起大量 Ca^{2+} 进入胞质（见下文）。钙火花可以直接增加细胞内 Ca^{2+} 浓度，也可以通过氯通道间接增加细胞内 Ca^{2+} 浓度。此外，钙火花可以通过激活大电导钙敏感钾通道来减少平滑肌收缩，以及促进细胞膜超极化，限制进一步的电压依赖性的细胞内 Ca^{2+} 增加。

生化受体激动剂也增加细胞内 Ca^{2+} 浓度，在这种情况下，通过受体依赖性的方式激活磷脂酶 C 和水解磷脂酰肌醇 4,5-二磷酸，生成二酰甘油（DAG）和 1,4,5-三磷酸肌醇（IP_3）。这些膜脂质衍生物，反过来激活蛋白激酶 C，使细胞内 Ca^{2+} 浓度升高。此外，IP_3 可以结合到肌质网膜上的特异性受体，促使钙存储池中的钙释放，从而提高胞质钙浓度。

血管平滑肌细胞收缩主要依赖于肌球蛋白轻链磷酸化，在稳态下，磷酸化状态能反映肌球蛋白轻链激酶和肌球蛋白轻链磷酸酶作用之间的平衡。Ca^{2+} 通过形成钙-钙调蛋白复合物来激活肌球蛋白轻链激酶。肌球蛋白轻链激酶促使肌球蛋白轻链磷酸化，增加肌球蛋白的 ATP 酶活性和收缩能力。肌球蛋白轻链磷酸酶使肌球蛋白轻链去磷酸化，降低肌球蛋白的 ATP 酶活性和收缩能力。Rho 激酶通过磷酸化肌球蛋白轻链磷酸酶的肌球蛋白结合亚单位（thr695），抑制磷酸酶的激活和增加收缩蛋白的钙敏感。Rho 激酶本身是由小 G 蛋白 RhoA 激活的；而 RhoA 的激活物是鸟苷交换因子，抑制物是 GTP 酶激活蛋白。

环腺苷酸（cAMP）和环鸟苷酸（cGMP）通过复杂的机制松弛血管平滑肌细胞。β 受体激动剂，通过 G 蛋白偶联受体激活腺苷酸环化酶，使 ATP 转化成 cAMP；NO 和心房钠尿肽直接或者间接通过 G 蛋白偶联受体，激活鸟苷酸环化酶，将 GTP 转化成 cGMP。cAMP 和 cGMP 分别可以激活蛋白激酶 A 和蛋白激酶 G，抑制肌球蛋白轻链激酶和减少血管平滑肌细胞的张力。此外，蛋白激酶 G 可以直接与肌球蛋白轻链磷酸酶的底物结合亚单位结合，增加肌球蛋白轻链磷酸酶的活性和减少血管平滑肌细胞的张力。最后，驱动 NO 依赖性蛋白激酶 G 介导的血管平滑肌细胞内 Ca^{2+} 浓度减少的机制包括：磷酸化依赖性的 RhoA 失活；IP_3 的生成减少；IP_3 受体相关的 cGMP 激酶底物的磷酸化，及 IP_3 受体功能的抑制；受磷蛋白磷酸化后，肌质网中钙 ATP 酶活性增加和钙外漏减少；通过激活 Na^+-K^+-ATP 酶，或通过激活钙依赖性钾通道使细胞膜超极化，导致蛋白激酶 G 依赖的质膜钙 ATP 酶激活。

血管平滑肌细胞张力的调控　自主神经系统和内皮细胞精密地调节着血管平滑肌细胞。自主神经元经过血管外膜进入血管中膜，通过各种感受器做出反应，从而调节血管平滑肌细胞的张力，包括位于主动脉弓、颈动脉体的压力感受器和化学感受器以及分布于皮肤的温度感受器。这些调控过程包括快速反应的反射弧，经由中枢系统在感受器接收（嗅觉、视觉、听觉、触觉）信息后以及接受情感刺激后调节反馈。以下三种类型神经可介导血管舒缩功能的调节：①交感神经，其主要的神经递质为肾上腺素和去甲肾上腺素；②副交感神经，其主要的神经递质是乙酰胆碱；③非肾上腺素能/非胆碱能神经，其神经递质包括两种——氮类神经递质（主要是 NO）和肽类神经递质（主要是 P 物质、血管活性肠肽、降钙素基因相关肽和 ATP）。

这些神经递质通过细胞膜上的特定受体调节血管平滑肌细胞内钙浓度，提高平滑肌细胞的收缩张力。去甲肾上腺素激活 α 受体，肾上腺素激活 α 和 β 受体（肾上腺素能受体）；在大多数血管中，去甲肾上腺素可以激活大动脉神经肌肉接头后的 α_1 受体以及小动脉和微动脉的 α_2 受体，引起血管收缩。大多数血管平滑肌细胞表达 β_2 肾上腺素能受体，在 cAMP 依赖性 β 受体激动剂的作用下产生舒张血管的效应。副交感神经元释放的乙酰胆碱结合到平滑肌细胞表面的毒蕈碱受体（共有五个亚型，$M_{1\sim5}$），产生舒张血管平滑肌细胞的效应。此外，NO 刺激突触前神经元释放乙酰胆碱，可刺激内皮细胞释放 NO。氮能神经元释放由一氧化氮合酶生成的 NO，通过 cGMP 依赖和前述非 cGMP 依赖的机制，引起血管平滑肌细胞舒张。肽能神经递质都有强效舒张血管作用，它们直接作用或通过内皮 NO 的释放，降低血管平滑肌细胞的张力。

内皮细胞可以通过直接释放一些效应分子来调节血管平滑肌张力，其中，引起血管舒张的效应分子有 NO、硫化氢、前列环素、内皮源性超极化因子，引起血管收缩的效应分子主要是内皮素。血管内皮细胞释放效应分子调节平滑肌细胞的张力。作用于内皮细胞调节这些效应分子释放的因素有机械刺激（如剪切应力和血液循环压力）和生物化学介质（嘌呤能受体激动剂、毒蕈碱激动剂、肽类激动剂），其中生物化学介质通常结合到内皮细胞表面的特定受体。除了这些局部的旁分泌物质能够调节血管平滑肌细胞的张力外，循环中的一些介质也会影响平滑肌细胞的张力，包括肾上腺素、去甲肾上腺素、血管升压素、血管紧张素Ⅱ、缓激肽、钠尿肽［心房钠尿肽（ANP）、脑钠肽（BNP）、C 型钠尿肽（CNP）和 D 型钠尿肽（DNP）］，这些分子的作用机制在前文中有相关描述。

血管再生

在一些因素的作用下，如慢性低氧血症和组织缺血，可以出现血管的新生。生长因子，包括血管内皮生长因子（vascular endothelial growth factor，VEGF）和成纤维细胞生长因子（fibroblast growth factor，FGF），可激活细胞内信号转导级联反应，刺激内皮细胞增殖和管腔形成，这个过程定义为血管生成。导向分子，包括分泌肽 Semaphorin 家族成员，可以通过吸引或排斥新生的内皮管指引血管形成。当驻留在血管壁或从骨髓迁移到缺血组织的内皮祖细胞被选择性激活时，会新生出周围血管网络。缺血性心肌病时侧支循环的产生是血管生成的一个具体实例。在成年哺乳动物的心血管系统，通常不存在"真实"的血管新生，或不会新生出包含完整三层结构的新生血管。新生血管发育的分子机制和祖细胞相关的研究正在迅速地推进。

血管药物基因组学

在过去的十年中，鉴定个体遗传差异对于血管药理学反应的研究取得了巨大进步。许多研究人员集中研究了神经和体液因素调节血管功能相关的受体和酶，以及肝酶对影响血管张力药物代谢的影响。遗传多态性与血管的反应性具有一定联系，血管反应性差异通常（并非总是）与特定受体或酶活性及表达所致的功能差异相关。其中一些基因的多态性与等位基因的不同频率，往往出现在特定的种族群体中。

心脏收缩的细胞基础

心脏超微结构

组成心室的细胞中，约四分之三是心肌细胞，其通常长为 60～140 μm，直径为 17～25 μm（图 2-4A）。每个细胞包含多个棒状横带状的线样结构（肌原纤维），它贯穿细胞的全长，由连续的重复结构——肌节组成。肌原纤维之间的细胞质内含有其他细胞成分，包括位于中央的细胞核、大量的线粒体，以及细胞内的膜系统——肌质网。

肌节是心肌细胞收缩的结构和功能基本单位，位于相邻的 Z 线之间，在透射电子显微镜下易见，为暗色的重复带状结构。Z 线之间的距离随肌肉的收缩或舒张而不同，通常在 1.6～2.2 μm 之间的范围内变化。肌节内是明暗交替的条带，使得心肌纤维在光镜下具有条纹状外观。肌节中心是一个长度固定的暗带（1.5 μm），即

A 带；暗带两侧是两个较明亮的条带，即明带（I 带），它的长度是可变的。心肌肌节，如同骨骼肌一样，由两种不同的肌丝相互交叉构成。较厚的为粗肌丝，主要由肌球蛋白组成，横跨 A 带，直径约 10 nm（100 Å），尾部呈锥形结构；较薄的为细肌丝，主要由肌动蛋白组成，从 Z 线走行穿过 I 带进入 A 带，直径约 5 nm（50 Å），长度为 1 μm。因此，粗肌丝和细肌丝只在暗带（A 带）有重叠，而在明带（I 带）只有细肌丝。电子显微镜下，粗肌丝与暗带内的细肌丝之间，可见"横桥"结构，其为附着在肌动蛋白丝位点上的肌球蛋白"头部"（见下文）。

心肌细胞的收缩过程

肌肉收缩的基础是肌丝滑动。根据观察，在肌肉收缩和舒张的两个过程中，粗肌丝和细肌丝的长度是恒定的。肌动蛋白被激活后，被推进到 A 带内。在这个过程中，A 带保持恒定的长度，而 I 带缩短，相邻的 Z 线相互靠近。

肌球蛋白分子是一个复杂的非对称的纤维状蛋白质，分子量约为 500 000 Da，它有一个棒状部分，长度约为 150 nm（1500 Å），末端为球形结构（头部），其形成肌球蛋白和肌动蛋白之间的"横桥"，也是 ATP 酶的活性部位。粗肌丝由 300 多个肌球蛋白分子纵向堆叠而成，肌球蛋白分子的棒状结构呈有序的极性排列，球形部分朝肌丝外突出，从而使它们能与肌动蛋白相互作用，产生力的作用和缩短肌节（图 2-4B）。

肌动蛋白的分子量约为 47 000 Da。细肌丝包括由两个肌动蛋白分子彼此缠绕形成的双螺旋结构，这个双螺旋结构又缠绕在一个较大的分子即原肌球蛋白上。有一组调节蛋白，包括肌钙蛋白 C、肌钙蛋白 I 和肌钙蛋白 T，以规律间隔分布在细肌丝上（图 2-5）。与肌球蛋白不同，肌动蛋白缺乏内在的酶活性，在 ATP 和 Ca^{2+} 存在的情况下，它能可逆地结合肌球蛋白。Ca^{2+} 能激活肌球蛋白的 ATP 酶，从而水解 ATP 释放能量供给肌肉收缩（图 2-5）。肌球蛋白 ATP 酶活性的强弱决定了肌动球蛋白横桥的形成和断裂的速度，并最终决定了肌肉收缩的速度。在肌肉舒张时，原肌球蛋白抑制这种相互作用。肌联蛋白（图 2-4D）是一个大分子的灵活的肌原纤维蛋白，能将肌球蛋白连接到 Z 线上，它的可拉伸性赋予心肌组织以弹性。

肌营养不良蛋白是一个长长的细胞骨架蛋白，位于细胞膜黏着连接处，它的氨基末端含有肌动蛋白结合域，羧基末端有营养不良聚糖复合物结合域。因此，在与邻近的收缩心肌细胞紧密偶联区域，它

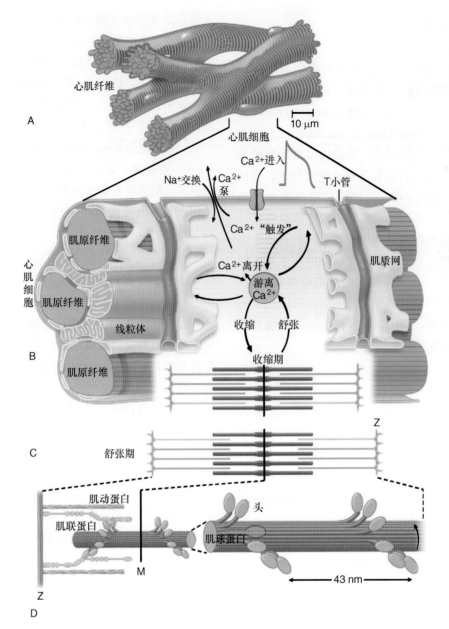

图 2-4 **A**. 分枝状的心肌细胞组成心肌纤维。**B**. 图示胞质中 Ca^{2+} 浓度变化在心肌细胞功能调节中的重要作用。肌纤维膜去极化会使钙通道开放，Ca^{2+} 可通过钙通道进入胞质。进入胞质的 Ca^{2+} 触发更多的 Ca^{2+} 从肌质网释放，并启动一个肌纤维的收缩-舒张循环。最终一小部分进入胞质的 Ca^{2+} 通过 Na^+/Ca^{2+} 交换体和作用稍弱的质膜钙泵离开胞质。收缩期（**B**）胞质 Ca^{2+} 浓度最高时，和舒张期（**C**）胞质 Ca^{2+} 浓度最低时，肌动蛋白-肌球蛋白的重叠程度不同。**D**. 连接于粗肌丝的肌球蛋白头部与细肌动蛋白丝相互作用。

来源： From LH Opie：Heart Physiology：From Cell to Circulation，4th ed. Philadelphia，Lippincott，Williams & Wilkins，2004. Reprinted with permission. Copyright LH Opie，2004.

可以牵引肌节向细胞膜移动。营养不良蛋白复合物成分的基因突变，可以导致肌萎缩症和相关的心肌病。

心肌细胞激活时，Ca^{2+} 与肌钙蛋白 C 异源三聚体的任一成分结合，可引起调节蛋白——原肌球蛋白的构象变化，这种构象变化可暴露肌动蛋白横桥的作用位点（图 2-5）。肌球蛋白头部与肌动蛋白微丝之间的重复性相互作用被称作"横桥周期"，它可导致肌动蛋白沿着肌球蛋白丝滑动，最终引起肌肉收缩和（或）张力的增强。随后，随着 ATP 的分解，肌球蛋白横桥与肌动蛋白分离。在 ATP 存在的情况下（图 2-5），只要有足够的 Ca^{2+}，肌动蛋白与肌球蛋白丝会周期性地连接与断开；当 Ca^{2+} 浓度降到临界水平以下时，上述联动便会终止，肌钙蛋白与原肌球蛋白复合物可再次阻止肌球蛋白横桥与肌动蛋白微丝的相互作用（图 2-6）。

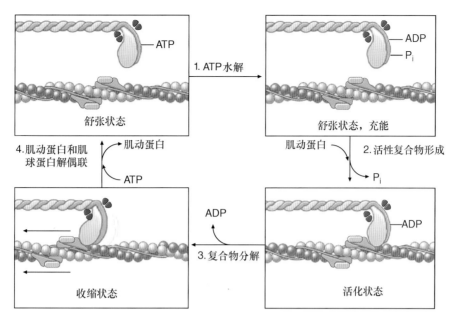

图 2-5 心肌细胞收缩和舒张经历的四步。在舒张期（**左上图**），ATP 与肌球蛋白横桥结合，此时粗肌丝与细肌丝处于分离状态。**步骤 1**：肌球蛋白上的 ATP 被 ATP 酶水解，然后将水解释放出来的化学能转移到激活的横桥上（**右上图**）。当心肌处于舒张状态时，细胞内的 Ca^{2+} 浓度较低，由于在细肌丝上的原肌球蛋白-肌钙蛋白复合物并没有使肌动蛋白暴露出与横桥结合的位点，因此即使横桥已经活化，但此时仍不能与肌动蛋白相结合。**步骤 2**：当 Ca^{2+} 和肌钙蛋白 C 结合时，可以使细肌丝上的结合位点暴露，使肌动蛋白与横桥相连接形成复合物（**右下图**），此时 ATP 水解的能量仍然储存在横桥之中；**步骤 3**：当 ADP 从复合物上解离时，肌纤维就开始收缩，消耗 ATP 水解的能量转变为机械能，使得复合物变为低能量状态（**左下图**）；**步骤 4**：肌纤维恢复到正常舒张状态，新的 ATP 重新结合到复合物上，横桥从细肌丝上解离，从而开始下一轮循环，直到 Ca^{2+} 和肌钙蛋白 C 解偶联，使得收缩蛋白恢复为静息状态为止。

来源：From AM Katz：Heart failure：Cardiac function and dysfunction，in Atlas of Heart Diseases，3rd ed，WS Colucci [ed]．Philadelphia，Current Medicine，2002．Reprinted with permission．

细胞质内的 Ca^{2+} 是心脏收缩力改变的主要决定因素。大部分刺激心肌收缩（正性变力刺激）的药物，包括洋地黄类药物、β 肾上腺素受体激动剂，均可增加肌丝附近 Ca^{2+} 浓度，从而触发"横桥周期"。心脏肾上腺素能神经冲动的增加，可促使心脏肾上腺素能神经末梢释放去甲肾上腺素，刺激心肌收缩。去甲肾上腺素激活心肌 β 肾上腺素受体后，通过 G_s-激活的鸟苷酸结合蛋白，激活腺苷酸环化酶，后者促使细胞内来自 ATP 的第二信使——环腺苷酸形成（图 2-6）。环腺苷酸反过来可激活蛋白激酶 A（protein kinase A，PKA），PKA 促使心肌纤维膜上 Ca^{2+} 通道发生磷酸化，因此内流至心肌细胞的 Ca^{2+} 增加。PKA 的其他功能将在下文叙述。

肌质网（sarcoplasmic reticulum，SR）（图 2-7）是一个连通细胞内通道的复杂的网络结构，覆盖在肌原纤维上。肌质网纵向排列的小管紧密覆盖在单个肌节上面，但并没有直接与细胞外面相通。但是，在结构和功能上与肌质网密切相关的是横管（或称 T 管系统），横管由肌纤维膜的管状内陷形成，它可沿着 Z 线

（也就是肌节末端）延伸至心肌纤维。

心脏激活

心肌细胞静息时，电活动处于极化状态，相对于细胞外部而言，细胞内为负电荷，跨膜电位为 $-100 \sim -80$ mV（第十章）。静息状态下的肌纤维膜，对大部分 Na^+ 无渗透性。肌纤维膜上的 Na^+-K^+ 泵，可被 ATP 激活，此泵激活后将细胞内的 Na^+ 转运至胞外，在建立静息势能中发挥关键作用。因此，细胞内 K^+ 浓度相对增高，Na^+ 浓度则非常低，相反，细胞外 Na^+ 浓度高而 K^+ 浓度低。与此同时，静息状态下，细胞外 Ca^{2+} 浓度远远超过细胞内游离 Ca^{2+} 浓度。

动作电位有 4 个阶段（见图 10-1B）。在动作电位处于高位时（第 2 阶段），肌纤维膜上有一个经 L 型 Ca^{2+} 通道的缓慢内向电流（图 2-7）。去极化电流不仅跨过细胞表面，还通过 T 管系统深入到细胞内。跨过肌纤维膜和 T 管系统的 Ca^{2+} 绝对数量是相对较少的，单靠这些 Ca^{2+} 并不能引起收缩结构的完全激活。但是，这一 Ca^{2+} 流可触发肌质网内 Ca^{2+} 的更大量释放，此过程称

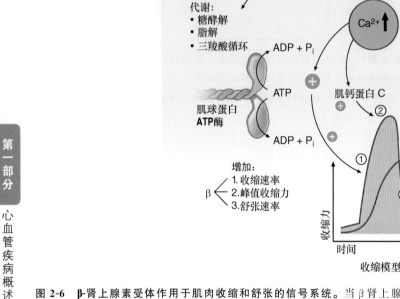

图 2-6　β-肾上腺素受体作用于肌肉收缩和舒张的信号系统。当 β 肾上腺素受体激动剂作用于 β 受体时，一系列 G 蛋白介导的改变导致了腺苷酸环化酶激活和环腺苷酸（cAMP）的形成。后者的作用是通过蛋白激酶 A 刺激新陈代谢（左）和磷酸化 Ca^{2+} 通道蛋白（右）。这个过程促进了 Ca^{2+} 通道的打开过程，因此增加了通过 T 管肌纤维膜（SL）的钙内流。此正反馈过程激活更多的 Ca^{2+} 从肌质网（SR）中释放出来，增加了细胞质 Ca^{2+} 的浓度，从而激活肌钙蛋白 C。Ca^{2+} 也增加了三磷酸腺苷（ATP）分解成二磷酸腺苷（ADP）和无机磷酸盐（Pi）的分解率。肌球蛋白 ATP 酶的活性增加解释了收缩率的增加，而肌钙蛋白 C 的活性增加解释了峰值收缩力的增加。舒张率增加是由于 cAMP 能激活 SR 膜上的蛋白——受磷蛋白，此过程中，SR 的钙回收增加，使得肌肉进入舒张状态。P，磷酸化；PL，受磷蛋白；TnI，肌钙蛋白 I

来源：Modified from LH Opie：Heart Physiology：From Cell to Circulation，4th ed. Philadelphia，Lippincott，Williams & Wilkins，2004. Reprinted with permission. Copyright LH Opie，2004.

为钙促钙释放（Ca^{2+}-induced Ca^{2+} release）。后者是细胞内 Ca^{2+} 浓度以及心肌收缩力的主要决定因素。

肌质网内 Ca^{2+} 是通过 Ca^{2+} 通道——兰尼碱受体（ryanodine receptor，RyR2）释放的，它控制着胞质内 Ca^{2+} 浓度，同样也控制着血管平滑肌细胞内 Ca^{2+} 浓度，经此释放的 Ca^{2+} 可引起细胞内局部 Ca^{2+} 浓度的变化，称为钙火花。许多调节蛋白，包括钙通道稳定蛋白 2（calstabin 2），可抑制 RyR2，进而抑制肌质网内 Ca^{2+} 的释放。PKA 可促使 calstabin 2 与 RyR2 分

离，增强 Ca^{2+} 的释放，从而增加心肌收缩力。血浆中过多的儿茶酚胺水平和心脏交感神经释放去甲肾上腺素，可引起 PKA 高度磷酸化，进而使 calstabin 2 与 RyR2 分离。这样会使肌质网内 Ca^{2+} 的储备被耗尽，心肌收缩力受损，最终导致心力衰竭和室性心律失常的发生。

肌质网释放的 Ca^{2+} 扩散至肌原纤维，然后与肌钙蛋白 C 结合（图 2-6）。如果减少心肌收缩抑制物的产生，则 Ca^{2+} 可激活肌丝，引起收缩。复极化过程中，

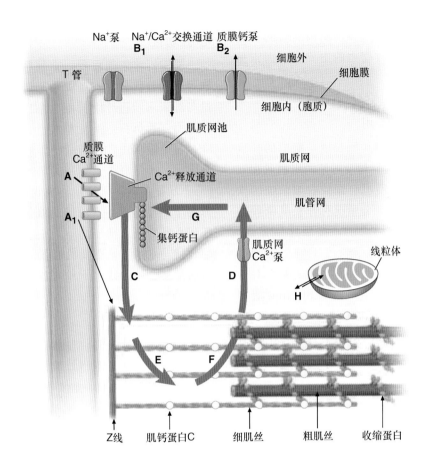

图 2-7　心脏收缩时 Ca^{2+} 流以及重要的结构在心脏兴奋-收缩偶联过程中的作用。箭头表示 Ca^{2+} 流的方向。每个箭头的粗细标志着 Ca^{2+} 流的大小。两个 Ca^{2+} 循环调节兴奋-收缩偶联和松弛。大循环是整个细胞内的，包括 Ca^{2+} 流进和流出肌质网，以及 Ca^{2+} 和肌钙蛋白 C 的结合和释放。少量的细胞外 Ca^{2+} 循环出现在这个阳离子进出细胞时。动作电位打开质膜 Ca^{2+} 通道，允许 Ca^{2+} 从细胞外进入细胞（箭头 A）。只有小部分 Ca^{2+} 进入细胞直接激活收缩蛋白（箭头 A_1）。跨细胞的 Ca^{2+} 循环是通过两个离子通道来实现的：钠钙交换通道（箭头 B_1）和质膜钙泵（箭头 B_2）。细胞内 Ca^{2+} 循环则是通过肌质网上的通道被动释放而形成（箭头 C），这个过程导了心脏收缩；而 Ca^{2+} 通过肌质网上的 Ca^{2+} 泵被再摄取（箭头 D），使得心脏舒张。肌质网内，Ca^{2+} 扩散进入肌质网池内，并通过与集钙蛋白和其他钙结合蛋白形成复合体而储存在此（箭头 G）。当 Ca^{2+} 从肌质网被释放出来与肌钙蛋白 C 结合时心脏收缩（箭头 E）。细胞质中 Ca^{2+} 被肌质网回收降低导致该阳离子从肌钙蛋白上解离下来（箭头 F），从而使心脏舒张。Ca^{2+} 也可以在线粒体和细胞质之间运动（箭头 H）。

来源：Adapted from AM Katz：Physiology of the Heart, 4th ed. Philadelphia, Lippincott, Williams & Wilkins, 2005, with permission.

位于肌质网的 Ca^{2+} 泵——SR Ca^{2+} ATP 酶（SERCA$_{2A}$）激活，它可逆浓度梯度再次将 Ca^{2+} 回收并聚集，Ca^{2+} 通过与集钙蛋白（calsequestrin）结合而储备在肌质网内。Ca^{2+} 的再次聚集回收，是一个耗能过程，通过消耗 ATP 使细胞质内 Ca^{2+} 浓度降低到一个可以抑制肌动球蛋白相互作用的水平，并促使心肌舒张。另外，肌纤维膜上也存在 Ca^{2+} 和 Na^+ 的交换（图 2-7），通过该交换可降低胞质内 Ca^{2+} 浓度。cAMP 依赖的 PKA 促使肌质网蛋白——受磷蛋白磷酸化，后者可激活 Ca^{2+} 泵，增加肌质网对 Ca^{2+} 的摄取，加速心肌的舒张；同时肌质网内储备更大量的

Ca^{2+} 为随后的细胞去极化过程做准备。

因此，细胞膜、横管（T 管）、肌质网的传递动作电位、Ca^{2+} 释放及再聚集能力的联合，在心肌节律性收缩和舒张过程中发挥了根本性作用。无论何种病因，任何一个组分在基因或药理学上发生改变均会干扰上述功能。

心脏功能与排血量的调控

心肌缩短的程度及心室每搏量主要取决于三个因素：①收缩起始肌肉的长度，即前负荷；②在肌肉收

缩过程中产生的张力，即后负荷；③肌肉收缩力，即在任何给定的前负荷和后负荷条件下肌肉缩短的程度和速度。前负荷、后负荷和收缩力的主要决定因素见表2-2。

肌肉长度（前负荷）的作用

前负荷决定了肌节收缩的初始长度，肌节的长度为 $2.2\,\mu m$ 时收缩力最强。这一长度可使两组肌丝相互作用处于最佳状态。肌节长度也会调控收缩系统的激活程度，即对 Ca^{2+} 的敏感性，此情况称作长度依赖的激活（length-dependent activation），按照这一概念，肌丝对 Ca^{2+} 的敏感性在最佳肌节长度下也会达到最大。肌纤维的初始长度与形成的肌力之间的关系对于心肌功能非常重要。二者的关系是构成 Starling 定律（Starling's law）的基础。该定律阐述在一定范围内，心室收缩力依赖于心肌细胞舒张末期的长度。正常心脏中，该长度与心室舒张末期容积密切相关。

表 2-2	每搏量的决定因素

Ⅰ. 心室前负荷
  A. 血容量
  B. 血容量分布
    1. 体位
    2. 胸内压
    3. 心包内压
    4. 静脉张力
    5. 骨骼肌的泵作用
  C. 心房收缩
Ⅱ. 心室后负荷
  A. 体循环血管阻力
  B. 动脉血管弹性
  C. 动脉血容量
  D. 心室壁张力
    1. 心室半径
    2. 心室壁厚度
Ⅲ. 心肌收缩力[a]
  A. 心肌内 Ca^{2+} 浓度 ↑↓
  B. 心肌肾上腺素能神经活性 ↑↓[b]
  C. 循环中儿茶酚胺 ↑↓[b]
  D. 心率 ↑↓[b]
  E. 外源性正性肌力药 ↑
  F. 心肌缺血 ↓
  G. 心肌细胞死亡（坏死、凋亡、自噬）↓
  H. 肌节和细胞骨架蛋白改变 ↓
    1. 基因
    2. 血流动力学超负荷
  I. 心肌纤维化 ↓
  J. 神经激素的慢性过表达 ↓
  K. 心室重塑 ↓
  L. 慢性和（或）极度心肌肥厚 ↓

[a] 箭头表示收缩力决定因素的定向效应
[b] 收缩力先增高后降低

心脏功能

心室舒张末期或者"充盈"压有时被用作舒张末期容积的替代名称。在离体心脏和心肺标本中，每搏量与舒张末期肌纤维长度（前负荷）呈正相关，与动脉阻力（后负荷）呈负相关。心力衰竭时，收缩力下降，每搏量从正常逐渐变小，心室舒张末期容积也逐渐增大。心室舒张末期压力与心室每搏功的关系曲线（心室功能曲线）是评价心脏收缩力的重要指标。收缩力的增加伴随着心室功能曲线的向上和向左偏移（在任何心室舒张末期压力下，更大的每搏功；或者在任何每搏功水平下，更低的舒张末期容积），然而，收缩力的抑制会使曲线向下和向右偏移（图2-8）。

心室后负荷

同离体心脏一样，在体正常心脏无论前负荷和心肌收缩力如何，心室肌纤维缩短的程度和速度都与后负荷（即对抗缩短的负荷）呈负相关。对于正常心脏，后负荷可被定义为心室射血过程中形成的室壁张力。后负荷由主动脉压力和心室腔的容积和厚度决定。拉

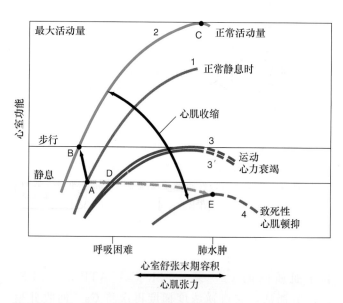

图 2-8　心肌张力对左心室舒张末期容积（end-diastolic volume，EDV）的影响以及与心肌收缩状态之间的相互关系。横坐标表示导致呼吸困难和肺水肿的心室舒张末期容积水平及其相关充盈压力。纵坐标表示受测者在休息、步行和最大活动时所需要的心功能水平。虚线表示心功能曲线的下降段，这种情况在现实中极少见，但如果舒张末期容积上升至很高的水平，则显示出心室的这种功能变化。关于进一步阐述，参见正文。

来源：Modified from WS Colucci and E Braunwald: Pathophysiology of heart failure, in Braunwald's Heart Disease, 7th ed, DP Zipes et al [eds]. Philadelphia: Elsevier, 2005, pp 509-538.

普拉斯（Laplace）定律认为，心肌纤维张力是由心室腔内压力和心室半径除以室壁厚度得到的。因此，在任何特定水平的主动脉压力下，一个扩张的左心室承受的后负荷均超过正常心室所承受的后负荷。相反，在相同主动脉压力和心室舒张容积下，肥厚心室所承受的后负荷低于正常心室所承受的后负荷。反过来，主动脉压力取决于外周血管阻力、动脉血管网的物理特性及射血初始血容量。

心室后负荷精细调节着心血管系统的功能（图2-9）。正如前面所指出的，前负荷和收缩力的增加会增强心肌纤维的缩短程度，而后负荷的增加会降低心肌纤维的缩短程度。心肌纤维的缩短程度和左心室大小决定了每搏量。例如，血管收缩致动脉压增高，从而增加后负荷，这对抗心肌纤维缩短，减低了每搏量。

当心肌收缩力受损和心室扩大时，会使后负荷增加（Laplace定律），并限制心排血量。心排血量降低所引起的神经和体液调节机制的激活，也可能是后负荷增加的原因。增高的后负荷可能会进一步降低心排血量，从而增加心室容积，这样就形成了恶性循环，尤其是在

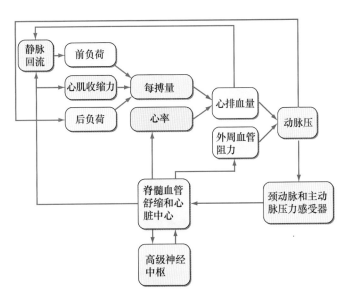

图2-9 心血管动力学中前负荷、心肌收缩力、后负荷对每搏量的影响。心率和每搏量决定了心排血量，而心排血量和外周血管阻力决定了动脉压水平。动脉压也和后负荷成正比，过高会减少每搏量。这些因子作用于颈动脉和主动脉弓压力感受器，引起脊髓血管舒缩中枢和中枢神经系统的反射性调节，从而使心率、外周血管阻力、回心血量和收缩力得到相应调控。

来源：From MR Starling：Physiology of myocardial contraction，in Atlas of Heart Failure：Cardiac Function and Dysfunction，3rd ed，WS Colucci and E Braunwald [eds]. Philadelphia：Current Medicine，2002，pp 19-35.

伴有缺血性心脏病和心肌氧供受限的患者更加明显。因此，如果使用血管扩张药物会产生相反的治疗效果，降低心脏后负荷，才会提高心排血量（第16章）。

正常情况下，上述各种因素相互作用，保证了心排血量处于正常水平，以满足组织代谢的需求（图2-9）；单一因素可能对心排血量影响不大。例如，在休息时，血压适度降低并不会使心排血量降低。在这种情况下，其他因素，如肾上腺素能神经向心脏发放冲动的频率增加、心率和静脉压的增加，都将作为一种代偿机制维持心排血量在正常水平。

运动

对运动所产生的综合反应说明了决定每搏量的三个因素之间的相互作用：前负荷、后负荷和收缩力（图2-8）。运动过程中的过度通气、肌肉的收缩和静脉收缩，均会增加静脉回流，从而增加心室灌注和前负荷（表2-2）。同时，运动中肾上腺素能神经向心脏发放的冲动增加、循环中儿茶酚胺浓度的增加和心动加速，会协同增加心肌收缩力（图2-8，曲线1和2），随之增加的还有每搏量和每搏功，所以并不会产生舒张末期压力和容积降低的情况（图2-8，点A和B）。运动中肌肉内血管舒张，有限制动脉压增高的作用，否则在最大量运动中，动脉压会随着心排血量增高而达到基线水平的5倍以上。运动中血管舒张，最终会使心排血量明显增加，而动脉压力仅比静息状态下轻度增高。

心脏功能评估

临床中有多种技术用于评定心功能受损情况。在心力衰竭时，心排血量和每搏量可能会降低，但通常这些变量可在正常范围内。射血分数是判断心功能更为敏感的指标，即心脏每搏量/舒张末期容积（正常值＝67%±8%），在收缩性心力衰竭中，即使每搏量正常，射血分数却常常是降低的。换言之，异常升高的心室舒张末期容积[正常值＝（75±20）ml/m²]或收缩末期容积[正常值＝（25±7）ml/m²]表示左心室收缩功能受损。

无创技术，特别是超声心动图、放射性核素扫描和心脏磁共振成像（magnetic resonance imaging，MRI），在心脏功能的评价中具有很大的应用价值（第七章）。这些技术可用于测量心脏舒张末期容积和收缩末期容积、射血分数、心脏收缩缩短率，还可以评价心室充盈程度（见下文）、节段性收缩和舒张功能。后

者的测量对于评价缺血性心脏病和心肌梗死引起的区域性心肌损伤尤为重要。

通过测量心排血量、射血分数和心室容积评估心脏功能具有一定的局限性，心室负荷状态可强烈影响这些变量。因此，心室功能正常但前负荷降低的患者，可能会出现射血分数降低和心排血量降低的情况，这一情况还可能出现在血容量降低或后负荷增加或动脉血压急性升高的患者。

左心室收缩末期压力-容积关系，是一个评价心室功能特别有用的指标，因为该指标不受前负荷和后负荷的影响（图 2-10）。无论心肌收缩力如何，左心室收缩末期容积与收缩末期压力均呈相反的变化；随着收缩力的下降，收缩末期容积（无论收缩末期压力如何）增加。

舒张功能

心室充盈受心肌松弛程度和速度的影响，反过来，该过程又取决于肌质网摄取 Ca^{2+} 的比率；该比率可被肾上腺素激活所增强，也可因心肌缺血导致将 Ca^{2+} 泵入肌质网所需的 ATP 生成减少而被抑制（如上所述）。室壁硬度也可能会阻碍心室充盈。心室肥厚、淀粉样蛋白等浸润室壁或外在压迫（如心包压迫）均会增加室壁硬度（图 2-11）。

心室充盈度可通过多普勒超声连续测量流经二尖瓣的血流速度来评估。心室舒张早期的流速通常比心房收缩期更快；轻到中度的舒张功能受损，会导致心

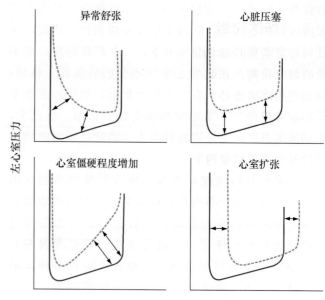

图 2-11　反映引起舒张功能障碍机制的压力-体积关系图。图中描绘了压力-容积环的下半部分。实线为正常个体，虚线反映舒张功能障碍的患者。

来源：From JD Carroll et al：The differential effects of positive inotropic and vasodilator therapy on diastolic properties in patients with congestive cardiomyopathy. Circulation 74：815, 1986；with permission.

室舒张早期充盈率降低，而收缩前期的充盈率则会增高。随着心室充盈进一步受损，会出现"假正常化"现象，这是由于左心室硬度的增加导致左心房压增加，引起早期心室充盈率的增快。

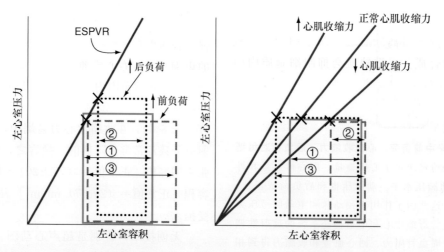

图 2-10　在压力-容积平面上，显示左心室对增加后负荷、增加前负荷以及增加与减小收缩力的反应。左图：前负荷和后负荷增加对压力-容积环的效应。由于收缩力没有变化，收缩末期压力-容积关系（end-systolic pressure-volume relationship, ESPVR）没有改变。随着后负荷的增加，每搏量下降（1→2）；随着前负荷的增加，每搏量增加（1→3）。右图：随着心肌收缩力增加，以及左心室舒张末期容积增加，ESPVR 向正常线的左侧移动（任何收缩末压力下均呈较低的舒张末容积），并且每搏量上升（1→3）。随着心肌收缩力降低，ESPVR 向右移动；收缩末期容积增加，并且每搏量下降（1→2）。

心脏的新陈代谢

心脏需要持续的能量供给（以 ATP 形式）以完成机械泵功能，并调节细胞内和跨细胞膜的离子运动和浓度梯度的维持。在心脏的泵血功能中，张力的形成、收缩频率和心肌收缩力水平是心脏需要持续能量供给的主要决定因素，这使得心脏对氧气的需要约占整个机体所需氧量的 15%。

大部分 ATP 的产生依赖于底物（葡萄糖和游离脂肪酸）的氧化。心肌内游离脂肪酸（free fatty acid，FFA）来源于循环中的 FFA，FFA 主要由脂肪组织发生脂解作用所产生；而心肌细胞的葡萄糖主要来自血浆和细胞对储备糖原的分解（糖原分解）。心肌内乙酰辅酶 A 的两大主要来源呈相反的变化。葡萄糖在细胞质内被降解为三碳产物——丙酮酸，后者进入线粒体，在线粒体内丙酮酸代谢为含两个碳的乙酰辅酶 A，并进一步被氧化。FFA 在细胞质内被转化成酰基辅酶 A，在线粒体内则转化为乙酰辅酶 A。乙酰辅酶 A 进入柠檬酸（Krebs）循环后，通过在线粒体内发生氧化磷酸化，产生 ATP；ATP 随后从线粒体进入细胞质。细胞内的 ADP，来自 ATP 的降解，可促进线粒体产生 ATP。

在禁食、休息状态，循环中 FFA 的浓度和心肌对 FFA 的摄取量均很高，FFA 为心脏提供了大部分的乙酰辅酶 A（约 70%）。进食后，随着血糖和胰岛素的升高，葡萄糖氧化增加，FFA 氧化减少。心脏运动负荷增加、使用促肌力药物、缺氧和轻度缺血均可促进心肌摄取葡萄糖、糖原分解产生葡萄糖以及葡萄糖代谢为丙酮酸（糖酵解）。相反，刺激 β-肾上腺素受体，如应激，则提高血液中游离脂肪酸的水平和代谢，从而有助于葡萄糖的合成。严重缺血会抑制细胞质内丙酮酸脱氢酶，尽管有糖原和葡萄糖的降解，但是葡萄糖只会被代谢为乳酸（无氧糖酵解），而乳酸并不能进入三羧酸循环。无氧糖酵解产生的 ATP 远远少于有氧的糖代谢，在这一代谢过程中，葡萄糖被代谢为丙酮酸，随后被氧化为 CO_2。肾上腺素能的激活并伴有严重缺血时，循环中 FFA 浓度增高，此时会使氧化磷酸化降低并引起 ATP 的耗损；心肌内 ATP 含量降低，心脏收缩受损。此外，FFA 降解产物还会对心肌细胞膜产生毒性作用，引起心律失常。

心肌能量以磷酸肌酸（creatine phosphate，CP）的形式储存，它与 ATP 相平衡，是能量的直接来源。在能量减少时，CP 的储备首先降低。心肌肥厚、纤维化、心动过速、由心室扩张引起的室壁张力增高和细胞内

Ca^{2+} 浓度的增加，均会促使心肌对能量的需求增加。若同时存在冠状动脉血流储备减少、冠状动脉堵塞或冠状动脉微循环异常等情况时，心肌 ATP 的产生与消耗会发生失衡，可造成缺血进一步加重，甚至引起心力衰竭。

心血管系统的发育生物学　心脏是胚胎发育过程中形成的第一个器官（图 2-12），它必须同时完成血液循环并向其他正在形成的器官运送营养物质和氧气的任务，虽然心脏本身仍在持续成长并经历着复杂的形态改变。早在神经管还未关闭的胚胎早期，脏壁中胚层外侧的一个新月体结构就在多种刺激因子影响下形成了早期心血管的结构，这些刺激因子包括神经外胚层分泌的物质。这种早期心血管结构表达多种编码调控转录因子的基因，在心血管系统的发育中起到相当重要的作用，如 NKX2-5 以及 GATA4。这些基因的突变会导致一些遗传性先天性心脏疾病。早期心管沿胚胎中线走行，内层为单层细胞构成的心内膜，膜外包绕一层原始的心肌细胞结构。心管内血流的流向是由尾端流向头端的喙状结构。尾端是心房的原始结构，头端形成动脉干结构，到后期分离形成主动脉和肺动脉近段，而中间的部分则分化为心室。

胚胎发育过程中存在左右不对称性，而心管这种线性结构的不对称折叠过程便是有力的证据之一。在心管内，将来发育为左心室的部分将逐渐向左折叠为环形结构，而未来发育为右心室和流出道的部分则向右偏移。这种折叠运动还伴随着心腔的分化，以及心房和心室原始结构的膨胀及容量的扩大。

近来研究已经证明，形成右心室的大部分细胞是在折叠运动后添加入心管结构的。这些细胞由第二生心区经腹咽管迁移到心管，并表达包括胰岛素基因增强结合蛋白 1（Islet-1）在内的多种标志物以便于它们的识别。左、右心室细胞的不同胚胎来源，可以一定程度上解释一些先天性心脏病和成人心脏病对左、右心室影响上的差异。

在折叠运动和心腔形成之后，左右心腔、心房和心室的分隔结构开始形成，主动脉和肺动脉也逐渐分化出来。心房和心室之间、心室和动脉之间的心脏瓣膜也逐渐形成。在发育的早期，原始的心肌细胞层会分泌富含透明质酸的细胞外基质，这种胶状物质会在心内膜垫逐渐积聚，形成心脏瓣膜的早期结构。与此同时，心肌细胞分泌的转导信号，包括转化生长因子 β 家族成员，启动了心内膜细胞的迁移、侵入和表型改变，心内膜细胞经历上皮-间叶细胞的转分化，并侵入胶状物质使心内膜垫细胞化。间叶组织增殖并重塑，最终形成成熟的瓣膜结构。

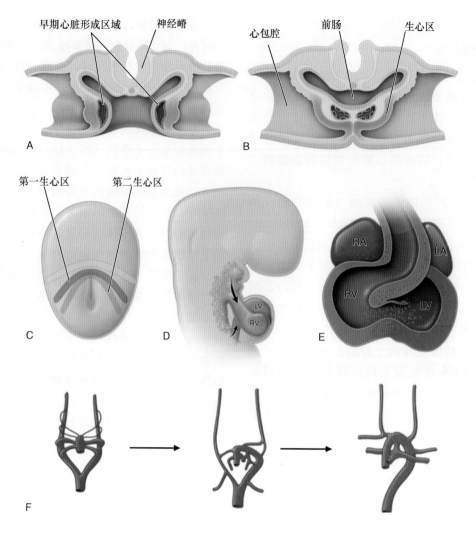

图 2-12 **A.** 早期心管形成时胚胎横切面的示意图；**B.** 分散在两侧的原始心组织逐渐靠近中线并融合形成线性心管；**C.** 早期胚胎发育时心脏新月期状况，早期心脏组织包括一个后来形成线性心管的第一生心区，以及后来形成心室流出道和流入道的第二生心区；**D.** 第二生心区在迁移至成熟心脏组织之前集结到咽区；**E.** 从第二生心区衍生的右心室和流出道以及部分心房内细胞；**F.** 主动脉弓的形成和重塑，其间接受神经嵴细胞的调控，为一个非对称性的过程。LA，左心房；LV，左心室；RA，右心房；RV，右心室

主动脉弓及其分支动脉的形成是一个非对称的发育和重塑过程。来自背侧神经管的神经嵴细胞的迁入负责协调这一过程。这些细胞对于主动脉弓重塑和大血管分隔过程是必需的。这些细胞最终发育为主动脉弓、动脉导管及颈动脉中膜内的平滑肌细胞。而降主动脉的平滑肌细胞起源于不同的胚胎来源——侧板中胚层结构，近段流出道的平滑肌细胞起源于第二生心区。神经嵴细胞对维生素 A 和叶酸缺乏很敏感，部分由于主动脉弓结构缺陷导致的先天性心脏病可追溯到胚胎时期这些维生素的缺乏。而流出道问题所致的先天性心脏病常常伴有其他神经嵴细胞缺陷所致疾病，如腭裂或颅面骨畸形。

冠状动脉的形成则要求另外一种在胚胎时期不存在于生心区的细胞参与。心外膜细胞起源于原始横膈

结构中的前心外膜成分，这种结构同样也参与了膈肌纤维部分和肝的发生。前心外膜细胞参与了冠状动脉平滑肌细胞的发生和塑型。心脏内其他一些细胞类型，例如成纤维细胞，可能还包括一部分心肌细胞和心内膜细胞，也可能起源于前心外膜细胞。

参与心脏电活动产生和传导的心脏传导系统主要起源于多潜能的原始心脏成分。传导系统由近端的慢传导路径，包括窦房结和房室结，以及远端的快传导路径，包括希氏束、左右束支和浦肯野纤维等构成。房室结是位于心房和心室之间的限速结构（递减传导），而远端传导路径则负责将电信号迅速扩布到整个心室。最近，关于这些传导结构的胚胎起源吸引了很多研究者的关注。窦房结的传导系统由静脉窦起源，而原始心管内房室腔的细胞构成了房室结的结构，浦

肯野纤维则起源于心肌细胞。这些快传导和慢传导径路的形成都伴随缝隙连接蛋白的合成，包括连接蛋白（connexin）和离子通道蛋白，后者直接参与心肌细胞的电活动。传导系统发育的缺陷将会导致各种电生理疾病，包括先天性心脏阻滞以及预激综合征，如Wolff-Parkinson-White 综合征（第 13 章）。

心脏干细胞和前体细胞的研究表明，从最早的初级细胞到后来具有各种功能的成熟细胞是经过逐步演变和分化的过程，经过层层的筛选和功能分离最终形成上皮、平滑肌细胞，构成心脏的结构以及其内的电生理传导束。

心脏组织的再生

长期以来，人们认为心肌细胞是分化程度很高并且无法逆转的细胞。然而现在的研究结果却提示心肌细胞拥有限制性的再生和分化潜能。目前，大量的研究工作投入到探索应用各种假定存在的心肌干细胞，以及提高心脏损伤后修复的再生途径。这样的研究领域一旦成功，将为心肌梗死或心力衰竭患者提供心肌细胞再生的愿景。

第三章 心血管疾病流行病学
Epidemiology of Cardiovascular Disease

Thomas A. Gaziano，J. Michael Gaziano
（陈 红 胡 丹 译）

心血管疾病（cardiovascular disease，CVD）是目前世界上最常见的死亡原因。在 1900 年以前，传染病和营养不良则是最主要的死亡原因，心血管疾病造成的死亡在所有死亡中所占比例不到 10%。2010 年，全球约 1600 万人死于心血管疾病（30%），包括高收入国家死亡人数的 40%，低收入和中等收入国家死亡人数的 28%。

疾病流行模式转变

全球心血管疾病的增加是 20 世纪发病与死亡原因发生空前变化的结果。它由工业化、城市化和相关的生活方式变化而驱动，并且在世界各地所有种族、民族和文化中发生。人们将这种现象称之为疾病流行模式转变，它可划分为四个基本阶段：瘟疫和饥荒、传染病大流行的消退、退行性疾病与人为疾病，以及迟发性退行性疾病。第五个阶段以缺乏运动和肥胖为特点，正逐渐在一些国家中出现（表 3-1）。

表 3-1 疾病流行模式转变的五个阶段

阶段	特点	CVD 相关死亡风险（%）	主要 CVD 类型
瘟疫和饥荒	营养不良和传染病在死亡原因中占主因，婴儿和儿童死亡率高，平均预期寿命低	<10	风湿性心脏病，由感染和营养不良引起的心肌病
传染病大流行消退	营养和公共卫生的改善，导致营养不良及感染相关的死亡率下降；婴儿和儿童死亡率大幅下降	10～35	风湿性瓣膜病、高血压、冠心病和脑卒中（主要是出血性）
退行性疾病和人为疾病	脂肪和热量摄入的增加及体力活动的减少导致高血压和动脉粥样硬化的出现；随着预期寿命的增加，慢性病和非传染病的死亡率超过营养不良和传染病的死亡率	35～65	冠心病和脑卒中（缺血性和出血性）
迟发性退行性疾病	心血管疾病和癌症是发病率和死亡率的主要原因；更好的治疗和预防措施有助于避免疾病患者死亡和推迟主要事件；年龄校正的心血管疾病死亡率下降，心血管疾病累及越来越老的群体	40～50	冠心病、脑卒中和充血性心力衰竭
缺乏运动和肥胖	超重和肥胖以惊人的速度增长，糖尿病和高血压增加；吸烟率下降并趋于平稳；少数人口符合体育活动的建议	33	冠心病、脑卒中、充血性心力衰竭、周围血管病变

来源：Adapted from AR Omran：The epidemiologic transition：A theory of the epidemiology of population change. Milbank Mem Fund Q 49：509，1971；and SJ Olshansky, AB Ault：The fourth stage of the epidemiologic transition：The age of delayed degenerative diseases. Milbank Q 64：355，1986.

瘟疫和饥荒阶段的特点是营养不良、传染病、婴儿和儿童高死亡率，并呈高生育率。肺结核、痢疾、霍乱和流行性感冒通常是致命的，导致平均寿命约为30岁。由于感染和营养不良，心血管疾病以风湿性心脏病和心肌病的形式出现，占所有死亡人数的比例不到10%。世界上大约10%的人口仍然处于瘟疫和饥荒阶段。

传染病大流行消退阶段，随着公共卫生系统的出现、清洁的供应水以及营养状况的改善，这些因素共同使得传染病和营养不良造成的死亡人数减少，人均收入和预期寿命都有所增加。婴儿和儿童死亡率也在下降，但心血管疾病导致的死亡增加至所有死亡人数的10%～35%。风湿性瓣膜病、高血压、冠心病和脑卒中是心血管疾病的主要形式。目前世界上近40%的人口处于此阶段。

退行性疾病和人为疾病时期，与非传染性疾病的主要区别在于死亡率，后者主要是心血管疾病——死亡率超过营养不良和传染病的死亡率。热量的摄入，特别是来自动物脂肪的热量摄入增加。冠心病（coronary heart disease，CHD）和脑卒中很普遍，心血管疾病的死亡率占所有死亡人数的35%～65%。冠心病的死亡率超过脑卒中的死亡率，比例为2：1～3：1。在这个阶段，人们的平均预期寿命超过50岁。目前世界上约有35%的人口处于这一阶段。

在迟发性退行性疾病的时代，心血管疾病和癌症仍然是发病率和死亡率的主要原因，心血管疾病占所有死亡人数的40%。然而，通过预防措施（例如戒烟计划和有效的血压控制）、急症医院优化管理和技术进步，如外科旁路移植术的普及，按年龄校正的心血管疾病死亡率趋于下降。冠心病、脑卒中和充血性心力衰竭是心血管疾病的主要形式。目前世界上约有15%的人口正处于迟发性退行性疾病时期，或过渡进入疾病流行模式的第五个阶段。

在工业化国家，体力活动继续减少，而总热量摄入增加。由此导致的超重和肥胖的流行可能标志着缺乏运动和肥胖时期的开始。2型糖尿病、高血压和血脂异常的发病率呈现上升，儿童中尤为明显。如果这些危险因素趋势持续，按年龄校正的心血管疾病死亡率可能在未来几年增加。

流行病学转变的模式

地域特点对世界各地疾病流行的模式造成多方面影响。在过去60年，高收入国家心血管疾病死亡率下降了50%～60%；而在过去20年，低收入和中等收入国家心血管疾病死亡率上升了15%。由于具备庞大

详实的数据，美国可作为比较各时期的参照对象。美国1900年以前发生了瘟疫和饥荒，当时美国以农业经济和人口为主。传染病是造成死亡人数最多的原因。到20世纪30年代，美国进入了传染病大流行消退的时代。公共卫生基础设施的建立导致传染病死亡率大幅度下降，同时，迅速城市化造成的生活方式改变导致心血管疾病死亡率上升，约为390/100 000。

从1930—1965年，美国进入了退行性疾病和人为疾病的时期。传染病死亡率下降至低于每年50/100 000，而心血管疾病死亡率则随着城市化发展，以及人们饮食、体育活动及烟草消费等生活方式的变化而达到高峰。迟发性退行性疾病时期发生在1965—2000年之间。新的治疗手段、预防措施和促进生活方式改变的公共卫生运动导致按年龄校正的死亡率大幅下降，首次发生心血管疾病的年龄稳步上升。

目前，美国似乎正在步入第五个阶段。20世纪70和80年代，按年龄校正的心血管疾病死亡率每年下降3%，进入90年代已逐渐下降到2%。然而，21世纪前10年中，心血管疾病死亡率每年下降3%～5%。此消彼长的变化趋势造就这种局面。一方面，负性因素包括了糖尿病和肥胖症患病率的增加、戒烟率增长减缓、高血压的检出率和治疗率持平；另一方面，由于他汀类药物的使用增加，胆固醇水平继续下降。

许多高收入国家（high-income country，HIC）经历了流行病学转变的四个阶段，其模式与美国大致相同，这些国家共占世界人口总数的15%左右。在这些国家，冠心病是心血管疾病的主要形式，其发病率往往比脑卒中发病率高2～5倍。然而，差异性依旧存在。虽然北美、澳大利亚和欧洲西北部中心地区的高收入国家的心血管疾病发病率经历了显著的上升，然后迅速下降，但南欧和中欧国家的心血管疾病发病率上升和下降的速度更为缓慢。更具体地说，中欧国家（如奥地利、比利时和德国）与北欧国家（如芬兰、瑞典、丹麦和挪威）相比，下降速度更为缓慢。葡萄牙、西班牙和日本等国家冠心病死亡率为200/100 000或更少，从未达到美国和其他国家那样的高度。西欧国家在心血管疾病的绝对发病率方面也表现出明显的南北梯度，其中北部国家（如芬兰、爱尔兰和苏格兰）发病率最高，而在地中海国家（如法国、西班牙和意大利）发病率最低。日本不同于其他高收入国家，脑卒中发病率呈大幅上升，但冠心病发病率并没有陡然上升的变化。这很可能是由于其人口独特的饮食文化。然而，日本人群胆固醇水平的升高，反映出其饮食习惯正在发生很大的改变。

低收入和中等收入国家（low- and middle-income

country，LMIC；人均国民总收入低于 12 615 美元）的疾病流行模式部分取决于文化差异、长期趋势，以及政府在公共卫生和医疗基础设施方面的应对水平。尽管传染病仍然是死亡的主要原因，但心血管疾病已成为低收入国家的重大卫生问题。拥有世界 85% 人口的低收入和中等收入国家正在推动心血管疾病全球负担的变化率（图 3-1）。在大多数低收入和中等收入国家，冠心病、脑卒中和高血压出现了城乡梯度，其中城市地区发病率更高。

然而，尽管心血管疾病发病率正在迅速上升，但各区域和国家之间，甚至于各国内部均存在巨大差异。东亚和太平洋区域似乎跨越了流行病学转变的第二与第三阶段。心血管疾病是中国人口死亡的主要原因，但是与日本相似，脑卒中致死高于冠心病，其比例约为 3：1。另一方面，越南和柬埔寨刚刚脱离瘟疫和饥荒阶段。中东和北非地区似乎也进入了流行病学转变的第三阶段，预期寿命和心血管疾病死亡率增加，仅低于高收入国家。整体而言，拉丁美洲也处于第三阶段，尽管存在着巨大的区域异质性，一些地区处于第二阶段，而另一些地区处于第四阶段。无论如何，东欧和中亚地区已稳居第三阶段的高峰期，成为全球因心血管疾病导致死亡率最高（约 66%）的地区。非常关键的是，该区域内冠心病造成的死亡并不仅局限于老年人口，对劳动年龄人口也有重大影响。南亚，或明确指出为印度，区域内人口占比最多的国家，心脏疾病的发病率正呈现惊人的上升。这种转变与西方的模式相似，冠心病为心血管疾病的主要形式。但是，不同的是风湿性心脏病仍持续肆虐并造成大量死亡。

撒哈拉以南非洲地区，风湿性心脏病同样是其心血管疾病发病和死亡的重要原因，目前仍处于疾病流行模式转变的第一阶段。

许多因素导致了低收入和中等收入国家之间的这种异质性。首先，这些地区正处于流行病学转变的不同阶段。其次，其生活方式和行为风险因素存在巨大差异。再次，种族和民族差异可能导致对不同形式心血管疾病的易感性改变。此外，应当指出这些区域内的大多数国家，关于全国范围特定病因死亡率的精确数据并不完整。

心血管疾病的全球趋势

心血管疾病占全世界死亡人数的近 30%，预计这个数字还会增加。2010 年，冠心病占全球所有死亡人数的 13.3%，占据全球损失生命年数（years of life lost，YLL）和残疾调整的生命年数（disability-adjusted life-years，DALY）之最大比例。第二大死亡原因是脑卒中（占所有死亡的 11.1%），也是全球 YLL 和 DALY 的第三排位者（表 3-2）。冠心病与脑卒中共同占据全球死亡人数的近四分之一。低收入和中等收入国家日益关注脑卒中的负担。低收入和中等收入国家与高收入国家相比，脑卒中对 DALY 和死亡率的影响高于 3 倍。截至 2030 年，由脑卒中造成的死亡人数预计将增加 30% 以上，其中大多数将发生于低收入和中等收入国家。

拥有世界近 85% 人口的低收入和中等收入国家在很大程度上推动了全球心血管疾病的发病率和趋势。

第三章 心血管疾病流行病学

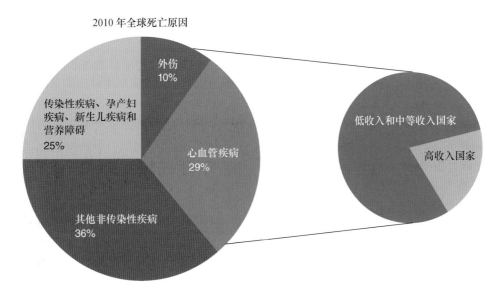

2010 年全球死亡原因

- 外伤 10%
- 传染性疾病、孕产妇疾病、新生儿疾病和营养障碍 25%
- 心血管疾病 29%
- 其他非传染性疾病 36%
- 低收入和中等收入国家
- 高收入国家

图 3-1　2010 年全球死亡原因。
来源：From Global Burden of Disease Study 2010；Global Burden of Disease Study 2010 Mortality Results 1970—2010. Seattle，Institute for Health Metrics and Evaluation，2012.

表 3-2	与心血管疾病有关的发病率：2010—2030 年	
死亡	**2010**	**截至 2030**
CVD 死亡：每年所有死亡人数	1560 万	2420 万
CVD 死亡：死亡人数百分比	30.0%	32.5%
CHD 死亡：男性死亡人数百分比	13.0%	14.9%
CHD 死亡：女性死亡人数百分比	14.0%	13.1%
卒中死亡：男性死亡百分比	9.9%	10.4%
卒中死亡：女性死亡百分比	13.0%	11.8%

缩写：CHD，冠心病；CVD，心血管病。

来源：Global Burden of Disease Study 2010: Global Burden of Disease Study 2010 Mortality Results 1970－2010. Seattle, Institute for Health Metrics and Evaluation, 2012; J Mackay, G Mensah: Atlas of Heart Disease and Stroke. Geneva, World Health Organization, 2004.

2010 年，低收入和中等收入国家发生了 1000 万例心血管疾病死亡，而高收入国家发生 560 万例心血管疾病死亡。在全球范围内，已有证据表明心血管疾病发病年龄显著推迟和（或）病死率有所改善；1990—2010 年间，心血管疾病死亡人数增加了 31%，但同期按年龄校正的死亡率下降了 21.2%。

虽然来自低收入和中等收入国家的移民将推动高收入国家人口增长，但高收入国家的人口占世界人口的比例将会减少。心血管疾病死亡率的缓慢下降始于 20 世纪后半叶的高收入国家，且下降趋势将持续，但速度似乎正在放缓。然而，由于人口老龄化，预计这些国家的心血管疾病患病率以及绝对死亡人数将会增加。

低收入和中等收入国家的人口中有相当一部分已进入疾病流行模式转变的第三阶段，甚至部分已进入第四阶段。人口统计学的变化对于预测全球未来的心血管疾病具有重要意义。例如，2012 年东欧和中亚的人口增长率为 0.7%，而南亚为 1.3%。

心血管疾病的发病率也将产生经济影响。即便假设心血管疾病的危险因素并无增加，大多数国家，尤其是印度和南非，也可预见在未来的 30 年里将有大量 35～64 岁之间的人口死于心血管疾病，同时中年人心脏疾病和脑卒中的罹患率水平增加。预计 2030 年之时，中国将有 900 万人死于心血管疾病，而 2002 年为 240 万人，其中半数将发生在 35～64 岁之间的人群中。

危险因素

全球心血管疾病的发病率与已知危险行为和因素的时间和区域差异有关。对主要心血管疾病危险因素和死亡率进行生态分析表明，吸烟、血清胆固醇和高血压这三个主要危险因素死亡率的预计值与观察值之间存在高度相关性，并表明许多区域差异是以这些传统危险因素的差异为基础的。

行为危险因素·烟草 全世界有超过 13 亿人吸烟，2030 年这一数字预计将增加到 16 亿。烟草使用目前每年约造成 500 万人死亡（占所有死亡的 9%），其中约 160 万人与心血管疾病有关。如果目前的情况持续，2030 年时由烟草造成的全球疾病负担将致使 1000 万人死亡。尽管过去吸烟者主要集中于高收入国家，但近几十年以来，烟草消费已显著转向低收入和中等收入国家。目前，东亚和太平洋地区的烟草使用情况最为严重。低收入和中等收入国家的一个特点是，由于具有相对廉价的烟草产品，在疾病流行模式转变的早期阶段非常易于出现烟草使用。南亚地区除了成品香烟外，还有大量当地制作的其他烟草产品，使得控烟更具挑战性。二手烟已被充分证实可导致冠心病，于 2011 年造成 60 万非吸烟者死亡。虽然禁烟令既有立竿见影的效果，并将长期得益，但各国的实施情况却大不相同。

饮食 随着国家的发展，人均总热量摄入也在增加。对于心血管疾病而言，饮食最关键的变化是饱和动物脂肪和氢化植物脂肪的摄入量增加，其含有致动脉粥样硬化的反式脂肪酸，同时植物性食品的摄入量减少，单纯碳水化合物的摄入量增加。中国和印度农村地区，脂肪对卡路里的贡献不到 20%，而日本不足 30%，反之美国远超于 30%。高收入国家中，来自脂肪的热量比例似乎呈下降改变。美国自 1971—2010 年，源于饱和脂肪的卡路里比例从 13% 下降至 11%。

缺乏体力活动 伴随着经济转型，机械化程度的提高导致人们从要求体力的、以农业为基础的工作转向久坐不动的产业和办公室环境工作。美国大约有四分之一的人口不参加任何业余时间的体育活动，据报道只有 51.6% 的成人每周参加三次或更多次的体育活动。世界其他地区缺乏体力活动的情况也同样严重，一些处于经济转型并迅速城市化的国家体力活动缺乏正呈增长趋势。例如，中国城市地区，参加中等或高强度活动的成年人比例显著下降，反之低强度水平活动者比例上升。

代谢性危险因素

对代谢性危险因素趋势的研究可体现出全球心血管疾病负担的变化。在此叙及四个代谢性危险因素——血脂水平、高血压、肥胖和糖尿病，采用的数据源于全球疾病负担、损伤和危险因素研究（GBD 2010）。GBD 项目鉴定并汇编了 187 个国家于 1980—

2010 间的死亡率和发病率数据。

血脂水平 据估计全球范围内，高胆固醇水平与56%的缺血性心脏病和18%的脑卒中发生有关，总计每年造成 440 万人死亡。虽然随着国家疾病流行模式转变，人群平均血浆胆固醇水平往往呈现上升趋势，但在 1980—2008 年期间，全球血清总胆固醇的平均水平在男性和女性中每十年分别下降 0.08 mmol/L 和0.07 mmol/L。2008 年，男性年龄标准化总胆固醇平均值为 4.64 mmol/L（179.4 mg/dl），女性年龄标准化总胆固醇平均值为 4.76 mmol/L（184.2 mg/dl）。大洋洲、北美和西欧出现了较大幅度的下降（0.19～0.21 mmol/L），东亚和太平洋地区国家的男性和女性的胆固醇水平则增长了 0.08 mmol/L 以上。这显然是由于伴随城市化而带来的社会和个人变化，因为城市居民的血浆胆固醇水平往往高于农村居民。其中，很大程度上是膳食脂肪摄入过量（大部分源于动物性食品和经加工的植物油）和体力活动减少所致。一般而言，高收入国家平均人群胆固醇水平呈现下降，低收入和中等收入国家则差异性较大。

高血压 血压水平升高是疾病流行模式转变的早期标志。全球大约 62% 的脑卒中和 49% 的冠心病可归因于血压未达到最佳标准（收缩压＞115 mmHg），每年可造成 700 多万人死亡。值得注意的是，这种负担近一半发生在收缩压低于 140 mmHg 的人群中，然而此收缩压水平却是许多国家指南中定义高血压病的诊断阈值。在 1980—2008 年期间，尽管未得到控制的高血压患者人数有所增加，但是其经年龄校正后的患病率却有所下降。这一趋势主要是由人口增长和老龄化造成的。随着人口工业化和从农村向城市迁移，人群的平均血压也随之上升。例如，印度城市的高血压患病率为 25%，而农村地区则为 10%～15%。低收入和中等收入国家的另一情况是高血压知晓率极低，因此高血压未得到治疗，这或许部分解释了这些国家在转变的早期阶段脑卒中发病率相对于冠心病更高。此外，亚洲各地高血压的高发病率，尤其是存在庞大的未被检出者，造成区域内出血性脑卒中的高发。无论如何，全球范围内男女的平均收缩压均有所下降（男性收缩压每十年下降 0.8 mmHg，女性每十年下降 1.0 mmHg）。

肥胖 虽然肥胖与冠心病风险显著相关，但肥胖造成的危害大部分可能由其他心血管疾病危险因素（包括高血压、糖尿病和血脂失衡）所致。根据最新的 GBD 数据显示，2008 年有近 14.6 亿成年人超重〔体重指数（BMI）≥25 kg/m²〕，约 5.08 亿成年人肥胖（BMI≥30 kg/m²）。全球肥胖的发病率正在增加，尤其是在发展中国家，肥胖症的发病轨迹比发达国家更

为陡峭。在许多低收入和中等收入国家，肥胖与营养不足和营养失调同时并存。青少年的肥胖风险尤其高。据估计，目前全球有 10% 的儿童超重，而且这个数字持续增长。基于 36 个低收入和中等收入国家的数据显示，肥胖者女性较男性更多，超重女性的数量通常高于低体重的女性。

糖尿病 由于体重指数增加和体力活动减少，世界范围内糖尿病——主要是 2 型糖尿病的发病率正在上升。根据 GBD 项目的最新数据，在 1980—2008 年间，全球空腹血糖平均水平有所上升。据估计，全世界有 3.46 亿人患有糖尿病。国际糖尿病基金会（International Diabetes Foundation）预测到 2030 年这一数字将达到 5.22 亿，年增长率高于世界成年人口的增长率。近 50% 的糖尿病患者未被确诊，80% 生活在低收入和中等收入国家。中东和北非地区糖尿病患病率最高，估计有 12.5% 的成年人患有糖尿病，未来的增长也将主要发生在该区域以及南亚和撒哈拉以南非洲地区的其他低收入和中等收入国家。不同种族和民族对糖尿病具有明显相异的遗传易感性。例如，针对移民展开的研究显示南亚人和印度人的风险往往高于欧洲族群。

小结

虽然高收入国家的心血管疾病发病率正在下降，但全球几乎所有其他地区均呈现上升态势。这种可被预防的疾病流行起来，将造成多层面的后果，包括个体的患病与死亡、家庭受累，以及巨大的经济损失。

我们可以采取三种互补策略来减少上述影响。首先，心血管疾病风险因素的总体负担可以通过国家公共卫生措施降低，例如全民参与的抵制"吸烟、不健康饮食和缺乏体育锻炼"的行动。其次，确定高风险人群非常重要，他们将最能获益于具有针对性且低成本的预防干预措施，包括体检筛查，并治疗高血压和高胆固醇血症。还应探索其他简易和费用低廉的干预措施，如"多效片"，配方内包含阿司匹林、他汀类药物和降压药物。再次，优先将资源分配给急症和二级预防干预措施。对于资源有限的国家，制订全面性计划的首要关键步骤是充分调研造成发病与死亡的具体原因，以及可被预防的主要危险因素流行程度。

与此同时，鉴于许多国家的经济限制，高收入国家必须继续承担起研究和发展防治策略的重任。疾病流行模式的转变让我们得以洞察如何改变心血管疾病流行的进程，低成本防治策略的高效转化应用将改变这种流行病学自然进程，从而减少全球心血管疾病的严重负担。

第二部分　心血管疾病的诊断
SECTION 2　DIAGNOSIS OF CARDIOVASCULAR DISORDERS

第四章　心血管系统的体格检查

Physical Examination of the Cardio-vascular System

Patrick T. O'Gara, Joseph Loscalzo

（陈江天　徐碧荷　译）

对于已知或疑似心血管病的患者，长期以来的传统做法是先进行病史采集和重点体格检查。整个过程取决于就诊时的临床情况，是预约门诊随访，还是相对紧急的急诊就诊。近二十余年来，无论是医学生还是专科医生，体格检查的技能水平日渐下降，已经引起临床医生和医学教育者的极大关注。典型的心脏体征仅有少数内科医生和全科住院医生掌握。不同于普遍认知，临床技能并没有随着经验积累而得到提升；相反，随着临床医生愈发忙碌，获取新的体格检查技巧愈发困难。现今，临床医生已经越来越少地投入时间和精力对医学生和住院医生进行心血管体格检查培训。这种趋势造成的公认结果之一便是愈发地过度依赖无创性影像学检查，以发现和评估心血管病的严重程度，即使体格检查提示疾病发生概率极低。改善床旁技能的教学方法包括强化记忆、以患者为中心的教学课程，以及使用多普勒超声心动影像使得听诊过程获得视觉化反馈。

临床病史和体格检查结果，及其与心血管疾病的诊断、严重程度和预后之间的联系，包括冠状动脉疾病、心力衰竭、心脏瓣膜疾病，均已经建立了非常严格的循证数据。例如，心率、血压、肺淤血体征、二尖瓣反流（mitral regurgitation，MR）对于急性冠状动脉综合征患者的床旁风险评估十分重要。此时，体格检查可在心脏生物标志物检测结果出来之前辅助临床决策。收缩性心力衰竭患者的预后可根据颈静脉压（jugular venous pressure，JVP）和是否伴有第三心音（S_3）进行判断。心脏杂音的准确描述可以对许多瓣膜性及先天性心脏病的自然病程提供重要的信息。最后，体格检查在医患关系之间扮演的重要角色亦不可忽视。

一般体格检查

任何体格检查均以评估患者的一般情况开始，包括其年龄、姿势、举止，以及整体的健康状态。患者是处于疼痛还是安静休息状态，是否有呼吸困难或者大汗？疑似急性心包炎的患者是否通过避免某种特殊体位来减轻疼痛？是否有迹象提示呼吸困难是肺源性，比如前后径增加的桶状胸，出现呼吸困难及缩唇呼吸？出现皮肤苍白、发绀、黄疸具有提示意义，为诊断提供了线索。慢性病面容的瘦弱患者可能提示较长时间的心力衰竭或其他全身性疾病，如恶性肿瘤。许多遗传综合征均有心血管系统的受累，多可被轻易识别出，如21三体综合征、马方综合征、Holt-Oram综合征。需常规测量身高及体重，并计算体重指数（body mass index，BMI）及体表面积。腰围及腰臀比可用于远期心血管疾病风险的评估。询问病史和查体时应持续对患者精神状态、意识水平及情绪进行评估。

皮肤　中心性发绀见于心肺水平显著右向左分流，未氧合的血液进入体循环。周围性发绀或手足发绀，相对而言，多与小血管收缩引起肢端血流减少相关，多见于严重心力衰竭、休克或周围血管疾病。应用β肾上腺素受体阻滞剂会增强α受体介导的血管收缩，加重周围性发绀。差异性发绀指的是动脉导管未闭（patent ductus arteriosus，PDA），或者继发于大血管右向左分流的肺动脉高压患者，出现单纯下肢而无上肢的发绀。遗传性毛细血管扩张症可见于嘴唇、舌及黏膜，其为Osler-Weber-Rendu综合征（遗传性出血性毛细血管扩张症）的表现之一，类似蜘蛛痣；疾病累及肺部时也可出现右向左分流。颧骨部位毛细血管扩张亦可见于重度二尖瓣狭窄和硬皮病患者。皮肤呈异常的黄褐色或铜色提示血色素沉着病，同时也是收缩性心力衰竭的病因。黄疸可最先见于巩膜，需进行各种鉴别诊断，但是在特定情况下见于重度右心衰竭和充血性肝大，新近称之为"心源性肝硬化"。皮肤瘀斑多见于服用维生素K拮抗剂或抗血小板药物（如阿司匹林或噻吩并吡啶类药物）的患者。多种血脂异常有时可伴有皮下黄瘤，尤其沿四肢腱鞘或伸肌表面。重度高甘油三酯血症可伴有发疹性黄瘤病和视网膜脂血症。手掌褶纹处黄瘤是Ⅲ型高脂蛋白血症的特征性表现。弹性假黄瘤病是与早发性动脉粥样硬化相关的一类疾病，主要表现为腋下及颈部皱褶处皮革样或鹅卵石样皮肤，眼底检查可见血管样条纹。泛发性雀斑样痣可见于多种发育迟缓——心血管综合征，包括 Carney 综合征，多发心房黏液瘤为其表现之一。结节病皮肤表现，如冻疮样狼疮和结节性红斑，可提示其为扩张型心肌病的病因，尤其是合并心脏传导阻滞、心室传导延迟或室性心动过速时。

头颈部 每个患者都应评估牙齿及口腔卫生状况，其既是潜在的感染源，亦是健康状况的反映。高腭弓是马方综合征的特征，也是其他结缔组织疾病的表现。悬雍垂裂可见于 Loeys-Dietz 综合征患者，橘黄色扁桃体是 Tangier 病的特征。甲状腺功能亢进症的眼部表现已被熟知。许多先天性心脏病的患者都有眼距增宽、低位耳或小颌畸形。蓝色巩膜是成骨发育不全的特征。角膜老年环对冠心病风险的提示缺乏特异性。眼底检查评估微血管床常被忽视，尤其是确诊为动脉粥样硬化、高血压或糖尿病的患者。为获得最佳的观察结果，使用散瞳剂非常必要。对于疑似感染性心内膜炎和急性视力变化的患者，应常规进行眼底检查。视网膜动脉分支闭塞或者 Hollenhorst 斑对于迅速鉴别诊断具有重要意义。复发性多软骨炎可表现为耳廓发炎，或者在晚期由于鼻软骨破坏发展为鞍状鼻畸形。肉芽肿性多血管炎（Wegener 肉芽肿）也可造成鞍状鼻畸形。

胸部 正中开胸、左后外侧开胸，或起搏器植入部位的锁骨下瘢痕都不可被忽视，对于无法提供病史的患者而言，是反映其罹患心血管疾病的首要线索。显著颈静脉怒张提示锁骨下或腔静脉梗阻。如果头颈部皮肤颜色晦暗或轻度发绀，并且静脉压明显升高而无可视的搏动，需考虑上腔静脉综合征的诊断。胸廓畸形是结缔组织疾病综合征的症候之一，包括鸡胸（pigeon chest）和漏斗胸（funnel chest）。桶状胸可提示阻塞性肺疾病，尤其是存在呼吸困难、缩唇呼吸和辅助呼吸肌运动。典型严重脊柱后凸者和强直性脊柱炎引起的腰椎、骨盆、膝关节融合患者，应仔细听诊是否伴有主动脉瓣反流（aortic regurgitation，AR）杂音。直背综合征指胸椎部生理性脊柱后凸消失，可见于二尖瓣脱垂（mitral valve prolapse，MVP）患者。一些发绀型先天性心脏病的患者中，胸壁会显得不对称，左半胸壁移位至前部。正常呼吸时应留意呼吸频率和节律，并额外关注其深度、是否闻及喘息和哮鸣音。肺部听诊可以发现提示肺水肿、肺炎或胸膜炎的附加音。

腹部 在一些严重阻塞性肺疾病的患者中，最强的心脏搏动点可能在上腹部。慢性心力衰竭患者的肝通常可触及增大。肝触及收缩期搏动提示严重三尖瓣反流（tricuspid regurgitation，TR）。肝大可能是感染性心内膜炎的表现之一，尤其是症状已持续数周或数月。腹水并非特异性的症状，见于慢性右心衰竭、缩窄性心包炎、肝硬化或腹腔内恶性肿瘤。发现 JVP 增高意味着心源性病因。非肥胖的患者可于上腹部及脐之间触及主动脉。对于腹主动脉瘤触诊（搏动和膨大肿块）的敏感性随体型的增大而降低。单纯触诊对于诊断的准确度不足，建议进行超声扫描检查。腹部闻及动脉杂音则提示严重程度的动脉粥样硬化，但准确定位存在困难。

四肢 四肢的温度、颜色，以及是否呈杵状指（趾）、蜘蛛样指（趾）及其指（趾）甲情况，床旁即可迅速检查并推测其意义。杵状指（趾）提示中心型右向左分流，亦见于心内膜炎的患者。其表现包括发绀、甲床根部软化、指（趾）甲和皮肤之间的正常角度消失、肥大性骨关节病的关节及骨膜的骨化，后者罕见于严重肺部疾病或肝脏疾病的患者。Holt-Oram 综合征的患者有拇指发育不良畸形；马方综合征患者可有蜘蛛指（趾）、"腕征"（一手拇指和小指环绕另一手腕部后可重叠）或者"拇指征"（手握拳后拇指内收于掌心，伸展的拇指可超过尺缘）。心内膜炎的 Janeway 病变是位于手掌或足底的无痛性、出血性改变，而 Osler 结节是指（趾）垫突起的痛性结节。甲下线状出血通常指甲床中部连线样出血点，需和外伤性出血点进行鉴别，外伤性出血点距指甲远端边缘更近。

JVP 升高伴下肢及骶前水肿说明容量负荷过重，为慢性心力衰竭或缩窄性心包炎的特征之一。下肢水肿而不伴有 JVP 升高则提示淋巴或静脉阻塞所致，或者更为常见的，由静脉功能不全引起，后期出现静脉曲张、静脉性溃疡（常在中间部位）和含铁血黄素沉积引起皮肤褐色变。凹陷性水肿也可见于使用二氢吡啶类钙通道阻滞剂的患者。Homan 征（下肢伸直后足部急速背屈引起后部腓肠肌疼痛）对于深静脉血栓既不特异也不敏感。肌肉萎缩或肢体毛发的缺失可出现于严重动脉功能不全或原发神经肌肉疾病。

心血管检查

颈静脉压（JVP）和波形 JVP 是床旁评估容量状态最为重要的检查项目。通常检查颈内静脉，因为颈外静脉具有瓣膜结构，且不直接汇入上腔静脉和右心房。然而，实践中医学生、住院医生或主治医生可通过颈外静脉来判断中心静脉压（central venous pressure，CVP）。床旁通过评估颈静脉波形来对中心静脉压或右心房压进行准确评估还是比较困难的。静脉压通常可用颈静脉搏动的最高点到胸骨角（Louis角）的垂直距离评估，身体倾斜 30°时距离＞4.5 cm视为异常。然而，右心房中部和胸骨角之间的实际距离随着体型及评估时患者的角度（30°、45°或 60°）变化而改变。采用胸骨角作为参考点使得 CVP 被低估，并且相比鉴别 CVP 正常与否，这个方法在半定量时应更少使用。采用锁骨作为参考点更易于标准化，坐姿下该水平以上可见静脉搏动则提示 CVP 肯定异常，因为锁骨和右心房之间的距离至少 10 cm。当半卧位怀疑压力增高时，应让患者呈坐位，双腿在床旁自然下垂。需要注意的是，床旁预测 CVP 单位应是厘米水柱，需要转换成毫米汞柱与血流动力学标准进行统一（$1.36 \text{ cmH}_2\text{O} = 1.0 \text{ mmHg}$）。

通过一般性视诊，静脉波形有时与动脉搏动难以区分。然而，静脉波形有几个特征性的表现，并且它的组成部分在绝大多数患者身上可以被识别（图 4-1）。动脉搏动通过触诊不会消失；窦性心律患者的静脉波通常是双相的，而动脉搏动是单相的；并且颈静脉搏动可随体位和呼吸的变化而变化（除非静脉压明显升高）。

颈静脉波形呈 a、c、v 三个正向波及 x、y 两个负向波。a 波反映心室收缩前右心房收缩，并且紧随心电图描记的 P 波之后，第一心音（S_1）之前出现。突出的 a 波见于右心室顺应性降低的患者；巨大 a 波出现于房室（AV）分离和三尖瓣关闭右心房同步收缩。宽 QRS 波室性心动过速的患者中，颈静脉波形中出现巨大 a 波提示其心律始于室性。a 波不会出现于心房颤动中。a 波后出现 x 降支意味着右心房压力下降。x 降支被随后出现的上升 c 波中断，其后又呈现下降。v 波反映心房充盈（心房舒张），出现于心室收缩期。v 波高度取决于右心房顺应性，反映从腔静脉顺行或关闭不全的三尖瓣逆行反流进入右心房的血容量。TR 患者中，v 波可增大并且随后的压力（y 降支）迅速下降。随着 TR 进展，v 波与 c 波融合，右心房和颈静脉波形呈"心室化"。v 波达峰之后为 y 降支，右心室流入道梗阻可引起 y 降支延长或缓钝，可见于三尖瓣狭窄（tricuspid stenosis，TS）或心脏压塞。正常情况下，吸气后静脉压应下降至少 3 mmHg。Kussmaul征指吸气时 JVP 升高或没有下降，通常与缩窄性心包炎相关，尽管也有报道见于限制型心肌病、大面积肺栓塞、右心室心肌梗死和严重左心室收缩性心力衰竭。心脏外科术后没有其他血流动力学并发症的患者，也常见 Kussmaul征孤立出现。

静脉高压有时可随腹颈静脉回流征出现或被动抬高下肢时引出。当呈现这种阳性体征时，提示容量负

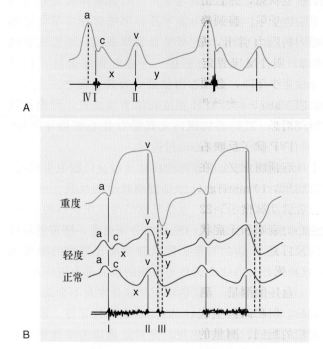

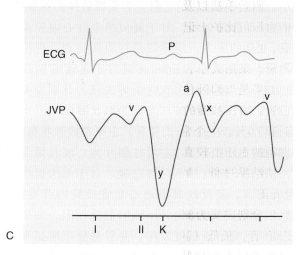

图 4-1 **A.** 颈静脉波形（上）随心音（下）的描记。a 波代表心室收缩前右心房收缩，紧随心电图描记的 P 波之后，在第一心音（Ⅰ）之前出现。这个例子中，a 波比正常波形明显增大，因为右心室顺应性下降，右侧 S_4（Ⅳ）亦提示此点。c 波反映颈动脉的搏动和（或）右心室将关闭的三尖瓣推向右心房引起早期右心房收缩压增高。x 降支紧随 a 出现，由心房压开始下降引起。v 波反映心室收缩时的心房充盈，第二心音（Ⅱ）出现时达顶峰。y 降支反映的是三尖瓣开放后右心房压下降。**B.** 三尖瓣反流轻度（中）和重度（上）时的颈静脉波形与正常波形对比，下方为同步的心音描记图。随着三尖瓣反流严重程度增加，波形呈"心室化"。**C.** 心包缩窄时心电图（ECG）（上）、颈静脉波形（JVP）（中）和心音（下）。注意 y 降支变陡，与出现心包敲击（K）的时间一致。

来源：From J Abrams：Synopsis of Cardiac Physical Diagnosis，2nd ed. Boston，Butterworth Heinemann，2001，pp 25-35.

荷过重状态，并且由于静脉系统过度充盈或紧缩而致顺应性受限。腹颈静脉回流征可由作用于上腹部持续稳固的压力引出，最好作用于右上腹部，维持至少10 s。阳性反应界定为松手后，JVP 升高至少 3 cm，持续至少 15 s，必须指导患者在此过程中避免屏住呼吸或 Valsalva 类动作。腹颈静脉回流征有助于预测心力衰竭患者的肺动脉楔压是否高于 15 mmHg。

JVP 除了反映右心室充盈压之外，还对肺动脉楔压具有预测意义。在严重心力衰竭的大型研究中，右心房压＞10 mmHg（床旁检查评估值）时，其中 88% 患者肺动脉楔压＞22 mmHg。此外，JVP 升高对症状性心力衰竭和无症状的左心室收缩功能异常的患者具有预后意义。JVP 升高与其随后因心力衰竭住院和（或）死亡的风险相关。

血压的测量 测量血压往往会被委托于医疗助理人员，但临床医生应复测。准确的测量取决于体位、臂膀的粗细、测量的时间、地点、血压计、血压计的大小、测量手法以及测量者。一般来说，内科医生记录的血压值比护士记录和患者自己在家记录的血压值要高。血压最好在坐姿下手臂与心脏在同一水平位置时测量，采用大小合适的袖带，静息 5～10 min 后测量。如果是以仰卧位测量，手臂需举至右心房中部水平位置。血压袖囊的长度和宽度应分别为手臂周径的80% 和 40%。一个常见的错误是使用过小的袖带，使得测得的血压值较真实血压过高，或者使用过大的袖带，使结果过低。袖囊应充气至预期收缩压再增加30 mmHg，放气的速率应为 2～3 mmHg/s。收缩压和舒张压分别定义为测量时听到的第 1 期和第 5 期 Korotkoff 音。极低（甚至 0 mmHg）舒张压见于慢性严重 AR 或巨大动静脉瘘的患者，由于其舒张时血流分流现象所致。这种情况下，应当同时记录第 4 期和第5 期 Korotkoff 音。血压最好在肱动脉处测量，尽管也可以在桡动脉、腘动脉或足部血管搏动处。一般来说，在较末梢的动脉处测得的血压收缩压会偏高而舒张压偏低。双臂的血压均应测量，并且之间的差值应＜10 mmHg。差值如果大于此数值可能与动脉粥样硬化或炎症性锁骨下动脉疾病、主动脉瓣上狭窄、主动脉缩窄或主动脉解剖有关。下肢收缩压通常比上肢收缩压高 20 mmHg，差值＞20 mmHg 可见于慢性严重 AR患者和广泛钙化的下肢动脉疾病患者。踝臂指数（双侧足背动脉或胫后动脉压力的较高值除以双侧肱动脉压力的较高值）为心血管疾病长期死亡率的预测指标。

办公室或医院测得的血压可能不能反映其他场所的血压值，"白大衣高血压"指至少 3 次临床医生测得血压＞140/90 mmHg，而至少 2 次非临床医生测得血压＜140/90 mmHg，且无靶器官损害的证据。白大衣高血压患者可能无法从药物治疗中获益，尽管经过一段时间后他们更可能发展为持久的高血压。严重动脉粥样硬化的患者即便记录的血压正常或者偏低，仍应怀疑是否有隐藏的高血压，尤其是具有靶器官损害的证据或可闻及血管杂音。

直立性低血压定义为 3 min 内从卧位变为直立位时，收缩压下降＞20 mmHg 或舒张压下降＞10 mmHg。患者也可能缺乏代偿性心动过速，是自主神经功能不全的异常反应，见于糖尿病和帕金森病患者。直立性低血压是体位性头晕/晕厥的常见原因，并且应对具有相关诊断的患者进行常规检查。它可能随高龄、脱水、特定药物、食物、去适应作用和环境温度而加重。

动脉搏动 颈动脉搏动紧随升主动脉搏动之后。主动脉搏动最佳检测部位在上腹部，位于脐之上。周围动脉的搏动也应常规检查，包括锁骨下动脉、肱动脉、桡动脉、尺动脉、股动脉、腘动脉、足背动脉和胫后动脉。在疑似颞动脉炎或风湿性多肌痛的患者中，颞动脉也需检查。正常人群中约有高达 10% 的人可能触及不到一侧的足背动脉，尽管其应为双侧对称。手掌弓状动脉的完整性可通过 Allen 试验检测，对桡动脉进行侵入性检查前应常规进行。需检查脉搏搏动是否对称、搏出量、节律、强度、紧张度、持续时间。必要的话，持续的心脏听诊有助于确定动脉搏动是否有延迟。同时触诊桡动脉和股动脉，可在高血压或疑似主动脉缩窄的患者中触及股动脉搏动延迟。听诊颈动脉血管杂音之前，不能对颈动脉长时间触诊。对于耐受性不良的老年人，检查手法一定要轻柔，以免出现颈动脉窦综合征或晕厥。外周血管距离心脏越远，其脉搏波的传导速度和峰值会随距离而增加，这种现象反映外周动脉的弹性状态，以及入射波和反射波的总和结果。

总体而言，脉搏的特征及强度取决于每搏量、射血速率、血管顺应性以及全身血管阻力。脉搏检查可在如下患者中被误导：低心排血量，以及由于年老、慢性高血压或周围动脉疾病造成动脉僵硬。

脉搏搏动特点在颈动脉水平进行观察为最佳（图4-2）。较弱或延迟的搏动（细迟脉）是严重主动脉瓣狭窄（aortic stenosis，AS）的特征。一些 AS 患者呈缓慢、切迹状，或发抖和震颤时升支中断。反之，慢性严重 AR 患者，颈动脉升波呈急剧上升和迅速下降的表现（水冲脉）。一些严重 AR 患者可能呈分裂或双峰脉波，出现 2 个收缩波峰。分裂波亦可见于肥厚型梗阻性心肌病（hypertrophic obstructive cardiomyopathy，HOCM）患者，记录形成脉首波和潮汐波。分

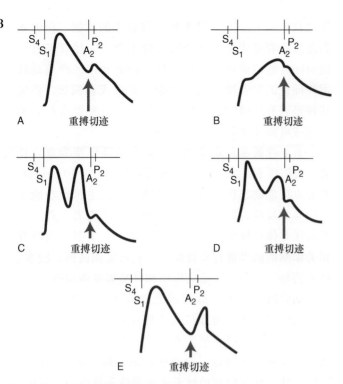

图 4-2 颈动脉脉搏波形变化的示意图及其鉴别诊断。同时显示与波形同步的心音。**A**. 正常。S₄，第四心音；S₁，第一心音；A₂，第二心音主动脉瓣成分；P₂，第二心音肺动脉瓣成分。**B**. 主动脉瓣狭窄。脉波升支平缓，峰值降低。**C**. 双峰脉波。收缩期出现 2 个波峰，重度主动脉瓣反流中较为罕见。**D**. 肥厚型梗阻性心肌病的双峰脉波。脉波升支迅速到达第一个波峰（脉首波），第二个波峰上升支较缓慢（潮汐波）。**E**. 收缩期和舒张期分别出现波峰的重搏脉，见于败血症或主动脉内球囊反搏的患者，重搏切迹后球囊随即扩张。

来源：From K Chatterjee, W Parmley [eds]：Cardiology：An Illustrated Text/Reference. Philadelphia, Gower Medical Publishers, 1991.

裂波也易见于主动脉内球囊反搏（intraaortic balloon counterpulsation，IABP）的患者，第二个波峰在舒张期出现。

奇脉是指吸气时收缩压下降＞10 mmHg，见于心脏压塞的患者，亦可见于大面积肺栓塞、出血性休克、严重阻塞性肺疾病和张力性气胸的患者。第一次听见 Korotkoff 音（呼气时）所得收缩压，及其与每搏心跳均可闻及 Korotkoff 音时（与呼吸无关）的收缩压差值，即是奇脉测量值。检查过程中需缓慢释放袖囊压力。心动过速、心房颤动或者呼吸急促的患者中奇脉的检查可能会较为困难。如果压力差＞15 mmHg，可在肱动脉或股动脉触及奇脉。这种吸气时收缩压的下降，是心室之间交互影响结果放大的反映。

交替脉，与此相反，定义为节律规则强弱交替的脉搏。袖囊压力缓慢下降时，每间隔一跳闻及第 1 期

Korotkoff 音，尤其在心脏节律规整的患者，并且不受呼吸运动影响。交替脉见于严重左心室收缩功能不全的患者，并认为是由于细胞内 Ca²⁺ 浓度和动作电位持续时间呈周期性变化所致。若交替脉伴发心电图中 T 波电交替，则心律失常事件风险增高。

少数情况下，升主动脉瘤于右胸骨旁出现搏动性肿块。发现腹主动脉呈显著搏动，应积极完善无创影像学检查进一步明确诊断。腹主动脉瘤的患者应进一步排查股动脉瘤和（或）腘动脉瘤。

引起间歇性跛行的动脉狭窄部位往往可通过体格检查确定（图 4-3）。举例而言，小腿跛行的患者，股总动脉和腘动脉之间脉搏搏动减弱，提示狭窄水平位于股浅动脉，但也不除外并存股总动脉水平之上的狭窄病变。应常规听诊颈动脉、锁骨下动脉、腹主动脉和股动脉。然而，出现杂音与血管狭窄程度之间的联系并不紧密。颈动脉杂音对于颈动脉狭窄程度的提示意义不大，无血管杂音也不意味除外血管腔内严重狭窄。如果舒张期亦闻及杂音，或伴有震颤，通常预示严重狭窄。另一个造成血管杂音的原因是动静脉瘘，其血流量增多。

出现典型下肢跛行、皮温低、脉搏异常、血管杂音提示严重下肢动脉疾病。脉搏血氧测定异常（手指和脚趾氧饱和度相差＞2%）可用于确定下肢周围动脉疾病，其预测价值与踝臂指数不相上下。

心脏的视诊和触诊 左心室心尖搏动点在胸壁较瘦成人中位于左锁骨中线第五肋间，只要在其他部位看见搏动点均不是正常的。左或右心室增大或高动力的患者，左前胸壁可见抬举样搏动。如同上文所述，右上胸骨旁可见搏动提示升主动脉瘤疾病。高瘦者或严重阻塞性肺疾病、膈肌扁平的患者，心脏的搏动可见于上腹部，应和搏动的肝边缘相鉴别。

心脏触诊时首先要求患者 30°仰卧位，左侧卧位时触诊增强。正常的左心室搏动范围直径应＜2 cm，搏动感迅速从指腹撤离，且在呼气末心脏更接近胸壁时会被更好地感触。触诊时应完整记录搏动的范围大小、振幅、频率。

左心室增大表现为心尖搏动点触诊向左下移动，持续心尖搏动是压力负荷超载的征象，见于 AS 和慢性高血压患者。可触及的收缩期前搏动对应第四心音（S₄），提示左心室顺应性降低，反映心房收缩到心室充盈的过程。可触及的第三心音（S₃），对应心力衰竭患者心脏早期快速充盈，在未闻及奔马律时也可出现。巨大左心室室壁瘤有时可表现为孤立于心尖搏动之外的可触及的异常搏动。罕见情况下，HOCM 患者心尖处出现由可触及的 S₄ 和收缩期双峰脉构成的三音律。

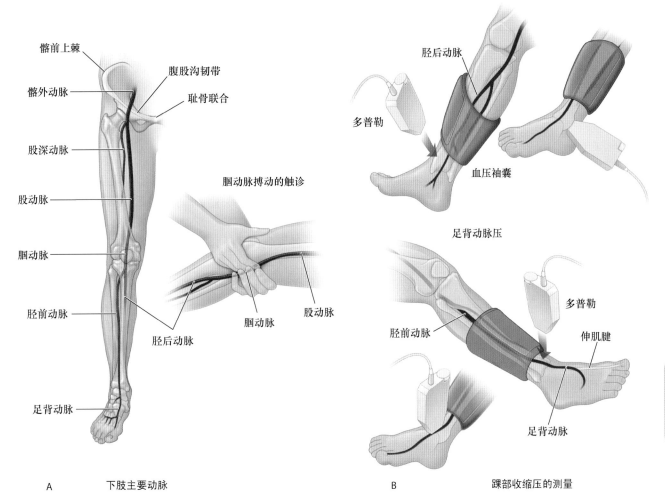

髂前上棘
腹股沟韧带
髂外动脉
耻骨联合
股深动脉
股动脉
腘动脉
胫前动脉
足背动脉
胫后动脉

腘动脉搏动的触诊
腘动脉
胫后动脉
股动脉

A　下肢主要动脉

胫后动脉压
胫后动脉
多普勒
血压袖囊

足背动脉压
胫前动脉
多普勒
伸肌腱
足背动脉

B　踝部收缩压的测量

图 4-3　**A**. 腿部主要动脉的解剖；**B**. 踝部收缩压的测量。
来源：From NA Khan et al：JAMA 295：536，2006.

右心室压力过高或容量负荷过重可能会引起胸骨上抬，此外三尖瓣反流（颈静脉搏动呈 cv 融合波）或肺动脉高压（可闻及 P₂ 亢进或触及 P₂ 搏动增强）均为右心室负荷增加的体征。右心室扩大可能影响对左心病变情况的识别。当右心室压力或容量超负荷的患者处于左侧卧位时，有时可在心脏搏动时观察到左心室和右心室间的收缩区。收缩期或舒张期震颤预示血液湍流或流速过高，其部位有助于确定心脏杂音的来源。

心脏的听诊

心音　心室收缩期定义为第一心音（S_1）和第二心音（S_2）之间的间期（图 4-4）。第一心音（S_1）由二尖瓣和三尖瓣的关闭形成。正常心音分裂可在年轻患者和右束支传导阻滞的患者（其三尖瓣关闭相对延迟）中闻及。S_1 的强度由二尖瓣前叶到其瓣环平面的

距离、瓣叶的移动度、左心室的收缩力和 PR 间期决定。风湿性二尖瓣狭窄（mitral stenosis，MS）早期患者 S_1 通常较为响亮，高动力性循环状态或短 PR 间期患者，其 S_1 也比较响亮。进展为严重 MS 的患者，S_1 变得轻柔，因为此时瓣叶僵硬且钙化；使用 β-肾上腺素受体阻滞剂、长 PR 间歇和左心室收缩功能失调时，S_1 也变得柔和。心音的强度可被任何增加听诊器与心脏之间距离的情况所降低，包括机械性通气、阻塞性肺疾病、肥胖、气胸和心包渗出。

主动脉和肺动脉瓣的关闭构成第二心音（S_2）。在正常或生理性分裂情况下，A_2-P_2 间歇随着吸气而增加，随着呼气而变窄。这种生理性间歇随着右束支阻滞而变宽，因为肺动脉瓣关闭进一步延迟；在严重 MR 患者中也增宽，因为主动脉瓣提前关闭。不正常的窄分裂或单音 S_2 是肺动脉高压的特征。固定 S_2 分裂中，A_2-P_2 间期增宽且不随呼吸循环改变，通常发

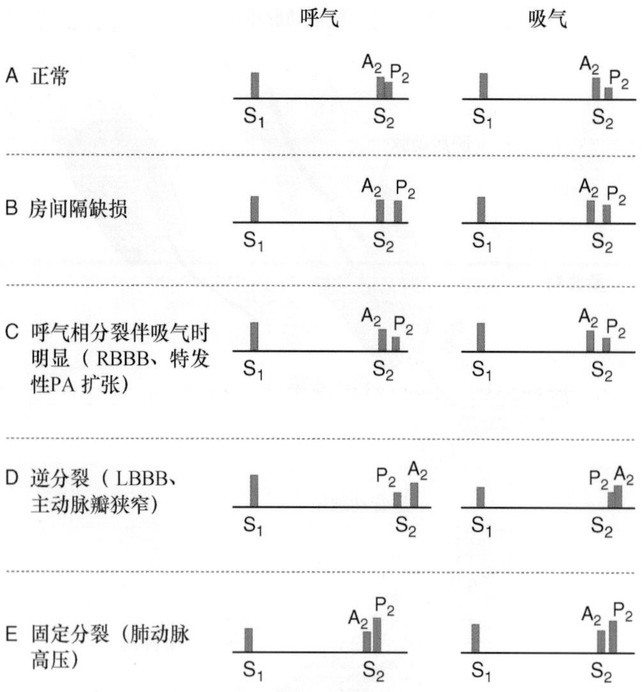

	呼气	吸气
A 正常		
B 房间隔缺损		
C 呼气相分裂伴吸气时明显（RBBB、特发性PA扩张）		
D 逆分裂（LBBB、主动脉瓣狭窄）		
E 固定分裂（肺动脉高压）		

图 4-4　心音。A. 正常。S_1，第一心音；S_2，第二心音；A_2，第二心音的主动脉瓣成分；P_2，第二心音的肺动脉瓣成分。B. 房间隔缺损伴 S_2 固定分裂。C. 右束支传导阻滞（RBBB）的生理性宽 S_2 分裂。PA，肺动脉。D. 左束支传导阻滞（LBBB）的 S_2 逆分裂或反常分裂。E. 肺动脉高压 S_2 窄分裂。

来源：From NO Fowler：Diagnosis of Heart Disease. New York，Springer-Verlag，1991，p 31.

第二部分　心血管疾病的诊断

生于继发孔型房间隔缺损患者中。逆分裂/反常分裂见于主动脉瓣关闭病理性延迟的患者，例如左束支传导阻滞、右心室起搏、严重 AS、HOCM 和急性心肌缺血患者。逆分裂或反常分裂中，其构成 S_2 的每个成分均可在呼气末闻及，而吸气时 S_2 分裂成分的时距缩短，在正常生理性情况下则相反。通常认为 P_2 亢进指在心底听诊可闻及 P_2 明显强于 A_2，或在肺动脉干体表投影部位（左侧第二肋间）触及震颤，或在胸骨左侧下缘或心尖处闻及 S_2 分裂的两个成分。当主动脉瓣或肺动脉瓣狭窄时可分别引起 A_2 或 P_2 减弱。以上情况均可能导致 S_2 呈单音改变。

收缩期心音　喷射音是一种高调的收缩早期杂音，对应于颈动脉搏动的升支，通常和先天性二叶主动脉瓣或肺动脉瓣疾病相关。单纯主动脉或肺动脉根部扩张和正常半月瓣也可出现喷射音。伴发于二叶主动脉瓣疾病的喷射音非常轻柔，随着瓣膜的钙化僵硬而变得不可闻及。伴发于肺动脉瓣狭窄（pulmonic stenosis，PS）的喷射音随着狭窄程度增加而距第一心音（S_1）更近。此外，肺动脉喷射音仅在右侧闻及，且随

着吸气加强而降低。喷射音通常在胸骨中下段左缘处更易于闻及。喀喇音（clicks）通常发生于颈动脉升支之后，与二尖瓣脱垂相关，呈单相或多相音。非喷射性喀喇音可与杂音相随出现。这种复合的喀喇音-杂音，在人为增加心室前负荷（如下蹲）后远离 S_1，反之，站立时则向 S_1 靠近。

舒张期心音　高调的开瓣音（opening-snap，OS）见于 MS，紧随 S_2 之后发生。A_2-OS 间期与左心房-左心室舒张压梯度呈反向关系。S_1 和 MS 开瓣音强度随着二尖瓣前叶瓣膜进行性钙化和硬化而降低。心包敲击音同样是高调音，通常紧随开瓣音之后，对应于三尖瓣开放后心室舒张过程突然停止的时间点，缩窄性心包炎患者颈静脉波形中可见陡直 y 降支。肿瘤扑落音是低调额外心音，见于少数心房黏液瘤患者。它一般仅在特定的体位下闻及，为舒张期时肿瘤脱垂跨过二尖瓣后产生。

第三心音（S_3）发生在心室快速舒张充盈阶段，也可见于正常儿童、青少年和年轻人。然而在老年患者，S_3 预示着心力衰竭。左侧听诊 S_3 呈低调音，左心室心尖处更易闻及。右侧听诊 S_3，于左下胸骨边缘更容易闻及，吸气时更为明显。左侧 S_3 对于慢性心力衰竭患者，具有预测心血管发病率和死亡率的意义。非常有趣的是，无论心力衰竭患者是否伴有左心室收缩功能障碍，S_3 的发生率大致相同。

第四心音（S_4）发生于心室舒张晚期心房充盈阶段，反映左心室收缩期前扩张。S_4 多见于那些需心房克服心室充盈阻力而增强收缩的患者，例如慢性左心室肥大及急性心肌缺血患者。S_4 不出现于心房颤动患者。

心脏杂音　心脏杂音为可闻及的震动，由于湍流增加所致，根据其和心动周期的时相关系进行分类。并非所有心脏杂音都预示结构性心脏病，健康个体的良性功能性收缩期杂音，无需额外检查就可被精准识别。心脏杂音的时长、频率、形态、强度，受毗邻两个心腔、两个心室或心室和其连接的大血管之间压差的量级、变化和时长所支配。心脏杂音分为 1～6 级，震颤分为 4 度。其他属性包括杂音的位置、传导和床旁操作反应，亦可协助准确鉴定杂音。临床医生可通过合理可靠、细致和全面的床旁检查发现和正确鉴定心脏杂音，识别出心脏瓣膜疾病的个体，判断是否需要经胸超声心动图检查和临床随访，以及除外无需进一步评估的人群。

收缩期杂音呈早期、中期、晚期或全收缩期（图 4-5）。急性严重 MR 产生收缩早期递减型杂音，这种情况是由于收缩期左心房压力迅速陡增，左心室和左

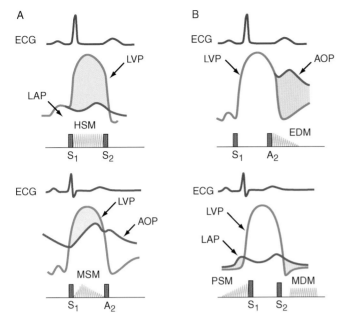

图 4-5 A. 上图：左心房及左心室之间收缩压差（绿色阴影区）的图示。利用心音图记录了全收缩期杂音（HSM），提示二尖瓣反流。ECG，心电图；LAP，左心房压；LVP，左心室压；S_1，第一心音；S_2，第二心音。下图：主动脉瓣狭窄患者左心室和主动脉之间收缩压梯度（绿色阴影区）的图示。图中记录了递增-递减型的收缩中期杂音（MSM）。AOP，主动脉压。B. 上图：主动脉瓣反流患者左心室与主动脉之间舒张压差（蓝色阴影区）的图示，形成始于 A_2 的递减型舒张早期杂音（EDM）。下图：二尖瓣狭窄患者左心房和左心室之间舒张压梯度（蓝色阴影区）的图示，呈舒张中期杂音（MDM）和收缩前期杂音（PSM）

心房之间的压力阶差进行性减弱。严重 MR 伴瓣膜后叶脱垂或连枷样腱索，杂音传导向前和心底部，可能和 AS 相混淆。MR 瓣膜前叶脱垂，杂音向后及腋下传导。急性 TR 患者肺动脉压力正常，吸气时收缩早期杂音强度增加，可在胸骨下段左缘闻及，颈静脉搏动可见反流性 *cv* 融合波。

收缩中期杂音始于 S_1 后，止于 S_2 前，通常呈递增-递减型。AS 是成人出现收缩中期杂音的常见病因，然而对于高血压合并颈动脉硬化的老年患者，或因心排血量减低导致收缩期心脏杂音强度减弱的患者，通过查体很难评估其瓣膜病变的严重程度。重度 AS 的体征包括颈动脉传导呈细迟脉、收缩中晚期 3 级及以上心脏杂音、A_2 减弱、持续左心室心尖搏动及可闻及 S_4。临床上有时难以区分主动脉硬化和重度 AS。前者定义为主动脉瓣叶局部增厚或钙化，但其严重程度不足以导致梗阻。这种瓣膜改变，其经主动脉瓣的多普勒射流速度 ≤ 2.5 m/s。主动脉硬化及 AS 程度更为严重的患者，其心脏听诊均可闻及

收缩中期 2 或 3 级心脏杂音。引起收缩中期心脏杂音的其他病因还包括肺动脉瓣狭窄（伴或不伴喷射音）、HOCM、由于巨大房间隔缺损或存在左向右分流导致肺动脉血流增加，以及非心脏结构性病变引起的血流增快，如发热、甲状腺毒症、妊娠、贫血或正常青少年。

通过 HOCM 的病理生理机制可推测出其心脏杂音同时具备左心室流出道梗阻及二尖瓣反流的特征。HOCM 的收缩期杂音通常可以通过杂音对 Valsalva 动作、被动抬腿、蹲起等床旁动作的反应来与其他疾病相鉴别。通常而言，降低左心室前负荷（或增加左心室收缩功能）的动作可导致杂音增强，而增加左心室前/后负荷的动作可导致杂音减弱。因此，在 Valsalva 动作的应变期和从蹲位快速站立之后，HOCM 的收缩期杂音增强，而在被动抬腿和下蹲时杂音减弱。AS 的杂音通常在右侧第二肋间听诊最强，且杂音可向颈动脉传导；而 HOCM 的杂音在下段胸骨左缘及心尖区听诊最明显。PS 的杂音在左侧第二肋间最为清晰。严重房间隔缺损时肺动脉血流增加相关的收缩中期杂音通常在胸骨中段左缘最易闻及。

收缩晚期杂音通常在心尖部最为明显，提示二尖瓣脱垂（MVP）。如前所述，其杂音出现之前不一定伴有非喷射性咔喇音，但杂音传导的差异可协助临床医生明确黏液样变性所累及的瓣叶。外在条件对复合咔喇音-杂音的影响，与前述关于 HOCM 患者完成 Valsalva 动作及下蹲/站起动作时心脏杂音变化大致相同（图 4-6）。伴有非喷射性咔喇音的心脏杂音可视为 MVP 的典型特征。

全收缩期杂音呈一贯型，反映了慢性 MR 时左心室和左心房之间、室间隔缺损时左心室和右心室之间，以及 TR 时右心室和右心房之间，呈持续性宽大的压力阶差。与急性 MR 不同，慢性 MR 时出现左心房扩大，左心房顺应性正常或增大至满足随反流量增多而几乎不引起左心房压力进一步升高的程度。MR 杂音在心尖听诊最为明显。增加左心室后负荷的动作，如持续紧握双手，均可致杂音增强。室间隔缺损（不伴显著肺动脉高压）呈全收缩期杂音，在胸骨中段左缘最为响亮，且通常可触及震颤。TR 杂音在胸骨下段左缘最为明显，吸气时杂音增强（Carvallo 征），伴颈静脉波形可见的 *cv* 融合波，有时还伴搏动性肝大。

舒张期杂音 不同于一些收缩期杂音，舒张期杂音通常意味着结构性心脏病（图 4-5）。由于左心室舒张压迅速上升以及主动脉和左心室舒张压梯度逐渐减小，与急性严重 AR 相关的杂音相对柔和、持续时间

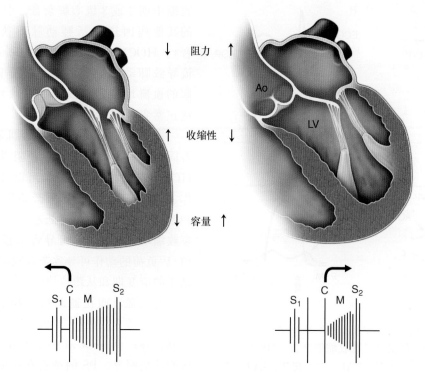

图 4-6 二尖瓣脱垂时，喀喇音（C）以及杂音（M）随着负荷（容量、阻力）以及收缩力变化的模式。S₁，第一心音；S₂，第二心音。站立时（左图），容量和阻力减低，喀喇音和杂音向 S₁ 靠近；下蹲时（右图），由于左心室容量和外周阻力（后负荷）增加，喀喇音和杂音远离 S₁。Ao，主动脉；LV，左心室。

来源：Adapted from RA O'Rourke, MH Crawford: Curr Prob Cardiol 1：9，1976.

短。相比之下，慢性严重 AR 的杂音通常呈递减型吹风样舒张期杂音，原发性瓣膜病患者通常于胸骨左缘处闻及，原发性主动脉根部疾病患者有时沿胸骨右缘听到。慢性 AR 时，脉压增宽，动脉脉搏骤然起落。这种舒张期压力快速消退的征象并不见于急性 AR。肺动脉瓣反流（pulmonic regurgitation，PR）的杂音通常也位于胸骨左缘，由于肺动脉高压以及肺动脉瓣瓣环增大所致。S₂ 通常为响亮的单音，并可被触及。右心室/胸骨旁抬举样搏动，提示慢性右心室压力超负荷。法洛四联症或肺动脉瓣闭锁经过修复后，肺动脉瓣反流的杂音不再显著，此时的杂音变得柔和而低沉，其伴随的肺动脉瓣反流严重程度可能被明显低估。

MS 是舒张中晚期杂音的常见原因，左侧卧位时于心尖部听得最清楚，呈低沉的隆隆样声响，并且在风湿性心脏病早期可紧随于开瓣音之后。收缩期前增强指的是窦性心律患者在 S₁ 之前杂音增强。心房颤动患者中这种现象消失。风湿性三尖瓣狭窄患者的听诊通常由于左心的瓣膜情况而显得模糊，尽管其杂音的特征和 MS 非常相似。功能性二尖瓣或三尖瓣狭窄，见于严重 MR、TR 和大的房间隔缺损中，即使并没有瓣膜狭窄的情况，由于舒张期跨瓣血流增多，流速增快，其生成舒张中期的杂音。慢性严重 AR 患者中 Austin Flint 杂音呈低沉的舒张中晚期心尖部杂音，有时容易和 MS 混淆。Austin Flint 杂音通常在给予血管扩张药物之后强度减弱，而 MS 杂音可能伴随有开瓣音，并且给予血管扩张药物之后，由于心排血量增加从而导致杂音强度增加。舒张中期杂音少见的原因包括心房黏液瘤、完全性心脏传导阻滞和急性风湿性二尖瓣炎。

持续性杂音 持续性杂音贯穿收缩期和舒张期，由于两个心腔或血管之间持续存在压力阶差而形成。杂音通常始于收缩期，覆盖 S₂，并延续至部分舒张期。持续性杂音有时难以和复合心脏瓣膜疾病患者中，收缩期和舒张期分别形成的双期杂音进行区分。典型的持续性杂音例子是 PDA，其通常在第二或第三肋间隙距离胸骨缘稍远一点的部位被听到。其他持续性杂音的原因包括主动脉窦瘤破裂造成主动脉与右心房或右心室之间瘘管、冠状动脉或大血管动静脉瘘，以及由于建立透析通路所造成的动静脉瘘。两种类型的良性持续性杂音，其中颈静脉嗡鸣声在儿童和青少年的锁骨上窝闻及，听诊器膜片施加较大压力时杂音消失，尤其是当被检查者将其头部转向检查者的时候。妊娠时动脉血流丰富，流经膨胀的乳房可产生乳房杂音，这个杂音的舒张期成分在对听诊器施加压力后可消失。

动态听诊 听诊的准确性可通过床旁简易的操作，识别出心脏杂音并分析描述其特征而获得提高（表4-1）。除肺动脉喷射音，右侧杂音吸气时强度增加，呼气时减弱；左侧则正好相反（灵敏度100%，特异度88%）。如前所述，MR、室间隔缺损（ventricular septal defect，VSD）和AR杂音的强度随着增加左心室后负荷而增大，比如用力握拳和血管加压。这些杂音的强度在使用血管扩张剂后减小。蹲踞可使左心室前、后负荷骤然增加，而迅速站立使前负荷急剧减小。MVP的患者中，蹲踞时喀喇音及杂音距离S_1增宽，这是因为心室血容量增多致瓣叶脱垂延迟。突然站立时，喀喇音和杂音距离S_1缩近，这是由于收缩期心室空间变小致瓣叶脱垂更早。HOCM中的杂音与此类似，蹲踞时变得轻柔而短暂（敏感度95%，特异度85%），迅速站立时变长变响（敏感度95%，特异度84%）。室性期前收缩或长阵心房颤动后首次搏动的收缩期杂音响度增强，提示其为AS的可能性高于MR，尤其在老年患者中，AS的喷射性杂音更容易传导到

表 4-1	生理和药物干预对心脏杂音及心音的影响

呼吸
右侧杂音及心音通常随吸气时增大，PES除外。左侧杂音及心音通常在呼气的时候更为响亮

Valsalva 动作
多数杂音在时间及强度上降低。两个例外是HOCM的收缩期杂音，通常变得更响亮；以及MVP的杂音，其将持续更久和更响亮。停止Valsalva动作后，右侧杂音恢复至基线强度较左侧更早

VPB 或 AF 后
正常或狭窄半月瓣产生的杂音，在VPB或长阵AF后的心动周期中呈增强变化。反之，由于房室瓣反流引起的收缩期杂音并无变化，或呈减小（乳头肌功能不全），或变短（MVP）

体位变化
站立时，绝大多数杂音减弱，两种情况例外：HOCM的杂音变得响亮，MVP的杂音将持续更久和更响亮。蹲位时，绝大多数杂音变大，而HOCM和MVP的杂音变轻柔或可能消失。被动抬腿后通常有相似的结果

运动
在等张运动和次极量等长（握力）运动时，血流通过正常或狭窄的瓣膜（如PS、MS）时产生的杂音会变得更强。MR、VSD和AR的杂音在握力运动时也同样增大。然而，HOCM的杂音通常在接近极量握力运动时减小。左侧S_4和S_3心音通常在运动时减小，尤其在缺血性心脏病中

缩写：AF，心房颤动；AR，主动脉瓣反流；HOCM，梗阻性肥厚型心肌病；MR，二尖瓣反流；MS，二尖瓣狭窄；MVP，二尖瓣脱垂；PES，肺动脉喷射音；PS，肺动脉瓣狭窄；VPB，室性期前收缩；VSD，室间隔缺损

心尖（Gallavardin效应）。值得注意的是，HOCM的收缩期杂音在期前收缩后的搏动中也增强。这种期前收缩后左心室流出道杂音增强的现象，与左心室充盈增多（由于舒张期延长）和期前收缩后左心室收缩功能增强的联合作用相关。上述任一情况，均引起前向血流增多，造成左心室流出道压力阶差增高（动态或固定）以及收缩期杂音更为响亮。反之，期前收缩后MR的杂音强度不变，这是因为其左心室至左心房的压力阶差近乎恒定，二尖瓣血流变化相对较少。床旁运动有时可用于增强心排血量，继而增强收缩期和舒张期的心脏杂音。绝大多数左侧心脏杂音在Valsalva动作应变期时，强度及持续时间均下降。MVP和HOCM的杂音却是例外。Valsalva动作亦可用来评估严重心力衰竭时心脏和脉管系统的完整性。

人工瓣膜 最早提示由于人工瓣膜功能不全而引起症状反复的体征是心音性质频繁变化或出现新的杂音。生物瓣膜产生的心音和正常瓣膜类似。二尖瓣生物瓣膜通常伴随2级或3级胸骨左侧收缩中期杂音（由进入左心室流出道前流经瓣膜装置处的湍流形成），以及左心室舒张时出现的轻柔舒张中期杂音。这种舒张期杂音通常只在左侧卧位或运动后闻及。全收缩期高调心尖部杂音提示病理性MR，反映瓣周瘘和（或）瓣叶退化后生物瓣的瓣环内反流，这时需要附加影像学检查。二尖瓣生物瓣膜首次出现功能不全表现后，临床病情可呈急剧恶化。主动脉部位的组织瓣膜总是伴有2～3级基底部或胸骨上切迹下的收缩中期杂音。AR的舒张期杂音在任何情况下均是不正常的。机械瓣膜功能不全可首先由开或合时声音强度减小提示。二尖瓣机械瓣膜植入的患者出现高调的心尖部收缩期杂音，以及主动脉瓣机械瓣膜植入的患者出现舒张期渐弱的杂音，均提示瓣膜旁反流。人工瓣膜血栓形成的患者，临床可表现为休克征象、心音低沉，以及轻柔的杂音。

心包疾病 心包摩擦音对于急性心包炎的诊断特异度为100%，但是敏感度却不太高，因为急性病程中其可间歇性出现或消失，或非常难以闻及。摩擦音呈皮革样或搔抓样三相或二相声音，也可能为单相音。窦性心律的患者中，经典心包摩擦音呈三相：心室收缩、急速早期舒张充盈，以及晚期心房收缩后心室收缩前充盈。多部位听诊是必要的。病史及12导联心电图可以提供额外的线索。摩擦音通常在心包渗出物增加时消失。心包大量渗出的患者，奇脉超过12 mmHg对于心脏压塞的诊断敏感度可达98%，特异度达83%，阳性似然比5.9（95%可信区间2.4～14）。

体格检查结果需与之前通过仔细询问病史获得的症状相结合，进行恰当的鉴别诊断，根据指征行进一步的影像学及实验室检查。诊断流程中，体格检查是不可替代的部分，并且在特定患者中可提示预后。通过教育提升临床医生的技能水平，最终可节约花费，尤其是体格检查结果将影响影像学检查的指征时。

第五章 心电图

Electrocardiography

Ary L. Goldberger

（刘元生 吴佳桐 译）

心电图（ECG 或 EKG）是心脏产生的电位图形记录。ECG 可通过连接在四肢和胸壁的金属导联电极检测到心电信号，然后通过心电图仪将心电信号放大并进行记录。ECG 导联实际上显示的是电极之间的瞬时电位差。

ECG 由于应用简便、非侵入性、廉价且高度通用等特点而在临床上应用非常广泛。除了用于检测心律失常、心电脉冲传导障碍和心肌缺血之外，还可显示危及生命的代谢紊乱（如高钾血症）或心脏性猝死易感性增高（如长 QT 综合征）相关的表现。

心脏电生理

心脏去极化是心脏收缩的起始事件。心脏传播的电流由三部分产生：心脏起搏细胞、特殊传导组织和心肌自身。然而，ECG 仅记录由心房肌和心室肌的"工作细胞"产生的去极化（刺激）和复极化（恢复）电位（亦参见第十一章和第十三章）。

正常心搏的去极化刺激起源于窦房结（SA）（图5-1）或窦结（sinus node），此处由聚集的起搏细胞形成。这些起搏细胞可以自动去极化，也就是说它们具有自律性。心脏电脉冲首先是以去极化波向右心房和左心房传播，然后心房收缩。继之，心脏电脉冲刺激房室（AV）结和希氏束区域的起搏细胞和特殊传导组织。这两个区域共同构成了房室交界区。希氏束又分叉形成两个主要分支，即左束支和右束支，它们通过浦肯野纤维网迅速将去极化波传导到左、右心室肌。左束支又分为两个主要分支：左前分支和左后分支。

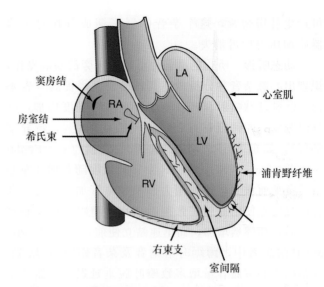

图 5-1　心脏传导系统示意图（LA，左心房；RA，右心房；LV，左心室；RV，右心室）

然后，去极化波传导到心室壁，从心内膜扩散到心外膜，触发心室收缩。

由于心脏去极化波和复极化波具有方向性和振幅，因而可以用向量来表示。向量分析说明了心电图的核心概念：心电图记录了传导到身体表面的多个心肌纤维的电位的复杂空间和时间总和。这一原理解释了心电图敏感性（心脏某些区域的电激动可能被抵消或因太弱而无法被记录）和特异性（相同方向的向量总和可能与选择的增益大小和反方向的向量损失有关）的固有局限性。

心电图波形和间期

ECG 波形按字母顺序标记，从 P 波开始，P 波代表心房去极化（图 5-2）。QRS 波群代表心室去极化，以及 ST-T-U 波（ST 段、T 波和 U 波）代表心室复极化。J 点是 QRS 波结束与 ST 段开始之间的连接点。心房复极（ST_a 和 T_a）的振幅通常太低而无法被测出，但在急性心包炎和心房梗死等情况下可能会变得明显。

体表 ECG 的 QRS-T 波通常与同时发生的心室肌动作电位的不同时相（即从单个心肌纤维的细胞内记录的动作电位）相对应（第十一章）。动作电位的快速上升期（0 相）对应于 QRS 波的开始。平台期（2 相）对应于等电位 ST 段，而自动复极化（3 相）对应于 T 波。许多通过抑制 Na^+ 内流（例如高钾血症和氟卡胺等药物）来降低 0 相斜率的因素可能会延长 QRS 波时限。而延长 2 相的因素（胺碘酮、低钙血症）会延长 QT 间期。相反，缩短心室复极时间（2 相）时，如给

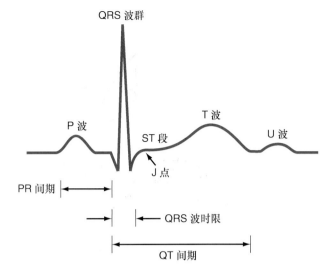

图 5-2　心电图基本波形和间期（未显示 RR 间期，即连续两个 R 波间的时间）

予洋地黄或存在高钙血症，则能够缩短 ST 段。

ECG 通常记录在特殊的方格纸上，该纸被分成 1 mm² 的网格状盒子。由于通常的 ECG 走纸速度为 25 mm/s，最小（1 mm）水平方向间隔为 0.04 s（40 ms），方格纸上横向较重的线条间隔为 0.20 s（200 ms）。而在垂直方向上，ECG 测量特定波或偏转的幅度（标准校准 1 mV＝10 mm；下文中提到的肥大电压标准以毫米为单位）。ECG 上有四个主要的 ECG 间期：RR 间期、PR 间期、QRS 波时限和 QT 间期（图 5-2）。心率（每分钟的心搏次数）可通过将连续 R 波之间（RR）的大格数（间隔为 0.20 s）与 300 相除或将小格数（间隔为 0.04 s）与 1500 相除，便可以依据 RR 间期很容易地计算出来。PR 间期测量是从心房去极化开始到心室去极化开始之间的时间（正常 120～200 ms），其包括刺激房室交界区细胞所造成的生理延搁。QRS 波时限（通常为 100～110 ms

或更短）反映了心室去极化的持续时间。QT 间期包括了心室去极化和复极化时间，并且与心率成负相关。心率相关（"校正"）QT 间期 QTc 可以计算为 $QT/\sqrt{RR}$，正常≤0.44 s。（一些文献给出的 QTc 上限男性为 0.43 s，女性为 0.45 s。此外，在计算 QTc 时，目前已经提出了许多不同的公式，但没有达成共识。）

QRS 波群可再细分为特定的偏转或波。如果一个特定导联中初始 QRS 波群为负向，则称为 Q 波；而第一个正向的波称为 R 波。R 波之后的负向波称为 S 波。随后的正向或负向波分别标记为 R′波和 S′波。小写字母（q、r、s）用于标记振幅相对较小的波。若为一个完全负向的 QRS 波群称为 QS 波。

心电图导联

12 个常规 ECG 导联记录了放置在体表的电极之间的电位差。这些导联可分为两组：6 个肢体（四肢）导联和 6 个胸前（胸前区）导联。其中，肢体导联记录心脏电激动传导到额面的电位（图 5-3A），而胸前导联记录心脏电激动传导到水平面的电位（图 5-3B）。

6 个额面导联的空间向量和极性在六轴图上表示（图 5-4）。6 个胸前导联（图 5-5）是由以下位置电极获得的单极记录图：V_1 导联位于胸骨右缘第 4 肋间；V_2 导联在胸骨左缘第 4 肋间；V_3 导联在 V_2 和 V_4 导联连线的中点；V_4 导联在锁骨中线第 5 肋间；V_5 导联在腋前线，与 V_4 导联水平相同；V_6 导联在腋中线，与 V_4 和 V_5 导联水平相同。额外的后背导联有时放置在与 V_4 导联相同的水平面上（V_7 导联，位于腋中线；V_8 导联，位于腋后线；V_9 导联，位于肩胛线），以便于发现急性后侧壁心肌梗死。

额面和水平面电极一起提供了心脏电激动的三维表征。每个导联都可以比作不同的摄像机角度，从不同的空间方向"观察"相同的事件——心房、心室去极化和

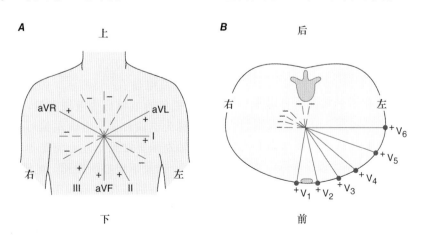

图 5-3　6 个额面（A）和 6 个水平面（B）导联提供了心脏电激动的三维表征

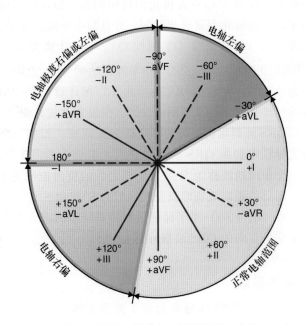

图 5-4 额面（肢体）导联在六轴示意图上表示，心电图中的每个导联都有一个特定的空间方向和极性。各肢体导联轴的正极（实线）和负极（虚线）相对于 I 导联正极（0°）的角度位置确定，此图表示测量 QRS 波群的平均电轴

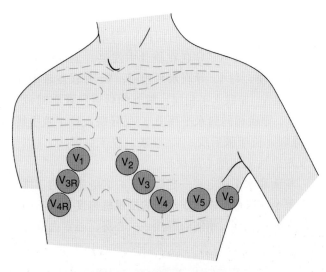

图 5-5 水平面（胸前）导联放置电极的位置

复极化。常规 12 导联心电图在特殊情况下可以附加导联。例如，右胸前导联 V$_{3R}$、V$_{4R}$ 等，有助于发现急性右心室壁心肌缺血的证据。床旁监护仪和动态心电图（Holter）记录通常仅使用一个或两个改良导联。本书第十一章和第十三章叙述了腔内心电图和电生理检查。

ECG 导联中，如果去极化波向该导联的正极方向传导，则在该导联上记录到正向（直立）波形，而如果去极化波向该导联的负极方向传导，则记录到负向

波。此外，如果去极化波的向量的大致方向与特定的导联轴成直角，则将记录到双相（正向和负向）波形。

正常心电图的成因

P 波

正常心房去极化向量指向左下，说明去极化是从窦房结向右、再向左心房心肌传导。由于该向量指向 II 导联的正极和 aVR 导联的负极，因此正常 P 波在 II 导联上为正向，而在 aVR 导联上为负向。相反，心房下部或房室交界区的异位起搏点激活心房时可产生逆行 P 波（II 导联呈负向，aVR 导联呈正向）。V$_1$ 导联上的正常 P 波可以是双向的，其向上部分反映右心房去极化，而后面紧跟着的较小的（<1 mm^2）负向部分反映左心房去极化。

QRS 波群

正常心室去极化是随着激动波的快速连续传播而进行的。这一复杂过程可以分为两个主要的顺序阶段，而且每个阶段可以用一个平均向量来表示（图 5-6）。第一阶段是室间隔从左向右和向前的去极化（向量 1）。第二阶段是右心室和左心室同时去极化，但正常情况下以较大的左心室为主，故而向量 2 指向左后。因此，右胸前导联（V$_1$）可记录到这个双相去极化过程，其具有小的正向波（间隔 r 波），然后是较大的负向波（S 波）。而左胸前导联，例如 V$_6$ 导联，可记录到相同的序列，表现为一个小的负向波（间隔 q 波），然后是一个相对较高的正向波（R 波）。中间导联显示 R 波振幅（正常的 R 波进行性增高）的相对增加，而胸前导联的 S 波振幅从右向左振幅进行性减小。R 波和 S 波振幅大致相等的胸前导联被称为移行区导联（通常为 V$_3$ 或 V$_4$ 导联）（图 5-7）。

根据 QRS 波电轴，肢体导联的 QRS 波形在不同的正常人之间可能有很大的差异，其描述了参照 6 个额面导联的 QRS 波向量的平均取向。正常情况下，QRS 波电轴在 -30°～+100° 之间（图 5-4）。将比 -30° 更负的电轴称为电轴左偏，而将比 +100° 更正的电轴称为电轴右偏。电轴左偏可作为正常变异发生，但电轴左偏更常见于左心室肥厚、左前分支阻滞（半阻滞），以及下壁心肌梗死。电轴右偏也可作为正常变异出现（特别是在儿童和年轻人中），也可能是由于左、右臂电极接反而产生的伪偏转，或者是在右心室超负荷（急性或慢性）、左心室侧壁梗死、右位心、左侧气胸和左后分支阻滞等情况下出现。

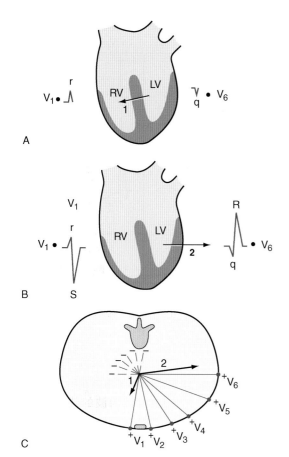

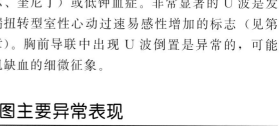

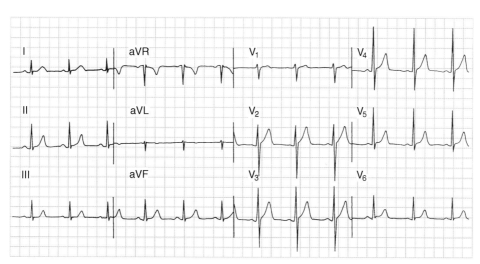

图 5-6　心室去极化可分为两个主要阶段，每个阶段由一个矢量表示。A. 第一阶段（箭号 1）表示室间隔去极化，从左侧开始向右扩展。这个过程由 V_1 导联的一个小"间隔" r 波和 V_6 导联的一个小间隔 q 波来表示。**B.** 左心室和右心室同时去极化构成第二阶段。矢量 2 指向左后方，反映了左心室的电优势。**C.** 这两个阶段的矢量（箭号）于水平面导联的反映。

来源：After AL Goldberger et al：Goldberger's Clinical Electrocardiography：A Simplified Approach，8th ed. Philadelphia，Elsevier/Saunders，2013.

T 波和 U 波

正常情况下，T 波平均向量与 QRS 波平均向量（额面约 45°）的方向大体一致。由于去极化和复极化是电激动相反的过程，这种正常的 QRS-T 波方向一致性表明，复极化是从去极化反向进行的（即从心室的心外膜到心内膜）。正常的 U 波是低振幅波（≤1 mm），其跟随 T 波之后，通常与 T 波方向相同。U 波振幅异常增加最常见的原因是药物（如多非利特、胺碘酮、索他洛尔、奎尼丁）或低钾血症。非常显著的 U 波是发生尖端扭转型室性心动过速易感性增加的标志（见第十三章）。胸前导联中出现 U 波倒置是异常的，可能是心肌缺血的细微征象。

心电图主要异常表现

心脏增大与肥厚

右心房超负荷（急性或慢性）时可使 P 波振幅增加（≥2.5 mm）（图 5-8），也称为"肺型 P 波"。左心房超负荷时，常在 V_1 导联中会出现一个宽大的（≥120 ms）双相 P 波，并且可在一个或多个肢体导联中出现 P 波切迹（图 5-8）。这种形态的心电图，以前称为"二尖瓣型 P 波"，但也可能是没有实际心房扩大的情况下伴随左心房传导延迟时发生，因此通称其为左心房异常。

肺栓塞造成的急性肺源性心脏病（第三十七章）可能显示正常心电图或各类异常的心电图。其中，窦性心动过速是最常见的心律失常，其他类型的快速性心律失常也可能发生，如心房颤动或心房扑动。QRS 波电轴可能右偏，有时可见 S1Q3T3 型心电图表现

图 5-7　健康受试者的正常心电图。窦性心律，心率 75 次/分，PR 间期 0.16 s，QRS 波时限 0.08 s，QT 间期 0.36 s，QTc 间期 0.40 s，QRS 波电轴平均约 +70°，胸前导联显示正常的 R 波递增变化，V_3 导联为移行区导联（R 波＝S 波）

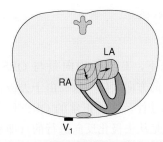

	正常	右心房超负荷	左心房超负荷
II	RA　LA	RA　LA	RA　LA
V₁	RA／LA	RA	RA／LA

图 5-8　右心房（RA）负荷过重可导致肢体或胸前导联中出现高尖 P 波。左心房（LA）异常可在肢体导联形成增宽并通常伴有切迹的 P 波，以及在 V₁ 导联呈双峰 P 波，其显著的负向成分为 LA 去极化延迟的反映。

来源：After MK Park，WG Guntheroth：How to Read Pediatric ECGs，4th ed. St. Louis，Mosby/Elsevier，2006.

（Ⅰ 导联 S 波突出，Ⅲ 导联 Q 波突出，Ⅲ 导联 T 波倒置）。除此之外，急性右心室扩张也可能表现为类似急性前壁梗死，V₁～V₄ 导联 R 波振幅递增不良和 ST-T 异常，还可能出现右心室传导障碍。

阻塞性肺疾病引起的慢性肺源性心脏病（第三十七章）通常不会产生上述右心室肥大的经典心电图表现。慢性肺源性心脏病更为典型的表现是右中胸前导联的小 R 波（R 波递增不良），而非右胸导联高大的 R 波，其部分原因是膈肌和心脏的下移位。除此之外，由于肺的过度通气，往往出现低振幅 QRS 波群。

左心室肥厚的诊断可根据左胸前导联高大 R 波和右胸前导联深 S 波诊断，现已有多种电压标准提出 [例如，S$_{V1}$＋（R$_{V5}$ 或 R$_{V6}$）>35 mm]（图 5-9）。除此之外，复极化异常（ST 段压低伴 T 波倒置，以前称为左心室"劳损"型）也可出现于 R 波明显的导联中。然而，左胸前导联显著高电压也可能是正常变异，特别是在运动员和青年人之中。左心室肥厚也可使肢体导联电压增加，伴或不伴左胸前导联的电压增加（例如，女性 R$_{aVL}$＋S$_{V3}$>20 mm，男性 R$_{aVL}$＋S$_{V3}$>28 mm）。当存在临界电压标准的情况下，合并左心房异常可提高预测左心室肥大的准确性。左心室肥厚常常可进展为不完全或完全性左束支传导阻滞。此外，在肥胖人群和吸烟者中，常规电压标准对诊断左心室肥厚的敏感性降低。同时，左心室肥厚的心电图证据

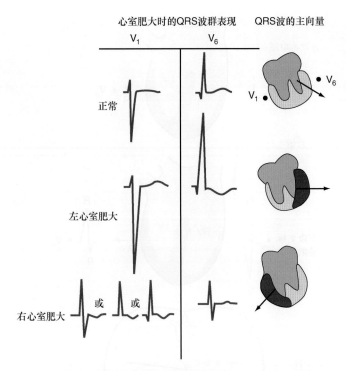

心室肥大时的QRS波群表现　QRS波的主向量

V₁　　V₆

正常

左心室肥大

右心室肥大　或　或

图 5-9　左心室肥厚（LVH）增加了指向左后方向矢量的幅度。此外，复极异常可引起在 R 波显著的导联其 ST 段压低和 T 波倒置。右心室肥厚（RVH）使 QRS 波向量指向右方；V₁ 导联的 QRS 波呈 R、RS 或 qR 型表现。右胸前导联也可见 T 波倒置

是心血管疾病发病率和死亡率增加的重要无创指标，包括心脏性猝死。然而，由于诊断的假阳性和假阴性，ECG 对于诊断心房或心室增大的效用受限。超声心动图可提供更明确的信息（第七章）。

束支传导阻滞及相关心电图

右束支或左束支系统中传导的自身损害（室内传导障碍）可引起 QRS 波时限延长。如有完全性束支传导阻滞时，QRS 波时限的持续时间≥120 ms，而不完全性束支传导阻滞时，QRS 波时限在 100～120 ms 之间。此时，QRS 波向量通常指向去极化延迟的心肌区域（图 5-10）。因此，对于右束支传导阻滞，QRS 波终末向量指向右前方（V₁ 导联常呈 rSR′ 型，V₆ 导联常呈 qRS 型）。而左束支传导阻滞改变心室去极化的早期和晚期阶段，QRS 波主向量指向左后方。此外，左束支传导阻滞使正常的心室去极化早期的左至右心室间隔激动模式被破坏，使得室间隔去极化也从右向左进行。由此，左束支传导阻滞在 V₁ 导联表现为宽大深倒的 QS 波型，而在 V₆ 导联表现为完全直立的 R 波。另外，绝大多数右心室起搏电刺激的情况下，由于左心室壁激动的相对延迟，可见到类似左束支传导阻滞图形，但其前面有起搏尖峰信号。

束支传导阻滞可出现在多种情况下。对于无结构性

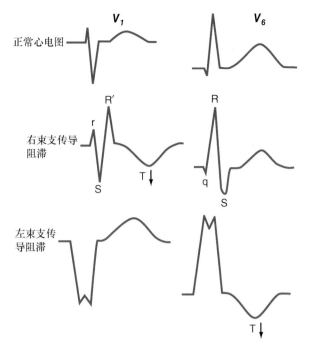

图 5-10 右束支传导阻滞（RBBB）和左束支传导阻滞（LBBB）时典型 QRS-T 波形与正常 V_1 和 V_6 导联 QRS-T 波形的比较。右束支传导阻滞的心电图中，V_1 导联呈 rSR' 型，且有继发性 T 波倒置。左束支传导阻滞的心电图中，V_6 导联呈宽大 R 波，且有继发性 T 波倒置

心脏病的患者，右束支传导阻滞较左束支传导阻滞更多见。但右束支传导阻滞也可见于心脏病患者，既可见于先天性心脏病（如房间隔缺损），也可见于获得性心脏病（如心脏瓣膜疾病、心肌缺血）。不过，左束支传导阻滞通常是与心血管疾病发病率和死亡率增加相关的四种基础心脏病的标志：冠心病（常伴有左心室功能受损）、高血压性心脏病、主动脉瓣疾病和心肌病。束支传导阻滞可以是慢性或间歇性的。此外，束支传导阻滞可能与心率有关，当心率超过某个临界值时，即可发生束支传导阻滞。

人工起搏器继发的束支传导阻滞和去极化异常不仅影响心室去极化（QRS），而且与继发性复极化（ST-T）异常有关。对于束支传导阻滞，T 波的方向通常与 QRS 波最后偏折波的方向相反（图 5-10）。QRS-T 波方向的这种不一致性是由去极化改变后使复极化序列改变引起的。而原发性复极化异常与 QRS 波改变无关，而与心肌纤维本身电特性的实际变化（例如静息膜电位或动作电位时限）有关，也不仅仅是复极化顺序变化的结果。此外，心肌缺血、电解质失衡和洋地黄等药物都会引起这原发性 ST-T 波改变。但是原发性和继发性 T 波改变可以并存。例如，左束支传导阻滞时右胸前导联上的 T 波倒置和右束支传导阻滞时左胸前导联上的 T 波倒置，可能是存在心肌缺血或其他异常的重要标志。

此外，右胸前导联 ST 段抬高伴右束支传导阻滞的明显异常时可类似 Brugada 型波（第十三章）。

左束支系统（左前分支或左后分支）中的部分阻滞（分支阻滞或"半阻滞"）一般不会显著延长 QRS 波时限，但可引起额面 QRS 波电轴的偏移（分别向左或向右）。其中，左前分支阻滞（QRS 波电轴比 $-45°$ 更负）可能是成人电轴明显左偏的最常见原因。相比之下，左后分支阻滞（QRS 波电轴右偏 $> +110° \sim 120°$ 的范围）作为孤立的表现非常罕见，需要排除前述的引起电轴右偏的其他因素。

同时累及左束支和右束支系统时，束支传导阻滞和分支阻滞呈现复杂组合。双束支传导阻滞的实例包括右束支传导阻滞合并左后分支阻滞、右束支传导阻滞合并左前分支阻滞，以及完全性左束支传导阻滞。慢性双束支传导阻滞可见于无症状的个体，但其进展为高度房室传导阻滞的风险相对较低。相反，急性前壁心肌梗死合并新出现的双束支传导阻滞时，则发生完全性房室传导阻滞的风险高得多。而左、右束支交替性阻滞是发生三束支传导阻滞的一个征象。但 PR 间期延长合并双束支传导阻滞并非绝对提示三个分支均受累，因为这种组合可见于房室结疾病合并双束支传导阻滞。此外，室内传导延迟也可以由外在（毒性）因素引起，特别是高钾血症或药物（如I类抗心律失常药、三环类抗抑郁药及吩噻嗪类），其减慢心室传导。

QRS 波时限延长不一定表示传导延迟，但可能是通过旁路使心室发生预激所致，呈 WPW 综合征型表现（第十三章）和其相关变异情况。WPW 综合征诊断的三要素包括一个较宽的 QRS 波群、相对短的 PR 间期和 QRS 波起始部粗钝的 delta 波，其 delta 波是由心室肌差异性激活所致。由于旁路的存在使心脏易于发生折返性快速性室上性心律失常。

心肌缺血和梗死

心电图是诊断急、慢性缺血性心脏病的基石。心电图表现取决于下面几个关键因素：心肌缺血的心电图变化特征（可逆性，如心肌缺血；或不可逆性，如心肌梗死），持续时间（急性或慢性），范围（透壁或心内膜下），定位（前壁或下后壁），以及其他基础疾病（心室肥厚、传导障碍）（第三十二章）。

心肌缺血对心肌细胞的电生理特性产生复杂的时间依赖性影响。严重的急性心肌缺血会降低静息膜电位并缩短动作电位时限。这种变化会引起正常区域和缺血区域之间的电压梯度。由此，电流在这些区域之间流动。这些损伤电流可通过体表 ECG 上 ST 段的异常移位来表现（图 5-11）。当为透壁的急性心肌缺血

时，ST 向量通常指向外层方向（心外膜），心电图表现为 ST 段抬高。心肌缺血早期时，心肌缺血区域可形成正向的高大 T 波，故称之为超急性期 T 波。如果心肌缺血主要局限于心内膜下，ST 向量通常指向心内膜下和心室腔，因此相关导联（如胸前区导联）显示 ST 段压低（而 aVR 导联 ST 段抬高）。此外，还有多种因素可影响急性缺血性 ST 段的变化幅度。若多个导联出现显著的 ST 段抬高或压低通常表示存在非常严重的心肌缺血。从临床角度来看，急性心肌梗死区分为 ST 段抬高型和非 ST 段抬高型非常有意义，因为急性再灌注治疗仅限用于 ST 段抬高型心肌梗死。

心电图导联对 ST 段抬高型心肌缺血区的定位比非 ST 段抬高型心肌缺血更有帮助。例如，急性透壁性前壁心肌缺血（包括心尖和侧壁）表现为一个或多个胸前导联（V₁～V₆）及 Ⅰ 和 aVL 导联的 ST 段抬高或直立高尖 T 波。下壁心肌缺血引起 Ⅱ、Ⅲ 和 aVF 导联的改变。"后壁心肌缺血"（通常侧壁或下壁受累）可通过 V₁～V₃ 导联对应导联的 ST 段压低来间接识别（由此认定为"等同"ST 段抬高的急性冠脉综合征）。右心室心肌缺血通常会引起右胸前导联（图 5-5）ST 段抬高。当缺血性 ST 段抬高作为急性心肌梗死的最早征象时，通常可在数小时至数天时间内出现 T 波倒置的演变，并且相同导联随后形成 Q 波。可逆性的透壁缺血，如冠状动脉痉挛（变异型心绞痛或 Takotsubo "应激性"心肌病），或是急性冠脉综合征获得极早期再灌注，可表现为一过性的 ST 段抬高而不出现 Q 波。根据心肌缺血的严重程度和持续时间，ST

段抬高可能在数分钟内完全消失，或随后出现持续数小时甚至数日的 T 波倒置。对于患有心肌缺血性胸痛的患者，如在多个胸前导联（如 V₁～V₄、Ⅰ 和 aVL 导联）出现深而倒置 T 波，无论是否伴有心肌损伤标志物增高，均提示左冠状动脉前降支存在严重狭窄或闭塞（图 5-12）。相反，对于基线心电图已经显示异常 T 波倒置的患者，在急性透壁性心肌缺血发作期间，可能出现 T 波正常化（伪正常化）。

心肌梗死时，去极化（QRS）改变常伴随复极化（ST-T）异常。大面积的心肌组织坏死可引起前壁导联和下壁导联的 R 波振幅减小或 Q 波异常（即使在没有透壁性心肌缺血的情况下）（图 5-13）。既往，异常 Q 波被认为是透壁性心肌梗死的标志，而心内膜下梗死被认为不产生 Q 波。然而，通过深入的 ECG-病理学相关研究表明，透壁性心肌梗死可能并不出现 Q 波，而心内膜下（非透壁性）心肌梗死亦可能出现 Q 波。因此，将心肌梗死划分为"Q 波型"或"非 Q 波型"两型更为适当。图 5-14 概括了缺血性心脏病综合征的主要急性期心电图改变。由于后壁或侧壁心肌梗死可引起去极化向量的消失，可能在对应导联 V₁ 和 V₂ 上 R 波振幅增高，而在其他常规导联上均无诊断性 Q 波。心房梗死时可能由于心房损伤电流引起 PR 段移位，并可出现 P 波形态的改变或房性心律失常。心肌梗死后的数周和数月后，这些心电图改变可能会持续存在也可能逐渐消失。Q 波型心肌梗死后心电图完全正常化并不常见，但确实可能发生，尤其是面积较小的梗死。相反，如果 Q 波型心肌梗死后 ST 段抬

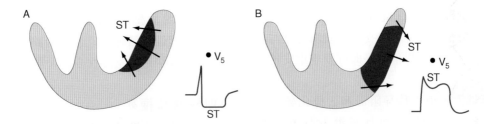

图 5-11　急性心肌缺血引起损伤电流。存在明显心内膜下缺血（**A**）时，ST 向量将指向受缺血影响的心室壁内层和心室腔，相应导联显示 ST 段压低。当缺血累及心室壁外层（**B**）（透壁损伤或心外膜损伤）时，ST 向量将指向心室外侧，相应导联显示 ST 段抬高

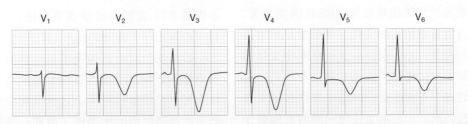

图 5-12　严重的前壁心肌缺血（不论是否梗死）均可在胸前导联产生明显的 T 波倒置。这种波形（亦称为 wellens T 波）通常与左冠状动脉前降支高度狭窄有关

A 前壁 Q 波型心肌梗死的心电图序列变化

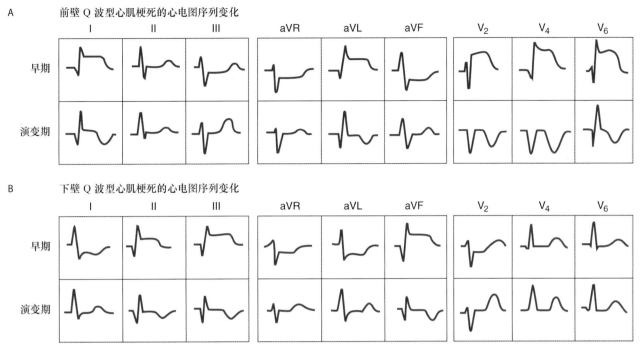

图 5-13　急性前壁（A）和急性下壁（B）Q 波型心肌梗死时出现的序列心肌去极化和复极化改变。前壁心肌梗死时，Ⅰ、aVL 导联 ST 段抬高，胸前导联的这种改变伴随对应导联Ⅱ、Ⅲ、aVF ST 段压低。急性下壁（或后侧壁）心肌梗死时可能在对应导联 V₁～V₃ 表现为 ST 段压低。

来源：After AL Goldberger et al：Goldberger's Clinical Electrocardiography：A Simplified Approach，8th ed. Philadelphia，Elsevier/Saunders，2013.

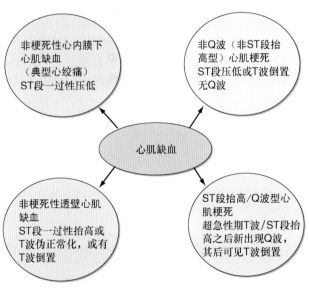

图 5-14　急性心肌缺血时心电图表现的多样性。心电图既可以正常，也可以是非特异性异常。上述分类表现并不相互排斥。

来源：After AL Goldberger et al：Goldberger's Clinical Electrocardiography：A Simplified Approach，8th ed. Philadelphia，Elsevier/Saunders，2013.

高持续数周或更长时间，通常提示并发严重的心室壁运动障碍（无运动区或运动障碍区域），但未必一定伴有明显的室壁瘤。心肌缺血引起的 ECG 改变可能是自

发的，也可能是由各种运动试验引起的（负荷心电图，参见第三十章）。

心电图对缺血性心脏病的诊断敏感性和特异性均存在明显的局限性。虽然单次心电图正常并不能排除心肌缺血或甚至急性心肌梗死，但在整个急性心肌梗死过程中的正常心电图显然并不常见。对于心电图上没有心肌缺血的诊断性改变的长时间胸痛应该仔细寻找其他非冠状动脉胸痛的原因。此外，急性或进展性心肌缺血的心电图诊断变化常常被左束支传导阻滞、心室起搏器模式和 WPW 预激所掩盖。但临床医生仍会根据 ST 段抬高或压低、T 波倒置、直立高大 T 波，以及与缺血性心脏病无关的 Q 波（假梗死型）而过度诊断心肌缺血或心肌梗死。例如，类似心肌缺血时表现的 ST 段抬高可能见于急性心包炎或心肌炎，还可见于正常变异（包括典型的"早复极"型心电图表现）或其他各种情况（表 5-1）。同样，直立高大 T 波并不总是代表超急性期心肌缺血改变，也可能见于正常变异、高钾血症、脑血管损伤和二尖瓣或主动脉瓣关闭不全引起的左心室容量超负荷等情况。

ST 段抬高和直立高大 T 波也是左束支传导阻滞或左心室肥大而无心肌缺血时 V₁ 和 V₂ 导联的常见表现。Q 波的鉴别诊断包括生理性或体位性变异、心室肥大、急性或慢性非冠状动脉性心肌损伤、肥厚型心

表 5-1 ST 段抬高的鉴别诊断

心肌缺血/心肌梗死
  非心肌梗死、透壁性心肌缺血［变异型心绞痛及 Takotsubo 综合征（应激性心肌病，表现十分类似于典型的急性心肌梗死）］
  急性心肌梗死
  心肌梗死后（室壁瘤）
急性心包炎
正常变异（包括良性 "早复极" 型）
左心室肥厚/左束支传导阻滞
其他（较少见）
  急性肺栓塞
  Brugada 型（右胸前导联呈右束支传导阻滞型伴 ST 段抬高）[a]
  ⅠC 类抗心律失常药物
  直流电复律
  高钙血症[a]
  高钾血症[a]
  低体温［J（Osborn）波］
  非缺血性心肌损伤
    心肌炎
    肿瘤侵犯左心室
    心室创伤

[a] 通常定位于 $V_1 \sim V_2$ 或 V_3 导联。

来源：Modified from AL Goldberger et al: Goldberger's Clinical Electrocardiography: A Simplified Approach, 8th ed. Philadelphia, Elsevier/Saunders, 2013.

肌病和心室传导障碍。此外，地高辛、心室肥厚、低钾血症及其他多种因素均可能引起 ST 段压低，类似于心内膜下心肌缺血的 ECG 表现。T 波明显倒置可见于心室肥厚、心肌病、心肌炎、脑血管损伤（尤其是颅内出血）等多种疾病。

代谢因素与药物作用

多种代谢紊乱和药物制剂均可造成 ECG 发生改变，特别是引起复极化（ST-T-U）的变化，有时还引起 QRS 波时限延长。对于某些危及生命的电解质紊乱，ECG 不仅可做出初步诊断，亦可作为监测工具。其中，高钾血症会引起 ECG 的一系列变化（图 5-15），最初从 T 波变得高尖开始，随着细胞外 K^+ 的进一步升高，进而引起房室传导紊乱、P 波振幅减小及 QRS 波时限增宽。严重的高钾血症最终导致心搏骤停，呈低振幅正弦型波形（"正弦波" 型），其后心搏停止。低钾血症（图 5-16）可延长心室复极时间，并常可见到明显的 U 波。此外，许多药物能够使 QT 间期延长，这些药物可延长心室动作电位的持续时间：ⅠA 类抗心律失常药和相关药物（如奎尼丁、丙吡胺、普鲁卡因胺、三环类抗抑郁药及吩噻嗪）和Ⅲ类药物［如胺碘酮（图 5-16）、多非利特、决奈达隆、索他洛尔和伊布利特］。QT 间期明显延长，有时伴有深而宽的倒置 T 波，可见于颅内出血，尤其是蛛网膜下腔出血（CVA 型 T 波）（图 5-16）。此外，全身性低体温也能延长复极化时间，且 J 点（Osborn 波）明显抬高。另外，低钙血症通常也会延长 QT 间期（ST 段部分），而高钙血症会使其缩短（图 5-17）。洋地黄也能缩短 QT 间期，特征是 ST-T 波呈 "鱼钩" 样改变（洋地黄效应）。

还有许多其他因素也与 ECG 改变有关，特别是心室复极化改变。其中，T 波低平、T 波轻微倒置及 ST 段轻微压低（"非特异性 ST-T 波改变"）可见于各种

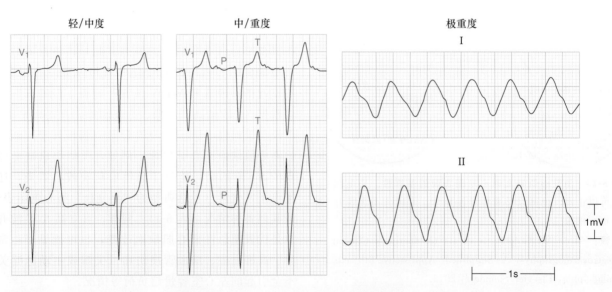

图 5-15 高钾血症的早期心电图改变通常是高耸的 T 波，随着血清钾浓度进一步升高，QRS 波群增宽，P 波幅度降低甚至消失，最后变成正弦波型，除非给予紧急治疗，否则可能会导致心搏停止。
来源：After AL Goldberger et al: Goldberger's Clinical Electrocardiography: A Simplified Approach，8th ed. Philadelphia，Elsevier/Saunders，2013.

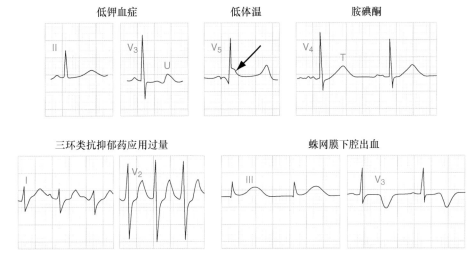

图 5-16　各种代谢紊乱、药物作用及其他因素可能会使心室复极化延长，心电图表现为 QT 间期延长或明显 U 波。特别在低钾血症、遗传性"离子通道病"或应用某些药物的情况下，心电图上复极明显延长，提示发生尖端扭转型室性心动过速的易感性增加（第十四章）。严重低体温时，由于心室动作电位特征的改变，反映在心电图上 J 点明显凸起呈"驼峰"样。注意三环类抗抑郁药应用过量时，心电图上可见 QRS 波时限延长和 QT 间期延长并伴有窦性心动过速

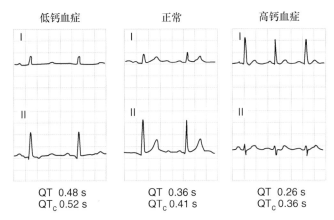

图 5-17　QT 间期延长（ST 段部分）是典型的低钙血症心电图表现。高钙血症则为 ST 段和 QT 间期缩短

电解质紊乱和酸碱平衡失调、许多感染性疾病、中枢神经系统疾病、内分泌紊乱、应用某些药物、缺血、缺氧和几乎任何类型的心肺疾病。虽然轻微的 ST-T 波改变可能是心肌缺血的征象，但是健康个体餐后、姿势（直立）变化、过度换气或运动时也可能发生短暂的非特异性复极化改变。

QRS 波低电压

QRS 波低电压是人为定义的 QRS 峰-谷振幅在 6 个肢体导联中≤5 mm 和在胸导联中≤10 mm。QRS 波低电压的原因可能是多方面的。其中，最严重的包括心包（图 5-18）或胸腔积液、慢性阻塞性肺疾病、浸润性心肌病和全身性水肿。

电交替

电交替是指 ECG 信号中的一个或多个成分的逐搏

交替变化，是对各种血流动力学和电生理干预的一种常见非线性反应。其中，完全电交替（P-QRS-T）伴窦性心动过速是心包积液的一个相对特异的征象，通常伴有心脏压塞（图 5-18）。机制涉及心脏在心包积液中的周期性摆动，其频率恰好是心率的一半。相反，单纯复极（ST-T 或 U 波）电交替是电不稳定的标志，可能是发生快速性室性心律失常的先兆。

心电图的临床阐释

精确分析心电图需要全面而谨慎。患者的年龄、性别和临床状况应始终予以考虑。心电图解释中的许多错误都属于疏漏错误。因此，系统分析方法至关重要。对于每份心电图应从以下 14 点仔细分析：①标准化（校准）和技术特征（包括导联位置和伪差）；②心律；③心率；④PR 间期/房室传导；⑤QRS 波时限；⑥QT/QTc 间期；⑦QRS 波平均电轴；⑧P 波；⑨QRS 波电压；⑩胸前导联 R 波进行性改变；⑪异常 Q 波；⑫ST 段；⑬T 波；⑭U 波。将其与任何既往的 ECG 进行比较非常有意义。本书对各种类型的心律失常和传导障碍的诊断和处理将在第十一章和第十三章进行叙述。

计算机化的心电图

计算机化的心电图系统被广泛应用于对庞大数量心电图记录的即时检索。但计算机对心电图的阐释仍存在很大的局限性。最常见的是对于心律失常或复杂异常的不完全或不准确判读。因此，计算机化的阐释结果（包括基础的心电图间期测量）如未经临床医生的仔细审查就不应被认可。

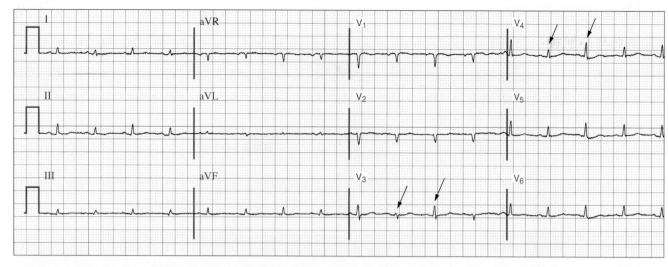

图 5-18 心包积液合并心脏压塞的经典三联征：①窦性心动过速；②QRS 波低电压；③电交替（V₃ 和 V₄ 导联明显）。这种三联征对诊断心包积液具有高度特异性，通常伴随心脏压塞的生理学改变，但其敏感性有限。

来源： Adapted from LA Nathanson et al: ECG Wave-Maven. http://ecg.bidmc.harvard.edu.

第六章 心电图图集

Atlas of Electrocardiography

Ary L. Goldberger

（李　鼎　王元明　译）

本章中所有心电图为增补第五章所述内容，图注突出强调其具有教学意义的特征。

所有的心电图来源于：ECG Wave-Maven，Copyright 2003，Beth Israel Deaconess Medical Center，http://ecg.bidmc.harvard.edu.

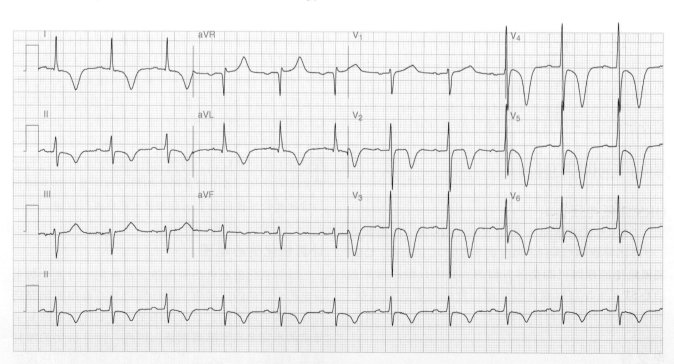

图 6-1　左心室肥厚（V₂～V₅ 导联电压增高）患者前壁心肌缺血（Ⅰ、aVL、V₃～V₆ 导联 T 波倒置加深和 ST 段压低）

心肌缺血与心肌梗死

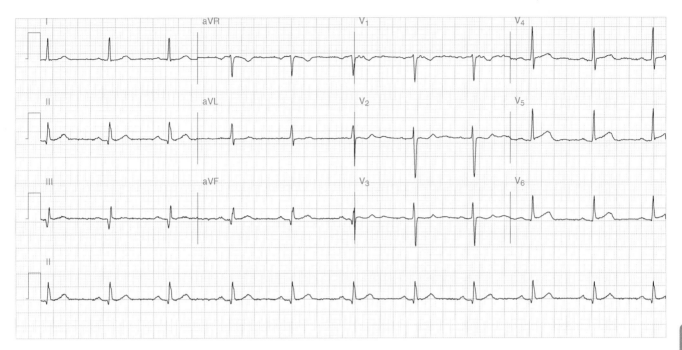

图 6-2 急性前侧壁心肌缺血，V₄~V₆ 导联 ST 段抬高。Ⅱ、Ⅲ、aVF 导联出现 Q 波提示既往下壁心肌梗死

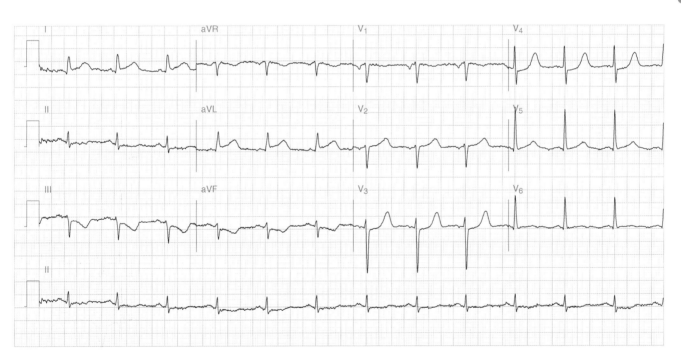

图 6-3 急性侧壁心肌缺血，Ⅰ、aVL 导联 ST 段抬高，伴下壁导联（Ⅱ、Ⅲ、aVF）ST 段对应性压低。V₃ 和 V₄ 导联也呈缺血性 ST 段压低。左心房异常

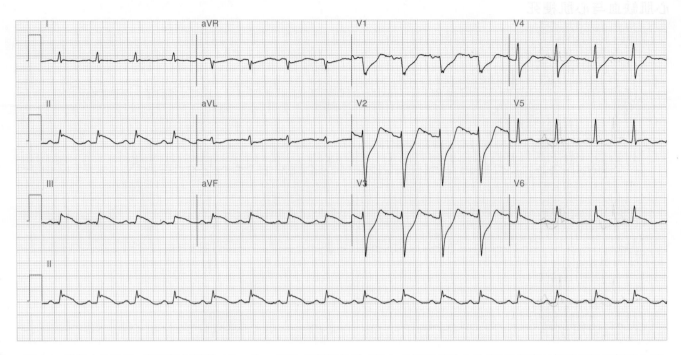

图 6-4 **窦性心动过速**。下壁肢体导联（Ⅱ、Ⅲ、aVF）和侧壁导联（V₆）呈明显的缺血性 ST 段抬高，提示急性下侧壁心肌梗死；V₁～V₄ 导联 ST 段明显压低伴 T 波直立，伴随急性后壁心肌梗死

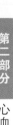

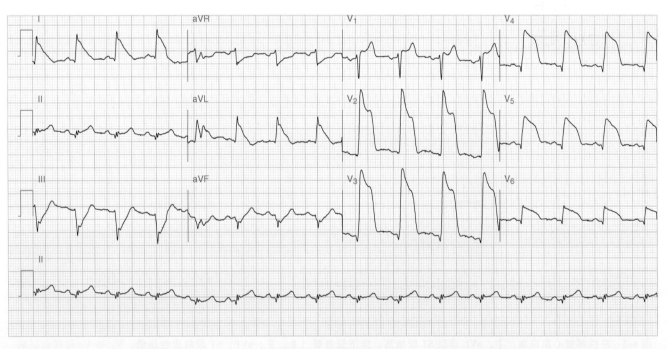

图 6-5 **急性广泛前壁心肌梗死**，Ⅰ、aVL、V₁～V₆ 导联 ST 段显著抬高，V₃～V₆ 导联低幅病理性 Q 波，Ⅲ、aVF 导联 ST 段明显对应性压低

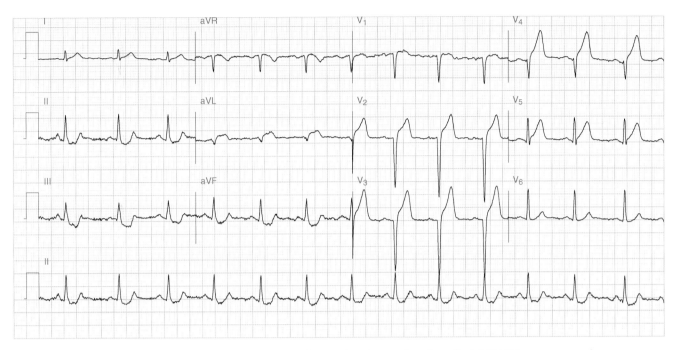

图 6-6 急性前壁心肌梗死，V₁～V₄、aVL 导联 ST 段抬高和 Q 波形成，下壁导联 ST 段对应性压低

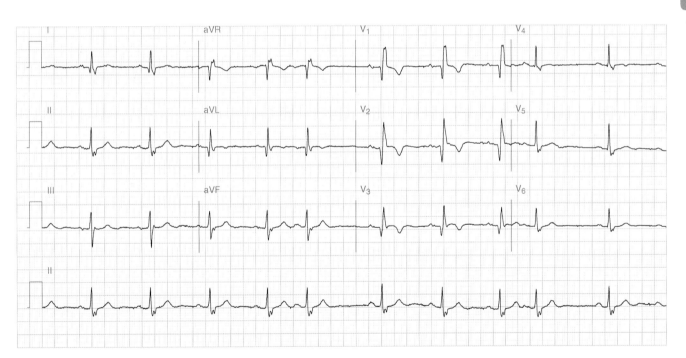

图 6-7 窦性心律伴房性期前收缩。右束支传导阻滞，急性前间隔心肌梗死，V₁～V₃ 导联病理性 Q 波和 ST 段抬高

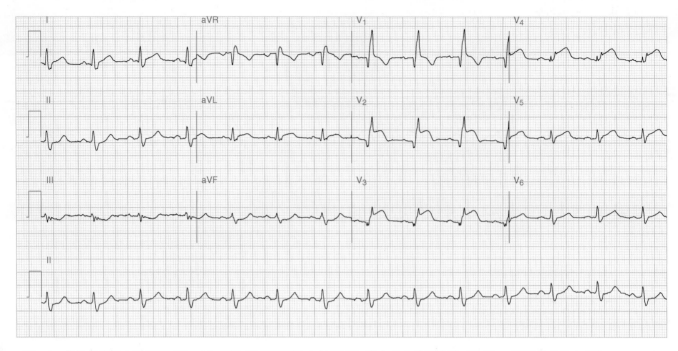

图 6-8 急性前间壁心肌梗死（V_1～V_4 导联 ST 段抬高和 Q 波形成）伴右束支传导阻滞（注意 V_1 导联终末为 R 波）

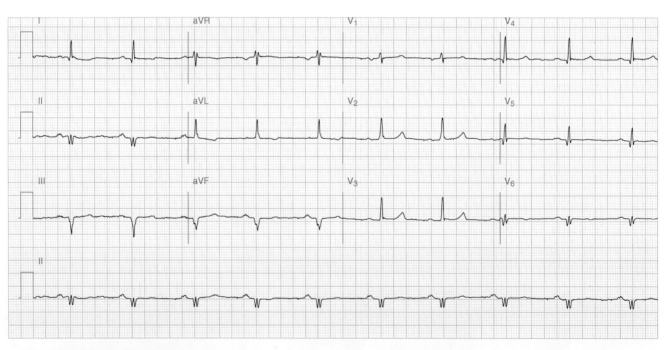

图 6-9 既往广泛下后壁合并侧壁心肌梗死（Ⅱ、Ⅲ、aVF 导联 Q 波，V_1 和 V_2 导联 R 波增高，V_5 和 V_6 导联 Q 波形成），Ⅰ、aVL、V_5 和 V_6 导联 T 波异常

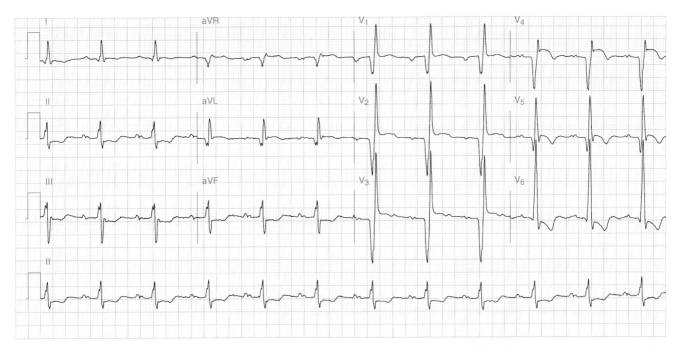

图 6-10 窦性心律伴 PR 间期延长（一度房室传导阻滞），左心房异常，左心室肥厚和右束支传导阻滞。V_1～V_5、aVL 导联病理性 Q 波伴 ST 段抬高（长期持续无动态改变），提示其既往前侧壁心肌梗死和室壁瘤病史

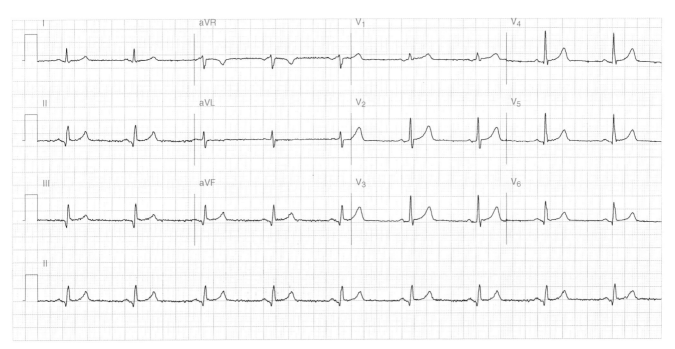

图 6-11 陈旧下后壁心肌梗死。下壁导联（Ⅱ、Ⅲ、aVF）Q 波增宽（0.04 s）；V_1 导联 R 波增宽（与下壁导联 Q 波等宽）。无电轴右偏和 V_1～V_2 导联直立 T 波均不支持右心室肥厚

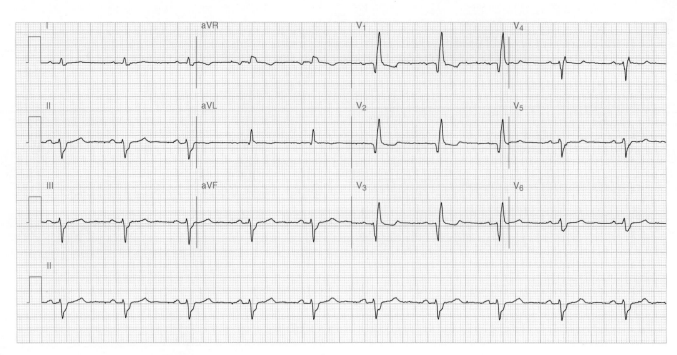

图 6-12　窦性心律伴右束支传导阻滞（V$_1$ 导联终末 R 波增宽），左前分支阻滞，V$_1$ ～ V$_3$ 导联病理性 Q 波。本例患者有严重多支冠状动脉病变，超声心动图提示室间隔和心尖部室壁运动异常

心包炎

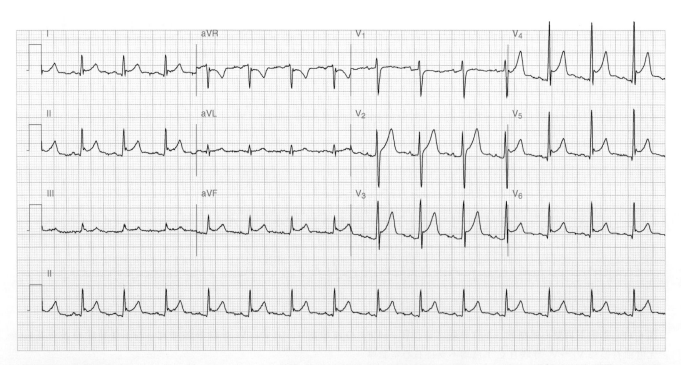

图 6-13　急性心包炎，Ⅰ、Ⅱ、Ⅲ、aVF、V$_3$ ～ V$_6$ 导联 ST 段广泛抬高，不伴有 T 波倒置。还应注意伴随的 aVR 导联 PR 段抬高和下侧壁导联 PR 段压低

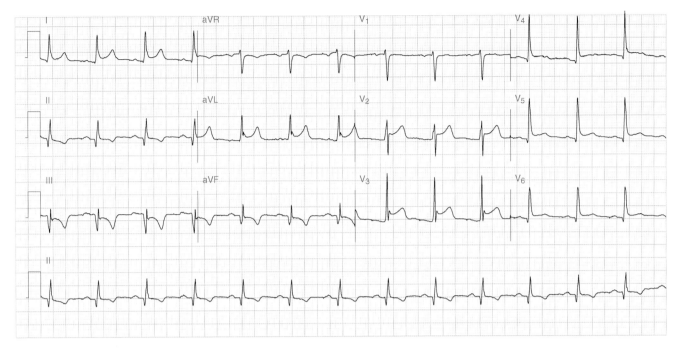

图 6-14　窦性心律，Ⅰ、Ⅱ、aVL、aVF、V₂～V₆导联 ST 段广泛抬高，伴有 PR 段偏移（aVR 导联抬高，V₄～V₆导联压低）。Ⅱ、Ⅲ、aVF 导联 Q 波形成和 T 波倒置，诊断急性心包炎伴 Q 波型下壁心肌梗死

心脏瓣膜疾病和肥厚型心肌病

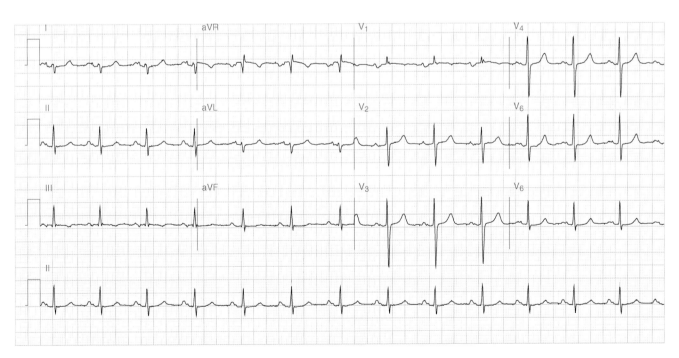

图 6-15　窦性心律，显著左心房异常（见Ⅰ、Ⅱ、V₁导联），电轴右偏，右心室肥厚（V₁导联较高而相对窄的 R 波），见于一例二尖瓣狭窄患者

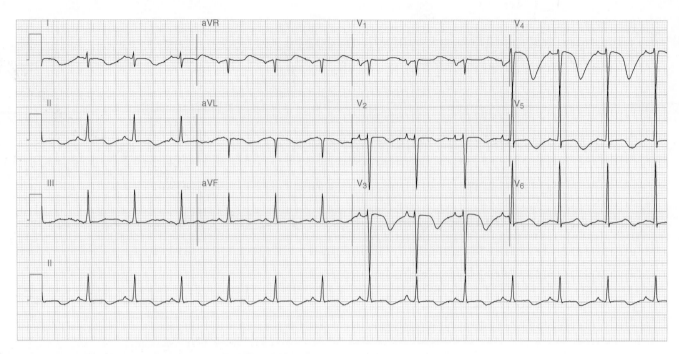

图 6-16　窦性心律，左心房异常，左心室肥厚及电轴临界右偏。本例患者二尖瓣狭窄（左心房异常和电轴右偏）伴关闭不全（左心室肥厚）。同时呈现明显的胸前导联 T 波倒置和 QT 间期延长

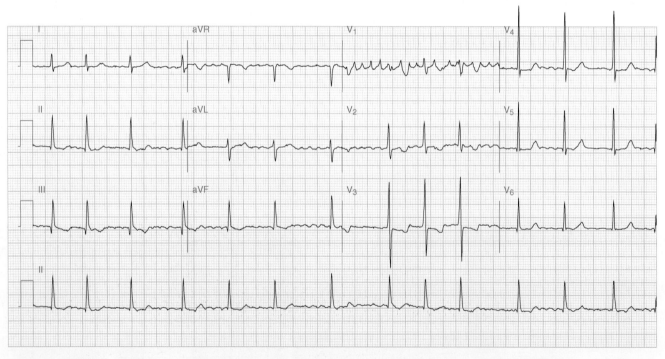

图 6-17　心房颤动（粗颤波），V_2 导联 R 波增高，QRS 波垂直电轴（aVF 导联正向 R 波），提示右心室肥厚。V_4 导联 R 波增高，可能是由于伴有左心室肥厚。本例患者为重度二尖瓣狭窄伴中度二尖瓣反流

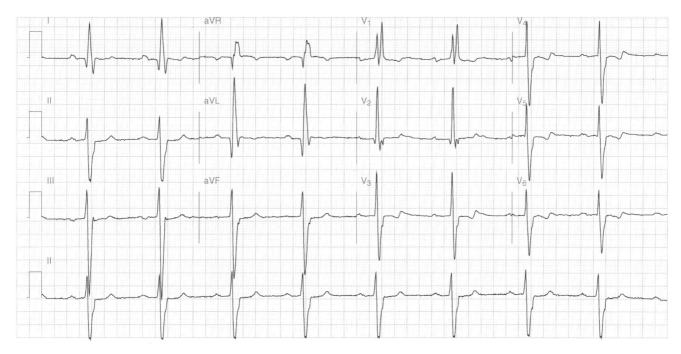

图 6-18　窦性心律；一度房室传导阻滞（PR 间期延长）；左心室肥厚（aVL 导联 R 波增高）；右束支传导阻滞（V₁ 导联多相性 R 波增宽）和左前分支阻滞。本例为肥厚型心肌病患者。Ⅰ、aVL 导联 Q 波加深提示室间隔肥厚

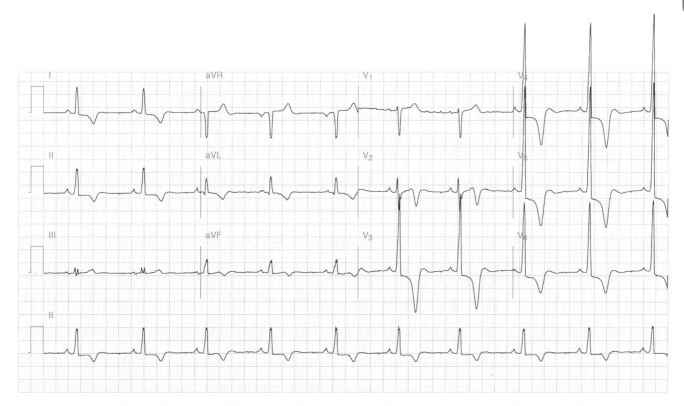

图 6-19　左心室肥厚伴肢体导联及胸前导联 T 波倒置加深。胸前中间导联出现显著的 T 波倒置提示心尖肥厚型心肌病（Yamaguchi 综合征）

肺栓塞和慢性肺动脉高压

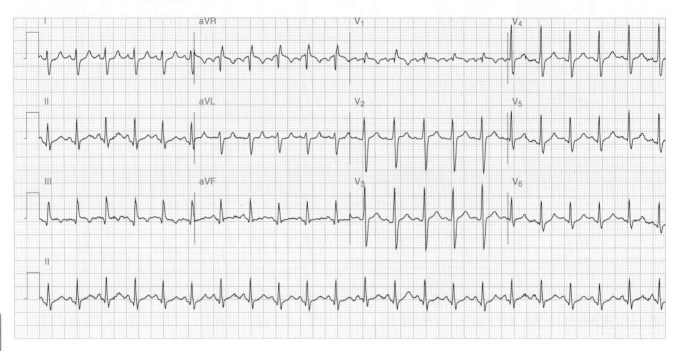

图 6-20　窦性心动过速伴 S1Q3T3 图形（Ⅲ导联 T 波倒置），不完全性右束支传导阻滞和右胸导联 T 波倒置，提示患者肺栓塞，急性右心室负荷过重

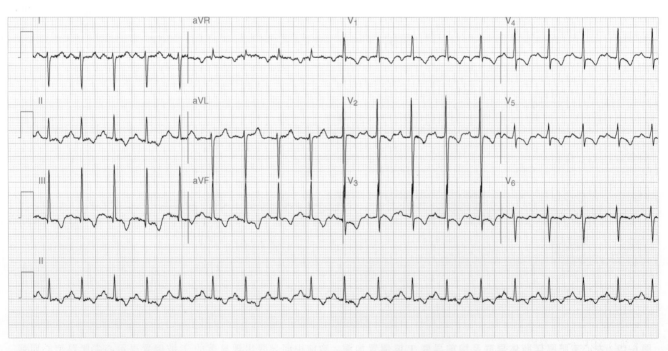

图 6-21　窦性心动过速，电轴右偏，右心室肥厚，V_1 导联 R 波增高，V_6 导联 S 波加深，Ⅱ、Ⅲ、aVF 和 $V_1 \sim V_5$ 导联 T 波倒置。本例为房间隔缺损伴有重度肺动脉高压患者

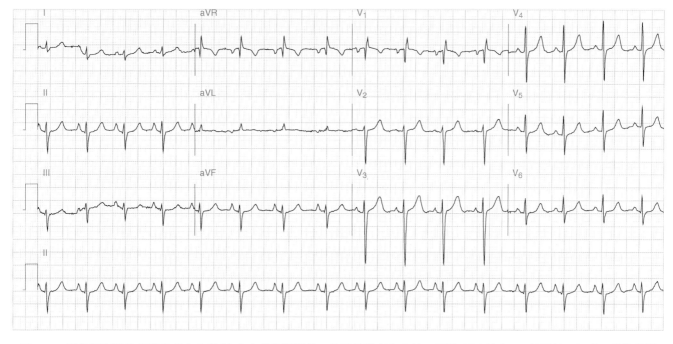

图 6-22　慢性阻塞性肺疾病患者右心房/右心室超负荷征象：①Ⅱ导联高尖 P 波；②窄 QRS 波在 V₁ 导联呈 QR 型；③胸前导联递增不良，伴 V₅/V₆ 导联 S 波；④电轴极度偏移伴 S1-S2-S3 图形

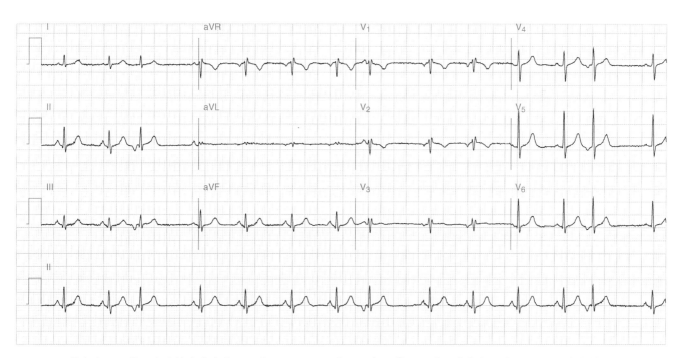

**图 6-23　**①低电压；②不完全性右束支传导阻滞（V₁~V₃ 导联呈 rsrʹ）；③Ⅱ导联 P 波高尖（临界），呈垂直电轴（右心房负荷增加）；④V₁~V₃ 导联 R 波递增不良；⑤V₆ 导联 S 波明显；⑥房性期前收缩。这组表现见于典型的严重慢性阻塞性肺疾病

电解质紊乱

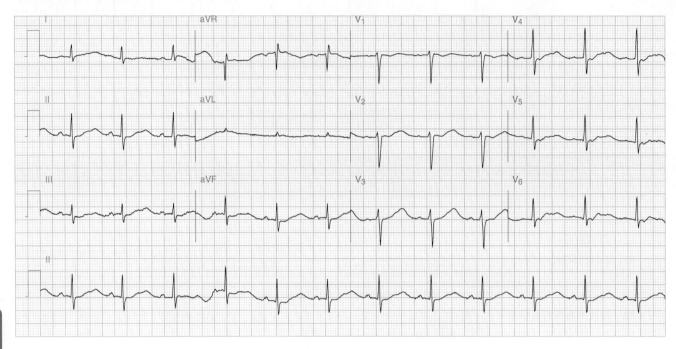

图 6-24 显著 U 波（Ⅱ、Ⅲ、V_4～V_6 导联），心室复极化延长，见于一例严重低钾血症患者

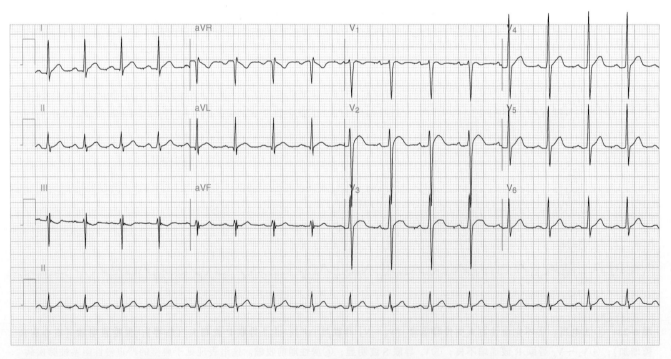

图 6-25 ST 段缩短，一些导联（Ⅰ、aVL、V_4、V_5）T 波看上去似乎直接从 QRS 波发出，见于一例严重高钙血症的患者。还应注意鉴别 V_2／V_3 导联高耸的 ST 段类似于急性缺血

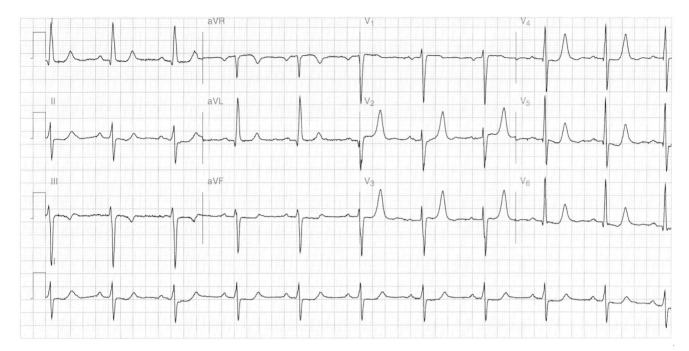

图 6-26 **窦性心律，左心室肥厚，左心房异常，胸前导联 T 波高耸**，下侧壁导联（Ⅱ、Ⅲ、aVF 和 V₆）ST 段压低，左前分支阻滞，临界性 QT 间期延长。本例患者肾衰竭，合并高血压和高钾血症。QT 间期延长继发于其伴随的低钙血症

其他

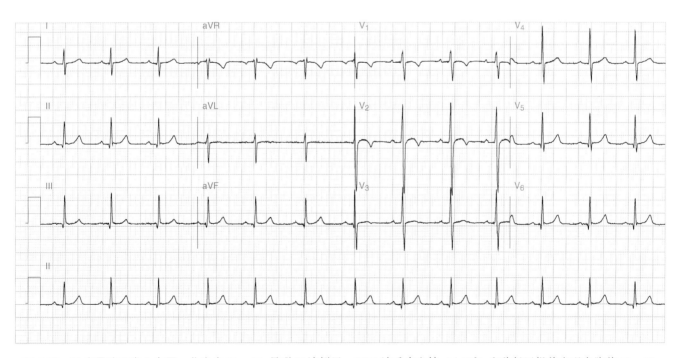

图 6-27 **11 岁男孩正常心电图。** 儿童中 V₁～V₂ 导联 T 波倒置、QRS 波垂直电轴（＋90°）和移行区提前出现在胸前 V₂～V₃ 导联均为正常

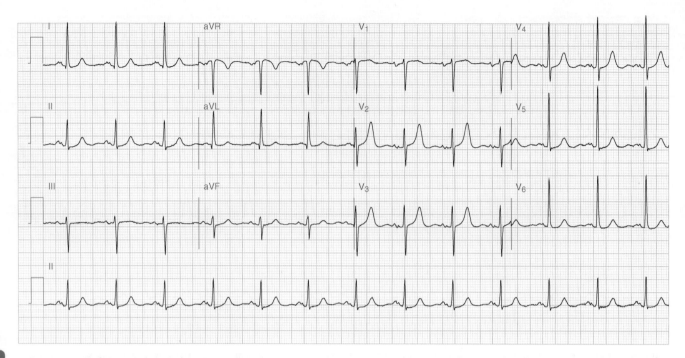

图 6-28　长期高血压患者左心房和左心室肥厚

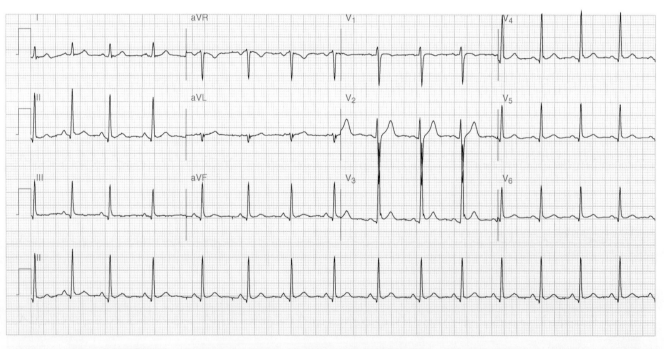

图 6-29　一例 21 岁健康男性呈正常变异的 ST 段抬高（通常被称为良性早期复极化）。V$_3$ 和 V$_4$ 导联 ST 段凹面向上抬高最为显著，肢体导联中 ST 段抬高＜1 mm。胸前导联 QRS 波电压增高，但对于年轻成年人而言属于正常范围。本图中未见伴随左心室肥厚出现的左心房异常或 ST 段压低/T 波倒置改变

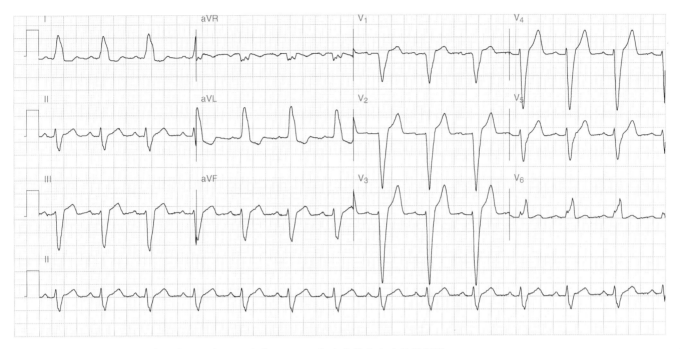

图 6-30　窦性心律伴一度房室传导阻滞（PR 间期 0.24 s）和完全性左束支传导阻滞

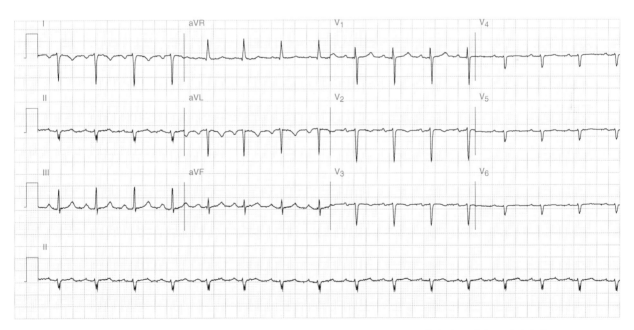

图 6-31　右位心：①Ⅰ、aVL 导联 P 波倒置；②Ⅰ导联 QRS 波群和 T 波倒置；③胸前导联电压递减变化

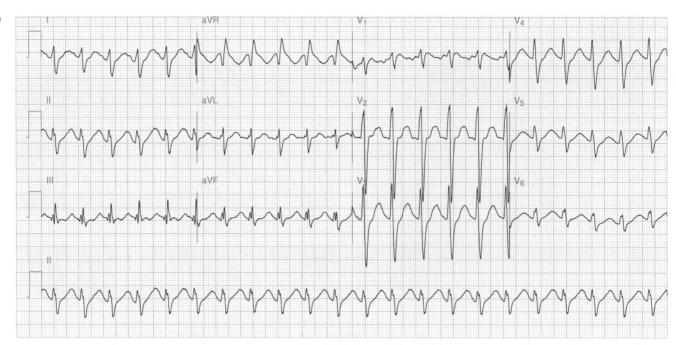

图 6-32　**窦性心动过速；室内传导延迟（IVCD）伴 QRS 波电轴右偏**。心率校正的 QT 间期延长。窦性心动过速、宽 QRS 波群和长 QT 间期三联表现，结合其临床背景资料提示三环类抗抑郁药中毒。Ⅰ 导联终末 S 波（呈 rS 形态）和 aVR 导联终末 R 波（呈 qR 形态）也是这类室内传导阻滞的表现

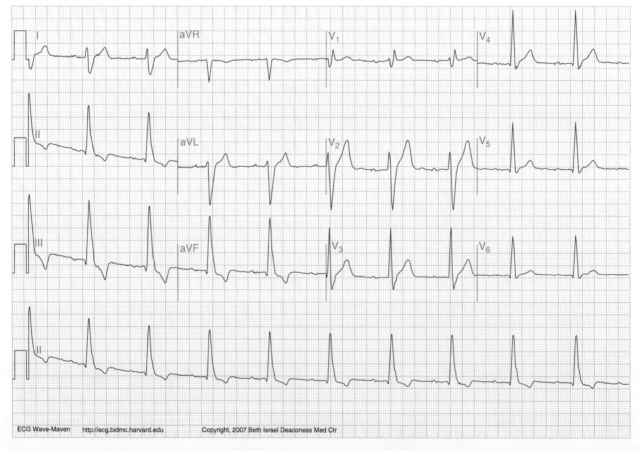

图 6-33　**临界窦性心动过缓（59 次/分），PR 间期延长（250 ms），右束支传导阻滞伴电轴明显右偏**，后者与左后分支阻滞表现一致。左后分支阻滞是排除性诊断，需除外导联接反、正常变异、右心室超负荷或侧壁心肌梗死，以及其他造成电轴右偏的常见原因。本例心电图下壁可见非梗死性 Q 波，右束支传导阻滞同时伴有左后分支阻滞，提示为双分支传导阻滞。

（来源：From LA Nathanson et al：ECG Wave-Maven. http://ecg.bidmc.harvard.edu）

第七章　非侵入性心脏成像：超声心动图、核素心肌显像和磁共振/计算机断层成像

Noninvasive Cardiac Imaging: Echocardiography, Nuclear Cardiology, and Magnetic Resonance/Computed Tomography Imaging

Marcelo F. Di Carli, Raymond Y. Kwong, Scott D. Solomon

（朱天刚　丁茜　张锋　译）

伴随着心电图的发展，心血管医学领域的心脏和血管非侵入性成像也取得了巨大的发展。在许多心血管系统疾病的诊断和治疗中，心脏成像已经成为继病史、体格检查、实验室检查和运动试验外的又一个重要项目。现代的心血管成像包括超声心动图（心脏超声）、核素闪烁扫描〔包括正电子发射断层成像（positron emission tomography，PET）〕、磁共振成像（magnetic resonance imaging，MRI）和计算机断层成像（computed tomography，CT）。这些检查可单独使用，也可与运动试验联合应用以达到一些特殊的检查目的。在本章中，我们将总结每种方法的应用原理和对常见心血管疾病的相对获益。

多模式心脏成像原理

超声心动图

超声心动图是应用高频声波（超声波）穿透人体，接受相关组织反射波而形成图像。超声心动图的基本物理原理与其他类型的超声图像相同，只不过根据心脏结构和功能对其硬件和软件进行了相应的优化。早期的超声心动图仪仅显示"M 型"超声心动图，即单束超声波随时间轴而显示在移动的纸上（图 7-1）。现代超声心动图仪应用相控阵换能器，包含 512 个基元，能够序列发射超声波，反射波被扫描转换器接受，然后对反射波的时间和空间信息进行整合并形成图像（图 7-1）。超声波实时重复发射产生动态图像，通常的成像帧频会大于每秒 30 帧，甚至超过每秒 100 帧。图像的灰阶特征反映了超声反射波的强度，液体或血液呈黑色；高反射结构，如钙化的心脏瓣膜或心包则呈白色；组织结构如心肌呈灰色；肌肉等组织呈现独特的斑纹图案。虽然 M 型超声心动图有被二维超声心动图取代的趋势，但因其较高的时间分辨率和准确的径线测量优势，目前仍然在广泛使用。

超声的空间分辨率取决于其波长：波长越小，超声波束的频率就越高，其空间分辨率就越好，对细小结构的分辨力也更强。提高超声频率会增强分辨率，

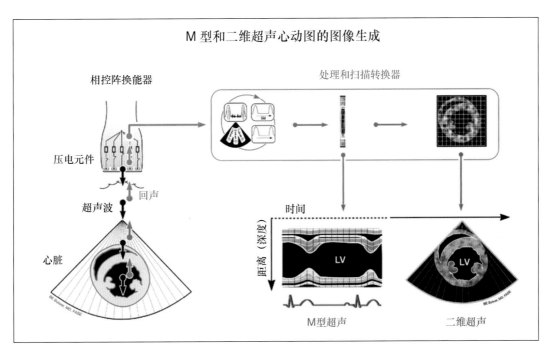

图 7-1　二维超声心动图图像生成原理。 一种电子可操纵的相控阵换能器从压电元件发射超声波，接受回波并利用扫描转换器生成二维图像（右）。早期的超声心动图仪使用单一的超声波束产生"M 型"超声心动图（见正文），现代设备从二维数据中提取数字化信息生成 M 型超声心动图。LV，左心室

但会降低其穿透力。儿童超声成像或经食管超声心动图的换能器与被探查组织距离较近，对穿透力要求不高，可以使用高频率超声，因此它们的图像更加清晰。

三维超声换能器使用类似华夫饼干的矩阵阵列换能器，并接收金字塔形的数据扇区。三维超声心动图正越来越多地用于评估先天性心脏病、瓣膜病，尽管其目前的图像质量仍落后于二维超声（图7-2）。

超声心动图除了可以形成二维图像用于评价心脏的结构和功能，还可利用多普勒原理测定心脏和血管内的血流速度。当换能器发出的超声波遇到面对换能器移动的红细胞，即血流方向朝向换能器时，其接受到的反射声波频率将略高于发射频率；当血流方向背离换能器时，情况则刚好相反。这种频率变化称为多普勒频移，与红细胞的流速直接相关。两个腔室之间的血流速度与腔室间的压力梯度直接相关。修正的伯努利（Bernoulli）方程为，

$$p = 4v^2$$

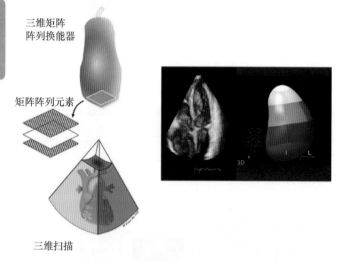

三维矩阵
阵列换能器

矩阵阵列元素

三维扫描

图7-2 三维超声探头和三维超声图像

其中 p＝压力梯度，v＝血流速度（m/s），可在多数临床情况下用于计算压力梯度。这一原理可用来探测心室间的压力梯度和跨瓣压力阶差，已经成为目前定量评价心脏瓣膜疾病的主要方法。

超声心动图检查标准化方案中有三种常用的多普勒超声技术：频谱多普勒，包括脉冲波多普勒和连续波多普勒，以及彩色血流多普勒。前两种频谱多普勒显示为血流速度波形图，横坐标为时间，纵坐标为速度。脉冲波多普勒用于评估低速血流流速，其优点是能够对探查位置进行定位。连续波多普勒用于评估高速血流流速，其数据代表超声波取样线上所有血流中速度最快的血流，不能确定探查部位。这两种技术评估血流速度的准确性与血流及超声扫描线的相对方向有关，对于与超声扫描线方向一致的血流流速评估非常准确，而对于与超声扫描线成一定角度的血流，其速度会被低估。彩色血流多普勒是脉冲波多普勒的另一种表现形式，将血流速度按比例进行彩色编码，并将其实时地叠加在二维灰度图像上，使心脏结构与血流实时呈现。多普勒原理还可用于评价心肌运动速度，是评价心肌功能的一种灵敏方法（图7-3）。标准全面的经胸超声心动图检查会包含来自不同扫描位置的不同成像平面的一系列二维图像，以及应用频谱和彩色血流多普勒对血流的方向和速度进行全面评估。

经食管超声心动图是超声心动图的一种，其换能器位于内镜顶端，可以插入食管。插入食管后换能器可以更贴近心脏，从而避免障碍物（包括胸壁、肌肉和肋骨）的干扰。因此经食管超声心动图对于穿透力要求不高，可使用更高频率的探头，图像质量和空间分辨率通常明显优于普通经胸成像，对于心脏靠后的结构显示尤其清晰。经食管超声心动图已经成为评估心脏细小病变的重要选择，这些疾病包括瓣膜赘生物（特别是人工瓣膜赘生物）、心脏内的血栓（包括左心

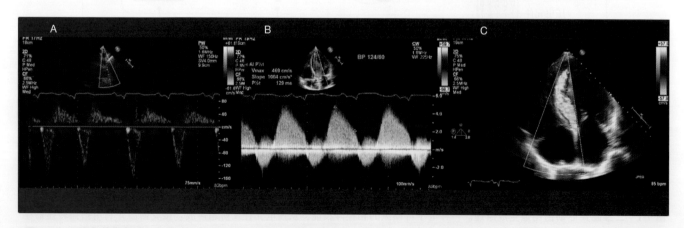

图7-3 三种多普勒超声。A 和 B. 脉冲波多普勒和连续波多普勒，横坐标是时间，纵坐标是血流速度。C. 彩色血流多普勒，其中速度由颜色根据屏幕右侧的比例尺编码，叠加于二维灰度图像上

耳血栓，其在经胸超声心动图很难被发现），以及先天性心脏病。经食管超声心动图需要局部麻醉或全身麻醉，必要时可进行适当镇静，有可能对食管造成损伤，包括罕见的食管穿孔，以及误吸和与麻醉有关的并发症。一般要求患者签署知情同意书，并在检查期间和检查后进行必要的监测。经食管超声可用于插管患者，并可用于心脏手术的术中常规监测。

超声心动图负荷试验常规用于评估运动过程中的心脏功能，也可用于提高心肌缺血检出率或评估运动条件下的瓣膜功能。负荷超声心动图通常与跑步机或自行车运动试验联合进行，也可使用药物进行负荷试验，最常用的是静脉注射多巴酚丁胺（见下文负荷成像部分）。

因为传统超声心动图仪体积较大、价格昂贵，近10多年来开始研发小型手持式超声设备，目前其成像质量明显提高，体积小到可以随身携带（图7-4）。虽然价格相对低廉的便携式超声目前还不能提供完整的诊断信息，但只要操作者经验丰富，它便可成为良好的筛选工具。这些设备变得越来越小，也越来越便宜，它们不仅被心脏病专科医生越来越多地使用，还被急诊医生、重症监护医生、麻醉师和内科医生越来越多地使用。

放射性核素显像

放射性核素显像技术通常用于评估已知或怀疑冠状动脉疾病（CAD）的患者，包括初步诊断、危险分层以及心肌存活评估。这些技术使用少量的放射性药物（表7-1），经静脉注射后被心脏和（或）血管细胞摄取。心脏和血管中的放射性物质衰变时发射出伽马射线，与专用扫描仪［单光子发射计算机断层扫描（single-photon emission computed tomography，SPECT）和PET］的探测器相互作用产生闪烁事件或光输出，被数

字记录设备捕获，形成心脏和血管的图像。像CT和MRI一样，放射性核素图像也能产生心脏和血管的断层（三维）视图。

临床显像中使用的放射性药物　表7-1总结了临床SPECT和PET显像中最常用的放射性药物。

负荷试验心肌灌注成像方案　运动和药物均可用于心肌灌注成像。通常首选运动负荷，因为它反映生理情况，并提供了额外的重要的临床信息（包括临床及血流动力学反应、ST段改变、运动耐量、功能状态）。次极量负荷会降低试验的敏感性，应该尽量避免，特别是检查目的为诊断是否存在CAD。对于不能运动或无法耐受极量运动的患者，药物负荷可作为运动负荷的替代方法。药物可以选用扩张冠状动脉的药物，如腺苷、双嘧达莫或瑞加诺生（Regadenoson），也可以选用β_1-受体激动剂，如多巴酚丁胺。对不能运动的患者，通常选用血管扩张剂进行心肌灌注成像。多巴酚丁胺是一种强效β_1-受体激动剂，通过增强心肌收缩力，增加心率，提高血压从而增加心肌耗氧量，通常被当作禁忌使用血管扩张剂时的替代药物，如患有慢性肺部疾病等情况。多巴酚丁胺也常用于超声心动图的药物负荷试验中。

表7-1	临床核素心肌显像应用的放射性药物		
放射性药物	成像技术	半衰期	应用
锝-99m 甲氧异腈	SPECT	6 h	心肌灌注成像
锝-99m 替曲膦	SPECT	6 h	心肌灌注成像
铊-201	SPECT	72 h	心肌灌注成像
碘-123 间碘苄胍	SPECT	13 h	心交感神经分布
铷-82	PET	76 s	心肌灌注成像
^{13}N-氨	PET	10 min	心肌灌注成像
^{18}氟-氟脱氧葡萄糖	PET	110 min	心肌存活和炎症显像

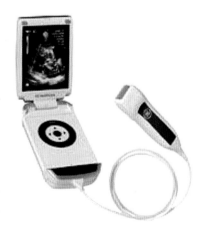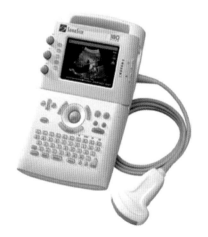

图7-4　手持超声设备的两个例子： V-Scan（GE，左）和 Sonosite（右）

心肌灌注和存活心肌成像方案 成像方案应该根据患者的特点，包括临床情况、风险情况、运动能力、体重指数等因素量身定制。

SPECT 成像最常用锝-99m（99mTc）标记的示踪剂，因其图像质量好且辐射剂量低（图 7-5）。方案的选择（单纯负荷、1 天或 2 天）取决于患者的临床情况。静脉注射后，心肌迅速摄取（1~2 min）99mTc 示踪剂，并存储于细胞内线粒体中，其浓度随时间延长变化不大，即使注射后间隔一段时间再进行成像，其结果反映的是注射时而不是成像时的心肌灌注情况。因此，99mTc 示踪剂对于静息状态下发生的病因不明的胸痛患者具有诊断价值。患者出现胸痛症状时注射的示踪剂，如果结果显示心肌灌注正常，可以有效排除心肌缺血的诊断（高阴性预测值）。铊-201 虽然过去常用于灌注成像，但现在已经很少使用，因为它辐射剂量较高。

PET 心肌灌注成像是 SPECT 的一种替代方法，其示踪剂寿命通常较短，因此诊断准确性更高并且患者受辐射量更低（表 7-1）。一些临床使用的 PET 放射性示踪剂（如铷-82）半衰期很短，因此多联合成像速度更快的药物负荷试验而不用运动负荷试验。对于半衰期较长的放射性示踪剂（如13N-氨），运动负荷试验也是可行的。PET 检查通常比 SPECT 更快，但价格更昂贵。对于心肌灌注成像，铷-82 因为不需要现场医用回旋加速器（可从锶-82/铷-82 发生器获得），成为最常用的放射性示踪剂。与铷-82 相比，13N-氨具有更好的流动特性（更高的心肌提取率）和成像性能，但它需要一个现场医用回旋加速器。与 SPECT 相比，PET 提高了空间分辨率和对比度，能够提供心肌灌注的绝对数值（每克组织 ml/min），以及患者局部和整体的冠状动脉血流储备情况。后者有助于提高诊断准确性和危险分层，尤其是对于肥胖患者、妇女和高危人群（如糖尿病患者）（图 7-6）。现代 PET 和 SPECT 扫描仪可以结合 CT 扫描仪（即杂交 PET/CT 和 SPECT/CT）。CT 主要用于指导患者视野中的定位，纠正软组织衰减引起的示踪剂分布不均（即衰减校正）。另外，CT 还可以获得诊断数据，包括冠状动脉钙化评分和（或）CT 冠状动脉造影（见下文）。

心肌灌注显像（SPECT 或 PET）通常与代谢显像［如氟脱氧葡萄糖（FDG）PET］联合应用以评价缺血心肌的存活性。在不能进行 PET 检查的医院，铊-201 SPECT 成像也是一个不错的选择。

心脏计算机断层扫描

CT 通过将一束薄 X 射线从多个角度通过人体行

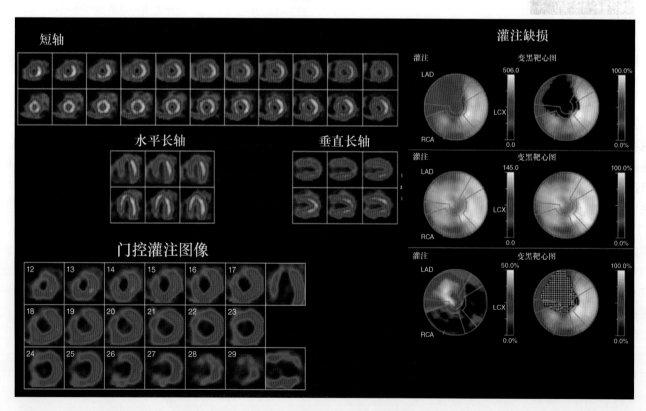

图 7-5 静息状态和负荷状态下锝-99m 甲氧异腈单光子发射计算机断层显像。 一个大的灌注缺损贯穿于前壁和前间壁。右图显示了负荷状态（上牛眼图）、静息状态（中牛眼图）灌注异常的定量范围，以及可逆转的缺陷范围（下牛眼图）。左下图显示心电图门控心肌灌注图像，从中可以确定局部室壁运动异常的存在，并计算左心室容积和射血分数

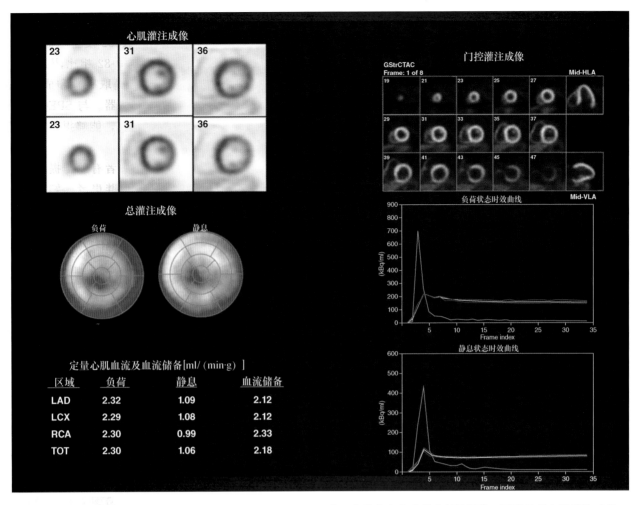

图 7-6 正电子发射断层扫描多维心脏成像。 左上图显示左、右心室静息和负荷状态短轴图像，可见局部心肌灌注正常。中图显示定量牛眼图，评估灌注缺损的范围和严重程度。右下图显示心肌血流定量的时效曲线。右上图显示心电图门控心肌灌注成像，从中可确定是否存在局部室壁运动异常，并计算左心室容积和射血分数。LAD，左前降支动脉；LCX，左回旋支动脉；RAC，右冠状动脉；TOT，总体左心室

成横断面图像，从而获得图像。X 射线透射测量由探测器阵列采集，并数字化成像素，形成图像。单个像素的灰度由不同密度组织对 X 射线在其路径上的衰减决定，参考值为水的 Hounsfield 单位值。在最终的 CT 图像中，骨骼呈现亮白色，空气为黑色，血液和肌肉呈现不同深浅的灰色。由于心室和血管结构之间的对比不够明显，多数心血管检查需要碘造影剂。心脏 CT 可以显示心脏及其周围结构的断层图像。利用现代 CT 扫描仪，在 5～15 s 内就可以获得分辨率达到亚毫米级别的心脏三维立体数据信息。

CT 钙化评分 CT 钙化评分是心脏 CT 最简单的应用，不需要使用碘造影剂。冠状动脉钙化的存在与动脉粥样硬化负担和心血管死亡率的增加有关。冠状动脉钙化评分（如 Agatston 评分），分为最低（0～10）、轻度（10～100）、中度（100～400）和重度（>400）（图 7-7）。冠状动脉钙化（coronary artery calcium，

CAC）评分按年龄和性别进行标准化后以百分位数形式报告。基于人群的研究显示，无症状队列中 CT 钙化评分具有较高的心脏预后价值。应用适当的技术条件，CAC 扫描辐射剂量非常低（1～2 mSv）。

冠状动脉 CT 血管造影 对于特定的患者，冠状动脉 CT 血管造影（CT angiography，CTA）是一种可行的替代冠状动脉造影的方法。冠状动脉的 CT 成像是一项具有挑战性的工作，因为冠状动脉的腔径较小，而心脏和呼吸运动会产生干扰。呼吸运动的干扰可通过屏气来减少，心脏运动的干扰通过减慢患者的心率来减少，理想状态是减慢至每分钟 60 次以下，常用减慢心率的药物为 β 受体阻滞剂，静脉或口服均可，也可使用其他减慢心率的药物。进行冠状动脉 CTA 时，注射造影剂前舌下含服硝酸甘油扩张冠状动脉，可进一步提高成像质量。碘造影剂用量取决于患者体重，造影同时还可进行全心容积成像。通过心电图

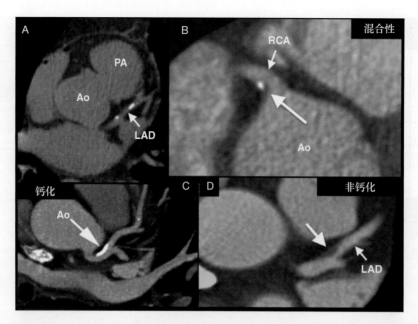

图 7-7　冠状动脉 CT 平扫与对比增强 CT 扫描实例。**A.** 心脏 CT 平扫显示冠状动脉左主干远端、左前降支近端钙化斑块。钙沉积致密，在 CT 上即使没有对比增强亦呈亮白色。**B、C 和 D.** 对比增强 CT 扫描不同类型的动脉粥样硬化斑块。值得注意的是，非钙化斑块只在对比增强 CT 扫描时才明显。AO，主动脉；PA，肺动脉；RCA，右冠状动脉

（ECG）触发图像采集是一个非常有前景的发展方向，即在心动周期的某一特定时段（如收缩末期，或收缩末期和舒张末期，或舒张中期），发射 X 射线采集图像，这种做法可减少患者 X 射线暴露时间，也会减少相对运动。剂量调制是另一种减少辐射的方法，也被广泛使用。它是在同一个心动周期内，在感兴趣时段发射剂量较大的 X 射线，而在心脏周期的其余时间内，减少 X 射线强度。最后用三维工作站对得到的图像进行后处理，用于重构冠状动脉解剖和评估动脉粥样硬化的严重程度（图 7-7）。

心脏磁共振

　　心脏磁共振（cardiac magnetic resonance，CMR）成像原理是氢质子成像。人体 80% 是由水组成的，因此氢足够丰富。进入磁共振成像（MRI）扫描仪后，磁场使质子（自旋体）以特定频率绕轴旋转（这个过程称为旋进）。水的自旋体与脂肪或蛋白质等复杂大分子的自旋体频率不同。磁共振成像时，一组梯度线圈作为额外的附加磁场，轻微改变了三个相互垂直的立体空间上每个方向的磁场，并改变了自旋体的频率，通过磁共振成像孔可进行定位。磁共振成像选择性地将射频能量（以射频脉冲的形式）存储到身体特定部位，当射频脉冲停止后，身体吸收的能量就会迅速释放回来。利用适当排列的表面相控阵线圈，可读取这些释放的能量，并将自旋体位置和频率等重要信息数字化记录在称为 K 空间的数据矩阵中，然后重构形成磁共振图像。沉积到患者体内的射频能量可以多种复杂的方式排列，称为脉冲序列，因此能够对感兴趣区提取不同类型的信息。在 CMR，这些脉冲序列一般分为 T1 加权、T2 加权或 T2* 加权序列，每个序列包含不同的诊断信息，包括心脏结构、组织学特点、血液流动或心脏其他生理学特性等相关信息。

　　临床应用的 CMR 大多使用 T1 加权序列，可显示心脏的结构和功能、血液流动和心肌灌注。而 T2 加权和 T2* 加权序列可显示心肌水肿和心肌铁沉积。另外，一些脉冲序列可以综合多个加权序列，如心电图触发电影 CMR，它是一种评价心室容量和功能的新方法。CMR 成像过程中重复屏气是常用的排除呼吸运动干扰的方法，目前更先进的方法，如运动平均或膈肌运动门控（称作导航制导）也逐步被用于临床 CMR。常用的 CMR 脉冲序列见表 7-2。

心脏结构和功能评估

　　超声心动图、CMR 和心脏 CT 都能评估心脏的结构和功能，超声心动图通常被认为是主要评估方法。放射性核素成像可用于评估左心室局部和整体收缩功能。超声心动图最常用于评估四个心腔大小和室壁厚度，心脏和系统性疾病可影响评估。

　　左心室结构通常用其容积和质量进行评价。二维超声心动图通过几种有效的方法可简单计算左心室容

表 7-2	心脏磁共振脉冲序列及其临床应用
脉冲序列	**主要成像感兴趣区**
心脏形态	
静止帧成像（黑色或明亮的血液）	心脏结构
心脏功能	
电影成像	左心室容量和功能
心肌加标记电影成像	左心室形变能力（应变）
血流成像	
速度编码相位对比	心脏和大血管血流
负荷试验	
心肌灌注成像	局部心肌血流
电影成像	局部室壁运动
心肌组织特征	
晚期钆增强	心肌梗死及浸润性疾病
T2 加权成像	心肌水肿
铁含量成像	心脏铁沉积
磁共振血管造影	
主动脉、外周动脉和冠状动脉	管腔狭窄及血管壁重塑

积，然而，因为超声是一种非断层成像技术，成像平面的缩短会导致容积的低估，因此其准确性也常常受到质疑。此外，几乎所有超声方法都需要清晰识别心内膜边界，而这有赖于超声图像的质量，也是其应用受到限制的主要原因。高分辨率的断层成像技术，如 CMR 或心脏 CT，通常能够更准确地评估左心室容积。与二维超声心动图相比，三维超声心动图计算左心室容积和射血分数时，不需要任何几何形态假设。但是，三维超声心动图图像的获取更依赖操作者丰富的经验，因此三维超声并没有在临床中广泛使用。

左心室扩大是许多心脏疾病的常见症状。例如，继发于心肌梗死的局部功能障碍最终可导致进行性心室扩大或重构。尽管一开始心脏扩大多是从梗死部位开始，但之后的代偿性心室扩大可发生在远离梗死的区域。如果室壁变薄（瘢痕）的区域合并室壁运动异常，并且与冠状动脉分布相吻合，则强烈提示其病因是缺血性心脏病。CMR〔明显表现为晚期钆增强（late gadolinium enhancement，LGE）区域〕和放射性核素成像（静息状态下灌注缺损或代谢缺陷）均可直接诊断梗死心肌。CMR 在心室扩大和功能异常的病因诊断方面作用尤为突出，LGE 沿冠状动脉支配区域分布是心肌梗死的病理特征（视频 7-1）。

心肌病和心脏瓣膜疾病导致的心脏扩大多为心室整体扩大而非局部扩大。特发性、非缺血性心肌病通常会导致整个心室扩大、功能障碍和室壁变薄。传导

系统异常引起的心室非同步化患者，心室收缩模式具有典型特征（如左束支传导阻滞导致的侧壁收缩延迟）。尽管目前已经提出多种方法用于评价心室的非同步化，并且尝试将这些方法用来筛选可能会从心脏再同步化治疗中获益的患者，但目前仍无证据表明这些方法优于心电图 QRS 持续时间以及形态学评估。如本章后面所讨论的，二尖瓣或主动脉瓣反流性疾病会导致心室扩大，因此心室大小对于疾病评估和手术时机选择至关重要。临床上常根据心室大小的动态变化决定手术时机，因此准确评估心室大小非常重要。虽然超声心动图也可连续动态观察心室大小的变化，但其准确性却不及 CMR。

左心室室壁厚度和质量也是评价心脏和全身疾病的重要手段。任何后负荷的增加，包括左心室流出道狭窄，如主动脉狭窄、肥厚型心肌病、主动脉下隔膜，或者降主动脉缩窄，或者系统性疾病导致的后负荷增加如高血压，都会引起左心室肥厚。心室肥厚的类型与病因有关。主动脉狭窄和高血压的典型特征是向心性肥大，室壁均匀增厚，腔径通常变小。容量负荷过重，如二尖瓣或主动脉瓣反流，导致的左心室肥厚程度较轻，其左心室质量明显增加的原因是心室扩张。

室壁厚度可以直接测量，心室质量通过超声心动图或 CMR 计算。放射性核素成像和心脏 CT 也可测量左心室质量，但一般很少应用。尽管使用超声心动图测量壁厚相对简单和准确，但通过超声心动图测定左心室质量，需对左心室壁厚度分布和心室腔形态，采用数种几何学假设公式之一进行计算。CMR 评估左心室质量不需要几何学假设，因此比超声心动图更为准确。

左心室收缩功能评估

射血分数，即每个心动周期的排血量百分比，一直是评估收缩功能的主要方法，是由舒张末期容积减去收缩末期容积，再除以舒张末期容积计算得来。所有的心脏成像方式都可以直接测量左心室射血分数（left ventricular ejection fraction，LVEF）。如上所述，由于不需要几何假设，断层摄影技术〔如 CMR、CT 和放射性核素成像（SPECT 和 PET）〕比超声心动图更准确，可重复性更好。LVEF≥55% 为正常，LVEF 为 50%～55% 是正常值低限。

新技术，如超声心动图斑点跟踪心肌应变/形变成像或 CMR 心肌标记法，是评价收缩功能障碍更灵敏的方法。这些新技术还可评价心肌扭转和扭转率。虽不常应用，但在某些情况下，如心脏瓣膜疾病或化疗/放疗后心脏损伤的早期检测，这些新技术具有重要的诊断价

值。另外，每搏量是独立于射血分数之外的另一种评价收缩功能的方法，应用上述成像方法获取心室容积，用舒张末期容积减去收缩末期容积即可得出每搏量，也可应用超声心动图的多普勒技术测得每搏量。

左心室舒张功能评估

超声心动图仍然是临床评估舒张功能的主要方法。最新的多普勒组织成像（Doppler tissue imaging, DTI）技术可通过测定二尖瓣环舒张期位移精确评估室壁运动速度。舒张期二尖瓣环运动速度（E′），与松弛时间常数（tau）成反比关系，并且已被显示具有预后意义。将二尖瓣血流峰值速度（E）除以舒张期二尖瓣环运动速度（E′）获得 E/E′，被证实与左心室充盈压相关。采用标准 E/A 峰比值评价舒张功能被受到质疑。如果二尖瓣血流减速时间极短（<150 ms）则极具意义，提示舒张受限和严重舒张功能不全。目前已提出数种舒张功能分级的方法，其纳入了多个舒张指标，包括组织多普勒超声下舒张期运动速度、肺静脉血流多普勒和左心房大小（图 7-8）。舒张功能随着衰老下降，并且大多数舒张功能参数需根据年龄进行校正。

右心室功能评估

右心室的大小和功能对各种疾病均具有重要的预后价值。右心室大小和功能可通过超声心动图、CMR、CT 或放射性核素成像方法进行评估。CMR 被认为是评价右心室结构和射血分数最准确的无创技术（视频 7-2）。放射性核素血管造影术的一次成像可以准确测量右心室容积和射血分数，可重复性也很高，但并不常用。超声心动图对右心室的评价多为定性评价，部分原因是右心室的几何形状不规则无法进行几何形态假设。用于定量评价右心室功能的超声方法包括：面积变化率［fractional area change，FAC；FAC =（舒张面积－收缩面积）/舒张面积］，该指标与心力衰竭和心肌梗死后的预后相关；三尖瓣环位移（三尖瓣环收缩移动幅度）是另一种常用于评估右心室功能的方法，主要用于研究领域。

右心室大小和功能的异常通常继发于直接影响右心室的疾病或右心室对心脏或者肺血管等疾病作出的反应。直接影响右心室的疾病包括先天性疾病或获得性疾病，前者如右心室发育不全、致心律失常性右心室发育不良等，后者如右心室梗死以及影响右心室的浸润性疾病等。长期的肺动脉高压或肺动脉流出道梗阻会导致右心室肥厚，并最终导致右心室扩大。慢性和急性肺动脉高压都可引起右心室扩大，慢性右心室

扩张通常继发于长期肺动脉高压，需要与引起右心室扩大的急性过程区分开来。急性肺栓塞是一种引起右心室明显扩大和功能障碍的急性过程。在肺动脉或肺动脉分支急性闭塞的情况下，肺血管阻力突然增加会导致右心室扩大，无法承受突然增加的后负荷而出现功能障碍。在急性肺栓塞中，右心室扩大和功能障碍是血流动力学严重受损的标志，其死亡风险显著增加。除了右心室扩大，急性肺栓塞通常会出现特征性的局部右心室功能障碍，被称为 McConnell 征，表现为游离壁的基底段和心尖段室壁运动正常而中段室壁运动减低。这种异常对于急性肺栓塞具有高度特异性，可能继发于右心室负荷的突然增加。

任何引起肺血管阻力增加的疾病都可能导致右心室扩大和功能障碍。长期慢性阻塞性肺疾病导致肺源性心脏病，表现为肺血管阻力增加，进而引起右心室压力升高，最终导致右心室肥厚。急性肺炎导致的右心表现与急性肺栓塞相似。对于无明显肺部疾病的右心室扩大患者，应考虑心内分流性疾病。房间隔或室间隔缺损会导致肺血管流量增加，随着时间的推移，会引起肺循环阻力升高，随后导致右心室扩大和肥厚。右心室扩大和功能障碍对于左心疾病也有预后意义，并被证明是判断心力衰竭和急性心肌梗死患者预后的重要预测因子。

除了左心室结构的评估，其他心腔的评估对于心脏和全身疾病也很重要。左心房增大在高血压患者中很常见，提示左心室充盈压增高；事实上，左心房大小常被称为舒张功能的"糖化血红蛋白 A1c"，因为左心房增大反映了左心房充盈压力的长期增加。右心房扩大和下腔静脉扩张常见于中央静脉的压力升高。

患者安全注意事项

辐射暴露

心脏 CT 和放射性核素成像都会使患者暴露在电离辐射下。最近几项研究结果对与心脏成像电离辐射相关的潜在危害提出了关注。有效剂量是一种用来估计辐射生物效应的量度，以毫西弗（mSv）表示。然而，测量诊断性成像技术的放射有效剂量往往非常复杂，其结果也差别较大。经典心肌灌注 SPECT 扫描的有效剂量范围为 4～11 mSv，取决于扫描方案和所使用的仪器种类。经典心肌灌注 PET 扫描有效剂量较低，为 2.5～4 mSv。与放射性核素成像一样，心脏 CT 辐射暴露剂量也不是恒定的，取决于成像方案和所使用的仪器。虽然早期的心脏 CT 辐射剂量相当高，

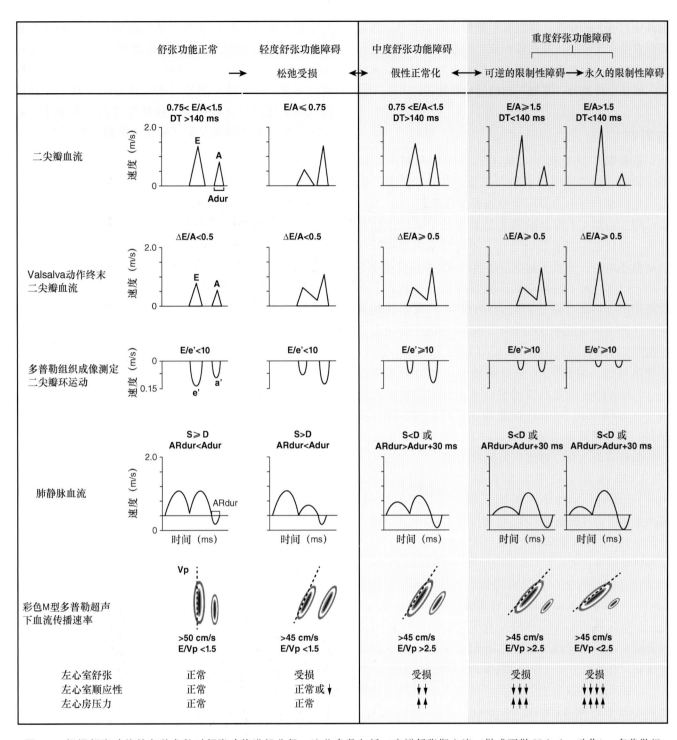

图 7-8　根据舒张功能的各种参数对舒张功能进行分级，这些参数包括二尖瓣舒张期血流（做或不做 Valsalva 动作）、多普勒组织成像、肺静脉血流和血流传播速率。

来源：Adapted with permission from MM Redfield et al：JAMA 289：194，2003.

但随着新技术（如 X 线管调制、前瞻性心电图门控）的引入，其辐射剂量已经显著降低。目前冠状动脉 CTA 的平均辐射剂量为 $5\sim15$ mSv，甚至在选定病例中可低至 1 mSv。成像科室在平衡临床目的和成像方案时需遵循 ALARA 原则（尽可能低的辐射量）。相比之下，冠状动脉造影术的平均剂量约为 7 mSv，而在美国，自然状态下每年辐射剂量约为 3 mSv。

医学影像相关辐射导致的致命的恶性肿瘤相关风险很难准确估计，但可能很小，且很难将其从恶性肿瘤的自然背景风险中区分开来。成像的潜在辐射风险虽小，但必须对单个患者的风险-获益比进行评估。我们不应该因为一个远期潜在微小的恶性肿瘤风险而放弃可能获得重要诊断价值的放射扫描（可能对近期的治疗和结果产生重大影响）。同样在预约检查前，尤其是与电离辐射有关的检查，我们要明确检查的必要性，确保潜在获益大于风险。并在检查前，向患者说明将要进行的检查对于治疗决策的重要性。同样重要的是，应避免对无症状个体进行"常规"扫描的检查随访。

造影剂

造影剂广泛应用于心脏 CT、CMR 和超声心动图。虽然它们的使用明显增加了检查的诊断信息，但来自造影剂管理的潜在风险也需要加以考虑。

用于心脏 CT 检查的碘化造影剂的不良反应已被证实。碘化造影剂血管内给药后不良反应的确切发病机制尚不清楚。非离子制剂造影剂的不良反应发生率为 0.4%～3%，离子造影剂的不良反应发生率较高。多数造影剂的不良反应是轻微的和自限的。肾功能相对正常［肾小球滤过率（GFR）>60 ml/min］的患者发生造影剂肾病（contrast induced nephropathy，CIN）的风险较低。多数 CIN 是自限性的，肾功能通常在 7～10 天内即可恢复基线水平，不会发展为慢性肾衰竭。而 GFR<60 ml/min 的患者，尤其是老年糖尿病患者，造影剂风险明显增加。对于这类患者，需要进行造影前后的水化，并适当监测肾功能。

CMR 成像中应用钆造影剂（gadolinium-based contrast agent，GBCA）增加了该技术的应用范围。虽然美国有几种商业化 GBCA，但它们未被批准应用于心脏成像。GBCA 的轻微不良反应发生率约为 1%，严重不良反应及过敏反应非常罕见。体内所有的 GBCA 会被螯合，形成的化合物没有毒性，经肾排泄。非螯合 GBCA（Gd3+）暴露与罕见的肾源性全身纤维化（nephrogenic systemic fibrosis，NSF）有关，NSF 是一种间质性炎症反应，可导致严重的皮肤硬化、四肢挛缩、内脏纤维化，甚至死亡。NSF 的风险因素包括高剂量（>0.1 mmol/kg）GBCA 使用合并严重肾功能障碍［估算的肾小球滤过率（eGFR）<30 ml/(min·1.73 m²)］、需要血液透析、eGFR<15 ml/(min·1.73 m²)、使用钆双胺（gadodiamine）造影剂、急性肾衰竭、急性系统性疾病以及合并炎症活动。最新数据显示，随着根据体重调整剂量以及测试前筛查的完善，目前 NSF 非常罕见。而在此之前，在 83 121 例 GBCA 暴露史长达 10 年以上的患者中，NSF 发生率约为 0.02%；2006 年实施 eGFR 筛查后，NSF 发病率已接近于零。

造影剂也可用于超声心动图。静脉注射激荡生理盐水可用于评估心内分流性疾病，这些"气泡"太大而无法通过肺循环。生理盐水注射后，如果左心系统出现气泡则提示存在分流，但是分流位置有时很难确定。超声心动图专用造影剂已经研发出来并用于左心室造影，尽管美国食品和药品管理局（Food and Drug Administration，FDA）仅批准这些造影剂用于心肌灌注显像。这些造影剂是白蛋白或脂质微球，充满惰性气体，通常是全氟化碳。这些造影剂非常安全，极其罕见的情况下可能发生过敏反应和神经事件。

CMR 在起搏器和除颤器患者中的安全性考虑

装有起搏器的患者进行 CMR 的风险包括金属硬件产生电流（尤其是存在线圈）、磁场引起的设备移位、不适当的起搏和传感，以及由于"天线效应"产生热效应。虽然永久性起搏器仍是 CMR 禁忌证，但已有报告显示，在经验丰富的中心，通过仔细筛选永久性起搏器患者也能成功进行 CMR 检查。通常情况下，这类患者不是起搏器依赖性疾病，需要将起搏器设置为非同步模式，修改脉冲发射序列以减少射频能量。心脏起搏器植入时间少于 6 周、心外膜起搏、被旷置或非固定的导线，是进行 CMR 的不安全因素。总体来说，对超过 250 例患者使用 2000 年以后生产的起搏器的综合资料表明，1.5 T 或以下的 CMR 对患者来说并没有显著风险，起搏器的设置和功能可能因为 CMR 发生非永久性轻微的改变。自动埋藏式心脏复律除颤器（automatic implantable cardioverter-defibrillators，AICD）也有类似的安全数据，但这些数据仅基于少数病例。2011 年，首个 FDA 批准的 CMR 兼容的永久性起搏器上市。目前，仍未有 AICD 获得 FDA 磁共振成像兼容性许可。

以患者为中心的心脏成像应用

冠心病

对于已知或疑诊冠心病的患者，应根据疾病发生的可能性和影像学检查的具体特点（即灵敏度和特异度）选择相应的检查。对有症状的患者进行筛查，冠心病的患病率因症状（典型心绞痛、非典型心绞痛、非心性胸痛）及年龄、性别和冠状动脉危险因素的不同而存在差异。针对具体患者，影像检查前的其他检查结果可提示冠心病存在的可能性。对于接受连续检查的患者（如平板运动试验后进行负荷试验成像），首个检查结果对疾病的验后概率则成为其后检查的验前概率。不管检查顺序如何安排，我们的初衷是获取足够的信息以确诊或排除冠心病，并且为危险分层提供支持，以指导治疗决策。

表 7-3 总结了各种影像技术诊断冠心病的相对准确性。

表7-3	心脏成像诊断冠心病的准确性比较		
成像模式	研究资料	敏感度	特异度
超声心动图运动试验	15个研究（n＝1849名患者）	84％	82％
多巴酚丁胺超声心动图	28个研究（n＝2246名患者）	80％	84％
SPECT MPI	113个研究（n＝11 212名患者）	88％	76％
心肌灌注PET	9个研究（n＝650名患者）	93％	81％
CMR灌注	37个研究（n＝2841名患者）	91％	81％
CMR室壁运动	14个研究（n＝754名患者）	83％	86％
冠状动脉CTA	18个研究（n＝1286名患者）	99％	89％

注：在这些研究中，冠心病的诊断标准是有创冠状动脉造影中存在＞50％或＞70％的狭窄。

缩写：CMR，心脏磁共振；CTA，CT血管造影；MPI，心肌灌注成像；PET，正电子发射断层成像；SPECT，单光子发射计算机断层成像

需要强调的是，关于心脏成像诊断冠心病准确性的meta分析中，纳入的主要是回顾性、小规模、单中心研究，大多数由男性患者构成，其冠心病发病率较高（50％～60％）。多中心研究通过评估单一成像模式或比较不同成像模式，显示其在临床应用中均具有较为理想的诊断准确性。

负荷超声心动图 负荷超声心动图期间心肌缺血的标志是出现新的区域性室壁运动异常和收缩期室壁增厚减低（视频7-3）。负荷超声心动图可通过运动或多巴酚丁胺试验进行。负荷超声心动图可诱发之前收缩功能正常的室壁节段出现运动异常。静息状态下即存在室壁运动异常的患者，负荷超声心动图的特异性将降低，此前节段性室壁运动异常的区域收缩功能可出现恶化，这可能反映室壁压力升高时收缩功能的恶化，而不能作为负荷诱导缺血的新证据。

负荷超声心动图与其他负荷成像技术相比，其优点在于诊断准确度较好，实用性较广，没有电离辐射，成本较低。其局限性包括：①在运动高峰时因用力呼吸和心脏偏移导致的图像采集技术难题；②快速恢复的室壁运动异常可以看到有轻度局部缺血（尤其是单支血管疾病，灵敏度受限）；③由于静息状态室壁运动异常，难以在梗死区域发现残余缺血；④超声心动图数据采集和图像分析对操作者依赖性高；⑤事实上只有85％的患者能采集到高质量的完整的心肌节段图像。

一些新技术包括二次谐波成像技术和应用静脉造影剂提升成像质量，但是其对诊断准确度的作用尚未被充分验证。静脉注射造影剂也被用于评价心肌灌注，但是其还未获得认证以及普遍补偿，同时关于造影剂灌注超声心动图效用的数据是有限的。

与核灌注成像一样，负荷超声心动图常用于可疑或已知冠心病患者的危险分层。负荷超声心动图结果阴性提示具有良好的预后，从而识别低风险的患者。反之，随着负荷超声心动图中室壁运动异常的范围和严重程度的增加，不良事件的风险也随之增加。

负荷放射性核素显像 SPECT心肌灌注显像是冠心病评估中最常见的负荷显像检查。可逆的心肌灌注缺损是心肌缺血的表现（图7-9，左图），而固定的灌

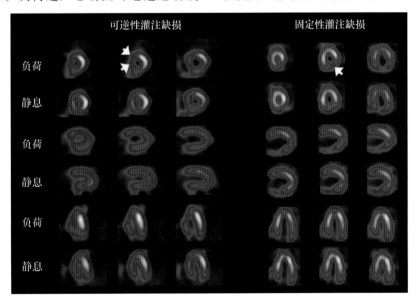

图7-9 选取两位患者的锝-99m甲氧异腈心肌灌注单光子发射计算机断层扫描图像，显示左心室前壁和室间隔存在可逆性灌注缺损，表明冠状动脉左前降支供应区域缺血（左图箭头），以及累及下壁和下侧壁的固定性灌注缺损，这与右冠状动脉供应区域的心肌瘢痕相一致（右图箭头）

第七章 非侵入性心脏成像：超声心动图、核素心肌显像和磁共振/计算机断层成像

注缺损通常反映陈旧性心肌梗死（图 7-9，右图）。如上所述，PET 与 SPECT 相比具有优势，但其应用范围不广且价格昂贵，因此被认为是一种新兴的临床技术。

核灌注成像是诊断阻塞性冠心病、量化诱导后的心肌缺血程度、评估组织存活范围和指导治疗（如选择患者进行血运重建）的另一种可靠方法。放射性核素灌注成像最有价值的临床应用之一是危险分层。众所周知，SPECT 或 PET 检查正常的患者每年发生主要心脏不良事件的中位发生率＜1%。重要的是，随着灌注异常程度的增加，死亡和心肌梗死的风险呈线性增加，反映了冠心病的范围和严重程度。

尽管放射性核素成像在冠心病评估中得到了广泛的应用和临床接受，但这种方法的一个公认的局限性是，它常常只发现冠状动脉最严重狭窄处所对应的区域，因此准确描述冠心病血管造影阻塞的范围是相对不敏感的，尤其是在多支血管病变的情况下。使用 PET 定量心肌血流和冠状动脉血流储备有助于弥补这一限制。在所谓的稳定性缺血或弥漫性冠心病患者中，

冠状动脉血流储备测量可显示出高危的心肌缺血区域，而这些高危区域常常被心肌灌注评估所忽略（图 7-10）。相反，正常的冠状动脉血流储备对于排除血管造影显示的高危冠心病具有很高的阴性预测值。这些冠状动脉血流储备的测量也有助于在缺血改变的范围内进行危险分层，也包括心肌灌注正常的患者。

CT 与核灌注成像结合 许多新一代的核医学扫描仪将 CT 和伽马相机集成在同一采集器上，因此现在可以通过单次双模态研究（SPECT/CT 或 PET/CT）获取并定量心肌瘢痕、缺血和冠状动脉钙化（CAC）评分（图 7-11）。这种综合成像的基本原理是基于灌注成像方法仅用于发现梗阻性动脉粥样硬化这一事实。相反，CAC 评分（或 CT 冠状动脉造影）可对动脉粥样硬化的解剖程度进行定量测量。相较于仅使用核显像进行风险评估的传统模型而言，这种综合成像进行了改进，尤其是在没有诊断过冠心病的患者中。

心脏 CT 体积较大的斑块更容易钙化，狭窄病变往往含有大量的钙。事实上，有证据表明，CAC 评分越高，梗阻性冠心病发生的可能性越高。现有证据提

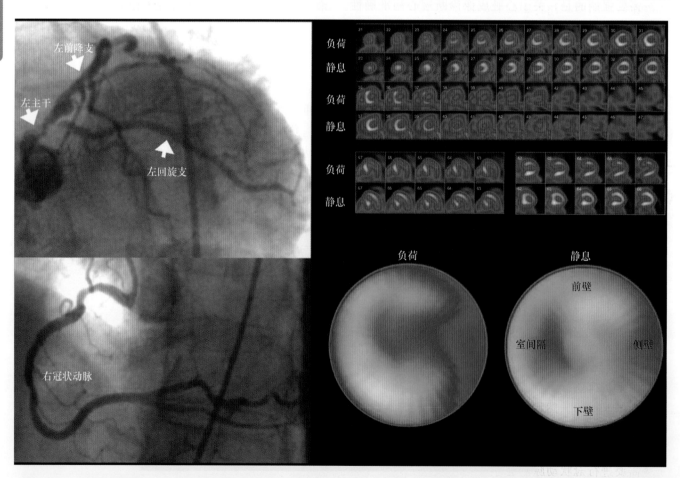

图 7-10 一名 85 岁糖尿病伴胸痛的女性患者的冠状动脉造影（左图）及铷-82 心肌灌注正电子发射断层显像（右图）。冠状动脉造影显示冠状动脉左主干和左回旋支明显狭窄。然而，灌注图像仅显示可逆性侧壁缺损。负荷和静息心肌血流定量显示冠状动脉血流储备显著降低（估计为 1.2，正常值＞2.0），反映了心肌灌注半定量估计低估了心肌风险

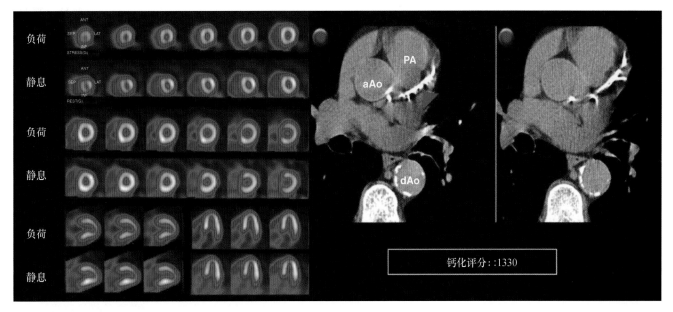

图 7-11　负荷和静息铷-82 心肌灌注正电子发射断层成像（PET）（左）和非对比门控计算机断层成像（CT）（右）描述了 PET/CT 综合成像获得的冠状动脉钙化的范围和严重程度。图像显示灌注正常，存在广泛的动脉粥样硬化，不存在血流限制性疾病（Agatston 冠状动脉钙化评分＝1330）。aAo，升主动脉；dAo，降主动脉；PA，肺动脉

示存在一个阈值，超过阈值即出现上述关系（即 Agatston 评分＞400）。然而，考虑到 CAC 评分并不是梗阻性冠心病的特异性标志物，在将这些信息作为患者进行冠状动脉造影术的依据时，尤其在有症状且负荷试验风险较低的患者中，应谨慎使用。相反，CAC 得分＜400，尤其是在有症状且中-高度可能是冠心病的患者中，如典型心绞痛患者中，用其排除冠心病的效果较差，特别是在年轻的有症状的男性和女性中，这些患者可能主要是非钙化的动脉粥样硬化（图 7-12）。

如上所述，现代多排探测器 CT 扫描仪时间和空间分辨率的提高为检测冠状动脉粥样硬化的范围和严重程度提供了一种独特的无创方法。这种方法具有极高灵敏度，为排除冠心病（高阴性预测值）提供了一种非常有效的手段（表 7-3）。然而，在冠状动脉钙化评分较高的情况下（如＞400），由于钙的晕状伪影无法准确评价血管腔，因此特异性降低。由于 CTA 阴性预测值高，正常的扫描结果可有效排除梗阻性冠心病，消除了进一步检查的需要。正如下面所讨论的，这对于因胸痛就诊于急诊、临床风险低-中危的患者来说是非常有用的。然而，这项技术在某些方面的能力有限，例如判断狭窄程度和预测哪些梗阻存在血流限制性，这使得异常扫描结果更难解释，尤其无法判断是否需要进行冠状动脉血运重建术。有新的数据表明，通过添加负荷心肌灌注 CT 评价（类似于负荷灌注 CMR）（图 7-13，上）或估计血流储备分数（所谓的 FFR$_{CT}$）（图 7-13，下），可以定义有意义的解剖狭窄

处的血流动力学情况。然而，这些并不是常规的临床应用，仍然是新兴的技术。

与侵入性冠状动脉造影术一样，CTA 对冠心病程度的评估也可以提供有用的预后信息。CTA 未见梗阻性冠心病的患者，1 年心脏事件发生率较低。对于梗阻性冠心病患者，心脏不良事件的风险随冠状动脉造影所示的梗阻程度成比例增加。

虽然 CTA 可以帮助评估旁路移植术的通畅性，但由于受 CT 空间分辨率和支架直径的限制（＜3 mm 与局部管腔可视化和非诊断扫描的最高数量有关），导致临床应用有限，从而使得支架的评估具有挑战性。

CMR 成像　利用 CMR 评价已知或可疑冠心病的两种方法包括评估局部心肌灌注，或评估静息和负荷时的室壁运动，后者类似于多巴酚丁胺负荷超声心动图。虽然在少数专业中心进行跑步机或自行车运动负荷 CMR，大多数负荷 MRI 研究目前仍需要使用药物进行负荷试验，包括血管扩张剂或多巴酚丁胺等。心肌灌注的评估是通过注射造影剂 GBCA，然后在造影剂通过心腔并进入心肌时连续采集数据。相对灌注缺损表现为心肌内低信号强度（黑色）区域（视频 7-4）。此外，晚期钆增强（LGE）成像可以检测心肌瘢痕的亮区（白色），进一步增强了其在冠心病诊断中的实用性（图 7-14）。

与多巴酚丁胺超声心动图相比，多巴酚丁胺 CMR 的主要优点在于图像质量更好，血池心内膜边界更清晰。因此，多巴酚丁胺 CMR 诊断冠心病的准确率明显

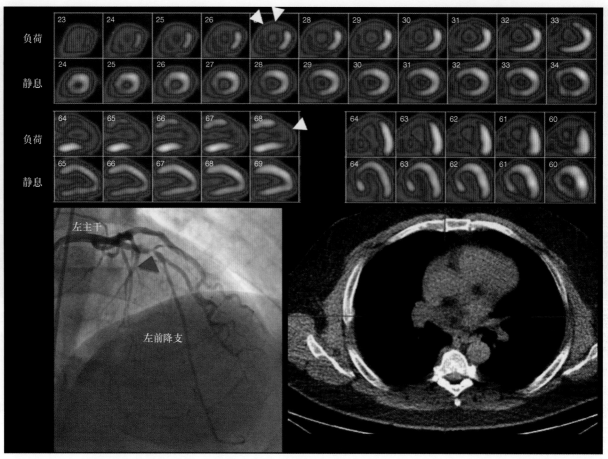

图7-12　一名59岁非典型心绞痛的男性患者，负荷及静息状态下铷-82心肌灌注正电子发射断层成像（上）、非对比增强门控计算机断层成像（下）及冠状动脉造影图像。虽然没有明显的冠状动脉钙化（Agatston钙化评分＝0），灌注图像显示累及前壁、前间壁的致密且可逆的灌注缺损（箭头），说明冠状动脉左前降支（LAD）存在明显的阻塞性疾病，已经通过血管造影证实

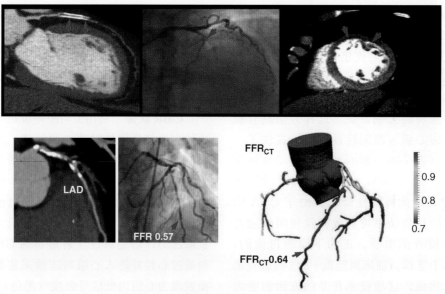

图7-13　心脏计算机断层扫描（CT）评价血流受限性冠心病的新方法示例。上排图像展示一名患有冠心病且既往左前降支（LAD）置入支架的患者，冠状动脉CT血管造影（CTA；左）、冠状动脉造影（中）和负荷心肌灌注CT（右）图像。在CTA上，支架（箭头）完全闭塞，表现为支架远端对比增强丧失。冠状动脉造影显示LAD完全闭塞。在灌注CT图像中，前壁及前外侧壁呈黑色边缘（箭头），提示负荷时造影剂缺失，为心肌缺血区域（Images courtesy of CORE 320 investigators）。

下排图像展示了一个用冠状动脉CTA（左）估计血流储备分数（FFR）的例子，与侵入性FFR的参考标准进行比较。FFR反映了狭窄处远端冠状动脉节段与主动脉之间的压差。正常冠状动脉无梯度，FFR为1。FFR＜0.80提示有血流动力学意义的狭窄（Images courtesy of Dr. James Min, Cornell University, New York）。LAD，左前降支

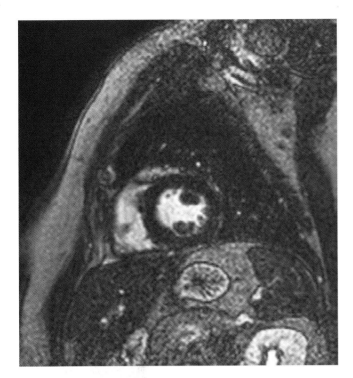

图 7-14 图示为短轴位下中段心肌钆晚期增强的图像。前壁未见梗死，可见亮白色区域，提示负荷灌注缺损，反映心肌缺血。患者冠状动脉左前降支明显狭窄

高于多巴酚丁胺超声心动图，对声窗较差的患者尤其如此（表 7-3）。大剂量多巴酚丁胺负荷 CMR 的局限性在于它存在严重不良反应的潜在风险，如在磁共振扫描过程中出现低血压和严重室性心律失常。这种情况很少发生（约 5%），只要对生命体征和局部影像功能进行适当的监测，大多数病例是可以预防的。负荷灌注 CMR 相对于 SPECT 的优点是其显著更高的空间分辨率，可以检测到 SPECT 可能遗漏的心内膜下病变。LGE 成像提供的信息可以区分低灌注（潜在的缺血）和梗死心肌，且能描述心肌缺血的范围。

与其他成像方式一样，有证据表明，从负荷 CMR 研究中获得的缺血测量值也具有预后价值。根据核素和超声心动图的文献，正常的 CMR 与良好的预后有关。相反，存在新的室壁运动异常、区域性灌注不足、室壁运动异常与灌注不足联合存在，以及存在 LGE 都是不良事件的预测因素。

在没有冠心病史的患者中选择检查策略 如上所述，对于疑似冠心病并伴有胸痛症状的患者，有许多评估方法可供选择。检查策略需要回答的关键问题包括：①胸痛是否由梗阻性冠心病引起？②短期和长期的风险有哪些？③患者是否需要考虑血运重建？

对于既往无冠心病病史、静息心电图正常或接近正常、能够运动的症状性患者，美国心脏病学会/美国心脏协会指南推荐标准的运动平板试验（exercise treadmill testing，ETT）作为初始检查策略。指南还进一步建议，被运动平板试验归类为低风险的患者［例如，那些达到 >10 代谢当量（metabolic equivalents，METs）而没有胸痛或心电图改变的患者］，应首先进行药物治疗，而运动平板试验结果为高危的患者（即典型心绞痛伴有多导联 ST 段压低 >2 mm，运动时 ST 段升高，血压下降，或持续性室性心律失常），需行冠状动脉造影。

女性运动试验的使用相较于男性更加困难，这反映了女性梗阻性冠心病患病率较低以及男性和女性运动试验准确性的差异。与男性相比，女性进行运动试验之前的疾病概率较低，意味着更多的试验结果为假阳性。在这些患者中，运动平板试验阳性可能反映了由冠状动脉微血管功能障碍（即所谓的微血管疾病）所导致的心肌缺血。此外，许多女性无法最大限度地进行有氧运动，女性二尖瓣脱垂和微血管疾病的发病率较高，以及其他可能的原因也可以造成男女之间的差异。由于使用运动试验诊断女性梗阻性冠心病相对困难，因而人们猜测负荷成像技术可能比标准负荷试验更受欢迎。然而，最近来自 WOMEN 研究的数据表明，与负荷放射性核素成像相比，对于能够锻炼的症状性低风险的女性患者，标准运动平板试验是一种非常有效的初始诊断策略。上述研究纳入的女性患者被随机分为标准运动平板试验或运动放射性核素灌注成像组。主要终点是 2 年内主要心脏不良事件的发生率，定义为冠心病死亡或因急性冠状动脉综合征或心力衰竭住院。2 年后，主要心脏不良事件无差异。正如预期的，与运动放射性核素成像相比，运动平板试验降低了 48% 的成本。

运动平板试验后中-高危患者（如运动时间短、胸痛和/或 ST 段压低，无高危特征）往往需要负荷成像或是无创 CT 冠状动脉造影等额外的检测技术，以更准确地评估临床风险。中危患者最常见的负荷成像策略包括负荷超声心动图和放射性核素成像。在这类患者中，SPECT 或超声心动图的负荷成像已被证明可以准确地将最初被运动平板试验归类为中度风险的患者重新分类为低风险或高风险（图 7-15）。首先应用低成本运动平板试验，然后对最初被运动平板试验归类为中度风险的患者使用更贵的成像技术进行风险分层，采取这样的阶段性检查策略比常规应用负荷或解剖成像作为初始检查项目更经济有效。

对于无法耐受足量运动负荷的锻炼强度和（或）静息心电图异常（如左心室肥厚、左束支传导阻滞）的患者，建议首先采用负荷成像策略。重要的是，最近关于适当使用放射性核素和超声心动图成像的文献

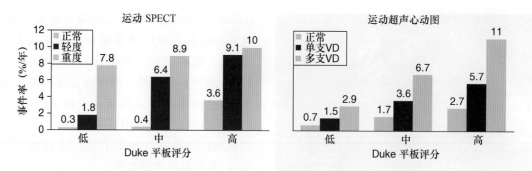

图 7-15　可疑冠心病患者负荷成像在 Duke 平板评分上的增量危险分层。负荷成像在中等风险人群中最有价值。SPECT，单光子发射计算机断层扫描；VD，血管疾病。

来源：Reproduced with permission from R Hachamovitch et al：Circulation 93：905，1996；and TH Marwick et al：Circulation 103：2566，2001.

也认为，由于对冠心病诊断的整体敏感度提高和危险分层改善，成像策略可能是中-高危冠心病（如糖尿病、肾功能损害）患者合适的首选。

临床中决策应用何种影像学检查，必须考虑目的是为了评价缺血或解剖情况。根据上面的讨论，CTA 结果正常是有帮助的，因为它有效排除了梗阻性冠心病的存在和进一步检测的需要，定义了较低的临床风险，可直接作出关于是否进行冠状动脉造影的管理决策。然而，由于 CTA 在定义狭窄严重程度和预测缺血方面的准确性有限，CTA 的异常结果在解释和定义是否需要侵入性冠状动脉造影术和血运重建方面存在许多的问题。在这类患者中，通常需要随访进行负荷试验，以确定是否血运重建（图 7-16）。

负荷成像在检查策略中的合理性取决于通过对受损心肌的非侵入性评估，而不是由血管造影推断出的解剖狭窄，来识别哪些患者可能从血运重建策略中受

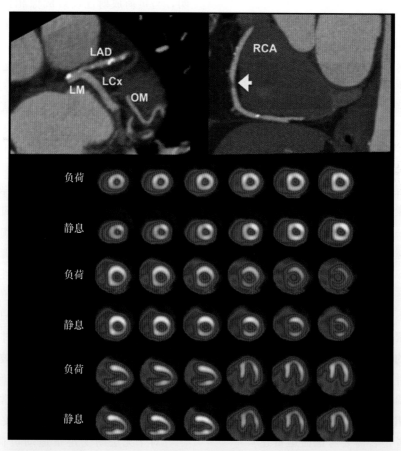

图 7-16　图示为一位 64 岁非典型心绞痛男性患者的冠状动脉 CT 血管造影（CTA）图像（上），以及负荷和静息铷-82 心肌灌注正电子发射断层成像（下）。CTA 图像显示左主干（LM）和左前降支（LAD）冠状动脉致密局灶性钙化，右冠状动脉（RCA）中段可见明显的非钙化斑块（箭头）。心肌灌注成像未见血流受限性狭窄。LCx，左回旋支；OM：钝缘支

益。事实上，有证据表明，只有中-重度缺血的患者，血运重建后生存率明显提高。轻度或无缺血的患者最佳选择为药物治疗。这种方法的优点包括避免过多的支架置入及其相关的成本和风险以及不必要的干预。由于负荷成像方法具有可被接受的诊断准确性、可靠的危险分层，以及依据缺血信息识别可能从血运重建中获益的患者，负荷成像可作为有中高度冠心病可能性患者的首选成像策略。虽然现有的数据显示SPECT、PET、超声心动图和CMR的诊断准确性相似，但策略的选择取决于上述技术是否可用和当地专业知识水平。

在已知冠心病患者中选择检查策略　在有症状的已确诊冠心病患者（如既往血管造影、既往心肌梗死、既往血运重建）中选择检查策略与无冠心病史的患者不同。虽然标准运动平板试验可能有助于区分心源性胸痛和非心源性胸痛，但运动心电图在心肌梗死和血运重建（尤其是冠状动脉旁路移植术）后的患者中的应用仍有许多局限性。这些患者常存在静息心电图异常。此外，临床上需要记录缺血的程度和定位以便指导治疗，而以血运重建为目标时尤其有这种潜在需要。因此，影像学检查是评价有已知冠心病患者的首选。

在这些患者中，不同影像学检查的有效性也有重要差异。如上所述，冠状动脉CTA在有血运重建病史的患者中受到限制。既往行冠状动脉旁路移植术的患者是一个特殊的异质群体，主要表现在缺血的解剖学基础以及缺血对随后的发病率和死亡率的影响方面。除了移植物磨损外，在有症状的患者中，自体冠状动脉疾病的进展并不少见。虽然CTA可以很好地显示旁路移植物，但其自体循环往往导致严重钙化，通常不适合CTA成像。同样，金属支架的晕状伪影也限制了冠状动脉CTA在既往接受经皮冠状动脉介入治疗患者中的应用。虽然新型支架材料可能改变CTA在未来的潜在作用，但它可能不是这些患者的一线检查方法。如果需要解剖学检查结果，最好直接进行侵入性血管造影。

负荷成像方法在有症状的已确定冠心病的患者中特别有用，而且是首选。与没有冠心病病史的患者一样，有症状的冠心病患者的影像学研究也能识别出低风险人群。在异常负荷成像研究中，结果的异常程度与之后的心血管风险相关。此外，负荷成像方法可以定位和量化缺血的程度（特别是灌注成像），从而辅助规划有针对性的血运重建过程。与没有冠心病病史的患者一样，负荷成像策略的选择取决于技术的可用性和当地专业知识。

急诊科胸痛患者的检查策略考虑　虽然急性胸痛是急诊科就诊的常见原因，但只有一小部分表现为急性冠状动脉综合征（acute coronary syndrome，ACS）。用于评估这些患者的方法包括心脏生物标志物（如血清肌钙蛋白）、常规负荷试验（运动平板试验）和无创心脏成像。一般认为，这种评估的主要目的是排除ACS和其他严重情况，而不是检测冠心病。

在美国大多数中心，急性胸痛的常规评估包括收入胸痛病房，进行一系列心电图和心脏生物标志物的检查以排除ACS。在选定的患者中，有或无影像学显像的负荷试验可用于进一步的危险分层。负荷超声心动图和放射性核素显像是这些患者最常用的显像方法之一。上面已经讨论了这些检查项目的相对优缺点。这两种方法已被证明能有效地识别可以安全出院的低风险患者。多参数CMR成像也已成功地用于急性胸痛患者，它除了对局部和整体左心室功能、心肌灌注和组织活性进行综合评估外，还可以评估有无心肌水肿的存在，从而确定继发于冠状动脉血流减少而处于风险中的心肌（视频7-5）。由于CMR能够利用LGE成像探测心肌生理学、心脏解剖和组织特征的多个方面，因此它也可以用于诊断类似ACS的情况（如急性心肌炎、应激性心肌病、心包炎）（图7-17）。因此，CMR成像提供了ACS范围内心肌病理生理学的独特

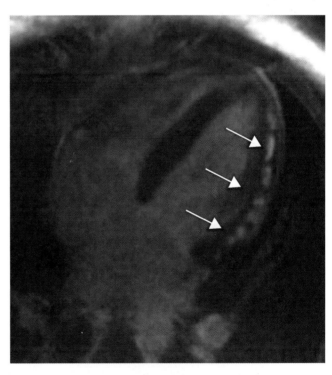

图7-17　急性心肌炎患者的四腔心长轴的晚期钆增强（LGE）图像。 值得注意的是，LGE主要累及心肌的心外膜（箭头），而不累及心内膜，这是区分心肌炎和心肌梗死的一个特征，后者影响心内膜。同时注意LGE的多个病灶影响左心室侧壁。病毒性心肌炎常表现为这种类型

信息，可能是所有非侵入性成像技术中最全面的技术。然而不幸的是，即使在专门的中心，CMR 成像也未能广泛使用，它也不是一线检查手段。"功能性"检查策略的主要缺点是它很耗时，而且通常与较长的住院时间有关，因此成本较高。

如上所述，冠状动脉 CTA 是一种快速、准确的排除冠心病的影像学技术，非常适合于急性胸痛患者的评估（图 7-18）。一些单中心和最近的多中心研究已经证明了冠状动脉 CTA 在急诊科中的可行性、安全性和准确性。已有四项随机对照试验评估冠状动脉 CTA 与常规检查（通常包括负荷成像）相比作为初始检查手段的疗效。这些试验中的患者临床风险非常低。总的来说，各组之间没有死亡病例，心肌梗死病例也很少。同样，出院后再次急诊就医和再入院的治疗率也没有差异。这些研究显示进行冠状动脉 CTA 检查的患者住院时间缩短，而且大多数患者节省了费用。最近的一项 meta 分析观察到，与常规护理相比，更多的冠状动脉 CTA 患者接受了心导管检查（6.3% vs 8.4%）和血运重建（2.6% vs 4.6%）。与负荷成像检查相比，稳定胸痛综合征患者的冠状动脉 CTA 后转诊至心导管和血运重建的频率相对增加。

综合来看，现有数据清楚地表明，并非所有出现急性胸痛的患者都需要进行专门的影像学检查。临床风险极低且生物标志物阴性（尤其是高敏感性肌钙蛋白检测）的患者可以安全地进行筛选。应仔细考虑在低-中度风险患者中使用影像学检查，尤其是要权衡考虑上述讨论的检查手段。

心脏瓣膜疾病

心脏四种瓣膜结构的任何一种异常都可能导致严重的心功能障碍、心力衰竭甚至死亡。超声心动图、CMR 和心脏 CT 可用于评估心脏瓣膜疾病，其中超声心动图通常被认为是评估心脏瓣膜疾病的首选影像学检查。此外，超声心动图是心脏瓣膜疾病最有效的筛查方法。在某些情况下，CMR 可以在超声心动图声窗不足时作为补充，更精确地定量血流数据，或评估瓣膜病变相关的邻近血管结构。

超声心动图可用于评估任何瓣膜的反流和狭窄病变。超声心动图评估心脏瓣膜疾病的典型适应证包括体检时发现的心脏杂音、可能由心脏瓣膜疾病引起的呼吸困难症状、晕厥或晕厥前期，以及旁路手术患者的术前检查。标准的超声心动图检查，无论适应证如何，均应包括所有瓣膜的定性和定量评估，并应作为显著瓣膜疾病的一种充分筛查试验。

瓣膜评估的一般原则·直接显示瓣膜结构 二维超声心动图直接显示瓣膜结构是评价瓣膜功能的第一步。瓣膜结构的形态为瓣膜病的病因和疾病严重程度提供了有效信息。例如，主动脉瓣二维影像可以明确瓣叶数量，判断瓣叶是二叶瓣还是三叶瓣，判断钙化及瓣叶偏移程度。类似地，风湿性二尖瓣的典型表现有助于明确二尖瓣狭窄的病因，不需要多普勒定量就可以立即识别二尖瓣脱垂。

评估瓣膜狭窄 正如本章前文所述，瓣膜狭窄的评估一般包括狭窄处的压力梯度及瓣膜面积。这两种方法都有诊断和预后价值。例如，使用多普勒超声心动图评估狭窄主动脉瓣的最大流速时，可以准确测量瓣膜处瞬时压力梯度。这种压力梯度高于平均梯度以及心导管插入时的峰值梯度，取决于狭窄程度和左心室的收缩功能。左心室有明确功能障碍的患者可能存在严重的主动脉瓣狭窄，但是左心室内产生的压力减少导致不能在瓣膜处形成高梯度。

狭窄瓣膜的评估通常需要计算跨瓣压力梯度和瓣膜面积。通过伯努利原理可直接计算压力梯度，公式

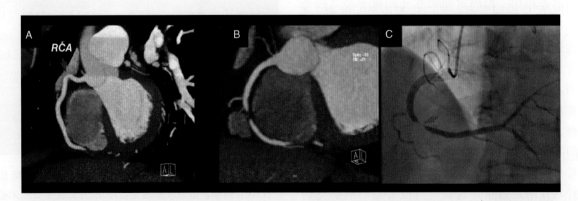

图 7-18 两例因胸痛就诊于急诊且生物标志物均为阴性的患者，典型的冠状动脉 CT 血管造影（CTA）图像。**A.** 患者冠状动脉造影正常，图示右冠状动脉（RCA）。**B** 和 **C.** 无论是在 CTA（**B**）还是在侵入性血管造影（**C**）上，均显示 RCA 中段存在相应的显著狭窄

$\rho = 4v^2$ 可用于计算瓣膜的压力梯度。可以使用多种方法来估计瓣膜面积，包括基于质量守恒定律的连续性原则，该方法中流量通过两点来评估。例如，评估主动脉瓣面积时，我们测量左心室流出道的流量和横截面积，两者乘积应该与流过狭窄主动脉瓣的流量和横截面积的乘积相等。可疑二尖瓣狭窄患者的二尖瓣面积用不同方法也可测量，包括直接用平面几何方法测量瓣膜面积、用连续性方法估计，或最常用的压差减半时间法，其瓣膜的狭窄严重程度通过伯努利方程估算，以压力变化下流速改变——血液经过二尖瓣的流速峰值降至一半的耗时变化为计算参数。

评估瓣膜反流　通常通过观察瓣膜形态以及多种基于多普勒超声的方法评估反流的严重程度。多数反流的病因可从观察中得出，例如，在二维超声心动图中可以明显看到二尖瓣瓣叶脱垂以及主动脉瓣瓣叶脱垂。一般来说，瓣膜反流可由瓣叶本身、瓣环、支撑结构的异常引起，可通过经胸超声心动图直观辨别（详见下文）。

超声心动图对瓣膜反流的定量比瓣膜狭窄的定量更为困难。基于多普勒的方法最适于评估血液流速，而非血液流量。评价瓣膜反流严重程度最常用的方法是定性的彩色多普勒超声血流估算。许多定量方法可以更准确地评估反流，并提供反流率和有效反流口面积的估计，但应用较少，如近端等速表面积（proximal isovelocity surface area，PISA）法（见下文）。CMR 对反流的评估也有许多优点（见下文）。

评估主动脉瓣狭窄　主动脉瓣狭窄是最常见的瓣膜病变，最常见的病因是正常及先天性异常瓣膜的渐进性钙化。尽管在过去十年内 CMR 定量评估主动脉瓣狭窄得到了很好的发展，并且被越来越多地使用，但是评估主动脉瓣狭窄最常用的仍然是超声心动图。超声心动图评估一般从胸骨旁长轴和短轴视图中开始观察瓣膜，评估瓣膜形态，是二叶瓣还是三叶瓣，或是其他变异，并评估瓣叶钙化及偏移程度。

正常主动脉瓣由三个瓣叶组成：左冠瓣、右冠瓣和无冠瓣。瓣膜发育异常是先天性心脏病最常见的异常之一，最常见的是主动脉瓣二叶瓣，与正常的三个瓣叶不同，只有两个瓣叶（图 7-19）。尽管有时很难区分真正的主动脉瓣二叶瓣与包括残余粘连在内的变异主动脉瓣，超声心动仍然可以直接显示主动脉瓣。主动脉瓣二叶瓣畸形是最常见的先天性畸形之一，容易导致主动脉瓣狭窄和主动脉瓣关闭不全。

如上所述，主动脉瓣狭窄的程度是通过瓣膜的压力梯度和瓣膜面积来评估的。中度及以上主动脉瓣狭窄患者的瞬时峰流速≥3.0 m/s，通常＞4.0 m/s，对应的压力梯度分别为 36 mmHg 和 64 mmHg。严重左心室功能不全患者主动脉瓣的压力梯度可能被低估，连续性原则计算主动脉瓣面积是评估狭窄程度最准确的方法。然而，对所谓低流量或低梯度主动脉瓣狭窄患者的评估是较困难的，有时需要一些诱发试验，例如多巴酚丁胺超声心动图。在这种情况下，应区分瓣膜是否能够进一步开放或者由于低梯度而表现得像狭窄瓣膜。

主动脉瓣面积小于 1.0 cm² 为重度狭窄，小于 0.6 cm² 为极重度狭窄。左心室功能良好的患者通常可以耐受长期重度主动脉瓣狭窄，因此在临床决策中不应仅用瓣膜面积或压力梯度判断患者是否需要进行主动脉瓣手术。

一些主动脉瓣明显狭窄的患者实际存在瓣膜下甚至瓣膜上的梗阻。肥厚型心肌病是主动脉瓣膜下狭窄的典型形式，但是它经常很容易在超声心动图上与主动脉瓣狭窄区分开，因为肥厚型心肌病在收缩期可以看到瓣叶张开。主动脉下隔膜的表现和主动脉瓣叶狭窄非常相像，而且膜本身很薄，很难观察到，因此即使主动脉瓣叶看起来正常开放，只要出现因为瓣膜梯度差产生的杂音就高度提示主动脉下隔膜。虽然主动脉瓣上狭窄非常罕见，但是也可能出现。

对于不适合手术替代治疗的患者而言，经导管主动脉瓣介入是治疗主动脉瓣重度狭窄患者的一种选择，临床多模式影像学在其中发挥了重要作用。影像学在患者的术前方案、术中植入优化和术后随访中起着至

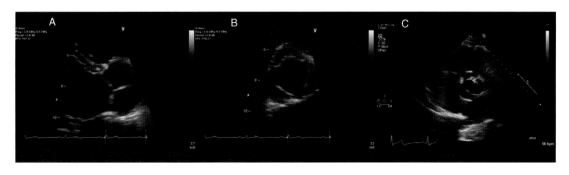

图 7-19　A 和 B. 胸骨旁长轴视图（**A**）和短轴视图（**B**）显示正常主动脉瓣。**C.** 瓣叶 10 点到 4 点方向典型的主动脉瓣二叶瓣

关重要的作用。CT 在确定合适的入路位置（主动脉和髂动脉 CTA），确定主动脉瓣与主动脉根部、左心室、冠状动脉口之间的解剖关系方面起着重要作用。心脏 CT 和经食管超声心动图也可以测量人工瓣膜的大小。经食管超声心动图在人工瓣膜植入过程可确保植入瓣膜和患者匹配最佳，评估瓣膜植入后的位置及功能，明确出现的并发症（如主动脉瓣反流、瓣膜不匹配导致的瓣周漏）。超声心动图是长期监测的首选影像学检查。

评估主动脉瓣反流 主动脉瓣反流的评估需要对主动脉瓣结构进行定性评估。主动脉瓣反流常见于先天性主动脉瓣畸形，最常见的是主动脉瓣二叶瓣畸形。主动脉瓣反流往往与主动脉瓣狭窄同时存在，严重的主动脉瓣狭窄和反流并存的患者并不少见。先天性主动脉瓣叶异常是导致主动脉瓣反流的常见原因，如主动脉瓣二叶瓣。即使瓣叶本身正常但是发生了错位，例如主动脉根部扩张，也可导致主动脉瓣反流，正如在高血压及其他可能引起主动脉扩张的疾病中表现的一样。主动脉根部扩张在主动脉瓣反流患者中较为常见，既可作为病因，也可合并存在。应对这些患者的主动脉根部及升主动脉进行测量和随访（图 7-20）。

由于主动脉瓣反流可导致左心室随时间推移而扩张，最终导致心室功能下降，因此治疗主动脉瓣反流患者时需要对心室大小及功能进行一系列评估。心室扩张超过收缩末期直径 5.5 cm 或 LVEF 低于正常值时，患者发生死亡或心力衰竭的风险明显升高，这些数值常用于判定患者是否需要进行瓣膜手术。许多方法可用于反流定量检查。最常用的是使用彩色多普勒超声对主动脉瓣反流射流宽度和深度进行半定量测量。射流直径与左心室流出道在瓣膜近端直径的比值，和血管造影评估密切相关，是主动脉瓣狭窄严重程度最可靠的指标之一。同样，代表瓣膜水平处反流最小直径的射流紧缩口宽度，可用于评估主动脉瓣反流的严重程度。其他基于多普勒超声的方法包括一种测量主动脉瓣反流灵敏性的方法，即评估主动脉与左心室之

间的压力梯度下降速率或压力减半时间，以及评估降主动脉的血液回流情况。在肺动脉瓣功能正常的情况下，通过比较主动脉瓣和肺动脉瓣的血流可以计算出反流体积。

与超声心动图相比，CMR 在评估主动脉瓣反流方面有许多优点。在评价主动脉瓣反流患者的心脏大小或功能随时间发生的微小变化时，CMR 比超声心动图更准确。此外，不同于超声心动图的局限性，CMR 技术可以准确定量主动脉瓣反流患者的反流量。CMR 还可以构建主动脉大小的三维影像，有助于在某些情况下明确主动脉瓣反流的病因，监测患者病情（图 7-21 和视频 7-6）。

评估二尖瓣反流 正常的二尖瓣由前叶和后叶组成，呈鞍状（图 7-2）。瓣叶通过插入瓣叶心室侧的腱索附着在乳头肌上。二尖瓣反流可发生于瓣叶、腱索结构、心室异常或其共同存在异常（图 7-23）。

二尖瓣脱垂表现为一个瓣叶在另一个瓣叶平面后移动，可能是由于瓣膜出现黏液瘤样变性或瓣叶冗余、继发于退行性疾病的腱索结构破坏，或者心肌梗死后乳头肌断裂或功能障碍。可利用彩色多普勒超声观察到反流。反流速度由心房-心室之间的压力梯度驱动。包括二尖瓣反流和主动脉瓣反流在内的左侧反流病变

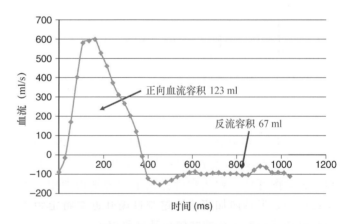

图 7-21 相位对比成像产生的血流曲线，可见正向血流容积 123 ml，反流容积 67 ml，反流分数 54%，提示重度主动脉瓣反流

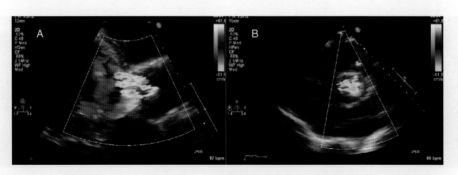

图 7-20 主动脉瓣反流在胸骨旁长轴（A）和胸骨旁短轴（B）方向的彩色多普勒超声图

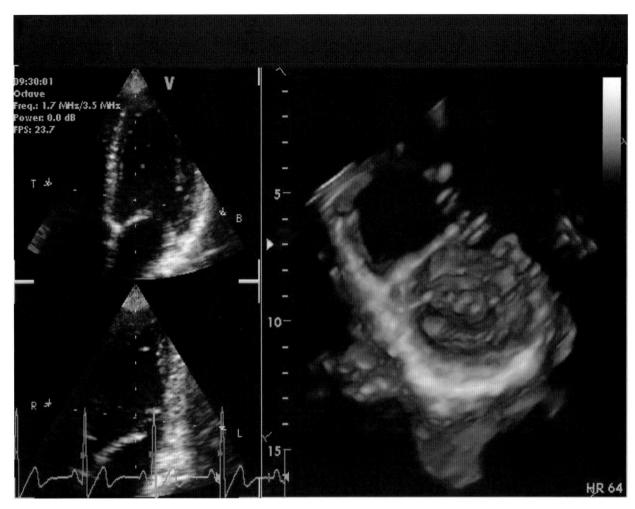

图 7-22　正常二尖瓣的二维超声心动图（左）和三维超声心动图（右）

流速往往较高，在彩色多普勒超声上可见湍流（图 7-23）。通常可用彩色多普勒超声目测法对反流严重程度定性评估，但可能会严重低估或高估反流程度，尤其是反流偏心特别严重的时候。因此，一般建议定量评估，尤其是临床制订手术方案时。通常使用 PISA 法对二尖瓣反流严重程度进行定量评估。这一方法假定流体在同心半球内加速，通过测量瓣叶近端特定距离的血流加速速度，评估二尖瓣反流程度。

与主动脉瓣反流一样，心室结构和功能的评估也是二尖瓣反流评估的重要组成部分。虽然有些患者是瓣膜本身异常导致的二尖瓣反流，但在另一些患者中，二尖瓣本身正常，反流继发于左心室扩张和重塑。所谓功能性二尖瓣反流通常继发于心室扩张时乳头肌尖端移位，导致二尖瓣的瓣叶被拉向心尖，导致收缩时二尖瓣关闭不良，出现相对性中心反流。这种类型的二尖瓣反流可区别于二尖瓣疾病，两者的手术或治疗

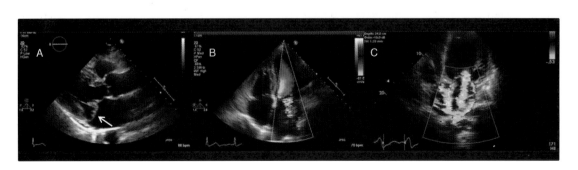

图 7-23　A. 二尖瓣脱垂，后叶可见在前叶平面后脱垂（箭头）。**B.** 二尖瓣脱垂伴二尖瓣反流患者的彩色多普勒超声。**C.** 左心室扩张伴有严重二尖瓣反流的患者

方案可能有所不同。知晓二尖瓣反流的病因学对外科医生制订手术方案很重要。此外，二尖瓣疾病的病因不同，治疗采取的新方法也可能不一样。

心室扩张是二尖瓣反流患者预后的重要预测因素。需要注意的是，在二尖瓣反流明显的患者中，左心室每次搏动排出的血液中很大一部分是反流，人为增加了射血分数。因此，严重二尖瓣反流患者的射血分数为55%，实际表示心肌收缩功能的显著降低。

当超声心动图评估不充分时，CMR有助于评估部分患者的二尖瓣反流。CMR可以直接对二尖瓣反流的体积定量，也可以通过测量左心室每搏量与主动脉前向血流的差值间接定量反流体积。

评估二尖瓣狭窄 尽管二尖瓣狭窄可由二尖瓣瓣叶严重钙化引起，风湿性二尖瓣疾病仍然是引起二尖瓣狭窄最常见的原因。风湿性二尖瓣狭窄硬化的瓣尖和相对柔软的瓣叶可形成独特外观，尤其是前叶的曲棍球样变形（图7-24）。二尖瓣瓣口狭窄阻碍血液从左心房流入左心室，导致左心房压力增加，随后传递至肺血管系统和右心系统。对可疑二尖瓣狭窄，可使用超声心动图明确病因（特别是风湿性或非风湿性），评估瓣膜面积、瓣膜压力梯度，评估左心房，评估右心大小及功能。左心房大小及右心室大小和功能对确定二尖瓣狭窄的严重程度非常有效。

心肌梗死和心力衰竭

影像在心肌梗死后的作用 影像学在心肌梗死患者的近期和长期随访中尤其重要。正如前文所说，CMR是直接评估梗死心肌的最佳方法。CMR的LGE成像对梗死面积和形态进行了准确的描述。在最近的一项多中心研究中，CMR的LGE成像准确识别了梗死位置，检测急、慢性梗死的灵敏度分别是99%和94%。CMR的LGE成像具有1.5～2mm的平面空间分辨率和较高的对比噪声比，在检测小面积心肌梗死时灵敏度较

好。此外，微血管梗阻（无复流）区域可看作是梗死明亮核心区内致密的低强化区。LGE和微血管梗阻都是临床风险增加的标志。

虽然超声心动图常用于评估心肌梗死后即刻心肌功能，但在心肌梗死后早期常有心肌顿抑，尤其是在接受再灌注治疗的患者中。在这些患者中，心室功能多在数天内部分或完全恢复，因此早期估计射血分数可能不准确。一般对于非复杂性心肌梗死患者，影像学检查可推迟几天，以便更准确地评估包括局部室壁运动在内的心功能（图7-25）。

超声心动图是评估心肌梗死后可能存在的机械并发症的最佳方法，包括继发于乳头肌功能障碍或乳头肌断裂的二尖瓣反流、室间隔缺损、心脏破裂。出现新的严重的收缩期杂音应怀疑严重二尖瓣反流或室间隔缺损。虽然心脏破裂非常严重，但可能发生包裹性破裂，又被称为假性动脉瘤。早期诊断和外科治疗是挽救心脏破裂患者的最佳方法。心肌梗死后心包腔内出现血栓，应立即考虑心肌破裂可能，这是一种外科急症。

一些患者在心肌梗死后出现进行性左心室扩张和

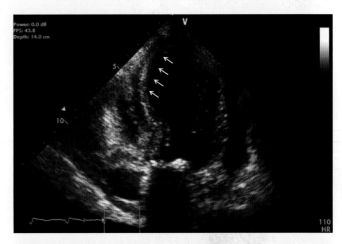

图7-25 冠状动脉左前降支分布区的急性心肌梗死，收缩末期可见局部运动消失（箭头所示）

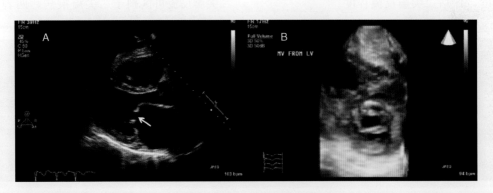

图7-24 **A.** 风湿性二尖瓣狭窄，左心房明显增大，瓣叶相对柔软而瓣尖硬化（箭头）。**B.** 二尖瓣狭窄的三维超声心动图影像

功能障碍，称为心脏重塑。在梗死后1～6个月进行随访，对心脏功能和室壁运动评估通常是有用的。梗死后左心室收缩功能障碍的持续存在可用于确定治疗方案（例如，血管紧张素转化酶抑制剂或血管紧张素受体拮抗剂常用于心肌梗死后收缩功能障碍的患者）。

在急性或亚急性心肌梗死患者中，尤其是心肌梗死后症状再发的患者，对残余缺血和（或）存活的检测有时是一个重要的临床问题（图7-26）。所有的心脏成像技术都能提供有关心肌存活和缺血的信息，但是缺少头对头比较各种技术在大量人群中的确定性试验，所以每种方法在预测血运重建后功能及预后获益方面的相对准确度仍存在不确定性。因此，应谨慎解释每种影像学技术诊断的相对准确度。然而，现有资料表明，放射性核素成像，尤其是PET，具有较高的敏感度，其阴性预测值高于多巴酚丁胺超声心动图。与此相反，多巴酚丁胺超声心动图往往具有比放射性核素成像更高的特异度和阳性预测准确度。CMR的预测准确度与多巴酚丁胺超声心动图相似。

影像在新发心力衰竭中的作用　超声心动图通常是新发心力衰竭患者的一线检查。如前文所述，超声心动图可直接评估心室功能，有助于区分射血分数降低的患者和射血分数保留的患者。此外，它还提供了包括瓣膜、心肌和心包评估在内的结构信息。

虽然冠状动脉造影术常用于射血分数降低的患者，但即使血管造影存在阻塞性冠心病，也很难确定患者心力衰竭的病因。事实上，血管造影显示无冠状动脉病变的心力衰竭患者可能有典型的心绞痛或在无创影像学上存在局部室壁运动异常，血管造影阻塞性冠心病患者也可能没有心绞痛症状或心肌梗死史。因此，并不是每位患者都可以被明确分类，往往需要冠状动脉造影和无创成像的补充信息。负荷放射性核素成像和超声心动图可以帮助评估诱导性心肌缺血的程度和严重性以及存活心肌。多参数CMR在心力衰竭病因的鉴别诊断中具有重要意义。CMR除了对左、右心室容积和功能定量外，还可以提供心肌缺血和瘢痕的信息。LGE模式有助于区分梗死（通常从心内膜下开始，累及冠状动脉区域）与其他形式的浸润性或炎性心肌病（通常累及中层或心外膜下层，不遵循冠状动脉分布）（图7-27）。此外，它还可以评估是否存在心肌水肿（如心肌炎），并对可能导致心脏毒性的心肌铁沉积进行量化。浸润性心肌病（如淀粉样变）通

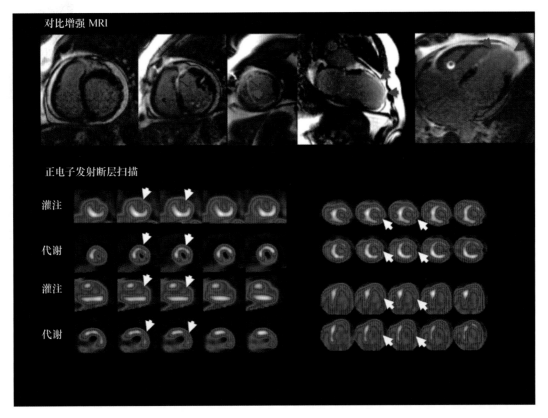

图7-26　心脏磁共振成像（MRI）和正电子发射断层扫描（PET）中3例不同冠心病患者的心肌存活模式。上图显示广泛的晚期钆增强区（亮白色区域），累及左心室的前壁、前室间隔和心尖部（箭头），提示心肌瘢痕和无活性心肌。左下图的铷-82心肌灌注和[18]F-氟脱氧葡萄糖（FDG）图像可见前壁、前侧壁和心尖出现大而严重的灌注缺损，葡萄糖代谢正常（即灌注-代谢不匹配），提示存活心肌。右下图显示相似的PET图像，可见侧壁灌注和代谢一致降低（即灌注-代谢匹配），提示失活心肌

常具有限制型心肌病表现（两侧心房增大，心室室壁增厚）。心脏淀粉样变性患者的 CMR 常有左心室和心房弥漫性心内膜浸润的特征性表现（图 7-27）。肥厚型心肌病的心室增厚程度不一，在明显肥厚的区域常可见流出道梗阻和增强的 LGE（图 7-28）。CMR 还可以量化有铁超载危险的心肌病患者心肌的铁含量（视频 7-7）。

PET 代谢成像在评价炎症性心肌病尤其是结节病中有补充作用。在疑似心脏结节病的患者中，局灶性和（或）弥漫性葡萄糖摄取有助于识别活跃的结节病病灶。此外，PET 常被用于监测接受免疫抑制治疗患者的治疗反应（图 7-29）。在缺血性心肌病患者中，通常使用放射性核素显像，尤其是 PET，来定量心肌缺血是否存在及其程度，以及存活心肌，以协助制订血运重建相关治疗方案（图 7-26）

评估正在接受癌症治疗患者的心脏功能

癌症治疗会对心血管系统产生不利影响。随着癌症治疗和生存率的提高，许多患者出现化疗和（或）放疗的晚期心血管功能不良反应。因此，晚期心血管并发症的发病率和死亡率可能会抵消早期癌症生存率的提高，特别是在儿童和青年中。对于心肌细胞损伤的早期识别和治疗是预防性治疗成功的关键，但是应用起来较为困难，因为心功能的不良影响发生在抗癌治疗的晚期。

临床诊断心脏毒性的标准是伴有心力衰竭症状的患者 LVEF 减少＞5％并降至＜55％，无症状的患者 LVEF 减少＞10％并降至＜55％。因此，无创成像在癌症治疗患者心脏毒性的诊断和监测中发挥着重要作用。放射性核素血管造影在相当长的一段时间内一直是首选技术。然而，随着超声心动图在其中发挥了重要作用，这种情况逐渐改变。

近期，出现了更多新的成像方法，包括超声心动图的变形成像和 CMR 的纤维化成像。这些技术在实

第二部分

心血管疾病的诊断

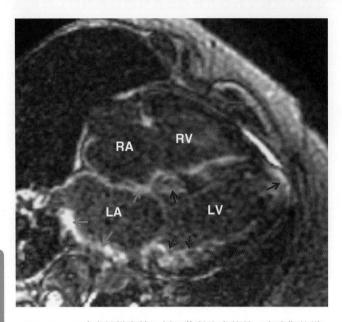

图 7-27 心脏淀粉样变性 1 例。值得注意的是，在晚期钆增强图像中，左心室（LV）心肌（红色箭头）和左心房（LA）壁（蓝色箭头）有多个钆聚集的病灶。左室壁明显增厚，两心房扩张，呈现限制型心脏形态。与淀粉样变性疾病在其他器官中造成血液中钆浓度迅速下降一样，注射造影剂后血液信号减弱。RA，右心房；RV，右心室

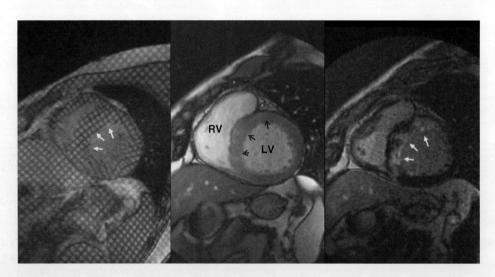

图 7-28 图示心脏磁共振中用于评价肥厚型心肌病的三种脉冲序列技术，均为中部短轴扫描平面。中图显示左心室（LV）室壁明显增厚，尤其是 LV 室间隔（红色箭头）。该结果与晚期钆增强（LGE）的标记区域相符，提示这些节段的纤维化（右图，白色箭头）。左图示同一平面上心肌标记。心肌标记通过评估收缩期心肌网格的变形情况，来评估正常的心肌内应变。虽然在本例中收缩期放射状室壁增厚正常，但网格变形显示心肌应变明显降低（左图，白色箭头），与患者前壁和前间壁大量肌纤维紊乱一致。RV，右心室

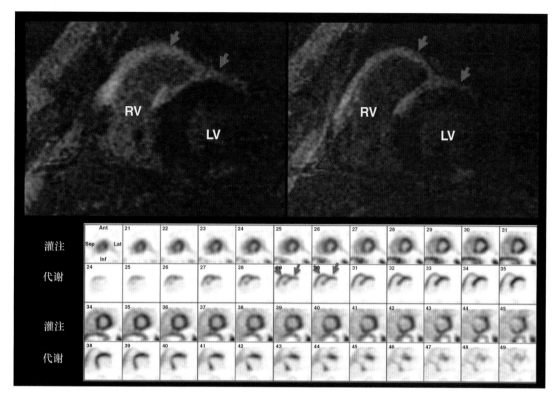

图 7-29　代表性的心脏磁共振成像（CMR；上图）和正电子发射断层成像（PET；下图），图像来自一位 45 岁有完全性心脏传导阻滞的男性。CMR 图像显示，左心室（LV）前壁和前间壁以及右心室（RV）游离壁的心外膜下（箭头所指）有广泛的晚期钆增强区域。PET 图像显示，在上述相同区域中有广泛的氟脱氧葡萄糖的摄取，最可能与结节病引起的活动性炎症有关

验动物模型和人类中均显示出应用前景。此外，还有用分子成像方法在动物模型中进行有关心脏毒性机制（如凋亡和氧化应激）的相关研究，这可能提供肿瘤药物治疗脱靶效应的最早征象。然而，所有这些技术目前都在实验阶段。

心包疾病

　　心脏周围的纤维弹性心包由脏层（心外膜层）和壁层组成，其间通常有少量的心包液。心包通常非常柔韧，在心脏收缩和舒张的时候随之一起运动。心包疾病通过限制心脏的充盈影响心脏的功能。心包的炎症会引起脏层与壁层间的液体积聚，心包积液可以通过超声心动图、CMR 或 CT 观察到。心包积液的其他原因包括感染、恶性肿瘤和心包出血。心包出血可能由创伤、心脏破裂、术中心脏穿孔、心脏手术、主动脉夹层破裂出血至心包等灾难性病因所致。

　　超声心动图仍然是评估心包疾病（尤其是心包积液）的首选检测方法（图 7-30）。此外，超声心动图可用于评估心包的病理改变，增厚的失去顺应性的心包会影响心脏充盈。心包积液的位置、多少和生理学后

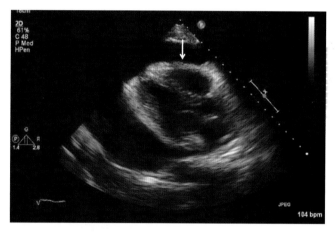

图 7-30　心包积液与心脏压塞时的生理变化。由于心包压力增加，右心室（箭头所指）缩小并且在舒张末期塌陷

果可以很容易地通过超声心动图确定。当足够多的心包积液积聚时会发生心脏压塞，此时心包内压力会超过心脏的充盈压（通常是右心室）。评估心包内压和心室压之间的平衡性比液体积聚的程度更重要。恶性肿瘤引起的心包积液在很长的一段时间内逐渐积聚，可以导致大量心包积液，但是不会出现心脏压塞相关的血流动力学改变。相比之下，在心脏破裂或穿孔等情

况下，心包液快速积聚，液体量不是很大也会出现心脏压塞。对疑似心包积液或心脏压塞的患者，超声心动图通常可以在床旁快速进行，甚至可以由技能有限的操作者实施。在超声心动图上测量心脏脏层和壁层之间的距离，当此距离超过 1 cm 时，即可认为是有意义的心包积液。超声心动图上心脏压塞的特征包括：舒张期右心室游离壁塌陷，这提示心包压力超过右心室充盈压；多普勒显示呼吸流量变化，这提示奇脉。尽管超声心动图对心脏压塞的诊断有很大意义，但是明确诊断仍需临床证据，并且在决定治疗方案时需要考虑其他重要的临床特征，如奇脉时患者的血压。

心包的慢性炎症会引起壁层心包增厚和钙化，这会导致心包缩窄，严重影响心脏充盈。在这种情况下，心室充盈会突然停止。评估这类患者的心包厚度是重要的，但是同样值得注意的是，约五分之一的严重心包缩窄患者在影像学和术中没有观察到心包显著增厚。因此，没有心包增厚并不能排除心包缩窄，应独立评估患者的症状和体征以及缩窄的生理学证据。与限制型心肌病相比，心包缩窄通常在多普勒超声心动图上出现特征性的舒张期血流随呼吸显著变化，但是二者存在大量重叠的表现。CT 和 CMR 的断层扫描可评估全心的心包增厚和心包缩窄的其他解剖学异常（扩大的心房和腔静脉，胸腔和心包积液）（图 7-31 和视频 7-8）。CMR 可以通过 LGE 成像提供心包纤维化和炎症的额外信息，以及缩窄的生理学证据（例如，心肌

粘连时局部舒张协调，休息或 Valsalva 动作时室间隔的矛盾运动）。

心脏血栓和肿物

超声心动图是心脏肿物筛查的首选技术。心内肿物的鉴别诊断通常包括血栓、肿瘤和赘生物。

鉴于其无限制的断层扫描视图和多平面三维成像，CMR 和 CT 可以进一步描述心脏肿物的物理特征。与 CT 相比，CMR 具有更高的软组织对比度和更清晰的成像技术，可在同一图像中运用多种技术来确定肿物的物理特性。钆对比增强模式可以帮助确定肿块内血管分布情况，这关系到肿瘤和血栓的鉴别。常见的被误认为心脏肿块的结构有：①解剖变异，如欧氏瓣、希阿里（Chiari）网、矢状嵴或界嵴，以及右心室节制带（moderator band）；②"假瘤"，如房间隔膨出瘤、冠状动脉瘤或主动脉瘤、房间隔脂肪瘤样肥厚、食管裂孔疝或导管/起搏器导线。多种条件共存会增加心脏血栓发生的可能性（图 7-32），包括心肌梗死或室壁瘤引起局部室壁运动异常、心房颤动导致左心耳血流缓慢，或存在静脉导管或近期有血管内损伤。CMR 的优势在于能够分别通过电影成像和 LGE 成像检测与心脏血栓相邻的扫描平面中的局部室壁运动、梗死或室壁瘤。钆增强 LGE 成像能通过三维成像显示黑色的血栓与其邻近结构的高对比度差异，因此其检测心室血栓的灵敏度高于超声心动图。此外，LGE 成像时，附壁血栓在首过灌注时不会强化，并且通常具有特征性"蚀刻"现象（黑色边界围绕中心亮区），因此其诊断的特异性高于单独的解剖学特征（图 7-33）。比较注射造影剂前后肿块的信号强度，注射造影剂后肿块无强化证明其内缺乏血管（即血栓）。与心内血栓一样，微血管阻塞区也呈现为暗色，但微血管阻塞局限于心

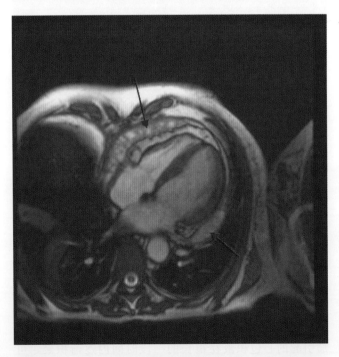

图 7-31 一名女性在乳腺癌放射治疗后出现心包缩窄和右心衰竭。图中可见多处心包粘连（红色箭头所指）

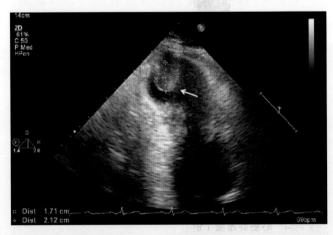

图 7-32 急性心肌梗死后心尖室壁瘤内的心脏血栓（箭头所指）

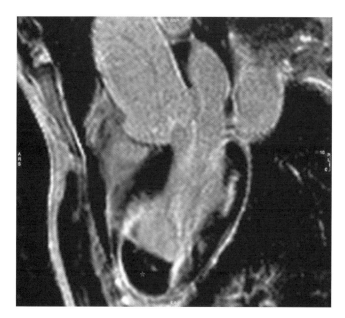

图 7-33　一例大面积前壁心肌梗死的晚期钆增强成像，并发运动障碍性 LV 室壁瘤和腔内血栓（红色星号所示）

肌内，被梗死区域所包围，因此可以与心内血栓相鉴别。由于心房颤动时的心房血流缓慢以及心律不规整，左心耳内小血栓难以进行 CMR 成像，但在经食管超声心动图不理想或不可行的情况下，CMR 成像可能会有所帮助。

大部分心脏恶性肿瘤是转移瘤，转移性心脏恶性肿瘤远比原发性心脏恶性肿瘤常见；这些心脏转移瘤由直接浸润（如肺癌和乳腺癌）、淋巴播散（如淋巴瘤和黑色素瘤）或血行播散（如肾细胞癌）而来。原发性心脏良性肿瘤主要见于儿童和年轻人，包括心房黏

液瘤、横纹肌瘤、纤维瘤和心内膜纤维弹性组织瘤（图 7-34）。心房黏液瘤通常表现为左心房（75％）、右心房（20％）、心室或混合心腔（5％）的圆形或多叶状肿块影。由于它们的胶状成分，它们在稳态自由进动成像的中心特征性地具有不均匀的亮度，并且可能与卵圆窝有一个有蒂的连接。原发性心脏恶性肿瘤极为罕见，主要包括血管肉瘤、纤维肉瘤、横纹肌肉瘤和脂肪肉瘤。

心脏成像在感染性和炎症性疾病中的作用

疑似心内膜炎的患者通常会进行超声心动图检查以确定有无赘生物或心肌内脓肿。赘生物通常是高度移动的，最典型的是附着在瓣膜上或出现在心脏有湍流的区域。由于可能存在低于分辨率的小的赘生物，超声心动图未发现赘生物不能排除心内膜炎。尽管大的赘生物可以用其他技术显示，超声心动图仍然是评估赘生物的最佳方法，因为它较高的瞬时分辨力可以显示典型的振荡运动（图 7-35）。赘生物的大小和位置不一定能对感染类型的判断有指示作用。脓肿在心内膜炎患者中尤其受到关注，特别是主动脉瓣和二尖瓣瓣环周围的脓肿，在心内膜炎患者中，如果心动周期延长，应该怀疑有脓肿存在。观察赘生物和脓肿的最佳方法是经食管超声心动图，特别是对于有人工瓣膜的患者。事实上，对于有机械二尖瓣或主动脉瓣并怀疑心内膜炎的患者，经食管超声心动图是首选的检查方法（图 7-35）。赘生物的大小对预后有重要意义，而且可以用来决定患者是否应该接受手术，因此应该对赘生物进行测量。

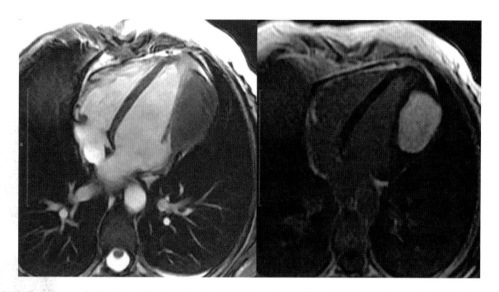

图 7-34　心脏纤维瘤 1 例。一位气短的患者通过超声心动图发现一个很大的心肌肿块。心脏磁共振成像表明这一心肌肿块位于前外侧壁。在注射钆造影剂后不久，心肌肿块在 LGE 成像上显示出强烈的造影剂积聚（右图，星号）。这是一个心脏纤维瘤的病例。患者还患有牙龈增生和胸肋裂，均是罕见的 Gorlin 综合征的表现

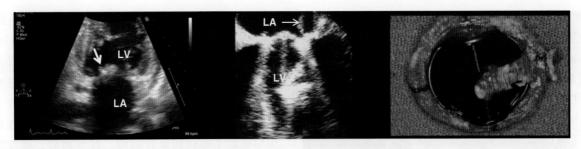

图 7-35 自体二尖瓣上的赘生物（左图，箭头），图中标明了左心房（LA）和左心室（LV）。中间的图用箭头指示了机械瓣上的赘生物；右图展示了切除后机械瓣上的赘生物

对于使用人工瓣膜、移植血管和植入式起搏器/除颤器的患者，特别是超声心动图和（或）血培养阴性的患者，PET 代谢显像是一种潜在的用来明确感染来源的显像技术。有一篇文献提出了运用[18]F-FDG 和 PET 进行巨噬细胞靶向代谢成像的潜在价值（图 7-36）。同样，FDG PET 也可用于鉴别血管炎症以及监测免疫抑制治疗的反应（图 7-37）。

成人常见先天性畸形的评估

虽然对于复杂先天性心脏病的讨论超出了本章的范围，但是成人中存在一些常见的先天性畸形，心脏成像对诊断和治疗这些疾病至关重要。房间隔异常可能是最常见的成人先天性心脏畸形。大约 25％ 的患者存在卵圆孔未闭（patent foramen ovale，

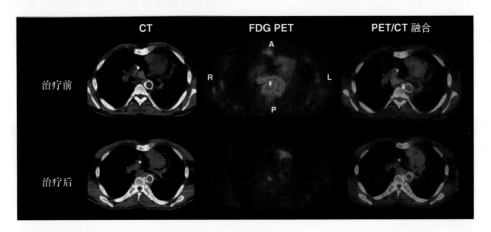

图 7-36 抗生素治疗前后的计算机断层扫描（CT；左）、氟脱氧葡萄糖（FDG）正电子发射断层扫描（PET；中）、CT 和 PET 融合（右）的代表性横断面图像。这是一位发热并怀疑感染的患者，因为主动脉缩窄在主动脉弓降段（箭头）放置了支架。治疗前的 FDG 图像显示了与炎症/感染一致的支架内葡萄糖高摄取。下图表明治疗后 FDG 信号明显衰减。
来源：Images courtesy of Dr. Sharmila Dorbala，Brigham and Women's Hospital.

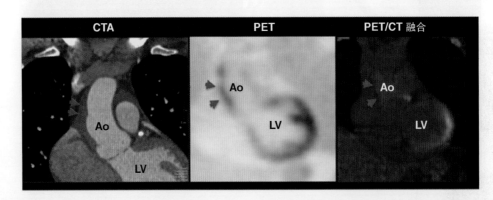

图 7-37 一例怀疑主动脉炎患者的 CT 血管造影（CTA；左）、氟脱氧葡萄糖（FDG）正电子发射断层扫描（PET；中）、CT 和 PET 融合（右）的代表性冠状位图像。CTA 图像显示的升主动脉（Ao）增厚与 FDG 局灶性的高摄取相关，与活动性炎症一致。LV，左心室

PFO）。在PFO的患者中，卵圆窝区域的单向瓣通常被左房压所封闭，因为在心动周期的大部分时间，左房压通常高于右房压。然而，只要右房压超过左房压，血流就会从右到左通过未闭的卵圆孔，例如胸腔内压力增加。PFO的存在可以增加反常栓子的发生，因此对于卒中或原因不明的系统性栓子的患者，应该明确有无PFO。由于PFO的单向瓣在心动周期的大部分时间都是关闭的，所以彩色多普勒通常不能发现PFO。而振荡盐水（气泡研究）是评估PFO或房间隔缺损的最佳方法。盐水被搅动并注射到外周，然后进入右心房。因为气泡太小无法通过肺，如果没有分流，只有在右心会出现气泡。由于PFO是一个单向瓣，可以采用一些方法暂时增加右心房压力，Valsalva法和sniff法都是有效的。

房间隔缺损最常见于卵圆窝，称为继发孔型缺损（图7-38）。其他的房间隔缺损包括静脉窦和心房原发缺损。彩色多普勒超声心动图通常足以诊断继发孔型房间隔缺损，但其他类型房间隔缺损的诊断一般需要振荡盐水法。

室间隔缺损一般在彩色多普勒显示为从左心室到右心室的高速射流。在射流来源不明确的情况下，连续波多普勒可以估计速度。它反映左心室和右心室之间的压力梯度，因此预计值会非常高。缺损在室间隔的肌肉和膜部均可发生。

对于房间隔缺损或室间隔缺损的患者，评估左向右分流的严重程度是至关重要的，并且可以作为临床决策的重要决定因素。通常通过超声心动图评估肺动脉血流与主动脉血流的关系（即Qp/Qs比值）来评估分流。大多数先天性心脏病的分流和心脏解剖也可以通过CMR准确评估（图7-39）。

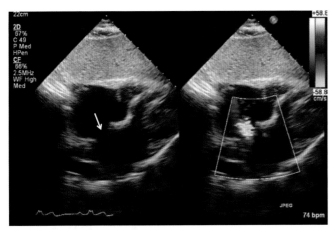

图7-38 较大的继发孔型房间隔缺损（箭头），彩色多普勒肋下视图显示血流通过缺损（右）

视频7-1 影像稳态自由进动（SSFP）显像（左侧）所示一位大面积前壁心肌梗死的患者的短轴切面。图中仅为一个短轴切面。这种方法对左心室和右心室舒张期和收缩期容积进行量化，并计算左心室射血分数、每搏量和心排血量（左心室每搏量和心率的乘积）。在这个例子中，可见前壁和前室间隔运动消失（红箭头所指左侧影像中收缩期室壁增厚消失），与晚期钆增强显像所见的透壁心肌梗死相符（右图，白色箭头所示）

视频7-2 动态心脏磁共振（CMR）显像所示一位患者的四腔长轴图像。可见右心室游离壁基底部增厚、室壁瘤以及运动减低（红色箭头）。整体右心室收缩功能轻度降低，并可见右心室扩大。心脏磁共振可通过断层扫描视图来显示右心室，并通过体积计算出右心室容积和射血分数。该患者在随后的检查中出现晕厥发作和诱发性室性心动过速。他被诊断为致心律失常性右心室心肌病

视频7-3 运动负荷超声心动图显示左侧的静息图像以及右侧的负荷后图像，包括胸骨旁长轴（上图）和心尖四腔（下图）收缩末期图像。运动负荷后，远端室间隔/心尖部区域运动减低。A＝左上（UL）；B＝右上（UR）；C＝左下（LL）；D＝右下（LR）

视频7-4 视频显示在血管舒张负荷时三个平行短轴的心脏磁共振（CMR）心肌灌注图像。钆造影剂通过静脉团注，同时快速地采集图像。造影剂首先增强了右心室，然后通过肺循环进入左心室，接着灌注左心室心肌。用这种技术显示的心肌灌注缺损表现为黑色的心内膜下边缘，提示由于缺血和（或）瘢痕导致造影剂无法蓄积。在这个病例中，前壁可见一个严重的灌注缺损（红色箭头）。图7-14显示中部短轴视图的晚期钆增强（LGE）图像。没有前壁心肌梗死的表现，心肌梗死表现为白色亮区，这提示负荷后灌注缺损主要代表心肌缺血。本患者的冠状动脉左前降支有明显的狭窄

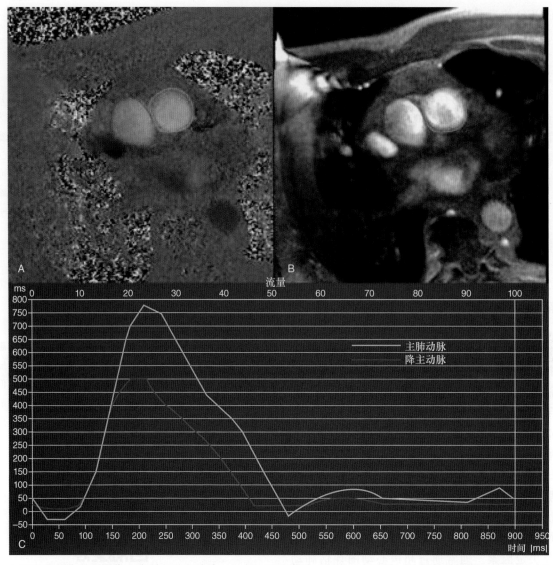

图 7-39 **A** 和 **B** 为相位对比图像,分别显示主动脉(红色)和肺动脉(绿色)的血流(**A** 的相位图像)和解剖(**B** 的结构图像)。**C** 显示主动脉(红色)和肺动脉(绿色)的血流曲线。肺动脉的总流量(曲线下面积)显著高于主动脉,提示肺-体分流比显著升高,这是由于部分异常的肺静脉回流至上腔静脉的结果

视频 7-5 一位 60 岁老年女性间断胸痛 3 天就诊,在急诊室评估患者时其胸痛缓解。入院心电图(ECG)提示胸前导联 T 波倒置,但是心肌酶正常。静息心脏磁共振(CMR)检查显示大面积的前室间隔运动减低(左图,红色箭头显示运动减低区域),与静息状态时大面积充盈缺损相符(中图,蓝色箭头指示充盈缺损部分)。然而晚期钆增强(LGE)显像(右图)没有显示任何提示前室间隔心肌梗死的增强,这表明收缩减低和灌注减低的前室间隔是存活心肌。急诊冠状动脉造影证实了左前降支冠状动脉中间段的急性血栓,需要进行冠状动脉支架置入术。这个病例为急性冠状动脉综合征患者,前室间隔为冬眠心肌,但是心肌仍存活。患者的前室间隔收缩功能于 6 个月后恢复正常

视频 7-6 心脏磁共振(CMR)评估严重主动脉瓣反流的患者。舒张期可见暗色血流流束穿过主动脉瓣。评估主动脉瓣反流严重程度时,使用相位对比血流成像,横截面位于主动脉瓣下,并垂直于主动脉反流流束。除了主动脉瓣反流分数和容积,心脏磁共振也可以通过容积定量分析心室大小以及主动脉直径,这些指标均用于对主动脉瓣疾病患者的定期监测

视频 7-7　这是血色素沉着病患者的心脏（左图）和肝（右图）的 T2* 图像。铁和肝在这些视频中明显变暗，表明在心脏和肝中的铁负荷很高。在心肌和肝中的信号减少速率（衰减）可以计算为以毫秒表示的 T2* 值。本病例中 T2* 值是10 ms。对于心肌病患者，T2* <20 ms 提示铁毒性，是心肌病的原因，亦是此类患者心脏铁毒性风险的预后指标

视频 7-8　视频显示长轴和短轴的心脏切面。可见心房扩大、心包增厚以及广泛的心包粘连。由于存在广泛的心包粘连，几乎不存在心室对于壁层心包的剪切运动

第八章　无创影像学检查图集
Atlas of Noninvasive Imaging

Marcelo F. Di Carli，Raymond Y. Kwong，Scott D. Solomon
（靳文英　译）

　　本章展示应用于临床实践的影像学动态视频和静态图像。无创性心脏影像技术对于已知或疑诊心血管疾病患者的诊断与治疗都至关重要。第七章叙述了这些重要影像技术的原理和临床应用，本图集为其增补内容。

第八章

无创影像学检查图集

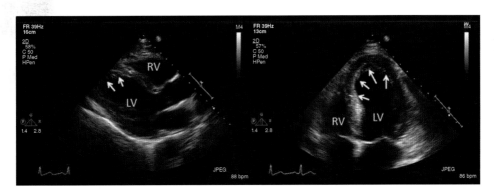

图 8-1　一例新发胸骨下胸痛的 48 岁男性患者，超声心动图提示急性前壁心肌梗死累及室间隔和心尖部，继发于左前降支冠状动脉闭塞。左图：胸骨旁长轴切面；右图：心尖四腔切面。LV，左心室；RV，右心室。（见视频 8-1 和 8-2）

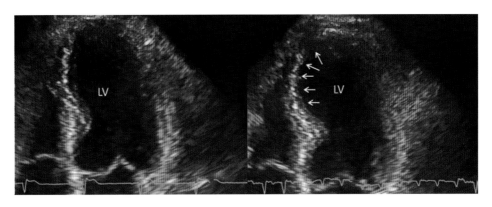

图 8-2　一例主诉劳力性胸痛和呼吸困难的 55 岁男性患者，标准 Bruce 方案平板运动 12 min 后出现典型心绞痛症状，伴 $V_2 \sim V_5$ 导联 ST 段压低。左图和右图分别显示静息和运动后的收缩期末负荷超声心动图的心尖四腔心切面。运动后从室间隔远端至心尖部出现明显的节段性室壁运动异常（箭头所示），与左前降支狭窄病变部位一致。LV，左心室。（见视频 8-3 和 8-4）

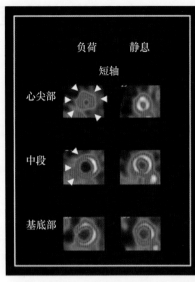
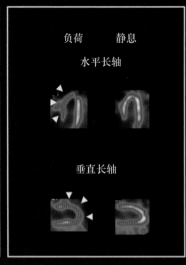
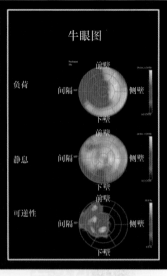

图 8-3 运动单光子发射计算机断层扫描（SPECT）核素（锝-99m 甲氧异腈）心肌灌注显像。 一例 54 岁男性患者，既往冠心病和冠状动脉支架置入史。负荷后影像（左图和中图）出现累及整个心尖部（全部心尖节段）、下壁中间段、下室间隔中间段、前间隔中间段（箭头）的较大范围可逆性灌注缺损，静息时完全恢复，提示左前降支供血区域存在大范围的运动诱导性心肌缺血。右侧牛眼图显示半定量的缺血范围（亮黄色和蓝色区域代表缺血的范围和严重程度）

第二部分   心血管疾病的诊断

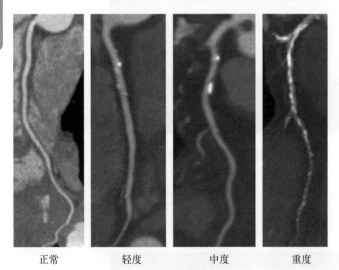

| 正常 | 轻度 | 中度 | 重度 |

图 8-4 冠状动脉 CT 血管造影（CTA）。 曲线多平面重建显示冠状动脉病变严重程度，根据管腔狭窄程度分别定义为正常（无斑块或狭窄）、轻度狭窄（<40%）、中度狭窄（40%～69%）和重度狭窄（>70%）。根据 CTA 报告指南，狭窄程度的分类也可以为正常、轻微狭窄（1%～24%）、轻度狭窄（25%～49%）、中度狭窄（50%～69%）、重度狭窄（70%～99%），以及闭塞（100%）。

来源：From GL Raff et al：SCCT guidelines for the interpretation and reporting of coronary computed tomographic angiography. J Cardiovasc Comput Tomogr 3：122，2009；with permission.

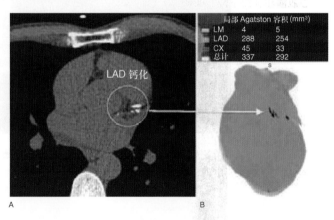

-CAC 积分＝同年龄、人种和民族人群的第 96 百分位数[1]

-10 年 CHD 风险分别为 6%（实际年龄）和 30%（动脉年龄）[2#]

图 8-5 冠状动脉钙化（CAC）扫描。 一例 51 岁白人男性，无临床心血管病或糖尿病病史，为指导预防性治疗行 CAC 风险评估。**A.** 门控非对比增强心脏计算机断层显像（CT，3 mm 层厚），轴位图显示左前降支（LAD）动脉粥样硬化性钙化病变。**B.** 整个心脏的三维图像重建，最大强度倒置投影显示 CAC 总体负荷以 LAD 分布为主（箭头）。右上：用 Agatston 法和总容量对存在钙化斑块的每支冠状动脉进行 CAC 评分。CHD，冠心病；CX，左回旋支；LM，左主干

[#] 对于年龄 51 岁的白人男性，总胆固醇 220 mg/dl，高密度脂蛋白 45 mg/dl，不吸烟，无高血压病史，收缩压 120 mmHg，其所计算的动脉年龄为 81 岁

来源：[1] Data from RL McClelland et al：Circulation 113：30-37，2006. [2]Data from RL McClelland et al：Am J Cardiol 103：59-63，2009.

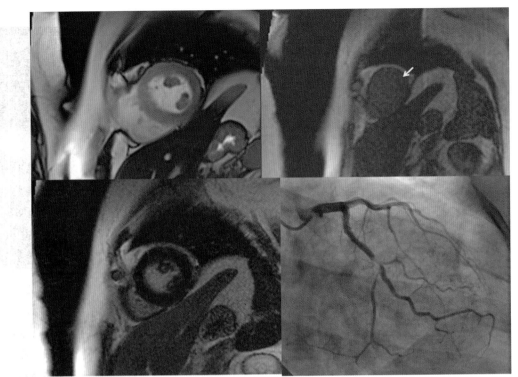

图 8-6 心脏磁共振（CMR）负荷心肌灌注显像。 一例 60 岁不典型胸痛患者，短轴视频图像（左上图）显示左心室大小正常，静息时心脏整体和局部功能正常。血管扩张剂负荷试验中，侧壁心肌灌注显著降低（右上图，白色箭头），同时室间隔心肌灌注轻度下降。晚期钆增强显像提示该缺血区域心肌存活（左下图），侧壁心肌无梗死。这些表现均提示左回旋支存在严重狭窄病变。随后的冠状动脉造影证实左回旋支严重病变（右下图，红色箭头）。（见视频 8-5 和 8-6）

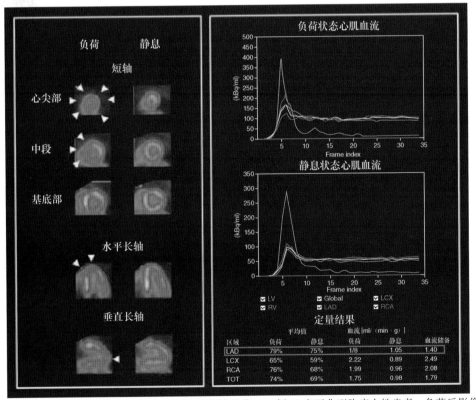

图 8-7 腺苷负荷正电子发射断层扫描（PET）¹³N-氨心肌灌注显像。 一例 60 岁不典型胸痛女性患者，负荷后影像（左侧）显示累及心尖部（所有心尖节段）、下壁中间段、下间隔中间段和前间隔中间段（箭头）的大范围灌注缺损，静息态影像（右侧）显示其灌注缺损完全可逆。此结果提示左前降支（LAD）中段供血区域的负荷后心肌缺血。右图显示了负荷峰值（上图）和静息态（下图）心肌血流［单位：ml/(min·g)］定量的时间-活性曲线。根据负荷和静息状态心肌血流比值可以计算冠状动脉血流储备。LAD 供血区域冠状动脉血流储备异常，而左回旋支（LCX）和右冠状动脉（RCA）供血区域冠状动脉血流储备正常（＞2.0）。TOT，左心室整体

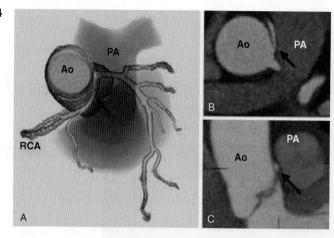

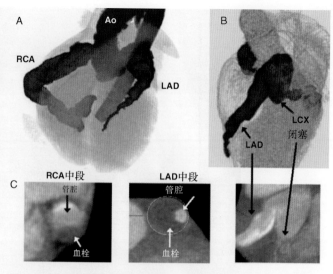

图 8-8 冠状动脉 CT 血管造影（CTA）。 一例 35 岁门诊女性患者，不明原因晕厥病史，6 个月来间断发作不典型胸痛，多在静息时发生。体格检查未见异常。运动平板试验结果显示运动耐量良好，无胸痛发作，无心电图缺血改变。因胸痛反复发作无法解释，行冠状动脉 CTA 检查。**A.** 三维心脏 CT 影像重建显示右冠状动脉（RCA）异常起源于左冠窦，RCA 起始段呈锐角发出（箭头），并走行于主动脉（Ao）和肺动脉主干（PA）之间。**B 和 C.** 二维轴面（**B**）和冠状斜视面（**C**）增强 CTA 证实动脉间（Ao 和 PA）走行的近段 RCA

图 8-9 冠状动脉 CT 血管造影（CTA）。 一例既往 Kawasaki 病史的 13 岁男孩，因活动耐力受限和间断不典型胸痛就诊。**A 和 B.** 三维心脏 CT 影像重建显示三支大的冠状动脉弥漫性瘤样扩张，非优势性左回旋支（LCX）近端闭塞。**C.** 二维对比增强冠状动脉 CTA 分别显示 RCA 中段和 LAD 中段血栓，前者管腔被血栓层分，后者血栓环绕管腔近乎闭塞，LCX 近端闭塞。Ao，主动脉；CT，计算机断层扫描；LAD，左前降支；RCA，右冠状动脉

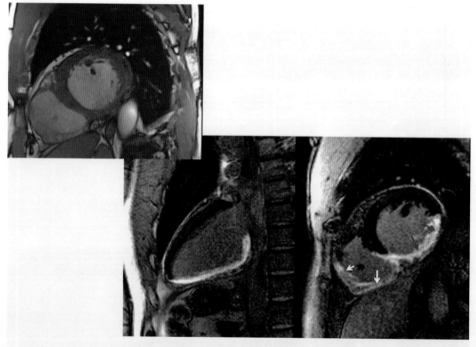

图 8-10 一例下壁心肌梗死患者的心肌活性评估。 上图的动态视频剪辑显示下壁部分室壁运动消失（绿色箭头）。磁共振成像显示下壁（红色箭头）和右心室（白色箭头）透壁性造影剂强化，提示心肌梗死。钆注射 10～15 min 后的延迟成像可见心肌组织梗死区域的钆聚集（红色箭头），即坏死心肌显示为白色。如同本例一样，心肌存活的检查可以指导侵入性冠状动脉介入治疗的获益评估。本例中下壁已无存活心肌。除下壁梗死（红色箭头）外，右心室也存在广泛的梗死区域（白色箭头）。（见视频 8-7）

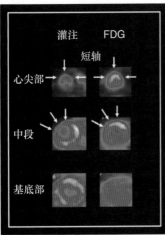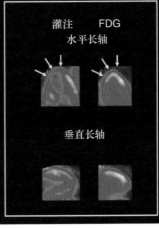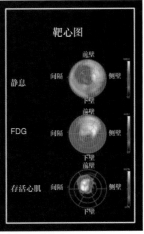

图 8-11　正电子发射断层扫描（PET）静息态心肌灌注和代谢显像，灌注相采用^{13}N-氨，代谢相采用^{18}F-氟脱氧葡萄糖（FDG）。一例既往心肌梗死病史的 48 岁男性患者，静息态灌注影像显示累及心尖部、前间隔中间段和前壁心肌的大范围灌注缺损（箭头），这些区域的葡萄糖摄取增加（灌注-代谢不匹配），提示整个左前降支供血区域存在存活的冬眠心肌

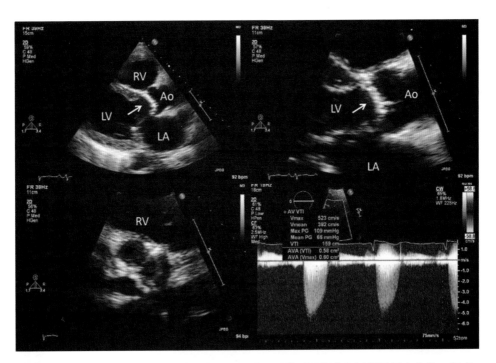

图 8-12　一例 70 岁患者，因心脏杂音伴进行性加重的呼吸困难和近期晕厥史来诊。超声心动图提示严重的主动脉瓣钙化狭窄。胸骨旁长轴切面（上图）和短轴切面（左下图）显示一重度钙化的主动脉瓣（箭头）。多普勒频谱显示主动脉瓣跨瓣峰值流速 5.2 m/s，瞬时跨瓣峰值压差为 109 mmHg，平均压差 66 mmHg，相应的主动脉瓣口面积<0.6 cm^2（右下图）。Ao，主动脉；LA，左心房；LV，左心室；RV，右心室。（见视频 8-8、8-9 和 8-10）

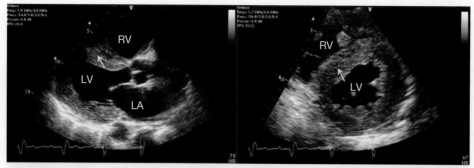

图 8-13 一例多发性骨髓瘤和进展性呼吸困难的 **66 岁患者**。超声心动图显示典型的心肌淀粉样变性特点,室壁心肌增厚,"光点样"回声增强表现,左心房扩大。收缩功能轻度下降,舒张功能重度下降。LA,左心房;LV,左心室;RV,右心室。(见视频 8-11 和 8-12)

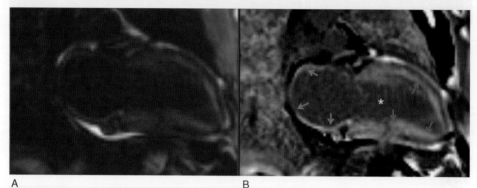

图 8-14 对比增强磁共振成像。一例转甲状腺素蛋白(TTR)介导的淀粉样变性患者,注射钆后 5～10 min 的强度(**A**)和相位敏感重建图像(**B**)。钆异常聚集的区域在相位敏感重建图像(**B**)上会有强化,使得心室(红箭头)和心房(绿箭头)的钆强化更突出。淀粉样变性导致组织间隙异常蛋白聚集,形成心内膜下弥漫性延迟钆增强现象(红箭头)。因钆进一步聚集在其他脏器,血池信号为特征性黑色(星号)

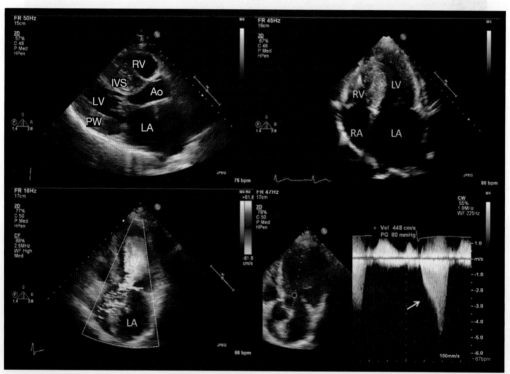

图 8-15 一例已知有心脏杂音和晕厥史的 **34 岁女性**,有心脏性猝死的家族史。超声心动图提示肥厚型心肌病的典型表现,胸骨旁长轴切面(左上图)和心尖切面(右上图)显示左心室壁显著增厚,尤其室间隔增厚明显。心尖切面上室间隔呈反向弯曲(右上图)。左心室流出道血流速度加快(左下图),左心室流出道梗阻形成收缩晚期峰值压差(箭头,右下图)。Ao,主动脉;IVS,室间隔;LA,左心房;LV,左心室;PW,后壁;RV,右心室。(见视频 8-13、8-14 和 8-15)

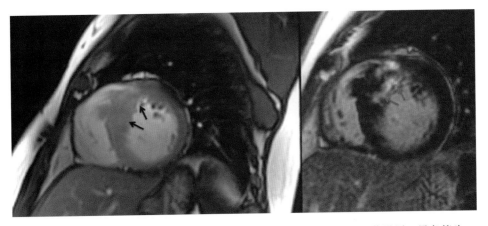

图 8-16 一例肥厚型心肌病患者的对比增强磁共振成像。前室间隔显著增厚（黑色箭头，左图），提示非对称性室间隔肥厚。注射造影剂后，室间隔呈现不均匀对比增强灶（右图，红色箭头），其为局部心肌纤维排列紊乱造成心肌纤维化的表现。肥厚型心肌病的这一特征性强化现象常发现于最大室壁增厚区域，尤其是前室间隔。（见视频 8-16）

非缺血性心肌病性结节病（MRI和PET）

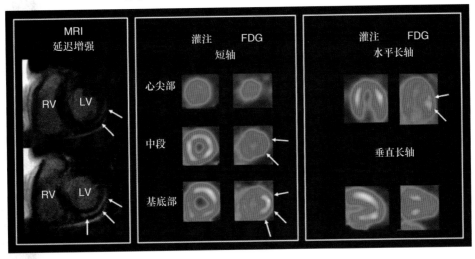

图 8-17 心脏磁共振成像（MRI）延迟钆增强影像（左图），以及静息态心肌灌注成像和氟脱氧葡萄糖（FDG）正电子发射断层扫描（PET）/计算机断层扫描（CT）成像（中图和右图），来自一例完全性心脏传导阻滞的 48 岁男性。MRI 图像显示下壁和下侧壁中段心肌的线样延迟钆增强区域（箭头）。心肌灌注显像正常，但 FDG 图像显示下侧壁局部区域葡萄糖摄取增加，与 MRI 延迟增强区域相对应。此现象符合局灶性活动期结节病。LV，左心室；RV，右心室

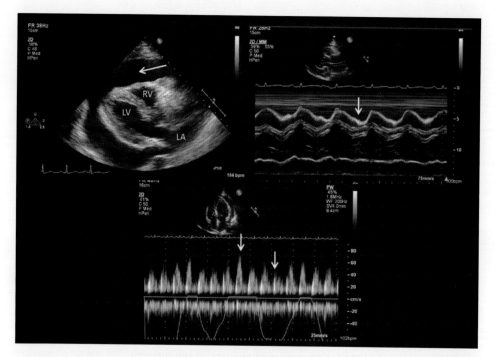

图 8-18　一例恶性黑色素瘤的 46 岁患者，因急性呼吸困难就诊。超声心动图显示大量心包积液（箭头，左上图）和心脏压塞现象。M 型超声心动图（右上图）提示右心室游离壁舒张期塌陷现象（箭头）。多普勒超声心动图（下图）显示随呼吸周期的血流变化，与奇脉现象一致。LA，左心房；LV，左心室；RV，右心室。（见视频 8-17）

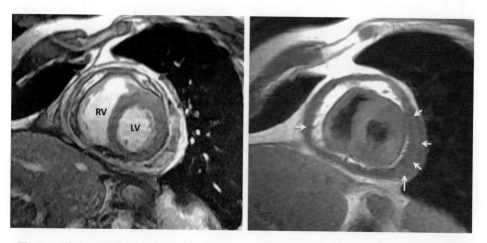

图 8-19　渗出-限制性心包炎导致的弥漫性心包增厚（左图，红色箭头）和心包积液（右图，白色箭头）。渗出-限制性心包炎是一种进展性疾病，可因心包积液诱发不同程度的血流动力学异常，并最终导致心包缩窄。尤其当心包穿刺引流无法使心包内压力降至正常时应疑诊本病。本例心包积液分析结果为含白细胞和红细胞的无菌性渗出液。LV，左心室；RV，右心室

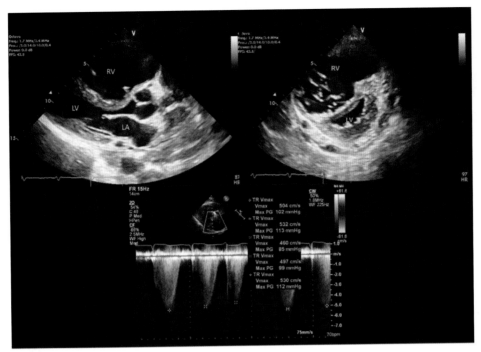

图 8-20　一例重度特发性肺动脉高压的 48 岁女性患者。超声心动图提示显著的右心室容量负荷和压力负荷过重，表现为右心室扩大和左心室偏小（上排左右两图），收缩期和舒张期室间隔扁平（D 形室间隔；右上图）。反映右心室和右心房之间压力阶差的三尖瓣反流速度显著升高至 5 m/s，并且右心房室压差达 100 mmHg，提示右心系统高压。LA，左心房；LV，左心室；RV，右心室。（见视频 8-18 和 8-19）

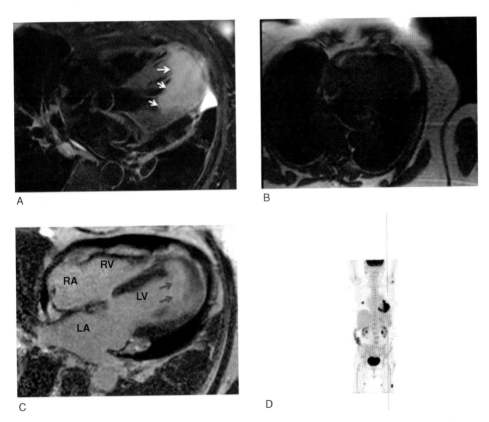

图 8-21　心脏转移性肿瘤。一例因胸痛就诊的患者心脏磁共振（MR）检查，心电图下壁导联 ST 段抬高。左心导管检查正常。心脏 MR 显示广泛性心肌水肿（**A**，白色箭头），首过灌注显著减低（**B**），钆注射后 10～15 min 可见心脏肿块内钆聚集（**C**，红色箭头）。**D.** 正电子发射断层扫描显示肺部肿块和心脏肿块内氟脱氧葡萄糖摄取增加，符合心脏转移性肿瘤。肺部肿块活检结果显示肺部腺鳞癌。LA，左心房；LV，左心室；RA，右心房；RV，右心室。（见视频 8-20 和 8-21）

第八章

无创影像学检查图集

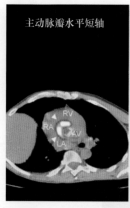
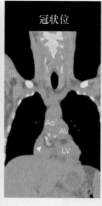
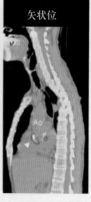

主动脉瓣水平短轴　　冠状位　　矢状位

图 8-22　氟脱氧葡萄糖（FDG）正电子发射断层扫描（PET）/计算机断层扫描（CT）显像。一例因发热就诊的 52 岁男性患者，既往主动脉瓣置换术，同时发现有副流感嗜血杆菌菌血症。PET/CT 多平面重建融合图像显示人工主动脉瓣周围 FDG 浓聚（箭头），提示瓣周脓肿。术中也发现瓣膜周围的脓性液体，其后患者进行了主动脉瓣置换术。Ao，主动脉；AV，主动脉瓣；LA，左心房；LV，左心室；RA，右心房；RV，右心室

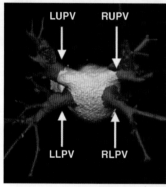
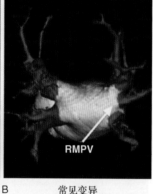

A　正常（4 肺静脉）　　B　常见变异（4 + RMPV）

图 8-23　心脏计算机断层扫描（CT）显示肺静脉走行。一例 62 岁伴有阵发性心房颤动症状的男性患者，肺静脉隔离术前行心脏 CT 检查了解肺静脉走行。三维影像重建显示（A）正常肺静脉解剖；（B）常见变异类型，可有孤立性右中肺静脉（RMPV）开口。LLPV，左下肺静脉；LUPV，左上肺静脉；RLPV，右下肺静脉；RUPV，右上肺静脉

视频 8-1

视频 8-2

视频 8-3

视频 8-4

视频 8-5

视频 8-6

视频 8-7

视频 8-8

视频 8-9

视频 8-10

视频 8-11

视频 8-12

视频 8-13

视频 8-14

视频 8-15

视频 8-16

视频 8-17

视频 8-18

视频 8-19

视频 8-20

视频 8-21

第九章　诊断性心导管检查及冠状动脉造影

Diagnostic Cardiac Catheterization and Coronary Angiography

Jane A. Leopold，David P. Faxon

（赵　红　曹成富　译）

　　诊断性心导管检查及冠状动脉造影是评估心脏及其血管解剖和生理学功能的金标准。1929 年，Forssmann 首次在人类证实了心导管检查的可行性。他将一根导尿管通过肘静脉插入到右心房中，并通过 X 射线拍摄下了导尿管在心脏中的位置。20 世纪 40 年代，Cournand 及 Richards 将此项技术用于评估心脏病患者的心功能。这三位医生在 1956 年获得了诺贝尔奖。1958 年，Sones 完成了首例选择性冠状动脉造影。他在进行左心室造影中经主动脉瓣回撤导管时，无意中将导管插入到右冠状动脉，并注入 40 ml 造影剂，清楚显示了右冠状动脉的解剖结构，而患者并未发生不良反应。Sones 进一步改良了冠状动脉造影导管。Judkins 使这一技术进一步完善，并获得了广泛的推广应用。在美国，心导管检查是第二常见的操作技术，每年进行超过 100 万人次。

心导管检查

适应证、风险和操作前管理

心导管术及冠状动脉造影用于评估症状性冠心病患者的严重程度，并决定行药物、手术或者介入治疗（表 9-1）。对于无创检查未能确定诊断的有症状患者，

表 9-1	心导管检查及冠状动脉造影的适应证
冠心病	
无症状或伴有症状	
无创检查提示预后不良	
心脏性猝死	
持续的（>30 s）单形性室性心动过速	
非持续的（<30 s）多形性室性心动过速	
伴有症状	
药物治疗的稳定型心绞痛，加拿大心脏病学会（CCS）分级 Ⅱ、Ⅲ、Ⅳ级	
急性冠状动脉综合征（不稳定型心绞痛及非 ST 段抬高型心肌梗死）	
不明原因胸痛并且无创检查可疑阳性结果	
急性 ST 段抬高型心肌梗死	
急诊经皮冠状动脉介入再灌注治疗	
持续或反复缺血	
肺水肿伴/不伴射血分数降低	
心源性休克或血流动力学不稳定	
急性心肌梗死后危险分层或负荷试验阳性	
机械并发症——二尖瓣反流、室间隔穿孔	
心脏瓣膜疾病	
疑似严重瓣膜疾病合并症状——呼吸困难、心绞痛、心力衰竭、晕厥	
需手术治疗的感染性心内膜炎	
伴有心脏扩大或射血分数降低的无症状性主动脉瓣反流患者	
心脏外科手术前疑似冠心病的患者	
充血性心力衰竭	
新发心绞痛或疑似冠心病	
新发不明原因心肌病或疑似冠心病所致	
先天性心脏病	
外科矫治术前，有症状或无创检查提示冠心病	
疑似先天性冠状动脉异常	
心包疾病	
疑似心脏压塞或限制型心肌病的症状性患者	
心脏移植	
术前及术后评估	
其他	
伴有心绞痛的肥厚型心肌病	
主动脉疾病合并需要治疗的冠状动脉疾病	

其可用于除外严重疾病。同时对于不明原因胸痛的患者，由此明确诊断对于进一步管理非常必要。对于先天性心脏病及心脏瓣膜疾病的年轻患者，如果不伴冠心病相关的症状或危险因素，并且无创检查明确的情况下，可不进行心导管检查。

择期进行的心导管检查风险相对较低，心肌梗死风险为 0.05%，脑卒中风险为 0.07%，死亡风险为 0.08%~0.14%。急性心肌梗死或者血流动力学不稳定的患者进行心导管检查时，上述风险显著增加。其他风险包括需电复律或药物治疗的心动过缓/心动过速、造成临时或长期透析治疗的急性肾衰竭、需外科修复的血管并发症，以及穿刺部位的大出血等。其中，血管穿刺部位的出血是最常见的并发症，发生率为 1.5%~2.0%，大出血事件可导致短期及长期预后不良。

如果患者能够理解并接受心导管检查的潜在风险，并且预期能挽救患者生命，心导管检查无绝对禁忌证。相对禁忌证包括：失代偿期心力衰竭、急性肾衰竭、需透析治疗的严重慢性肾功能不全、菌血症、卒中急性期、活动性胃肠道出血、严重的未纠正的电解质紊乱、对碘化造影剂的过敏反应/过敏样反应史、预期可能行介入治疗但对阿司匹林过敏或有支气管痉挛病史的患者。

应充分关注造影剂过敏或造影剂诱导的急性肾损伤。此不良事件可以发生在健康个体，采取相应预防措施可以降低事件发生的风险。造影剂过敏的发生率 <5%，严重过敏反应（临床与全身过敏反应难以鉴别，但非 IgE 机制介导）发生率为 0.1%~0.2%。轻度反应表现为恶心、呕吐以及荨麻疹。严重过敏反应可以导致低血压休克、肺水肿以及心脏呼吸骤停。曾有严重造影剂过敏病史的患者需应用糖皮质激素、抗组胺药（H_1 和 H_2 受体拮抗剂）进行预处理，研究显示，非离子型低渗造影剂发生过敏反应的风险相对较低。

造影剂诱导的急性肾损伤定义为造影剂应用 48~72 h 后血肌酐升高 >0.5 mg/dl 或较基线升高 25%。其发生率为 2%~7%，高危患者发生率为 20%~30%，高危因素包括糖尿病、充血性心力衰竭、慢性肾病、贫血、高龄。0.3%~0.7% 的患者需要进行透析治疗，其住院期间死亡率升高 5 倍。术前 3~12 h 及术后 6~24 h 采用 0.9% 生理盐水充分扩容可降低造影剂诱导的急性肾损伤发生率。术前应用 N-乙酰半胱氨酸不能降低造影剂诱导的急性肾损伤发生率，故目前已不作为常规推荐。糖尿病患者术前 48 h 应停用二甲双胍，避免二甲双胍导致的乳酸酸中毒风险。其他

能够降低肾损伤的方法包括术前 1 h 及术后 6 h 输注碳酸氢钠 [3 ml/(kg·h)]，使用低渗或等渗造影剂，减少造影剂使用总剂量（<100 ml）。

患者在心导管检查之前需空腹 6 h，术中静脉持续应用镇静剂，维持患者在操作过程中处于意识清醒的镇静状态。疑似冠心病的患者术前应口服 325 mg 阿司匹林。对于可能进一步行经皮冠状动脉介入治疗的患者，需联合口服另一种抗血小板药物：氯吡格雷（600 mg 负荷量，随后 75 mg 每日 1 次）或普拉格雷（60 mg 负荷量，随后 10 mg 每日 1 次）或替格瑞洛（180 mg 负荷量，随后 90 mg 每日 2 次）。既往卒中或短暂性脑缺血发作（TIA）病史的患者，避免应用普拉格雷。术前 2～3 天停用华法林，以将国际标准化比值（INR）降至<1.7，降低穿刺部位出血风险。心导管检查为无菌操作，术前无须预防性应用抗生素。

技术

心导管检查及冠状动脉造影可对心脏及冠状动脉进行详细的血流动力学及解剖学评估。检查方法的选择取决于患者的症状及临床情况，以及一些无创性检查的结果。

血管入路 心导管检查操作通过经皮介入技术进行，右心导管检查一般选择股静脉作为穿刺部位，左心导管检查一般选择股动脉为穿刺部位。通过导引导丝将柔韧的鞘管插入血管腔中，诊断性导管借此可进入血管内，并在透视下送入心脏。也可选择桡动脉或肱动脉作为穿刺点，尤其适用于合并累及腹主动脉、髂动脉、股动脉等周围动脉疾病，以及髂动脉严重扭曲、肥胖、要求术后早期下地活动等患者。桡动脉途径术后穿刺点出血并发症较低，因此受到越来越多的青睐。桡动脉穿刺前需进行 Allen 试验，以确保手掌为桡动脉和尺动脉双重供血。如果患者有下腔静脉滤器或需要进行长时血流动力学检测，右心导管检查时可选择穿刺颈内静脉和肘前静脉。

右心导管 用于测量右心系统压力。右心导管检查并不作为常规性操作，其适用于不明原因的呼吸困难、心脏瓣膜疾病、心包疾病、左心/右心功能不全、先天性心脏病以及疑似心腔内分流的患者。右心导管检查时，在透视下将右心漂浮导管顺序进入右心房、右心室、肺动脉、肺毛细血管（反映左心房压力），分别测量其压力，并获取血液样本进行血气分析检查，以检出心脏内分流。

左心导管 用于测量左心系统压力，反映左心室功能。透视下将左心导管通过降主动脉、主动脉瓣送

入左心室，直接测量左心室内压力。侧倾碟型人工主动脉瓣置换术后患者，禁忌进行经主动脉瓣心导管检查。此时，需在房间隔卵圆孔处采用带针尖导管，通过穿间隔技术穿刺后将导管从右心房送入左心房，并可由此通过二尖瓣进入左心室。这一技术同样适用于二尖瓣成形术后。在手术操作过程中需进行肝素化，避免导管壁上形成血栓脱落导致脑卒中风险。对于肝素诱导的血小板降低患者，在手术操作中可应用直接凝血酶抑制剂比伐卢定 [0.75 mg/kg 负荷量，1.75 mg/(kg·h) 维持量] 或阿加曲班 [350 μg/kg 负荷量，15 μg/(kg·min) 维持量]。

血流动力学

全面的血流动力学评估包括对左心、右心及外周动脉压力的测量以及估算心排血量（表 9-2）。压力波形可以提供重要的诊断信息。图 9-1 为正常的压力波

表 9-2	血流动力学检测正常值
压力（mmHg）	
右心房	
平均	0～5
a 波	1～7
v 波	1～7
右心室	
收缩压峰值/舒张末压	17～32/1～7
肺动脉	
收缩压峰值/舒张末压	17～32/1～7
平均	9～19
肺毛细血管楔压	4～12
左心房	
平均	4～12
a 波	4～15
v 波	4～15
左心室	
收缩压峰值/舒张末压	90～130/5～12
主动脉	
收缩压峰值/舒张末压	90～130/60～85
平均	70～100
阻力（dyn·s/cm⁵）	
外周血管阻力	900～1400
肺血管阻力	40～120
氧耗指数 [L/(min·m²)]	
动静脉氧含量差（vol%）	3.5～4.8
心脏指数 [L/(min·m²)]	2.8～4.2

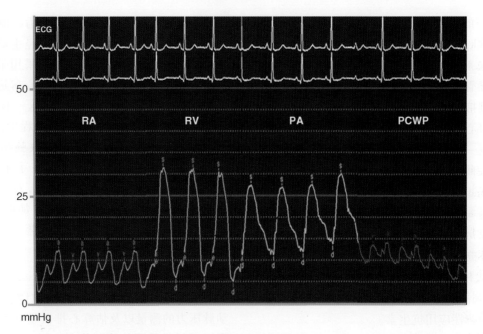

图 9-1　**右心导管检查时正常压力波形。**心房压力曲线有典型的 a 波和 v 波，a 波反映心房收缩，v 波反映心室收缩时心房压力变化。心室压力曲线为起始低压力的舒张充盈期及压力骤升的心室收缩期。d，舒张；s，收缩；PA，肺动脉；PCWP，肺毛细血管楔压；RA，右心房；RV，右心室

形图示。无心脏瓣膜疾病的情况下，舒张期时二尖瓣和三尖瓣开放，心房和心室间形同"单个腔室"；反之收缩期，肺动脉瓣和主动脉瓣开放，心室及其流出道亦被视为形同"单个腔室"。这个概念构成血流动力学检测和评估瓣膜狭窄程度的基础。主动脉瓣狭窄时，左心室和主动脉之间存在收缩压差；二尖瓣狭窄时，肺毛细血管（左心房）和左心室之间形成舒张压差（图 9-2）。通过测出心室收缩时由于不对称性室间隔肥厚所致的动态心室内压力阶差，得以鉴别主动脉瓣狭窄和肥厚型梗阻性心肌病。其测量方法为置入末端带

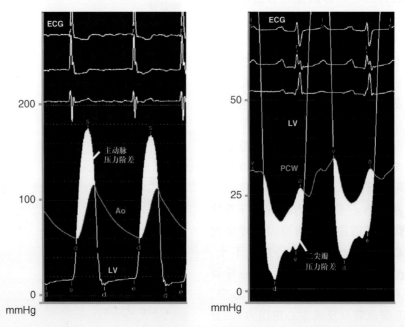

图 9-2　**严重主动脉瓣及二尖瓣狭窄。**同时记录左心室（LV）及主动脉（Ao）压力曲线，证实收缩期压力阶差 62 mmHg（阴影面积），与患者主动脉瓣瓣口面积（0.6 cm²）相符（左图）。同时记录左心室（LV）及肺毛细血管楔压（PCW）压力曲线，证实舒张期压力阶差 14 mmHg（阴影面积），与严重二尖瓣狭窄（二尖瓣瓣口面积 0.5 cm²）相符（右图）。d，舒张；e，舒张末期；s，收缩

孔的导管至左心室心尖部，回撤的同时连续记录压力；导管通过室间隔梗阻部位进入左心室心尖部后，可测得左心室心尖和主动脉之间的压力阶差。通过 Brockenbrough-Braunwald 征可确定肥厚型梗阻性心肌病，这是指室性期前收缩（早搏）之后，左心室-主动脉之间跨瓣压力增加，同时主动脉脉压下降。主动脉瓣狭窄时则无此现象。

瓣膜反流使得"接收"血液的心腔容量增加。严重二尖瓣、三尖瓣反流时，心室收缩时心房内血容量增加，导致 v 波增大（高于平均压 2 倍）。严重主动脉瓣反流引起主动脉舒张压降低及左心室舒张末压力增加，造成舒张末期主动脉及左心室内压力相等。

血流动力学监测也可以鉴别心脏压塞、缩窄性心包炎及限制型心肌病（表 9-3）。心脏压塞时，右心房压力增加，"y"降支下降或消失，提示舒张期右心房排空障碍，所有心腔在舒张期压力相等。缩窄性心包炎时，右心房压力升高，"y"降支突出，提示舒张早期右心室快速充盈。由于舒张期心室充盈突然中止，心室波形下陷后呈平台状或为"平方根"征；右心室及肺动脉压力升高。吸气时右心室及左心室压力改变不协调（右心室收缩压增加，左心室收缩压降低），为缩窄性心包炎最特异的血流动力学现象。限制型心肌病与缩窄性心包炎的鉴别点在于右心室及肺动脉收缩压明显升高（通常＞60 mmHg），左、右心室舒张压差＞5 mmHg（基线或急性容量负荷增加时），以及吸气时左、右心室舒张期充盈压协调改变（二者均呈增加）。

心排血量 心排血量可以通过 Fick 法或热稀释法测量。两种方法均在心导管检查时进行操作，一般认为存在三尖瓣反流及低心排血量时，Fick 法更为准确。Fick 法采用氧作为计算参量，其计算基于如下原理：器官所摄取或释放的物质含量（氧耗量）等同于其内的血流速度（心排血量）以及动脉和静脉循环内的物质含量差（动静脉氧含量差）的乘积。因此，Fick 法的计算公式可以表达为：

$$心排血量（L/min）= 氧耗量（ml/min）/动静脉氧含量差（ml/L）$$

每分钟的氧耗量以 125 ml×体表面积大致估算，动静脉氧含量差则首先计算氧饱和状态下的血氧含量［血红蛋白量（g/100ml）×1.36（ml 氧/g 血红蛋白）×10］，然后将其分别乘以动静脉的氧饱和分数来算得。热稀释法则需要向血液注射并充分混合某种外源性物质。目前实践中，热稀释法采用温度作为计算参量。将 10 ml 室温生理盐水注射入右心房内，通过一根带热敏装置的导管来测量肺动脉内的温度变化值，以此来计算心排血量。

血管阻力 体循环和肺循环的阻力计算借鉴了电学中的欧姆定律，即等于平均压力阶差除以平均血流速度（心排血量）。因此，体循环血管阻力的计算公式为［（平均主动脉压－平均右心房压）/心排血量］，所得的结果单位为 Wood 单位，再乘以 80 得到的单位则 dyn·s/cm^5。相同的，肺循环血管阻力为［（平均肺动脉压－平均肺毛细血管楔压）/心排血量×80］。氧、硝普钠、钙通道阻滞剂、前列环素和吸入一氧化氮可减低肺血管阻力。导管术中给予这些措施，可判断升高的肺血管阻力是否已经不可逆转。

表 9-3	心脏压塞、缩窄性心包炎、限制型心肌病中血流动力学变化			
	心脏压塞	缩窄性心包炎	渗出性缩窄性心包炎	限制型心肌病
心包腔压力	↑	↑	↑	正常
右心房压力	↑	↑	↑（心包穿刺后心包腔压力下降＜50%或未降至＜10 mmHg）	↑
右心房压力波形	x 降支明显 y 降支变小或消失	x、y 降支明显	x 降支明显 y 降支不如预期明显	y 降支明显
右心室收缩压	＜50 mmHg	＜50 mmHg	＜50 mmHg	＞60 mmHg
右心室舒张末压	与左心室舒张末压差＜5 mmHg	＞1/3 右心室收缩压 与左心室舒张末压差＜5 mmHg	＞1/3 右心室收缩压 与左心室舒张末压差＜5 mmHg	＜1/3 右心室收缩压 小于左心室舒张末压，二者压差≥5 mmHg
右心室压力波形	下陷和呈平台状 或"平方根"征	下陷和呈平台状 或"平方根"征	下陷和呈平台状 或"平方根"征	下陷和呈平台状 或"平方根"征
左、右心室压力随呼吸变化的节律	不协调	不协调	不协调	协调

瓣口面积 血流动力学的相关数据可通过 Gorlin 方程来计算瓣口面积，其等于流经瓣膜的血流面积除以瓣膜毗邻心腔的压力梯度。具体的计算公式为：瓣口面积＝[心排血量（cm³/min）/（收缩射血期或舒张充盈期时间×心率）]/（44.3 C×压力梯度的平方根），其中 C＝1（主动脉瓣）或 0.85（二尖瓣）。瓣口面积＜1.0 cm² 或平均压力阶差＞40 mmHg 则判定为重度主动脉瓣狭窄；而瓣口面积＜1.5 cm² 或平均压力阶差＞5～10 mmHg 则为中重度二尖瓣狭窄。伴有症状的患者，二尖瓣瓣口面积＞1.5 cm²，平均压力阶差＞15 mmHg，肺动脉压＞60 mmHg，或在运动后肺动脉楔压＞25 mmHg，也视为严重狭窄并需要干预。改良 Hakki 方程也能计算主动脉瓣瓣口面积。这个方程同样采用心排血量除以压力梯度的平方根计算。基于 Gorlin 方程得出的主动脉瓣瓣口面积，由于以流经瓣膜的血流量作为参量，因此对于心排血量较小的患者，必须考虑其瓣口面积减小是否真正反映固定狭窄，亦或是低心排血量和每搏量不足以完全开放瓣叶从而低估瓣口面积。在这种情况下，如有必要，慎重地应用多巴酚丁胺提高心排血量，重新评估主动脉瓣瓣口面积。

心腔内分流 对于先天性心脏病的患者，应识出其心腔内分流，并定位和量化其程度。出现无法解释的动脉氧分压降低或静脉氧分压增高的状况时，应考虑到心腔内分流。静脉系统氧分压增高时意味着左向右分流的可能，反之动脉系统氧分压降低则提示右向左分流。相邻两个心腔氧饱和度检测相差 5%～7% 提示存在分流。分流的严重程度可采用肺动脉血流（Q_P）和体循环血流（Q_S）比值确定，具体的计算公式为：Q_P/Q_S＝（体循环动脉血氧含量－混合静脉血氧含量）/（肺静脉血氧含量－肺动脉血氧含量）。对于房间隔缺损患者，分流比值＞1.5 视为严重，结合其他临床情况决定是否需要干预。对于室间隔缺损患者，分流比值≥2.0 提示左心室负荷超载，为外科手术修复的强适应证。

心室造影和主动脉造影

采用心导管技术进行心室造影可用于评价左心室功能。操作时将猪尾导管逆行从主动脉瓣送入左心室内，高速注射 30～45 ml 造影剂，使左心室腔在整个心动周期显影。通常在右前斜位投影下进行左心室造影，以评估室壁运动和瓣膜功能。正常的室壁运动在所有节段都是对称收缩的，运动减弱（hypokinetic）的节段收缩能力下降，无运动（akinetic）的节段不收缩，运动障碍（dyskinetic）的节段则收缩期时反常运动向外扩张（图 9-3）。心室造影也能观察到左心室内的动脉瘤、假性动脉瘤或憩室，也可用于评估二尖瓣脱垂和反流的程度。二尖瓣反流程度可以通过比较左心房内和左心室内的造影剂浊度来实现。微量造影剂反流进入左心房，二尖瓣反流程度评为 1＋；而当左心房内造影剂浊度高于左心室，并且 3 个心跳周期内造影剂反流到肺静脉内，则二尖瓣反流程度评为 4＋。左前斜位投影下进行左心室造影，还可用于检出室间隔缺损。通过计算收缩期和舒张期的左心室容积，可得出每搏量和心排血量。

心导管术中主动脉造影则可检出升主动脉的异常，包括动脉瘤性扩张和病变累及大血管的情况，以及主动脉夹层中真腔受内膜片挤压分隔出真腔和假腔。主动脉造影还可用于识别选择性造影未能发现的隐静脉桥血管，检出累及主动脉的分流（如动脉导管未闭），以及定量评估主动脉瓣反流程度，采用类似于二尖瓣反流 1＋～4＋的分级方法。

冠状动脉造影

选择性冠状动脉造影通过心导管实现，用于了解冠状动脉的解剖，评估冠状动脉及其桥血管的病变程度。操作采用经特殊塑形的导管，放置到左、右冠状动脉开口处，并手动注入不透射线的造影剂，记录其充盈管腔过程的动态影像。由于冠状动脉的三维空间分布，并且随着心动周期位移，血管造影过程采取多角度投照，全面呈现血管显影图像，以避免重叠或遗漏。

正常人群中，冠状动脉的解剖呈高度差异，通常具有两个冠状动脉开口和三支主要冠状动脉血管——左前降支、左回旋支和右冠状动脉，左前降支和左回旋支由左主干共同分出（图 9-4）。当房室结支、后降支和后外侧支均起源于右冠状动脉时称为右优势型，见于约 85% 的人群。反之，这些分支起源于左回旋支时则为左优势型，人群中约占 5%。其余约 10% 则为均衡型，这些血管起源于左或右冠状动脉。一些患者中，可见左主干直接发出中间支，其属正常变异。冠状动脉畸形可见于 1%～2% 的人群，以左前降支和左回旋支的主动脉开口分离最为常见（0.41%）。

冠状动脉造影使得冠状动脉狭窄能够在可视状态下进行评估。狭窄的程度采用百分比来衡量，将一个分支的最狭窄处同近端和远端的"正常节段"进行比较，如果狭窄大于 50% 被视为有意义的狭窄（图 9-5）。定量冠状动脉造影能够更为精确地评估狭窄程度，

舒张期 　　　　　　　　　　　收缩期

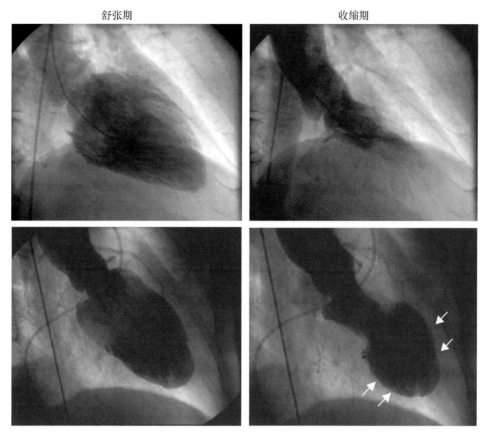

图 9-3 　**舒张末期（左）和收缩末期（右）的左心室造影。**上排图像是左心室功能正常患者的造影图，整个心室收缩协调对称。下排图像则是一例患有冠心病和前壁心肌梗死的 60 岁男性患者，图中可见室壁运动异常；在收缩期，前壁、心尖部以及下壁均无运动（白色箭头所示）

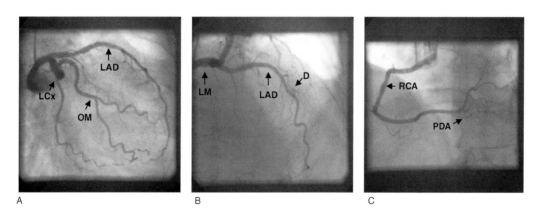

图 9-4 　**正常冠状动脉的造影图示。A.** 造影图见左回旋支（LCx）和其分出的钝缘支（OM）。图上的左前降支（LAD）由于透视方位原因，从视觉上短于实际长度；**B.** 在头位视图，LAD 和其分出的对角支（D）得到最完整的呈现。同时左主干（LM）也可被显示；**C.** 右冠状动脉（RCA）及由其分出的后降支（PDA），图中可见此患者呈右优势型

从而减少狭窄被高估的可能性。心肌桥通常发生于左前降支，这种情况下本应在心脏表面走行的血管被心肌所包绕，收缩期时会受到明显的压迫，往往被误认为是明显的冠状动脉固定狭窄。两者之间的鉴别要点为，心肌桥内的血管舒张期会恢复到正常管径。冠状动脉的钙化可在注射造影剂前就被观察到。另外，也

可显示从一支冠状动脉桥接另一支严重狭窄或完全闭塞冠状动脉远端的侧支循环。心肌梗死溶栓（thrombolysis in myocardial infarction，TIMI）血流分级，通过造影剂完全充盈冠状动脉的相对时间来评价狭窄的严重程度，TIMI 1 级（少量充盈）或 2 级（延迟充盈）都说明冠状动脉存在狭窄。

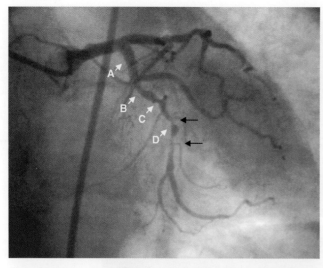

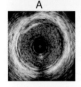 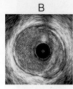 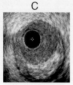 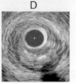

A   B   C   D

图 9-5 冠状动脉造影和血管内超声下所见的血管狭窄。上图中黑色箭头所示为血管狭窄处。下排图为血管内超声图像，A 所示为正常血管图像，B 和 C 所示为偏心斑块，D 所示为明显狭窄和近乎闭塞的管腔。血管内超声图像中，黑色圆心为超声导管的影像

血管内超声、光学相干断层成像以及血流储备分数

冠状动脉造影中，临界狭窄（40%～70%）、模糊病变，以及与患者症状不平行的病变，可能需要进一步的检查。这些情况下，血管内超声（intravascular ultrasound，IVUS）提供了一个更加精确的冠状动脉解剖和狭窄评估手段（图 9-5）。具体的方法，是将头端带有 40 mHz 探头的柔韧导管在导引导丝的指引下送入冠状动脉。导管传输回来的数据可以反映动脉粥样硬化斑块的精微图像，测量管腔内径，测量血管大

小，亦可以用于经皮冠状动脉术中和术后评估管腔的狭窄程度，指导支架精确定位。光学相干断层成像（optical coherence tomography，OCT）也是导管成像技术，通过频率接近红外线的光源生成图像，其空间分辨率优于 IVUS。然而，OCT 的成像深度较浅，其优于 IVUS 的长处在于高清晰地呈现动脉粥样硬化斑块特征（脂质、纤维帽），并可精确评估冠状动脉支架的定位、贴壁和通畅度（图 9-6）。

血流储备分数则提供了狭窄血管的功能状况，相对于影像技术，它对患者的长期预后有更精确的预测价值。其计算方式是在血管最大舒张期，将狭窄远端的压力除以狭窄近端的压力所得到的比值。血流储备分数是用冠状动脉压力传感导丝在静息状态和注射腺苷后最大充血状态时测量的。血流储备分数＜0.80 提示具有血流动力学意义的显著狭窄，将会受益于介入治疗。

术后处理

检查完成以后，可将导管鞘从血管中撤出。如果采用的是股动脉入路，术后应当采用人工压迫止血，也可以采用胶原栓、套夹或缝合的方式进行止血，后者减少了绝对卧床的时间（从 6 h 减为 2～4 h），同时也增加了患者的舒适度，但在术后并发症方面并没有显示比人工压迫止血更为优越。而通过桡动脉入路的患者，卧床时间仅需 2 h。如果患者是在门诊进行心导管术，术后的卧床需在监测下进行，并且应当嘱咐患者回家后多饮水促进造影剂排出，避免剧烈运动，并且按时观察伤口有无出血等并发症。对于合并其他系统疾病的高危患者，心导管术中发生并发症或置入支架的患者，应当延长住院日至次日。术后早期的低血压可能与补液治疗不充分或术后穿刺部位出血相关。对于术中接受了超过 2 Gy 照射的患者，应当注意有无红斑体征，而如果辐射剂量超过 5 Gy，建议术后 1 个月内随诊患者的皮肤损伤情况。

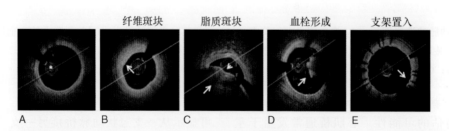

纤维斑块   脂质斑块   血栓形成   支架置入

A   B   C   D   E

图 9-6 光学相干断层成像（OCT）的图像。A. 图中可见冠状动脉管腔内 OCT 所用导管（*），以及局限性新生内膜的形成。相对于血管内超声，内膜成像分辨率很高，但中膜和外膜层显像则较差。B. 图中箭头所示为纤维斑块，其特征为高亮信号。C. 血管管腔内被富含脂质的大块偏心斑块阻塞。由于脂质吸光度较高，富含脂质的斑块一般呈暗色区域，边界不清（箭头所示）。斑块被薄纤维帽所覆盖（无尾箭头），为典型的易损斑块。D. 箭头所示为附着在破裂斑块上的血栓突入管腔。E. 贴壁良好的冠状动脉支架，支架金属丝呈短亮线状，其后方信号衰减（箭头）

第三部分 心律失常
SECTION 3 DISORDERS OF RHYTHM

第十章 心脏电生理概论
Principles of Electrophysiology

David D. Spragg, Gordon F. Tomaselli

（刘元生 刘丽华 译）

历史及简介

早在 20 世纪初，随着 Einthoven 心电图（ECG）的发展，开创了心脏电生理领域。随后通过对心肌细胞膜电流的记录，证实体表心电图是心房和心室细胞动作电位的时间总和。到 20 世纪 60 年代末，腔内电图记录技术的发展，特别是希氏束电图的记录，标志着现代临床电生理学的开始。20 世纪 90 年代早期开始采用射频技术消融心脏组织预示着介入心脏电生理学的诞生。

早在 19 世纪末人们就已认识到：临床上室性心律失常引发猝死的最常见原因是冠状动脉闭塞。这个令人棘手的问题，推进了许多药物和非药物治疗发展，包括经胸除颤器、心脏按压，以及最近出现的埋藏式心脏复律除颤器等。随着时间的推移，抗心律失常药物治疗的局限性在临床试验中反复突显，故而现在的射频消融和设备植入已成为许多心律失常的一线治疗手段。

近 20 年以来，多种遗传性心律失常的遗传基础得以阐明，对于揭示病因机制具有重要意义，不仅是罕见的遗传性心律失常，也包括其他较常见类型心脏疾病中所观察到的类似心律失常。

生理学概述

正常的心脏冲动是由位于右心房和上腔静脉交界处的窦房结中的起搏细胞产生的（参见图 5-1）。冲动从窦房结传导到解剖结构复杂的心房时速度缓慢〔但快于房室结（atrioventricular node，AVN）部位的传导〕，其形成体表心电图记录到的 P 波（参见图 5-2）。当冲动通过解剖和功能异质性 AVN 传导时可有明显的延迟。心房激动和 AVN 传导延搁所需时间可用心电图上的 PR 间期来表示。AVN 是正常心脏心房和心室之间唯一的电传导通路。电冲动经 AVN 发出后传导到希-浦系统，特别是希氏束，然后再到左、右束支，最后到浦肯野纤维网，引起心室肌激动。正常情况下，心室迅速有序被激动，其时长即为浦肯野纤维网的激动过程，在体表心电图上形成 QRS 波群（参见图 5-2）。但心肌电兴奋性恢复较慢，受局部动作电位激活时间和持续时间的控制。由于心室的心外膜动作电位激活时间和持续时间相对较短，复极化首先发生在心外膜表面，然后才是心内膜复极，心电图上记录到与 QRS 波主波方向相同的 T 波。心室肌激活和恢复的持续时间是由动作电位的持续时间决定的，其在体表心电图上用 QT 间期来表示（参见图 5-2）。

心肌细胞与神经元和骨骼肌细胞（动作电位时程 $1\sim5$ ms）相比，其具有特征性长时程动作电位（$200\sim400$ ms）。心肌细胞的动作电位曲线由多个不同的时间和电压依赖性离子流的协同活动形成（图 10-1A）。这些离子流由跨膜蛋白携带，跨膜蛋白可通过选择性的孔隙（离子通道）将离子沿着电化学梯度被动传导，或逆电化学梯度主动转运（泵、转运体），或通过生电方式交换离子种类（交换体）。

心脏上不同区域心肌细胞的动作电位也不同。心脏动作电位的区域差异是由于不同细胞类型所表达的离子通道蛋白的数量和类型不同造成的。此外，起搏细胞和心肌细胞中各具独有的活跃离子流。但是，这些离子流对心脏不同区域的同类细胞的作用可能并不尽相同（图 10-1A）。

离子通道的结构非常复杂，多个亚基跨膜糖蛋白的开放和关闭，与许多生物刺激有关：如膜电压的变化、配体结合（直接与通道或 G 蛋白偶联受体结合）和机械变形（图 10-2）。其他离子动力交换体和转运体也对心肌细胞的兴奋性有重要作用。离子泵可建立和维持跨细胞膜的离子梯度，形成电流通过离子通道的驱动力。而有些转运体或交换体并非以电中性方式移动离子，例如 Na^+-Ca^{2+} 交换体可内向转运 1 个 Ca^{2+} 同时向外转运 3 个 Na^+，因而具有生电效应，并直接引起动作电位曲线形成。

心脏中表达最丰富的离子通道超家族是电压门控离子通道。所有电压依赖性离子通道均具有数个常见的结构成分。第一，其构成形式呈模块化，通常由 4 个

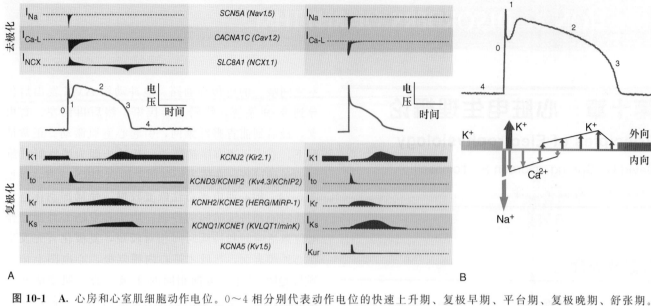

图 10-1　A. 心房和心室肌细胞动作电位。0～4 相分别代表动作电位的快速上升期、复极早期、平台期、复极晚期、舒张期。离子流及其各自基因分别在动作电位图示的上、下方标明。心房和心室肌细胞的动作电位中的离子流不同。B. 心室肌细胞动作电位；动作电位各相离子流图解。K^+ 电流（I_{K1}）是动作电位 4 相的主要电流，其决定了心肌细胞的静息膜电位。而 Na^+ 电流形成动作电位上升期（0 相）；复极早期（1 相）主要是 I_o 激活以及 Na^+ 电流失活产生；平台期（2 相）是由复极 K^+ 电流和除极 Ca^{2+} 电流平衡产生；复极晚期（3 相）是由于 K^+ 电流（主要是 I_{Kr} 和 I_{Ks}）持续激活而 Ca^{2+} 电流失活产生

同源性亚基（如 K^+ 通道）或 4 个内部同源结构域（如 Na^+ 通道和 Ca^{2+} 通道）组成。第二，蛋白质折叠出现在一个由氨基酸排列形成的中心孔周围，并在某一特定通道家族中表现出高度的保守性（例如，所有的 Na^+ 通道都有非常相似的 P 段）。第三，门控策略普遍高度保守（随细胞膜电压变化开放或关闭）。其中带有正电荷残基的第四跨膜节段（S4），位于细胞膜区域内，可随细胞去极化而发生运动，并打开通道。第四，绝大多数离子通道复合体不仅包括成孔蛋白（α 亚基），也包括可修饰通道功能的辅助亚基（如 β 亚基）（图 10-2）。

　　Na^+ 通道和 Ca^{2+} 通道是心房和心室去极化电流的主要载体；这些电流的失活以及复极化 K^+ 电流的激活可使心肌细胞发生超极化，并重新恢复负向静息膜电位（图 10-1B）。平台期是微小电流流动的时间，而且去极化或复极化电流变化相对较小，对动作电位的形状和时程具有显著影响。这些通道蛋白亚基突变会产生致心律失常的动作电位改变，引起长 QT 综合征、短 QT 综合征、Brugada 综合征、特发性心室颤动、家族性心房颤动和一些类型的传导系统疾病。

心律失常的发生机制

　　心律失常是由电冲动产生、传导异常或两者同时异常引起的。其中，缓慢性心律失常通常是发生在窦房结水平的冲动形成障碍或任何水平的冲动传导障碍，包括窦房结出口阻滞、AVN 传导阻滞和希-浦系统传导受损。快速性心律失常可根据其发生机制进行分类，包括自律性升高（心房、交界性或心室起搏细胞自动去极化）、触发性心律失常（动作电位的 3 相或 4 相，即心脏复极化过程中或复极结束后立即发生的后除极引起）或折返（去极化波环形扩布）。经侵入性电生理检查中进行的各种标测和起搏操作通常可确定快速性心律失常的基本机制（表 10-1）。

　　冲动产生改变：自律性　窦房结（SA）、房室结（AV）、希-浦系统、冠状静脉窦和肺静脉部位起搏细胞的舒张期自动（4 相）去极化构成其自律性特征。4 相去极化是由许多离子流的协同作用产生的，包括 K^+ 电流、Ca^{2+} 电流、生电性 Na-K-ATP 酶、Na-Ca 交换体及特种（funny）电流或起搏电流（I_f）；然而，这些电流的相对重要性仍然存在争议。

　　4 相去极化速率和起搏细胞的脉冲发放频率呈动态调节过程。动作电位 4 相的调节因素中尤为突出的是自主神经系统张力。其中，副交感神经系统激活产生的负性变时效应是由于乙酰胆碱释放并与毒蕈碱受体结合，释放 G 蛋白 βγ 亚基，进而激活窦房结和心房细胞的 K^+ 电流（I_{KACh}）。K^+ 电导增加可降低膜的去极化，减缓动作电位 4 相的上升速率。相反，交感神经

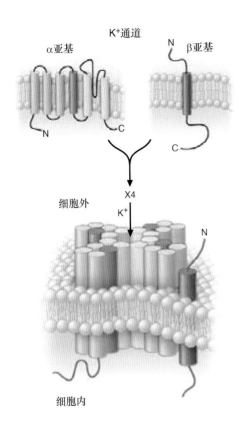

K⁺通道

α亚基　　　　　　　β亚基

细胞外

X4

K⁺

细胞内

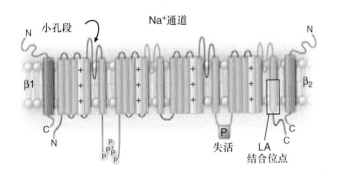

Na⁺通道

小孔段

β1　　　　　　　　　　　　　　　　　　　β2

失活

LA
结合位点

Ca²⁺通道

图 10-2　电压依赖性离子通道的结构和亚基成分。 K⁺ 通道由 4 个 α 亚基（成孔蛋白）以及 1 个或多个 β 亚基组成（图中为展示清晰仅显示单个 β 亚基）。Na⁺ 通道和 Ca²⁺ 通道由具有 4 个同源结构域的 α 亚基和 1 个或多个辅助亚基组成。所有离子通道中，第 5 次和第 6 次跨膜蛋白环在每个亚基或结构域方向重复形成离子选择孔。其中，Na⁺ 通道中这些离子孔道是磷酸化的靶点，而第 3 和第 4 同源结构域之间的连接对通道的失活至关重要，而第 4 结构域中的第 6 跨膜蛋白方向重复，这对结合具有局麻作用的抗心律失常药物十分重要。Ca²⁺ 通道是一个多亚基蛋白复合体，α1 亚基形成中间的孔状结构，其是药物结合的主要区域

表 10-1	心律失常的发生机制		
电生理特性	分子组成	发生机制	心律失常类型
单细胞水平			
冲动产生			
自律性	I_f、I_{Ca-L}、I_{Ca-T}、I_k、I_{k1}	4 相抑制/加速	窦性心动过缓，窦性心动过速
触发活动	钙超载、I_{TI}	DADs	洋地黄中毒，再灌注性 VT
	I_{Ca-L}、I_k、I_{Na}	EADs	先天/获得性尖端扭转型室性心动过速
兴奋性	I_{Na}	0 相抑制	缺血性 VF
	I_{K-ATP}	AP 兴奋性缩短，不能兴奋	
	I_{Ca-L}	抑制	AVB
复极化	I_{Na}、I_{Ca-L}、I_k、I_{k1}、Ca^{2+} 稳态	AP 延长、EAD、DAD	多源性 VT（HF、LVH）
	I_{Ca-L}、K⁺ 通道、Ca^{2+} 稳态	AP 缩短	AF
多细胞水平			
细胞偶联	连接蛋白（CX43）、I_{Na}、I_{K-ATP}	偶联减少	缺血性 VT/VF
组织结构	细胞外基质、胶原蛋白	可激动间隙折返、功能性折返	单形性 VT、AF

缩写：AP，动作电位；AVB，房室传导阻滞；DAD，迟后除极；EAD，早后除极；HF，心力衰竭；LVH，左心室肥厚；VF，心室颤动；AF，心房颤动；VT，室性心动过速

系统张力增加时，心肌儿茶酚胺水平增加，并可同时激活 α 和 β 肾上腺素能受体。其中，β1 肾上腺素能刺激主要作用于起搏细胞，可增加 L 型 Ca²⁺ 电流（I_{Ca-L}）和 I_f 电流，从而增加动作电位 4 相的斜率。交感神经系统兴奋性增强可以显著提高窦房结细胞的冲动发放频率，产生窦性心动过速，心率＞200 次/分。相比之下，浦肯野细胞的冲动发放频率增加有限，很少产生心率＞120 次/分的快速性室性心律失常。

　　正常的心脏自律性容易受到许多与心脏病相关的其他因素的影响。其中，低钾、心肌缺血可降低 Na-K-ATP 酶活性，从而降低背景复极化电流，增强 4 相舒张期去极化，最终导致起搏细胞自发冲动发放频率增加。细胞外钾的适度增加也可使最大舒张压电位负值减小，从而提高起搏细胞的冲动发放速率。然而，[K⁺]_o 的显著增加可引起膜电位去极化，使心肌不能兴奋。

　　当正常窦房结起搏细胞功能障碍时，潜在异位起搏细胞的自律性正常或增强，可产生逸搏心律。这些起搏细胞由快速节律抑制可引起细胞内 Na⁺ 负荷

（[Na$^+$] i）增加，并通过 Na-K-ATP 酶使 Na$^+$ 从细胞内排出，使背景复极化电流增加，4 相舒张期去极化减缓。当心率较慢时，由于 Na-K-ATP 酶作用，[Na$^+$]$_i$ 降低，使舒张期去极化速度逐渐加快，心动过速频率逐渐增加（温醒现象）。而超速抑制和温醒现象是所有自律性心动过速的特征，但并非都能观察到。当异常冲动传导进入自律性增强的组织（传入阻滞）可减慢或消除自律组织的超速抑制和温醒现象。

自律性异常可引起房性心动过速、加速性室性自主心律和室性心动过速，特别是与心肌缺血再灌注有关的室性心动过速。也有人认为缺血心肌边缘的损伤电流可能会使邻近的非缺血组织去极化，从而引起自律性室性心动过速。

后除极和触发自律性 触发自律性或活动是指依赖于后除极形成的冲动（图 10-3）。后除极是发生在动作电位期间（早后除极，early afterdepolarizations，EAD）或动作电位结束后（迟后除极，delayed afterdepolarizations，DAD）的膜电位振荡。

DAD 诱发的常见细胞特征是细胞质和肌质网中 Ca^{2+} 负荷增加。洋地黄中毒、儿茶酚胺增加和心肌缺血时都能显著增加心肌细胞内 Ca^{2+} 而产生 DAD。除此之外，缺血心肌中溶血磷脂积聚，使 Na$^+$ 和 Ca^{2+} 超载，也被认为是 DAD 和触发活动产生的一种机制。还有来自受损区域的心肌细胞或发生心肌梗死后存活的心肌细胞可能会从肌浆网中自发性释放 Ca^{2+}，这可能会引起细胞内 Ca^{2+} 升高的"钙波"和心律失常。

EAD 发生在动作电位时限期间，可阻断心肌细胞的有序复极化。传统上，EAD 被认为是由动作电位时限延长和去极化电流再次激活引起，但最新实验证据

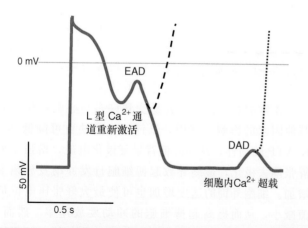

图 10-3 早后除极（EAD）和迟后除极（DAD）的动作电位示意图。后除极是指心肌细胞的自动去极化过程。早后除极发生在动作电位 2 相和 3 相结束之前，干扰心肌复极过程。而迟后除极发生在复极结束后的动作电位 4 相。早后除极和迟后除极的细胞机制是不同的（参见正文）

表明，细胞内 Ca^{2+} 超载与 EAD 之间存在一种既往从未被重视的相互作用关系。当动作电位时限延长时，细胞质 Ca^{2+} 可增加。反过来，又可增强 L 型 Ca^{2+} 电流，进一步延长动作电位持续时间，并提供内向电流驱动 EAD 产生。动作电位时限延长使细胞内 Ca^{2+} 超载也可能增加 DAD 发生的可能性。细胞内 [Ca^{2+}]、EAD 和 DADs 之间的相互关系可能是 Ca^{2+} 超载时心脏（例如，心肌缺血或充血性心力衰竭）易发生心律失常的一种解释，特别是在应用延长动作电位时限的药物时。

EAD 触发性心律失常呈频率依赖性。一般来说，当动作电位时限较长时，EAD 的振幅增大速率较慢。事实上，EAD 发生的一个基本条件就是动作电位时限和 QT 间期延长。当低钾血症、低镁血症、心动过缓以及更常见于药物时，均可能使 EAD 产生，这往往见于动作电位时限延长的情况下。其中，Ⅰa 类和Ⅲ类抗心律失常药物（见下文）可引起动作电位时限和 QT 间期延长，这些药物治疗时常常又可引起心律失常。而非心源性药物如吩噻嗪、非镇静类抗组胺药和一些抗生素也可延长动作电位时限，并易诱发 EAD 介导的触发性心律失常。[K$^+$]$_o$ 降低反而可减小心室肌细胞膜 K$^+$ 电流（特别是延迟整流 K$^+$ 电流，I$_{Kr}$），从而解释低钾血症会导致动作电位时限延长和 EAD。实际上，先天性长 QT 综合征（LQTS）患者和药物诱发的获得性 QT 间期延长患者中，补钾治疗可缩短 QT 间期。

EAD 介导的触发活动可能是先天性和获得性 LQTS 患者发生特征性多形性室性心动过速即尖端扭转型室性心动过速（TDP）的基础。而结构性心脏病，如心肌肥厚和心力衰竭，也可延迟心室复极（电重构），并易诱发与复极异常相关的心律失常。心肌肥厚和心力衰竭时的复极异常常因同时使用药物治疗和电解质紊乱而加重。

冲动传导异常：折返 最常见的心律失常机制是由异常的电冲动传导引起的折返，即激动波围绕不可激动部位形成折返环。折返形成需要围绕不可激动区域的两条电生理特点不同的冲动传导径路（图 10-4）。折返可以发生在固定的解剖结构周围，如心肌瘢痕，并以一种稳定的心肌去极化模式沿顺行和逆行折返环传导。这种折返形式，被称为解剖性折返或可激动间隙折返（见下文），当去极化波前传遇到逆行传导径路发生单向阻滞时而引起，去极化波传导在顺行径路上发生延迟如持续时间足够长时，使逆行传导径路得以恢复，此时去极化波可重新进入折返环的逆行传导径路。而且持续性折返需要去极化组织的功能尺寸或心动过速波长（λ＝传导速度×不应期）适合折返环的解

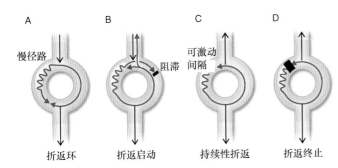

图 10-4 折返示意图。A. 折返环形成需要有两条径路，其中一条为慢径路。B. 提早出现的激动在快径路被阻断，而经慢径路前传，然后快径路不应期恢复，使激动可逆向重新进入快径路而形成折返。C. 当形成持续性折返时，激动波的头端和其恢复期的尾部形成一个可激动间隙。D. 折返终止的机制之一，即折返环的传导和恢复期的特征发生改变，使激动波的头端和恢复期的尾部相碰撞，就会终止心动过速发作

剖总长度，又称为路径长度。当折返环的路径长度超过心动过速的波长 λ，激动波头端和不应期尾部之间的区域称为可激动间隙。从解剖学角度，可激动间隙折返可解释几种临床上重要的心动过速，如房室折返性心动过速、心房扑动、束支折返性室性心动过速和心肌瘢痕组织中的室性心动过速。

此外，折返性心律失常也可发生在心脏没有可激动间隙和心动过速波长与路径长度几乎相同的情况下。在这种情况下，激动波峰通过部分不应期组织传播，且没有固定的解剖障碍，也没有完全的可激动间隙；这被称为主导环折返，是一种功能性折返（折返取决于组织的功能特性）。主导环折返与可激动间隙折返不同，其没有固定的解剖环路，因此不可能通过起搏或破坏部分回路来终止心动过速。此外，主导环折返环路往往不如可激动间隙折返性心律失常的环路稳定，折返环长度变化大，容易终止。已有充分的证据表明，节律性较差的心律失常，如心房颤动和心室颤动，与心脏的较复杂激动有关，往往由功能性折返引起。

折返性心律失常的导管消融和药物治疗旨在破坏心律失常的解剖环路或改变心律失常环路的波长和路径长度之间的关系，以消除病理性传导。例如，具有延长动作电位时限的Ⅲ类抗心律失常药物，如果可充分延长激动波长 λ 使其不再适合该解剖环路，则可有效治疗心律失常。而导管消融的目的通常是识别和破坏折返环路的一条关键径路，如对典型右房扑动治疗过程中的三尖瓣峡部进行消融。由于功能性折返时心肌激动径路不明确，这些心律失常的消融往往以触发点（如心房颤动导管消融时的肺静脉电位）为靶点，

而不是解剖环路。

此外，结构性心脏病与心肌传导和不应期改变有关，这些改变可增加折返性心律失常的发生风险。例如，慢性缺血心肌细胞可使缝隙连接通道蛋白（connexin 43）表达下调，该蛋白负责细胞间离子流传导。当心肌梗死和心力衰竭时，心室肌的边缘区不仅出现离子流的功能改变，而且发生组织重塑和缝隙连接分布改变。缝隙连接通道的表达和分布变化，以及心肌组织水平结构的明显改变，可使折返性心律失常的传导减慢，并可加重慢性冠状动脉疾病。老年人心房肌传导发生改变，表现为心房碎裂电图，极大程度促进折返基质的形成，这可能是老年人心房颤动常见的发病基础。

临床诊治思路：
心律失常

对疑诊心律失常患者的评估要高度个体化；但病史和心电图这两个关键特征是指导诊断和治疗的关键。临床上心律失常患者可有广泛的临床表现，从无症状的心电图异常到心搏骤停后存活不等。一般来说，症状越严重，评估和治疗就要越积极。其中，意识丧失往往被认为是心源性的，常常需要彻底寻找病因以及侵入性设备支持治疗。对于有结构性心脏病和既往有心肌梗死病史的患者，处理晕厥或室性心律失常的方法会有所改变。伴有严重室性心律失常或过早猝死家族史，将影响对疑似遗传性心律失常患者的诊断评估。

体格检查的重点在于明确是否存在与特定心律失常相关的心肺疾病。虽然无明显心肺疾病，但不一定就提示心律失常是良性的。相比之下，当存在严重心脏或肺部疾病时，若出现心悸、晕厥或先兆晕厥的临床表现则提示预后更差。此外，体格检查还可发现持续性心律失常，如心房颤动。

无创诊断检查的正确使用是评价心律失常患者的一个重要方法，其中心电图是最重要的检查手段，特别是在患者出现症状时记录的心电图。静息心电图上可能会发现不常见但具有诊断价值的电生理紊乱信号，如沃尔夫-帕金森-怀特（WPW）综合征中的 δ 波、QT 间期延长或缩短、Brugada 综合征的右胸前导联 ST 段异常，以及致心律失常性右心室发育不良的 ε 波。而且体表心电图记录的心电图变化可以提供有关心律失常的基质和触发的重要信息。动态心电图（Holter）监测和事件记录，无论是连续的还是间断的，可较长时间记录体表心电图，提

高了对症状发生期间观察心律失常的可能性。Holter 监测在评估日常症状可归因于心律失常或量化某一特定心律失常现象（如室性早搏数量）方面特别有用。当心律失常引起的症状出现频率较低时（如每个月几次），需对患者进行动态事件监测，由于监测仪通常是由患者自身激活的，因此最适合用于将患者的症状与心律失常联系起来。植入式长程心电监测可对诊断和评估疗效进行长时程遥测监测。此外，植入式监测仪通常用于评估一些恶性症状，这些症状很少发生且在诊断性电生理检查中无法被引出。

运动试验对判断心肌缺血的存在有重要作用。最近，运动试验过程中 QT 间期的形态学分析已被用于严重室性心律失常发生风险的评估。运动试验尤其适用于活动中出现症状的患者。除此之外，心脏成像在检出和明确心肌结构异常特征中起着重要作用，这些心肌结构异常可能使心脏更容易出现心律失常。例如，室性心动过速更常发生在心室收缩功能障碍和心室扩张、肥厚型心肌病和浸润性疾病（如结节病）患者中。而室上性心律失常可能与特定的先天性基础有关，如先天性三尖瓣下移畸形（Ebstein 畸形）患者可发生房室折返性心律失常。超声心动图是筛查心脏结构和功能障碍的常用影像学技术。心肌磁共振成像正越来越多地用于筛查致心律失常性右心室心肌病患者的心肌瘢痕程度、纤维脂肪浸润，以及其他影响心律失常易感性的结构改变。

直立倾斜试验（HUT）往往用于评估怀疑迷走神经张力过高或血管抑制可能发挥重要作用的晕厥患者。但对直立倾斜试验的生理反应尚不完全清楚；然而，血容量重新分配和心室收缩力增加的发生是一致的。直立倾斜试验中可引起中枢反射过度激活，产生基础心率随之增快的典型反应，然后血压下降，心率下降，呈神经介导性低血压的特征。直立倾斜试验反映的其他情况见于直立性低血压和自主神经功能不全的患者。但直立倾斜试验常用于反复晕厥的患者，虽然直立倾斜试验也可用于单次晕厥发作并伴有损伤的患者，特别是无结构性心脏病的人群。而对于有结构性心脏病的人群，直立倾斜试验适用于有晕厥但排除其他原因的患者，如心搏骤停、快速性室性心律失常。此外，直立倾斜试验也可用于反复发作的特发性眩晕、慢性疲劳综合征、反复发作的短暂性脑缺血发作和老年人病因不明的反复跌倒患者的诊断和治疗。重要的是，直立倾斜试验对于冠状动脉近端狭窄的严重冠心病、已确诊的严重脑血管疾病、严重二尖瓣狭窄及左心室流出道梗阻（如主动脉狭窄）的患者，均是相对禁忌证。

心脏电生理检查是知悉和治疗许多心律失常的关键，其作为侵入性措施，实际上同时具备诊断和治疗用途。心脏电生理检查的适应证包括以下几类：用于明确心律失常的发生机制；实施导管消融治疗；以及阐明可能由于心律失常所致症状（如晕厥、心悸）的病因。心脏电生理检查内容包括：静息和应激（心率或药物）状况下的传导间期测量，以及干预操作下（起搏和药物）诱发心律失常。目前已经研发多种精密的电子标测和导管导引技术，以用于辅助电生理介入治疗。

治疗　心律失常

抗心律失常药物治疗

抗心律失常药物与心肌组织的相互作用及其引起的心脏电生理改变是极其复杂的。由于对这些药物的作用认识尚未全面，曾经造成严重失误，对患者预后产生了不良影响，并促使新型药物的研发。因此，现在许多抗心律失常药物已被降级为大多数心律失常的辅助治疗措施。

抗心律失常药物作用复杂的原因有如下几种解释：靶离子通道的结构相似性；离子通道和转运蛋白表达水平的区域差异随疾病而变化；药物作用的时间和电压依赖性；以及这些药物对离子通道以外的靶点的影响。由于任何抗心律失常药物分类方法均各具局限性，目前较实用的是一种以缩写描述主要作用机制的分类方法。Vaughan-Williams 早在 1970 年就提出了这种分类方案，后来由 Singh 和 Harrison 对其进行修正。抗心律失常作用分类：I 类，由于 Na^+ 电流阻滞而产生局部麻醉效果；II 类，干扰儿茶酚胺对 β 受体的作用；III 类，K^+ 电流抑制或去极化电流激活使复极化延迟；IV 类，干扰 Ca^{2+} 传导（表 10-2）。根据 Na^+ 通道结合的动力学和药效学特点，I 类抗心律失常药物又可进一步细分为：IA 类药物（奎尼丁、普鲁卡因胺）为中等药效、中等动力学药物；IB 类药物（利多卡因、美西律）是药效低、动力学快的药物；IC 类药物（氟卡胺、普罗帕酮）其药效强，动力学最慢。Vaughan-Williams 分类方案的局限性为仅覆盖大多数药物的多种作用，重点考虑药物作为阻滞剂发挥作用的机制，然而实际上还有许多药物并不通过上述任一机制发挥作用。

表 10-2	抗心律失常药物的作用				
药物	Vaughan-Williams 分类				其他作用
	I	II	III	IV	
奎尼丁	++		++		α 受体阻滞
普鲁卡因胺	++		++		神经节阻滞
氟卡胺	+++		+		
普罗帕酮	++	+			
索他洛尔		++	+++		
多非利特			+++		
胺碘酮	++	++	+++	+	α 受体阻滞
伊布利特			+++		Na⁺ 通道激活剂

导管消融

导管消融的使用是基于如下原则，即心律失常发生和维持的前提是存在冲动产生或扩布的关键性解剖区域。破坏上述区域可消除心律失常。射频技术在临床医学中的应用已有百年历史。20 世纪 80 年代早期，Scheinman 和他的同事应用直流电能量进行了首次导管消融术。到 20 世纪 90 年代初，射频消融已经应用于心脏的导管消融（图 10-5）。

多种生物医学应用均采用射频频段（300 ～ 30 000 kHz）生成能量，包括凝固和烧灼组织。这个频段的能量不会刺激骨骼肌和心脏，并且通过电

第十章 心脏电生理概论

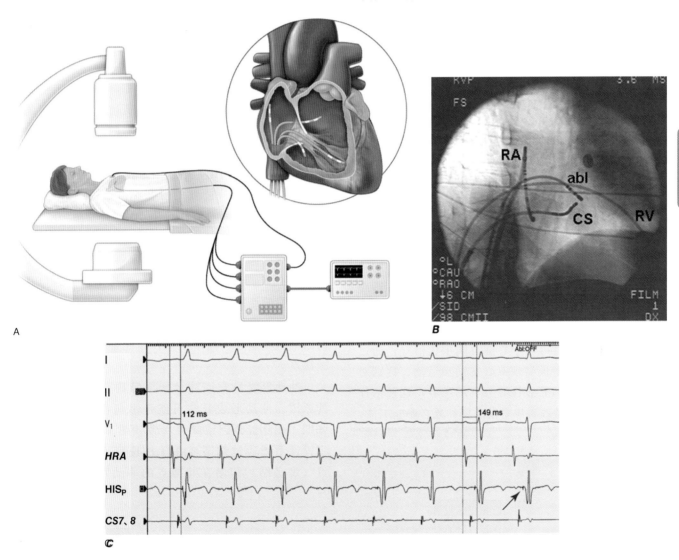

图 10-5　心律失常导管消融。A. 射频导管消融（RFCA）患者的导管系统和能量发生器示意图；电环路包括位于心脏的导管和分散放置在体表（通常是背部）的电极贴片。插图显示旁路消融时导管位于心脏房室瓣环位置的示意图。B. 左侧旁路消融导管位置的右前斜位透视图像。导管经穿房间隔置入二尖瓣环心房侧（abl）。其他导管放置于冠状窦（CS）、右心房（RA）和右心室（RV）心尖，记录局部电激动。C. 体表心电图（I、II 和 V₁ 导联）和心内膜电图（HRA，高位右心房电图；HISp，希氏束近端电图；CS 7、8，冠状窦中放置的十极导管的第 7 极和第 8 极电图）显示对一名 WPW 综合征患者左侧旁路行 RFCA 时记录的电激动。第 4 个 QRS 波群变窄；箭号所示为希氏束电图，随着旁路上心室预激的消除而变得更明显

阻机制加热组织，加热强度和组织破坏程度与输出功率成正比。其他心律失常导管消融较少采用的替代能量源，包括微波（915 MHz 或 2450 MHz）、激光、超声和冷冻（冷冻消融）。这些消融技术中，冷冻消融在临床上使用频率最高，特别是 AVN 区域的消融。当温度低于 32℃ 时，细胞膜离子转运（使细胞去极化）遭到破坏，使动作电位振幅和持续时间减小及传导速度减慢（引起局部传导阻滞），若组织及时复温，所有这些改变都是可逆的。组织冷却可用于标测和消融。冷冻标测可以用于确定理想消融靶点的位置，例如 WPW 综合征中的旁路，也可以通过监测冷冻过程中的 AV 传导来确定 AVN 周围的消融安全性。冷冻消融的另一个优点是，一旦导管尖端冷却到冰点以下，它就会附着在组织上，增加导管的稳定性，而不受节律或起搏的影响。

器械治疗

由于原发性窦房结功能障碍或房室传导缺损引起的心动过缓，可通过植入永久起搏器来治疗。永久起搏器植入术的临床适应证通常取决于是否存在症状性心动过缓或稳定的代偿性逸搏心律，将在第十一章和第十二章中对其进行更为全面的论述。

对于快速性室性心律失常，特别是发生于进展性结构性心脏病的情况下，如缺血性心肌病或致心律失常性右心室心肌病，在进行抗心律失常药物或导管消融术治疗后，仍然可能复发。对于具备适应证者，植入 ICD 可以降低心脏性猝死的死亡率。对于充血性心力衰竭伴心室机械活动不同步的患者，ICD 或心脏起搏器可用于心脏再同步化治疗，通过左心室植入起搏电极实现双心室同步运动。特别对于心肌同步不良的充血性心力衰竭患者，这种治疗已被证明可以有效改善患者发病率和死亡率。

第十一章　缓慢性心律失常：窦房结病变

The Bradyarrhythmias：Disorders of the Sinoatrial node

David D. Spragg，Gordon F. Tomaselli
（段江波　何金山　译）

正常的心脏电活动起源于主导节律点——窦房结。当窦房结出现功能障碍或被抑制时，潜在起搏点（如房室结、特殊传导系统、心肌）发放电活动，以维持心脏功能。通常情况下，潜在起搏点的频率较慢，且无相应每搏输出量的代偿性增加，可能会造成组织的低灌注。

心脏自发的电活动、机械收缩，是由特定解剖部位的起搏细胞引发的。如第十章所述，心脏细胞的动作电位存在区域异质性，结区细胞的动作电位与心房肌、心室肌细胞的动作电位明显不同（图 11-1）。与心房或心室肌细胞相比，结区细胞静息膜电位负值较小，且结区细胞存在特征性的舒张期（4 相）自发除极，以使其膜电位达到阈值并产生动作电位。此外，结区细胞动作电位的峰电位（0 相）也比心房肌或心室肌细胞的除极缓慢，因前者是由 Ca^{2+} 内流所介导，而后两者是由 Na^+ 内流所致。窦房结、房室结细胞与其他心肌细胞的连接，是通过电生理特性介于结区细胞和心房肌、心室肌细胞之间的移行细胞过渡完成的。窦房结细胞 4 期除极速度最快，因此是正常心脏的主导节律点。

冲动形成异常或冲动传导障碍是导致心动过缓的原因。冲动形成异常可能是由药物或疾病引起舒张期 4 相除极延迟或缺失所致（图 11-2）。显然，自主神经系统通过调节 4 相除极速度而影响主导节律点（窦房结）和潜在起搏点的冲动发放。结区组织

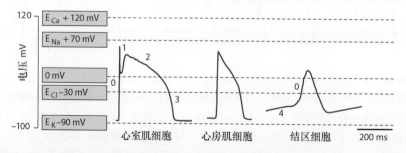

图 11-1　结区细胞（来源于窦房结、房室结组织）和心房肌、心室肌细胞的动作电位对比。结区细胞动作电位呈现以下特点：相对去极化的静息膜电位，0 相峰电位上升缓慢，4 相自发除极

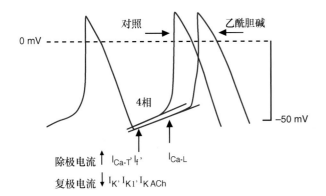

图 11-2　结区细胞动作电位图示和 4 相除极电流的构成。相对增强的除极电流（包括 I_{Ca-L}、I_{Ca-T} 和 I_f），同时伴有复极电流减弱（包括内向整流 K^+ 电流 I_{K1}、延迟整流 K^+ 电流 I_k），最终形成除极。乙酰胆碱门控 K^+ 通道（I_{KACh}）的激活和应用 β 受体阻滞剂可减慢 4 相除极速率，降低冲动发放频率。

来源：Modified from J Jalife et al：Basic Cardiac Electrophysiology for the clinician，Blackwell Publishing，1999.

表 11-1	窦房结功能不良病因
外源性	内源性
自主神经	病态窦房结综合征（SSS）
颈动脉窦高敏综	冠状动脉疾病（慢性和急性 MI）
合征	炎症
神经介导性晕厥	心包炎
（心脏抑制型）	心肌炎（包括病毒）
刺激	风湿性心脏病
药物	胶原血管病
β 受体阻滞剂	莱姆病
钙通道阻滞剂	老年人淀粉样变
地高辛	先天性心脏病
伊伐布雷定	TGA/Mustard 和 Fontan 修复术后
抗心律失常药	医源性
（Ⅰ 类和 Ⅲ 类）	放射治疗
腺苷	手术损伤
可乐定	胸部外伤
碳酸锂	家族性
西咪替丁	SSS2，AD，OMIM ＃163800（15q24-25）
阿米替林	SSS1，AR OMIM ＃608567（3p21）
吩噻嗪	SSS3，AD，OMIM ＃614090（14q11.2）
美沙酮	窦房结病变合并近视，OMIM ＃182190
喷他脒	Kearns-Sayre 综合征，OMIM ＃530000
甲状腺功能减退症	强直性肌营养不良
睡眠呼吸暂停	1 型 OMIM ＃160900（19q13.2-13.3）
缺氧	2 型 OMIM ＃602668（3q13.3-q24）
气管内吸痰（迷走	Friedreich 共济失调，OMIM ＃229300
激活）	（9q13，9p23-p11）
低体温	
颅内压增高	

缩写：AD，常染色体显性遗传；AR，常染色体隐性遗传；MI，心肌梗死；OMIM，在线孟德尔遗传数据库；TGA，大动脉转位

与心房或心室肌细胞之间传导功能障碍所致的传出阻滞，也可产生心动过缓。改变心肌细胞活性或细胞间连接的病变（如纤维化），均可能导致冲动传导障碍。

窦房结功能不良和房室传导阻滞是病理性心动过缓的最常见原因。对于年轻患者，窦房结功能不良与生理性窦性心动过缓有时难以区分，而对于 50～60 岁的人群，窦房结功能不良发病率增加，当患者出现疲乏、活动耐量降低、晕厥、窦性心动过缓时，应考虑为窦房结功能不良所致。

去除外源性、可逆性病因（如高迷走神经张力、缺氧、低温、药物等）的情况下，永久性起搏是治疗症状性心动过缓的唯一可靠方法（表 11-1）。美国 15 万植入永久性起搏器的患者中，将近半数由于窦房结疾病；欧洲 15 万植入者中这一概率则为 20%～30%。

窦房结的结构与生理

窦房结位于右心房和上腔静脉交界处的心外膜，由一簇环绕窦房结动脉的梭形细胞构成。窦房结存在结构异质性，位于中央的结性细胞比周围心房肌细胞的肌原纤维要少，在光镜下没有闰盘结构，肌质网欠发达，且没有 T 管。窦房结周围区域的细胞在结构和功能上均呈过渡状态。人群中 55%～60% 的窦房结动脉起源于右冠状动脉，其余 40%～45% 由左回旋支动脉发出。窦房结功能是由交感神经和副交感神经及其神经节调控支配的。

窦房结产生的冲动不规则且扩布缓慢，其本质是由窦房结细胞的电生理学特点及其自身结构所决定的。与心肌细胞相比，窦房结细胞动作电位具有以下特点：①相对去极化的 $-60\ mV$ 至 $-40\ mV$ 的静息膜电位（图 11-1），②0 相峰电位上升缓慢，③4 相较快的自发除极。上述特点的机制为：①由于相对缺乏内向整流 K^+ 电流（I_{k1}）导致膜电位去极化，②由 L 型 Ca^{2+} 电流（I_{Ca-L}）而非快 Na^+ 电流（I_{Na}）介导的 0 相除极缓慢，③多种离子流共同作用所致的 4 相自发除极。显而易见，L 型和 T 型 Ca^{2+} 电流、起搏电流（即 funny 电流，I_f，超极化激动的核苷酸门控通道），以及 Na-Ca 交换体均为去极化电流，而其对立面为延迟整流 K^+ 电流（I_{Kr}）和乙酰胆碱门控的 K^+ 电流（I_{KACh}）组成的复极电流。其中 I_{Ca-L}、I_{Ca-T} 和 I_f 由 β 肾上腺素刺激调节，而 I_{KACh} 则受迷走神经刺激调节，这可解释窦房结细胞舒张期除极对自主神经系统活动高度敏感。由于窦房结细胞间存在大量的间质组织、缺乏缝隙连接，使得其细胞间电偶联差，加之缺乏 I_{Na}，从而导致窦房结细胞之间电传导缓慢。缺少电偶联使得窦房结内细

胞存在等级分明的电生理特性，从而造成结周移行细胞与心房肌细胞之间的电偶联呈静默状态。

窦房结病变的原因

窦房结功能不良可分为窦房结自身病变（内源性）或外部因素所致（外源性）两种。正确鉴别两者非常重要，因为外源性所致的窦房结功能不良通常是可逆的，在考虑起搏治疗前应予以纠正（表11-1）。最常见外部因素为药物、自主神经调节，因其可抑制窦房结的自律性和（或）减慢传导。其他的外部因素包括：甲状腺功能减退、睡眠呼吸暂停，以及可能发生在危重患者的情况如低体温、缺氧、颅内压升高（库欣反应）和气管吸痰引起的迷走神经刺激。

窦房结自身病变（内源性）的原因是其发生了退行性改变，病理学特点为窦房结或其与心房连接处发生了纤维化。急性或慢性冠状动脉疾病可能和窦房结功能不良有关，在急性心肌梗死时（常见于下壁），可出现一过性窦房结功能不良。炎症可造成窦房结功能改变，因其最终被纤维化组织所替代。心包炎、心肌炎、风湿性心脏病可导致窦房结病变，表现为窦性心动过缓、窦性停搏和窦房传导阻滞。系统性红斑狼疮、风湿性关节炎、多发性结缔组织病引起的心脏炎也可能影响窦房结的结构和功能。老年淀粉样变是一种浸润性心肌病，常见于90岁的高龄患者，淀粉样蛋白沉积于心房肌可能会损害窦房结功能。此外，一些窦房结病变是医源性的，如心胸外科手术过程中直接损伤窦房结所致。

遗传性窦房结病变较为罕见，现已确定一些与之相关的基因。常染色体显性遗传且伴室上性心动过速的窦房结功能不良［如病态窦房结综合征中的快慢综合征（SSS2）］，现已被证实与第15号染色体上的 I_f 亚单位基因 HCN4 突变有关。而常染色体隐性遗传型 SSS1，其显著特征为心房静止，体表心电图上看不到明显P波，被证实与3号染色体上的心房 Na^+ 通道基因 SCN5A 突变有关。肌球蛋白重链6（MYH6）的变异可能会导致 SSS3。窦房结功能不良合并近视的病例亦有报道，但尚未确定其病变相关基因。一些神经肌肉疾病，包括 Kearns-Sayre 综合征（眼肌麻痹、视网膜变性、心肌病）和强直性肌营养不良，也可能累及心脏传导系统和窦房结。

无论年轻还是老年患者，SSS 都与窦房结纤维组织的增加有关。一些与 SSS 并存的疾病如冠心病、糖尿病、心脏瓣膜疾病与心肌病可能会导致 SSS 急剧进展。

窦房结病变的临床特征

窦房结功能不良可以完全没有临床症状，心电图表现为窦性心动过缓，窦性停搏和窦房传导阻滞，或心动过缓与室上性心动过速（如心房颤动）交替出现。窦房结功能不良的相关症状，尤其在快慢综合征患者中，可能与其心率快慢相关。例如，心动过速可表现为心悸、心绞痛和心力衰竭，而心动过缓可表现为低血压、晕厥、晕厥前兆、疲乏和虚弱。对于 SSS 患者，由于心动过速对窦房结存在超速抑制作用，当心动过速终止时可能会造成患者出现长时间停搏和晕厥。此外，相当多窦房结功能不良患者的症状与伴随的心血管疾病相关。极少数 SSS 发展为心力衰竭的症状、体征，其可能与心率过慢或过快所致心功能不全相关。

1/3～1/2 的窦房结功能不良患者发展成为室上性心动过速，通常为心房颤动或扑动。窦房结功能不良患者中永久性心房颤动的发生率与老龄、高血压、糖尿病、左心室扩大、心脏瓣膜疾病和心室起搏呈正相关性。值得注意的是，一些患者的症状可能会随着心房颤动的发展有所改善，可能与心房颤动所致的平均心率增加相关。同心房颤动一样，表现为快慢综合征的 SSS 患者也存在血栓栓塞的风险。对于极高危（包括年龄≥65岁、卒中史、心脏瓣膜疾病、左心室功能不全、心房增大）患者，应予以抗凝治疗。高达1/4的窦房结病变患者将合并房室结传导障碍，虽然仅一少部分患者需针对高度房室传导阻滞进行治疗。

窦房结功能不良的自然病程，表现为临床症状从轻到重变化不等，即使是晕厥患者也是如此。其相关症状可能非常明显，但在没有其他严重合并症的情况下，窦房结病变患者的总死亡率并不高。因此，治疗这类患者时，应结合窦房结病变的自然病程特点，综合考虑。

窦房结病变的心电图

窦房结功能不良的心电图表现为窦性心动过缓、窦性停搏、窦房传导阻滞、心动过速（伴发于 SSS）以及变时功能不良。按照定义，窦性心动过缓是指窦性心率＜60次/分，该情况在临床非常常见，且通常是良性的。静息心率＜60次/分常见于年轻健康个体和体育锻炼者，因此有时很难区分生理性窦性心动过缓和病理性心动过缓。对于未经体育训练者，如清醒状态下，窦性心率＜40次/分，应考虑窦房结病变。窦性停搏是由窦房结冲动发放障碍所致，心电图上表现为无P波的长间歇（图11-3）。长达3 s的窦性停搏可见于清醒状态的运动员，≥3 s的停搏可见于无症状的老年人群。窦房传

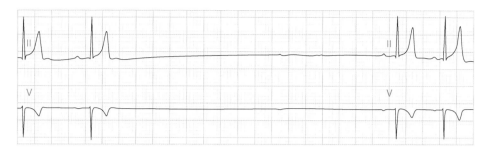

图 11-3　窦性心律减慢至停搏的心电图表现。这是一名无心脏病年轻患者的睡眠时心电图。发生窦性停搏前，心率慢且伴有 PR 间期延长，考虑与迷走神经张力增高相关。停搏前的 P 波形态与窦性心律一致。该心电图是由 2 导联遥测心电系统记录的，记录中的 Ⅱ 模拟额面肢体导联 Ⅱ，Ⅴ 模拟标准 12 导联的 V₁ 导联

导阻滞是由窦房结间歇传导障碍所致，窦房传导阻滞严重程度的评估与房室传导阻滞类似（第十二章）。窦房结传导延长在心电图中表现不明显，二度窦房传导阻滞表现为窦房间歇传导和心房节律不齐。

　　二度Ⅰ型窦房传导阻滞由于窦房传导渐进性延长，造成窦房结与周围心房组织传导间歇性中断。二度窦房传导阻滞心电图上表现为 P 波间歇性缺失（图11-4）。在二度Ⅱ型窦房传导阻滞中，窦房传导在中断前没有变化。完全或三度窦房传导阻滞心电图表现为无 P 波。快慢综合征表现为窦性心动过缓和房性快速性心律失常交替出现，房性心律失常可表现为房性心动过速、心房扑动、心房颤动，但后者最为常见。变时功能不良是指体力活动或其他应激状况时，心率不能相应增加，将在下文详述。

诊断检查

　　窦房结功能不良最常为临床或心电图诊断。静息心电图中的窦性心动过缓或窦性停搏，不足以确诊窦房结病变，长程心电记录结果和症状性心动过缓是确诊的必要条件。无症状的窦性心动过缓可除外窦房结功能不良的诊断。

　　心电图对于窦房结功能不良患者的诊治来说，至关重要。尽管静息心电图存在局限性，但通过 Holter 和长程心电记录仪可明确症状与心脏节律是否相关。许多现代化的心电记录仪，当患者心率达到预设标准时，可自动触发心电图记录。记录时间长达 12～18 个月的植入式心电监测仪，尤其适用于一些难以确诊的患者。

　　患者心率不能随活动而相应升高被称为变时性功能不良。可表现为：极量运动时，心率≤预计最高心率的 85%；或者运动时最快心率≤100 次/分，或运动时最大心率低于相应年龄对照组人群的两个标准差。

　　自主神经系统检查有助于诊断颈动脉窦高敏综合征，停搏大于 3s 支持诊断，但也可能会出现在年龄较大的无症状受试者。此外，可通过测定固有心率来鉴别心动过缓的原因：是生理性的迷走神经张力过高还是病理性的窦房结功能不良。固有心率（intrinsic heart rate，IHR）测定方法如下：同时服用 0.2 mg/kg 普萘洛尔和 0.04 mg/kg 阿托品后，正常固有心率应为 117.2−(0.53×年龄) 次/分，如低于正常值则提示窦房结功能不良。

　　疑似为窦房结功能障碍的患者可通过电生理检查评估晕厥病因，尤其对于合并结构性心脏病的患者。这种情况下，电生理检查可用于除外其他较为恶性的晕厥原因，如室性心律失常和房室传导阻滞。侵入性电生理检查可通过多个参数评估窦房结功能，如窦房结恢复时间（sinus node recovery time，SNRT）、窦房结传导时间（sinoatrial conduction time，SACT）。SNRT 是指在靠近窦房结的位置进行超速起搏，停止起搏后，最后一个起搏的心房波至第一个恢复的窦性心房波之间的最长间期，正常值＜1500 ms 或校正的 SNRT（SNRT−窦律间期）＜550 ms；SACT 定义为

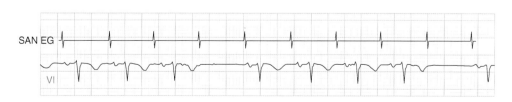

图 11-4　莫氏Ⅰ型窦房传导阻滞。图的上方显示理想状态的窦房结电图（SAN EG）作为参照。注意成组的心室搏动形成一组有规律的不规则节律。窦房结电活动传导至心房，呈现渐进性延迟，表现为传导中断前 P-P 间期缩短，停搏间期＜最后一个窦性间期的 2 倍

房性期前收缩（早搏）后不完全代偿间期和窦性间期差值的 1/2，正常值＜125 ms。如同时存在 SNRT、SACT、固有心率异常，则高度提示窦房结功能不良。此外，对于存在器质性心脏病的晕厥患者，电生理检查可除外如室性心动过速、房室传导阻滞等恶性病因所致晕厥。

治疗　窦房结功能不良

窦房结功能不良与死亡率的增加无明显相关，治疗的目的主要是为了减轻患者的症状，因此去除外源性所致窦房结功能不良的因素以及改善症状性心动过缓是治疗的基石。对于存在临床症状的窦房结功能不良患者，植入起搏器是治疗的首选。此外，药物对于窦房结功能不良患者的评估、管理也不容忽视。作为外源性因素，许多药物可造成窦房结功能不良（表 11-1）。如 β 受体阻滞剂与钙通道阻滞剂可延长窦房结功能不良患者的 SNRT，Ⅰ 类或 Ⅲ 类抗心律失常药物可加剧窦房传出阻滞。通常对于窦房结功能不良患者，在决定植入永久性心脏起搏器之前，应先停止服用此类药物。另一方面，可用于窦性心动过缓长期治疗的药物有限。一些药物可改善窦房结的功能，如洋地黄类药物可缩短窦房结功能不良患者的 SNRT，静注异丙肾上腺素或者阿托品可快速显著提升窦性心律频率。此外，无论是急性期、还是慢性长期用药，茶碱均可用来提升心率，但当患者存在快慢综合征时，茶碱因增加室上性心动过速发生的频率而使用受限，或当患者存在器质性心脏病时，茶碱可增加其室性心律失常的发生风险。目前，仅有一项关于治疗窦房结功能不良的随机研究，结果提示对于 Hoter 静息心率 30～50 次/分的患者，植入双腔起搏器组同茶碱组、不治疗组相比，患者的晕厥发作次数显著减少，症状明显改善。

在某些特定情形下，窦性心动过缓不需要特殊治疗或只需暂时的心率支持。窦性心动过缓常见于急性下壁/后壁心肌梗死患者，且常因疼痛引发的迷走神经张力过高或使用吗啡类药物而加重心动过缓。窦房结动脉缺血可发生于急性冠脉综合征患者，尤其是右冠状动脉为罪犯血管者，但即使出现梗死，其所致的窦房结功能不良绝大多数只是暂时性的。

窦性心动过缓是起搏治疗有效的颈动脉窦高敏综合征，以及神经介导性低血压、晕厥患者的显著特征。对于伴有反复晕厥、晕厥前兆的颈动脉窦高敏综合征患者，如为心脏抑制型，则应植入起搏器。但一些关于应用起搏器治疗对药物无反应的血管迷

走性晕厥的随机试验，结果好坏参半。尽管初始研究结果表明心脏起搏器可减少晕厥的发生、延长发作的周期，但后续研究未能进一步证实该结果。

永久性起搏器

术语和并发症　植入永久性起搏器是治疗窦房结功能不良的主要手段。自从 20 世纪 50 年代第一台永久性起搏器植入以来，相关技术取得了诸多进步，如起搏器的微型化、电池寿命的延长、电极导线的改进、功能的增加等。为了更好地理解起搏器对心动过缓的治疗，熟悉心脏起搏器的基本原理是非常重要的。起搏器的模式与功能由五个字母来编码。第一个字母表示起搏的心腔（O：无；A：心房；V：心室；D：双腔；S：单腔），第二个字母表示感知的心腔（O：无；A：心房；V：心室；D：双腔；S：单腔），第三个字母表示对感知事件的反应（O：无；I：抑制；T：触发，D：抑制＋触发），第四个字母表示可程控或频率应答（R：频率应答），第五个字母表示抗心动过速功能（O：无；P：抗心动过速起搏；S：电击；D：起搏＋电击）。如今，几乎所有的起搏器都是多功能程控起搏器，并且可通过多个频率传感器实现频率应答功能，如活动或体动传感器、每分通气量传感器或 QT 间期传感器。尽管如今的起搏器可程控为多个模式，但最常用的单腔起搏器模式为 VVIR、双腔起搏器模式为 DDDR。

虽然起搏器可靠性极高，但仍受限于一些植入相关以及电学功能异常的并发症。对于成年人，永久性起搏器常通过锁骨下静脉-上腔静脉途径植入心脏，急性期并发症非常罕见，但仍有可能发生，如感染、血肿、气胸、心脏穿孔、膈神经刺激、电极导线脱位。永久性起搏器长期治疗的局限包括：感染、囊袋破溃、电极导线故障、不恰当程控或与自身心律相互干扰。此外，无论是有意或是无意转动皮下囊袋里的起搏器，均将导致"旋弄综合征"，即电极导线在囊袋内反复缠绕起搏器，使得心腔内电极导线脱位以至于无法实现感知或起搏心脏的功能。现在的起搏器体积小、重量轻，几乎不会出现上述并发症。

长期慢性起搏的并发症源于房室失同步和（或）左心室机械失同步。起搏模式不当将影响房室同步，产生一系列相关症状和体征，如乏力、心悸、咳嗽、劳力性呼吸困难、头晕、晕厥、颈静脉压升高、大炮波，以及水肿、啰音、第三心音等充血性心力衰竭的体征，统称为起搏器综合征。右心室心尖部起搏可能引起左心室失同步，导致左心室收缩功能减

退，二尖瓣反流，以及此前提到的充血性心力衰竭体征。维持房室同步可最大程度减少起搏器综合征的后遗效应。选择减少不必要心室起搏的模式，或植入可左、右心室同步起搏的起搏器，可将起搏器引发的心室不同步情况减少至最低。

窦房结功能不良的起搏器治疗 对于窦房结病变患者，植入起搏器是为了改善心动过缓相关症状。由美国心脏协会（AHA）/美国心脏病学会（ACC）/美国心律学会（HRS）出版的指南概括了起搏器的适应证，并依据证据级别将其分类。Ⅰ类适应证是指有证据或专家观点一致认为治疗是有效的；Ⅱ类适应证是指对治疗方案的疗效持分歧意见，且证据出现冲突，Ⅱa类适应证是指证据或专家观点倾向于支持治疗；Ⅱb类适应证是指证据或专家观点无法确定治疗的疗效。Ⅲ类适应证是指有证据表明或多数观点认为治疗没有效果，甚至可能造成危害。

起搏器治疗窦房结功能不良的Ⅰ类适应证包括：①经证实的症状性心动过缓，②长期服药（无法替代）所致的窦房结功能不良，③变时功能不良。Ⅱa类适应证包括未经证实的疑似窦房结功能不良者或窦房结功能异常且伴有不明原因晕厥者。心率持续＜40次/分的轻度症状者为Ⅱb类适应证。对于无症状的窦房结功能不良患者以及因服用不必要药物引起心动过缓患者，不应植入起搏器治疗（表 11-2）。

表 11-2	窦房结功能不良患者起搏器植入指南适应证总结

Ⅰ类

1. 伴有症状的心动过缓或窦性停搏

2. 因长期服药（无替代选择）所致的症状性窦房结功能不良

3. 症状性变时功能不良

4. 心房颤动伴心动过缓和停搏＞5 s

Ⅱa 类

1. 窦房结功能不良伴心率＜40 次/分，心动过缓与症状无明显相关性

2. 因长期服药（无替代选择）所致的窦房结功能不良，伴心率＜40 次/分，心动过缓与症状无明显相关性

3. 不明原因性晕厥，电生理检查发现窦房结功能不良

Ⅱb 类

1. 清醒状态下心率＜40 次/分，伴轻微症状

Ⅲ类

1. 无症状的窦房结功能不良患者，即使心率＜40 次/分

2. 窦房结功能不良，未证实症状与心率减慢相关

3. 非必需药物所致的症状性窦房结功能不良

来源：Modified from AE Epstein et al: J Am Coll Cardiol 51: e1, 2008 and CM Tracy et al: J Am Coll Cardiol 61: e6, 2013.

何种起搏模式适用于窦房结病变，一直存在争议。多个随机单盲试验结果均未能证实，房室同步起搏同单腔起搏相比，可改善窦房结病变患者的死亡率。但在这些研究中，房室同步起搏可降低心房颤动与血栓事件的发病率。此外，在植入双腔起搏器的患者中比较单腔起搏与双腔起搏的疗效，结果表明常需要房室同步起搏以防止起搏器综合征的出现。维持房室同步的起搏模式可减少心房颤动发生率、改善生活质量。虽然房室传导疾病发病率较低，但确实存在，因此窦房结功能不良的患者通常需植入双腔起搏器。

起搏器治疗颈动脉窦高敏综合征与血管迷走性晕厥 颈动脉窦高敏综合征以心脏抑制为主者，起搏器疗效良好。对于这类患者，使用单腔心室起搏便足够了。血管迷走性晕厥的机制目前尚未完全清楚，但似乎与心脏机械受体的激活、进而通过神经中枢增强迷走神经张力、减弱交感神经张力有关。一些有关起搏器治疗药物无效的血管迷走性晕厥的随机试验，初始结果表明心脏起搏器可减少晕厥的发生、延长发作的周期，但后续研究未能进一步证实该结果，即起搏器治疗迷走神经介导性晕厥是否有效仍需进一步证实。

第十二章　缓慢性心律失常：房室结病变

The Bradyarrhythmias: Disorders of the Atrioventricular Node

David D. Spragg, Gordon F. Tomaselli（李　春 译）

窦房结或异位心房灶产生的激动，经过电学和解剖方面都很复杂的房室（atrioventricular，AV）结后传导到心室。如第十一章所述，结区组织的电生理特点与心房肌和心室肌不同。房室结分离出的细胞，其静息膜电位要比周围的心房肌或心室肌细胞的静息膜电位相对更高，在动作电位的 4 相有自发除极，0 相除极（结区组织的 Ca^{2+} 内流所致）的速度比心室组织的（Na^+ 内流所致）要慢。

经过房室结的传导受损时，可出现心动过缓，产生无效的心室率，并可能伴随症状，包括乏力、晕厥，甚至引起猝死（当次级起搏点的激动不足时）。当房室结传导受到干扰时，窦房结和心房的频率可能正常甚至加速，但心室率减慢甚至消失，认识到这一点非常重要。短暂房室传导阻滞在年轻人中常见，很可能是迷走神经张力增高（可见于多达 10% 的年轻人）所致。获得性和持续性的房室传导障碍在健康成人中肯定是罕见的，估算发生率是每年每百万人群中 200 人。但是，在心肌缺血、老龄和纤维化的情况下，或心脏浸润性疾病中，持续性房室传导阻滞更多见。

正如窦房结功能障碍所致的症状性心动过缓一样，对于房室结传导阻滞所引起的症状，永久性起搏是唯一可靠的治疗方法。美国植入的 150 000 例永久性起搏器患者中大约 50%，欧洲的患者中大约 70%～80%，是由于房室结传导障碍所致。

房室结结构和生理

房室传导轴的结构复杂，包括心房、心室和房室结。与窦房结不同，房室结是起源于移行区的心内膜下结构，由右心房后下部的细胞组成。上、中、后移行区的房室束在致密房室结汇合。致密房室结（约 1mm×3mm×5 mm）位于 Koch 三角的顶端，后者的后面是冠状窦口，前面是三尖瓣环的间隔部，上面是 Todaro 腱。致密房室结延续为穿越房室束（penetrating AV bundle），后者穿过中央纤维体，紧邻主动脉、二尖瓣和三尖瓣的瓣环，因此，在心脏瓣膜疾病或其手术中，穿越房室束容易受到损伤。穿越房室束继续通过纤维瓣环，沿着室间隔，紧邻膜性室间隔，以希氏束的形式出现。右束支从房室束远端，以一束发出，横穿右心室（主束支）。相反，左束支是位于左心室间隔的一层宽的心内膜下组织。浦肯野纤维网起源于右束支和左束支，分别广泛分布于右心室和左心室的心内膜表面。

穿越房室束的血供来自房室结动脉和左前降支的第一穿间隔支。束支也有来自前降支的穿间隔支和冠状动脉后降支的分支的双重血供。房室结有丰富的交感神经和副交感神经的节后纤维。希氏束和传导系统远端受自主神经影响很小。

组成房室结的细胞，其动作电位的形态并不均一。移行区细胞的电学特征介于心房肌和致密房室结细胞之间（图 11-1）。房室结移行区可表现为递减传导，即当刺激频率增加时，传导变缓慢。既往曾有人提出，存在房室结的快径路和慢径路，但对于这两种径路，

是在解剖上就有所不同，还是仅仅为房室结不同部位的功能性差异，目前仍有争议。致密房室结的细胞（静息膜电位约 -60 mV）有所去极化，动作电位的幅度低，0 相上升速度缓慢（<10 V/s），存在 4 相舒张期去极化，输入阻抗高，对细胞外 $[K^+]$ 相对不敏感。动作电位的形态可以用离子流来解释。房室结细胞缺乏较强的内向整流 K^+ 电流（I_{K1}）和快 Na^+ 电流（I_{Na}），而 L 型 Ca^{2+} 电流（I_{ca-L}）负责 0 相去极化，4 相去极化是所有去极化电流和复极化电流综合的结果，去极化电流包括 funny 电流（I_f）、I_{ca-L}、T 型 Ca^{2+} 电流（I_{ca-T}）、Na-Ca 交换电流（I_{NCX}），复极化电流包括延迟整流 K^+ 电流（I_{Kr}）和乙酰胆碱门控的 K^+ 电流（I_{KACh}）。房室结细胞间的电耦联很弱，原因是缝隙连接通道（主要是连接素-40）的表达相对稀疏，细胞外容量增多。

希氏束和束支与心室肌绝缘。此处是心脏传导最快的地方。动作电位表现为非常迅速地上升（0 相），平台期（2 相）延长，中等自律性（4 相去极化）。缝隙连接（主要包括连接素-40）很丰富，但束支与心室肌之间的横向连接很弱。

房室传导疾病的病因

心房至心室的传导阻滞见于多种临床情况下的各种原因，房室传导阻滞可通过不同方法归类。病因可为功能性或器质性，与窦房结功能障碍的内在和外部病因部分相似。阻滞按照严重程度分为一度到三度（或完全性）房室传导阻滞，或按照阻滞部位进行分类。表 12-1 总结了房室传导阻滞的病因。功能性阻滞（自主神经性、代谢/内分泌性、药物相关性）倾向于可逆。绝大多数其他病因，典型的如纤维化，在房室传导轴上导致结构改变，通常是永久性的。睡眠中或身体状况良好的个体，迷走张力增高，可伴有各种程度的房室传导阻滞。颈动脉窦高敏、血管迷走性晕厥、咳嗽晕厥或排尿晕厥可伴有窦房结（频率）变慢和房室传导阻滞。短暂的代谢或内分泌异常以及很多药物也可造成可逆性房室传导阻滞。

许多传染性疾病易侵犯传导系统。莱姆病高达 50% 的病例有心脏受累，10% 的莱姆病心脏炎可发生房室传导阻滞，后者通常可逆，但可能需要临时起搏支持。美洲锥虫病（多见于拉丁美洲）和梅毒可导致更长时间的房室传导障碍。一些自身免疫性疾病和浸润性疾病可产生房室传导阻滞，包括系统性红斑狼疮、类风湿关节炎、混合性结缔组织病、硬皮病、淀粉样变（原发性和继发性）、结节病和血色素沉积症。少数情况下恶性肿瘤也可损害房室传导。

表 11-1	房室传导阻滞的病因
自主神经性	
颈动脉窦高敏	血管迷走性
代谢/内分泌性	
高钾血症	甲状腺功能减退
高镁血症	肾上腺功能不全
药物相关性	
β受体阻滞剂	腺苷
钙通道阻滞剂	抗心律失常药物（Ⅰ类和Ⅲ类）
洋地黄	锂
感染性	
心内膜炎	结核
莱姆病	白喉
美洲锥虫病	弓形虫病
梅毒	
遗传/先天性	
先天性心脏病	面肩肱型 MD，OMIM ♯ 158900
母体 SLE	（4q35）
Kearns-Sayre 综合征、	Emery-Dreifuss 型 MD，OMIM ♯
OMIM♯530000	310300（Xq28）
肌强直性营养不良	进行性家族性心脏传导阻滞，ⅠA
Ⅰ型，OMIM ♯ 160900	型 OMIM♯113900（3p21）
（19q13.2-13.3）	进行性家族性心脏传导阻滞，ⅠB
Ⅱ型，OMIM ♯ 602668	型 OMIM ♯ 604559（19p13.32）
（3q13.3-q24）	进行性家族性心脏传导阻滞，Ⅱ型
	OMIM ％140400
炎症性	
SLE	MCTD
类风湿关节炎	硬皮病
浸润性	
淀粉样变	血色素沉积症
结节病	
肿瘤/创伤性	
淋巴瘤	放射
间皮瘤	导管消融
黑色素瘤	
退行性	
Lev 病	Lenègre 病
冠状动脉疾病	
急性 MI	

缩写：MCTD，混合性结缔组织病；MI，心肌梗死；MD，肌营养不良症；OMIM，在线人类孟德尔遗传数据库；SLE，系统性红斑狼疮。

传导系统的特发性进行性纤维化是一种房室传导系统的常见退行性病变。年龄增长伴随室间隔顶端、中央纤维体、主动脉瓣和二尖瓣瓣环的退行性改变，被称为"左心骨骼的硬化"。这一过程常于 40 余岁时开始，动脉粥样硬化、高血压和糖尿病可加速此过程。渐进性家族性心脏传导阻滞可出现加速的退行性变，这些家族有心脏 Na^+ 通道基因（SCN5A）和其他位点的突变，定位于 1 号和 19 号染色体。

房室传导阻滞也与遗传性神经肌肉疾病相关，包括核苷酸重复疾病肌强直性营养不良、线粒体肌病 Kearns-Sayre 综合征和许多单基因肌营养不良症。先天性房室传导阻滞可见于复杂先天性心脏病（第十九章），如大动脉转位、原发孔房间隔缺损、室间隔缺损、心内膜垫缺损和一些单心室缺陷。心脏结构正常的先天性房室传导阻滞见于系统性红斑狼疮母亲所生的婴儿。医源性房室传导阻滞可发生于二尖瓣或主动脉瓣术中，或导管消融术后，而胸部放射治疗后罕见。房室传导阻滞是室间隔缺损或房间隔缺损手术罕见的并发症，但可并发于大动脉转位的修复术中。

冠状动脉疾病可导致短暂或持续性的房室传导阻滞。冠状动脉尤其是右冠状动脉的痉挛、缺血，可产生短暂的房室传导阻滞。急性心肌梗死时，10％～25％的患者发生短暂房室传导阻滞，最常见的是一度或二度房室传导阻滞，但也可发生完全性房室传导阻滞。下壁心肌梗死时，要比前壁心肌梗死更容易发生二度或高度房室传导阻滞，但下壁心肌梗死的阻滞水平多位于房室结内，逸搏心律更稳定、范围更窄。相反，急性前壁心肌梗死的阻滞常发生于房室结远端、希氏束或束支，产生的逸搏心律波形宽、频率不稳定，因此死亡率更高，预后更差。

房室传导阻滞的心电图和电生理学表现

房室传导阻滞通常由心电图做出诊断，可确定传导障碍的严重程度，并推断阻滞部位。房室传导阻滞的表现，轻者为传导的延缓，重者则为间断或持续性无法传导。一度房室传导阻滞是房室交界的缓慢传导（PR 间期＞200 ms，见图 12-1）。延迟的部位通常位于房室结，也可位于心房、希氏束或希浦系统。宽 QRS 波群提示延迟位于传导系统远端，而窄 QRS 波群提示延迟位于房室结本身，或少见情况下，位于希氏束。二度房室传导阻滞时，电信号从心房到心室的传导间断发生障碍。二度房室传导阻滞又分为莫氏Ⅰ型（文氏）和莫氏Ⅱ型。莫氏Ⅰ型阻滞是周期性传导障碍，特点是 PR 间期进行性延长，RR 间期进行性缩短，出现一个长间歇（短于紧靠其前的 RR 间期的 2 倍）。长间歇后的心电图波形的 PR 间期要比长间歇前的 PR 间期短（图 12-2）。这种心电图表现的原因是电信号在房室结递减传导。

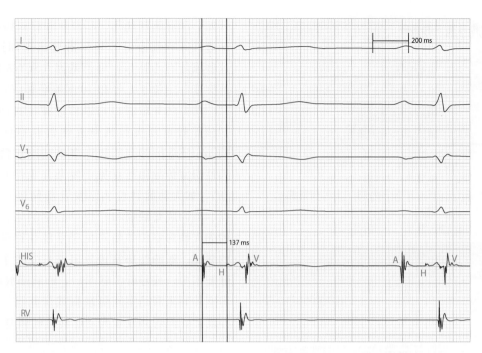

图 12-1 一度房室传导阻滞，缓慢传导发生于房室结。 由心房到希氏束电图（AH）间期的延长，此患者的 AH 间期为 157 ms。希氏束到体表心电图的最早心室激动（HV）间期正常。HV 间期正常提示房室结以下到心室的传导正常。Ⅰ和 V₁ 是体表心电图导联，HIS 是在希氏束部位记录的心腔内电图，A、H 和 V 分别代表心房、希氏束和心室的电图

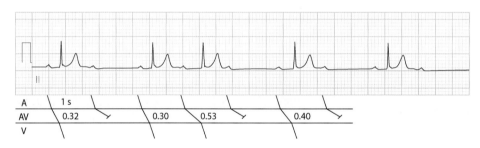

图 12-2 莫氏Ⅰ型二度房室传导阻滞。 如梯形图所示，长间歇前的 PR 间期延长，心电图表现是由于房室结的缓慢传导所致

区分二度Ⅰ型房室传导阻滞与二度Ⅱ型房室传导阻滞非常重要，因为后者的预后更差。二度Ⅱ型房室传导阻滞的特点是 P 波的传导间歇性发生障碍，而之前的 PR 间期和 RR 间期无变化。房室传导阻滞为 2∶1 时，很难区分是Ⅰ型还是Ⅱ型阻滞。二度Ⅱ型房室传导阻滞通常发生于传导系统远端或希氏束内，常伴有室内传导的延缓（如束支传导阻滞），比二度Ⅰ型房室传导阻滞更易于进展为更高度的房室传导阻滞。二度房室传导阻滞（尤其Ⅱ型）可伴有一系列未下传的 P 波，被称为阵发性房室传导阻滞（图 12-3），提示传导系统显著病变，是永久性起搏治疗的指征。心房到心室的完全传导障碍称为完全或三度房室传导阻滞。介于二度和三度房室传导阻滞之间的房室传导阻滞被称为高度房室传导阻滞，它与完全性房室传导阻滞一起，提示房室传导系统的高度病

变。这两种情况下，阻滞部位最常位于房室结远端，且 QRS 波群的宽度有助于确定阻滞的水平。如果之前没有束支传导阻滞，宽 QRS 波群的逸搏心律（图 12-4B）提示阻滞位于希氏束远端或束支，相反，窄 QRS 波群的心律提示阻滞位于房室结或希氏束近端，逸搏心律起源于房室交界区（图 12-4A）。窄 QRS 波群的逸搏心律通常比宽 QRS 波群的逸搏心律更快、更稳定，起源于房室传导系统的更近端。

诊断性试验

诊断性试验用于评价房室传导阻滞的目的是确定传导阻滞的水平，尤其是在无症状的患者中，因为预后和治疗决定于阻滞是在房室结还是在房室结以下。刺激迷走神经、颈动脉窦按摩、运动、药物如阿托品

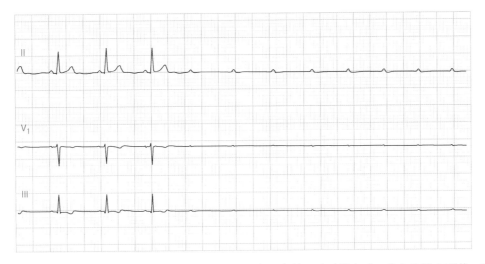

图 12-3　阵发性房室传导阻滞。在一段 PR 间期正常的窦性心动过缓之后，多个 P 波未下传。这提示传导系统的严重病变，需要植入起搏器

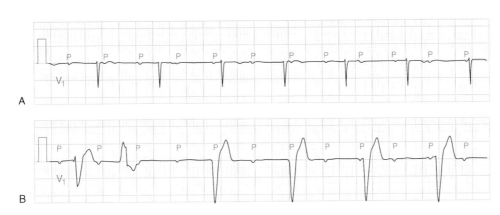

图 12-4　高度房室传导阻滞。A. 多个 P 波未下传，伴规律的窄 QRS 波群逸搏心律（可能来源于房室交界区）。**B.** 宽 QRS 波群的逸搏心律和单个室性期前收缩。这两种情况下，P 波和 QRS 波群在时间上没有连贯的相关性

和异丙肾上腺素具有诊断价值。由于房室结和结下传导系统的神经分布存在差异，刺激迷走神经和颈动脉窦按摩可减慢房室结的传导，但对结下组织影响较小，甚至由于远端组织的活动频率降低，传导反而得以改善。相反，阿托品、异丙肾上腺素和运动改善房室结的传导，减缓结下传导。先天性完全性房室传导阻滞伴窄 QRS 波群的患者，运动可提高心率，相反，获得性完全性房室传导阻滞的患者，尤其伴有宽 QRS 波群者，运动时心率无法相应上升。

　　其他诊断学评价方法，包括电生理检查，可用于晕厥并疑似高度房室传导阻滞的患者。对于非侵入性试验未发现晕厥的原因，或器质性心脏病伴有室性快速性心律失常的患者，电生理检查尤其必要，其可对房室传导阻滞的部位提供更为精确的信息，并可采用药物激发和运动条件进行房室传导的检查。在三尖瓣环的上部置入导管，记录希氏束电图，能提供房室传导轴上各个水平的传导情况的信息。正确记录的希氏

束电图可揭示心房活动、希氏束电图和心室局部活动。同步记录体表心电图，可评估心房内、房室结、结下组织的传导时间（图 12-1）。希氏束记录中，从心房电图的最快的转折处，到希氏束电图的间期（AH 间期）反映了通过房室结的传导时间，通常＜130 ms。从希氏束电图到体表心电图上 QRS 波群的最早起点（HV 间期）反映了通过希浦系统的传导时间，通常≤55 ms。

　　起搏产生的频率刺激可显示房室传导的异常。在短的心房起搏周期长度时，出现二度 I 型房室传导阻滞是正常反应，但在无迷走张力增高的情况下，心房起搏周期长度＞500 ms（＜120 次/分）时出现二度 I 型房室传导阻滞，则不正常。典型的是，二度 I 型房室传导阻滞伴随 AH 间期的延长，提示传导延缓和阻滞发生在房室结。AH 间期延长偶尔可由药物（β受体阻滞剂、钙通道阻滞剂、洋地黄）或迷走张力增高而引起。阿托品可用于逆转增高的迷走张力，但如果在长的起搏周期长度下，AH 间期延长和房室传导

阻滞仍持续存在，则房室结本身可能存在病变。二度Ⅱ型房室传导阻滞常位于结下，多位于希浦系统。除非是发生于快速起搏频率或额外刺激产生的短联律间期的情况下，否则，阻滞位于房室结以下，伴 HV 间期延长，或希氏束电图后无心室激动（图12-5），都是异常的情况。当2：1传导时，难以确定为何种二度房室传导阻滞，但是，每一个心房电图后都跟随希氏束电图，提示阻滞发生于传导系统的远端。

电生理研究时心内记录发现的希浦系统传导延迟（如 HV 间期延长）伴随的是进展为更高度阻滞的风险增加，通常是起搏的指征。在束支传导阻滞时，HV 间期可揭示未阻滞束支的传导情况，和发展为更严重房室传导阻滞的危险。对于无症状的束支传导阻滞患者，HV 间期延长，则发展为更高度房室传导阻滞的风险增加。HV 间期延长越明显，风险增加越大，HV 间期＞100 ms 的患者，每年完全性房室传导阻滞的发生率为 10％，提示需要起搏支持。对于获得性完全性房室传导阻滞的患者，即使是间歇性的，进行电生理试验的价值很小，几乎总是需要植入起搏器。

治疗　房室传导阻滞

对于伴有症状的房室传导系统疾病者，临时或永久人工起搏器是最可靠的治疗措施。但对于每一个患者而言，除外房室传导阻滞的可逆性原因，根据血流动力学状况决定是否进行临时心率支持，是必须要考虑的。纠正电解质紊乱和缺血，抑制过高的迷走张力，停用阻滞房室结的药物，都可增加心率。如果阻滞发生于房室结，用阿托品和异丙肾上腺素的辅助药物治疗可能有效。由于绝大多数药物治疗需要一定时间才起效，临时起搏可能是必要的。最迅速有效的技术是经皮起搏，一个起搏电极片位于前面的心尖部（阴极），另一个电极片位于后面的脊柱和肩胛之间或在右侧乳头上（阳极）。短期内，经皮起搏非常有效，但长期应用时，由于患者的不适以及导线阻抗的变化导致不能夺获心室，因此其应用时间有限。如果患者需要超过数分钟的起搏支持，则应该经静脉进行临时起搏。临时起搏导线可从颈静脉或锁骨下静脉植入，进入右心室，如有必

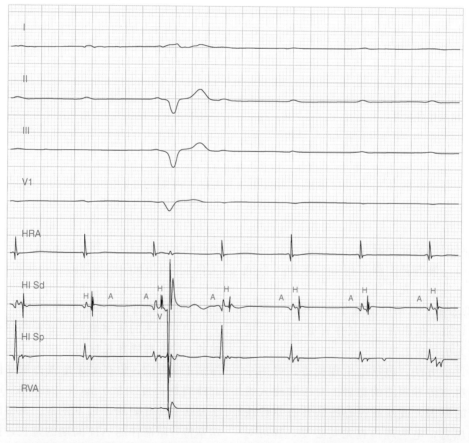

图 12-5　希氏束以下的高度房室传导阻滞。阻滞前 AH 间期正常且无变化。心房和希氏束电图和房室交界远端以下的阻滞被同步记录。Ⅰ、Ⅱ、Ⅲ和 V₁ 是体表心电图导联，HRA、HISp、HISd、RVA 分别代表高位右心房、希氏束近端、希氏束远端和右心室心尖部的电图。A、H 和 V 分别代表心房、希氏束和心室的电图。

来源：Tracing courtesy of Dr. Joseph Marine; with permission

要，可稳定起搏长达数日。

房室传导疾病的起搏治疗

没有随机试验来评价起搏对房室传导阻滞患者的有效性，因为对于房室传导阻滞，没有其他可靠的治疗方法，而高度房室传导阻滞不经治疗可能致命。在成人获得性房室传导阻滞患者中进行起搏的共识指南提出了起搏器指征的纲要（表12-2）。对于任何伴有症状的心动过缓和不可逆的二度或三度房室传导阻滞患者，不论原因如何以及阻滞发生在传导系统的哪个水平，都应该植入永久起搏器。症状可与心动过缓和低心排血量直接相关，也可与心力衰竭、心绞痛恶化或不耐受必需的药物治疗相关。对无症状的房室传导阻滞患者进行起搏需要个体化。需要考虑起搏的情况包括：患者有获得性完全性房室传导阻滞，尤其伴有心脏增大、左心室功能减退，以及清醒心率＜40 次/分。无症状的二度房室传导阻滞患者，无论是哪一型，如果阻滞位于希氏束内或希氏束以下，或伴随宽 QRS 波群，都应考虑起搏治疗。以下情况可能有起搏的指征：无症状患者在特殊情况下；显著一度房室传导阻滞伴左心室功能低下，缩短 AV 间期可改善血流动力学的患者；易于侵犯传导系统的神经肌肉疾病，如强直性肌营养不良和其他肌营养不良症患者，同时伴有房室传导轻度延长（一度房室传导阻滞、室内传导阻滞）。

心肌梗死的起搏治疗

急性心肌梗死，尤其在下壁心肌梗死时，发生的房室传导阻滞通常是短暂的。急性心肌梗死有起搏指征的情况包括持续二度或三度房室传导阻滞，尤其伴有症状；短暂二度或三度房室传导阻滞伴束支传导阻滞（表12-3）。不伴室内传导延缓或伴有分支阻滞的短暂性房室传导阻滞，和在原有束支传导阻滞的基础上新发一度房室传导阻滞，通常不需要起搏治疗。急性心肌梗死发生的分支阻滞，不伴有其他形式的房室传导阻滞，也不需要起搏治疗（表12-3 和表12-4）。

表 12-2　获得性房室传导阻滞植入起搏器的指南摘要

Ⅰ 类

1. 任何解剖水平的三度或高度房室传导阻滞伴有：
   a. 症状性心动过缓
   b. 必需的药物治疗产生症状性心动过缓
   c. 清醒时停搏＞3 s 或任何逸搏心律频率＜40 次/分，或逸搏心律起源于房室结以下
   d. 术后发生的房室传导阻滞，预计不能恢复
   e. 房室交界区经导管消融后
   f. 神经肌肉疾病如强直性肌营养不良、Kearns-Sayre 综合征、肢带型肌营养不良、腓骨肌萎缩症，无论是否伴有症状
2. 二度房室传导阻滞伴症状性心动过缓
3. 二度Ⅱ型房室传导阻滞伴宽 QRS 波群，伴或不伴症状
4. 无缺血的情况下，运动诱发的二度或三度房室传导阻滞
5. 心房颤动伴心动过缓，长间歇＞5 s。

Ⅱa 类

1. 无症状的三度房室传导阻滞，无论阻滞的部位
2. 无症状的二度Ⅱ型房室传导阻滞，伴窄 QRS 波群
3. 无症状的二度Ⅱ型房室传导阻滞，电生理检查发现阻滞在希氏束或希氏束以下
4. 一度或二度房室传导阻滞，伴类似起搏器综合征的症状

Ⅱb 类

1. 药物或中毒情况下出现的阻滞，估计即使停用药物，阻滞仍有可能复发
2. 神经肌肉疾病如强直性肌营养不良、Kearns-Sayre 综合征、肢带型肌营养不良、腓骨肌萎缩症，伴有任何程度的房室传导阻滞，无论是否伴有症状

Ⅲ 类

1. 无症状的一度房室传导阻滞
2. 无症状的二度Ⅰ型房室传导阻滞，阻滞部位在房室结水平
3. 估计房室传导阻滞可消除，或不太可能复发（莱姆病，药物中毒）

来源：Modified from AE Epstein et al: J Am Coll Cardiol 51：e1，2008.

表 12-3	急性心肌梗死时房室传导阻滞植入起搏器的指南摘要

I 类

1. 急性心肌梗死后的持续性二度房室传导阻滞，阻滞部位位于希浦系统，伴有双侧束支传导阻滞；或三度房室传导阻滞，阻滞部位位于希氏束或以下
2. 短暂的严重（二度或三度）房室结下的房室传导阻滞，伴有束支传导阻滞。如果阻滞部位不确定，则电生理检查可能是必要的
3. 持续性症状性二度或三度房室传导阻滞

Ⅱb 类

1. 持续性二度或三度房室传导阻滞，阻滞部位在房室结水平

Ⅲ 类

1. 短暂房室传导阻滞，不伴室内传导障碍
2. 短暂房室传导阻滞，伴孤立的左前分支阻滞
3. 获得性左前分支阻滞，不伴房室传导阻滞
4. 持续性一度房室传导阻滞，伴陈旧或时间不明确的束支传导阻滞

来源：Modified from AE Epstein et al：J Am Coll Cardiol 51：e1，2008.

表 12-4	慢性双分支或三分支阻滞植入起搏器的指征

I 类

1. 间歇性三度房室传导阻滞
2. 二度Ⅱ型房室传导阻滞
3. 交替性束支传导阻滞

Ⅱa 类

1. 不能证实晕厥是由于房室传导阻滞所引起，但已经除外其他可能的原因（如室性心动过速）
2. 无症状的患者，电生理检查中意外发现 HV 间期显著延长（>100 ms）
3. 电生理检查中意外发现起搏诱发非生理性希氏束下阻滞

Ⅱb 类

1. 神经肌肉疾病如强直性肌营养不良、Kearns-Sayre 综合征、肢带型肌营养不良、腓骨肌萎缩症，伴任何程度的分支传导阻滞，无论是否伴有症状，因为其房室传导系统疾病的进展可能是不可预测的

Ⅲ 类

1. 分支传导阻滞不伴房室传导阻滞或症状
2. 分支传导阻滞伴一度房室传导阻滞，不伴有症状

来源：Modified from AE Epstein et al：J Am Coll Cardiol 51：e1，2008.

双分支阻滞或三分支阻滞的起搏治疗

在一些临床情况下，房室传导系统远端的阻滞可能需要植入起搏器。双分支阻滞或三分支阻滞伴有症状的患者，尤其是晕厥不能归结于其他原因者，应该植入起搏器。双分支或三分支阻滞的无症状患者，如果有间歇性三度、二度Ⅱ型房室传导阻滞或交替性束支传导阻滞，是植入起搏器的指征。进行

电生理检查的分支传导阻滞患者，在长的周期长度下，出现 HV 间期显著延长，或希氏束以下的阻滞，是植入永久性起搏器的指征。有分支阻滞和前述神经肌肉疾病的患者，也应该植入起搏器（表 12-4）。

起搏模式的选择

总体而言，能维持房室同步的起搏模式可以减少起搏的并发症，如起搏器综合征和起搏器介导的心动过速。在年轻人中尤其如此。但双腔起搏在老年患者中的重要性并不明确。在许多研究中，单腔起搏模式（VVI）与双腔起搏模式（DDD）相比，未发现老年患者的死亡率有所差别。在一些研究中，将起搏模式随机化，发现在生理起搏组中，慢性心房颤动和卒中的危险性下降。窦性心律伴房室传导阻滞的患者，植入双腔起搏器的风险仅有非常轻微的升高，因此，避免单腔起搏可能的并发症似乎是合理的。

第十三章　室上性快速性心律失常

Supraventricular Tachyarrhythmias

Gregory F. Michaud，William G. Stevenson
（张海澄　李　延　译）

室上性快速性心律失常起源于或依赖于经心房或房室结到心室的传导。多数表现为浦肯野纤维带动的心室激动，窄 QRS 波心动过速（QRS 波时限<120 ms）为其特点。如果患者存在左束支传导阻滞、右束支传导阻滞或旁路激动心室，室上性心动过速发作时的心电图可表现为宽 QRS 波，此时必须和室性心动过速（见第十四章）相鉴别。室上性心动过速可分为生理性窦性心动过速和病理性心动过速（表 13-1）。预后和治疗因心律失常机制和基础心脏疾病的不同而存在差异。

室上性心动过速可短暂发作，称为"非持续性"，也可持续发作，只有使用电复律或药物复律才能终止发作。心动过速发作时表现为"突发突止"则被称为"阵发性"。阵发性室上性心动过速（paroxysmal supraventricular tachycardia，PSVT）泛指一类心动过速，包括房室结折返性心动过速、旁路引起的房室折返性心动过速、房性心动过速。

表 13-1	室上性心动过速

I. 生理性窦性心动过速

基本特征：正常窦性机制，由劳力、应激、并发疾病诱发（表 13-2）

II. 病理性室上性心动过速

A. 心房起源的心动过速

基本特征：除非激动未能传导至心室，否则心动过速将持续房室结并不参与构成心动过速环路

1. 不适当的窦性心动过速

基本特征：心动过速起源于正常的窦房结区域，不能找到明确的诱发因素，是自主神经调节失效的结果。

2. 局灶房性心动过速

基本特征：规整的有清晰 P 波的房性心动过速，可为持续性、非持续性、阵发性、无休止性。常见的起源部位包括左右心房瓣环周围、肺静脉、冠状静脉窦肌肉组织、上腔静脉。

3. 心房扑动——大折返房性心动过速

基本特征：规律的折返产生规律的心房激动，常见锯齿样扑动波，心率一般大于 200 次/分。

  a. 典型心房扑动

    i. 右心房折返平行于三尖瓣环，依赖于峡部的传导，峡部位于下腔静脉和三尖瓣环之间。

      逆钟向（从心室侧观察）

      顺钟向

  b. 不典型心房扑动

    i. 通常由位于左心房或右心房的折返引起，与瘢痕相关，也可为特发性，瘢痕通常由先前的外科手术、心房颤动射频消融术引起。

4. 心房颤动

基本特征：混乱的快速性心房电活动，心室率不断变化；是老年人最常见的持续性心律失常。

5. 多源性房性心动过速

基本特征：多种形态的 P 波，通常在肺动脉瓣关闭不全急性加重的患者中出现。

B. 房室结折返性心动过速

基本特征：阵发性规律的心动过速，P 波在 QRS 波群终末出现或完全不可见；是健康青年人最常见的阵发性持续性心动过速；女性常见。

C. 房室旁路相关的心动过速

  a. 顺行性房室折返性心动过速

基本特征：阵发持续性心动过速，类似于房室结折返；窦性心律时，可能能够观察到心室提前激动的证据（WPW 综合征），也可能无法观察到（隐匿性旁路）

  b. 预激性心动过速

基本特征：宽 QRS 波心动过速，QRS 波形态类似于室性心动过速

    1. 逆行性房室折返——规整、阵发性心动过速

    2. 心房颤动伴预激——不规整的宽 QRS 波，或间断出现宽 QRS 波，一些患者可出现 >250 次/分的危险心率。

    3. 房性心动过速或心房扑动伴预激

临床表现

室上性心动过速的症状取决于发作时的心率、持续时间、相关的心脏疾病、并存疾病，症状包括心悸、胸痛、呼吸困难、活动耐量下降、偶发晕厥等。少数情况，伴 WPW 综合征或严重心脏疾病如肥厚型心肌病的患者，室上性心动过速可以引起心脏停搏。

诊断需要获取发作时的心电图。对于一过性心律失常，动态心电图很有必要（见表 14-1）。运动试验对于评估运动相关的症状很有意义。偶尔需要使用侵入性电生理检查来激发心动过速，以便确定心律失常的发生机制，随后通常进行导管消融。

生理性窦性心动过速 窦房结由一组细胞组成，这些细胞分布在界嵴上方，界嵴是一肌性隆起，是右心房后方光滑的静脉窦部和前方肌小梁部的交界处（图 13-1）。窦性 P 波的特点是额面电轴向下、向左，在 II、III、aVF 导联 P 波直立，在 aVR 导联 P 波倒置，在 V_1 导联 P 波正负双向。正常的窦性心律频率为 60～100 次/分。窦性心动过速（>100 次/分）通常发生在交感神经兴奋和迷走神经抑制时，窦房结自发除极频率增加，窦房结内最早激动点向左侧、界嵴的后间隔方向转变。相比正常窦性心律时，下壁导联 P 波振幅增加。

如果窦性心动过速是人体对运动、应激、疾病等情况的适当反应，则认为是生理性的。窦性心动过速与起源于窦房结旁的局灶房性心动过速难以鉴别（见下文）。存在诱发因素（如劳力）或表现为心率逐渐增加、逐渐下降则支持窦性心动过速，如表现为突发突止则支持房性心动过速。两者鉴别困难，有时需要心电图监测甚至侵入性电生理检查。生理性窦性心动过速主要针对潜在的致病状态进行处理或治疗（表 13-2）。

非生理性窦性心动过速 **不适当的窦性心动过速** 不常见，在静息状态下窦性心率自发增加，或在生理性应激、劳力时不成比例地增加。患者通常为 30～50 岁女性。乏力、头晕，甚至晕厥可与心悸相伴出现。另外胸痛、头痛、胃肠道不适同样常见。不适当的窦性心动过速必须与适当的窦性心动过速、局灶性房性心动过速相鉴别。本病常被误诊为生理性窦性心动过速伴焦虑障碍。治疗通常无效或者难以耐受。逐步滴定 β 受体阻滞剂和（或）钙通道阻滞剂可减少症状。也可使用可乐定和 5-羟色胺再摄取抑制剂。伊伐布雷定是一种 I_f 电流阻滞剂，I_f 电流可以引起窦房结除极。伊伐布雷定很有前景但目前尚未在美国批准使用。窦房结导管消融也是一种治疗手段，但是长期控制症状的效果较差，并且会导致年轻个体不得不植入永久性起搏器。

当症状性窦性心动过速和直立性低血压伴发时，这种综合征被称为直立性（体位性）心动过速综合征（POTS）。症状通常和不适当窦性心动过速的患者类似。

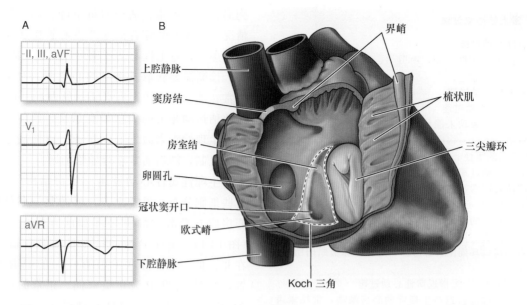

图 13-1 与正常窦性心动过速、室上性心动过速相关的右心房解剖。**A.** 正常窦性心律时 P 波在标准 12 导联心电图上的典型形态。P 波在 Ⅱ、Ⅲ、aVF 导联直立；在 V₁ 导联正负双向；在 aVR 导联倒置。**B.** 打开外侧壁显露房间隔，从右外侧观察右心房解剖

表 13-2	常见生理性窦性心动过速的原因
1. 运动	
2. 急性疾病如发热、感染、疼痛	
3. 低血容量，贫血	
4. 甲状腺功能亢进	
5. 肺动脉瓣关闭不全	
6. 具有交感兴奋、迷走抑制或血管扩张作用的药物，如沙丁胺醇、茶碱、三环类抗抑郁药、硝苯地平、肼屈嗪	
7. 嗜铬细胞瘤	

POTS 有时是由病毒感染后自主神经系统功能不全引起的，通常 3～12 个月自发缓解。改善症状的方法包括增加盐摄入以扩容，口服氢氟可的松，使用弹力袜，使用 α 受体激动剂米多君等，几种方法常联合使用。运动训练据说也能够改善症状。

局灶性房性心动过速 局灶性房性心动过速可由自律性异常、触发活动或一个小折返环引起，折返环限定于心房或延伸至肺静脉、冠状窦、腔静脉的心房组织。局灶性房性心动过速可以表现为持续性、阵发性或无休止性。进行射频消融术的阵发性室上性心动过速患者有 10% 为局灶性房性心动过速。非持续性房性心动过速通常在 24h 动态心电图检查中被发现，发病率随年龄增加而增加。心动过速的发作可无结构性心脏病基础或与任何累及心房的心脏疾病相关。交感神经刺激是房性心动过速（房速）的促发因素，所以房速可能是潜在疾病的一种外在表现。房速伴房室传导阻滞可发生于洋地黄中毒。房速的症状和其他室上性心动过速相似。无休止房速可引起心动过速性心肌病。

房速典型表现为 1∶1 房室传导的室上性心动过速，或文氏房室传导阻滞或固定（如 2∶1 或 3∶1）房室传导阻滞。因为房速不依赖于房室结，所以房室阻滞不能终止其发作，并且心房率不受影响，这一点可以将房速与依赖房室结传导的室上性心动过速如房室结折返性心动过速、房室折返性心动过速（见下文）鉴别开来。如果在心动过速启动后表现为心率逐渐增加的温醒期，在终止前出现冷却期，则支持房速诊断而不是房室结依赖的心动过速。P 波通常是不连续的，其间可见等电位线，这一点和房扑与大折返房速不同。当向心室 1∶1 传导时，房速可与窦性心动过速（窦速）相似，典型地表现为 PR 间期短于 RP 间期（图 13-2）。房速可以通过 P 波形态与窦速鉴别，P 波的形态受激动起源点的位置影响。局灶性房速倾向于起源于心房的解剖结构复杂处，如界嵴、瓣环、房间隔、延伸至心胸静脉（上腔静脉、冠状静脉窦、肺静脉）的心房肌（图 13-3），通常可以由 P 波形态推测起源的位置。右心房起源的房速 P 波在 Ⅰ 导联直立，在 V₁ 导联双向。房间隔起源的房速 P 波时限通常短于窦性心动过速时。左心房起源的房速 P 波在 V₁ 导联单向、直立。起源于心房上部如上腔静脉或上肺静脉的房速，P 波在下壁导联 Ⅱ、Ⅲ、aVF 直立，如果房速起源于靠下的位置，如冠状窦开口，则 P 波在这些导联将倒置。当起源点位于界嵴上部靠近窦房结的位置，则 P 波形态与窦性心动过速时的 P 波相似。突发突止支持房速

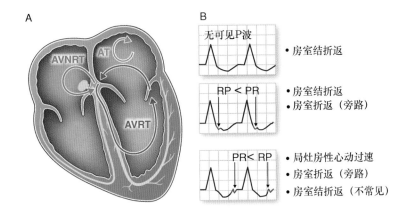

图 13-2　阵发性室上性心动过速的常见机制以及典型的 R-P 关系。A. 心脏的四腔视图，房室结为绿色，左心房和左心室之间的旁路为黄色。房性心动过速（AT，紫红色环路）完全局限于心房组织。房室结折返性心动过速（AVNRT，绿色环路）涉及房室结和周边心房组织。房室折返性心动过速（AVRT，蓝色环路）折返环路由心房和心室组织、旁路、房室结和传导纤维（希氏-浦肯野传导纤维）构成。B. P 波与 QRS 波的典型关系，通常用 RP 与 PR 的关系来描述不同的心动过速机制

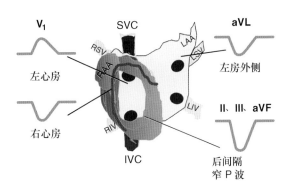

图 13-3　通过 P 波形态估计局灶性房性心动过速起源位置。LAA，左心耳；LIV，左下肺静脉；LSV，左上肺静脉；RAA，右心耳；RIV，右下肺静脉；RSV，右上肺静脉；SVC，上腔静脉；IVC，下腔静脉

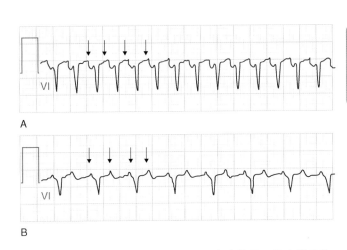

图 13-4　房性心动过速 1∶1 和 2∶1 房室传导。箭头所示为 P 波。A. 房速 1∶1 房室传导，RP 间期＞PR 间期。B. 同一房速在给予房室结阻滞剂后转变为 2∶1 房室传导。

来源：Adapted from F Marchlinski: The tachyarrhythmias. In Longo DL et al［eds］: Harrison's Principles of Internal Medicine, 18th ed. New York, McGraw-Hill, 2012, pp 1878—1900.

而不是窦速。取决于心房率的变化，P 波可以落在 T 波上，也可以在 2∶1 传导时与 QRS 波重合。增加房室传导阻滞的手法，如颈动脉窦按摩、Valsalva 动作、使用房室结阻滞药物如腺苷，可以产生房室传导阻滞而将 P 波显露出来（图 13-4）。

突发的持续性房速的紧急处理与 PSVT 相同（见下文），但是患者对药物治疗的反应存在差异，可能取决于心律失常的机制。对于由折返引起的房速，给予腺苷或刺激迷走神经可以一过性增加房室传导阻滞而不终止心动过速。某些房速可以被足量腺苷终止，触发活动为其发生机制。反之，对心脏复律有效的房速，提示自律性为其发生机制。β 受体阻滞剂和钙通道阻滞剂可以通过增加房室传导阻滞降低心室率，继而改善患者对心律失常的耐受性。应寻找并纠正潜在的诱

发因素和并发疾病。并且应该考虑并排除是否存在潜在的心脏病。

对于反复发作的患者，β 受体阻滞剂、钙通道阻滞剂（地尔硫䓬或维拉帕米）、抗心律失常药物（氟卡尼、普罗帕酮、二丙吡酰胺、索他洛尔和胺碘酮）是有效的，但因其潜在毒性和副作用，应尽可能避免应用这些药物（表 13-3、表 13-4 和表 13-5）。对房速起源部位进行导管消融对于 80％ 以上的患者有效，推荐用于药物治疗失败或不希望使用药物治疗的阵发性症状性房速，或导致心动过速性心肌病的持续性房速

患者。

房室结折返性心动过速 房室结折返性心动过速（AVNRT）是最常见的阵发性室上性心动过速，约占导管消融治疗患者的 60%。本病最常见于 20～50 岁的人群，特别是女性。患者对本病耐受性良好，但快速心动过速，尤其是对于老年患者，可引起心绞痛、肺水肿、低血压或晕厥。本病通常与结构性心脏病无关。

表 13-3　常用抗心律失常药物：静脉应用剂量/主要适应证

药物	负荷	维持	主要适应证	分类[a]
腺苷	6～18 mg（快速负荷）	无	终止房室结参与的折返性室上性心动过速	—
胺碘酮	15 mg/min 10 min，1 mg/min 6 h	0.5～1 mg/min	AF/AFL、SVT、VT/VF	III
地高辛	0.25 mg 每 2h 至总量 1 mg	0.125～0.25 mg/d	AF/AFL 心率控制	—
地尔硫草	0.25 mg/kg 3～5 min（最大 20 mg）	5～15 mg/h	SVT、AF/AFL 心率控制	IV
艾司洛尔	500 μg/kg 1 min	50 μg/(kg·min)	AF/AFL 心率控制	II
伊布利特	60 kg 以上 1 mg 10 min	无	终止 AF/AFL	III
利多卡因	20～50 mg/min 总量 1～3 mg/kg	1～4 mg/min	VT	I B
美托洛尔	每次 5 mg 3～5 min，3 次	1.25～5 mg 每 6h	SVT、AF 心率控制；运动介导的室速；长 QT	II
普鲁卡因胺	15 mg/kg 60 min	1～4 mg/min	转化/预防 AF/VT	I A
奎尼丁	0.3～0.5 mg/(kg·min)，总量 6～10 mg/kg	无	转化/预防 AF/VT	I A
维拉帕米	5～10 mg 3～5 min	2.5～10 mg/h	SVT、AF 心率控制	IV

[a] 抗心律失常药物的分类：I 类——主要阻断内向 Na$^+$ 电流；I A 类药物还延长动作电位持续时间；II 类——抗交感神经药物；III 类——主要延长动作电位时程的药物；IV 类——钙通道阻滞剂。
AF，心房颤动；AFL，心房扑动；SVT，室上性心动过速；VF，心室颤动；VT，室性心动过速

表 276-4　常用抗心律失常药物：长期口服剂量/主要适应证

药物	口服剂量 mg，维持	半衰期	主要代谢/清除途径	常用适应证	药物分类[a]
醋丁洛尔	200～400，每 12h	6～7h	肾/肝	AF 心室率控制/SVT 长 QT 间期/右心室流出道 VT	II
胺碘酮	100～400，每天	40～55 天	肝	AF/VT 的预防	III[b]
阿替洛尔	25～100，每天	6～9h	肾	AF 心室率控制/SVT 长 QT 间期/右心室流出道 VT	II
地高辛	0.125～0.25，每天	38～48h	肾	AF 心室率控制	—
地尔硫草	30～60，每 6h	3～4.5h	肝	AF 心室率控制/SVT	IV
丙吡胺	100～300，每 6～8h	4～10h	肾 50%/肝	AF/SVT 预防	I A
多非利特	0.125～0.5，每 12h	10h	肾	AF 预防	III
决奈达隆	400，每 12h	13～19h	肝	AF 预防	III[b]
氟卡尼	50～200，每 12h	7～22h	肝 75%肾	AF/SVT/VT 预防	I C
美托洛尔	25～100，每 6h	3～8h	肝	AF 心室率控制/SVT 长 QT 间期/右心室流出道 VT	II
美西律	150～300，每 8～12h	10～14h	肝	VT 预防	I B
纳多洛尔	40～240，每天	10～24h	肾	同美托洛尔	II
普罗帕酮	150～300，每 8h	2～8h	肝	AF/SVT/VT 预防	I C
奎尼丁	300～600，每 6h	6～8h	肝 75%肾	AF/SVT/VT 预防	I A
索他洛尔	80～160，每 12h	12h	肾	AF/VT 预防	II
维拉帕米	80～120，每 6～8h	4.5～12h	肝/肾	AF 心室率控制/右心室流出道 VT、特发性左心室 VT	IV

[a] 抗心律失常药物分类：I 类——主要阻断内向 Na$^+$ 电流；II 类——抗交感神经药物；III 类——主要延长动作电位时程的药物；IV 类——钙通道阻滞剂。[b] 胺碘酮和决奈达隆都属于 III 类抗心律失常药物，但二者均具有 I 类、II 类和 IV 类的特性。
AF，心房颤动；SVT，室上性心动过速；VT，室性心动过速

表 13-5	抗心律失常药物的常见毒性及促心律失常毒性	
药物	潜在的促心律失常毒性	常见毒性
胺碘酮	窦性心动过速，房室传导阻滞，除颤阈值升高。罕见：长 QT 间期和尖端扭转型室速，心脏病患者无休止性慢室速	震颤，周围神经病，肺纤维化或炎症，甲状腺功能减退或甲状腺功能亢进，肝炎，光敏反应
腺苷	一过性严重停搏，心房颤动	咳嗽，脸红，胸痛，焦虑
地高辛	房室传导阻滞，分支型心动过速，加速性交界区心律，房性心动过速伴房室传导阻滞	厌食，恶心，呕吐，视觉改变
丙吡胺	长 QT 间期和尖端扭转型室速，心房扑动1：1下传	抗胆碱能作用，急性尿潴留（男性），负性肌力
多非利特	长 QT 间期和尖端扭转型室速	恶心
决奈达隆	缓慢性心律失常和房室传导阻滞，长 QT 间期和间断扭转型室速	胃肠道不耐受，加重心力衰竭
氟卡尼	心房扑动1：1下传；结构性心脏病患者室速风险增加；窦性心动过缓	头晕，恶心，头痛，心肌收缩力下降
伊布利特	长 QT 间期和尖端扭转型室速	恶心
利多卡因	一些结构性心脏病患者可出现慢室速	头晕，意识模糊，谵妄，癫痫发作，昏迷
美西律	结构性心脏病患者可出现慢室速	共济失调，震颤，步态失调，皮疹，恶心
普鲁卡因胺	长 QT 间期和尖端扭转型室速，心房颤动或心房扑动时心室率增加	狼疮样综合征（乙酰化酶慢代谢型患者更常见），厌食，恶心，中性粒细胞减少
奎尼丁	长 QT 间期和尖端扭转型室速，心房颤动或心房扑动时心室率增加	腹泻，恶心，呕吐，金鸡纳中毒，血小板减少
索他洛尔	长 QT 间期和尖端扭转型室速	低血压，β受体阻断作用引起气管痉挛

本病的发生机制是由房室结、可能包括结周心房参与的折返。存在多条从心房传导到房室结的通路（图 13-5）使得 AVNRT 的发生变为可能。本病最常见的形式是，房室结慢径从靠近希氏束的房室结致密部发出，沿三尖瓣环下方，延伸至邻近冠状窦开口。折返波沿慢径传至房室结致密部，然后在房室结顶端从快径离开。完整环路中激动再次回到慢径的路径尚不明确。从房室结致密部传导至心房和传导至希氏束、心室的所需时间相近，所以心房近乎于与心室同时激动。P 波出现在 QRS 波上、QRS 波稍前或 QRS 波稍后，故 P 波辨认困难。P 波常出现在 QRS 波群的终末部，表现为 V₁ 导联的伪 r′ 波或 Ⅱ、Ⅲ、aVF 导联的

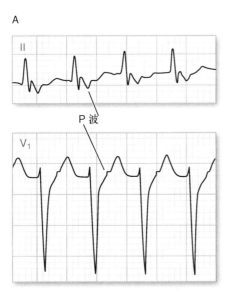 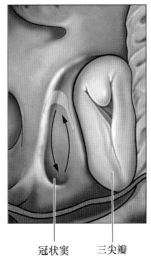

图 13-5 房室结折返。A. 展示 Ⅱ、V₁ 导联。P 波出现在 QRS 波群终末部，在 Ⅱ 导联负向，在下壁导联Ⅲ、Ⅲ、aVF 表现为伪 S 波，在 V₁ 导联表现为伪 R′ 波。B. Koch 三角（参见图 13-1）内房室结折返回路的模式图，折返回路涉及房室结、房室结延伸部及结旁心房组织

伪 S 波（图 13-5A）。心率和交感神经张力有关。心房和心室同时收缩导致心房收缩时三尖瓣已经关闭，产生大炮波，可在心房收缩时观察到颈静脉搏动，患者常出现颈部振动感。静脉压升高也可能导致钠尿肽的释放，引起心动过速后多尿。少见的一些情况是房室结折返环沿反方向传导，并引起心动过速，其 RP 间期比 PR 间期长，类似于房性心动过速。P 波具有前文所述的形态，与房性心动过速不同，产生房室传导阻滞的方法和药物可以终止心动过速。

紧急治疗和阵发性室上性心动过速一致（见下文），是否进行维持治疗取决于症状的严重程度和发作频率。很多患者在指导下做 Valsalva 动作就可以终止心动过速发作。发作时口服 β 受体阻滞剂、维拉帕米、地尔硫草有助于终止发作。如需预防发作，可选择上述药物或氟卡尼作为长期治疗。对于反复发作或严重发作，或药物治疗无效、无法耐受，或不接受药物治疗的患者，建议导管消融房室结慢径。其治愈率为 95% 以上，主要的风险是心脏传导阻滞并需要植入永久性人工心脏起搏器，仅在 <1% 的患者中发生。

交界区心动过速 交界区异位心动过速（JET）由房室结自律性异常引起。本病成人罕见，更常见于儿童的无休止心动过速，通常在先天性心脏病围术期发生。本病表现为窄 QRS 波心动过速，通常伴室房（VA）传导阻滞，故出现房室分离。JET 可以为肾上腺素能张力增高的表现，可以出现在使用异丙肾上腺素后。JET 也可短暂出现于 AVNRT 射频消融术后。

加速的交界区心律是一种频率在 50～100 次/分的交界区自主心律。心动过速开始时心率逐渐加快，提示存在自律性异常病灶，或发生在室性早搏后，提示存在触发活动病灶。通常可见室房传导，P 波的形态和时限类似于慢房室折返性心动过速。

旁路和 Wolff-Parkinson-White（WPW）综合征

旁路（accessory pathways，AP）在人群中的发生率为 1/2000～1/1500，与多种心律失常有关，包括窄 QRS 波室上性心动过速、宽 QRS 波心动过速、猝死（罕见）。大多数患者的心脏结构正常，但旁路与三尖瓣 Ebstein 畸形、肥厚型心肌病（包括 *PRKAG2* 突变、Danon 病和 Fabry 病）相关。

旁路是房室间的异常连接，使得心房和心室之间的传导可以穿过房室环（图 13-6）。旁路从出生即存在，打破了心房与心室被纤维房室环完全隔离的状态。旁路出现在房室瓣环或间隔上，最常见于左心房和左心室游离壁之间，其次为后室间隔、右侧游离壁和前

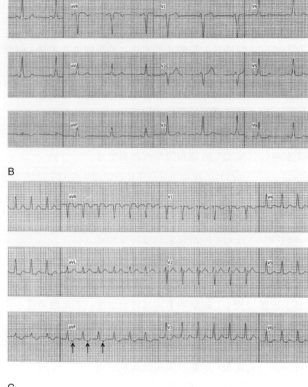

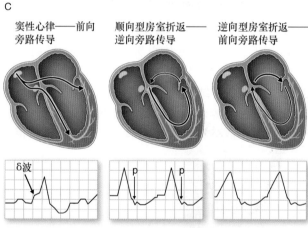

图 13-6　Wolff-Parkinson-White（WPW）综合征。A. 12 导联心电图，WPW 综合征患者窦性心律（SR）时心电图表现为短 PR 间期、δ 波、QRS 波增宽。本例患者旁路位于前间隔。B. 顺向型房室折返性 WPW 综合征，旁路位于后间隔。III 导联可见 P 波出现在 ST 段（箭号），QRS 波形态正常。C. 与 WPW 综合征相关的三种最常见的节律：窦性心律表现为通过旁路和房室结前向传导；顺向型房室折返性心动过速使用旁路逆传、房室结前传；逆向型房室折返性心动过速使用房室结逆传、旁路前传

间隔。如果旁路前传快于房室结和希氏束，窦性心律时心室将提前激动，心电图表现为 PR 间期缩短（<0.12 s），QRS 波的初始部分改变（δ 波），旁路直接激动心室心肌的缓慢传导造成 QRS 波时限延长（图

13-6A）。QRS 波和 δ 波的形态由旁路的位置（图 13-7）、旁路传导和房室结传导的激动波的融合程度决定。右侧旁路首先激动右心室，在 V₁ 导联产生左束支传导阻滞图形，经常出现明显的提前激动，因为旁路与窦房结紧密贴近（图 13-7）。左侧旁路提前激动左心室，在 V₁ 导联出现右束支传导阻滞图形，在 aVL 导联出现负向 δ 波，最先出现的左心室外侧部分的除极可产生类似左心室外侧壁心肌梗死的 q 波（图 13-7）。如果旁路位于心脏膈面，典型者位于间隔旁区，则 δ 波在 Ⅲ、aVF 导联负向，类似下壁心肌梗死的 q 波图形（图 13-7）。运动时房室结传导加速，超过旁路传导频次，预激间断出现和消失。

WPW 综合征定义为窦性心律和阵发性室上性心动过速发作时 QRS 波提前激动。旁路存在多种变异，可不产生预激和心律失常。隐匿性旁路仅允许心室至心房的逆向传导，窦性心律时不能观察到预激，但可出现室上性心动过速。希氏束和室间隔之间的束室旁路可产生预激，但不会引起心律失常，心房-希氏束纤维也不会引起心律失常，可能是因为环路太短以至于不能产生折返。房束旁路，也被称为 Mahaim 纤维，可能是一套重复的房室结和希氏束系统，连接右心房

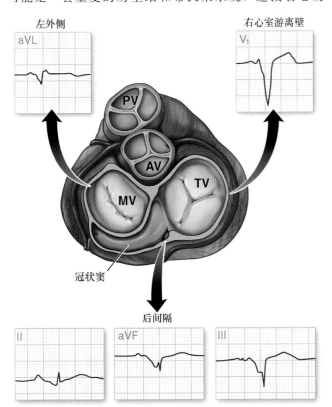

图 13-7 WPW 综合征旁路可能的位置，典型的 QRS 波可见 δ 波，图形似存在基础结构性心脏病，如伴束支传导阻滞的心肌梗死。AV，主动脉瓣；MV，二尖瓣；PV，肺动脉瓣；TV，三尖瓣

和右束支，仅前向缓慢传导。

房室折返性心动过速　由旁路引起的最常见的室上性心动过速为顺向型房室折返。激动从心房前向传导至房室结、希氏束-浦肯野纤维、心室，然后通过旁路逆向传导回心房（图 13-6B）。QRS 波不宽，或表现为典型的右束支传导阻滞、左束支传导阻滞图形，但是心动过速时无预激表现。因为正常的房室传导系统和旁路是激动传导所必需的，所以心房-心室、心室-心房阻断可以终止心动过速。窦性心律时，如果旁路可允许前向传导，则可见预激表现（图 13-6A）。最常见的是，心动过速发作时 RP 间期短于 PR 间期，与 AVNRT 相似（图 13-2）。与典型的 AVNRT 不同，P 波从不和窄 QRS 波重叠，因为心室必须在折返波抵达旁路传导回心房以前激动。P 波形态由旁路的位置决定，但是由于 P 波通常在 ST 段上，所以很难判断。后间隔旁路的 P 波在 Ⅱ、Ⅲ、aVF 导联负向，类似于房室结折返，但是其他部位的旁路 P 波形态与房室结折返不同（图 13-7）。

偶见旁路逆向传导极度缓慢，心动过速表现为长 RP 间期，和多数房性心动过速相似。这些旁路通常位于间隔区，P 波在 Ⅱ、Ⅲ、aVF 导联负向。慢传导可以易化折返，经常导致近乎无休止的心动过速，这种情况被称为反复性无休止性交界区心动过速。可能出现心动过速性心肌病。除非进行侵入性电生理检查，否则很难将这种形式的顺向型房室折返和不典型房室结折返或房性心动过速区别开来。

预激性心动过速　预激性心动过速发生于旁路前传激动心室时（图 13-6C）。最常见的是逆向型房室折返，激动经旁路由心房传导至心室，然后通过希氏束-浦肯野系统、房室结（或罕见的第二旁路）逆向传导至心房。宽 QRS 波的形成完全由旁路激动心室所致，传导速度更快的特化希-浦传导系统并不参与 QRS 波增宽。此类心动过速通常难以和单形性室性心动过速区别。窦性心律时存在预激波支持本病诊断。

预激性心动过速也可出现于房性心动过速、心房扑动、心房颤动（图 13-8）、房室结折返发作伴旁路前传。如果旁路允许极快速的反复传导，心房颤动、心房扑动发作可危及生命。大约 25% 的旁路引起预激可使心房颤动发作时最小 RR 间期小于 250 ms，这种情况下心室颤动及猝死风险增加。预激性心房颤动 QRS 波增宽、节律非常不规则。心房颤动发作时，心室率由旁路和房室结的传导特性决定。QRS 波形态可非常怪异，每一跳形态均可有所改变，这是因为房室结传导和旁路传导的激动融合程度存在变异性，全部心搏也可均由旁路传导激动（图 13-8）。浦肯野纤维激动心

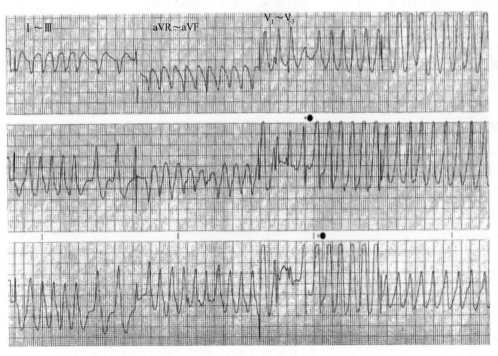

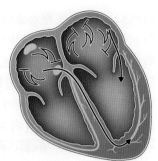

I ~ III aVR~aVF V₁~V₃

图 13-8　心房颤动伴预激，左侧游离壁旁路。 心电图提示窄的、不规则的 QRS 波，提示房室结和左侧游离壁旁路传导的融合。预激产生的 QRS 波之间最短的 RR 间期小于 250 ms，提示存在猝死风险

室可以使旁路末端除极从而避免心房激动 1∶1 传导至心室。房室结缓慢传导可以易化旁路传导，并引起危险的快速心率。房室结阻滞药物如口服或静脉用维拉帕米、地尔硫䓬、β 受体阻滞剂，静脉注射腺苷、静脉注射胺碘酮为本病患者禁忌。针对预激性心动过速的治疗应当选择电复律或静脉注射普鲁卡因胺或伊布利特，从而终止发作或减慢心室率。

　　旁路患者的处理　顺向型房室折返的紧急处理将在下文中叙述。如 WPW 综合征的患者表现为宽 QRS 波，可能的原因包括逆向型房室折返、顺向型房室折返伴束支传导阻滞、预激性心动过速，治疗取决于潜在的节律。

　　患者的初始评估应当包括疾病加重因素，如增加交感神经张力的并存疾病及因素。检查应重点除外潜在的心脏疾病。为患者进行超声心动图检查是合理的，可以除外 Ebstein 畸形和肥厚型心肌病。

　　具有心律失常症状的预激患者，如果旁路存在高危特性，则容易发展为心房颤动和猝死。成人心脏停搏发生风险为 2/1000，儿童风险更高。侵入性电生理检查可以确定旁路是否足够高危，继而为可能进行的治愈性导管消融提供依据。隐匿性旁路，又被称为低危旁路，可引起顺向型房室折返，长期治疗由症状和发作频率确定。迷走神经刺激可以终止发作，也可在发作时使用 β 受体阻滞剂、维拉帕米、地尔硫䓬。长期治疗选择使用这些药物或氟卡尼可以降低一些患者

的发作频率。患者反复发作心律失常，如存在药物无效、药物不耐受、患者无用药意愿、高危旁路等情况，选择导管消融是合理的（图 13-8）。导管消融有效率在 95% 左右，取决于旁路的位置。严重并发症发生率不超过 3%，包括房室传导阻滞、心脏压塞、血栓栓塞、冠状动脉损伤、血管通路损伤。死亡率小于 1/1000。

　　具有预激的成人如果并无心律失常症状，则猝死风险为 1/1000 人年。如果从事某些工作的人出现心律失常发作，会将自己或其他人置于危险之中，则建议这些人进行电生理检查，这类特殊工作包括警察、军人、飞行员等，如患者有评估风险的意愿也可行电生理检查。其他患者可以进行规律随访而不治疗。儿童的猝死风险更高，大约为 2/1000 人年。

治疗　阵发性室上性心动过速

　　窄 QRS 波的阵发性室上性心动过速的紧急处理取决于临床表现。应给予患者连续心电图监测，并应进行常规 12 导联心电图。如果出现低血压伴意识不清或呼吸窘迫，则行 QRS 波同步直流电复律是合理的，但是罕有患者需行电复律，因为静脉注射腺苷于大多数情况下有效（见下文）。关于稳定患者的初始治疗，因多数室上性心动过速依赖于房室结传导（房室结折返或顺向型房室折返），所以抑制交感

神经、刺激迷走神经的药物或方法可有效终止发作（图13-9）。治疗过程应予患者持续记录心电图，患者对治疗的反应有助于疾病诊断。一过性减慢心动过速心率的房室传导阻断，可能使P波显露出来，提示心动过速机制为房性心动过速或心房扑动。

颈动脉窦按摩适用于颈动脉血管疾病风险较低的患者，包括无颈动脉杂音、既往无卒中病史的患者。Valsalva动作用于可以配合的患者，如果有效则教会患者必要时采取以终止发作。如果刺激迷走神经的手段无法终止发作或不能进行，静脉注射腺苷可短暂阻断房室结传导继而终止绝大多数阵发性室上性心动过速。腺苷可能会引起短暂一过性胸痛、呼吸困难、焦虑，禁用于心脏移植后的患者，此类患者对腺苷存在潜在的高敏感性。腺苷理论上会加重气道痉挛。并在不超过15%的患者中会诱发心房颤动，但通常仅短暂发作，因此，在WPW综合征患者中应谨慎，此类患者发生心房颤动可出现血流动力学不稳定。静脉注射β受体阻滞剂和钙通道阻滞剂（维拉帕米或地尔硫䓬）同样有效，但可造成心律失常终止前后低血压，药物作用持续时间也更长。这些药物也可口服，患者在必要时可口服这些药物来减慢心室率，提高Valsalva动作的有效性。

宽QRS波心动过速的鉴别诊断包括室性心动过速（第十四章）、阵发性室上性心动过速伴束支传导阻滞、预激性心动过速（见前文）。一般而言，这些心律失常在不能明确诊断时均应按室性心动过速处理。如果心动过速心律齐、患者状态稳定，试验性应用腺苷是合理的。非常不规则的宽QRS波心动过速应当使用复律、静脉注射普鲁卡因胺或伊布利特，因为此类心动过速可能为心房颤动或心房扑动伴预激（见前文）。如果阵发性室上性心动过速伴束支异常诊断明

确，既往有类似发作，则按阵发性室上性心动过速处理是合理的。治疗过程中，对所有患者均应进行持续心电图监测，并且应保证具备紧急复律和除颤的条件。

典型心房扑动和大折返房性心动过速

大折返房性心动过速由大折返环引起，通常和心房部位的瘢痕有关。典型右侧心房扑动折返环围绕三尖瓣环，前方由瓣环环绕，后方为界嵴内的功能性传导阻滞。激动经过下腔静脉和三尖瓣环之间的峡部，此处传导易被导管消融中断。因此，典型心房扑动为三尖瓣峡部依赖的心房扑动。这一环路通常为逆时针（从心室侧向三尖瓣环）传导，在Ⅱ、Ⅲ、aVF导联可产生特征性的负向锯齿状心房扑动波，在V_1导联产生正向P波（图13-10）。当折返方向相反时，顺时针旋转在这些导联产生相反的P波向量。典型的心房率可达240~300次/分，但是在存在心房疾病或使用抗心律失常药物时心房率可减慢。心房激动通常2:1传导至心室，产生规律的150次/分的心动过速，但P波难以辨认。提高房室传导阻滞程度的方法可以暴露心房扑动波，继而协助诊断。

典型心房扑动通常和心房颤动、心房瘢痕相关，心房瘢痕可由衰老或心脏手术产生。一些心房颤动患者使用抗心律失常药物治疗，特别是氟卡尼、普罗帕酮、胺碘酮，可转变为心房扑动。

大折返房性心动过速的传导不依赖腔静脉-三尖瓣峡部，被称为不典型心房扑动。不典型心房扑动同样产生于心房，通常和瘢痕区域相关。左心房心房扑动和二尖瓣旁左心房心房扑动常见于心房颤动的广泛左心房射频消融术后或心房手术后。临床表现类似心房扑动，但P波形态不同。大折返房性心动过速难以和局灶性房性心动过速鉴别，多数病例中，其电生理机制仅能被电生理检查证实。

治疗 心房扑动和大折返房性心动过速

心房扑动的初始治疗和心房颤动相似，具体细节在下文讨论。电复律适用于血流动力学不稳定或伴有严重症状的情况。此外，服用房室结阻滞药物可以达到控制心率的目的，但相比心房颤动更加困难。血栓栓塞风险和心房颤动相近。起病大于48h、慢性患者，应使用CHA_2DS_2-VASc评分评价血栓栓塞卒中风险，若风险较高则建议复律前进行抗凝治疗（表13-6）。

初次发作的心房扑动，可不使用抗心律失常药

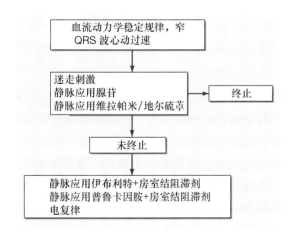

图13-9 血流动力学稳定的阵发性室上性心动过速患者的治疗流程图

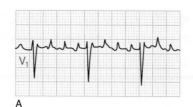
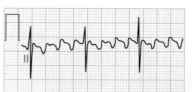

A

逆钟向心房扑动

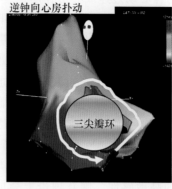

B

图 13-10 **A.** 典型心房扑动，也被称为腔静脉-三尖瓣峡部心房扑动，心电图表现为 V₁ 导联 P 波直立，Ⅱ 导联可见负向"锯齿波"，提示三尖瓣环周围逆钟向折返（**来源**：Adapted from F Marchlinski：The tachyarrhythmias. In Longo DL et al［eds］：Harrison's Principles of Internal Medicine，18th ed. New York，McGraw-Hill，2012，pp 1878—1900.）。**B.** 逆钟向心房扑动的右心房图。不同颜色代表不同激动时间，顺序为红-黄-绿-蓝-紫。折返环与三尖瓣环平行

物复律。反复复发心房扑动，可以考虑使用抗心律失常药物，如索他洛尔、多非利特、丙吡胺、胺碘酮，但超过 70％的患者会出现复发。反复发作的典型心房扑动，腔静脉- 三尖瓣峡部消融可以消除 90％患者的心律失常，同时并发症风险较低，并发症主要是血管通路并发症，心脏传导阻滞少见。约 50％的心房扑动患者会在未来 5 年内发展为心房颤动。

多源性房性心动过速

多源性房性心动过速（MAT）的特点为出现至少 3 种不同形态的 P 波，频率 100～150 次/分，与心房颤动不同，P 波间可见清晰的等电位线（图 13-11）。发病机制可能是心房多部位的触发活动。通常见于慢性肺疾病和重病患者。

治疗　多源性房性心动过速

治疗多源性房性心动过速主要针对其潜在的基础疾病并纠正代谢异常。电复律无效。钙通道阻滞剂如维拉帕米或地尔硫䓬可减慢心房、心室率。严重肺疾病的患者通常难以耐受 β 受体阻滞剂的治疗。胺碘酮对多源性房性心动过速有效，但胺碘酮存在毒性，特别是可以引起肺纤维化，故应尽量避免长期使用。

心房颤动

心房颤动（房颤）的特点为杂乱无章的、快速的、不规则的心房激动，心房失去收缩功能，心室律不规则，心室率取决于房室结的传导性能（图 13-12）。未经治疗的患者，心室率快并且多变，120～160 次/分，但一些患者可超过 200 次/分。迷走神经张力增高或房室结疾病的患者可有较慢的心率。

房颤是最常见的持续性心律失常，是非常重要的公共健康问题。患病率随年龄而增加，超过 95％的房颤患者年龄在 60 岁以上。80 岁时的患病率大约为10％。40 岁的个体发生房颤的终身风险为 25％。房颤的发病男性略多于女性，白人多于黑人。房颤发生的危险因素除年龄外，还包括高血压、糖尿病、心脏病、睡眠呼吸暂停。房颤是心脏病、心脏病严重程度和年龄的标志，因此很难确定房颤本身对相关死亡率和发病率增加的影响程度。房颤与心力衰竭发生风险升高相关。房颤增加卒中风险达 5 倍，估计 25％卒中为房颤所致。房颤还增加了痴呆的风险。

房颤有时由急性促发因素诱发，如甲状腺功能亢进症（甲亢）、急性酒精中毒或严重疾病，包括心肌梗死、肺栓塞。30％心外科手术后恢复期的患者出现房颤，和炎症性心包炎相关。

表 13-6	CHA₂DS₂-VASc 风险评估和口服抗凝药			
危险因素		**分值**	**CHA₂DS₂-VASc 分数**	**估测年卒中率[a]**
C——充血性心力衰竭		1	0	0
H——高血压		1	1	1.3%
A——年龄＞75 岁		2	2	2.2%
D——糖尿病		1	3	3.2%
S——卒中或 TIA，栓塞		2	4	4.0%
V——血管疾病		1	5	6.7%
A——年龄 65～75 岁		1	6～9	＞9%
Sex——女性		1		
抗凝药	**机制**	**排泄**	**剂量**	**风险/获益**
华法林	维生素 K 拮抗剂	肝	调整 INR2～3 数日达到治疗效果 受多种药物/食物影响（如胺碘酮）	严重出血：每年 1% 颅内出血：每年 0.1%～0.6% INR＞3.5 时出血风险增加 廉价
达比加群[b]	凝血酶抑制剂	肾 CCr＞30 ml/min CCr 15～30 ml/min	150 mg 每日 2 次 75 mg 每日 2 次 P 糖蛋白底物 （诱导剂——利福平，降低浓度） （抑制剂——胺碘酮、维拉帕米、决奈达隆、奎尼丁） 质子泵抑制剂可减少吸收	数小时内起效 无出血逆转剂
利伐沙班	Ⅹa 因子抑制剂	肾 CCr＞50 ml/min CCr 15～50 ml/min	P 糖蛋白底物 每日 20 mg 每日 15 mg	无出血逆转剂
阿哌沙班	Ⅹa 因子抑制剂	肾和肝 Cr＞1.5 mg/dl	P 糖蛋白底物 2.5 mg 每日 2 次	无出血逆转剂

[a] 来源：Modified from GY Lip et al：Lancet 379：648，2012.
[b] 美国 FDA 推荐剂量，在美国以外的国家存在其他用药方案。
CCr，肌酐清除率；Cr，肌酐；INR，国际标准化比值；TIA，短暂性脑缺血发作

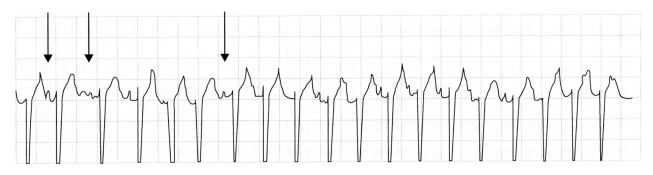

图 13-11 多源性房性心动过速。一位患有严重肺部疾病的患者在急性期时的心律条带。箭头所示为 3 种不同形态的 P 波

房颤的临床类型提示背后存在不同的病理生理学机制（图 13-12）。阵发性房颤定义为自发发作和终止。通常由小折返或肺静脉旁心房肌袖内的快速兴奋灶启动。导管消融将这些兴奋灶隔离通常可以消除房颤。持续性房颤持续时间更长，超过 7 天，很多患者除非行复律否则房颤将持续存在。复律后窦性心律可维持较长时间。房颤发作可由快速兴奋灶启动，但心律失常的维持可能依赖单个或多个折

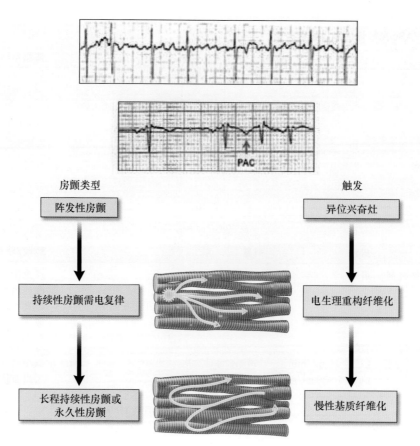

图 13-12 一段房颤的心电记录，如图所示未见明显 P 波、心室律不规则。图中描述了房颤的不同类型。阵发性房颤由早搏启动，如心电记录中箭头所示，两次窦性心搏后出现早搏。触发灶往往是导致这类心律失常的一个重要原因。在许多患者中，持续性房颤与心房结构和电生理重构以及触发病灶相关。长程持续性房颤与心房纤维化结构重构和电生理重构相关

返区域，心房结构和电生理异常促进了这一过程。长程持续性房颤（＞1 年）可出现显著的心房结构改变，维持了折返和自律性，使得恢复和维持窦性心律变得更加困难。一些患者可在数年后由阵发性房颤进展为持续性房颤。随年龄增长、高血压或其他心脏疾病引起心房肥厚，患者可出现心房纤维化。即便心房长期心动过速会造成传导和不应期的电生理改变，但纤维化仍然是房颤的一个重要促发因素。

临床后果和多种因素有关，如快速心室率、舒张期心室充盈失去心房射血的辅助、左心耳血栓形成倾向并存在栓子脱落栓塞风险。临床表现随心室率、基础心脏疾病、并发症的不同而存在差异。很多患者无症状。在存在心功能不全、肥厚型心肌病、射血分数保留的心力衰竭等情况时，房颤发作可能会引起血流动力学不稳定和心力衰竭加重。运动耐量下降和易疲劳是常见症状。偶有头晕、晕厥症状，由于转为窦性心律时出现长间歇而引起（图 13-13）。

治疗　心房颤动

房颤的治疗主要取决于患者的症状、房颤对血流动力学的影响、房颤持续的时间（存在卒中的危险因素时）、基础心脏疾病。高危患者口服抗凝药物包括维生素 K 拮抗剂或新型口服抗凝药，如凝血酶抑制剂（达比加群）或 Ⅹa 因子抑制剂（利伐沙班、阿哌沙班），但不包括抗血小板药物（阿司匹林、氯吡格雷），因此类药物作用很小。

新发房颤如果出现严重低血压、肺水肿或心绞痛，应当进行同步电复律，能量选择 200 J，理想情况为在镇静或麻醉状态下进行。如果电击未能终止房颤，可以尝试更高的能量和不同的电击位置。如果房颤终止后重新启动，可考虑使用抗心律失常药物如伊布利特，或再次进行电复律。如果患者病情稳定，即刻控制心室率可以减轻和防止症状，条件适宜者应予抗凝治疗，房颤持续则可使用复律治疗。新发房颤的抗凝治疗存在争议。无禁忌证的情况下，通常立即使用肝素启动全身抗凝，同时全面评估并

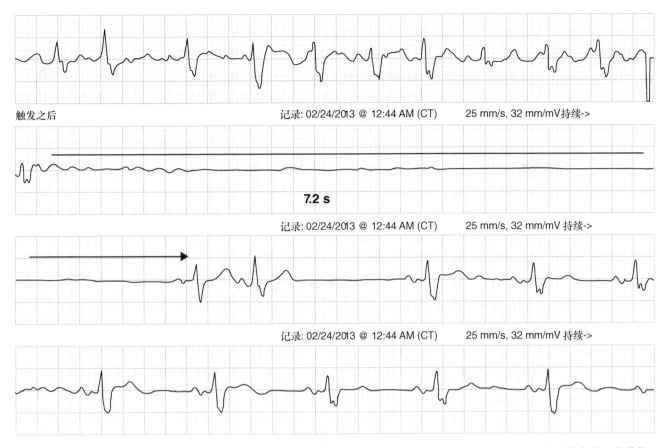

触发之后　　　　　　　　记录: 02/24/2013 @ 12:44 AM (CT)　　　25 mm/s, 32 mm/mV 持续->

7.2 s

记录: 02/24/2013 @ 12:44 AM (CT)　　　25 mm/s, 32 mm/mV 持续->

记录: 02/24/2013 @ 12:44 AM (CT)　　　25 mm/s, 32 mm/mV 持续->

图 13-13　一段连续的心电记录。 记录的起始部分为房颤，第二段记录可见房颤突然终止，心房、心室在恢复窦性心律前停跳时间长达 7.2 s，此时患者出现晕厥

进行其他相关治疗。

复律和抗凝

　　对房颤发作 48h 内、未行抗凝治疗的患者进行复律是目前的常用方案，但患者卒中风险应为低危，包括无栓塞事件病史、无风湿性二尖瓣狭窄、无肥厚型心肌病伴显著的左心房扩大。这些患者通常存在复发风险，故是否启动抗凝治疗应当基于患者个体化的卒中风险来确定，常用 CHA$_2$DS$_2$-VASc 评分进行评估。

　　如果房颤持续时间超过 48h 或持续时间未知，复律时需要更多考量血栓栓塞风险，即便是卒中低危的患者也应如此。有两种方法可以降低心脏复律的卒中风险。一种为在复律前持续抗凝 3 周，在复律后持续抗凝至少 4 周。第二种方法是启动抗凝并行经食管超声心动图检查来确定左心耳内是否存在血栓，如果没有血栓的话，则行电复律，复律后持续抗凝至少 4 周，因为电复律或药物复律后心房机械功能的恢复需要一段时间，复律后数日仍有可能有栓子产生并造成栓塞。一些患者复律后可从持续

抗凝中获益，其取决于卒中风险。

心率控制

　　出现紧急临床情况时，静脉或口服 β 受体阻滞剂和（或）钙通道阻滞剂（维拉帕米和地尔硫䓬）可以迅速控制心率。可加用地高辛，特别是对于心力衰竭的患者，因为地高辛无负性肌力作用，尤其是对于不能耐受或禁用房室结阻滞剂的患者。地高辛效果缓和，与其他房室结阻滞药物可有协同作用，但交感神经张力增高时用药受限。通常情况下，心率控制目标为 100 次/分以下，但心率控制目标的确定必须依临床具体情况而定。

长期心率控制

　　对于长期房颤的患者，心率控制的目标是减轻和避免出现症状，避免心率过快导致心室功能恶化。β 受体阻滞剂、钙通道阻滞剂、地高辛为可选药物，有时可组合使用。应评估劳力状态心率，并依此调整药物治疗。出现劳力相关的症状提示心率控制不佳。初始目标为静息心率小于 80 次/分，轻度劳力

如散步时心率小于 100 次/分。如果很难将心室率降至上述目标，可以接受静息心率最高不超过 110 次/分，需保证此心率不会引起症状并且左心室功能保持正常。由于某些患者会出现心动过速诱发的心肌病，因此有必要定期评估心室功能。

如果房颤不能控制至合适的心率，则应考虑恢复窦性心律。导管消融房室交界部，造成完全性传导阻滞，并植入永久性起搏器可以有效控制心率，并且不需要使用作用于房室结的药物，但是需要永久性起搏。右心室心尖部起搏可以导致两心室收缩不同步，会引起一些患者出现症状或降低心室功能。双心室起搏可以将心室收缩不同步的程度降至最低。

房颤卒中的预防

大多数患者需要抗凝治疗，但治疗方案的选择应个体化，由个体的风险及获益确定。所有的风湿性二尖瓣狭窄和机械瓣置换术后患者均适用维生素 K 拮抗剂抗凝，新型抗凝药的效果尚未在此类患者中检验。维生素 K 拮抗剂（华法林）或新型口服抗凝药适用于超过 48h 的房颤并进行复律的患者，也适用于有卒中病史或 $CHA_2DS_2\text{-}VASc$ 评分 $\geqslant 2$ 分的患者，评分为 1 分的患者是否抗凝应充分权衡。阵发性房颤的处理和持续性房颤相同。很多患者表面上房颤发作并不频繁，但实际上却存在导致卒中风险的无症状发作。定期监测未见房颤并不足以说明患者卒中为低风险。对于临界风险的患者，使用植入设备或起搏器进行持续监测是否能够指导抗凝治疗方案尚不明确。出血是抗凝的主要风险。严重出血需要输血治疗或要害部位出血（如颅内出血）每年大约发生于 1% 的患者。出血危险因素包括年龄 $>65\sim75$ 岁，心力衰竭，贫血史，过量饮酒，使用非甾体抗炎药。置入冠状动脉支架的患者需要口服阿司匹林和噻吩吡啶类药物双联抗血小板治疗，这类患者出血风险尤其高。

华法林相比安慰剂可以使年卒中发生率降低达 64%，相比抗血小板治疗可以降低 37%。新型口服抗凝药达比加群、利伐沙班、阿哌沙班在一些单个临床研究中显示效果不劣于华法林，数据汇总分析提示新型抗凝药可以使死亡率、卒中、严重出血、颅内出血风险小幅下降 0.4%～0.7%。华法林使用过程中存在不便，需要数日才能达到治疗效果 [凝血酶原时间（PT）/INR>2]，需要监测 PT 或 INR 调整剂量，与多种药物和食物存在相互作用，因此患者的依从性降低。新型口服抗凝药更容易使用，

不需要根据血液检测调整剂量，可迅速达到有效抗凝效果。达比加群、利伐沙班、阿哌沙班经肾排泄，严重肾功能不全患者不适用，中度肾损害时需要调整剂量，特别是对于老年人，老年人出血风险更高；其排泄也受 P 糖蛋白诱导剂和抑制剂的影响。华法林的抗凝作用可被新鲜冰冻血浆和维生素 K 逆转。目前缺乏新型抗凝药的逆转剂（尚处于开发阶段），如发生出血须给予支持治疗，随着抗凝药的排泄，凝血改善需 12h 以上。

抗血小板药物阿司匹林和氯吡格雷的卒中预防效果劣于华法林，同时并未降低出血风险。氯吡格雷联合阿司匹林比单独使用阿司匹林更好，但仍不如华法林，同时出血风险比单用阿司匹林更高。

因为存在出血风险，一些患者禁忌长期接受抗凝药物治疗。由于大多数心房血栓在左心耳形成，手术切除左心耳并行心房迷宫手术可以考虑用于同时接受外科手术的患者，但左心耳切除能否降低血栓栓塞风险尚存争议。左心耳封堵和结扎的有效性及安全性尚在研究中。

节律控制

维持窦性心律选择抗心律失常药物还是导管消融（通常被称为"节律控制策略"），主要由患者的症状和意愿决策，并应结合治疗的获益和风险。总体而言，维持窦性心律的患者相比持续房颤的患者生存率更高。这可能是因为持续房颤是疾病严重程度的标志。随机临床试验中，抗心律失常药物对比心率控制并不能改善生存和症状，且其住院率更高。抗心律失常药物的有效性低下，以及研究人群的选择偏倚，均是影响这些临床试验结果的因素。导管消融对死亡率的影响尚不清楚。节律控制策略通常用于症状性阵发性房颤、初次发作的症状性持续性房颤、心率难以控制的房颤、造成心室收缩功能下降和加重心力衰竭的房颤。相比少动者和老年人，节律控制适合于更年轻的患者，因为少动者和老年人的心率更易达标。即便患者大多数时候可维持窦性心律，但是鉴于无症状性房颤发作非常多见，故仍应根据 $CHA_2DS_2\text{-}VASc$ 卒中风险评分给予抗凝治疗。第一次持续性房颤发作后，使用包括房室结阻滞剂、复律、抗凝的联合治疗方案是合理的，另外还应处理诱发加重因素，包括高血压、心力衰竭、睡眠呼吸暂停。如果房颤复发并不频繁，发作期复律是合理的选择。

药物治疗维持窦性心律 药物治疗的目的是维

持窦性心律或减少房颤发作。一旦恢复窦性心律或拟行复律就可以开始药物治疗。β受体阻滞剂和钙通道阻滞剂可以控制心室率，改善症状，具有低风险的属性，但是对预防房颤发作的效果较差。在选择抗心律失常药物时，风险和副作用是需要考量的最重要的内容。Ⅰ类钠通道阻滞剂（如氟卡尼、普罗帕酮、丙吡胺）适用于无明显结构性心脏病的患者，但是它们具有负性肌力作用和促心律失常效果，故应避免用于冠心病和心力衰竭的患者。Ⅲ类药物索他洛尔和多非利特可以用于冠心病和结构性心脏病的患者，但是有大约 3% 的风险诱发 QT 间期过度延长和尖端扭转型室速。多非利特的初始治疗必须在医院心电监测的条件下进行，很多内科医生同时合用索他洛尔。决奈达隆增加心力衰竭患者的死亡率。所有这些药物对阵发性房颤的治疗效果不够明显，约 30%～50% 的患者从中获益。胺碘酮更加有效，可以使大约 2/3 的患者维持窦性心律，可用于心力衰竭和冠心病的患者。超过 20% 的患者在长期治疗时会出现药物毒性。

房颤的导管和外科消融

导管消融可以避免抗心律失常药物毒性，但是存在操作风险，并且需要在有经验的中心进行。对于先前未治疗的复发性阵发性房颤患者，导管消融和抗心律失常药物治疗的效果相当，并且对于那些经抗心律失常药物治疗后仍反复发作的患者，导管消融优于抗心律失常药物治疗。操作步骤包括心脏导管置入，房间隔穿刺，通过射频消融或冷冻消融对肺静脉周围区域进行电隔离，消除触发病灶和左心房房颤基质间的相互作用。需要进行广泛范围消融，但是射频区域的愈合使得 20%～50% 的患者需要再次进行操作。大约 60% 的患者窦性心律可以维持超过 1 年，多次手术的患者占 70%～80%。术后一些患者对抗心律失常药物的反应也趋于满意。

严重并发症的风险为 2%～7%，包括卒中（0.5%～1%）、心脏压塞（1%）、膈神经瘫痪、下肢静脉穿刺处出血、液体负荷过重伴心力衰竭，并发症可在术后 1～3 天出现。认识到延迟出现某些并发症的可能性是很重要的。肺静脉消融可导致肺静脉狭窄，在术后数周至数月出现呼吸困难和咯血。食管溃疡可在术后即刻出现，并可能罕见地导致左心房食管瘘（估测发生率为 0.1%），临床可表现为心内膜炎和卒中，发生于术后 10 天至 3 周。

导管消融对持续性房颤效果更差。经常需要扩大消融范围，包括肺静脉前庭以外可能会维持折返的区域，但是这类个体化的策略尚有争议，维持窦性心律经常需要进行多次消融。

房颤的外科手术消融通常与瓣膜手术、冠状动脉旁路移植术同时进行，很少单独进行。对于持续性房颤的患者，外科或杂交手术可提高单次操作的有效性。手术切除左心耳可以降低卒中风险，但血栓可能在左心耳的残余部分形成，或者出现左心耳没有被完全结扎的情况。

第十四章　室性心律失常
Ventricular Arrhythmias

Roy M. John，William G. Stevenson
（李学斌　吴寸草　译）

起源于心室肌或希氏束-浦肯野系统的心律失常为室性心律失常，包括室性早搏、持续性或非持续性室性心动过速和心室颤动。心律失常可能起源于具有自律性的局灶心肌或浦肯野细胞、自律性触发、经瘢痕区域或有病变的浦肯野系统形成的折返。室性心律失常通常与结构性心脏病相关，是猝死的重要病因。室性心律失常也可发生于一些心脏结构正常的患者，通常是良性的。应依据心律失常性死亡的风险对室性心律失常进行评估和处理，包括症状、心律失常的类型、相关的潜在心脏疾病。

定义

室性心律失常在心电图表现和持续时间上有一定的特点。通过心肌局灶点向心室肌的传导慢于通过浦肯野系统传导的心室肌激动，因此，室性心律失常的 QRS 波群增宽，通常 >0.12 s。

室性早搏［也称室性期前收缩（PVCs）］是指提前于预期室上性搏动而出现的单个室性收缩（图 14-1）。起源于同一激动点的 PVC 的 QRS 波群形态相同，为单源性室性早搏（图 14-1A）。起源于不同心室位点的 PVC 具有不同的 QRS 波形态，为多源性室性早搏（图 14-1B）。两个连续的室性早搏为成对室性早搏。

室性心动过速（室速，VT）是指 3 个或更多的室

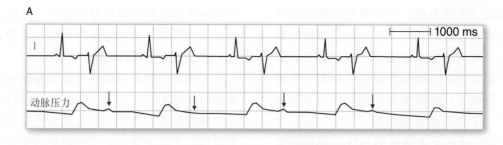

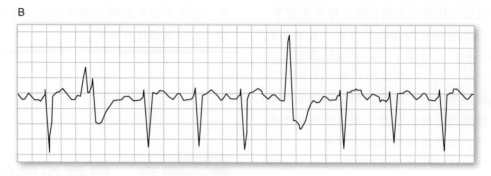

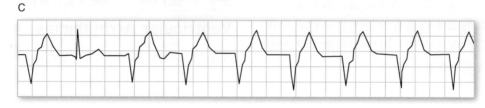

图 14-1 室性期前收缩（PVC）类型。**A.** 每个窦性心搏后有一个单源性 PVC，形成二联律节律。图例显示为 I 导联心电图和动脉压力。窦性心搏后为正常的动脉压力波形，期前收缩后的动脉压力明显减弱（箭头），感觉不到心悸不适。此患者的脉搏是心率的一半。**B.** 多源性 PVC。图例中两个 PVC 具有不同的形态。**C.** 加速性室性自主心律。第二个 QRS 波为正常下传的心搏，其余 QRS 波均为加速性室性自主心律

性早搏连续出现，频率＞100 次/分。更慢频率的连续 3 个或更多的室性早搏称为室性自主心律（图 14-1C）。在 30 s 内自行终止的室性心动过速为非持续性室性心动过速（图 14-2），而持续性室性心动过速是指持续超过 30 s，或需积极干预（如静脉应用药物、体外电复律或埋藏式心脏复律除颤器发放的起搏或电击）才能终止的心动过速发作。

单形性室性心动过速是指每一次搏动的 QRS 波群形态相同，提示每一次搏动的激动顺序相同，而且可能来源于同一起源点（图 14-3A）。心室激动的起源点较大程度上决定了心室激动的顺序。因此，PVC 和单形性室速的 QRS 波形态提示了心室激动的起源位置（图 14-4）。可能的起源位点通常可提示心律失常是特发性的还是与结构性疾病相关的。起源于右心室或间隔部的心律失常导致大部分左心室的激动延迟，因此在 V₁ 导联产生一个显著的 S 波，类似左束支传导阻滞图形。起源于左心室游离壁的心律失常在 V₁ 导联产生一个显著的正向波，为右束支传导阻滞样图形。

QRS 波的额面电轴也很有帮助。若额面电轴向下，即 II、III、aVF 导联以 R 波为主，提示激动起源点在心室的上部分；反之，若额面电轴向上（II、III、aVF 导联以 S 波为主），提示激动点在下壁。

频率极快的单形性室速，也称为心室扑动，心电图上呈正弦曲线，因为 QRS 波群与 T 波已不易区分（图 14-3B）。频率相对较慢的正弦曲线型室速可见宽大的 QRS 波，提示室内传导缓慢（图 14-3C）。病因可能为高钾血症，钠通道阻滞剂（如氟卡胺、普罗帕酮、三环类抗抑郁药）药物过量的毒性作用，严重的广泛心肌缺血等。

多形性室速的 QRS 波形态时常发生改变，提示心室激动顺序发生变化。在原发性或获得性 QT 间期延长的基础上发生的多形性室速，其 QRS 波振幅呈周期性改变，如"围绕等电位点连续扭转"的形态，称为尖端扭转型室性心动过速（图 14-3D）。

心室颤动（室颤，VF）表现为连续的不规则的电活动，没有独立的 QRS 波群（图 14-3E）。在易感患

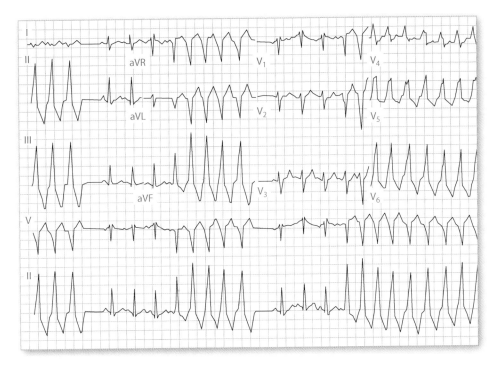

图 14-2 右心室流出道起源的反复单形性非持续性室性心动过速。室性心动过速呈左束支传导阻滞图形，下壁导联 QRS 波群主波向上，提示电轴向下

者中单形性或多形性室速可能蜕变为心室颤动。

临床表现和诊断

室性心律失常的常见症状包括心悸、眩晕、运动耐量下降、头晕发作、晕厥或猝死。室性心律失常也可能无症状，而是由于体检时脉搏或心音不规律，常规心电图检查、运动试验或心电监测中意外发现而被诊断。

晕厥是值得警惕的症状，可能与室性心律失常发作时造成的低血压相关。由室性心律失常引起的晕厥通常提示后续发生心脏停搏或猝死的风险明显升高。尽管如反射介导的神经心源性（血管迷走性）晕厥和直立（体位）性低血压等良性晕厥的原因更常见，但仍应该考虑到心脏疾病或遗传性综合征引起室速的可能性。一旦考虑到这些可能，入院进行进一步评估和监测通常是需要的。

持续性室速可能表现为心搏骤停，通常是由于室速蜕变为了室颤。持续性室速偶尔是血流动力学可耐受的，表现为运动耐量下降或心力衰竭恶化。多数具有室速发作风险的患者存在已知心脏疾病，可能已植入埋藏式心脏复律除颤器（ICD）。对已植入 ICD 的患者，自发的室速可能引起短暂性头晕发作、心悸或晕厥，之后 ICD 的电击治疗可能会随之而来（见下文）。

室性心律失常的确诊是通过心电图记录到心律失常，或者在某些情况下通过电生理检查诱发出心律失常而得出的（表 14-1）。尽可能记录心律失常发作时的 12 导联心电图，通常可为可能的起源位点和潜在存在的心脏疾病提供线索（见上文）。如心律失常为间隔数天至数周间断发作，确诊则需要行延长时间的动态心电监测以获得症状发生时的心电图。可选择连续动态监测或循环事件记录仪。在由运动诱发症状的患者中可考虑进行运动试验。

临床诊治思路：
明确的或可疑的室性心律失常

初始评估集中在血流动力学的稳定性和对基础心脏疾病的评价。存在猝死或心肌病的家族史提示心律失常的基础疾病可能为遗传性疾病，风险更高。心电图可以提供重要的线索。良性特发性心律失常的患者窦性节律时的心电图通常是完全正常的。

心脏影像学检查用于评估心室功能，同时寻找提示心肌病的心室功能减退或提示肥厚型心肌病的心室肥厚的证据。心脏磁共振成像（MRI）应用钆延迟增强可以检测心脏瘢痕区域，通常存在发生持续性单形性室速的风险（图 14-5）。根据年龄和其他危险因素判断具有冠状动脉粥样硬化性心脏病风险的患者应行相关检查以排除诊断。

A

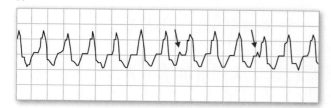

B

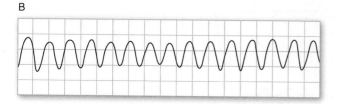

C

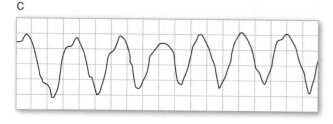

D

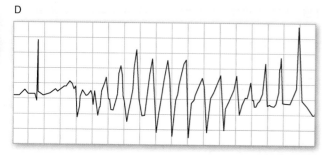

E

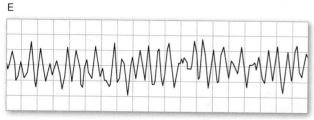

图 14-3　各种室性心动过速（VT）的类型。**A.** 单形性 VT，可见分离的 P 波（箭头）。**B.** 心室扑动。**C.** 电解质紊乱或药物作用导致的正弦曲线型 VT。**D.** QT 间期延长导致的多形性 VT（尖端扭转型室性心动过速）。**E.** 心室颤动

特定心律失常

PVC 和非持续性 VT　室性早搏（图 14-1A）可能由自律性或折返导致（第十五章）。PVC 可能是交感活性增高、心肌缺血、低氧血症、电解质异常（尤其是低钾血症）或潜在基础心脏疾病的表现。在心肌缺血或与其他心脏病相关时，PVC 可能是持续性室速或室颤的前兆。存在心脏疾病的患者中，异位节律发

作更频繁、更复杂（成对室早和非持续性室速）提示基础疾病更严重，对于心力衰竭的患者则提示死亡率升高。然而，应用抗心律失常药物抑制心律失常发作并不能提高生存率。若不合并心脏疾病，PVC 和非持续性 VT 通常为良性预后。PVC 呈二联律发作时可能导致不能为桡动脉搏动提供足够的心输出量，因此产生的动脉搏动为心率的一半（图 14-1A）。极度频繁的 PVC 可能影响心室功能（见下文）。

　　评价与处理　当处理急性发作或新发现的心律失常时，评估应集中在寻找和纠正潜在的恶化因素和病因，尤其是心肌缺血、心室功能减退和电解质异常，其中低钾血症最为常见。应查明有无基础心脏疾病。

　　心律失常的心电图特点通常可提示是否存在结构性心脏病。PVC 表现为平滑的不间断曲线和锐利的 QRS 波偏转提示异位点位于相对正常心肌，而宽大的切迹和顿挫的 QRS 波偏转提示异常心肌为心律失常基质。特发性室性心律失常最常见的起源位点为右心室流出道，使得 PVC 或 VT 呈左束支传导阻滞样图形，额面电轴向下，下文将详述（图 14-2）。然而，单用 QRS 波图形判断基础疾病或后续风险并不可靠。非持续性 VT 通常是单形性的，频率<200 次/分，通常持续少于 8 跳（图 14-2）。频率极快的、多形性的，或第一跳早于 T 波波峰出现（"短联律"）的非持续性 VT 是少见的，提示应对与猝死相关的潜在疾病或遗传综合征进行仔细评估。

　　具有猝死家族史者应对其进行猝死相关的遗传综合征评估，包括心肌病、长 QT 综合征、致心律失常性右心室心肌病（见下文）。12 导联心电图上的任何异常都应进行进一步的检查（图 14-6）。复极异常见于一系列与猝死相关的遗传综合征，包括长 QT 综合征、Brugada 综合征、致心律失常性右心室心肌病（ARVC）和肥厚型心肌病。通常需要行超声心动图来评估心室功能、室壁运动异常和心脏瓣膜疾病。心脏磁共振成像（CMR）在此方面也是有帮助的，还可检测心室瘢痕，其是持续性 VT 的基质（图 14-5）。在症状与劳力相关和存在冠心病危险因素的患者中应进行运动试验。

　　特发性 PVC 和非持续性 VT　对于不存在结构性心脏病或遗传性猝死综合征的 PVC 和非持续 VT 患者，通常不需要特殊治疗，除非患者具有明显症状或存在频发 PVC 影响心室功能的证据（见下文）。确保心律失常为良性后，则可允许患者针对症状进行处理。患者症状通常时多时少并持续多年。对部分患者来说避免咖啡因等的刺激是有帮助的。如果症状需要治疗，β受体阻滞剂和非二氢吡啶类钙通道阻滞剂（维拉帕米和

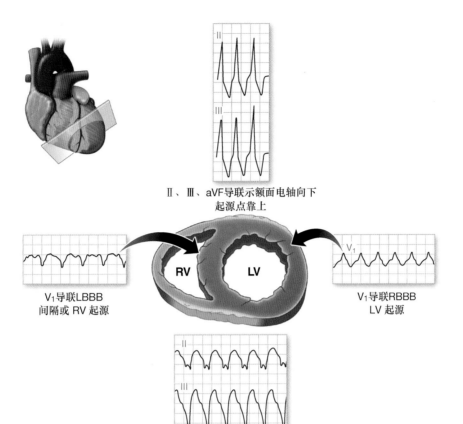

Ⅱ、Ⅲ、aVF导联示额面电轴向下
起源点靠上

V₁导联LBBB
间隔或 RV 起源

RV   LV

V₁导联RBBB
LV 起源

Ⅱ、Ⅲ、aVF导联示额面电轴向上
起源点靠下

图 14-4　基于 QRS 波形判断室性心动过速起源点。 LBBB，左束支传导阻滞；LV，左心室；RBBB，右束支传导阻滞；RV，右心室

表 14-1	室性心律失常的诊断性检查

Ⅰ.12 导联心电图
  A. PVC，非持续性 VT，单形性 VT 时应尽可能获取
  B. QRS 波形提示心室起源点区域
    V₁ 导联 S 波为主＝间隔或 RV 起源
    V₁ 导联 R 波为主＝LV 起源
    电轴向上＝下壁起源
    电轴向下＝流出道区域或前壁起源
Ⅱ.动态监测
  A. 24～48h 连续动态心电监测
    有助于通过测定 PVC 的数量评估日常症状
  B. 事件记录仪：每次可记录数周
    有助于评估不频繁的症状
    部分需要患者触发记录，可能会遗漏无症状心律失常
Ⅲ.运动试验
  A. 有助于评估运动诱发的心律失常和症状
  B. 长 QT 综合征患者 QT 间期在运动中的反应可能是异常的
Ⅳ.有创电生理检查
  A. 能准确鉴别 VT 和室上性心动过速伴差异性传导或心室预激
  B. 对少发的心动过速可进行诱发
  C. 可进行导管消融
  D. 操作的风险由血管入路、是否进行消融，以及心律失常基质的位置决定

地尔硫䓬）有时是有效的（参见表 13-3）。如果治疗无效，可考虑更强效的抗心律失常药物或导管消融。抗心律失常药物氟卡尼、普罗帕酮、美心律和胺碘酮可能是有效的，但是需充分考虑到其潜在的副作用。如果心律失常发生足够频繁或能够被稳定诱发，就可确定对其起源点进行有效的导管消融治疗，这与下文将要讲述的特发性单形性 VT 的消融方法相似。在操作前必须仔细衡量获益与操作的风险（见下文）。

合并急性冠脉综合征的 PVC 和非持续性 VT　在急性心肌梗死期间或梗死后早期，PVC 和非持续性 VT 是常见的，可能是缺血的早期表现，以及后续发生室颤的前兆。应用 β 受体阻滞剂、纠正低钾血症和低镁血症能降低室颤的风险。常规应用利多卡因等抗心律失常药物并不能降低死亡率，不适用于减少 PVC 和无症状性 VT。

在急性心肌梗死恢复期，出现频发 PVC（典型者每小时＞10 个 PVC），反复成对 PVC 以及非持续性 VT 是心室功能减退和死亡率升高的标志，但是并不建议应用常规抗心律失常药物来减少这些心律失常。应用钠通道阻滞剂氟卡尼治疗会增加死亡率。应用胺

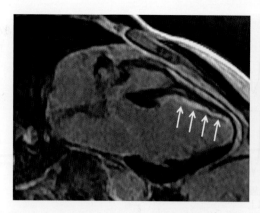
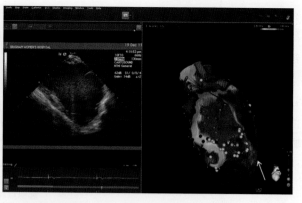

图 14-5 用于辅助室性心动过速（VT）消融的左心室（LV）影像学检查。 左侧图例为纵向截面的磁共振成像，显示前壁变薄以及心内膜下瘢痕的延迟钆显像（白色箭头）。中间图例为通过位于右心室的心内超声探头观察到的左心室长轴二维影像，相当于左心室中部的扇区（箭头，右侧图）。右侧图例为左前斜位的左心室三维电解剖成像。紫色描绘的是电压正常的区域（＞1.5 mV）。蓝色、绿色和黄色分别代表电压逐渐下降，红色区域提示瘢痕（＜0.5 mV）。瘢痕内存活心肌的缓慢传导途径用淡蓝色点表示。被消融的参与形成 VT 折返的区域用栗色点表示

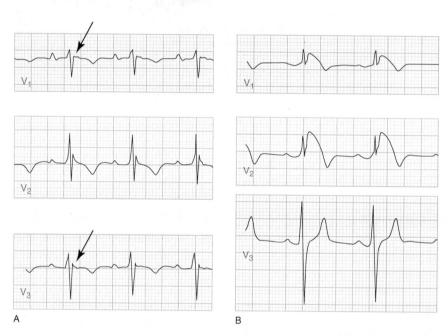

图 14-6 致心律失常性右心室心肌病（ARVC）（A）和 Brugada 综合征（B）的典型胸前 $V_1 \sim V_3$ 导联表现。 ARVC 心电图为 T 波倒置和因心室激动延迟表现出的 epsilon 波（箭头）。B 图显示 Brugada 综合征代表性的 V_1 和 V_2 导联 ST 段抬高。

来源： Figures reproduced from F Marchlinski：The tachyarrhythmias. In Longo DL et al [eds]：Harrison's Principles of Internal Medicine，18th edition. New York，McGraw-Hill，2012，pp 1878—1900.

碘酮可减少猝死，但并不改善总体死亡率。因此，对于有症状的心律失常患者来说，当可能的获益超过可能的毒性作用时可选择胺碘酮治疗。β 受体阻滞剂可减少猝死，但对自发的心律失常的作用有限。

对于急性心肌梗死的幸存者，ICD 可减少特定高危人群的死亡率，这些特定高危人群包括：急性心肌梗死后＞40 天，左心室射血分数≤30％或射血分数＜35％同时有心力衰竭症状（心功能 Ⅱ 级或 Ⅲ 级）患者；急性心肌梗死后＞5 天，左心室射血分数降低，非持

续性 VT，在电生理检查中可诱发出持续性 VT 或室颤患者。在急性心肌梗死后或近期冠状动脉再血管化手术后早期常规植入 ICD 并不能降低死亡率。

合并心室功能减退和心力衰竭的 PVC 和非持续性 VT 在心室功能减退和心力衰竭的患者中发生 PVC 和非持续性 VT 很常见，是疾病严重性和死亡率升高的标志，但应用抗心律失常药物来减少这些心律失常并不能改善生存率。主要作用于阻断心脏钠通道的抗心律失常药物（氟卡尼、普罗帕酮、美西律、奎尼丁

和丙吡胺）应避免应用于结构性心脏病患者，因为其具有致心律失常的风险、负性肌力作用，会增加死亡率。应用钾通道阻滞剂，如多非利特等治疗，并不能降低死亡率。胺碘酮可抑制室性异位节律，减少猝死，但不能改善整体生存率。ICD 是预防高危患者发生猝死的主要治疗措施，推荐用于左心室射血分数＜35%和纽约心脏协会分级Ⅱ级或Ⅲ级的心力衰竭患者，在这些患者中死亡率可降低 20%，5 年的时间里从 36%降至 29%。

其他心脏疾病 肥厚型心肌病（第二十四章）、伴有右心室或左心室功能不全的先天性心脏病（第十九章）患者中，室性异位节律的出现与死亡率升高相关。对这些患者的治疗与心室功能不全患者的治疗类似。应用药物抑制心律失常发生并未显示出可改善死亡率。对心脏性猝死高危的患者推荐植入 ICD。

PVC 相关心室功能不全 发作极频繁的室性异位节律和反复发生的非持续性 VT（图 14-2）可影响心室功能，其机制可能是通过与长期心动过速类似的作用或引起心室不同步。心室功能减退极少发生，除非 PVC 计数在 24h 内超过总心搏的 10%～20%。通常 PVC 是特发的和单源性的，最常见的起源位点为易被消融定位的左心室乳头肌或流出道区域。PVC 相关心室功能不全与心肌病进展引起的心室功能不全和心律失常的鉴别很困难，在一些病例中只能通过观察到应用如胺碘酮等抗心律失常药物，或导管消融抑制心律失常后心室功能改善来进行回顾性分析。

室性自主节律 3 个或更多频率慢于 100 次/分的室性搏动称为室性自主节律（图 14-1C）。其可能的机制是自律性升高。在急性心肌梗死（第三十二章）时室性自主节律常见，可能在窦性心动过缓时出现。如果因丧失房室同步性而导致血流动力学不能耐受，可以考虑应用阿托品提高窦性心律的频率。室性自主节律在心肌病或睡眠呼吸暂停的患者中也较常见。也存在特发性室性自主节律，通常在睡眠中窦性心律的频率减慢时出现。治疗应针对于潜在病因，及纠正心动过缓。对无症状的室性自主节律进行治疗是没有必要的。

持续性单形性 VT 持续性单形性 VT 表现为宽QRS 波心动过速，每一心搏的 QRS 波形态一致，提示每一心搏的心室除极顺序一致（图 14-3A）。VT 起源于稳定的起源点或折返环。在结构性心脏病患者中，由于梗死、炎症或既往心脏手术导致的不均一纤维组织替代的区域是常见的基质，产生解剖的或功能的折返通路（图 14-5）。相对少见的情况是，室速与浦肯野系统病变导致的折返或自律性增高相关。在不合并结

构性心脏病时，特发性 VT 可以表现为持续性单形性VT，其机制是局灶自律性增高，或有部分浦肯野系统参与的折返。

受心律失常的心率、基础心脏情况、对心律失常的自主调节等因素的影响，心律失常的临床症状是多样的。心脏功能正常的患者可能可耐受快频率 VT，然而严重左心室功能不全的患者通常会出现低血压的相关症状，即使 VT 频率并非特别快。单形性 VT 可能蜕化为室颤，其可能成为复苏初始记录到的心脏节律。

诊断 持续性单形性 VT 需要与单形性宽 QRS 波心动过速的其他病因进行鉴别。其他病因包括室上性心动过速合并左束支或右束支差异性传导，室上性心动过速通过旁路前传至心室（第十三章），以及应用起搏器或除颤器进行快速心脏起搏。若既往存在心脏病史，宽 QRS 波心动过速最可能的诊断是 VT。心律失常发作时血流动力学稳定并不能除外 VT。数个可用于鉴别的心电图指标被提出用于评估：存在房室分离通常是 VT 的可靠标志（图 14-7），但是 P 波可能会难以确定；每一个 QRS 波后有 P 波跟随并不能除外 VT，因为可以出现心室到心房的 1∶1 逆传；aVR 导联的单相 R 波或 Rs 波，或 V_1～V_6 导联呈同向性单相 R 波或 S 波都是诊断 VT 相对特异的指标（图 14-7）；其他QRS 形态指标也有提及，但都存在一定限制，且在严重心脏疾病患者中并不十分可靠。在已知束支传导阻滞的患者中，心动过速发作时的 QRS 波形态与窦性心律时形态一致提示室上性心动过速的可能性比 VT 大，但并非绝对可靠。有时需要行电生理检查以明确诊断。极少情况下，噪声和运动伪差在遥测记录仪上可能类似 VT

室性心动过速与室上性心动过速伴差异性传导的鉴别

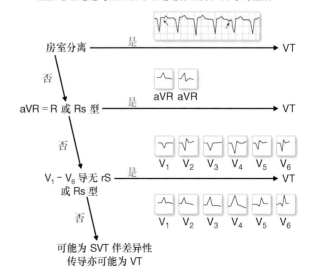

图 14-7　室性心动过速（VT）和室上性心动过速（SVT）伴差异性传导的鉴别法则

发作，提高识别水平可以避免不必要的检查和治疗。

当左心室功能减退或存在结构性心肌病的证据时，瘢痕相关折返是可能性最大的诊断。瘢痕在心电图上表现为病理性 Q 波，在超声心动图或核医学影像上表现为节段性左心室或右心室的室壁运动异常，MRI 上为延迟钆显像的区域（图 14-5）。

治疗及预后　初始处理原则遵循高级心脏生命支持（ACLS）指南。如果出现低血压、意识改变或肺水肿，应进行 QRS 波同步电复律，如果患者神志清醒最好在镇静后给予电复律。对于稳定性心动过速，试用腺苷是合理的，因其可鉴别除外室上性心动过速伴差异性传导（第十三章）。如果存在心脏疾病，可选择静脉应用胺碘酮。在恢复为窦性节律后，需要入院评价潜在的心脏疾病。测定心脏生物标志物以寻找心肌梗死的证据是恰当的，但急性心肌梗死很少是持续性单形性 VT 的病因，且肌钙蛋白或肌酸激酶同工酶（CK-MB）的升高更可能是继发于 VT 引起的低血压和缺血产生的心肌损害。后续的治疗措施取决于基础心脏疾病以及 VT 发作频率。如果 VT 发作频繁或不能终止，可能需要应用抗心律失常药物或导管消融以恢复心律稳定。更常见的情况是，持续性单形性 VT 孤立发作，但是具有复发的风险。ICD 通常用于与结构性心脏病相关的 VT 患者。

特定疾病中的持续性单形性 VT·冠心病　出现持续性 VT 的冠心病患者通常存在大面积心肌梗死的既往病史，在急性心肌梗死后数年表现出心室重构和左心室功能明显减退。即使存在急性心肌梗死的生物标志物证据，仍应怀疑既往心肌梗死遗留的心肌瘢痕是 VT 的原因。梗死瘢痕为持续性 VT 提供了易诱发的基质，2 年内心律失常复发的患者多达 70%。瘢痕相关的折返并不依赖于急性心肌缺血的复发，因此，冠状动脉再血管化并不能防止 VT 复发，即使冠状动脉再血管化存在其他恰当的适应证。此类患者通常存在心室功能减退，这是猝死的危险因素。如果患者在 VT 发作恢复后预期以可接受的功能状态生存超过 1 年，则推荐植入 ICD。对明显影响血流动力学的持续性 VT 或心搏骤停患者，ICD 与药物治疗相比可将年死亡率从 12.3% 降至 8.8%，降低心律失常源性死亡率 50%。对不适于或拒绝 ICD 植入的患者，可考虑长期应用胺碘酮治疗。

在 ICD 植入后，患者仍存在发生心力衰竭、反复缺血事件和反复 VT 的风险，5 年死亡率超过 30%。应用可改善生存率的药物是很重要的，包括 β 受体阻滞剂、血管紧张素转化酶抑制剂、他汀类药物。反复发作 VT 引起频繁症状的患者需要应用抗心律失常药物或导管消融。

非缺血性扩张型心肌病　与非缺血性心肌病相关的持续性单形性 VT 通常机制是瘢痕相关折返。瘢痕的病因多不明确，但进行性纤维化是可能的原因。在心脏 MRI 上，瘢痕显示为延迟钆增强的区域，与既往心肌梗死的患者相比更多位于壁内或心外膜下。引起 VT 的瘢痕位置多邻近瓣膜环，可以发生在任一心室。所有心肌病病程均可产生瘢痕和 VT，但心脏结节病和 Chagas 病尤其与单形性 VT 密切相关（表 14-2）。对于反复发作的 VT，通常推荐植入 ICD，联合药物或消融治疗。

ARVC 的单形性 VT　ARVC（第二十四章）是一种罕见的遗传疾病，绝大多数是由于编码心脏桥粒蛋白的基因发生突变。约 50% 患者为家族常染色体显性遗传。不太常见的是，心脏皮肤综合征呈常染色体隐性遗传，包括 Naxos 病和 Carvajal 综合征。患者多在 20 岁至 50 岁之间起病，表现为因持续性单形性 VT 引起的心悸、晕厥或心搏骤停，但是多形性 VT 也可发生。纤维化和纤维-脂肪替代最常累及右心室心肌，为折返性 VT 提供了基质，VT 多为左束支传导阻滞样图形，与右心室起源相符。窦性节律时的心电图对

表 14-2	与不同类型心脏疾病相关的室性心律失常

Ⅰ. 无结构性心脏病的特发性 VT
　A. 流出道起源
　　1. RV 流出道：左束支传导阻滞样图形及电轴向下（下壁导联为高 QRS 波），胸前导联移行晚
　　2. LV 流出道：V_1 导联以 R 波为主，电轴向下
　B. 左后束支 VT
　　1. 右束支传导阻滞样图形，电轴左偏（最常见）
Ⅱ. 缺血性心肌病
　A. 单形性 VT 在既往大面积心肌梗死患者中常见
　B. 多形性 VT 和室颤时需评估是否缺血
Ⅲ. 非缺血性心肌病
　A. 多形性 VT 和室颤更常见，但纤维化瘢痕可以引起单形性 VT，尤其是结节病和 Chagas 病患者
Ⅳ. 致心律失常性右心室心肌病
　A. 单形性 VT 通常为右心室起源（左束支传导阻滞图形）
　B. 多形性 VT 和室颤可独立出现，或可由单形性 VT 蜕化产生
Ⅴ. 修复后的法洛四联症
　A. 右心室起源的单形性 VT（通常为左束支传导阻滞图形）
Ⅵ. 肥厚型心肌病
　A. 多形性 VT 或室颤
　B. 不常见的是，与心肌瘢痕相关的单形性 VT
Ⅶ. 遗传性心律失常综合征
　A. 长 QT 综合征：尖端扭转型室性心动过速
　B. Brugada 综合征：室颤
　C. 儿茶酚胺敏感性多形性 VT：多形性 VT 或双向性 VT
　D. 短 QT 综合征：室颤
　E. 早复极综合征：多形性 VT 或室颤

超过85%的患者有提示意义，最常见的表现为V₁～V₃导联的T波倒置（图14-6）。右心室的延迟激动可能使右胸导联的QRS波增宽（≥110 ms）以及出现延长的S波上升支，偶尔在QRS波终末部产生偏折，称为epsilon波（图14-6）。心脏影像学检查可能显示右心室扩大，或异常室壁运动，或通过CMR钆显像显露瘢痕区域。有时早期ARVC的单形性VT很难与特发性右心室流出道VT进行鉴别。

左心室也可受到累及，偶尔可能在右心室病变前出现。除非病程晚期，很少出现心力衰竭，生存至老年是可预期的，这提示VT是可被控制的。推荐植入ICD。如果VT是由运动诱发的，则β受体阻滞剂可能有效，同时限制运动。索他洛尔、胺碘酮和导管消融可用于减少VT复发。消融靶点多位于右心室心外膜。

法洛四联症　3%～14%的法洛四联症（第十九章）患者在修复术后晚期发生VT，每10年的猝死风险为2%。单形性VT的机制是围绕右心室手术相关瘢痕区域形成的折返（表14-2）。VT相关的危险因素包括修复术时年龄＞5岁、复杂性心室异位、电生理检查可诱发VT、异常右心室血流动力学，以及窦性心律时QRS波宽度＞180 ms。ICD通常用于自发VT的患者，但在其他患者中行预防性ICD植入的指征尚未确定。导管消融可用于控制反复发作。

束支折返性VT　通过浦肯野纤维形成的折返发生于约5%的存在结构性心脏病的单形性VT患者中。典型的折返环在左束支逆传、右束支前传中循环，因此产生的VT为左束支传导阻滞样图形。对右束支进行导管消融可终止VT。束支折返多与严重的基础心脏疾病相关。其他瘢痕相关VT也常见，多需要另外的治疗或植入ICD。

特发性单形性VT　在无结构性心脏病患者中发生的特发性VT通常表现为心悸、头晕，偶有晕厥，多是由运动或情绪激动时的交感刺激诱发。心律失常的QRS波形对诊断有一定提示（见下文）。窦性节律时心电图正常。心脏影像显示心室功能正常，无心脏瘢痕的证据。存在结构性心脏病的患者偶尔会合并特发性VT，与结构性心脏病无关。极少发生猝死。

流出道VT　起源于局灶点，通常表现出触发自律性的特点。心律失常可表现为持续性VT、非持续性VT或PVC，多由于运动或情绪激动诱发。非持续性VT的反复发作或连续发作，被称为反复性单形性VT，可引起心动过速性心肌病，导致心室功能减退，在抑制心动过速后心功能可恢复（图14-2）。大部分起源于右心室流出道，使得VT时V₁导联呈左束支传导阻滞图形，且电轴向下，Ⅱ、Ⅲ、aVF导联呈高大R波（图14-2）。特发性VT可以起源于左心室流出道或延伸至主动脉根部的心肌袖。若V₁或V₂导联呈明显的R波应怀疑为左心室起源。虽然典型的流出道QRS波形更支持为特发性VT，但一些心肌病，特别是ARVC，也可产生起源于此区域的PVC或VT。评估的初始关键点即为首先除外这些疾病。

左心室束支内VT　表现为右束支传导阻滞样图形的持续性VT。通常由运动诱发，在男性中发生多于女性。其机制为在左心室浦肯野系统的间隔支内或附近产生折返。该VT可被静脉应用维拉帕米终止。

特发性VT的治疗　心律失常存在症状，或其频繁或连续的发作使心室功能减退时，需要进行治疗。β受体阻滞剂是一线治疗药物。非二氢吡啶类钙通道阻滞剂（地尔硫䓬和维拉帕米）有时有效。对于症状严重、β受体阻滞剂或钙通道阻滞剂无效或不愿使用的患者可考虑行导管消融。导管消融的有效性和风险根据VT起源的不同位点而各有不同，最适于导管消融的心律失常起源于右心室流出道。

左心室束支内VT可于静脉应用维拉帕米而终止，尽管应用口服维拉帕米长期治疗并非总是有效。对β受体阻滞剂或钙通道阻滞剂无效或不愿使用的患者推荐行导管消融。

多形性VT　持续性多形性VT可见于任何种类的结构性心脏病（表14-2）。但与持续性单形性VT不同，多形性VT并非总是提示结构异常或自律性局灶点。其可能的机制是连续变化折返路径的折返形成、螺旋波折返，或多个自律性位点（第十五章）。持续性多形性VT常蜕化为室颤。多形性VT最常见于急性心肌梗死或心肌缺血、心室肥厚，或一些影响心脏离子通道的遗传突变（表14-3）。

急性心肌缺血相关的多形性VT　急性心肌梗死或缺血是多形性VT的常见病因，在治疗时应首先考虑此可能。约10%的急性心肌梗死患者出现了VT并蜕化为室颤，与通过梗死边缘区域形成的折返相关。急性心肌梗死后第一个小时为最高危时期。在按照ACLS指南进行复苏治疗后，应针对急性心肌梗死进行处理（第三十二章）。应用β受体阻滞剂，纠正电解质紊乱，开通心肌再灌注的治疗是必要的。急性心肌梗死后第一个48 h内出现的多形性VT和室颤与院内死亡率增加相关，但对于顺利度过此期出院的患者并不增加发生心律失常性猝死的风险。心肌梗死后长期的抗室性心律失常治疗取决于残存的左心室功能，ICD适用于持续严重左心室功能不全（LV射血分数＜35%）患者。

表 14-3　QT 间期延长和尖端扭转型室性心动过速的原因

1. 先天性长 QT 综合征（见文中详述）
   长 QT 综合征 1 型：KCNQ1 基因突变使复极电流 I_{Ks} 减弱
   长 QT 综合征 2 型：KCNH2 基因突变使复极电流 I_{Kr} 减弱
   长 QT 综合征 3 型：SCN5A 基因突变使 I_{Na} 延迟失活
   其他：已有其他数种长 QT 综合征亚型；
   长 QT 综合征 1、2、3 型占病例的 80%～90%
2. 获得性 QT 间期延长
   电解质紊乱
   　低钾血症
   　低镁血症
   　低钙血症
   药物
   　抗心律失常药物
   　　Ⅰ A 类：奎尼丁，丙吡胺，普罗卡因胺
   　　Ⅲ 类：索他洛尔，胺碘酮（常见 QT 间期延长，但极少出现尖端扭转型室速），伊布利特，多非利特，阿莫兰特
   　抗生素
   　　大环内酯类：红霉素，克拉霉素，阿奇霉素
   　　喹诺酮：左氧氟沙星，莫西沙星，加替沙星
   　　甲氧苄胺嘧啶-磺胺甲噁唑
   　　克林霉素
   　　戊烷脒
   　　氯喹
   　　抗真菌类：酮康唑，伊曲康唑
   　　抗病毒：金刚烷胺
   　抗精神病药物
   　　氟哌啶醇，吩噻嗪类，甲硫哒嗪，三氟拉嗪，舍吲哚，齐美利定，氯氮平
   　　三环和四环类抗抑郁药

抗组胺类药物（组胺受体-1 拮抗剂）
　特非那定，阿司咪唑，苯海拉明，羟嗪
胆碱能拮抗剂：西沙比利，有机磷酸酯类
枸橼酸盐（大剂量血管输注）
可卡因
美沙酮
氟西汀（与其他延长 QT 间期的药物联合时）
心脏情况
　心肌缺血和梗死
　心肌炎
　显著的心动过缓
　应激性心肌病
内分泌疾病
　甲状腺功能减退
　甲状旁腺功能亢进
　嗜铬细胞瘤
　醛固酮增多症
颅内疾病
　蛛网膜下腔出血
　丘脑血肿
　脑血管意外
　脑炎
　头外伤
代谢疾病
　神经性厌食症
　绝食
　液体蛋白饮食
　胃成形术和回结肠分流
　腹腔疾病

复极异常和遗传性心律失常综合征·获得性长 QT 间期　QT 间期异常延长与多形性尖端扭转型室性心动过速相关（图 14-8）。此类 VT 通常具有特征性的发作顺序，首先室性期间收缩引起代偿间歇，随后的窦性心搏有较长的 QT 间期，下一个 PVC 落在其 T 波上，成为多形性 VT 的第一个搏动。这种特征性的发作称为"间期-依赖型"（图 14-8）。QT 间期延长的原因包括电解质异常，心动过缓，一些阻断复极 K^+ 电流的药物应用，尤其是抗心律失常药物索他洛尔、多非利特、伊布利特，以及其他一些用于非心脏疾病的药物，如红霉素、戊烷脒、氟哌啶醇、吩噻嗪、美沙酮等（表 14-3）。个体易感性可能与影响复极过程的基因多态性或基因突变相关。

患者的典型表现为近似晕厥、晕厥，或心脏停搏。持续发作蜕化为室颤时需要除颤治疗。PVC 和非持续性 VT 通常发生于持续性 VT 之前。静脉应用 1～2 g 硫酸镁多可防止复发。如果单用镁剂无效，应用异丙肾上腺素输注或起搏将心率增加至 100～120 次/分以抑制 PVC 出现，一般可防止 VT 复发。这些方法为纠正相关

的电解质紊乱（低钾血症和低钙血症）、心动过缓，以及消除可能药物（表 14-3）的影响争取了时间。药物相互作用使得致病药物的水平增高为常见的促发因素。通常认为出现因 QT 间期延长诱发的多形性 VT 的患者对心律失常具有易感性，将来需避免应用已知的可延长 QT 间期的药物。

先天性长 QT 综合征　先天性长 QT 综合征（LQTS）是由于编码心室复极相关的心脏离子通道的基因发生突变引起的。校正后的 QT 间期（QTc）通常延长，男性长于 440 ms，女性长于 460 ms。症状与尖端扭转型 VT 的发作相关（图 14-8）。目前已发现数种先天性 LQTS 亚型，但导致 LQTS 1 型（LQTS-1）、LQTS 2 型（LQTS-2）、LQTS 3 型（LQTS-3）的三类基因突变占所有病例的 90%。最常见的基因突变为 LQTS-1 和 LQTS-2 的突变，引起 K^+ 通道功能异常，但影响 Na^+ 通道（LQTS-3）和 Ca^{2+} 通道的基因突变都有报道（表 14-3）。

患者常见表现为晕厥或心脏停搏，多发生在儿童时期。LQTS-1 的患者症状易于在运动时发生，尤

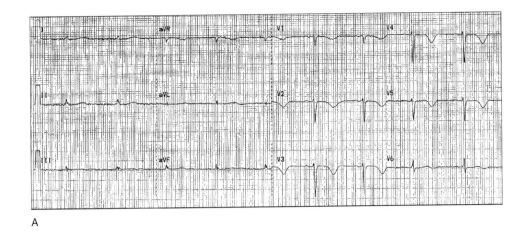

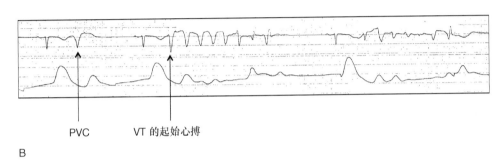

PVC VT 的起始心搏

B

图 14-8 QT 间期延长和尖端扭转型室性心动过速发作的心电图（ECG）。**A.** 12 导联心电图显示心率 54 次/分，前壁导联 T 波倒置，QT 间期为 600 ms。校正后的 QT 间期（QTc）为 585 ms。**B.** 应用电子脉冲波形记录的遥测 ECG，显示尖端扭转型 VT 的连续发作。VT 发作的诱发顺序是特征性的，为诱发长间歇的 PVC 之后的窦性心搏 QT 间期进一步延长，T 波被下一个 PVC 中断，此下一个 PVC 即为 VT 发作的起始心搏。此病例中 VT 自行终止

其在游泳时。LQTS-2 患者的事件易被突然的听觉刺激或情绪激动诱发。LQTS-3 的患者典型特征为在睡眠中发生猝死。无症状的患者可能通过家族筛查或常规 ECG 发现。基因分型对于家族筛查和明确诊断是有帮助的。基因亚型与风险及对治疗的反应具有的相关性已初步显现。在大多数 LQTS-1 和 LQTS-2 患者中，充足剂量的 β 受体阻滞剂治疗（非选择性药物如纳多洛尔或普萘洛尔）可以有效防止心律失常事件的发生。风险增加的标志包括 QTc 间期超过 0.5 s、女性、既往晕厥或心搏骤停病史。应用 β 受体阻滞剂后仍有晕厥反复发作，或具有高危风险的患者应考虑植入 ICD。对所有 LQTS 患者均需避免应用延长 QT 间期的药物，包括基因型阳性而 QT 间期正常的患者。

短 QT 综合征 短 QT 综合征与 LQTS 相比非常少见。QTc 短于 0.36 s，且通常短于 0.3 s。基因异常导致 K^+ 通道（I_{Kr}）功能增强或内向除极电流减弱。基因异常引起心房颤动、多形性 VT 和猝死。

Brugada 综合征 Brugada 综合征是少见的遗传综合征，特征性表现为在多于一个胸前导联（$V_1 \sim V_3$）

出现 ST 段穹窿样抬高＞0.2 mV、T 波倒置（图 14-6），多形性 VT 发作导致晕厥或心脏停搏，不存在结构性心脏病。心脏停搏可在睡眠中出现，或被发热性疾病诱发。男性较女性更易受累。约 25% 的病例中证实存在心脏 Na^+ 通道的基因突变。与其他出现类似 ST 段抬高的疾病，包括 LV 肥厚、心包炎、心肌缺血或心肌梗死、高钾血症、低体温、右束支传导阻滞、ARVC 等进行鉴别通常是困难的。此外，特征性的 ST 段抬高在不同时间显露程度会有变化，在急性病程和发热时可能表现更明显。应用钠通道阻滞剂氟卡尼、阿义马林或普鲁卡因胺可使患病个体的 ST 段抬高程度放大或显露。对于存在不明原因晕厥的患者或心搏骤停复苏幸存者推荐植入 ICD。奎尼丁可有效抑制 VT 的频繁发作。

早复极综合征 不存在结构性心脏病或其他明确异常的室颤复苏幸存患者，出现 J 点抬高和 QRS 波终末部切迹的概率较高。在一些患者中存在猝死家族史，提示潜在的遗传学基础。J 点抬高也可见于部分 Brugada 综合征患者，与发生心律失常风险增加相关。对于有心搏骤停病史的患者推荐植入 ICD。值得注意的

是，J 点抬高通常被认为是正常变异，在不存在特定症状时期临床意义尚不明确。

儿茶酚胺敏感性多形性 VT 这种少见的遗传综合征是由于心脏兰尼碱受体的基因突变，以及相对少见的肌质网钙结合蛋白隐钙素 2 的基因突变导致的。这些突变引起肌质钙释放异常，形成多形性室性心动过速，与地高辛毒性作用类似。VT 呈多形性或特征性的两种 QRS 波形交替出现（称为双相性 VT）。患者通常在儿童时期起病，表现为运动或情绪诱发的心悸、晕厥或心脏停搏。推荐应用 β 受体阻滞剂（如纳多洛尔和普萘洛尔）和植入 ICD。部分患者应用维拉帕米、氟卡尼或手术行左侧心交感神经去除术可减少或预防 VT 的复发。

肥厚型心肌病（HCM） 肥厚型心肌病是最常见的遗传性心血管疾病，发生率为 1/500，是 35 岁以下人群发生猝死的主要病因（第二十四章）。猝死与多形性 VT/VF 相关。持续性单形性 VT 极少见，与心室瘢痕区域有关。危险因素包括起病年龄轻、非持续性 VT、运动时血压不能相应升高、近期（6 个月内）发生晕厥、心室壁厚度 > 3 cm，以及可能包括 LV 流出道梗阻的严重程度。ICD 一般适用于高危患者，但目前对于适于植入 ICD 的特定危险分层仍处于争论。可手术行心肌切除术以缓解流出道梗阻，手术相关猝死的发生率每年 < 1%。用于缓解流出道梗阻的经冠状动脉室间隔乙醇消融术，经报道其术后持续性 VT 或猝死的年发生率为 1% ~ 5%。

遗传性扩张型心肌病 遗传性扩张型心肌病在非缺血性扩张型心肌病中占 30% ~ 40%。部分与肌营养不良相关。现确认存在常染色体显性遗传、隐性遗传、X-染色体连锁遗传，以及线粒体遗传等遗传模式。编码核纤层的结构蛋白（核纤层 A 和 C）的基因以及 SCN5A 基因发生突变尤其与传导系统病变和室性心律失常相关。患者可能出现多形性 VT 和心脏停搏，或出现瘢痕区域引起的持续性单形性 VT。ICD 推荐用于持续性 VT 或明显左心室功能减退（LV 射血分数 ≤ 35% 且合并心力衰竭）的高危患者，或存在猝死的不良家族史的患者。

心室颤动 室颤的特点为无序的心室电活动，失去可辨认的 QRS 波群（图 14-3E）。其可能的机制为螺旋波折返和多个循环折返波阵面。持续性多形性或单形性 VT 蜕变为室颤为院外心搏骤停的常见病因。应按照 ACLS 指南进行除颤以恢复窦性节律。如果复律成功，进一步的处理为识别和治疗基础心脏疾病和可能的心律失常原因，包括由单形性或多形性 VT 诱发室颤的可能性。如果未发现一过性的可逆原因（如

急性心肌梗死），则通常给予植入 ICD 治疗以降低猝死风险。对不适于植入 ICD 的患者可考虑长期应用胺碘酮治疗。

无休止 VT 和电风暴 连续在电转复、药物或自行转复为窦性节律后极短时间复发的 VT 为无休止 VT。"VT 风暴"或"电风暴"是指 24 h 内出现 3 次或更多次独立的 VT 发作，最常见于植入 ICD 的患者。慢频率无休止 VT 有时是无症状的，但可能导致心力衰竭或心动过速性心肌病。更常见的临床表现为危及生命的，需要紧急处理。降低交感神经活性的治疗措施，包括 β 受体阻滞剂、镇静剂、常规麻醉，证实是有效的。静脉应用胺碘酮和利多卡因对抑制发作有效。紧急的导管消融可能是挽救生命的。

治疗 室性心律失常

抗心律失常药物

抗心律失常药物是在对患者个体的风险和可能的获益评估基础上应用的。药物可能增加 VT 发生频率或引起新发的 VT——不希望出现的"致心律失常"作用，是潜在的风险。很多药物具有多重作用，多阻滞一个以上离子通道。药物剂量、代谢以及副作用的概述见第十三章。

β 受体阻滞剂 多种室性心律失常对交感神经刺激敏感，β-肾上腺能刺激也会减弱多种抗心律失常药物的电生理作用。β 受体阻滞剂的安全性使其成为大多数室性心律失常的一线治疗选择。对于运动诱发的心动过速和特发性心动过速尤其有效，但对大部分心脏疾病相关的心律失常的效果有限。主要的心脏毒性作用为心动过缓。

钙通道阻滞剂 非二氢吡啶类钙通道阻滞剂地尔硫䓬和维拉帕米对部分特发性 VT 有效。其致心律失常的风险低，但具有负性肌力和扩血管作用，可能加重低血压。

钠通道阻滞剂 主要通过阻滞 Na^+ 通道发挥治疗作用的药物包括美西律、奎尼丁、丙吡胺、氟卡尼和普罗帕酮，均有长期口服治疗剂型（表 14-3）。利多卡因、奎尼丁、普鲁卡因胺具有静脉应用剂型。奎尼丁、丙吡胺和普罗卡因胺同时具有 K^+ 通道阻滞作用，可使 QT 间期延长。这些药物具有潜在的致心律失常作用，且除奎尼丁外均具有负性肌力作用，因此可能增加有心肌梗死既往史的患者的死亡率。通常应避免在结构性心脏病患者中长期应用，

但可用于植入 ICD 的患者以减少有症状的心律失常。

钾通道阻滞剂 索他洛尔和多非利特阻滞延迟整合钾通道 I_{Kr}，因此延长 QT 间期。索他洛尔同时具有非选择性 β-肾上腺素能阻滞作用。对于减少由室性和房性心律失常引起的 ICD 电击具有中等作用。关于其致心律失常作用，由 QT 间期延长引起的尖端扭转型室速发生于 3%～5% 的患者。索他洛尔和多非利特均通过肾排泄，在肾功能不全时需要进行剂量调整或避免应用。这些药物应避免应用于存在其他尖端扭转型 VT 危险因素的患者中，包括 QT 间期延长、低钾血症和明显的心动过缓患者。

胺碘酮和决奈达隆 胺碘酮具有阻滞多种心脏离子电流及阻滞交感神经活性的作用，可抑制多种室性心律失常。对危及生命的心律失常可静脉应用。在长期口服治疗时，电生理作用需数天后显现。对减少 ICD 电击较索他洛尔更有效，且对有心脏疾病、不适于植入 ICD 的患者的室性心律失常是更合适的治疗药物。心动过缓是主要的心脏副作用。室性致心律失常作用可能发生，但尖端扭转型 VT 少见。非心脏毒性作用是主要存在的问题，在长期治疗过程中约 1/3 的患者因此停药。肺炎或肺纤维化

发生于约 1% 的患者。光敏感常见，也可出现神经病变和眼毒性作用。在长期治疗中推荐进行系统监测，包括每 6 个月评估甲状腺和肝毒性作用，每年应用胸部射线和（或）肺弥散功能检测以评估肺毒性作用。决奈达隆结构与胺碘酮类似，但不具有碘基。其对室性心律失常的疗效不佳，会增加心脏疾病患者的死亡率。

埋藏式心脏复律除颤器

ICD 对于终止 VT 和室颤十分高效，也具有心动过缓起搏功能。ICD 降低具有猝死风险的结构性心脏病患者的死亡率。在所有情况中，只有预期以可接受的功能状态生存超过一年时才推荐植入 ICD。例外情况为在院外等待心脏移植的终末期心脏疾病患者，或具有左束支传导阻滞的 QRS 波增宽患者通过双心室 ICD 的心脏再同步化治疗有望改善心室功能。

ICD 多通过一阵快于 VT 频率的快速起搏终止单形性 VT，称为抗心动过速起搏（ATP）（图 14-9A）。如果 ATP 无效或未被该设置治疗，通常是快 VT 或室颤的情况，则将发放电击（图 14-9B）。

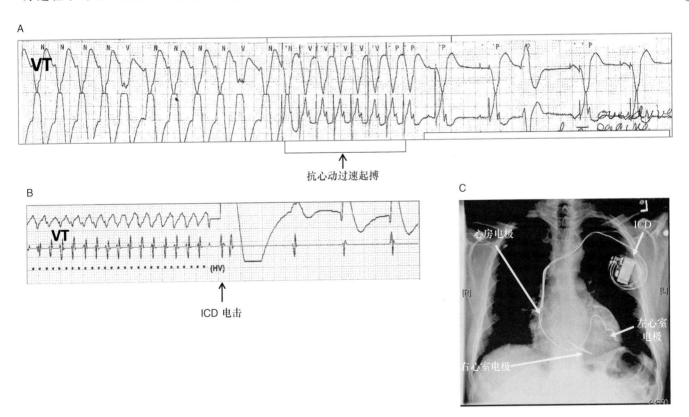

抗心动过速起搏

ICD 电击

心房电极

ICD

左心室电极

右心室电极

图 14-9 埋藏式心脏复律除颤器（ICD）和对室性心律失常的治疗。**A.** 单形性室性心动过速（VT）被一阵频率快于 VT 的起搏脉冲终止（抗心动过速起搏）。**B.** 快 VT 通过高压电击（箭号）转复。**C** 图例中的胸部 X 线片显示了具有双心室起搏功能的 ICD 的组件。可看到 ICD 发生器位于左上胸的皮下组织，起搏电极位于右心房、左心室冠状窦的分支，起搏/除颤电极位于右心室

在患者意识清醒时电击是十分痛苦的。最常见的ICD并发症是由快速室上性心动过速或ICD电极断裂后的电噪声引起发放不必要治疗（ATP或电击）。对ICD进行询问，可遥控操作及在互联网上交流等措施，对于在ICD电击后确定心律失常诊断和除外不必要治疗是非常关键的。器械感染发生于约1%的患者。

尽管可通过ICD迅速终止VT或室颤，这些心律失常的发生常提示死亡率和心力衰竭的风险随之增加。因此VT和室颤的发作应该促使临床医生对潜在原因进行评估，包括心功能恶化、电解质紊乱、缺血。反复电击，即使是恰当治疗，通常会导致创伤后应激障碍。以胺碘酮最为常用的抗心律失常药物和导管消融多用于抑制心律失常的复发。抗心律失常药物治疗可能会改变VT频率及除颤需要的能量，因此有必要对ICD的监测和治疗算法进行程控调整。

VT 的导管消融

导管消融是将电极导管定位于心律失常起源点，并用射频电流产生高温损伤。心律失常心内起源的位置与大小，决定了操作的难易和可能的有效性，以及可能的合并症。最常见的合并症与血管路径相关，发生于<5%的患者，包括出血、股动脉血肿、动静脉瘘和假性动脉瘤。

对很多有症状的特发性VT患者来说导管消融是合理的一线治疗。起源于右心室流出道局灶点的消融成功率为80%～90%，但是起源于其他少见位置如左心室流出道或主动脉根部、房室瓣环周边、乳头肌的特发性VT的消融成功率较低。消融失败多由于不能诱发心律失常发作以准确定位，或由于VT的起源位点难以到达或十分接近冠状动脉。少见并发症包括穿孔合并心脏压塞，损伤传导系统导致的房室传导阻滞，对接近冠状血管的局灶点消融引起的冠状动脉损伤。

在因既往心肌梗死或心肌病产生的瘢痕相关VT的患者中，消融靶点为瘢痕中的异常区域。由于这些瘢痕通常包括分布于相对更大区域的多个折返环，消融的面积应广泛，这些区域通常被认为是在心室的电重构模型中的低电压区域（图14-5）。如果折返环并不局限在心内膜下的瘢痕，可通过剑突下心包穿刺行心外膜标测和消融，与心包穿刺术类似。心外膜标测和消融多用于非缺血性心肌病患者的VT，但同时具有更大的出血、冠状动脉损伤、

操作后心包炎的潜在风险，操作后心包炎多为一过性。对于既往心肌梗死造成的药物难治性VT，消融终止了约一半患者的VT，并有20%患者VT发作频率降低。高达30%的患者需要多次操作。对于发生极度频繁或无休止VT的患者来说，消融可能可以挽救生命。操作相关死亡率为3%左右，其中大部分是由于操作识别过程中导致了反复的不可控制的VT发作。在非缺血性心脏病中，心律失常基质位点更加多变，其预后更难定论。

对少数反复由单一形态PVC诱发的复发性多形性VT和室颤患者来说，导管消融亦可能是挽救生命的。初始的异位搏动通常起源于浦肯野系统或右心室流出道，可作为消融靶点。

当抗心律失常药物治疗和导管消融失败或不能选择时，手术冷冻消融，通常联合动脉瘤切除术，对既往心肌梗死导致的反复VT可能是有效的，且已被成功应用于少数非缺血性心脏病患者。目前仅有少数中心开展这项专业技术。将无水乙醇注射至供应心律失常基质部位的冠状动脉的消融方法目前也已被应用于少数导管消融和药物治疗失败的患者。

总结

室性心律失常患者分为三大类。第一类为与结构性心脏病相关的患者，必须积极发现和检出。发生危及生命的心律失常引起猝死的风险取决于心律失常的特性——持续性（或引起心脏停搏）或非持续性，还需根据心脏疾病的严重程度（通常是心室功能不全的严重程度）评估是否有致命性心律失常风险。ICD对心律失常源性猝死起到最大保护作用。第二类包括未发现结构性心脏病，但具有猝死风险增高的遗传综合征患者。猝死家族史和心电图异常对诊断最具提示意义。第三类包括良性特发性心律失常的患者，需要治疗以控制症状，但不存在明显发生危及生命的心律失常的风险。完善的ECG和心脏影像学检查有助于对这类患者准确识别。高危患者可从考虑ICD植入、导管消融和抗心律失常药物的专业治疗中获益。

第十五章　心律失常图集
Atlas of Cardiac Arrhythmias

Ary L. Goldberger

（刘文玲　李　延　译）

图注突出强调其具有教学意义的特征。

所有的心电图来源于：*ECG Wave-Maven*，*Copyright* 2003，*Beth Israel Deaconess Medical Center*，*http://ecg.bidmc.harvard.edu.*

本章心电图为增补第十一章和第十四章所述内容，

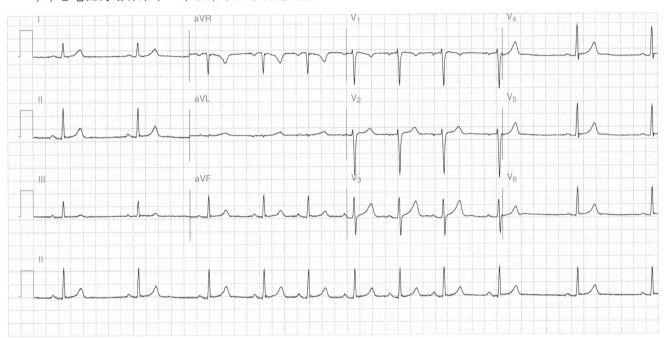

图 15-1　呼吸性窦性心律失常，在一名健康青年人中观察到的生理性心电图表现。心电记录的初始可见呼气时窦性心律频率相对较慢，此后在吸气时心率增加，呼气时再次下降。心率的这种变化是由呼吸时心脏迷走神经张力调节所致

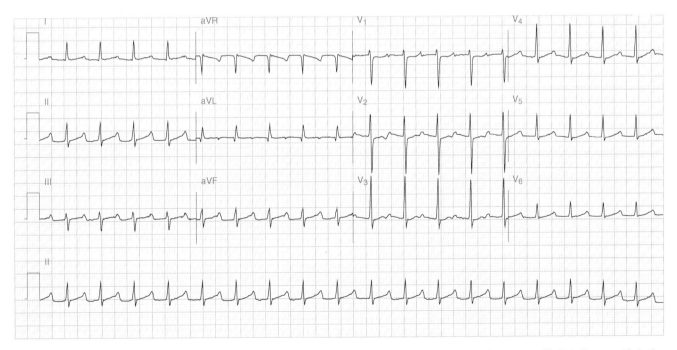

图 15-2　窦性心动过速（110 次/分）伴一度房室传导阻滞（传导延迟），**PR** 间期＝0.28s。在 $V_1 \sim V_3$ 导联中的 ST-T 波之后可以看到下一搏动的 P 波，在其他导联与 T 波叠加。房性（非窦性）心动过速也可能产生类似的表现，但其频率通常更快

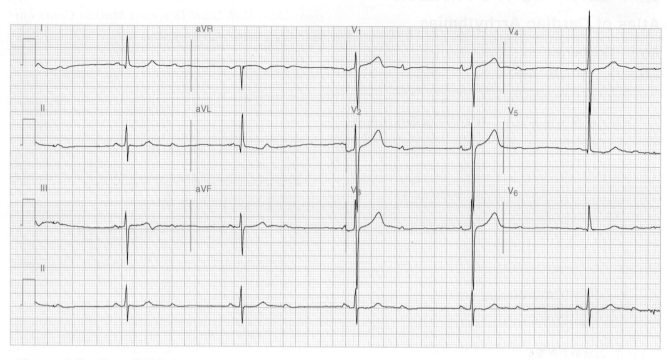

图 15-3　窦性心律（P 波频率约 60 次/分）伴 2∶1 房室（二度）传导阻滞引起的显著心动过缓（心室率大约 30 次/分）可见左心室肥厚，伴有左心房异常

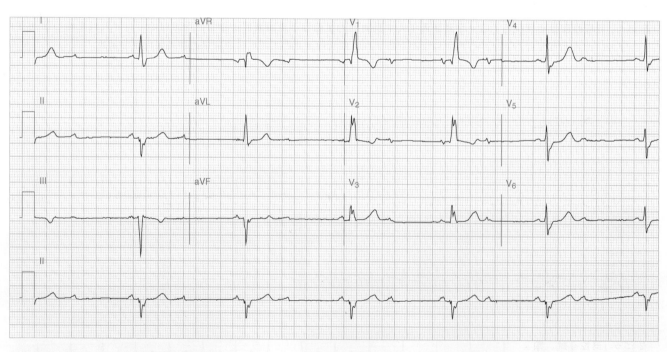

图 15-4　窦性心律（P 波频率约为 60 次/分）伴 2∶1（二度）房室传导阻滞产生的心室率约 30 次/分。左心房异常。右束支传导阻滞伴左前分支阻滞。可能为下壁心肌梗死

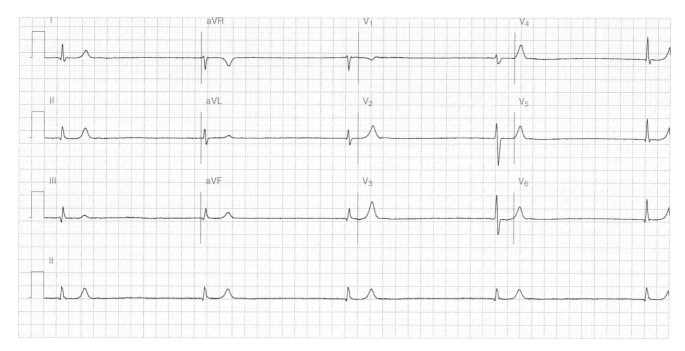

图 15-5 **显著的交界性心动过缓（心率 25 次/分）**。心律整齐，两个窄 QRS 波之间基线平坦，无明显 P 波。患者在接受阿替洛尔治疗，不除外病态窦房结综合征。血钾浓度轻度升高，为 5.5 mmol/L

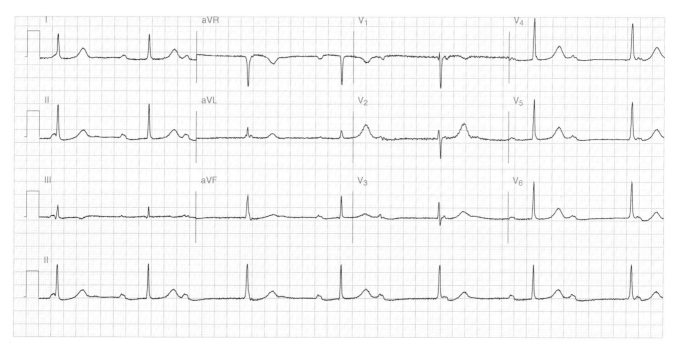

图 15-6 **窦性心律，频率 64 次/分（P 波频率），伴三度（完全性）房室传导阻滞，其有效心率（脉搏）40 次/分**。慢且窄的 QRS 波提示房室交界区逸搏。左心房异常

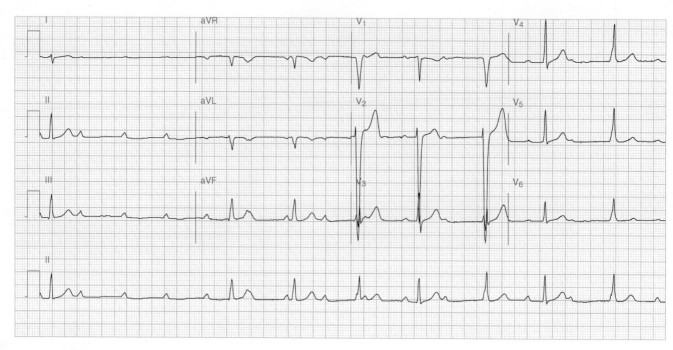

图 15-7　窦性心律，心率 90 次/分，伴严重二度房室传导阻滞，不除外一过性完全性房室传导阻滞，见于莱姆病心脏炎的患者

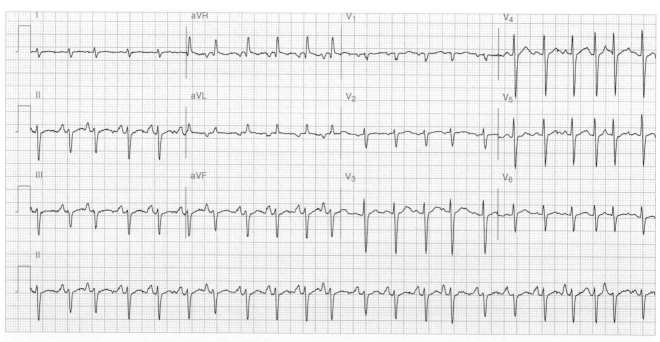

图 15-8　多源性房性心动过速，P 波形态及 PP 间期多变；右心房负荷过重，表现为 Ⅱ、Ⅲ、aVF 导联 P 波高尖（P 波电轴垂直）；QRS 波电轴极度右偏；胸前导联 R 波递增延迟，本例为重度慢性阻塞性肺疾病的患者

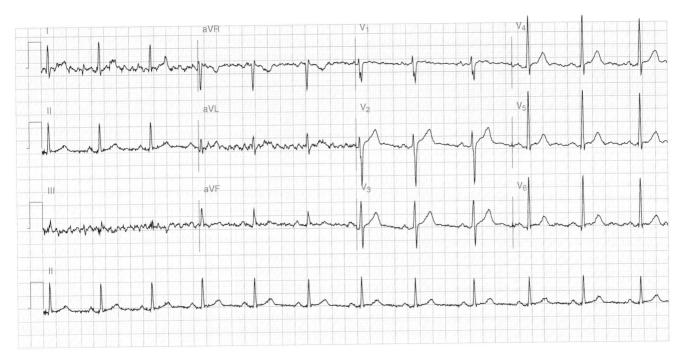

图 15-9 **一位帕金森病患者的正常窦性心律。**震颤伪差于肢体导联最清晰。震颤伪差常不易和心房扑动/心房颤动分辨。可见临界左心室肥厚的电压标准

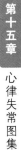

第十五章 心律失常图集

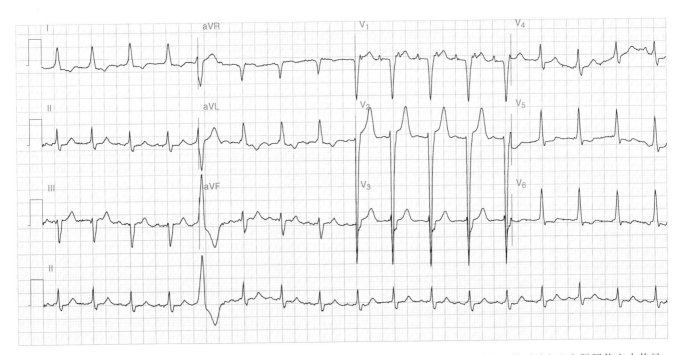

图 15-10 **房性心动过速，心房率约 200 次/分（V₁ 导联），2 : 1 传导阻滞，1 个室性期前收缩。**另可见左心室肥厚伴室内传导延迟，胸前导联 R 波递增不良（不能除外既往前壁心肌梗死）

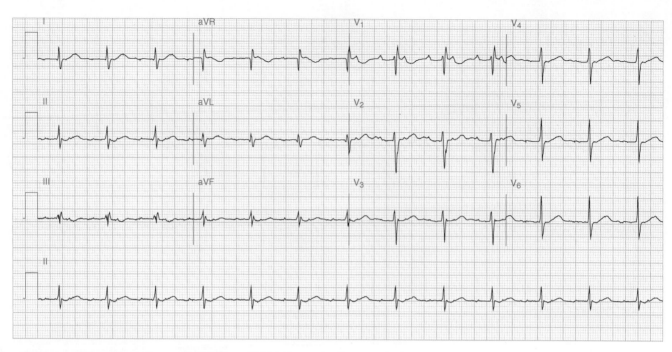

图 15-11　房性心动过速伴 2∶1 传导阻滞。 P 波频率约 150 次/分，心室率约 75 次/分，QRS 波后未下传的 P 波在 V₁ 导联最清晰。可见不完全性右束支传导阻滞，临界性 QT 间期延长

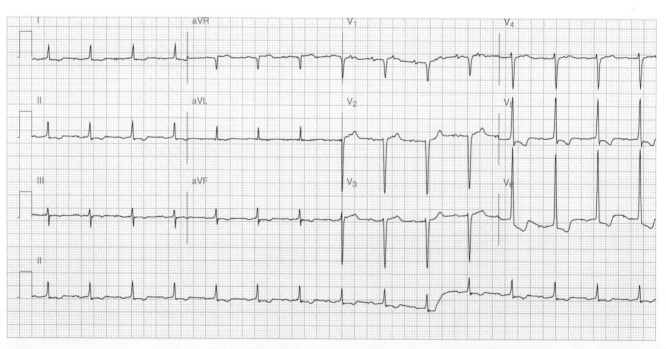

图 15-12　房性心动过速 [180 次/分，伴 2∶1 房室传导阻滞（V₁ 导联可见）]。左心室肥厚，非特异性 ST-T 改变。R 波递增不良（V₁～V₄ 导联），应考虑此前发生过前壁心肌梗死

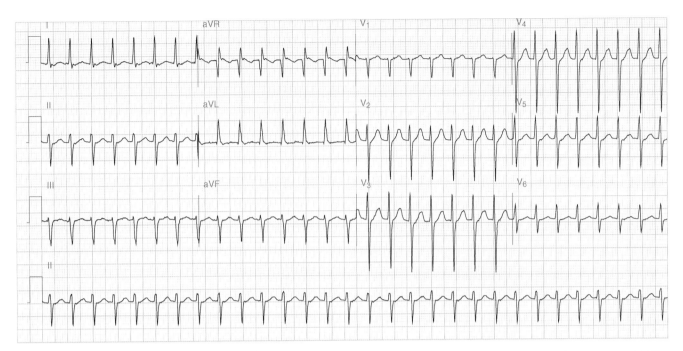

图 15-13　房室结折返性心动过速（AVNRT），心率 150 次/分。逆向心房激动在 aVR 导联产生"假性"R 波，AVNRT 时通常心房和心室几乎同时激动。电轴左偏，左前分支阻滞

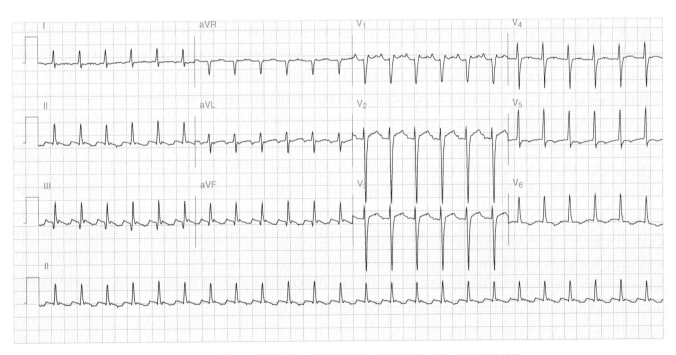

图 15-14　心房扑动伴 2∶1 房室传导。典型心房扑动波，部分隐藏在 ST 段早期，Ⅱ、V₁ 导联可见

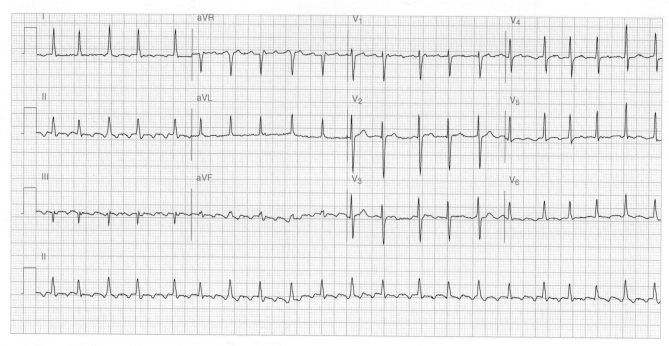

图 15-15　心房扑动，心房率 300 次/分，伴不等比例（主要是 2∶1 和 3∶1）房室传导。典型心房扑动波在 Ⅱ 导联最清晰

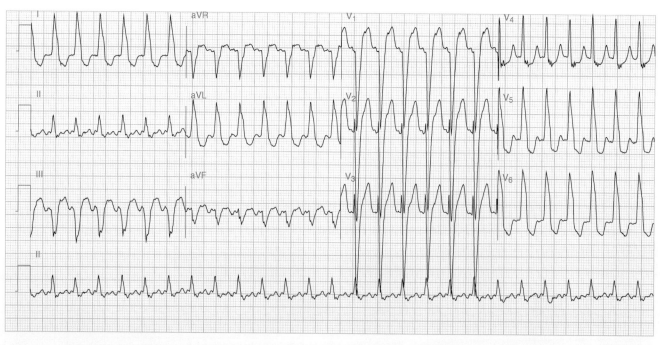

图 15-16　宽 QRS 波心动过速。心房扑动 2∶1 传导（阻滞），左束支传导阻滞，勿与室速混淆。典型心房扑动波在 Ⅱ 导联清晰可见，频率约 320 次/分，其有效心室率约 160 次/分

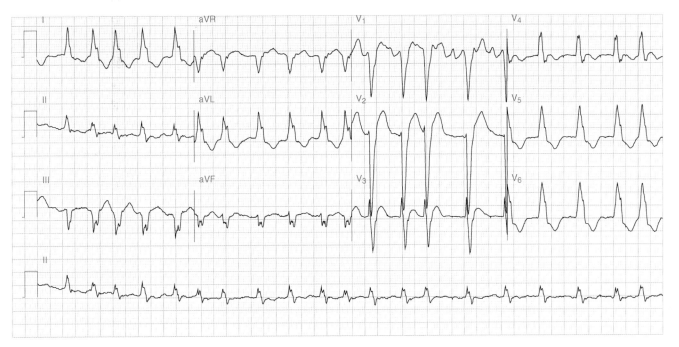

图 15-17　心房颤动伴左束支传导阻滞。心室节律不规则。粗颤波在 V₁ 导联最清晰，伴有典型的左束支传导阻滞图形

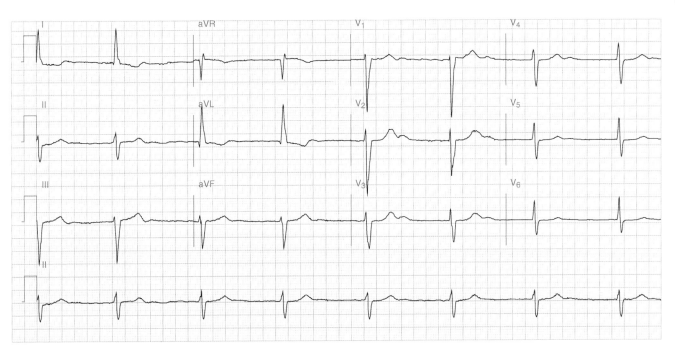

图 15-18　心房颤动伴完全性心脏传导阻滞，交界性逸搏代偿形成缓慢和整齐的心室律（频率 45 次/分）。QRS 波提示室内传导延迟伴电轴左偏、左心室肥厚。QT（U）间期延长

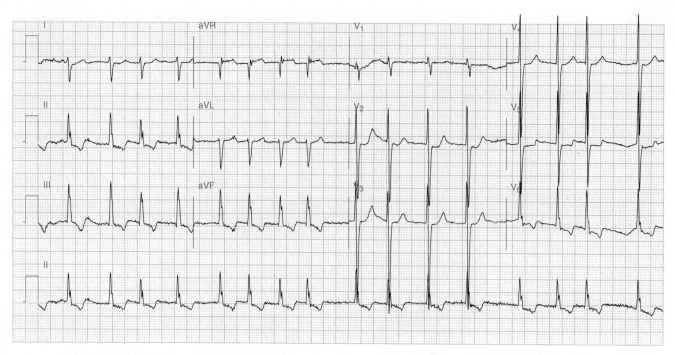

图 15-19　心房颤动伴电轴右偏、左心室肥厚。本例为二尖瓣狭窄伴主动脉疾病患者，提示为双心室肥厚

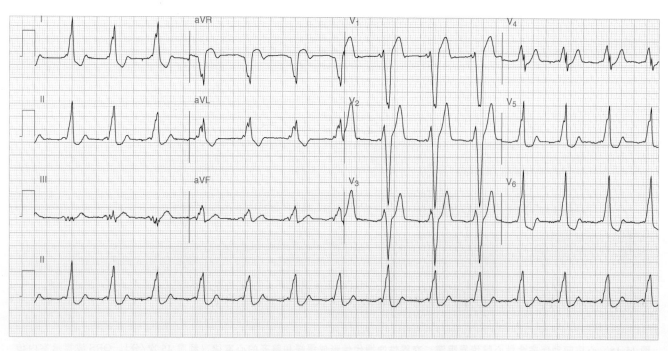

图 15-20　WPW 综合征预激图形，特点包括 PR 间期缩短、QRS 波增宽、δ 波。δ 波的极性（V_1、V_2 导联略正，Ⅱ 导联、侧壁导联明显正向）符合右侧旁路

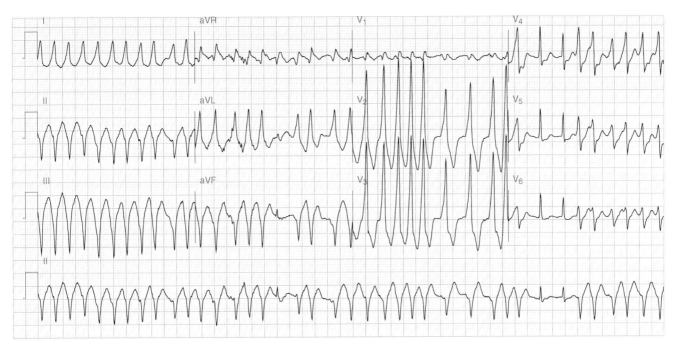

图 15-21 心房颤动伴 WPW 综合征的患者激动沿旁路前向传导，引起宽 QRS 波心动过速。节律"不规则"，心率极度增快（约 230 次/分）。不是所有的心跳均为预激产生

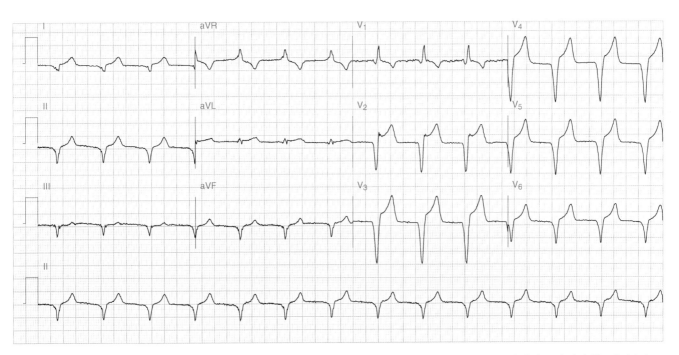

图 15-22 加速的室性自主心律（AIVR），起源于左心室，显示右束支传导阻滞图形。胸前导联 ST 段抬高，存在急性心肌梗死

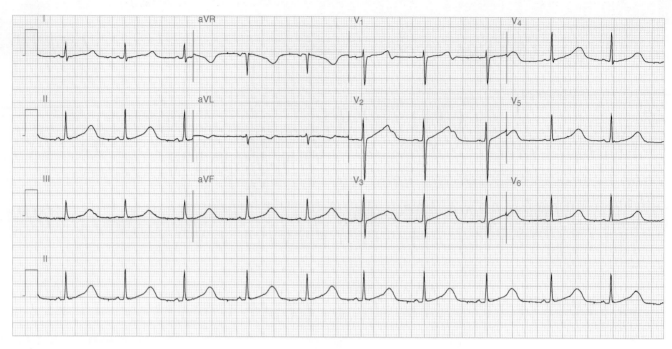

图 15-23　QT 间期延长（0.60 s），见于一位遗传性长 QT 综合征患者

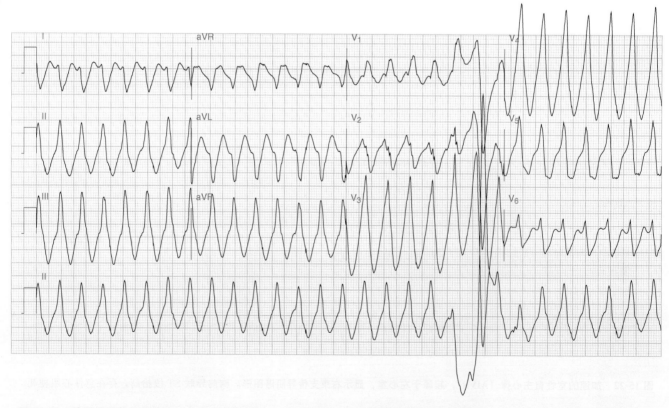

图 15-24　单形性室性心动过速，心率 170 次/分。V₁ 导联右束支传导阻滞图形及 V₆ 导联 R：S＜1 均提示室性心动过速。图形提示起源于心脏左侧，近基底部（右束支传导阻滞伴电轴下偏/右偏）。V₁～V₃ 导联显示基线不稳

第四部分 心脏疾病
SECTION 4 DISORDERS OF THE HEART

第十六章 心力衰竭：病理生理学与诊断

Heart Failure: Pathophysiology and Diagnosis

Douglas L. Mann，Murali Chakinala

（吴 彦 李昌龙 译）

心力衰竭

定义

尽管人们一直在尝试对心力衰竭给出精确的定义，使其能够涵盖心力衰竭的异质性和复杂性，但没有一项概念性的描述能够经得起时间的检验。目前，美国心脏病学会基金会（ACCF）/美国心脏协会（AHA）发布的指南对于心力衰竭的定义是：心室结构受损、充盈或射血功能损伤导致的复杂临床综合征，进而引起心源性的症状，如呼吸困难、疲劳、心力衰竭的体征（水肿、啰音）。由于许多心力衰竭患者并没有容量超负荷的症状和体征，因此目前已弃用"充血性心力衰竭"，多采用"心力衰竭"这个名词。

流行病学

心力衰竭是全球性难题，全球约 2000 万人罹患此病。心力衰竭在发达国家成年人群中的患病率为 2%。心力衰竭的患病率随着年龄呈指数式增高，65 岁以上人群的患病率达到 6%～10%。尽管女性的发病率低于男性，但由于女性的平均寿命更长，所以女性心力衰竭患病人数占到总患病人数的一半以上。北美和欧洲的 40 岁人群在一生中患心力衰竭的风险大约为 1/5。心力衰竭的总体患病率正在上升，部分原因是由于针对心脏疾病（如心肌梗死、心脏瓣膜疾病、心律失常）的治疗新进展使患者能够存活得更久。目前，由于缺少人群研究，对于发展中国家的心力衰竭患病率或患病风险还知之甚少。心力衰竭曾被认为主要由左心室（LV）射血分数（ejection fraction，EF）下降导致，然而，流行病

学研究发现大约一半的心力衰竭患者的 LVEF 是正常的（LVEF≥50%）。因此，过去所用的疾病名称——"收缩性心力衰竭"和"舒张性心力衰竭"已被弃用。目前，心力衰竭患者被分为两类：射血分数降低的心力衰竭（heart failure with reduced ejection fraction，HFrEF；此前的收缩性心力衰竭）和射血分数保留的心力衰竭（heart failure with preserved ejection fraction，HFpEF；此前的舒张性心力衰竭）。

病因学

如表 16-1 所示，任何导致 LV 结构或功能发生改变的因素都会导致罹患心力衰竭的风险增高。尽管 HFpEF 的病因不同于 HFrEF，但是二者之间也具有相当多重叠的病因。在发达国家中，冠心病已成为男性和女性心力衰竭的共同主要病因，60%～75% 的心

表 16-1	心力衰竭的病因
射血分数降低（<40%）	
冠心病	非缺血性扩张型心肌病
心肌梗死[a]	家族性/遗传性疾病
心肌缺血[a]	浸润性疾病[a]
慢性压力超负荷	毒素/药物损伤
高血压[a]	代谢性疾病[a]
梗阻性瓣膜病[a]	病毒感染
慢性容量超负荷	Chagas 病
反流性瓣膜病	心律失常
心内（左向右）分流	慢性心动过缓
心外分流	慢性心动过速
慢性肺部疾病	
肺源性心脏病	
肺血管疾病	
射血分数保留（40%～50%）	
病理性肥大	限制型心肌病
原发性（肥厚型心肌病）	浸润性疾病（淀粉样变性病、结节病）
继发性（高血压）	
衰老	贮积病（血色素沉着症）
	纤维化
	心内膜疾病
高排血量状态	
代谢性疾病	高血流量需求
甲状腺毒症	系统性动静脉分流
营养性疾病（脚气病）	慢性贫血

[a] 表示此病因亦可引起 HFpEF

力衰竭可归因于此。高血压促进了75％的心力衰竭的进展，包括大多数冠心病患者。冠心病、高血压与糖尿病相互作用，增大了心力衰竭的风险。

在20％～30％的HFrEF患者中，其确切病因未知。这些患者涉及非缺血性、扩张型或特发性心肌病（当病因未知时，详见第二十四章）。既往曾有病毒感染或毒素接触（例如，乙醇或化疗）也会导致扩张型心肌病。而且，人们越来越多地认识到很大一部分扩张型心肌病由于特定的基因缺陷所致，多数与细胞骨架相关。大多数家族性扩张型心肌病是常染色体显性遗传病，目前已确认的突变基因编码细胞骨架蛋白（结蛋白、心肌肌球蛋白、黏着斑蛋白）和核膜蛋白（层粘连蛋白）。扩张型心肌病还与 Duchenne 综合征、Becker 综合征、肢带型肌营养不良等相关。引起心排血量增加的因素（如动静脉瘘、贫血）很少导致心脏结构正常者发生心力衰竭；然而，伴有心脏结构性疾病时，这些因素可引起明显的心力衰竭。

全球性思考

风湿性心脏病仍是非洲和亚洲人群的主要心力衰竭病因，特别是青壮年人群。高血压在非洲和非裔美国人群中是重要的病因。南美洲人群心力衰竭的主要病因是 Chagas 病。在发展中国家，贫血是心力衰竭的常见伴随因素。随着发展中国家社会经济的发展，心力衰竭的流行病学特征接近于西欧和北美，冠心病成为心力衰竭的最主要病因。糖尿病引起心力衰竭的确切机制尚未明确，但其可加速动脉粥样硬化病变，并通常伴随高血压。

预后

尽管目前对于心力衰竭的评估和管理在不断取得新进展，但是症状性心力衰竭的预后仍然不理想。社区研究发现，30％～40％的患者在诊断心力衰竭后1年内死亡，60％～70％在诊断后5年内死亡，死因大多为心力衰竭加重或猝死（可能由于室性心律失常）。尽管预测个体的预后非常困难，静息时具有症状的患者（NYHA Ⅳ级）每年的死亡率为30％～70％，而一般运动出现症状的患者（NYHA Ⅱ级）每年的死亡率为5％～10％。因此，功能状态是预测患者结局的重要指标（表16-2）。

发病机制

图16-1为HFrEF发生和进展的机制概述。如图所示，心力衰竭被视为进展性疾病，始发于"指示事件（index event）"，即通过以下两种机制致病：损伤心肌细

表 16-2	纽约心脏协会（NYHA）心功能分级
功能分级	客观评估
Ⅰ级	患者日常活动量不受限制，一般活动不引起过度劳累、心悸、呼吸困难或胸痛
Ⅱ级	患者体力活动轻度受限，静息时无自觉症状，一般活动下可出现过度劳累、心悸、呼吸困难或胸痛
Ⅲ级	患者体力活动明显受限，静息时无自觉症状，轻于一般活动即可引起过度劳累、心悸、呼吸困难或胸痛
Ⅳ级	患者无法进行任何体力活动，静息状态下也存在心力衰竭症状或心绞痛综合征，于活动后加重

来源：Adapted from New York Heart Association, Inc, Diseases of the Heart and Blood Vessels: Nomenclature and Criteria for Diagnosis, 6th ed. Boston, Little Brown, 1964, p. 114.

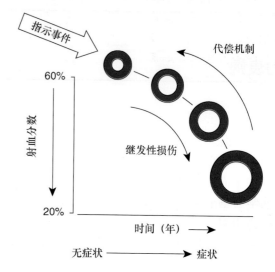

图16-1 HFrEF 的发病机制。心力衰竭始于"指示事件"所致的心脏泵血能力初始降低。心脏泵血能力初始下降后，各种代偿机制即被激活，包括肾上腺素能系统、肾素-血管紧张素-醛固酮、细胞因子系统。短期之内，这些系统可以恢复心血管功能至稳态范围之内，维持患者无症状。然而，随着病程延长，这些系统的持续激活引起心室继发性终末器官损伤，加重 LV 重塑和出现心功能失代偿。

来源：From D Mann, Circulation 100: 999, 1999.

胞，导致功能正常的心肌细胞数量减少；或通过干扰心肌细胞的收缩能力，使心脏无法正常收缩。"指示事件"可以是急性发作，如心肌梗死；也可为缓慢、潜伏性致病，如压力或容量超负荷；还可能是遗传缺陷，如各种遗传性心肌病。无论各种始发因素的特性如何，其共同点就是均在不同程度上降低了心脏泵血能力。在大多数病例中，当指示事件导致心脏泵血能力开始下降时，患者通常没有症状或者症状较轻；仅在功能受损持续一定时间后才开始出现症状。

左心室功能不全能够保持无症状的确切机制尚不

清楚，其中一个可能的解释就是，当心脏损伤和（或）LV 功能不全时，多种代偿性机制被激活，维持和调节 LV 功能长达数月或数年。目前，已研究明确的代偿机制有：①肾素-血管紧张素-醛固酮（renin-angiotensin-aldosterone，RAA）和肾上腺素能神经系统的激活，通过增加盐和水的潴留以维持心排血量（图 16-2）；②增加心肌收缩力。除此之外，机体激活大量血管扩张性分子，包括心房钠尿肽（ANP）和脑钠肽（BNP）、前列腺素（PGE$_2$ 和 PGI$_2$）、一氧化氮（NO），以抵消外周血管的过度收缩。遗传学背景、性别、年龄或环境都可能影响代偿机制，调节 LV 功能处于生理/稳态范围，因而保留患者心脏功能或仅轻度抑制。如此，患者会在数年时间内没有症状或仅有轻微症状。然而，当到达某个临界点，患者就会出现明显症状，导致发病率和死亡率骤升。造成如此转变的具体机制还未被完全阐明，下文将展开叙述，同时症状性心力衰竭的转变伴随着神经内分泌系统、肾上腺素能和细胞因子系统激活，导致心肌发生了一系列适应性改变——统称为左心室重塑。

现代医学对 HFrEF 的认识已比较清楚，而对于 HFpEF 的发病机制还需更深入的研究。尽管目前的研究认为舒张功能不全（详见下文）是导致 HFpEF 的唯一机制，但是基于社区人群的研究提示心脏外的机制同样重要，如血管硬度增高、肾功能不全。

心力衰竭的基本机制

射血分数减低的心力衰竭 LV 重塑是对一系列发生在细胞和分子水平的反应所致（表 16-3）。这些改变包括：①心肌细胞肥大；②心肌细胞收缩能力改变；③心肌细胞发生坏死、凋亡和自噬性死亡，导致细胞数目减少；④β-肾上腺素能神经敏感性降低；⑤心肌收缩功能和代谢异常；⑥细胞外基质重构，心肌细胞周围有序排列的胶原被降解，继而替代的胶原基质无法为心肌细胞提供结构支撑。引起上述改变的生理性刺激包括：机械拉伸心肌细胞、循环系统中的神经激素（如去甲肾上腺素、血管紧张素 II）、炎症因子［如肿瘤坏死因子（TNF）］、其他肽类或生长因子（如内皮素）和活性氧类（如超氧化物）。这些生物活性分子的持续过表达会损伤心脏和血管，促进心力衰竭的进展。实际上，临床医生根据上述机制制订临床治疗方案，通过药物拮抗这些系统［如血管紧张素转化酶抑制剂（ACEI）和 β 受体阻滞剂］以治疗心力衰竭患者（第十七章）。

为了理解心肌细胞损伤如何导致 LV 收缩功能下

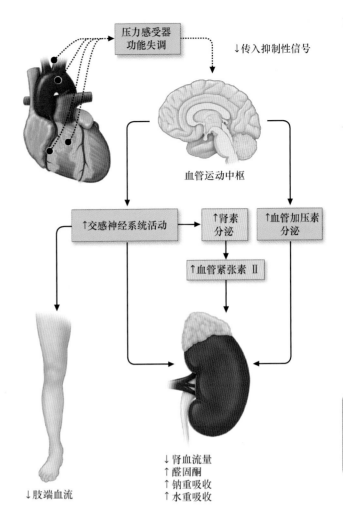

图 16-2 心力衰竭中神经内分泌系统的激活。 心力衰竭患者的心排血量降低，导致位于左心室、颈动脉窦和主动脉弓的压力感受器的阈值上调。外周压力感受器传入冲动减少，中枢神经系统中具有抑制性的副交感神经张力下降，导致交感神经张力普遍增高和垂体非渗透性释放精氨酸血管加压素（AVP）。AVP［又称为抗利尿激素（ADH）］具有强力的血管紧张作用，增加肾集合管的通透性，促进对水的重吸收。这些传入中枢神经系统的信号也将激活支配心脏、肾、外周血管和骨骼肌的交感神经通路。

交感神经刺激肾分泌肾素，导致循环中的血管紧张素 II 和醛固酮水平升高。肾素-血管紧张素-醛固酮系统（RAAS）激活促进了水钠潴留、外周血管收缩、心肌细胞肥大与死亡、心肌纤维化。尽管神经内分泌系统的代偿机制可在短期内维持血压，保证对重要器官的灌注，然而，正是这些代偿反应导致心脏和血管的终末器官损伤，以及晚期心力衰竭中过度水钠潴留。

来源：Modified from A Nohria et al: Neurohormonal, renal and vascular adjustments, in Atlas of Heart Failure: Cardiac Function and Dysfunction, 4th ed, WS Colucci ［ed］. Philadelphia, Current Medicine Group 2002, p. 104.

降，首先要了解心肌细胞的生物学特性（第二章）。持续激活的神经内分泌系统和机械性超负荷，会导致控

表 16-3	左心室重塑概观

心肌细胞生理功能改变

兴奋-收缩偶联
肌球蛋白重链（胎儿型）基因过表达
β肾上腺素能神经敏感性降低
心肌肥大
肌细胞溶解
细胞骨架蛋白

心肌改变

心肌细胞数量减少
　坏死
　凋亡
　自噬
细胞外基质的改变
　基质降解
　心肌纤维化

左心室几何构型的改变

左心室扩张
左心室球形度增加
室壁变薄
二尖瓣关闭不全

来源：Adapted from D. Mann：Pathophysiology of heart failure, in Braunwald's Heart Disease, 8th ed, PL Libby et al (eds). Philadelphia, Elsevier, 2008, p. 550.

制兴奋-收缩偶联和横桥作用的基因和蛋白质发生转录和转录后水平的改变（见图 2-6 和 2-7）。影响兴奋-收缩偶联的病理改变包括：肌质网 Ca^{2+} 三磷酸腺苷酶（SERCA2A）功能降低，导致肌质网（SR）回收 Ca^{2+} 的能力降低；兰尼碱受体的高度磷酸化，导致肌质网钙外漏。横桥发生的病理改变是：α肌球蛋白重链的表达降低、β肌球蛋白重链表达增多、肌细胞溶解、肌节与细胞外基质的细胞骨架连接断裂。总之，这些病理改变损伤了心肌细胞的收缩能力，因而导致心力衰竭患者中常见的 LV 收缩功能障碍。

心肌舒张是三磷酸腺苷（ATP）依赖性的过程，受控于两个环节：钙通过 SERCA2A 从胞质回收入 SR，以及钙通过肌膜泵排出（见图 2-7）。因此，ATP 浓度降低（如发生于缺血时）会阻碍以上过程，导致心肌舒张减慢。与之相似的是，如果 LV 顺应性降低（如心肌肥大或纤维化）导致 LV 充盈迟缓，舒张期末的 LV 充盈压也会同样升高（见图 2-11）。心率增快会不成比例地缩短舒张期，导致 LV 充盈压升高，特别是当心室顺应性差时。LV 舒张末期充盈压升高导致肺毛细血管压增高，会引起舒张功能不全的患者呼吸困难。除了心室舒张功能受损之外，心肌肥大和胶原含量增多也会导致心肌硬度增加，引起舒张功能不全。重要的是，舒张功能不全既可以孤立发生，也可伴发

于收缩功能障碍的心力衰竭。

左心室重塑　心室重塑指的是，心肌损伤和（或）血流动力学负荷异常时，LV 质量、体积、形状和成分发生的改变。LV 重塑使心室几何形状发生改变，导致机械性负荷加重，是促进心力衰竭进展的独立因素。随着 LV 舒张末期容量增加，室壁由于左心室开始扩张而变薄。愈发变薄的室壁和 LV 扩张造成的后负荷增加，造成功能与后负荷"失匹配"，进一步导致每搏量降低。此外，舒张末期的室壁张力过高可能导致：①心内膜下灌注不足，导致左心室功能进一步降低；②氧化应激水平增高，导致对自由基敏感的基因被激活（如 TNF、白介素 1β）；③细胞拉伸而激活的基因持续表达（如血管紧张素 II、内皮素、TNF）和（或）刺激心肌肥大的信号通路被激活。LV 扩张增加也将造成乳头肌张力增高，引起二尖瓣关闭不全和功能性二尖瓣反流，反过来进一步加重心室负荷。总之，LV 重塑造成的机械性负荷加快了心力衰竭的病理进展。最近的研究显示，药物和器械治疗可逆转 LV 重塑，其可改善 HFrEF 患者的临床结局。因此，针对心力衰竭的治疗目标之一就是阻止或逆转 LV 重塑。

临床表现

症状　心力衰竭的主要症状是疲劳和呼吸困难。尽管心力衰竭患者的低心排血量一直被认为是导致疲劳的主要原因，而其实骨骼-肌肉异常以及其他非心脏合并症（如贫血）也参与症状的发生。心力衰竭的早期，呼吸困难仅发生于劳力时；然而，随着疾病进展，诱发呼吸困难的运动量逐渐降低，最终甚至在静息时也会发作。心力衰竭时呼吸困难的起因可能是多因素的。最重要的因素是肺淤血合并间质或肺泡内液体的淤滞，此时毛细血管旁的 J 感受器被激活，刺激产生心源性呼吸困难的特征性浅快呼吸。其他导致劳力性呼吸困难的因素包括：肺顺应性降低、气道阻力增加、呼吸肌和（或）膈肌疲劳以及贫血。当患者并发右心室（RV）衰竭和三尖瓣反流，其呼吸困难的发作频率会有所减少。

端坐呼吸　端坐呼吸是指卧位时发生的呼吸困难，通常在心力衰竭患者中晚于劳力性呼吸困难出现。人体处于卧位时，内脏循环和下肢的体液通过再分布进入中央循环，导致肺毛细血管压升高。夜间咳嗽是此病理进程的常见表现，且在心力衰竭患者中常被忽略。端坐呼吸常需要患者上身坐直或加高枕头才可缓解。尽管端坐呼吸是心力衰竭相对特异的症状，但也可见于腹型肥胖或腹水以及肺部疾病患者（直立姿势更有

利于其肺部结构）。

阵发性夜间呼吸困难（paroxysmal nocturnal dyspnea，PND）　PND指的是急性发作于夜间使患者惊醒的严重呼吸短促和咳嗽，常发生于入眠后1～3h。PND常表现为咳嗽或喘鸣，可能由于支气管动脉压力增高导致气道受压，伴间质性肺水肿所致气道阻力增加。端坐呼吸时，坐于床沿、双腿下垂可以缓解呼吸困难。然而，PND患者常有持续性咳嗽和喘鸣，即使恢复直立体位也无法缓解。"心源性哮喘"与PND密切相关，其特征是继发于支气管痉挛的哮鸣音，必须与原发性哮喘和肺源性哮鸣音鉴别。

陈-施呼吸（Cheyne-Stokes respiration）　又称为"潮式呼吸"或"周期性呼吸"，见于40％的心力衰竭晚期患者，通常与心排血量下降相关。呼吸中枢对动脉血CO_2分压的敏感性增高导致陈-施呼吸。陈-施呼吸时会发作呼吸暂停，此时动脉血O_2分压降低而CO_2分压升高。动脉血气含量的改变刺激呼吸中枢，导致过度通气和低碳酸血症，如此反复，引起呼吸暂停的周期性发作。陈-施呼吸可被患者或家属描述成严重的呼吸困难或一过性的呼吸停止。

急性肺水肿

其他症状　心力衰竭患者还可出现胃肠道症状。伴随腹痛和饱腹感的厌食、恶心、食欲不振是常见主诉，与肠道水肿和（或）肝淤血相关。肝淤血及其包膜紧张可能导致右上腹痛。脑部症状，比如意识模糊、定向力障碍、睡眠与情绪紊乱，见于严重心力衰竭患者，特别是伴有脑动脉硬化、脑灌注不足的老年患者。夜尿增多常见于心力衰竭患者，并可能造成失眠。

体格检查

细致的体格检查是正确评估心力衰竭患者的前提。检查的目的是确认心力衰竭的病因以及评价病情的严重程度。体格检查的重要内容还包括获取血流动力学信息，观察疗效和判断患者预后。

一般情况与生命体征　在较轻或中等程度的心力衰竭患者，除了平躺几分钟时才会感到憋闷之外，平静状态下并无不适。心力衰竭更为严重的患者必须坐直，可能会有呼吸困难，也许由于呼吸短促而无法连续说话。在早期心力衰竭患者，收缩压可能正常或稍高，但在严重心力衰竭时由于LV功能不全而通常减低。脉压差可能减小，说明每搏量降低。窦性心动过速是非特异性体征，由于肾上腺素能活性增高所致，并可由此引起外周血管收缩，造成四肢肢端冰凉和口唇及甲床发绀。

颈静脉　（也见第四章）对颈静脉的检查可以评估右心房内压力。患者半卧位、头倾斜45°是评估颈静脉压最好的体位。颈静脉压以"厘米水柱（cmH_2O）"为单位，其测量为颈静脉最高搏动点至胸骨角的垂直高度，再加上5 cm（正常≤8 cm）。心力衰竭早期，静息状态时颈静脉压正常，但是持续按压腹部（大约15 s）时，颈静脉压会异常增高（肝颈静脉回流征阳性）。巨大v波表示三尖瓣反流存在。

肺部检查　肺部爆裂音（啰音或水泡音）是由于血管内液体向肺泡的渗出。肺水肿患者的湿啰音会满布肺野，并可能伴有呼气性哮鸣音（心源性哮喘）。当出现于没有肺部疾病的患者时，啰音是心力衰竭的特异性体征。非常重要的是，慢性心力衰竭患者很少出现啰音，即使其LV充盈压力增高，因为其肺泡内液体的淋巴回流增多。胸腔积液形成是由于胸膜毛细血管压增高和液体渗入胸膜腔所致。由于胸膜静脉流入体静脉和肺静脉，因此胸腔积液多见于全心衰竭。尽管心力衰竭患者胸腔积液多是左右对称的，但发生单侧胸腔积液时，更多位于右侧。

心脏检查　心脏检查虽然是临床诊断的基本要求，但通常不能为判断心力衰竭的严重程度提供信息。如果心界扩大，最强搏动点（point of maximal impulse，PMI）位于第五肋间之下和（或）锁骨中线外侧，而且在两个以上肋间可触及搏动。严重的LV肥厚导致持续PMI。一些患者中，心尖部可听到和触及第三心音（S_3）。右心室扩大或肥厚患者，全收缩期可见持续及延长的胸骨左缘抬举样搏动。S_3（又称舒张早期奔马律）最常见于容量超负荷、心动过速和呼吸过速的患者，反映显著的血流动力学障碍。第四心音（S_4）并不是心力衰竭的特异性体征，但常见于舒张性心力衰竭患者。二尖瓣和三尖瓣反流的杂音常见于心力衰竭晚期患者。

腹部与四肢　肝大是心力衰竭患者的重要体征。肿大的肝常有触痛，且在伴有三尖瓣反流时常有搏动。腹水由肝静脉和引流腹膜的静脉压力升高所导致，是心力衰竭的晚期体征。肝淤血和肝细胞缺氧所致肝功能受损，引起直接和间接胆红素升高，导致患者出现黄疸，也是心力衰竭的晚期表现。

外周性水肿是心力衰竭的主要表现，但并不特异，并且通常在应用足量利尿剂治疗后消失。外周性水肿常为双侧对称，在非卧床患者多发于脚踝和胫骨前区。长期卧床的患者，水肿常发生于骶骨区（骶前水肿）和阴囊。长期水肿可伴有皮肤硬化、色素沉着。

心源性恶病质　严重慢性心力衰竭患者会有体重显著减轻和恶病质。恶病质的确切机制还未完全阐明，推测为多因素所致，包括基础代谢率增高、循环中细胞因子（如 TNF）水平增高、肠道静脉淤血致使肠吸收障碍，以及淤血性肝大和饱腹感所致的厌食、恶心、呕吐。心源性恶病质提示预后不良。

诊断

患者具备心力衰竭的典型症状和体征时，对其做出诊断相对简单。然而，心力衰竭的症状和体征既不特异，也不敏感。因此，诊断的关键在于具有高度疑似的线索，特别是高风险患者。当这些患者出现心力衰竭的症状或体征时，就需要进一步进行实验室检查。

常规实验室检查 新发心力衰竭、慢性心力衰竭急性失代偿的患者需要检查全血细胞计数、电解质、血尿素氮、血肌酐、肝酶、尿分析。特定患者还需评估糖尿病（空腹血糖或口服糖耐量试验）、血脂异常（空腹血脂谱）和甲状腺疾病（促甲状腺激素水平）。

心电图（ECG） 推荐常规 12 导联心电图。心电图的重要性在于评估心律，确定 LV 肥厚或既往心肌梗死（是否存在 Q 波），根据 QRS 波宽度以确定患者是否能够从再同步化治疗（见下文）中获益。正常的心电图几乎排除 LV 收缩功能不全。

胸部 X 线检查 胸部 X 线检查提供的有用信息包括心脏的形状和大小、肺血管状态，以及识别患者症状并非心源性病因所致。尽管急性心力衰竭的患者呈肺高压、间质性水肿和（或）肺水肿的表现，但是大多数慢性心力衰竭患者并没有这些表现。这个现象说明慢性心力衰竭患者的淋巴管回收间质内和（或）肺内液体的能力增强。

左心室功能评估 非侵入性心脏影像检查（第七章）对于心力衰竭的诊断、评估和管理至关重要。最有价值的检查是二维（2-D）超声心动图/多普勒，可以半定量评估 LV 的体积和功能，观察瓣膜和（或）局部室壁运动是否异常（提示既往心肌梗死）。观察到左心房扩张和 LV 肥厚，以及通过脉搏波和组织多普勒观察到的 LV 舒张期充盈异常，可以有效地评价 HFpEF。二维超声心动图/多普勒还可以评价 RV 体积和肺动脉压力，这对于评估和管理肺源性心脏病（见下文）至关重要。磁共振成像（MRI）在观察心脏解剖结构和功能方面也有广泛的用途，而且是目前评估 LV 质量和容积的金标准。MRI 在评估心力衰竭患者时也体现其诊断价值高、精度良好的优点，可用于观察 LV 结构，寻找心力衰竭的病因（如淀粉样变性、缺血性心肌病、血色素沉着病）。

评价 LV 功能最有价值的指标是射血分数（每搏量除以舒张末期容积）。由于射血分数易于通过非侵入性影像检查测量和概念化，其获得了临床医生广泛的认可。然而，由于心肌收缩力受到前负荷和后负荷变化的影响，以射血分数反映真实收缩力仍有局限性。无论如何，除外上述情况，射血分数正常（≥50%）时，收缩功能通常正常；射血分数显著降低（<30%～40%）时，提示收缩功能受损。

生物标志物 测定循环系统中的钠尿肽水平是诊断心力衰竭的重要辅助手段。功能不全的心脏会释放 B 型钠尿肽（BNP）和 N 端 BNP 前体（NT-proBNP），后两者是 HFrEF 的相对敏感指标。BNP 和 NT-proBNP 水平在 HFpEF 患者中也会增高，但升幅会稍低。对于非卧床的呼吸困难患者，测定 BNP 或 NT-proBNP 水平可用于支持心力衰竭的诊断，特别适用于无法确诊的复杂病例。此外，测定 BNP 和 NT-proBNP 水平可以判定慢性心力衰竭患者的预后和病情严重程度，而且可帮助少数具有正常血容量的患者制订最佳药物剂量。然而，也需要认识到钠尿肽水平会随着年龄和肾功能损伤而增高，女性高于男性，而且在各种原因导致的右心衰竭中也会增高。钠尿肽水平在肥胖患者中会呈假性降低。其他生物标志物，例如可溶性 ST-2 和半乳凝素-3，是可用于判断心力衰竭患者预后的新型标志物。

运动试验 平板或自行车运动试验在心力衰竭患者中并不常规推荐，但两者都是评估心力衰竭晚期患者是否需要心脏移植的有效手段（第十八章）。最大氧耗量（VO₂）<14 ml/(kg·min) 提示预后不良。一般而言，VO₂<14 ml/(kg·min) 的患者接受心脏移植的获益大于常规治疗。

鉴别诊断

以下疾病与心力衰竭症状相似，但必须要区分清楚：①继发于水钠潴留的循环性淤血，但并未干扰心脏结构与功能（如肾衰竭）；②非心源性病因导致的肺水肿（如急性呼吸窘迫综合征）。当患者有心力衰竭的典型症状和体征时，对其做出诊断相对简单。然而，即使经验丰富的临床医生有时也难以鉴别心源性和肺源性的呼吸困难。因此，非侵入性心脏影像检查、生物标志物、肺功能检查和胸部 X 线检查在鉴别诊断时有重要价值。极低的 BNP 或 NT-proBNP 水平特别有助于排除心源性呼吸困难。脚踝水肿可继发于静脉曲张、肥胖、肾病或重力作用。在患有慢性肺部疾病和（或）肥胖的 HFpEF 患者中，要确定心力衰竭对呼吸困难的影响就很困难。

肺源性心脏病

定义

肺源性心脏病常被称为"肺心病"，是以慢性肺部疾病为基础病变，由肺动脉高压引起的 RV 结构和（或）功能改变。尽管 RV 功能不全也是 HFpEF 和 HFrEF 重要的继发性改变，但并不应被认为是肺源性心脏病。

病因学和流行病学

肺源性心脏病是由肺部血管或肺组织的急性或慢性病变引起的肺动脉高压所致。肺源性心脏病的真实患病率难以统计。首先，并不是所有慢性肺部疾病都会进展成肺源性心脏病，代偿良好患者并不出现明显的临床症状。其次，目前诊断肺动脉高压和肺源性心脏病的常规体格检查和实验室检查都相对不敏感。然而，二维超声心动图/多普勒影像和生物标志物（BNP）的研究进展将使肺源性心脏病的诊断更快捷简单。

一旦患有慢性肺部疾病或肺血管疾病的患者进展为肺源性心脏病，将提示其预后不良。尽管北美地区大约 50% 的肺源性心脏病继发于慢性阻塞性肺疾病（chronic obstructive pulmonary disease，COPD）和慢性支气管炎，但任何可影响肺血管或肺实质的疾病都可能导致肺源性心脏病（表 16-4）。尽管原发性肺血管疾病是肺源性心脏病的相对少见的病因，但是肺源性心脏病表现为肺动脉高压非常多见。

病理生理学和基础机制

尽管许多情况均会引起肺源性心脏病，常见的病理生理学机制是肺动脉高压改变 RV 结构（如伴或不伴肥厚的扩张）或功能。生理状态时，肺动脉压力仅约为 15 mmHg，即使心排血量静息时数倍增多，其由于肺血管舒张和肺循环血管床开放而不会增加。但是，肺实质病变、原发性肺血管疾病或慢性（肺泡性）缺氧的情况下，血管床发生不同程度的重塑、收缩和破坏，由此造成肺动脉压和 RV 后负荷增加，进入肺源性心脏病阶段（表 16-4）。肺源性心脏病对全身的影响与心排血量和水钠稳态相关。解剖学上，RV 壁较薄，其顺应性更适于代偿容量超负荷，而非压力超负荷。因此，肺动脉高压持续施加的压力超负荷和肺血管阻力增加，最终导致 RV 衰竭。

RV 对肺动脉高压的反应取决于压力超负荷的进展速度和严重程度。急性和严重因素（如大面积肺栓塞）引起的急性肺源性心脏病，呈 RV 扩张和衰竭，但是不会发生 RV 肥厚（第三十七章）。然而，慢性肺源性心脏病常与肺动脉高压的缓慢进展相关，最初引起适度 RV 肥厚，随后造成 RV 扩张。慢性代偿性肺源性心脏病的急性失代偿是常见的临床事件，其刺激因素包括任何原因所致缺氧加重（如肺炎）、酸血症（如 COPD 恶化加重）、急性肺栓塞、房性快速性心律失常、容量过多和机械通气所致肺泡血管受压。

临床表现

症状 慢性肺源性心脏病的症状常与肺部基础病变有关。肺弹性回缩力改变（纤维性肺疾病）、呼吸系统结构改变（COPD 充气过度）、无效通气（原发性肺血管病）导致呼吸活动的作功增多，引起最常见的症状——呼吸困难。端坐呼吸和阵发性夜间呼吸困难（PND）不常见于孤立性右心衰竭，其发生常提示同时存在 LV 功能不全。少见情况下，这些症状的发生机制是卧位时膈肌移动度受限，导致呼吸作功增多。

表 16-4	慢性肺源性心脏病的病因
肺实质疾病	
慢性阻塞性肺疾病（COPD）	
肺气肿	
慢性支气管炎	
囊性纤维化	
特发性间质性肺炎	
特发性肺纤维化	
非特异性间质性肺炎	
结节病	
支气管扩张症	
肺朗格汉斯细胞增多症	
淋巴管肌瘤病	
慢性（肺泡性）缺氧	
肺泡低通气综合征	
肥胖低通气综合征	
中枢性低通气综合征	
神经肌肉性呼吸衰竭	
胸廓畸形	
脊柱后侧凸	
高海拔地区生活	
肺血管疾病	
肺动脉高压（PAH）	
特发性肺动脉高压	
遗传性肺动脉高压	
伴发性肺动脉高压	
静脉闭塞性疾病	
慢性血栓栓塞性肺动脉高压	
肺肿瘤栓塞性微血管病	

肺源性心脏病可引起腹痛和腹水，这与继发于慢性左心衰竭的右心衰竭相似。神经激素激活、RV 充盈压增高、CO_2 水平增高和低氧血症导致外周血管舒张和水肿形成，引起下肢水肿。

体征 肺源性心脏病患者的许多体征也可见于 HFrEF 患者，包括呼吸急促、颈静脉压增高、肝大和下肢水肿。患者会由于三尖瓣反流而在颈静脉出现大 v 波。其他心血管体征包括在胸骨左缘或上腹部可触及 RV 隆起。吸气时三尖瓣反流的全收缩期杂音增强（Carvallo 征），随着 RV 衰竭的恶化而消失。发绀是肺源性心脏病的晚期症状，继发于低心排血量，伴有系统性血管收缩和肺部通气-血流比例失调。

诊断

右心衰竭的最常见病因不是肺实质或血管疾病，而是左心衰竭。因此，评估患者是否有 LV 收缩或舒张功能不全非常重要。严重肺动脉高压患者的心电图显示肺型 P 波、电轴右偏和 RV 肥厚。胸部 X 线检查显示中央肺动脉和肺门血管的扩张。测定肺活量和肺总量可检出阻塞性或限制性的通气不足，提示肺实质性疾病；动脉血气分析可用于发现低氧血症和（或）高碳酸血症。螺旋式计算机断层扫描（CT）可有效诊断急性血栓栓塞性疾病；然而，通气-灌注肺扫描仍然是诊断慢性血栓栓塞性疾病（第三十七章）的首选检查。胸部高分辨率 CT 扫描可确诊间质性肺疾病。

二维超声心动图可有效评价 RV 厚度和室腔大小。由于 RV 位于胸骨后且呈新月状，使用超声心动图评价右心功能的难度较高，特别是伴有肺实质性疾病时。通过计算获得的 RV 功能［如三尖瓣环收缩期运动幅度（TAPSE）或 Tei 指数］是主观性评价的补充指标。肺动脉高压患者心脏处于收缩期时，室间隔可呈反常运动。除此，多普勒超声心动图可用于评价肺动脉压力。MRI 也可有效评价 RV 结构和功能，特别是当患者有严重肺疾病无法使用二维超声心动图进行评价时。右心导管可确诊肺动脉高压和排除左心压力增高（通过测定肺毛细血管楔压）所致的右心衰竭。肺源性心脏病患者中，BNP 和 NT-proBNP 升高，其继发于 RV 心肌拉伸，并且在急性肺栓塞时显著升高。

第十七章　心力衰竭的管理
Heart Failure：Management

Mandeep R. Mehra
（卢长林　仁　晖　译）

心力衰竭的各种临床表型具有不同管理目标，反映了心力衰竭呈现不同类型综合征，包括射血分数降低（HFrEF）或射血分数保留（HFpEF）的慢性心力衰竭、急性失代偿心力衰竭（acute decompensated heart failure，ADHF）和终末期心力衰竭。

随着靶向肾素-血管紧张素-醛固酮系统（renin-angiotensin-aldosterone system，RAAS）的治疗，以及 β 受体阻滞剂、盐皮质激素受体拮抗剂（mineralocorticoid receptor antagonist，MRA）、心脏再同化步治疗（cardiac resynchronization therapy，CRT）和植入式心脏复律除颤器的出现，HFrEF 的早期管理包括了症状控制到改善疾病的治疗。然而，HFpEF 和 ADHF 的综合征中，却缺乏类似的进展，目前仍缺乏具有根本性的治疗进展来改变其自然进程。在终末期心力衰竭患者，HFrEF 出现的特征性疾病状态是，患者因反复的失代偿或对足量神经激素拮抗无法耐受而症状明显且持续，通常需要利尿剂的剂量逐渐增加，表现出持续低钠血症和肾衰竭，因心力衰竭失代偿频繁发作需要反复住院。这类患者是猝死或进展为泵衰竭相关死亡的高危人群（第十八章）。反之，早期无症状的左心室功能不全应进行预防性治疗，通过神经激素拮抗可改变其自然进程（在此不再展开叙述）。

射血分数保留的心力衰竭

一般原则

HFpEF 的治疗目标包括控制充血、稳定心率和血压，以及积极改善活动耐力。提及替代目标，例如高血压性心脏病中逆转心室肥大，以及使用诸如钙通道阻滞剂和 β 受体阻滞剂的松弛剂，结果均不尽如人意。经验表明，与使用特定药物的靶向治疗相比，降低血压可更有效地缓解症状。

HFpEF 相关临床试验

CHARM（Candesartan in Heart Failure—Assessment of Mortality and Morbidity）研究结果提示，对于 HFpEF 患者应用血管紧张素受体拮抗剂（angiotensin receptor blocker，ARB），统计学显示住院率显著下降，但是全因死亡率并无差异。与此相似，I-PRESERVE（Irbesartan in Heart Failure with Preserved Systolic Function）研究提示，厄贝沙坦治疗 HFpEF 患者对于具有意义的终点事件并无影响。DIG（Digitalis Investigation Group）试验中，早期对于亚组分析的结果提示地高辛用于治疗 HFpEF 无效。SENIORS（Study of the Effects of Nebivolol Intervention on Outcomes and Rehospitalization in Seniors with Heart Failure）研究中，奈必洛尔作为一种扩张血管的 β 受体阻滞剂，用于既往具有住院病史的 HFpEF 老年人群，全因死亡及心血管死亡率并未显示获益。许多有关老年患者应用血管紧张素转化酶抑制剂（angiotensin-converting enzyme inhibitor，ACEI）依那普利的小规模研究显示，其对心肺运动试验峰值氧耗量、6 min 步行试验、主动脉扩张性、左心室质量或外周神经激素表达均无影响。

新治疗靶点

一项小规模研究观察了一组伴肺静脉高压的 HFpEF 患者，证实磷酸二酯酶-5 抑制剂西地那非可改善充盈压和右心室功能。基于这一发现，开展了应用磷酸二酯酶-5 抑制剂改善舒张性心力衰竭临床状况及运动能力的 RELAX（Phosphodiesterase-5 Inhibition to Improve Clinical Status and Exercise Capacity in Diastolic Heart Failure）Ⅱ 期临床试验。这项研究入选 HFpEF ［左心室射血分数（LVEF）>50%］ 且症状符合纽约心脏协会（NYHA）心功能分级 Ⅱ 或 Ⅲ 级的患者，接受西地那非 20 mg 3 次/日，连续 3 个月，随后继续服用 60 mg 3 次/日，亦连续 3 个月。相较于安慰剂，并未发现心脏功能、生活质量或其他临床及替代指标上有所改善。应用醛固酮拮抗剂靶向治疗 HFpEF 患者心肌纤维化的大规模临床试验 TOPCAT（Aldosterone Antagonist Therapy in Adults with Preserved Ejection Fraction Congestive Heart Failure）已经结束，结果显示主要复合终点并无改善，而次要终点心力衰竭住院减少，但是获益被药物不良反应抵消，尤其是高钾血症。ALDO-DHF（Aldosterone Receptor Blockade in Diastolic Heart Failure）研究中，尽管螺内酯改善了超声心动图上舒张功能不全的指标，但未能改善运动能力、症状或生活质量相关的测量指标，其阴性结果使人们对此产生了悲观情绪。一类复合 ARB 和内肽酶抑制剂的独特分子 LCZ696，可促进心肌 3,5-环鸟苷酸生成，加强心肌舒张，并减轻心室肥厚。这种双重阻滞剂用于 HFpEF 患者，对于减少循环利钠肽水平和减小左心房大小的疗效程度，远超出单独应用缬沙坦。

注意事项

如同控制血压在 HFpEF 患者中的重要性，评估及纠正潜在的缺血也可带来获益。合理识别及治疗睡眠呼吸紊乱应着重考虑。应用血管扩张剂过度降低前负荷可能导致心室充盈不佳，从而造成低血压和晕厥。一些研究者指出，运动不耐受在 HFpEF 患者中是变时功能不良的表现，而这种异常可以通过应用频率应答性起搏器纠正，但这仍然是尚待深入研究的争议性问题（图 17-1）。

急性失代偿性心力衰竭（ADHF）

一般原则

ADHF 是一组异质性较大的临床综合征，最常由于心脏功能降低、肾功能不全和血管顺应性改变数种异常相互交汇而导致需要住院治疗。因诊断 ADHF 而住院的患者伴有更高的患病和死亡风险，其中近半数患者 6 个月内再次住院治疗，伴有高的短期（院内 5%～8%）及长期（1 年 20%）死亡风险。重要的是，长期总体预后仍旧很差，心血管死亡、心力衰竭住院、心肌梗死、卒中或猝死的综合发生率在住院 12 个月后将近 50%。这些患者的治疗依旧很困难，主要涉及容量控制、降低血管阻力，同时保持终末器官（冠状动脉和肾）的灌注。

对这些患者的首要治疗原则是识别并解除失代偿的诱因。需要发现并管理药物依从性不良的问题，管理处方药物如非甾体抗炎药、带有心脏刺激性的感冒和流感药物以及中草药制剂包括甘草、人参、麻黄（为麻黄碱的草药形式，目前多数地区已禁用）的使用。当有临床迹象提示时，应寻找、识别并治疗活动性感染及显性或隐蔽的肺栓塞。如可能，应对不耐受快速心房颤动的患者通过心率控制或恢复窦性心律来纠正心律失常，并通过冠状动脉血运重建纠正存在的缺血，或解除诱因如活动性出血，来纠正供需失衡相关的缺血。与此同时，管理应包括对不稳定患者稳定其血流动力学。不推荐常规应用肺动脉导管，其仅限于那些对利尿剂反应差或发生低血压、或体征及症状提示低心排血量且治疗靶点不明确的情况。医院内注册研究的分析结果已发现一些指标与较差的临床终点相关：血尿素氮水平大于 43 mg/dl（如单位转换为

射血分数保留的心力衰竭：治疗

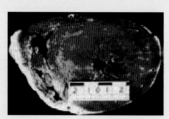

病理学

肥厚

纤维化/胶原变性

梗死/缺血

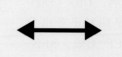

危险因素

高血压

衰老

动脉粥样硬化

糖尿病

一般治疗原则

- 减轻充血状态
  - 注意不要过度减轻前负荷
- 控制血压
  - 控制中心主动脉血压可能更相关
- 维持心房收缩，并预防心动过速
  - 心房颤动时转复窦性心律可能有益
- 治疗和预防心肌缺血
  - 可能混淆心力衰竭和心绞痛
- 发现并治疗睡眠呼吸暂停
  - 常见合并症导致系统性高血压、肺动脉高压和右心功能不全

特殊治疗靶点
（一般治疗以外）

- 肾素-血管紧张素-醛固酮轴治疗
  - ACEI 和 ARB 无效（除非"预防"）
  - 醛固酮拮抗剂不确定
- 地高辛
  - 无效（可以减少住院率）
- β 受体阻滞剂和钙通道阻滞剂
  - 无效（用于预防心动过速）
- 磷酸二酯酶-5抑制剂
  - 西地那非无效
- 新分子
  - ARB-内肽酶抑制剂初步结果有益
- 变时功能不良
  - ? 靶向起搏（未证实）

图 17-1　射血分数保留的心力衰竭（HFpEF）病理生理关联、一般治疗原则和特定"目标导向"治疗效果。ACEI：血管紧张素转化酶抑制剂；ARB：血管紧张素受体拮抗剂

mmol/L，乘以 0.357），收缩压低于 115 mmHg，血清肌酐水平大于 2.75 mg/dl（如转换为 μmol/L，乘以 88.4），以及升高的肌钙蛋白 I 水平。图 17-2 为临床实践纲要，用于说明 ADHF 不同表型的临床表现和其治疗靶点，以及 ADHF 的管理目标。

容量管理

静脉内利尿剂　静脉内利尿剂可以快速、有效地缓解充血症状，在口服药物吸收欠佳的情况下至关重要。当需要大剂量利尿剂或者效果欠佳的时候，连续静脉输注可降低毒性，且保持稳定的血药浓度。比较大剂量与低剂量、团注与持续输注利尿剂的随机临床试验并未清楚证实何种方案对于 ADHF 是最理想的利尿策略，正因如此，利尿方案的使用仍在探索研究中。在长期接受袢利尿剂治疗的患者中联合噻嗪类利尿剂如美托拉宗可提供协同利尿作用，因而较为常用。体重变化通常被用作观察利尿的替代指标，但是这种客观的容量状态量度有时难以阐释，同时住院期间体重减轻并不必然与预后密切相关。一般建议继续利尿直至达到干体重。体格检查，特别是颈静脉压力协同生

物标志物趋势，对于规划出院时机尤为有用。

心肾综合征　心肾综合征逐渐被认为是 ADHF 的并发症。心肾综合征曾有多种定义，但最简单的是，其可用来反映心脏和肾功能异常之间的相互影响，一个器官功能恶化时给予治疗可以保护另一个器官。大约 30% 的 ADHF 住院患者在基线时出现肾功能异常，这与更长的住院时间及更高的死亡率相关。然而，机制研究中大多未能发现肾功能、心排血量、左心充盈压的恶化与肾灌注减少相关；大部分心肾综合征患者表现出正常的心脏排血功能。据推测，在已确定的心力衰竭患者中，心肾综合征代表着神经激素因子之间的复杂相互作用，可能由于腹内压增加和肾静脉血流回流受阻引起"反向性心力衰竭"而加剧病情。当右心充盈压持续升高时，继续使用利尿剂治疗可能与肾小球滤过率降低和心肾综合征恶化相关。在以严重低心排血量状态为特征的晚期心力衰竭患者中，强心治疗或机械循环支持在短期内可以维持或改善一些特定患者的肾功能，直到实施更确切的治疗，如辅助循环或心脏移植。

超滤　超滤是一项有创的移除液体的技术，可以

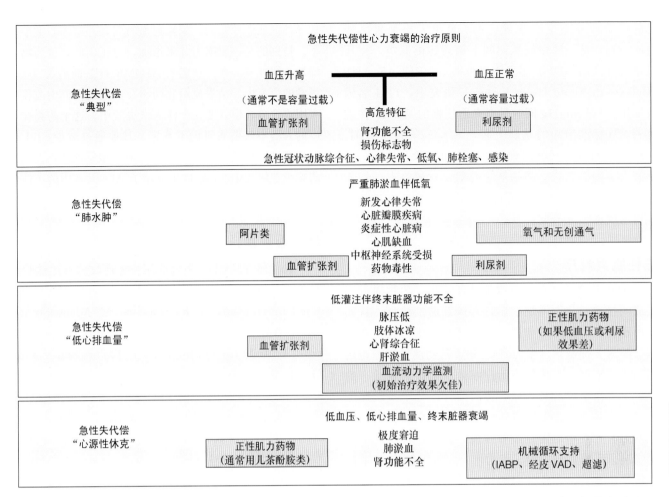

图 17-2　急性失代偿性心力衰竭 （ADHF） 的不同临床表型、表现及建议治疗路径。（急性失代偿性心力衰竭的特殊原因，如孤立性右心衰竭和心包疾病，以及罕见病因如主动脉和冠状动脉夹层，或瓣膜结构或 Valsalva 窦撕裂，此处并不含括，而在其他部分涉及）。IABP，主动脉内球囊反搏；VAD，心室辅助装置

作为利尿治疗的补充措施。超滤带来的获益包括液体移除速率可控、中和血清电解质以及降低神经激素活性。这项技术因不影响电解质浓度，而被称为"水分置换疗法 （aquapheresis）"。目前，超滤系统包括两个大口径出入口以及外周置入静脉通路。一项评估超滤与传统疗法的重要研究中，超滤增加液体移除，继而降低了因心力衰竭住院和紧急就诊次数；但没有改善肾功能，没有带来呼吸困难评分和临床不良结局的主观差异。CARRESS-HF （Cardiorenal Rescue Study in Acute Decompensated Heart Failure） 研究中，188 名 ADHF 伴有进展性肾衰竭的患者，随机分组进行药物阶梯疗法或超滤。主要终点为 96 h 时血清肌酐变化和体重变化 （反映液体移除）。尽管两组体重减轻程度相似 （约 5.5 kg），但超滤组血清肌酐增加。两组死亡或心力衰竭住院率无明显差异，但超滤组严重不良事件发生率更高，主要由于肾衰竭、出血并发症和静脉导管相关并发症。这项研究不支持对于利尿剂治疗仍然有效的 ADHF 患者，优选超滤作为治疗策略。对于利

尿剂不应答患者，超滤是否有效仍无定论，这种情况下是否采用超滤治疗需慎重决策。

血管扩张治疗

血管扩张剂包括静脉硝酸酯类、硝普钠和奈西立肽 （重组脑钠肽），可用作上游治疗从而稳定 ADHF。固定剂量的奈西立肽相较静脉硝酸酯类，可更快更有效地降低肺毛细血管楔压。人们对于奈西立肽的热情，由于几项关键研究中发现肾功能不全及死亡率增加而逐渐消减。为了解决这些疑虑，一项大规模研究 ASCEND-HF （Acute Study of Clinical Effectiveness of Nesiritide in Decompensated Heart Failure） 已于 2011 年完成。这项研究入选了 7141 名 ADHF 患者并随机分组，在标准治疗的基础上接受奈西立肽或安慰剂治疗 24～168 h。奈西立肽并未显示出与死亡率和再住院率升高或降低相关，也未显示出临床呼吸困难症状上的获益。肾功能并未恶化，但低血压的比例上升。尽管这项研究证实了此药物的安全性，但由于缺乏明

确的疗效而并不主张常规应用。重组人松弛素-2 或 Serelaxin，是一种在妊娠期间上调表达的肽类，血压正常或升高的 ADHF 患者中也被检出。RELAX-AHF (Relaxin in Acute Heart Failure) 研究中，1161 名因收缩压＞125 mmHg 同时具有充血证据的 ADHF 住院患者，在标准治疗的基础上联合 Serelaxin 或安慰剂。Serelaxin 可改善呼吸困难，减轻充血症状和体征，延缓心力衰竭的恶化。随访 6 个月时，对硬终点的探索提示 Serelaxin 可能降低死亡率。这一药物正在进行大规模的确证临床研究。

正性肌力治疗

ADHF 通常伴有心肌收缩功能受损，药物通过直接或间接途径分别增加细胞内环腺苷酸的浓度，从而发挥正性肌力作用，如拟交感类药物（多巴胺）和磷酸二酯酶 3 抑制剂（米力农）。这类药物活性增加胞质内钙离子浓度。正性肌力治疗在处于低排血量状态的患者中可以增强心排血量、改善灌注，并明显减轻充血。尽管米力农和多巴胺具有相似的血流动力学作用，但米力农起效相对慢且经肾排泄，故而在肾功能不全的情况下需要调整剂量。因为米力农作用在 β_1-肾上腺素能受体下游，在住院时使用 β 受体阻滞剂的患者中有一定优势。研究结果均一致认为长期使用正性肌力药物增加死亡率。然而，ADHF 患者中短期使用正性肌力药物同样与心律失常、低血压发生增加相关，并且硬终点无获益。正性肌力药物目前被用作左心室辅助装置或心脏移植的桥接治疗，或有选择性地作为心力衰竭终末期的姑息治疗。

新型正性肌力药物更着重利用肌丝钙离子敏感性而不是前文提到的增加细胞内钙离子水平。左西孟旦是增强钙敏感性的正性肌力药物，但同时具有磷酸二酯酶 3 抑制作用，这在起效时有扩血管作用。这样的特性让此药不适于低血压时的低排血量状态。REVIVE II (Randomized Multicenter Evaluation of Intravenous Levosimendan Efficacy) 和 SURVIVE (Survival of Patients with Acute Heart Failure in Need of Intravenous Inotropic Support) 两项研究验证了其对 ADHF 患者的疗效。SURVIVE 研究比较了左西孟旦和多巴胺，尽管左西孟旦治疗组在一开始相较于多巴胺治疗组降低了循环中 B 型脑钠肽水平，它未能降低 180 天全因死亡率或影响任何次要临床终点。REVIVE II 研究比较了左西孟旦与传统非正性肌力治疗，发现左西孟旦治疗组轻微改善症状，但是同时增加短期死亡率和室性心律失常发生率。另一个药物 Omecamtiv mecarbil

选择性激活肌球蛋白，延长射血时间，并增加心室缩短率。特别的是，收缩力并未增加，也正因此，该药物不增加心肌耗氧。在一项名为 ATOMIC-HF 的纳入 600 名患者的研究中，结果显示此药物在大剂量人群中改善呼吸困难评分，但并非在全体入选患者中。这个药物在更广的人群中效果如何仍不确定。其他通过减少 cTnI 磷酸化或抑制蛋白激酶 A 来增加心肌钙敏感性的正性肌力药物正在研发中。（表 17-1 显示了 ADHF 常用的正性肌力药物、血管扩张剂和利尿药物。）

神经激素拮抗剂

其他研究 ADHF 患者应用特定药物的临床试验结果均令人失望。PROTECT (The Placebo-Controlled Randomized Study of the Selective A1 Adenosine Receptor Antagonist Rolofylline for Patients Hospitalized with Acute Decompensated Heart Failure and Volume Overload to Assess Treatment Effect on Congestion and Renal Function) 研究是一项安慰剂对照随机研究，评估选择性 A1 腺苷受体拮抗剂 Rolofylline 在 ADHF 且容量过载的住院患者中对充血和肾功能的治疗效果。EVEREST (Efficacy of Vasopressin Antagonism in Heart Failure Outcome Study with Tolvaptan) 研究，评估 ADHF 患者应用口服选择性血管加压素 2 拮抗剂 Tolvaptan 的治疗效果。两项研究在硬终点均显示阴性结果。

对于药物治疗反应不良的患者需应用机械辅助装置，详见第十八章。

射血分数降低的心力衰竭

过去 50 年来，见证了 HFrEF 管理的巨大进步。症状性心力衰竭的治疗从以容量管理（利尿）和改善循环动力学（地高辛、正性肌力药物）为主的治疗模式，转变为应用神经激素拮抗剂改善病情的新时代。就此而言，ACEI 和 β 受体阻滞剂成为药物治疗的基石，并减轻和改善了心脏的结构与功能，继而减少症状、改善生活质量、降低住院负担，并同时降低因泵衰竭和心律失常导致的病死率（图 17-3）。

神经激素拮抗剂

meta 分析提示应用 ACEI 治疗的心力衰竭患者死亡率下降 23%，死亡率和因心力衰竭住院的联合终点降低 35%。在 ACEI 单药治疗的基础上应用 β 受体阻滞剂治疗的患者可进一步降低死亡率 35%。越来越多来

表 17-1	急性失代偿性心力衰竭的静脉内药物治疗			
药物类别	通用名	通常剂量	注意事项	说明
正性肌力药物				低血压、终末脏器灌注不足或休克状态下使用
	多巴酚丁胺	$2\sim20\ \mu g/(kg\cdot min)$	增加心肌耗氧、心律失常	短效，具有优势；使用β受体阻滞剂时疗效有差异（需要较大剂量）；对长期输注临床耐受；注意过敏性心肌炎（罕见）
	米力农	$0.375\sim75\ \mu g/(kg\cdot min)$	低血压、心律失常	肾功能不全降低剂量；避免起始时团注；使用β受体阻滞剂时仍保持疗效
	左西孟旦	$0.1\ \mu g/(kg\cdot min)$，$0.05\sim$ $0.2\ \mu g/(kg\cdot min)$ 维持剂量	低血压、心律失常	长效；低血压时不应使用；效果与多巴酚丁胺相当，但使用β受体阻滞剂时仍保持疗效
	Omecamtiv Mecarbil	N/A	*研究中	增加收缩力，而不增加心肌氧耗；正在进行确证研究
血管扩张剂				肺充血时应用快速缓解呼吸困难，在血压稳定的情况下使用
	硝酸甘油	$10\sim20\ \mu g/min$，最大增至 $200\ \mu g/min$	头痛、脸红、耐受	最常用的血管扩张剂，但通常剂量不足；大剂量时有效
	奈西立肽	团注 $2\ \mu g/kg$，然后输注 $0.01\ \mu g/(kg\cdot min)$	低血压	血压降低可降低肾灌注压；因好发低血压避免团注
	硝普钠	$0.3\ \mu g/(kg\cdot min)$ 滴定至 $5\ \mu g/(kg\cdot min)$	肾功能不全时硫氰酸盐毒性（>72h）	要求动脉置管滴定以实现精准血压控制和避免低血压
	Serelaxin	N/A［试验剂量 $30\ \mu g/(kg\cdot d)$]	基线血压应大于 125 mmHg	未大规模商用；正在进行确证研究
利尿剂				充血时容量负荷过重的一线治疗；团注或持续给药；初始低剂量（家中剂量×1）或高剂量（家中剂量×2.5）疗效相等，但更高剂量时肾功能恶化风险增加
	呋塞米	$20\sim240$ mg/d	监测电解质流失	严重充血时静脉使用，考虑连续输注（非试验支持）
	托拉塞米	$10\sim100$ mg/d	监测电解质流失	生物利用度高，可以口服；有研究认为严重心力衰竭患者中较呋塞米更为有效，后者由于肠道淤血而生物利用度下降
	布美他尼	$0.5\sim5$ mg/d	监测电解质流失	可以口服；生物利用度中等
	辅助利尿剂以增强疗效	N/A	美托拉宗、氯噻酮、螺内酯、乙酰唑胺	乙酰唑胺在碱中毒时有效；美托拉宗剂量 $2.5\sim$ 10 mg；导致严重电解质紊乱；螺内酯在严重低钾血症且肾功能正常时有效

自广泛 HFrEF 人群的研究证据显示在轻度肾功能不全的患者中使用 ACEI 的安全性，以及在控制稳定的糖尿病、哮喘和阻塞性肺疾病患者可耐受应用β受体阻滞剂。ACEI 和β受体阻滞剂的获益扩及疾病症状严重的患者（NYHA 分级Ⅲb~Ⅳ）。然而，相当一部分晚期心力衰竭患者可能无法达到神经激素拮抗剂的理想剂量，需要谨慎减量以保证临床稳定。这些低剂量 ACEI 和β受体阻滞剂的患者代表预后差的一组高危人群。

类别效应和治疗顺序 ACEI 类药物均使 HFrEF 患者获益，而β受体阻滞剂的益处却仅局限在几个特殊药物。带内源性交感神经活性的β受体阻滞剂（扎莫特罗）及其他药物（包括布新洛尔）未显示出生存获益。研究显示，在 HFrEF 患者可以应用的β受体阻滞剂限于卡维地洛、比索洛尔和琥珀酸美托洛尔，这些药物在临床研究中被证实可以增加存活率。CIBIS Ⅲ（Cardiac Insufficiency Bisoprolol Study Ⅲ）研究回答了是否应该在一开始应用β受体阻滞剂或 ACEI，研究结果显示先开始应用哪种药物结局没有差别。因此，先开始应用哪种药物并不重要，重要的是尽早将 ACEI 和β受体阻滞剂均调整至最佳剂量。

剂量与临床结局 一项研究表明更高的可耐受 ACEI 剂量可以减少住院，但并不实质上改善存活。β

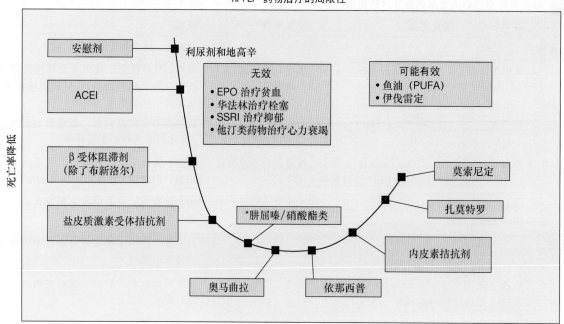

图 17-3 随着血管紧张素转化酶抑制剂（ACEI）或血管紧张素受体拮抗剂（ARB）、β受体阻滞剂、盐皮质激素受体拮抗剂和血管扩张剂（*特定人群如非洲裔美国人）的应用，死亡率进行性降低；继续累加神经激素治疗将无效或导致不良预后。管理合并症的有效性并不明确。HFrEF，射血分数降低的心力衰竭；EPO，促红细胞生成素；SSRI，选择性五羟色胺再摄取抑制剂

受体阻滞剂在改善心脏功能及降低死亡率和住院率上呈剂量依赖性。临床证据显示无提示低血压症状（乏力、头晕）的情况下，在血流动力学稳定且体液平衡的门诊患者中，只要耐受可每 2 周逐步上调药物剂量。

醛固酮受体拮抗剂

NYHA II～IV 级的各期症状性 HFrEF 患者，醛固酮受体拮抗剂与死亡率降低相关。HFrEF 患者升高的醛固酮水平促进钠潴留、电解质失衡和内皮功能紊乱，可直接导致心肌纤维化。选择性拮抗剂依普立酮（在 NYHA 分级 II 级和心肌梗死后心力衰竭）和非选择性拮抗剂螺内酯（在 NYHA 分级 III 和 IV 级心力衰竭）证实可降低死亡率和住院率，明显减少心脏性猝死（sudden cardiac deaths，SCD）。关于低钾血症和肾功能恶化的担忧一直存在，尤其是慢性肾脏疾病患者，应密切监测肾功能和血钾水平。

RAAS 治疗和神经激素"逃逸"

已发现在 HFrEF 患者中存在神经激素"逃逸"现象，在长期应用 ACEI 治疗时循环中血管紧张素 II 回到治疗前水平。ARB 通过竞争性结合 AT_1 受体弱化了这一现象。一项综合了 24 个随机试验的大型 meta 分析结果显示 ARB 在无法耐受 ACEI 不良反应的患者中优于安慰剂，且在全因死亡率、住院疗效上不劣于 ACEI。Val-HeFT（Valsartan Heart Failure Trial）研究提示在 ACEI 和 β 受体阻滞剂的基础上加用缬沙坦有预后恶化的趋势。类似的，在心肌梗死后心力衰竭并已服用 β 受体阻滞剂的患者中在卡托普利的基础上联用缬沙坦与不良事件相关，且与任一单药治疗组相比无任何获益。因此，初始治疗应给予两药联合（ACEI 和 β 受体阻滞剂；如 β 受体阻滞剂不耐受，换为 ACEI 和 ARB；如 ACEI 不耐受，换为 ARB 和 β 受体阻滞剂）。在有症状的患者（NYHA 分级 II～IV 级），应着重考虑醛固酮受体拮抗剂，但应避免四药联合。

近期 ASTRONAUT（Aliskiren Trial on Acute Heart Failure Outcomes）研究检验失代偿性 HFrEF 患者出院后 1 周在其他心力衰竭药物治疗的基础上联合肾素直接抑制剂阿利吉仑的效果。心血管事件死亡或 6 个月、12 个月住院率未显示出明显差异。阿利吉仑与循环利钠肽降低相关，但过多的不良事件包括高钾血症、低血压和肾功能不全抵消了对疾病的有利效果。

动静脉血管扩张剂

肼屈嗪和硝酸酯类联合应用可改善 HFrEF 存活率。肼屈嗪减少了系统血管阻力，并通过影响细胞内钙动力学扩张动脉；硝酸酯类在平滑肌细胞转变成一氧化氮，刺激环鸟苷酸生成，继而扩张动静脉。联合

用药可以改善存活率，但达不到 ACEI 或 ARB 的程度。然而，一些 HFrEF 个体因肾功能不全或高钾血症不能耐受肾素-血管紧张素-醛固酮为基础的疗法，推荐应用这一联用组合来改善疗效。一项在非洲裔美国人患者中进行的 A-Heft（African-American Heart Failure Trial）研究中，严重症状性 HFrEF 患者接受标准治疗的基础上应用固定剂量硝酸异山梨酯与肼屈嗪，结果显示治疗组存活率和再住院率均得到改善。一天三次的给药方式限制了方案的依从性。表 17-2 列出了 HFrEF 患者常用的神经激素和血管扩张剂治疗方案。

调整心率

窦房结 I_f 电流抑制剂伊伐雷定可减缓心率且不伴随负性肌力作用。SHIFT（Systolic Heart Failure Treatment with Ivabradine Compared with Placebo Trial）研究在 Ⅱ 或 Ⅲ 级、心率＞70 次/分、1 年内有心力衰竭住院史的 HFrEF 患者中进行。伊伐雷定降低住院率以及心血管相关死亡和心力衰竭住院联合终点的发生率。这项研究的入选人群不一定代表北美地区 HFrEF 患者，因为除了个别案例，大多数患者没有接受埋藏式心脏复律除颤器或心脏再同步化治疗，

40％未应用醛固酮受体拮抗剂。尽管 90％应用 β 受体阻滞剂，其中只有 1/4 应用足够剂量。尽管已在美国以外的地区上市，该药物是否在接受稳定的、指南推荐治疗的心力衰竭患者中有效依然是未知数。在 2012 年欧洲心脏病学会心力衰竭管理指南中，伊伐雷定被推荐作为二线治疗，在给予指南推荐的 ACEI、β 受体阻滞剂和醛固酮受体拮抗剂后仍存在症状且心率仍超过 70 次/分的患者中排在地高辛前面。另一组可能获益的人群是 β 受体阻滞剂不耐受的患者。

地高辛

洋地黄糖苷有轻度正性肌力作用，减轻颈动脉窦压力感受器敏感性，并有交感抑制作用。这些可以降低血清中去甲肾上腺素水平、血浆肾素水平，可能降低醛固酮水平。DIG 研究结果显示治疗组心力衰竭住院率下降，但无死亡率下降或生活质量改善。重要的是，地高辛治疗导致死亡率增加，女性高于男性。除此之外，地高辛降低住院率的疗效在女性弱于男性。应注意低剂量地高辛足以带来可能的临床获益，而高剂量违背了治疗安全性指标。为了避免毒性，应检测地高辛浓度水平，并在水平增高时减低剂量，但浓度

表 17-2 射血分数降低心力衰竭的药物治疗和靶剂量				
药物类别	通用名	临床试验中平均日剂量（mg）	初始剂量（mg）	靶剂量（mg）
血管紧张素转化酶抑制剂（ACEI）				
	赖诺普利	4.5～33	2.5～5.0 qd	20～35 qd
	依那普利	17	2.5 bid	10～20 bid
	卡托普利	123	6.25 tid	50 tid
	群多普利	N/A	0.5～1 qd	4 qd
血管紧张素受体拮抗剂（ARB）				
	氯沙坦	129	50 qd	150 qd
	缬沙坦	254	40 bid	160 bid
	坎地沙坦	24	4～8 qd	32 qd
醛固酮受体拮抗剂				
	依普利酮	42.6	25 qd	50 qd
	螺内酯	26	12.5～25 qd	25～50 qd
β 受体阻滞剂				
	琥珀酸美托洛尔 CR/XL	159	12.5～25 qd	200 qd
	卡维地洛	37	3.125 bid	25～50 bid
	比索洛尔	8.6	1.25 qd	10 qd
血管扩张剂				
	肼屈嗪/硝酸异山梨酯	270/136	37.5/20 tid	75/40 tid
	固定剂量肼屈嗪/硝酸异山梨酯	143/76	37.5/20 qid	75/40 qid

注：qd，1 次/日；bid，2 次/日；tid，3 次/日；qid，4 次/日

较低时并无任何措施。一般来说，地高辛现在被降级用于那些优化神经激素阻断且适当控制容量但症状仍顽固持续的患者。

口服利尿剂

神经激素激活导致过度水钠潴留。袢利尿剂因其增强的疗效经常被使用，因口服吸收程度不同和肾功能引起血药浓度波动而需要频繁调整剂量。重要的是，临床研究数据证实疗效是有限的，没有证据提示利尿剂可以改善存活率。因此，利尿剂最好是个体化处方方案，避免过度用药。然而，利尿剂的确在治疗初期神经激素治疗完全耐受或调整至最佳剂量之前，在实现容量控制中起着非常关键的作用。

钙通道阻滞剂

第二代钙通道阻滞剂氨氯地平和非洛地平可以安全有效地降低 HFrEF 患者血压，但不影响患病率、病死率或者生活质量。第一代药物包括维拉帕米和地尔硫卓，可能发挥负性肌力作用，并使之前无症状的患者变得不稳定，应避免使用。

新型神经激素拮抗剂

尽管充分的动物和临床数据表明激活 RAAS、交感神经系统以外的神经激素通路是有害的，靶向这些通路进一步阻断的尝试却大多以失败告终。例如，内皮素拮抗剂波生坦尽管在肺动脉高压导致的右心衰竭中显示获益，但与 HFrEF 患者心力衰竭加重相关。类似的，中枢作用的交感神经抑制剂莫索尼定使左心衰竭结局恶化。联合制剂奥马曲拉混合了一种 ACEI 类药物和一种中性内肽酶抑制剂，并在 OVERTURE (Omapatrilat Versus Enalapril Randomized Trial of Utility in Reducing Events) 研究中进行监测，结果提示此药物未影响主要终点——死亡和心力衰竭住院需要静脉内治疗的联合风险。奥马曲拉血管性水肿的风险明显高于单用 ACEI 类药物。LCZ696 和 ARB 联合内肽酶抑制剂在大规模研究中显示获益优于 ARB 单药治疗。

炎症

通过使用抗细胞因子制剂（如英利昔单抗和伊那西普）靶向炎症细胞因子［如肿瘤坏死因子 α（TNF-α)］的治疗尚未取得成功，并与心力衰竭恶化相关。大型的 ACCLAIM-HF (Advanced Chronic Heart Failure Clinical Assessment of Immune Modulation Therapy) 研究在

2426 名 NYHA 心功能分级 II～IV 级的 HFrEF 患者中检验了非特异性免疫调节疗法。臀部肌内注射治疗样品后，将血样暴露于体外受控的氧化应激条件下，白细胞凋亡过程很快就会启动。这种凋亡细胞的生理反应使炎症细胞因子生成减少，并上调抗炎因子。这个假设虽然有前景却未被证实，尽管一些亚组（无心肌梗死病史且心力衰竭程度较轻的患者）提示免疫调节疗法是有益的。在非缺血性心力衰竭中应用静脉内免疫球蛋白治疗并未显示获益。

他汀类药物

他汀类药物的降低血脂效用及多效性可以降低非心力衰竭人群主要心血管事件发生率，改善存活率。一旦诊断心力衰竭，他汀类药物治疗可能不再获益，理论上因清除电子传递链中的泛醌甚至可能带来害处。两项临床研究 CORONA (Controlled Rosuvastatin Multinational Trial in Heart Failure) 和 GISSI-HF (Gruppo Italiano per lo Studio della Sopravvivenza nell'Insufficienza Cardiac) 已证实低剂量瑞舒伐他汀在 HFrEF 患者中不改善累积临床终点事件发生率。如果在心力衰竭的同时，需要应用他汀类药物治疗进展性冠心病作为背景治疗，那么可以使用。然而，在非缺血性心力衰竭中没有证据显示应常规应用他汀类药物治疗。

抗凝治疗与抗血小板治疗

HFrEF 伴有高凝状态，因此血栓栓塞事件风险较高，包括脑卒中、肺栓塞和外周动脉栓塞。尽管长期服用抗凝药物在一些人群中已被证实有益，包括心房颤动患者，尚无充足的数据支持在窦性心律且无栓塞病史或超声心动图证实左心室栓子的患者中应用华法林。在大型 WARCEF (Warfarin versus Aspirin in Reduced Cardiac Ejection Fraction) 研究中，2305 名 HFrEF 患者随机分配至足剂量阿司匹林或 INR 控制的华法林治疗，并随访 6 年。在 LVEF 降低、窦性心律的患者中，华法林治疗和阿司匹林治疗主要终点事件无明显差异。华法林降低缺血性脑卒中发生的益处被增加的主要出血风险抵消。阿司匹林削弱了 ACEI 介导的前列腺素合成，但其临床重要程度仍不明确。目前指南支持在缺血性心肌病患者中应用阿司匹林。

鱼油

应用长链 omega-3 多不饱和脂肪酸（ω-3 PUFA）已经被证实可轻微改善 HFrEF 患者的临床结局。GISSI-HF 研究观察并测量了基线和 3 个月后血浆磷脂

中 ω-3 PUFA。应用 ω-3 PUFA 治疗 3 个月丰富了循环中二十碳五烯酸（EPA）和二十二碳六烯酸（DHA）。低 EPA 水平与 HFrEF 患者总死亡率呈负相关。

微量元素

越来越多的证据显示心力衰竭与微量元素含量相关。可逆性心力衰竭一直被认为是硫胺素和硒严重缺乏导致的。心力衰竭中硫胺素缺乏已经得到关注，因为营养不良和利尿剂是导致硫胺素流失的主要原因。小规模探索性随机研究提示 HFrEF 患者通过补充硫胺素改善心功能而获益。这一发现限于慢性心力衰竭状态，在 ADHF 亚组中未显示益处。由于研究证据尚处于早期，不推荐常规补充或检测硫胺素缺乏。

增强型体外反搏

应用时长 1h 的高压分级外部气动压缩外周下肢治疗 35 次（7 周），已被用于冠心病患者以减少缺血症状，延迟运动诱发缺血的发生。PEECH 研究评估了增强型体外反搏（enhanced external counterpulsation，EECP）在轻中度心力衰竭中的治疗效果。这一随机研究结果显示运动耐受程度、生活质量和 NYHA 心功能分级均得到改善，但运动峰值氧耗量并未随之增加。根据治疗的特性不能简单地排除安慰剂效应。

运动

HF-ACTION（The Heart Failure: A Controlled Trial Investigating Outcomes of Exercise Training）研究观察了中等程度 HFpEF 患者中有监督的短期（3 个月）和长期（12 个月）运动训练的效果。运动是安全的、还可以提升患者幸福感，并与死亡率下降趋势关联。6 min 步行距离在 3 个月时变化最为显著，心肺运动时间和峰值氧耗量均明显改善并维持到 12 个月。因此，推荐运动训练作为心力衰竭患者的辅助治疗手段。

选择性管理合并疾病

睡眠呼吸紊乱在心力衰竭患者尤其是 HFrEF 中经常见到。一些阻塞性睡眠呼吸暂停、中枢性睡眠呼吸暂停的典型表现，及极端的表现形式潮式呼吸均可出现。频发的低氧血症或反复微量和大量激发肾上腺素急剧增加，可恶化高血压，并损害收缩和舒张功能。对于难治性高血压或应用最佳药物治疗后重构逆转但仍以乏力为主要症状的患者，应高度怀疑本病。药物治疗后发现左心室功能改善的同时右心功能恶化，应立即开

始对潜在的睡眠呼吸紊乱或肺部并发症如隐匿的肺栓塞或肺动脉高压进行排查。夜间呼吸道正压治疗可改善氧合、LVEF 及 6 min 步行距离。然而，没有确凿的证据支持此疗法可改善疾病预后并降低死亡率。

贫血在心力衰竭患者中也非常多见，其削弱心脏功能、降低生活质量，并具有增加住院率及死亡率的趋势。心力衰竭合并贫血最常见于老年人、晚期 HFrEF 患者、合并肾功能不全、女性和非洲裔美国人。其机制包括铁缺乏、铁代谢调节异常和隐匿性消化道出血。FAIR-HF（Ferric Carboxymaltose Assessment in Patients with Iron Deficiency and Chronic Heart Failure）研究证实静脉应用补铁药物蔗糖铁或羧基麦芽糖铁，可以纠正贫血，并改善心功能。调节红细胞生成药物如促红细胞生成素类似物，目前研究结果令人失望。RED-HF（Reduction of Events by Darbepoetin Alfa in Heart Failure）研究在 2278 名有轻到中度贫血的 HFrEF 患者中应用达促红素 α 治疗，结果显示并未改善收缩性心力衰竭患者的临床结局。

抑郁在 HFrEF 患者中也很常见，患病率约占 1/5，其与较差的生活质量、心功能受限、患病率和死亡率风险增加相关。抗抑郁药可以改善 HFrEF 患者抑郁症状、促进血管健康、降低系统性炎症。然而，大规模有关 HFrEF 患者抑郁的随机研究 SADHART-CHF（Sertraline Against Depression and Heart Disease in Chronic Heart Failure）结果显示，在心力衰竭并患有抑郁的患者中使用舍曲林是安全的，但与护士驱动的多学科管理相比并不会明显减少抑郁或改善心血管状况。

房性心律失常，尤其是心房颤动，在心力衰竭患者中常见，它预示着不良预后。当心率控制不佳或症状持续时，应用心律控制是合理的。可以通过药物治疗或经皮或外科手术等方式实现心律控制，推荐转至对这些治疗方式有经验的医生或中心进行治疗。抗心律失常药应限于胺碘酮和多非利特，两者均已显示安全性和有效性，但并不改变基础疾病的自然进程。ANDROMEDA（Antiarrhythmic Trial with Dronedarone in Moderate-to-Severe Congestive Heart Failure Evaluating Morbidity Decrease）研究观察了新型抗心律失常药屈奈达隆的疗效，发现心力衰竭恶化导致死亡率增加。导管消融和肺静脉隔离在高危人群中具有安全性和有效性，优于更经典的房室结消融和双心室起搏疗法。

心脏再同步化治疗

左心室壁（心室内）或心室腔间（心室间）收缩不同步可削弱收缩功能，降低机械收缩效率，并负面

影响心室灌注。机械不同步导致室壁应力增加，加重功能性二尖瓣反流。体表心电图上与不同步程度最为相关的是 QRS 波增宽，尤其是左束支传导阻滞图形出现时。通过冠状窦放置起搏电极至心室侧壁，心脏再同步化治疗（cardiac resynchronization therapy，CRT）通过使对侧室壁激活时间一致而使心室收缩更同步。早期研究显示运动耐力得到改善、症状减少及重构逆转。CARE-HF（Cardiac Resynchronization in Heart Failure Study）试验是首个研究证实在最佳治疗后仍有持续中重度残余症状、NYHA 分级Ⅲ或Ⅳ级的 HFrEF 患者中应用 CRT 治疗可降低全因死亡率。近期的一些研究，包括 RAFT（Resynchronization-Defibrillation for Ambulatory Heart Failure Trial）和 MADIT-CRT（Multicenter Automatic Defibrillator Implantation Trial with Cardiac Resynchronization Therapy）证实 CRT 可以改善病情，即使是在症状轻微的 HFrEF 患者中，两项研究中均联合应用 CRT 和埋藏式心脏除颤器。大多获益的症状轻微的 HFrEF 患者是在 QRS>149 ms 且呈左束支传导阻滞图形的情况下应用该治疗的。其他进一步优化风险分层及应用心电图以外的检查扩大 CRT 适应证的尝试结果均令人失望。特别是超声心动图检测的非同步化差异非常大，窄 QRS 波的非同步化证实并非理想的治疗靶点。ADHF 患者，主要表现为右束支传导阻滞图形、心房颤动及侧壁存在瘢痕（电极放置位置），应用 CRT 是否获益仍存在不确定性。

心力衰竭心脏性猝死的预防

心力衰竭患者中近半数死于室性心律失常所致的心脏性猝死（sudden cardiac death，SCD），尤其 HFrEF 患者在疾病的早期阶段相当多见。SCD 事件的幸存者被视为极高危者，具有植入埋藏式心脏复律除颤器（implantable cardioverter defibrillator，ICD）的适应证。尽管一级预防面临挑战，经最优化药物治疗充分改善重塑后仍残留左心室功能障碍（≤35％），以及基础病因（心肌梗死或缺血性心肌病），被认为是对植入装置需求和获益危险分层最重要的两项风险因素。目前心力衰竭症状为 NYHA 分级Ⅱ或Ⅲ级且 LVEF＜35％的患者，不管是何种病因，都是应用 ICD 进行预防性治疗的合适候选者。心肌梗死患者在最佳药物治疗后 LVEF 仍≤30％（尽管无症状），也适宜放置 ICD。在疾病终末期且预期寿命不足 6 个月的患者，或者难治的症状符合 NYHA 分级Ⅳ级且不能进行心脏移植的患者，必须仔细权衡 ICD 多次放电的风险与生存获益。如果患者符合 CRT 的 QRS 标准，通常应用 CRT 联合 ICD 治疗（表 17-3）。

表 17-3	ICD 植入用于猝死一级预防的原则
原则	说明
心律失常-猝死不匹配	心力衰竭患者猝死通常由于左心室功能不全进展，而非由于局灶性致心律失常基质（除心肌梗死后心力衰竭患者）
晚期患者获益减少	心力衰竭早期的治疗大多成功，因为随着病情进展，猝死逐渐不是主要死因
获益的时机	应在优化药物治疗的基础上或血运重建后评估 LVEF，再决策 ICD 治疗；MI 后 40 天内植入 ICD 无获益（除非用于二级预防）
估计获益和预后	患者和医生经常扩大 ICD 的益处；一次 ICD 放电不等于一次猝死事件（一些室性心律失常自发终止）；ICD 适当放电与近期不良预后相关

缩写：ICD，埋藏式心脏复律除颤器；LVEF，左心室射血分数；MI，心肌梗死

心力衰竭的外科治疗

冠状动脉旁路移植术（coronary artery bypass grafting，CABG）适用于多支冠状动脉病变的缺血性心肌病患者。心肌冬眠，定义为心肌组织功能异常但维持细胞功能，并在血运重建后可恢复，这个概念引发了应用 CABG 血运重建对存活心肌获益的观点。对于持续发生心绞痛和左心室衰竭的患者采取血运重建治疗已有许多可靠证据支持。然而，左心室衰竭但无心绞痛症状的患者，采取血运重建治疗仍存争议。STICH（Surgical Treatment for Ischemic Heart Failure）研究入选了 1212 名射血分数≤35％并同意接受 CABG 治疗的冠心病患者，随机将患者分为单纯药物治疗组或药物治疗联合 CABG 干预组。主要终点全因死亡在两组间无显著差异。给予 CABG 干预的患者心血管原因死亡、全因死亡或心血管原因住院的发生率较低。这项试验的补充研究，同样证明了血运重建治疗前探查冬眠心肌并不显著影响 CABG 治疗的有效性，如果未发现冬眠心肌也对发现不太可能获益的人群帮助不大。

手术心室重建（surgical ventricular restoration，SVR），是通过手术的方式去除梗死心肌重新构建左心室的一项技术，用于缺血性心肌病、左心室前壁为主的心功能不全患者。然而，一项纳入 1000 名患者的研究中，HFrEF 患者进行单独 CABG 治疗或 CABG 联合 SVR 治疗，在 CABG 的基础上联合 SVR 并未改善病情，两组患者的症状、运动耐受力与基线相比改善程度近似。SVR 术后 4 个月左心室容积减少。然而，在难治性心力衰竭、室性心律失常或心室室壁瘤节段运动异常引起血栓栓塞的患者，仍主张左心室室壁瘤手术。其他重建方式如用网状装置附着在心脏周围限制其进一步扩张，尽管改善了重构，但未被证实能带来临床硬终点的获益。

在 HFrEF 且心室扩张的患者中存在不同程度的二尖瓣反流（MR）。在乳头肌、腱索和瓣叶解剖结构正常的情况下，瓣环扩张和瓣叶不闭合被称作功能性二尖瓣反流。非外科冠状动脉血运重建适应证的患者进行二尖瓣修补存在争议。缺血性 MR（或心肌梗死相关 MR）常表现为由左室壁运动和结构异常导致的瓣叶移位和脱垂。尽管可以修复二尖瓣，但无证据支持应用手术或经皮瓣膜修复纠正功能性 MR 可以改善病情。

细胞和基因疗法

心肌细胞不再被认为是终末分化的细胞，并且具有一定的再生能力。这种更新能力在应激和损伤的情况下加快（如缺血事件或心力衰竭）。一些研究采用骨髓源性前体细胞或自体心脏分化的细胞，获得了进一步证实。一些中小型研究着重在心肌梗死后患者应用自体骨髓源性祖细胞或干细胞进行治疗。这些研究结果不一致，大多显示心脏结构和重构得到适度改善。然而，心脏来源的干细胞更有前景。两项初步研究报道了经冠状动脉输注细胞的方式。其中一项研究，CABG 手术患者从心房分离获取自体的 c-kit 阳性细胞，培养后再次输回体内。另一项研究应用了从心内膜活检标本获得并培养的心肌球来源细胞。这些小规模研究提示左心室功能改善，但距离临床成功治疗还有很远一段距离。适宜的用药路径、达到最小治疗阈值的细胞数量、这些细胞的构成（单一或混合来源）、获益的机制以及近期和远期安全性，都有待阐明。

在 HFrEF 的治疗中，正在涌现出应用转基因疗法靶向异常的分子，这些疗法大多应用腺病毒载体。已有一些基因导入的方法被发明应用，包括直接心肌注射、冠状动脉或静脉输注，以及注入心脏周围间隙。研究中的细胞靶点包括 β_2-肾上腺素能受体和钙循环蛋白如受磷蛋白抑制剂。HFrEF 患者缺乏 SERCA2a，其主要负责舒张期钙重吸收进入肌质网。一项 II 期随机双盲安慰剂对照研究 CUPID（Efficacy and Safety Study of Genetically Targeted Enzyme Replacement Therapy for Advanced Heart Failure）已经完成。这项研究从冠状动脉输注携带 SERCA2a 基因的 1 型腺相关病毒，结果提示利钠肽水平降低、重构逆转并且症状改善。基质衍生因子 1 增强心肌修复，并有助于干细胞在组织损伤部位"安家"。在损伤部位通过心肌内注射而导入基因正在研究中。

更多关于心力衰竭晚期的治疗，如左心室辅助装置和心脏移植，详见第十八章。

疾病管理和支持疗法

尽管药物治疗取得了显著的疗效，心力衰竭住院后再住院率仍居高不下，几乎半数患者出院后 6 个月内会再次住院。心力衰竭复发和相关心血管疾病仅占心力衰竭再住院患者病因的一半，其他均与合并症相关。实现更好结局的关键是重视医疗延续治疗，从当次住院期间就开始获得出院相关帮助，包括制订综合的出院计划、患者及家属教育、合理利用访视护士和有计划的随访。出院后早期随访，不论是通过电话还是门诊，对于稳定未来病情至关重要，因为大多数心力衰竭相关的再住院发生在出院后前 2 周。尽管常规提倡，用远程监控密切监测体重和生命体征并未降低住院率。胸内阻抗测量已提倡用于早期发现灌注压升高和血流动力学恶化，以便提早采取措施。然而，它并未成功且可能引起短期内临床恶化。植入式压力监测系统确实可提供早期失代偿的信号，在中重度晚期症状的患者中这个系统已显示有助于实施治疗，且降低住院率多达 39%［CHAMPION 研究（CardioMEMS Heart Sensor Allows Monitoring of Pressure to Improve Outcomes in NYHA Class III Heart Failure Patients)]。一旦心力衰竭至晚期，建议常规定期与患者及家属一起回顾疾病病程及选择，包括在门诊环境舒适的情况下与患者围绕临终偏好进行讨论。当疾病继续进展，融合社会工作者、药剂师和社区护理的共同治疗可以改善患者对治疗的满意程度、提高生活质量、避免心力衰竭住院。注意接种季节性流感疫苗同等重要，定期接种肺炎球菌疫苗可以免去这些患者因心力衰竭以外原因的住院。当临终时，帮助将重心转移至门诊和临终关怀护理是关键，晚期治疗中持续使用 ICD 预防性治疗，可能降低生活质量并延缓死亡。

全球视角

不同地区的心力衰竭治疗和预后存在巨大差异。美国心脏病学会/美国心脏协会、欧洲心脏病学会和英国国家健康和临床卓越研究所制订的国际指南对于评估证据和治疗优先级别的方法不同。CRT 和 ICD 在美国的推广程度高于欧洲。相反，美国未上市的一些药物如伊伐雷定和左西孟旦在欧洲被认为有效。尽管 ACEI 看上去在人群中具有相似的疗效，但是 β 受体阻滞剂在全球不同地区的获益仍存在争议。口服药物治疗 HFrEF 的临床试验中，欧洲西南部患者较少发生缺血性心肌病，而北非的患者更易患有糖尿病且更多具有冠状动脉血运重建史。除了考量药物适应证，用药选择也呈地域差异。ADHF 的临床试验中，东欧患者更年轻，射血分数较高而利钠肽水平偏低。南美患者合并症发生率、血运重建和器械使用率最低。北美患者合并症负担最重，血运重建和器械使用率均较高。由于考虑到基线特征和临床预后的地域差异，推广美国和西欧患者的临床疗效时应进行验证。

第十七章 心力衰竭的管理

第十八章　心脏移植和长期辅助循环

Cardiac Transplantation and Prolonged Assisted Circulation

Sharon A. Hunt，Hari R. Mallidi

（陈 彧 刘 俊 译）

随着心脏疾病早期干预和心脏性猝死的有效预防，进展性或终末期心力衰竭的发生日益增多，也因此备受关注（第十六章）。医生需对诊断为终末期或顽固性心力衰竭的患者提出建议：给予临终关怀，或选择接受可延长生命的治疗方法。对于相对年轻、无严重并发症的患者，后者不失为一种合理的选择。目前的治疗方案限于心脏移植（可选择机械心脏辅助装置桥接至心脏移植）或长期机械辅助循环。未来，心室功能的基因调节或细胞水平心脏修复技术或许会成为这类患者的治疗突破。目前，这两种方法均尚处于研究阶段。

心脏移植

原位心脏移植外科技术源于 20 世纪 60 年代，并于 1967 年在临床开展应用，然而，直到 20 世纪 80 年代早期，随着引入新一代更为有效的免疫抑制方案，心脏移植才得以广泛开展。根据国际心肺移植学会（International Society for Heart and Lung Transplantation，ISHLT）注册数据显示，截至 20 世纪 90 年代，心脏移植的需求量接近并逐步超过供体数量，世界范围内的心肺移植手术量达到平台期，每年进行 4000 余例手术。目前，美国每年的心脏移植手术量稳定于约 2200 例，但是全球范围的心脏手术移植例数却有所下降。手术量显著下降可能由于除美国之外，并没有强制要求心脏移植手术注册上报，另外亦有一些国家已经开始建立本国数据库。

外科技术

供体和受体的心脏切除使用几乎相同的术式，从心房中部水平切除心房和房间隔（留下左心房后壁），在半月瓣水平切断大血管。供体心脏常由另外的外科队伍切除，保存在装有冰生理盐水的安全容器中运送，移植时将供体心脏做原位或正常解剖位置的吻合术。这项外科技术自首次描述以来，近些年唯一的改进是将右心房置于上下腔静脉水平吻合，保留右心房几何形状，由此

预防房性心律失常发生。所有移植方法获取的均为去神经心脏，对直接的交感、副交感刺激无反应，但对循环中儿茶酚胺有反应。去神经心脏对运动需求的生理反应有所异常，但可满足持续的正常日常活动。

心脏捐赠分配系统

在美国，捐献器官的分配受全美器官共享联合网络（United Network for Organ Sharing，UNOS）的监管，其为联邦政府的合同私立机构。根据地理位置，全美的捐赠心脏分配共分成 11 个区域。本区域内捐赠心脏的分配制度按照如下情况优先排序：①疾病严重程度；②距离捐赠者的地理位置远近；③注册表上申请移植等待时间的长短。心脏缺血（离体）时间的生理限制大约是 3h，其也限制了国际间共享心脏。分配系统的设计每年度发布，反馈其输入的相关各方信息，包含捐献家庭和移植专家。

目前，最高优先权是根据疾病的严重程度，患者需要在移植中心住院，依赖于静脉正性肌力药物，使用肺动脉导管监测血流动力学，或需要机械循环支持——例如，主动脉内球囊反搏（IABP）或右、左心室辅助装置（RVAD/LVAD）、体外膜肺氧合或机械通气。第二优先权指需要持续正性肌力药物支持，但无肺动脉插管。其他患者根据登记等待移植时间的长短来分配。移植一般要求 ABO 配型和体型相匹配。

根据供体和受体间 HLA 匹配进行移植最为理想，但受限于患者数目相对较少和时间因素而难以落实。然而，部分患者存在"预先致敏"情况，已经生成人类白细胞抗原（HLA）的抗体，需预先接受与供体的交叉配型。这类患者通常是生产过多胎的女性或之前接受过多次输血者。

适应证/禁忌证

心力衰竭引起的死亡越来越多，老年患者尤为如此。多数达到 D 期或难治性终末期心力衰竭的患者，更适合于接受心力衰竭临终关怀。其中，年轻和不伴有并发症的患者可考虑行心脏移植手术。不同中心的具体标准有所不同，一般均会考虑患者的生物学年龄和存在的并发症，如外周或脑血管疾病、肥胖、糖尿病、肿瘤或慢性感染。

结果

国际心肺移植学会（ISHLT）注册机构收集自 1982 年以来，全球和美国的心脏移植术后患者的存活率。最新数据显示，移植术后 1 年和 3 年存活率分别为 83％和 76％，或移植术后中位生存期为 10 年（图 18-1）。存活者的生活质量一般很好，注册中超过 90％

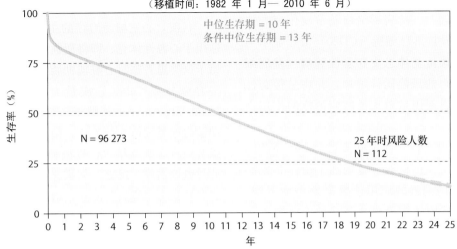

心脏移植
Kaplan-Meier 生存曲线
（移植时间：1982 年 1 月— 2010 年 6 月）

中位生存期 = 10 年
条件中位生存期 = 13 年

N = 96 273

25 年时风险人数
N = 112

图 18-1　自 1982 年以来，心脏移植术后全球存活率。生存率采用 Kaplan-Meier 法计算，信息来自所有可提供随访信息的移植受者。由于许多患者仍存活，亦有部分患者失访，无法获取所有患者的死亡时间，显示的存活率更多是估计值而不是精确数据。

来源：From J Stehlik et al：J Heart Lung Transplant 31：1052，2012.

的患者，移植术后回归正常生活，器官功能不受限。

免疫抑制

各中心用于抑制实体器官移植中正常免疫反应的药物方案有所不同，并且在持续改进中，采用疗效更优但不良反应与毒性更小的药物。目前应用的免疫抑制方法均是非特异性的，降低机体对所有异体抗原的反应性，而不仅仅针对供体特异性抗原，所以容易伴发意外感染及恶性肿瘤。多数心脏移植采取免疫抑制三联方案，包括神经钙调蛋白抑制剂（环孢素或他克莫司）、T 细胞增殖或分化抑制剂（硫唑嘌呤、吗替麦考酚酯、西罗莫司），以及初始治疗至少短期使用糖皮质激素。许多方案也包括在围术期的初始治疗阶段使用 T 细胞单克隆或多克隆抗体，以减少移植后早期排斥反应的频率和严重程度。最新引入的单克隆抗体（达克珠单抗和巴利昔单抗）可拮抗白细胞介素 2 受体，在没有额外全身免疫的情况下，预防同种异体移植物排斥反应。

监测心脏移植排斥反应、临床恶化的诊断方法通常采用心内膜心肌活检。大多数方案要求在术后第 1 年内（或是术后最初 5 年）进行常规的心内膜活检监测。治疗主要是加强免疫抑制，其强度和时程由排斥反应的严重程度决定。

移植术后晚期管理策略

心脏移植术后存活多年的患者人数逐渐增多，这部分患者会面临许多移植后远期术后问题。

同种异体移植物冠状动脉疾病　尽管移植心脏通常为年轻供体，心脏移植受体也易于发生冠状动脉疾病（coronary artery disease，CAD）。这类 CAD 往往呈现弥漫性、向心性、纵向狭窄的特点，与"普通"动脉粥样硬化性 CAD 特点不同（更多为局限性、偏心性狭窄）。其病理机制可能主要和免疫导致的血管内膜损伤有关系，多种危险因素也可影响 CAD 的发生和进展，包括非免疫因素，如血脂异常、糖尿病和巨细胞病毒感染。由血管病变引起的缺血事件是移植术后晚期死亡的主要原因，期望通过引入新型改良的免疫抑制治疗措施，以减少这类致命性并发症的发生和影响。目前，应用免疫抑制剂吗替麦考酚酯以及哺乳动物雷帕霉素靶蛋白（mammalian target of rapamycin，mTOR）抑制剂西罗莫司和依维莫司，研究显示冠状动脉内膜增厚的程度和发生率较低。有报道称，应用西罗莫司具有逆转 CAD 的作用。他汀类药物的使用也可减少血管病变的发生，这些药物在移植受者中几乎普遍应用，除非有禁忌证。尽管疾病将持续进展，经皮冠状动脉介入治疗仍是短期内缓解 CAD 有效和安全的手段。由于供体器官是去神经状态，即使在疾病严重阶段，受体也很少发生心绞痛。

治疗晚期同种异体移植物 CAD 最终的方法是再次移植。然而，由于供体心脏的短缺，使得同一个体再次移植的难度增大，并将面临复杂的伦理问题。

恶性肿瘤　恶性肿瘤发病率增高是长期免疫抑制治疗公认的后果，器官移植术后也不例外。淋巴组织增生异常是移植术后最常见的并发症，大多数情况下，可能由 EB 病毒（Epstein-Barr virus）感染诱发。治疗方法包括减少免疫抑制剂用量（对延续生命的器官治疗无疑是"双刃剑"）、抗病毒治疗及常规化疗和放射治疗。最近，特异抗淋巴细胞（CD20）治疗显示出很好的应用前景。移植受体患皮肤恶性肿瘤（基底细胞癌和鳞状细胞癌）的风险同样增加，并将呈侵袭性进展。减少免疫抑制剂用量对这类肿瘤治疗的作用尚不清楚。

感染　目前使用非特异性免疫抑制剂，在预防同种异体移植物排斥反应的同时，也增加了受体并发感染的易感性。虽然环孢素的应用使感染发病率下降，但是罕见的机会性病原体感染仍然是移植术后第 1 年的主要死亡原因，并成为慢性免疫抑制患者终生的威胁。有效的对策依赖于对机会性感染早期症状和体征的严密监测，采取积极措施以确定诊断，以及对巨细胞病毒、曲霉菌和其他机会性感染病原体所致感染的常见临床表现具备专业识别能力。

长期辅助循环

现代的机械辅助循环可追溯到 1953 年，体外循环技术首次应用于临床，使短时循环支持下开展心内直视手术成为可能。随后，研发了多种可提供短时循环支持的体外泵。最初的机械装置可提供数小时循环支持，逐渐发展至 1969 年得克萨斯州 Cooley 完成首例人工心脏植入手术，患者术后存活了 60h，成功等候到了心脏移植供体。不幸的是，患者在移植后死于肺部并发症。此后，机械替代心脏治疗领域进入了 10 余年的停滞期，直至 20 世纪 80 年代，全人工心脏再次获得关注；然而，并没有达到治疗终末期心脏疾病的理想水平。20 世纪 70 年代开始，聚焦于全人工心脏技术的同时，心室辅助装置（ventricular assist device，VAD）的研究也得到发展，VAD 可为衰竭心室提供机械支持（而非替代）。

左心室辅助装置（left ventricular assist device，LVAD）最初被构想作为心脏的生物替代装置，而实际上现在主要用于心脏移植术的"桥接"治疗，以度过患者药物治疗失效、等待获得供体心脏的时期。现已有数个装置获得美国食品和药品管理局（FDA）准许，并已广泛应用（见下文）。那些可植入体内的装置使得患者允许出院，在家中等待供体心脏。无论如何，患者取得如此成功的"桥接"结果，亦无法缓解供体心脏短缺现状。这个领域终极目标仍然是提供理想的心脏替代技术，被广泛应用、易于获取并且性价比高。

目前心室辅助装置的适应证和应用

目前，心室辅助治疗的主要适应证为两类。其一，适用于心源性休克、即将面临死亡风险的患者。通常可给予这类患者临时心脏辅助装置支持。其二，患者左心室射血分数＜25%，或最大摄氧量（最大 VO_2）＜14 ml/(kg·min)、依赖于正性肌力药物治疗或需要主动脉内球囊反搏支持治疗，则适合机械辅助支持。如果患者拟行心脏移植术，机械辅助循环视为"桥接移植"的过渡性治疗。反之，如果患者为心脏移植禁忌证者，装置被视为"终点"治疗，给予长期左心室辅助治疗。

基本概念

搏动式与非搏动式装置　搏动式装置的工作模拟正常心脏的运作机制，其腔室内的容量交替充盈和排空。非搏动式装置的运转机制为通过装置连续无脉冲式运送血流。搏动式装置体积更为庞大，并需要更多能量供应工作，并发症也较非搏动式装置更多。然而，搏动式装置提供更为强大的功能支持，甚至可能以全人工心脏的形式取代心脏的整体功能。由于搏动式装置体积较大，许多患者很难承受将装置植入体内。因此，现已有"体旁型"的辅助装置。这类装置非常多样，可作为右心、左心或双心室辅助或替代治疗。

持续血流（非搏动式）装置可依据叶轮的设计和机制进一步分类。旧式轴流式泵依据阿基米德螺线原理进行工作。这类装置的叶轮和血流方向一致，血流的入口方向和出口方向相一致。恒流装置需血流可耐受泵壳体内的冲击力，也因此与血液、血小板激活的风险增加相关。更新的泵设计采用离心式，血流进入泵和流出泵的方向呈 90°角。无明显血流冲击力（多数装置有磁悬浮叶轮）。这种设计使泵的结构更小，与轴流式设计相比，减少血液成分的激活。

可选用装置　美国目前有四种 FDA 获批用于桥接成年人心脏移植术的支持装置。其中一种装置被批准用于终点治疗，作为长期的心脏机械辅助装置。其他装置只能用于心脏外科术后休克或继发于急性心肌梗死后的心源性休克或暴发性心肌炎的短期支持治疗，在此不展开讨论。目前为止，没有长期装置是可完全植入的，由于需经皮连接管路，这类装置的共同并发症是感染。同样，也均易并发血栓栓塞，亦可能出现机器故障。

全人工心脏（total artificial heart，TAH）（SynCardia，Tucson，AZ）是气动、双腔、原位植入的心室辅助装置，外部有动力系统及连接的控制台。TAH 是目前 FDA 批准的唯一可用于严重全心衰竭患者的装置。

Thoratec 左心室辅助装置（Thoratec Corp.，Pleasanton，CA）是体外泵，血液从置于左心室心尖部的套管处引出，经管路流入吻合到升主动脉的套管处。当患者体型较小、不适合安装体内血泵时，可选择这种体外携带式的血泵。此装置能提供左、右心室的辅助支持，也可为同一患者提供双心室辅助支持。

HeartMate II 左心室辅助装置（Thoratec）也有类似的置于左心室心尖部的套管，血液由此引流入一个小室，通过电动发电机驱动的旋转转子将血液泵入连接升主动脉的套管内，完成辅助泵血功能（图 18-2）。这是目前 FDA 唯一批准，同时用于桥接心脏移植和终点治疗的 LVAD。

HeartWare 心室辅助装置及 HVAD 泵（HeartWare Inc.，Framingham，MA）是首个获得 FDA 批准的用于桥接心脏移植治疗的第三代装置。该装置是可植入患者心包腔内的微型离心泵，由此为许多患者提供支持治疗。

结果

在美国，这些装置的应用主要限于心脏手术后休克和移植术前过渡期的治疗。移植术前使用合适的装置作为过渡的疗效很好，接近 75% 的年轻患者接受治疗 1 年，并获得非常良好的移植术后存活率。

2001 年发表了 REMATCH（Randomized Evaluation of Mechanical Assistance in the Treatment of Heart Failure）研究结果，其入选人群为患终末期心力衰竭但不适合心脏移植的患者。研究显示接受搏动

式 LVAD 患者的生存率优于接受药物治疗的心力衰竭患者。此项研究再次引发了人们对非生物永久性替换心脏功能装置的应用热情。随后，替代植入的装置改为 HeartMate II 轴流装置，这使药物治疗失败的严重终末期心脏病患者的生存率大大提高。采用器械治疗者 2 年存活率高达 58%，REMATCH 研究中药物治疗组的存活率仅为 8%。最新的研究显示，恒流式 LVAD 用作患者终点治疗，平均生存期接近 5 年。

一些研究评估 LVAD 治疗作为移植前桥接的获益。来自于 140 例植入 HeartWare HVAD 患者的最新研究数据显示，94% 患者于 180 天达到主要终点（移植后存活、心脏功能恢复或持续使用装置支持治疗）。越来越多的研究显示应用 LVAD 作为移植前桥接治疗可提高预后。机械去负荷治疗可维持终末期脏器功能、限制肺动脉高压进展，或减小肺血管阻力，优于持续应用正性肌力药物治疗。早期的经验显示，相比于药物治疗，移植前桥接过渡治疗降低了术后的存活率；然而，最近的应用经验表明移植术后二者的预后情况相似。这样的结果提示早期植入辅助装置或许成为趋势，即在产生不可逆转的终末器官损害之前应用。

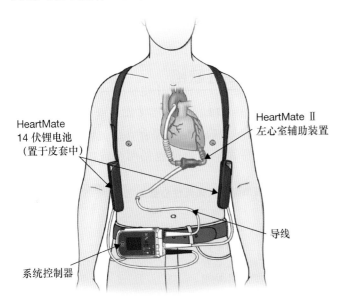

图 18-2　HeartMate II 左心室辅助装置（LVAD）图示。
来源：Reprinted with permission from Thoratec Corp.，Pleasanton，CA.

第十九章　成人先天性心脏病
Congenital Heart Disease in the Adult

Jamil A. Aboulhosn，John S. Child
（卢明瑜　吴泽璇　译）

100 多前，William Osler 先生在其经典教科书《医学原则与实践》（*The Principles and Practice of Medicine*）（New York，Appleton & Co，1892，659-663）里仅用了 5 页的篇幅叙述先天性心脏病，其中第一句话这么描述："这些疾病的临床应用价值有限，因为大多数患者无法存活，即便存活，也没有办法修复缺陷或减轻患者的症状。"幸运的是，到了介入治疗时代，人们对这些疾病的认识及治疗有了很大的突破。

最常见的出生缺陷是心血管系统缺陷。病因包括多种遗传因素及环境因素。已知的染色体异常及单基因突变在所有心血管畸形中所占比例＜10%。先天性心脏病（congenital heart disease，CHD）患者约占所有出生人口的 1%，约 40 000 出生人口/年，好发于女

性 CHD 患者的后代（4%～10%，取决于母亲的 CHD 类型）。在过去 60 年里，外科治疗取得了很大的进展，超过 90% 患病的新生儿及儿童已成年；现在女性 CHD 患者在实施心脏修复之后常常能够成功孕育孩子。因此，CHD 患病人群稳步增长。女性 CHD 患者围生期及产后并发症增加，但 CHD 并不是妊娠的绝对禁忌证，除非有以下高危因素（如发绀、肺动脉高压、失代偿性心力衰竭、心律失常、主动脉瘤等）。所有的女性 CHD 患者计划怀孕前应咨询 CHD 专家。

目前美国大约有 150 万成年 CHD 患者（包括已手术和未手术患者），美国 CHD 患者成人多于儿童。因为真正意义上的外科治愈很少见，而所有的修复治疗（姑息性或矫正性）都可能有残留、后遗症或并发症，因此需要长期随访。任何 CHD 病变导致的心血管系统的解剖和生理改变都不是固定不变的，而是随着年龄不断进展的。儿童时期为良性的或者未检测到的病变可能在成年时期出现临床症状。遗憾的是，CHD 专家及专业医疗机构的数量与成人 CHD 患者的增长比例并不成正比。因此，提高人们对疾病的认识，增加相关的医疗资源是今后努力的方向。

心脏发育

（也见第二章）CHD 通常是由于胚胎发育畸形，或停留在胚胎或胎儿的早期阶段而无法进一步发育成正常结构。这部分内容将简要介绍心血管系统正常的发育过程，以便读者更好地理解出生缺陷。心脏发生是通过转录调控复杂的调节蛋白，激活或抑制靶基因从而实现精细调控的过程。这种靶基因的调控是空间依赖或时间依赖的。胚胎发育 3 周左右，两条心索形成并逐渐出现管腔，原始心管从两个途径发育而来（新月形生心区或第一生心区，咽中胚层或第二生心区）；第 21 天，两条心管从头端到尾端逐渐融合成一条心管。心管逐渐延长形成几个缩窄，将心管从尾端到头端分为以下几段：静脉窦（接收脐静脉、卵黄静脉和总主静脉）、心房、心室、心球、动脉干、动脉囊和动脉弓。心管的两端固定在静脉窦及动脉端。

在随后的数周之内，由于心管不同细胞生长速度不同，球室祥移向右侧，心房和静脉窦移到心室的背侧，心管逐渐延长弯曲呈"S"形。原始心房和心室通过房室管相通。房室管的腹侧及背侧逐渐形成两块心内膜垫。心内膜垫相互融合，将房室管分为两个房室岛并逐渐迁移形成室间隔。原始心房由第一房间隔分隔开，隔膜从原始心房的上壁向心内膜垫的方向生长。当第一房间隔游离缘与心内膜垫融合时，第一房间隔的中央处被

重吸收，形成第二房间孔。在第一房间隔的右侧，从心房顶部腹侧壁长出了第二房间隔，朝心内膜垫的方向生长，并覆盖第二房间孔，但第二房间隔的下缘与心内膜垫之间留有一孔隙，称卵圆孔。原始心室分隔的形成也是一个精细的过程。室间隔朝心内膜垫的方向向上生长，心内膜垫形成上流入道间隔。室间隔与心内膜垫之间的空隙成为室间孔。左右心室开始分开形成，左右心房及房室瓣膜也相应形成。最后室间隔的这两部分与曾经分隔动脉干的球室嵴融合，延伸入心室。心球被分为主动脉下部分及肺动脉下部分，前者的肌圆锥吸收，而后者的肌圆锥延长。主动脉干螺旋扭曲，将肺动脉和主动脉部分对准其相应的流出道，其中主动脉瓣向后移动位于左心室流出道之上，而肺动脉瓣向前移位至右心室流出道上，形成两大动脉相互环绕的关系。

在早期，静脉系统双侧对称地汇入静脉窦的两个角。到最后，除了冠状窦，左侧大部分静脉及左侧静脉窦角退化，体循环静脉通过下腔静脉及上腔静脉汇入右侧静脉窦角。肺静脉系统最初与体静脉系统相通，其通过发育成肺的肺芽与内脏静脉丛连接，生长融合形成肺静脉后，连接二者的引流系统随之退化。与此同时，毗邻左心房背侧的肺总静脉向后生长，融合汇入左心房形成其后壁的一部分。

主动脉干和主动脉囊最初发出六对左右对称的弓动脉，弓动脉向后弯曲形成配对的背主动脉。这些弓动脉具体如何退化在此不进行详细介绍。总而言之，这个过程最终结果是第 3 弓动脉形成了颈内动脉，左侧第 4 弓动脉形成主动脉弓和右侧锁骨下动脉，部分第 6 弓动脉形成了动脉导管。两条背主动脉在腹部融合最终形成降主动脉。

特定类型的心脏缺陷

表 19-1、19-2 和 19-3 列举了简单型、中等型及复杂型 CHD。简单型病变通常是存在分流或瓣膜畸形的单发病变。中等型病变可能包括两个或以上简单型病

表 19-1　简单型成人先天性心脏病

原始疾病
　非复杂型先天性主动脉瓣疾病
　轻度先天性二尖瓣疾病（除外降落伞型二尖瓣、瓣叶裂）
　非复杂型房间隔小缺损
　非复杂型室间隔小缺损
　轻度的肺动脉狭窄
修复后状态
　已结扎或封堵的动脉导管
　已修复的继发孔型或静脉窦型房间隔缺损且不伴残留
　已修复的室间隔缺损且不伴残留

表 19-2	中等复杂程度型成人先天性心脏病

原发孔型或静脉窦型房间隔缺损
肺静脉引流异常，部分型或完全型
房室通道缺损（部分型或完全型）
室间隔缺损，复杂型（如瓣膜缺如或异常，或合并阻塞性病变、主动脉瓣反流）
主动脉缩窄
肺动脉瓣狭窄（中到重度）
右心室流出道漏斗部显著梗阻
肺动脉瓣反流（中到重度）
动脉导管未闭——中到重度
主动脉窦瘘/动脉瘤
瓣膜下或瓣膜上主动脉狭窄

表 19-3　复杂型成人先天性心脏病

发绀型先天性心脏病（所有类型）
艾森门格综合征
埃布斯坦（Ebstein）畸形
法洛四联症或肺动脉闭锁（所有类型）
大动脉转位
单心室；三尖瓣或二尖瓣闭锁
心室双出口
共同动脉干
Fontan 或 Rastelli 术

变。复杂型病变通常是在中等型病变的基础上合并更复杂的心血管解剖结构，通常伴有发绀或复杂转位。这些表格在寻求普通心血管内科咨询或资深 CHD 专科治疗的时候需要用到。复杂型 CHD 病变（包括常见的复杂 CHD 手术）患者需长期在专业的心脏中心随访。中等型病变的患者首次就诊需咨询成人 CHD 专家，并在此后间断进行随访。简单型病变的患者可在富有经验的内科医生或普通心内科医生处随访，但是必要时建议咨询专业的成人 CHD 专家。

房间隔缺损

　　房间隔缺损（atrial septal defect，ASD）是常见的心脏结构异常，可在成年后才出现症状，女性多发。静脉窦型 ASD 好发于上腔静脉汇入右心房的入口，经常伴有肺静脉从右肺异位回流入上腔静脉或右心房（图 19-1）。原发孔型 ASD 则靠近房室瓣，两者都可能发生变形或反流。原发孔型 ASD 常见于唐氏综合征，常常是复杂性房室间隔缺损（包括共同房室瓣、室间隔后基底部缺损）的一部分。继发孔型 ASD 位于房间隔中部，最常累及卵圆窝，注意继发型 ASD 不要与卵圆孔未闭相混淆。卵圆孔通常在出生后随着其功能的结束而闭合，残余的"探针"样孔隙是一种正常变异。ASD 是房间隔的真性缺损，提示功能上及解剖学上的

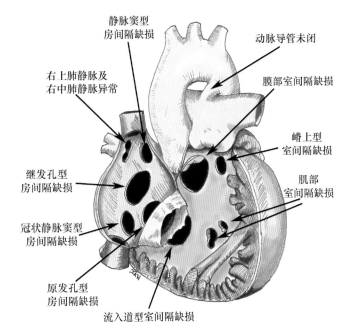

图 19-1　先天性心脏缺陷的类型及位置

相通。左向右分流的程度取决于缺损大小、心室的舒张功能及肺循环和体循环的相对阻抗。左向右分流引起右心室舒张压增高及肺动脉血流增加。ASD 患者早期通常无症状，尽管部分患者可能发育迟缓且易患呼吸道感染。很多老年患者出现心血管及呼吸系统症状。40 岁以后，很多患者出现房性心律失常、肺动脉高压和右心衰竭。长期暴露在高原地区低氧环境下的患者出现肺动脉高压的年龄更早。随着老年患者体循环高血压和（或）冠心病的进展，左心的顺应性减低，房间隔左向右分流逐渐增加。

　　体格检查　查体通常可见明显的右心室搏动，可触及肺动脉搏动。第一心音正常或分裂，三尖瓣关闭音增强。由于通过肺动脉瓣的血流增加，肺动脉瓣听诊区可闻及收缩中期喷射样杂音。第二心音固定分裂，但不受呼吸的影响。第四肋间及胸骨左缘舒张中期隆隆样杂音提示跨三尖瓣血流增加。原发孔型 ASD 患者心尖部全收缩期杂音提示二尖瓣或三尖瓣反流或室间隔缺损（ventricular septal defect，VSD）。

　　当肺血管阻力增加时，左向右分流减少。流出肺动脉瓣及流入三尖瓣的杂音减弱，第二心音的肺动脉瓣成分及收缩期喷射样杂音增强，这两种成分可融合，产生肺动脉瓣反流舒张期杂音。发绀和杵状指常见于右向左分流（见本章"室间隔缺损"）。当成年患者同时存在 ASD 和心房颤动，体格检查可能与二尖瓣狭窄合并肺动脉高压混淆，因为三尖瓣舒张期杂音和固定分裂的第二心音容易分别被误认为二尖瓣狭窄的舒张期杂音以及二尖瓣"开瓣音"。

　　心电图　继发孔型 ASD 常表现为电轴右偏及右胸

导联 rSr′ 模式（提示右心室流出道扩张）。静脉窦型 ASD 可出现心房异位起搏或一度房室传导阻滞。原发孔型 ASD 常出现右心室传导缺陷伴有电轴左上偏及额面 QRS 波群逆时针转位。不同类型的缺损可出现不同程度的右心室及右心房扩大或肥厚，这取决于是否合并肺动脉高压及其严重程度。胸部 X 线片显示右心房及右心室扩大，肺动脉干及其分支扩张；由于左向右分流，肺血管纹理增重，当出现肺血管疾病后，肺血管纹理反而减轻。

超声心动图　超声心动图提示肺动脉、右心室和右心房扩张，室间隔运动异常，右心容量负荷过重。二维成像、彩色多普勒成像或声学造影成像可直观看到 ASD。超声心动图和多普勒检查已经取代了心导管检查。经食管超声心动图适用于经胸超声心动图显示不清（如静脉窦型缺损）或引导经导管封堵术（图 19-2）。心导管检查适用于临床资料不匹配、显著的肺动脉高压或疑似相关结构异常时，疑诊 CAD 或拟行 ASD 经导管封堵术时亦行心导管检查。

治疗　房间隔缺损

所有非复杂型继发孔型 ASD 患者若存在明显的左向右分流，即肺-体循环血流比值≥1.5∶1，均建议手术修复，可用心包组织或合成材料修复，如果缺损的大小和形态合适，也可选择经导管封堵术。无重度肺动脉高压的患者手术疗效较好，即使年龄＞40 岁，手术风险也很低。原发孔型 ASD 患者，除封堵房间隔缺损以外，还需修复二尖瓣裂。缺损较小、左向右分流不明显或存在严重肺血管疾病的患者不建议封堵。然而，ASD 合并肺血管疾病的患者，若应用肺血管扩张剂后肺动脉压力和阻力明显下降，也可考虑手术。

静脉窦型或继发孔型 ASD 患者很少在 50 岁前死亡。50～60 岁之间，症状逐渐进展，常常导致严重的功能障碍。治疗主要是治疗并发症如上呼吸道感染、心房颤动或室上性心动过速、高血压、冠心病或心力衰竭（第十六章）。患感染性心内膜炎的风险很低，不建议应用抗生素。

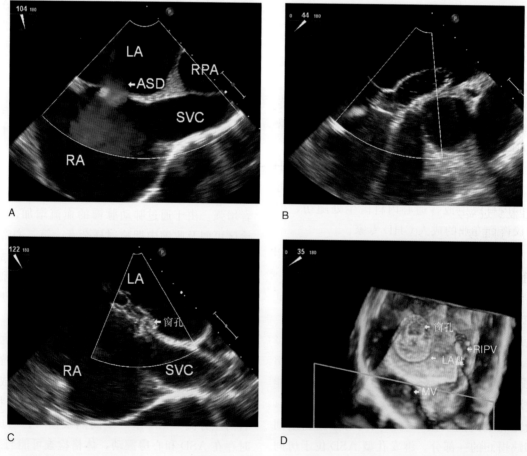

图 19-2　**A.** 经食管超声心动图显示继发孔型房间隔缺损（ASD），左心房（LA）向右心房（RA）分流。RPA：右肺动脉；SVC：上腔静脉。**B.** 经导管球囊测量房间隔的大小。**C.** 带有小"窗孔"的房间隔封堵器允许少量的血流从左心房分流至右心房，以防止房间隔缺损封堵后出现左心房高压。老年患者左心室顺应性减退可出现左心房高压。**D.** 房间隔封堵器的三维成像，图中显示左心房盘上的窗孔。MV：二尖瓣；RIPV：右下肺静脉

室间隔缺损

室间隔缺损（VSD）是最常见的心脏出生缺陷，可单独出现或作为复杂型出生缺陷的一部分（图 19-1）。VSD 常为单发，位于室间隔的膜部或肌部中央。功能障碍取决于缺损的大小及肺血管床状况。只有小的或中等大小的 VSD 在成年才出现症状，而大多数孤立的大的 VSD 患者在早期就开始就诊。

VSD 的自然病程包括自发闭合、充血性心力衰竭或死于婴儿期。其他还包括出现肺血管阻塞、右心室流出道梗阻、主动脉瓣反流或感染性心内膜炎。自发闭合常见于小的 VSD，大部分发生在儿童早期。肺血管床是 VSD 临床症状及转归的主要决定因素，决定了手术修复的可行性。肺血管床结构发生阻塞性或闭塞性改变导致肺血管阻力增加，而肺血流和（或）血管阻力增加导致肺动脉压力增加。严重肺动脉高压的患者需测量和比较肺-体循环血流及阻力。艾森门格综合征（Eisenmenger's syndrome）是指肺-体循环在主肺动脉、心室或心房水平存在较大的交通，以及由于肺血管阻力过高或阻塞性肺动脉高压，导致双向分流或右向左分流。

巨大 VSD 以及合并肺动脉高压的患者出现肺血管疾病的风险最大。这类 VSD 患者需在肺血管阻力严重升高前尽早矫正。艾森门格综合征的患者，成年后的症状主要包括活动后呼吸困难、胸痛、晕厥和咯血。右向左分流导致发绀、杵状指和红细胞增多症（见下文）。手术前肺血管阻力升高的严重程度是决定预后的主要因素。如果肺血管阻力是体循环阻力的 1/3 或更少，则术后很少进展为肺血管疾病。然而，如果术前肺血管阻力中到重度升高，术后可无进展或进展为肺血管疾病。艾森门格综合征患者禁止妊娠。当母亲出现与肺血管疾病及肺动脉高压（如艾森门格综合征或二尖瓣狭窄）相关的心血管病变或严重的左心室流出道梗阻（如主动脉瓣狭窄）时，其健康极易受到威胁。如伴有任何造成心力衰竭的结构异常或血流动力学紊乱的严重心律失常，则可能致死。若母亲存在发绀、心力衰竭或肺动脉高压，胎儿最为高危。

婴儿时期就出现中到重度左向右分流的患者中，右心室流出道梗阻占 5%～10%。随着瓣膜下右心室流出道梗阻不断进展，那些 VSD 面积较大的患者症状与发绀型法洛四联症患者相似。约 5% 的患者瓣环组织不足或脱垂入室间隔缺损而发生主动脉瓣反流，之后主动脉瓣反流伴随并主导疾病整个过程。超声心动图及彩色多普勒检查可评估室间隔缺损的数量和位置、其他相关畸形及缺损导致的血流动力学改变。血流动力学及血管造影检查可用于评估肺血管床状况及解剖学改变。断层成像如计算机断层扫描（CT）或磁共振成像（MRI）可用于评估复杂解剖学结构及心脏外结构。

治疗 室间隔缺损

分流较少（肺-体循环血流比值＜1.5：1）且肺动脉压力正常的患者不建议行封堵术。手术矫正或经导管封堵术适合中到重度的左向右分流伴肺-体循环血流比值＞1.5：1，且肺血管阻力不高（肺动脉阻力低于体循环动脉阻力的 2/3）的患者。

艾森门格综合征的 VSD 患者，肺动脉血管扩张剂联合单肺或双肺移植同时修复心脏缺损，或心肺联合移植可改善患者症状（第十八章）。发绀型 CHD 患者慢性缺氧导致促红细胞生成素增多，继发红细胞增多症。此时通常白细胞计数是正常的，血小板计数正常或偏低。富含铁的代偿性红细胞增多症在血细胞比容＜65% 时很少出现高黏血症，即使血细胞比容≥70% 也很少出现。因此，对于代偿性红细胞增多症很少需要治疗性静脉切开。相反，若患者出现失代偿性红细胞增多，则不能建立稳态，血细胞比容进行性升高，反复出现高黏血症。治疗性静脉切开（放血疗法）是一把双刃剑，虽可暂时缓解症状，但却限制了氧气运输，造成血细胞比容不稳定及铁缺乏。铁缺乏症状通常与高黏血症很难鉴别；反复放血疗法后临床症状仍不断进展主要是由于铁缺乏及小细胞低色素。铁缺乏导致大量低色素小红细胞产生，这些细胞携氧能力差，在微循环中不易变形。当这些细胞在血浆中的比例逐渐增加时，血液黏滞性比血细胞比容稳定状态下（红细胞数量少、体积大、富含铁且容易变形）更高。正因为如此，缺铁性红细胞增多症由于组织氧供不足，临床症状更为严重。

发绀型 CHD 患者止血系统是异常的，部分原因包括血容量增加、毛细血管充血、血小板功能异常、对阿司匹林或非甾体抗炎药敏感，以及外源性和内源性凝血系统异常。口服避孕药通常禁用于发绀型女性，因为可能增加血栓风险。若患者出现脱水或血浆容量减少，发绀型红细胞增多症的患者均可出现高黏血症。对于非继发于脱水或缺铁的高黏血症，放血疗法在门诊就可实施，即移除 500 ml 血液，时间超过 45min，同时补充等体积等张盐水。禁止快速放血而不补充血容量。补充铁可缓解失代偿期缺铁性红细胞增多症患者的铁缺乏症状，但需缓慢补铁以避免血细胞比容明显上升而加重高黏血症。

动脉导管未闭

动脉导管是连接肺动脉分叉和左锁骨下动脉远端主动脉的血管（图19-1）。正常情况下，动脉导管在胎儿时期开放，出生后很快闭合。流经动脉导管的血流取决于体循环和肺循环的压力、血管阻力及动脉导管的横断面积及导管长度。大多数动脉导管未闭的成人肺动脉压力正常，但在整个心动周期主、肺动脉之间的压力梯度及分流持续存在，因此在胸骨左上缘可闻及持续的机器样杂音，收缩末期增强，伴有震颤。对于出生时动脉导管未闭、左向右分流量较大的成年患者，常常进展为肺血管阻塞（艾森门格综合征）伴有肺动脉高压、右向左分流和发绀。严重的肺血管疾病导致逆向分流，未氧合的血液分流至降主动脉，脚趾（而非手指）出现发绀或杵状趾，这种现象称为差异性发绀（图19-3）。成年人动脉导管未闭的主要死因是心力衰竭和感染性心内膜炎；严重的肺血管阻塞可能导致动脉瘤扩张、钙化甚至动脉导管破裂。

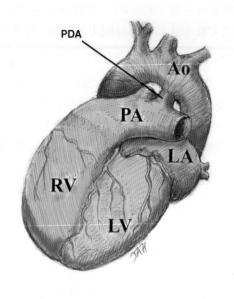

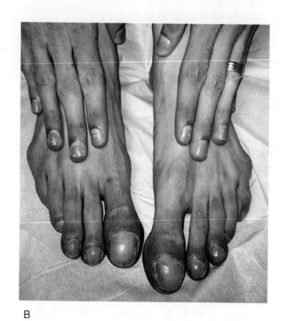

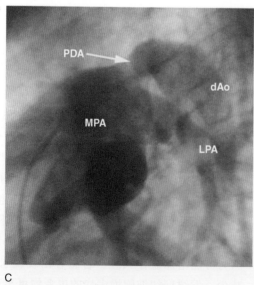

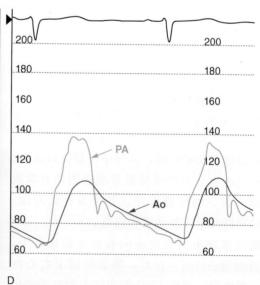

图 19-3 **A.** 动脉导管未闭（PDA）伴严重肺动脉高压（艾森门格综合征）的患者。由于肺动脉阻力高于体循环阻力，未氧合（发绀型）血液从右心室（RV）和肺动脉（PA）通过 PDA 分流入主动脉（Ao）。LA：左心房，LV：左心室。**B.** 由于 PDA，未氧合血液灌注下肢，导致差异性杵状趾和发绀。**C.** 血管造影显示主肺动脉（MPA）扩张，血液从 PDA 分流至降主动脉（dAo）。LPA：左肺动脉。**D.** Ao 和 PA 直接测压显示肺动脉收缩压高于主动脉收缩压

治疗　动脉导管未闭

　　动脉导管未闭需在出现严重的肺血管疾病及明显的左向右分流之前，行手术结扎或封堵。经导管封堵目前已广泛应用于大小和形态合适的缺损。治愈的感染性心内膜炎患者由于动脉导管可能仍有水肿且质地较脆，需推迟几个月再手术。

主动脉根部-右心分流

　　主动脉根部-右心分流三大常见的病因包括：主动脉窦先天性动脉瘤和瘘、冠状动静脉瘘，以及左冠状动脉异常起源于肺动脉干。主动脉窦动脉瘤源于主动脉中层及主动脉瓣环之间分离或未融合。动脉瘤通常在30～40岁期间破裂，主动脉-心脏瘘位于右冠窦及右心室之间；但有时当无冠窦受累时，则瘘引流至右心房。动脉瘤突然破裂可导致胸痛、脉搏增强、持续性杂音且在舒张期增强，以及心脏容量负荷加重。确诊依靠二维和彩色多普勒超声心动图；心导管检查可评估左向右分流，胸主动脉造影可直观看到瘘。治疗主要包括纠正心力衰竭、心律失常及感染性心内膜炎。手术治疗时，动脉瘤被闭合或切除，可直接缝合或应用补片，将主动脉壁与心脏重新连接。经导管封堵创伤小，是外科手术的有效替代方法。

　　冠状动静脉瘘是一种很罕见的畸形，是冠状动脉和另一个心腔——常常是冠状窦、右心房或右心室之间存在分流。这种分流通常很少，心肌灌注量一般不受影响，但如果分流量大，则可能存在冠状动脉"窃血"综合征，表现为心肌缺血、心绞痛或室性心律失常。其他可能的并发症包括感染性心内膜炎、血栓形成或远端血管栓塞伴心肌梗死、动脉瘤瘘破裂，少数情况下可有肺动脉高压和充血性心力衰竭。无症状患者胸骨中下缘闻及响亮的、表浅的、持续性杂音常提示需进一步评估。多普勒超声心动图可明确分流的位置；如果位置比较表浅，也可通过二维超声心动图检测到。血管造影（传统的心导管、CT或磁共振血管成像）可用于检测瘘管的大小及解剖学特点。可通过缝扎或经导管封堵闭合瘘管。

　　导致主动脉根部-右心分流的第三种畸形是左冠状动脉异常起源于肺动脉。这种情况下，氧合的血液通过主动脉根部流经扩张的右冠状动脉及其分支，流入左冠状动脉，之后通过肺动脉与冠状动脉左主干之间的异常通道，逆流入压力比较低的肺循环。尽管多达20%的患者无需手术干预也能活到青少年甚至更长，

但出生后1年常见由于心肌梗死和纤维化致死。心电图提示前外侧壁心肌梗死及左心室肥厚。成人手术治疗包括冠状动脉再植、乳内动脉-冠状动脉旁路移植术或大隐静脉-冠状动脉旁路移植术。

先天性主动脉瓣狭窄

　　引起左心室流出道梗阻的畸形包括先天性主动脉瓣狭窄、局限型主动脉瓣下狭窄或主动脉瓣上狭窄。主动脉瓣二叶畸形在男性更常见。先天性主动脉瓣二叶畸形是最常见的心脏畸形之一，早期功能可能正常，容易被忽略。但由于随着时间的进展，主动脉瓣二叶畸形可能发展为主动脉瓣狭窄或反流，或者可能是感染性心内膜炎的病灶，因此成年时期很难与获得性风湿性或退行性伴有钙化的主动脉瓣膜疾病相鉴别。主动脉瓣先天畸形、僵硬、血流动力学发生改变，从而导致瓣叶增厚，之后可能出现钙化。血流动力学梗阻导致左心室向心性肥厚。升主动脉常常扩张，常被误以为是狭窄后扩张，其实这是由于主动脉中层组织发育异常，可导致主动脉夹层。确诊靠超声心动图，可观察到主动脉瓣及主动脉根部的形态，并可评估瓣膜狭窄或反流的严重程度。临床症状及血流动力学异常将在第二十章讨论。

治疗　主动脉瓣狭窄

　　如果患者心脏储备降低，在等待手术的同时可应用地高辛、利尿剂，并限制钠摄入。主动脉根部扩张可能需要β受体阻滞剂、血管紧张素受体拮抗剂或血管紧张素转化酶抑制剂。主动脉瓣置换适用于有明显梗阻的成人，例如主动脉瓣面积<0.45 cm^2/m^{2}伴有左心功能不全或心肌缺血的症状，或存在左心功能不全的血流动力学证据。无症状的儿童或青少年或年轻的成年人，若有严重的主动脉瓣狭窄，且不伴有瓣膜钙化或其他表现，常选用经皮球囊主动脉瓣成形术（第三十三章）。若老年患者由于其他基础疾病如恶性肿瘤或肝肾衰竭无法耐受外科手术，可行球囊瓣膜成形术短期缓解患者的症状。这也可用于严重心力衰竭患者主动脉瓣置换前的桥接。未来经导管主动脉瓣置换术可能替代外科手术。

　　主动脉瓣下狭窄　局限型主动脉瓣下狭窄是由主动脉瓣环基底部下包绕左心室流出道的隔膜或纤维肌环组成。主动脉瓣下狭窄产生的喷射效应常引起主动脉瓣纤维化及瓣膜反流进行性加重。超声心动图可显示主动脉瓣下狭窄的解剖学结构；彩色多普勒检查可显示主动

脉瓣近端湍流，还可测定主动脉瓣反流的压力梯度及严重程度。治疗包括完整切除膜部及纤维肌环。

主动脉瓣上狭窄 这是升主动脉的局限性或弥漫性狭窄，位于冠状动脉水平之上，在主动脉窦的上缘。与其他类型的主动脉狭窄不同，由于左心室收缩压升高，冠状动脉常扩张并形成湍流，因而更容易患早发性动脉粥样硬化。冠状动脉口还可能被主动脉瓣瓣叶阻塞。大多数患者的基因缺陷位于第 7 号染色体上与弹性蛋白相同的染色体区域。主动脉瓣上狭窄是与 Williams-Beuren 综合征相关的最常见的心脏缺陷。Williams-Beuren 综合征包括以下特征：小精灵面容、低鼻梁、躁动不安、精神发育迟缓、语言表达及音乐理解能力障碍、主动脉瓣上狭窄及一过性高钙血症。

主动脉缩窄

主动脉管腔狭窄或缩窄可发生在主动脉的各个位置，但最常见于左锁骨下动脉开口远端，动脉韧带附近。主动脉缩窄约占 CHD 患者的 7％，男性多见，尤其好发于性腺发育不良的患者（如 Turner 综合征）。临床表现取决于梗阻的位置及程度，以及合并的其他心脏畸形，最常见的是主动脉瓣二叶畸形。约 10％的患者出现 Willis 环动脉瘤。

大部分存在孤立性、局限性缩窄的儿童及年轻人可无症状。可出现头痛、鼻出血、胸部压迫感及间歇性跛行。当查体提示心脏杂音、上肢高血压、股动脉搏动消失或明显减弱或搏动延迟时，需注意有无心血管系统疾病。在前胸肋间、腋下或肩胛间区可触及大的、搏动增强的侧支血管。上肢和胸部发育优于下肢。如果管腔足够狭窄，在整个心动周期都可产生高流速的喷流，原来在左侧肩胛间区上方闻及的收缩中期杂音可变成连续性的杂音。侧胸壁收缩期连续性杂音提示通过扩张、弯曲的侧支血管的血流量增加。心电图提示左心室肥厚。胸部 X 线片提示纵隔左上缘的左锁骨下动脉及升主动脉扩张。左侧纵隔旁主动脉缩窄部位凹陷、缩窄前及缩窄后的扩张（"3"字征）是主要特征。第 3 到第 9 肋切迹是重要的影像学表现，其由于扩张的侧支血管侵蚀肋骨下缘造成。二维超声心动图可在胸骨上窗确认缩窄的位置；多普勒超声心动图可测量压力梯度。经食管超声心动图和 MRI 或 CT 可观察梗阻的长度及严重程度，还可看到侧支循环。成人中，心导管检查适用于评估冠状动脉或经导管介入治疗（缩窄部位的血管成形术和支架术）的可行性。

主动脉近端重度高血压的主要风险包括颅内动脉瘤和出血、主动脉夹层和破裂、早发性冠状动脉粥样硬化、主动脉瓣损坏及左心衰竭；感染性动脉内膜炎可见于缩窄部位；心内膜炎可见于约 50％的主动脉瓣二叶畸形患者。

| 治疗 | 主动脉缩窄 |

治疗包括外科手术或经皮导管球囊扩张伴支架置入术；不同治疗方案的选择在此不作赘述；但经导管治疗的应用越来越多，此前很多需要外科手术治疗的病例现可采用经皮或杂交技术。无残留血管缩窄，但术后出现迟发性体循环高压，部分与术前高压持续的时间有关。静息及运动时的血压测量很重要，因为很多患者只在运动时出现收缩期高血压，主要是由于弥漫性血管病及支架或手术重建区域顺应性较差。所有行手术或支架治疗的主动脉缩窄患者随访都应行高质量 MRI 和 CT 扫描。

肺动脉狭窄且室间隔完整

右心室流出道狭窄可位于瓣膜上、瓣膜或瓣膜下水平，或可同时累及上述多个部位。周围肺动脉多发狭窄是风疹性胚胎畸形的特征表现，可伴有家族型和散发型主动脉瓣上狭窄。肺动脉瓣狭窄是最常见的孤立性右心室梗阻形成。

梗阻的严重程度，而非狭窄的部位，是决定病程的最重要因素。心排血量正常时，收缩压峰值压差＜30 mmHg 提示轻度肺动脉狭窄，＞50 mmHg 提示严重肺动脉狭窄，压差介于两者之间提示中度肺动脉狭窄。轻度肺动脉狭窄的患者通常无症状，随着年龄的增长，梗阻进展缓慢甚至无进展。狭窄程度明显的患者，其狭窄的严重程度也逐年增加。梗阻严重程度不同，症状也不同。中重度梗阻的老年患者运动时心排血量无法相应地增加，可出现乏力、呼吸困难、右心衰竭和晕厥等症状而限制其活动量。由于室间隔是完好的，重度梗阻的患者右心室收缩压可能超过左心室收缩压。中重度狭窄时，右心室射血时间延长，肺动脉瓣关瓣音延迟且轻柔。右心室肥厚降低了心腔的顺应性，右心房被迫收缩以增加右心室灌注。第四心音、颈静脉 a 波突出，以及收缩期前肝触及搏动均提示心房强烈收缩。诊断依据包括胸骨左缘抬举样搏动、胸骨左上缘收缩期由强到弱的粗糙杂音伴有震颤，若肺动脉瓣发育良好且活动性好，还可闻及收缩早期喷射样杂音。重度肺动脉狭窄，尤其伴有充血性心力衰竭时，可出现三尖瓣反流全收缩期杂音。发绀常提示卵圆孔或 ASD 存在右向左分流。瓣膜上或周围肺动脉狭窄的患者，在狭窄部位周围可闻及收缩期或连续性杂音，放射到周围肺组织。

轻症的患者，心电图是正常的，而中到重度狭窄的患者常出现右心室肥厚。轻度或中度肺动脉狭窄的患者胸部 X 线检查显示心脏大小正常，肺血管纹理正常。肺动脉瓣狭窄的患者，肺动脉主干及左肺动脉扩张与肺动脉狭窄时血流的直接喷射作用以及内源性组织薄弱有关。当出现重度狭窄时，右心室肥厚通常比较明显。肺血管纹理减轻可见于严重狭窄、右心衰竭和（或）心房水平右向左分流。二维及三维超声心动图可直观看到肺动脉瓣形态；彩色多普勒可测量右心室流出道压力梯度（图 19-4）。

治疗　肺动脉狭窄

经心导管球囊瓣膜成形术（第九章）常常有效，很少需要外科手术。经导管血管成形术或支架术可有效治疗周围肺动脉多发狭窄。

法洛四联症

法洛四联症包括室间隔缺损、右心室流出道梗阻、主动脉骑跨及右心室肥厚。右心室肥厚是由于大的室间隔缺损导致主动脉压力增加所致。

右心室流出道梗阻的严重程度决定了患者的临床症

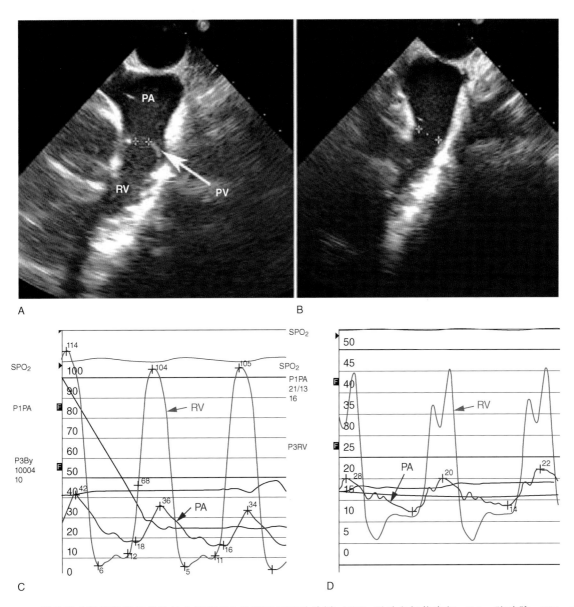

图 19-4　**A.** 严重肺动脉瓣狭窄患者的经食管超声心动图显示肺动脉瓣（PV）活动良好伴隆起。PA：肺动脉；RV：右心室。**B.** 球囊瓣膜成形术后，肺动脉瓣口变大。**C.** 球囊瓣膜成形术前右心室及肺动脉压力同时测定。跨肺动脉瓣的峰-峰压力梯度约为 70 mmHg。**D.** 球囊瓣膜成形术后，峰-峰压力梯度降至约 25 mmHg

状。右心室流出道发育不良的程度从轻度到完全发育不良（肺动脉闭锁）不等。肺动脉瓣狭窄、瓣上及周围肺动脉梗阻可能并存；少数情况下，可有单侧肺动脉缺如（通常是左侧）。右位主动脉弓和降胸主动脉约占25%。

血流从心室射入主动脉与肺动脉的阻力关系决定了血流动力学特点及临床症状。当右心室流出道严重梗阻时，肺循环血流量明显减少，体循环内大量的未氧化的静脉血通过室间隔缺损由右向左分流。可出现严重的发绀及红细胞增多症，全身低氧血症的症状也很突出。很多婴儿和儿童梗阻程度轻但却进行性加重。

心电图提示右心室肥厚。胸部X线片检查提示大小正常的靴状心（靴型心），右心室突出明显，肺动脉圆锥区凹陷。肺血管纹理减少，主动脉弓和主动脉球可位于右侧。超声心动图可显示室间隔缺损、主动脉骑跨，以及肺动脉狭窄的位置和严重程度，狭窄部位可位于肺动脉瓣下（固定的或动态的）、肺动脉瓣水平或肺动脉的主干或分支。传统的血管造影检查可提供右心室流出道、肺动脉瓣及瓣环的细节，以及肺动脉主要分支的内径和主肺动脉的侧支循环等。冠状动脉造影可显示冠状动脉异常的解剖结构及走行。心脏MRI和CT作为超声心动图检查的补充，除提供血管造影提供的信息外，还能提供心脏功能的数据。MRI被认为是测量右心室容量和功能以及肺动脉瓣反流严重程度的金标准。

治疗　法洛四联症

由于各种原因，只有极少数法洛四联症成人患者既往曾行外科手术干预。成人再次手术主要是因为严重肺动脉瓣反流或狭窄。需长期关注心脏的功能。室性和房性心律失常分别占成人患者的15%和25%，这些患者可能需要药物治疗、电生理检查和射频消融、除颤器植入、经导管或外科干预，通常包括肺动脉瓣置换。经导管肺动脉瓣置换术已经广泛应用于符合解剖学标准的患者。主动脉根部存在内侧组织缺损，通常会扩大，这与主动脉瓣反流有关。尽管行手术修复，心内膜炎的风险仍然存在。

完全性大动脉转位

该病常常又称大动脉右旋或转位。主动脉从右心室的右前方发出，肺动脉从左心室的左后方发出，形成两套独立平行的循环。出生时，两套循环之间必须建立一些联系以维持生命。大部分患者存在心房间交通，2/3存在动脉导管未闭，1/3合并室间隔缺损。转位更常见于男性，约占发绀型心脏病的10%。病程取决于组织缺氧程度、冠状动脉氧供减少情况下心室维持高负荷状态的能力、其他合并的心血管畸形以及肺血管床的状态。未行姑息性手术治疗的患者大都活不到成年。已行手术治疗的患者远期预后主要取决于手术类型。到30岁左右，约有30%行"心房调转"手术的患者出现右心室功能不全及进展性三尖瓣反流，并导致充血性心力衰竭。对于合并大的室间隔缺损或大的动脉导管未闭，且不合并左心室流出道梗阻的患者，可在1～2年内出现肺血管阻塞。

治疗　大动脉转位

球囊或补片，经导管或外科手术，重建或扩大心房之间的交通是新生儿时期最简单的混合体循环及肺循环静脉血的操作。体循环-肺动脉吻合术适合左心室流出道明显梗阻及肺血流明显减少的患者。心脏内修复可通过重新安排静脉血的回流实现（心房内调转，如Mustard或Senning手术），从而让体循环静脉血流经二尖瓣，进入左心室和肺动脉，而肺循环静脉血流经三尖瓣和右心室进入主动脉。手术修复之后患者的预后良好，但是30年后约半数行心房内调转术的患者可出现心律失常（如心房扑动）或传导阻滞（如病态窦房结综合征）。进行性右心室功能不全、三尖瓣反流、室性心律失常、心脏骤停和迟发性猝死都是令人棘手的表现。这种畸形最好在婴儿期矫正，包括将冠状动脉转位到后动脉，将主动脉和肺动脉横断、调转之后再吻合（动脉调转手术）。对于室间隔缺损合并严重的左心室流出道梗阻的患者，需行转流手术；矫正手术可用心室补片及应用人工导管代替肺动脉（Rastelli手术）。

单心室

这是一组复杂的疾病，双侧房室瓣开入单个心室腔或共用一个房室瓣。其他相关的畸形包括大动脉位置异常、肺动脉瓣或瓣膜下狭窄，以及主动脉瓣下狭窄。能否存活到成年取决于相对正常的肺动脉血流、正常的肺血管阻力及良好的心室功能。Fontan手术矫正仅适用于经过仔细选择的患者，以建立体循环和肺动脉之间的转流。

三尖瓣闭锁

这种畸形的主要特点是三尖瓣闭锁、心房间存在交通，常伴有右心室及肺动脉发育不良。由于体循环和肺循环静脉血在左心室内混合，临床主要表现为严重发绀。心电图特点是右心房扩大、心电轴左偏及左心室肥厚。

房间隔造口术及姑息手术，通常是将体循环动脉或静脉与肺动脉相吻合，可增加肺循环血流量，可延长患者的生存至 20～30 岁。Fontan 心房-肺动脉连接术或腔静脉-肺动脉连接术可功能性根治那些肺动脉阻力正常或降低及左心功能良好的患者。Fontan 手术远期需要注意以下问题：心律失常、进展性肝功能异常、血栓栓塞并发症以及远期可能需要心脏或心肝联合移植。

埃布斯坦（Ebstein）畸形

其特征是三尖瓣下移畸形，由于三尖瓣瓣叶异常附着造成三尖瓣向右心室移位，其组织发育不良导致三尖瓣反流。三尖瓣口异常附着导致心室内产生一个类似"心房"的结构，这个"心房"结构位于房室环与三尖瓣之间，与右心房相连续。通常，右心室发育不良。尽管临床表现不同，大多数患者出现以下症状才引起临床注意：①右心房向左心房分流导致进行性发绀；②继发于三尖瓣反流或右心室功能异常的症状；③阵发性房性心动过速伴或不伴房室间旁路（预激综合征）。二维超声心动图诊断依据包括三尖瓣和二尖瓣之间的位置关系异常，以及间隔上三尖瓣瓣叶向心尖移位增加。多普勒超声心动图可测量三尖瓣反流。手术治疗包括瓣膜置换（瓣膜固定时）或瓣膜修复。

先天性矫正型转位

本病最基本的两个解剖学异常包括升主动脉和肺动脉干转位及心室倒转。这种转位导致氧合较差的体循环静脉血从右心房经二尖瓣进入左心室和肺动脉干，而氧合的肺静脉血从左心房经三尖瓣进入右心室和主动脉。因此，血液循环可以功能性矫正。这些先天性矫正型转位的患者临床表现、病程和预后取决于合并的其他心脏畸形的类型、严重程度及体循环主动脉下右心功能不全的程度。进展性右心室功能不全和三尖瓣反流见于 1/3 的 30 岁左右患者。埃布斯坦类型畸形常出现左位三尖瓣房室瓣。室间隔缺损或继发于右位肺动脉下（解剖位置位于左侧）心室流出道梗阻的肺动脉狭窄也可同时存在。完全性心脏传导阻滞发生率为每十年 2%～10%。诊断依靠二维超声心动图及多普勒超声心动图检查。

心脏异位

心脏异位指的是心尖在胸廓的右侧（右位心）或中线（中位心），或心脏位置正常即在胸廓的左侧，但内脏位置异常（孤立性左位心）。掌握腹腔脏器的位置及支气管主干的分叉模式对于鉴别上述异位尤为重要。右位心不伴内脏转位，或内脏转位不确定时，或存在孤立性左位心，常合并复杂的心脏畸形。相反，镜像右位心常见于完全性内脏转位，大多数患者心脏是正常的。

手术治疗后的先天性心脏病

随着过去 70 年心血管手术技术水平的明显提升，很多在婴儿及儿童期行姑息手术或矫正手术的患者已存活至成年。但由于手术在解剖、血流动力学及电生理等方面存在残留及后遗症，这部分患者仍然存在挑战。

为了更好地护理 CHD 术后存活的患者，临床医生需要在手术前就了解疾病的细节，仔细钻研手术操作细节，认识术后残留情况（完全未矫正或部分未矫正情况）、后遗症（手术后情况）以及手术导致的并发症。除了非复杂型动脉导管未闭的结扎以外，其他手术修复都或多或少地遗留心脏或循环系统异常。因此，即便是临床效果甚为良好的患者，也建议术后长期随访。

心房相关的手术，例如房间隔缺损闭合、完全或部分型肺静脉异常回流的修复或大动脉完全转位的矫正（Mustard 或 Senning 手术），数年后都可能出现窦房结或房室结功能不全伴或不伴房性心动过速（尤其是心房扑动）。心室内手术可能导致电生理方面的并发症，包括完全性心脏传导阻滞，需要植入起搏器以避免猝死。瓣膜问题在心脏手术后也可能出现。主动脉缩窄手术修复的二叶主动脉瓣患者术后初始无梗阻，但随后可能进行性狭窄。这些主动脉瓣可能是感染性心内膜炎的感染灶。原发孔型 ASD 修复后，二尖瓣瓣叶可能出现反流且进行性加重。如果法洛四联症患者右心室流出道梗阻无法在手术时充分解除，那么术后可能出现进展性三尖瓣反流。很多手术修复的 CHD 患者梗阻未完全解除，术后残留反流、分流，都可能导致或加重心肌功能不全。尽管血流动力学纠正，很多主动脉-右心室畸形的患者仍出现右心功能失代偿及左心衰竭。许多患者，尤其术前发绀多年的患者，由于原来的缺陷所致，已存在心室功能不全。

术后出现的问题涉及修复术中使用的人工瓣膜、补片或导管。特殊的风险包括感染性心内膜炎、血栓形成、假体材料的提前退化或钙化。许多患者需要应用心脏外导管，以纠正循环功能，通常是将血液从右心房或右心室转送到肺。这些导管可能出现腔内堵塞，如还植入人工瓣膜，可见进行性钙化或增厚。这样的患者很多面临一次甚至多次的干预治疗（经心导管介入治疗或再次行外科手术）。这些操作需要专业治疗成人复杂型心血管畸形的中心来完成。妊娠对术后患者的影响取决于手术修复的临床结局，包括残留是否存在及其严重程度、后遗症或并发症。这些患者避孕很重要。对于那些禁忌妊娠的患者应考虑行输卵管结扎。

心内膜炎的预防 感染性心内膜炎的两个主要诱发因素是存在心血管易感基础及菌血症。随着心腔内手术及假体装置的应用，CHD 患者感染性心内膜炎的临床及细菌病原学特点已发生变化。预防性措施包括抗菌治疗及卫生预防。牙科或皮肤操作时应非常谨慎。对大多数 CHD 术后的患者，特别是体内有人工瓣膜、导管或外科分流术后患者，在进行牙科感染灶周围的有菌操作时，推荐常规预防性抗菌治疗。心脏补片术后的患者，如无高流量的补片周围漏，或经导管植入装置，通常建议采取预防性措施 6 个月，直至其内皮化。未修复的发绀型心脏病患者通常也建议接受预防性措施。

第二十章　主动脉瓣疾病

Aortic Valve Disease

Patrick T. O'Gara，Joseph Loscalzo

（艾丽菲热·买买提　蒋子涵　译）

心脏瓣膜疾病的全球疾病负担

原发性心脏瓣膜疾病是仅次于冠心病、脑卒中、高血压、肥胖和糖尿病的公共卫生威胁，发病率和死亡率均居高不下。在发展中国家和低收入国家，风湿热是心脏瓣膜疾病最主要的病因。患病率从最低的 1/100 000 学龄儿童（哥斯达黎加）至最高的 150/100 000（中国）不等。在一些发展中国家，风湿性心脏病占心血管疾病入院率的 12%～65%，占总出院率的 2%～10%。其患病率和死亡率在不同社区之间存在差异，取决于该地区的人口密集程度、医疗资源分布，以及 A 组链球菌咽炎的监控和治疗情况。相比较发达地区，风湿性瓣膜病在贫困地区、

热带及亚热带地区（尤其是印度次大陆）、中美洲和中东地区的病情进展更迅速，更易在 20 岁以下的患者中引起严重症状，其疾病自然史的加速可能与风湿性链球菌强毒株的反复感染有关。世界范围内，有 1500 万至 2000 万人患有风湿性心脏病，据估计，每年约有 30 万新发病例和 233 000 例患者死亡，死亡率最高的地区为东南亚（约 7.6/100 000）。

虽然近年北美地区有几次局部地区的链球菌感染暴发，但发达国家的瓣膜病变仍以退行性变、炎症反应介导的瓣膜肥厚、钙化和功能紊乱为主。心脏瓣膜疾病的患病率在男、女两性中均随年龄增加，在 75 岁以上人群中，左心瓣膜病变的发病率达 12%～13%。2010 年，美国有 85 000 例因心脏瓣膜疾病入院的患者，其中大部分人均需外科手术治疗（以主动脉瓣和二尖瓣为主）。

感染性心内膜炎的发病率随着人口老龄化、人工血管和心内植入装置的普及、多重耐药微生物的出现和糖尿病的流行而增长。但是，自 2007 年起推行对预防性抗生素应用更为严格限制的政策则尚未显示出与感染性心内膜炎发病率的增加有关。感染性心内膜炎是急性瓣膜反流的常见病因。

二叶主动脉瓣畸形在普通人群中的发病率为 0.5%～1.4%，是主动脉根部病变、升主动脉瘤或主动脉缩窄的常见病因。随着越来越多的先天性心脏病患儿得以存活，其日后会出现瓣膜功能障碍，全球心脏瓣膜疾病的负担预计将面临增长。

实际上，如同其他许多慢性疾病，心脏瓣膜疾病患者获得的医疗照护水平和质量差距极大。应该根据年龄、性别、种族和所在地理区域，对各层级的卫生服务提供者开展有关管理决策和预后差异的教育。

对心脏瓣膜疾病的查体和评估还可参见第四章，心电图参见第五章，超声心动图和其他无创影像学检查参见第七章，诊断性心导管技术及冠状动脉造影参见第九章。

主动脉瓣狭窄

主动脉瓣狭窄（AS）占慢性心脏瓣膜疾病的 1/4；具有症状的成人患者中，男性占 80%。

病因及发病机制

主动脉瓣尖的退行性钙化是成人主动脉瓣狭窄最常见的病因（表 20-1），多在先天性心脏病（二叶主动脉瓣畸形）、慢性退行性变（三叶瓣）或既往风湿性炎性病变的基础上出现。一项基于主动脉瓣狭窄患者手术置

表 20-1	主动脉瓣病变的主要病因
瓣膜损害类型	病因
主动脉瓣狭窄	先天性（二叶瓣、单瓣）
	退行性钙化
	风湿热
	放射
主动脉瓣反流	瓣膜病
	先天性（二叶瓣）
	心内膜炎
	风湿热
	黏液瘤（脱垂）
	外伤
	梅毒
	强直性脊柱炎
	主动脉根部病变
	主动脉夹层
	主动脉中层囊性变性
	马方综合征
	二叶瓣型主动脉
	非综合征型家族性主动脉瘤
	主动脉炎
	高血压

换取出的主动脉瓣标本的病理学研究结果显示，53%为二叶瓣，4%为单叶瓣。主动脉瓣退化和钙化并非是完全被动的过程，其发生机制与动脉粥样硬化相似，如内皮功能紊乱、脂质沉积、炎症细胞活化、细胞因子释放和某些信号通路上调（图 20-1）。最终，瓣膜成肌纤维细胞表型分化为成骨细胞，骨基质蛋白分泌增加，并最终促进钙羟基磷灰石结晶的沉积。钙化性的主动脉瓣狭窄与遗传多态性有关，涉及维生素 D 受体、雌激素受体（在绝经后妇女中）、白细胞介素 10 和载脂蛋白 E4。法国西部已有一个家族性聚集的多例主动脉瓣狭窄的病例报道。钙化性的主动脉瓣狭窄与动脉粥样硬化有相似的危险因素，包括低密度脂蛋白胆固醇（LDL-C）、脂蛋白 a [Lp（a）]、糖尿病、吸烟、慢性肾疾病和代谢综合征。在 65 岁以上的患者中，主动脉瓣硬化（局灶性的瓣膜增厚和钙化不足以导致梗阻）会极大地增加心源性死亡和心肌梗死的风险，约 30% 的 65 岁以上老年人合并主动脉瓣硬化，而仅 2% 具有狭窄的相关表现。

主动脉瓣风湿性疾病会使瓣叶交界处融合，形成二叶瓣样畸形，导致瓣叶更易受损，进展为纤维化和钙化，并最终导致瓣叶狭窄。当出现左心室流出道梗阻的症状时，瓣膜已经严重钙化，难以明确其潜在的病因和发病机制。风湿性主动脉瓣狭窄常伴二尖瓣病变和主动脉瓣反流。纵隔腔放疗也可在主动脉瓣狭窄的基础上导致迟发性的瘢痕形成、纤维化和钙化。

二叶主动脉瓣畸形

二叶主动脉瓣（bicuspid aortic valve，BAV）畸形

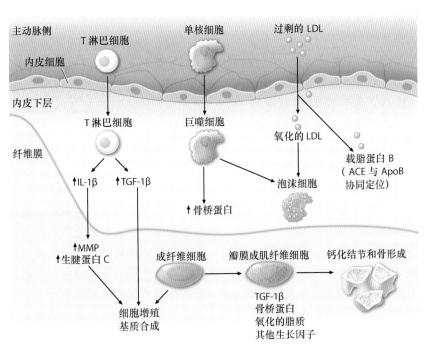

图 20-1　钙化性主动脉瓣狭窄的发病机制。 炎症细胞侵入内皮细胞屏障并释放细胞因子，作用于成纤维细胞，促进细胞增生和基质重塑。LDL 经氧化修饰，被巨噬细胞摄取，形成泡沫细胞。血管紧张素转化酶与载脂蛋白 B 协同定位。部分成肌纤维细胞分化为成骨细胞表型，促进骨形成。ACE，血管紧张素转化酶；ApoB，载脂蛋白 B；LDL，低密度脂蛋白；IL，白介素；MMP，基质金属蛋白酶；TGF，转化生长因子。

来源：From RV Freeman，CM Otto：Circulation 111：3316，2005；with permission.

是最常见的先天性心脏病瓣膜病变，总人口的发病率为0.5%～1.4%，男女比为（2～4）：1。其遗传表型为不完全外显的常染色体显性遗传，也有部分学者通过研究BAV 在 Turner 综合征患者中的高发病率，推测其与 X 染色体连锁的遗传成分有关。BAV 患者一级亲属的发病率约10%。目前尚未发现明确的致病基因，但在一些患病家系中可见 *NOTCH1* 基因突变。内皮型一氧化碳合酶和 NKX2.5 的功能异常也可能与疾病发病相关。在BAV 患者中，动脉中层变性导致的升主动脉瘤形成是常见的并发症，而主动脉缩窄相对少见。在病变程度相似的情况下，BAV 畸形患者的主动脉扩张程度大于三叶主动脉瓣病变，动脉瘤形成、夹层的风险相对增加。BAV 畸形可为复杂性先天性心脏病的组成部分之一，可伴或不伴左心病变，如 Shone 综合征。

左心室流出道梗阻的其他原因

除瓣膜性主动脉瓣狭窄外，肥厚型梗阻性心肌病（第二十四章）、局限型纤维肌性/膜性主动脉瓣下狭窄和瓣上型主动脉狭窄（第十九章）也是左心室流出道梗阻的常见原因，可通过心脏查体和多普勒超声心动图检查明确病因。

病理生理学

左心室流出道梗阻导致左心室和主动脉之间收缩期的压力差增大。在实验状态下，突发的严重流出道梗阻可使左心室扩张，每搏量下降。但在一些患者中，由于梗阻从出生时即已出现和（或）病程进展缓慢，左心室代偿以向心性肥厚为主。在疾病初期，根据Laplace 关系式（$S = Pr/h$，$S =$ 收缩期室壁应力，$P =$ 压力，$r =$ 半径，$h =$ 室壁厚度），左心室壁通过增厚以维持正常的收缩压。因此，在主动脉瓣口压力差增大的数年之内，心脏仍可维持正常的每搏量或左心室舒张功能。然而在疾病后期，由于后负荷过重、左心室舒张功能下降以及不可逆的心肌纤维化，导致左心室收缩力下降、心室肥大失代偿。

当平均收缩期压力差＞40 mmHg，或有效主动脉瓣口面积＜1 cm²（或＜0.6 cm²/m² 正常成人体表面积，即小于正常瓣口面积的 1/3）时，患者通常被认为是严重的左心室流出道梗阻。在重度 AS 的患者中，射血分数（EF）仍可维持正常，但左心室舒张末压的升高提示左心室的顺应性已下降。尽管大多数严重 AS 患者的静息心排血量处于正常范围之内，但通常在运动时无法正常幅度升高。发生心房颤动或房室不同步时，心房丧失适时和有力的收缩，可导致症状快速进展。病情发展至后期，后负荷增加，心排血量和左心室-主动脉瓣压力阶差下降，以及左心房平均压、肺动脉压和右心室压力升高，均将使得左心室收缩功能下降。倘若合并冠状动脉疾病（CAD），左心室功能可能进一步受损。即使 EF 值正常，左心室显著肥厚和心腔减小的患者，其每搏量（及心排血量）亦出现减低。低流量和低压力梯度（无论左心室收缩功能减低或正常）是 AS 诊断和治疗的挑战。

左心室肥厚造成心肌氧需求增加。此外，即使不伴有 CAD 的情况下，冠状动脉血流也会受损，以致在耗氧需求增加时诱发缺血。由于室壁增厚，毛细血管密度相对降低，压缩力增强，同时升高的左心室舒张末期压力迫使冠状动脉灌注压下降。因此，在这种机制下心内膜对缺血尤其敏感。

症状

AS 在瓣膜口径＜1 cm² 之前很少引起临床症状。由于肥大的左心室可通过提高左心室内压来维持正常的每搏量，代偿能力较强，因此即使是严重的 AS 也可能多年都不表现出症状。一旦症状出现，即表明已需要瓣膜置换。

绝大部分 AS 患者（或以 AS 为主要畸形的患者）梗阻程度逐渐加重，但在 50～80 岁之前不会出现症状。但二叶主动脉瓣畸形患者常提早 10～20 年出现症状。劳力性呼吸困难、心绞痛和晕厥是 AS 最主要的三大症状，常伴隐匿加重的乏力、呼吸困难和活动耐力下降。呼吸困难主要是因左心室舒张压增高导致肺毛细血管压力增高所致，而左心室顺应性下降和舒张功能受损可引起左心室舒张压增高。心绞痛，症状出现稍晚，因心肌耗氧量增加而供氧能力下降所致。冠心病常在 65 岁以上的 AS 患者中合并出现。劳力性晕厥，因动脉压下降引起：负荷时运动肌群血管舒张，但是非运动肌群血管并未相应收缩，恒定心排血量因此不足；或由于心律失常导致心排血量骤减。

在疾病进展至终末期前，静息状态下的心排血量通常仍能维持正常，因此仅在疾病晚期才会出现明显的乏力、虚弱、外周性发绀、恶病质和其他低心排血量的表现。端坐呼吸、夜间阵发性呼吸困难和肺水肿等左心衰竭的症状也仅在疾病晚期才出现。在严重的单纯 AS 晚期患者中，可见严重肺动脉高压导致的右心衰竭、体循环淤血、肝大、心房颤动和三尖瓣反流。

当 AS 合并二尖瓣狭窄（MS）时，由于二尖瓣狭窄可降低主动脉瓣的压力差、降低血流量（心排血量），因此可掩盖许多 AS 的临床表现。而当合并主动脉瓣反流时，因主动脉瓣处血流量增加，导致主动脉瓣处的压力差增大。

体格检查

在进展至终末期前，心律通常是整齐的；若出现心房颤动则提示可能合并二尖瓣疾病。血压一般在正常范围内；而疾病晚期时，因每搏量下降，造成收缩压下降和脉压差减小。其可见颈动脉搏动缓慢增强，峰值较心搏延迟（细迟脉）。有时颈动脉处可触及震颤或向上传导的震动，左侧更为常见。但在老年患者中，由于动脉壁硬化，可致上述体征被掩盖。在很多患者中可见颈静脉 a 波增强，其机制是室间隔增厚、肥大，导致右心室舒张功能下降。

在疾病晚期，左心室搏动可向旁侧偏移，心尖部可触及双重搏动（可触及 S_4），左侧卧位时更明显。在前倾位或胸骨上切迹处，可触及心底部向右传导的收缩期震颤。

听诊 在先天性 BAV 畸形的儿童、青少年和青年患者中，常可闻及收缩早期的喷射样杂音。当瓣膜钙化和硬化后，该杂音消失。随着 AS 的进展，左心室射血时间延长，主动脉瓣关瓣音不再早于肺动脉瓣关瓣音，两者可同步出现，甚至主动脉瓣关闭可晚于肺动脉瓣，导致 S_2 逆分裂（第四章）。主动脉瓣关瓣音最常在瓣膜柔软的 AS 患者中出现，杂音随着瓣膜钙化而逐渐减弱。S_4 在心尖部最明显，常反映左心室肥厚及左心室舒张末压升高；S_3 多在疾病晚期出现，反映左心室扩张、收缩功能严重受损。

AS 杂音的特征性表现为紧跟 S_1 心音之后的喷射样收缩期杂音，强度逐渐增强直至射血中期达到顶峰，主动脉瓣关闭前杂音停止。它呈现为低沉的、粗糙的、刺耳的声音特点，心底部最为响亮，在右侧第二肋间最常闻及，向上传导至颈动脉，偶尔会向下传导至心尖部，易与二尖瓣反流的收缩期杂音（Gallavardin 效应）混淆。严重梗阻但心排血量仍未受损的患者中，杂音响度至少为 3/6 级。轻中度梗阻，或重度狭窄已致心力衰竭，或每搏量和心排血量下降的患者中，因瓣膜处的血流量减少，杂音通常较柔和、短暂。

辅助检查

心电图 大部分重度 AS 患者均有左心室肥大。晚期时可见 ST 段压低及 T 波倒置（左心室"劳损"），在 I 导联、aVL 导联和左侧心前区导联最明显。但心电图改变不能反映血流动力学紊乱的严重程度，心电图未见左心室肥大征象不能排除存在严重梗阻的可能。由于很多 AS 患者合并系统性高血压，也可致左心室肥大。

超声心动图 瓣膜增厚、钙化、收缩期开放受限和左心室肥厚是经胸超声心动图的主要表现。主动脉瓣反常关闭是先天性二叶瓣畸形的特征性表现。经食管超声心动图可清晰呈现瓣膜口梗阻，但并不作为准确评估主动脉瓣狭窄的常规检查。通过多普勒测量主动脉瓣口的血流速度，可计算出瓣膜压力差和主动脉瓣口面积，判断 AS 严重程度。重度 AS 为瓣口面积 <1 cm^2，中度 AS 为瓣口面积 $1 \sim 1.5$ cm^2，轻度 AS 为瓣口面积 $1.5 \sim 2$ cm^2。血流速度 <2.5 m/s（峰值压力差 <25 mmHg）提示主动脉瓣硬化。左心室扩张和缩短率下降提示左心室功能受损。通过测量纵向应变和应变率，可在 EF 值尚未受累时对左心室收缩功能的受损情况进行早期评估。也常可见舒张功能受限的相关表现。

超声心动图可用于观察是否合并其他类型的瓣膜性疾病，鉴别除 AS 以外的其他左心室流出道梗阻的病因，并测量主动脉根部和升主动脉近端的直径，这些检查对 BAV 患者尤其重要。AS 患者若左心室收缩功能严重受限（低血流量、低压力差、重度 AS 伴 EF 值下降），可使用多巴酚丁胺负荷超声心动图进行评估；若重度 AS 患者的压力差相对较低（<40 mmHg）且 EF 值正常（低血流量、低压力差、EF 正常），多合并系统性高血压，应在血压控制良好的情况下复测多普勒超声心动图，在这种情况下可使用多巴酚丁胺负荷超声心动图。在心排血量减少的患者中，若仍不能准确评估 AS 的严重程度，可使用胸部 CT 对瓣膜的钙化程度进行定量分析。

胸部 X 线片 心影正常或轻微增大。在无心室扩张、仅有心肌肥厚时，正位片可见心尖圆钝，侧位片可见心尖稍向后移位。在胸部正位片，沿着右心上缘可见扩张的近端升主动脉。侧位片上偶可见钙化的主动脉瓣，但显影不如胸部透视检查和超声心动图检查明显；若成人患者胸部透视检查中未见瓣膜钙化，则提示没有出现严重的瓣膜性 AS。在疾病后期，随着左心室扩张，胸片上可见左心室增大、肺充血和左心房、肺动脉、右心室增大的表现。

心导管检查 右心和左心导管检查在侵入性评估 AS 中虽不常用，但当临床表现和非侵入性检查结果不相符时可辅助诊断。需警惕穿过主动脉瓣测量左心室压力时，引发脑血管栓塞的风险。心导管检查也适合以下三种特殊情况：①多瓣膜病变患者，可分辨出各个瓣膜畸形的严重程度，协助制订手术方案；②无症状、无瓣膜钙化的年轻的先天性 AS 患者，用于评估左心室流出道梗阻的严重程度，以明确是否需行手术或经皮主动脉瓣球囊成形术（percutaneous aortic balloon valvuloplasty，PABV）；③怀疑左心室流出道梗阻部位位于瓣膜上或瓣膜下（而非位于瓣膜处）。

冠状动脉造影检查适用于重度 AS 患者的手术前筛查，以明确是否合并 CAD。若合并严重 CAD，则 50%

以上的成年人患者需在行主动脉瓣置换术（aortic valve replacement，AVR）的同时行冠状动脉旁路移植术。

预后

重度 AS 患者常在 60～70 岁时死亡。在外科治疗普及以前，尸检结果发现从症状出现至死亡的平均时间为：心绞痛，3 年；晕厥，3 年；呼吸困难，2 年；充血性心力衰竭，1.5～2 年。超过 80% 的死于 AS 的患者，症状出现时间 < 4 年。在因 AS 死亡的成年人患者中，10%～20% 表现为猝死，原因多为心律失常；然而绝大部分患者在猝死前已有 AS 症状，以猝死为首发表现的较为罕见（每年 < 1%）。瓣膜钙化性 AS 逐年进展，瓣口面积平均每年减少 $0.1~cm^2$，峰值血流速度每年增加 $0.3~m/s$，平均压力差每年增加 7 mmHg（表 20-2）。

治疗　主动脉瓣狭窄（图 20-2）

内科治疗

重度 AS 患者（瓣口面积 < $1~cm^2$）即使处于无症状期也应避免从事重体力劳动和竞技体育。为预防心排血量急剧下降，应避免脱水和血容量减少。对于无症状的、左心室收缩功能正常的患者，治疗系统性高血压或 CAD 的相关药物通常是安全的，如 β 受体阻滞剂和血管紧张素转化酶（ACE）抑制剂。在合并 CAD 的 AS 患者中，可使用硝酸甘油缓解心绞痛症状。回顾性研究表明，使用 HMG-CoA 还原酶抑制剂（他汀类药物）可延缓退行性钙化 AS 患者的瓣膜钙化及瓣口面积缩小。但随机前瞻性研究表明，无论是单用大剂量阿托伐他汀，还是辛伐他汀联合依折麦布用药，均不能改善瓣膜相关的预后。使用他汀类药物主要是为了动脉粥样硬化性心血管疾病（ASCVD）的初级和二级预防。目前尚无前瞻性研究证据支持 ACE 抑制剂可改善瓣膜相关事件的预后。仅需对既往有感染性心内膜炎病史的患者预防性使用抗感染治疗。

表 20-2	主动脉瓣术后死亡率[a]	
手术类型	病例数	未校正的手术死亡率（%）
AVR	14 795	2.3
AVR+CAB	9158	4.2
AVR+MVR	876	8.8

[a] 上述数据来源于 1004 个医疗机构于 2013 年前两季度所报告的 135 666 台手术。数据可从胸外科医师学会网站上获得，网址为：http://www.sts.org/sites/default/files/documents/2013_3rdHarvestExecutiveSummary.pdf.

缩写：AVR，主动脉瓣置换术；CAB，冠状动脉旁路移植术；MVR，二尖瓣置换术

外科治疗

对于无症状的钙化性 AS 和严重梗阻的患者，应密切随访，并使用超声心动图连续追踪其左心室功能变化。AS 患者的手术适应证为：症状性的重度 AS（瓣口面积 < $1~cm^2$ 或 < $0.6~cm^2/m^2$ 体表面积），左心室收缩功能受损（EF < 50%），二叶瓣畸形，以及主动脉根部或升主动脉扩张（最大直径 > 5.5 cm）。对于伴有动脉破裂家族史和动脉瘤进展迅速（每年 > 0.5 cm）的主动脉瘤患者，手术指征应放宽至主动脉直径 4.0～5.0 cm。进行冠状动脉旁路移植术的无症状中至重度 AS 患者，应同期行主动脉瓣置换术（AVR）。对于不合并心力衰竭的患者，AVR（包括 AS 和主动脉瓣反流）的手术死亡风险约为 2%（表 20-2），且随着年龄增大、需要同期行主动脉手术或冠状动脉旁路移植术，死亡风险增加。而无症状患者是否有行 AVR 的指征在近 5 年被广泛争论，针对特定患者的研究表明，手术预后正在逐步改善。手术的相对适应证包括：运动平板试验异常；AS 病情迅速进展但不具备紧急医疗条件者；手术风险低，且瓣口血流速度 > 5 m/s 或平均压力差 > 60 mmHg 的极重度 AS；非高血压因素所致严重左心室肥厚。运动负荷试验对无症状的患者是安全的，约 1/3 的患者被检出心功能不全。

一旦症状出现，应立即手术治疗。对于低血流量、低压力差、伴 LVEF 值下降的重度 AS 患者，围术期死亡风险很高（15%～20%），即使手术成功，心肌病变也难以恢复。术后长期生存率与术前左心室功能密切相关。并且，即使患者现已接受了药物治疗，远期仍需行瓣膜置换术，尤其是对于心肌收缩功能尚有储备的患者（即多巴酚丁胺负荷超声心动图试验阳性；注射多巴酚丁胺后每搏量增加 ≥ 20%）。此类高手术风险的患者可试行经导管主动脉瓣置换术（TAVR，见下文）。对于低血流量、低压力差但 LVEF 值却正常的"矛盾性"重度 AS 患者，治疗的选择也较为棘手。对于此类低血流量的症状性 AS 患者，手术治疗的结果似乎略优于保守药物治疗，但仍需更多的临床研究指导治疗决策。对于合并 CAD 的重度 AS 患者，缓解 AS 症状、行血运重建治疗可以改善患者血流动力学情况和临床症状（表 20-2）。

由于钙化性 AS 患者多为老年人，因此在 AVR 术前应评估肝、肾和肺功能。年龄本身并不是 AVR 的禁忌证。围术期的死亡率主要受患者术前临床状况和血流动力学情况的影响。对于并非低手术风险

的 AS 患者，应联合心血管内科、心脏介入科、影像科、心外科和老年科等多学科团队共同制订治疗方案。老年患者 AVR 术后的 10 年生存率约为 60%。术后 10 年内，置入生物瓣膜的患者中，约 30% 出现瓣膜退化，需再次行瓣膜置换；而置换机械瓣膜的患者中，则有相同比例的患者会出现维生素 K 拮抗剂相关的严重出血事件。同种主动脉瓣置换主要用于主动脉瓣心内膜炎的患者。

Ross 手术是取患者的肺动脉瓣行自体主动脉瓣置换术的术式。由于技术上较为复杂，且有术后晚期主动脉根部扩张、移植瓣退化致主动脉瓣反流的风险，Ross 手术在美国的使用显著下降。此外，也有少数患者肺动脉瓣自体移植后发生瓣膜狭窄。

经皮主动脉瓣球囊成形术（PABV）

对于儿童和青年先天性、非钙化性 AS 患者，优先选择 PABV 而非外科手术治疗（第十九章）。因再狭窄率很高（1 年内 80%）且有手术并发症的风险，成人重度钙化性 AS 不推荐以 PABV 术作为最终治疗，但对于左心室功能重度受损和休克的患者可使用

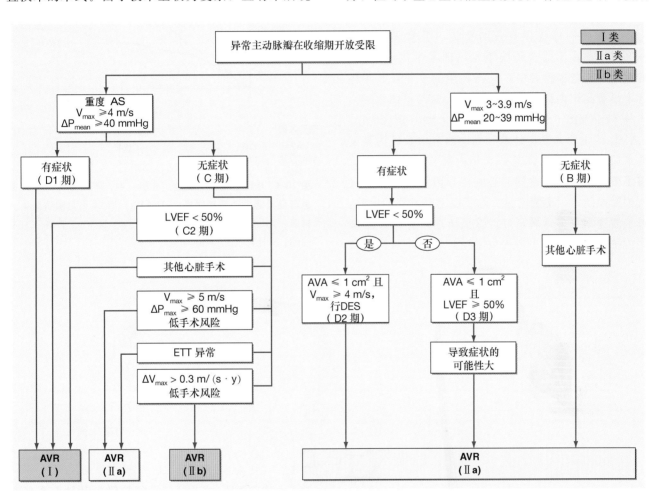

图 20-2 主动脉瓣狭窄患者的处理流程。 根据患者年龄、症状和冠心病危险因素决定是否施行术前冠状动脉造影检查。当患者临床症状与非侵入性检查结果不相符时，可行心导管检查和冠状动脉造影检查。尚未达于预适应证的患者应定期随访，监测症状和超声心动图变化。图中的分类标准按美国心脏病学会/美国心脏协会标准制订。Ⅰ类推荐应实施，Ⅱa 类推荐可考虑实施，Ⅱb 类推荐应谨慎实施。疾病进程分期：A 期，有出现瓣膜功能障碍的危险因素；B 期，进展性的轻至中度无症状的瓣膜病变；C 期，指疾病发展到重度，但尚无临床症状；C1 期，重度瓣膜病变，无临床症状，心室功能尚处于代偿期；C2 期，重度瓣膜病变，无临床症状，心室功能失代偿；D 期，重度、有症状的瓣膜病变；D1 期，有症状的重度主动脉瓣狭窄，伴瓣膜压力梯度增大（平均压力差＞40 mmHg）；D2 期，有症状的、低血流量、低压力差的重度主动脉瓣狭窄，伴左心室射血功能下降；D3 期，有症状的、低血流量、低压力差的重度主动脉瓣狭窄，但左心室射血功能正常（矛盾性低血流量、低压力差的重度 AS）。AS，主动脉瓣狭窄；AVA，主动脉瓣口面积；AVR，主动脉瓣膜置换术，包括开胸手术及经导管主动脉瓣置换术；BP，血压；DSE，多巴酚丁胺负荷超声心动图；ETT，运动平板试验；LVEF，左心室射血分数；ΔP$_{mean}$，平均压力差；V$_{max}$，最大血流速度。

来源：Adapted from RA Nishimura et al：2014 AHA/ACC Guideline for the Management of Patients with Valvular Heart Disease. J Am Coll Cardiol doi：10.1016/j.jacc.2014.02.536，2014，with permission.

第二十章

主动脉瓣疾病

PABV 作为"桥接手术"的治疗手段，以提高后续手术的耐受性。PABV 也是TAVR 术的常规操作步骤。

经导管主动脉瓣置换术（TAVR）

全世界已有超过 50 000 名传统手术高危或禁忌的成人 AS 患者实施了 TAVR，目前主要有球囊扩张式和自膨胀式 2 种人工瓣膜（图 20-3）。目前，全美有超过 250 个医学中心可施行此手术。股动脉是 TAVR 最常选用的入路，也可选择心尖、锁骨下、颈动脉或升主动脉作为入路。在施行 TAVR 前，需在右心室快速起搏的辅助下行主动脉瓣球囊成形术，为置入瓣膜假体提供有效的孔径。手术成功率达 90％以上。在不适合传统手术（即手术风险过高）的重度 AS 老年患者中，TAVR 组的 1 年及 2 年生存率显著高于内科治疗组（包括 PABV）（图 20-4），与外科 AVR（SAVR）组基本一致（图 20-5）。TAVR 的主要并发症是术后早期脑卒中及较为高发的术后瓣周反流，后者是 2 年内死亡的危险因素。需要植入永久性起搏器的心脏传导阻滞在自膨胀式人工瓣膜的术后更为常见。除了以上并发症的风险，人工瓣膜本身多运转良好。综上所述，TAVR 给那些传统手术高危的患者提供了治疗机会，总体获益

很好。但合并症多、一般状况差的患者并不适合行 TAVR，术前需要经过心脏团队更加严密的评估。对于传统手术中度危险的患者，或人工主动脉瓣或二尖瓣结构退化需行再次瓣膜置换术的患者，TAVR 的疗效正在进一步研究中。

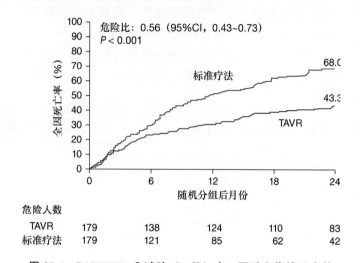

危险比：0.56（95%CI，0.43~0.73）
$P < 0.001$

标准疗法 68.0

TAVR 43.3

危险人数				
TAVR	179	138	124	110	83
标准疗法	179	121	85	62	42

图 20-4 PARTNER Ⅰ 试验（B 组）中，不适宜传统手术的患者经导管主动脉瓣置换术（TAVR）后 24 个月随访结果。

来源：Adapted from RR Makkar et al：N Engl J Med 366：1696，2012；with permission.

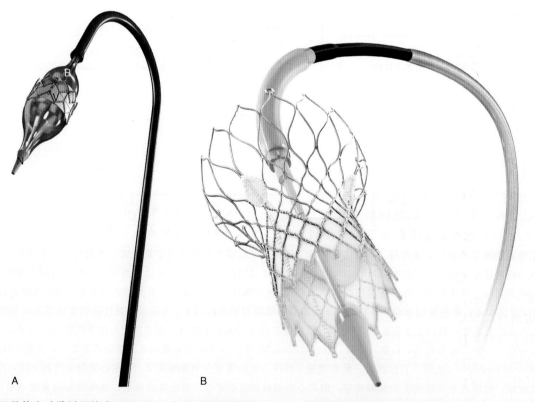

图 20-3 经导管主动脉瓣置换术（TAVR）中应用的球囊扩张式（A）和自膨胀式（B）人工瓣膜。

来源：Part A，courtesy of Edwards Lifesciences，Irvine，CA；with permission. NovaFlex＋ is a trademark of Edwards Lifesciences Corporation. Part B，© Medtronic，Inc. 2015. Medtronic CoreValve Transcatheter Aortic Valve. CoreValve is a registered trademark of Medtronic，Inc.

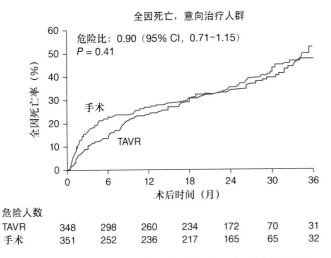

全因死亡，意向治疗人群

危险比：0.90（95% CI，0.71~1.15）
P = 0.41

手术

TAVR

危险人数							
TAVR	348	298	260	234	172	70	31
手术	351	252	236	217	165	65	32

图 20-5 在 PARTNER I 试验（A 组）中，传统手术高危的患者 TAVR 术后 36 个月随访结果。

来源：Adapted from SK Kodali et al: New Engl J Med 366：1686，2012.

主动脉瓣反流（AR）

病因学

（表 20-1）AR 主要由原发性瓣膜疾病或主动脉根部病变所致。

原发性瓣膜疾病　风湿性疾病可致主动脉瓣各个瓣叶增厚、畸形和缩短，导致瓣膜收缩期开放和舒张期关闭障碍。风湿性疾病引起的 AR 较少仅局限于主动脉，通常多合并风湿性二尖瓣病变。先天性 BAV 患者常可发展为 AR，且约 20% 的患者在 10~40 岁之间需行主动脉瓣手术。先天性主动脉瓣窗孔形成偶可致轻度 AR。主动脉瓣瓣膜下狭窄可导致瓣叶增厚和瘢痕形成，形成继发性 AR。主动脉瓣尖脱垂可导致慢性进展性 AR，在室间隔缺损的患者中出现率约 15%（第十九章），也可见于或继发于二尖瓣和（或）三尖瓣的黏液瘤样变性。

感染性心内膜炎也是 AR 的常见病因，在风湿性瓣膜病所累及的瓣膜、先天性畸形瓣膜或正常主动脉瓣膜上均可出现，可导致一个或多个瓣叶穿孔、受侵蚀。梅毒和强直性脊柱炎可导致瓣叶瘢痕形成、缩短，进一步加重相关主动脉根部病变所引起的 AR。虽然创伤性主动脉瓣尖撕裂或破裂是急性 AR 的少见病因，但却是非穿透性心脏外伤中最常见的严重损伤。若 AR 和能引起血流动力学紊乱的 AS 合并出现，则病因几乎只可能是风湿性或先天性 AR。原发性瓣膜性 AR 可导致主动脉瓣环扩张，进一步加重反流。

原发性主动脉根部病变　AR 可仅单纯继发于主动脉瓣环扩张（如主动脉根部病变），而无任何瓣叶受累。主动脉瓣环扩张导致瓣叶分离，产生 AR（第三十八章）。升主动脉壁中层退化（无论是否合并马方综合征的其他临床表现）、先天性主动脉扩张、主动脉瓣环扩张、成骨不全症，以及严重的慢性高血压均可导致主动脉瓣环扩张，产生逐步进展的 AR。偶尔 AR 可由逆行主动脉夹层累及主动脉瓣环引起。梅毒和强直性脊柱炎不但可以引起瓣膜病变，也可导致胸主动脉中层炎症细胞浸润、瘢痕形成，最终导致主动脉扩张、动脉瘤形成，并造成重度反流。在罕见状况下，梅毒性主动脉病变可累及内膜，导致冠状动脉口狭窄，造成心肌缺血。

病理生理学

在 AR 患者中，左心室每搏排出的总量（即有效的前向排血量与反流回左心室的血量之和）增加。重度 AR 患者的反流量甚至与前向排血量相等。与二尖瓣反流相反，左心室血液并非流向压力更低的左心房，而是射向了压力更高的主动脉。因此，AR 最主要的血流动力学紊乱是左心室舒张末期容量增加（前负荷增加）。左心室扩张和离心性肥厚使得左心室无须增加相对缩短的肌原纤维就得以满足更大的射血需求。因此，重度 AR 会表现为前向血流量正常、LVEF［总每搏量（前向血流量＋反流量）/舒张末期容量］正常，而左心室舒张末期压力和容量升高。但根据 Laplace 定律，左心室扩张使收缩张力增大，需要更高的收缩压来驱动，因此在慢性 AR 中，左心室前、后负荷均增加。最终，此适应机制将失代偿，随着左心室功能的减退，舒张末期容量进一步增大，而前向血流量和 EF 减少。左心室功能的衰退早于临床症状的出现。在慢性 AR 中可见左心室极度肥厚，在尸检结果中，此类患者的心脏通常肥厚程度严重，有时重量可超过 1000 g。

驱使 AR 血流从主动脉反流至左心室的反向压力随着左心室扩张而减低，使舒张期杂音逐渐减低。在慢性重度 AR 的患者中，主动脉压和左心室内压在接近舒张末期时可达平衡，尤其在心率较低时。在急性重度 AR 中，左心室尚未对突然增加的反流容量负荷做出反应，表现为左心室顺应性正常或减低，左心室舒张压迅速升高，有时可 >40 mmHg。左心室压力在舒张末期可能超过左心房压力，这种逆转的压力梯度使得二尖瓣提前关闭。

在慢性重度 AR 的患者中，静息状态下有效的前向心排血量通常仍维持正常或轻度减低，但在运动时无法正常提高。EF 下降是左心室功能障碍的早期表现。晚期时左心房压、肺动脉楔压、肺动脉压和右心室压力均显著增高，静息状态下的前向心排血量减低。

心肌缺血可在 AR 患者中出现，因为随着左心室扩张、肥大和左心室收缩压升高，心肌耗氧量增大；同时冠状动脉血流也因反流而减少。冠状动脉血流主要依赖于舒张期，当动脉压下降，冠状动脉灌注压及驱动压随之下降。在心肌耗氧量增加和血流供应减少的共同作用下将导致心肌缺血，尤其是心内膜下心肌缺血，甚至并不出现心外膜的 CAD。

病史

在单纯瓣膜性或以瓣膜病变为主的 AR 中，约 3/4 为男性患者；女性原发性瓣膜性 AR 大部分均与风湿性二尖瓣病变有关。部分风湿性瓣膜病或先天性瓣膜异常的患者可有感染性心内膜炎的病史，并且感染通常严重加剧了原有的症状。

急性重度 AR，可继发于感染性心内膜炎、主动脉夹层或创伤，左心室不能充分舒张以维持每搏量，且左心室舒张压迅速升高，引起左心房内压力和肺动脉楔压显著增高，可迅速出现肺水肿和（或）心源性休克的表现。

慢性重度 AR，潜伏期较长，患者可发病后 10～15 年均没有任何相关的临床症状。但有些患者早期有心搏动感增强的主诉，平卧位最明显。运动和情绪激动时可诱发窦性心动过速或室性期前收缩，产生心悸和头痛。以上症状持续多年，之后可出现劳力性呼吸困难——常为心功能不全的首发表现，之后出现端坐呼吸、夜间阵发性呼吸困难和多汗。重度 AR 患者（甚至包括青年患者）即使没有 CAD，也可出现劳力后或静息状态下的心绞痛。夜间心绞痛尤为突出，常伴有大汗。心绞痛可持续时间较长，且舌下含服硝酸甘油通常不能缓解。在疾病晚期可出现如肝大、踝关节水肿等体循环淤血的表现。

体格检查

慢性重度 AR 可触及全身脉搏增强，可见伴随每次心搏的点头运动和大动脉搏动。查体时应寻找导致 AR 的病因证据，如二叶瓣畸形、心内膜炎、马方综合征和强直性脊柱炎。

脉搏 水冲脉（Corrigan 脉搏）和毛细血管搏动征（Quincke 征）是慢性重度 AR 的特征性脉搏。水冲脉是由于收缩末期和舒张期动脉压力突然下降所致；毛细血管搏动征即按压患者指尖处的甲床，可见随脉搏交替出现的局部皮肤血管充盈发红和变苍白。股动脉处可闻及"枪击音"（Traube 征），用听诊器轻压股动脉后可闻及收缩期与舒张期的双向杂音（Duroziez 杂音）。

由于系统性高血压和舒张压降低，动脉压差增大。由于舒张压常低于血压计袖带完全放气后的压力，因此难以用血压计测量到舒张压的具体数值。但 Korotkoff 音（第Ⅳ期）消失时的袖带压力已很接近动脉内舒张压。随着疾病进展，左心室舒张末压升高，动脉舒张压也随之升高，因为动脉内压力不能低于左心室舒张末压。同理，急性重度 AR 的脉压差也可仅轻微增大。此类患者常有心动过速，以保证心排血量维持正常。

触诊 慢性重度 AR 的心尖搏动增强，并向左下方移位。在体型较瘦的患者有时可于胸骨左缘触及舒张期震颤，在胸骨上切迹处可触及明显的收缩期震颤，向上沿颈动脉传导。上述的收缩期震颤和伴随的杂音并不一定提示合并 AS。在一些 AR 患者或 AR 合并 AS 的患者中，颈动脉搏动可呈双峰，即 2 个收缩波之间穿插 1 个波谷（见图 4-2D）。

听诊 重度 AR 患者的主动脉瓣关瓣音（A_2）常消失。二叶瓣畸形的患者可闻及收缩期喷射音，偶可闻及 S_4。慢性 AR 的典型杂音为高调、递减的舒张期吹风样杂音，胸骨左侧第三肋间隙处最明显（见图 4-5B）。轻度 AR 时，此杂音较短，但随着疾病进展，杂音逐渐变响、延长，最终呈全舒张期杂音。当杂音较轻时，建议使用听诊器膜型部件听诊，嘱患者取前倾坐位并在呼气末屏气。在原发性瓣膜病变所致的 AR 患者中，胸骨旁左侧的舒张期杂音常较右侧明显；但若杂音听诊胸骨旁右侧响于左侧，常提示 AR 继发于主动脉根部动脉瘤扩张。"海鸥鸣"或乐音样舒张期杂音提示主动脉瓣叶随着反流的血流发生反转振动。

收缩中期喷射样杂音常见于孤立性 AR，杂音在心底部最明显，沿颈动脉传导。杂音的响亮并不能提示主动脉瓣处存在梗阻。另一种可见于重度 AR 的杂音是 Austin Flint 杂音，表现为柔和的、低调的舒张中期至晚期的隆隆样杂音。其可能由舒张期时 AR 的反向血流导致二尖瓣前叶移位而产生，并不伴有血流动力学紊乱的显著二尖瓣梗阻。AR 的杂音可在上肢持续保持握力时加重，因为此时外周血管阻力增大。

在急性重度 AR 中，左心室舒张末压的升高可导致二尖瓣提前关闭，产生柔和的 S_1 和柔和、短促的舒张早期杂音，且脉压差增大并不显著。

辅助检查

心电图 慢性重度 AR 患者 ECG 可见左心室肥大（第五章），同时可伴有Ⅰ、aVL、V_5 和 V_6 导联的 ST 段压低和 T 波倒置（"左心室劳损"）。电轴左偏和（或）QRS 波延长提示弥漫性心肌病，与心肌斑片状纤维化相关，通常提示预后不良。

超声心动图 在慢性 AR 中，可见左心室扩大；早期收缩功能可维持正常甚至超常，后期心肌收缩力下降，表现为 EF 下降和收缩末期容积增加。二尖瓣前叶在反向血流作用下出现快速、高频的舒张期抖动是 AR 的特征性表现。超声心动图检查也可协助明确 AR 的病因，如发现主动脉瓣环和根部扩张、主动脉夹层（见图 7-5）或原发性瓣膜病变。在重度 AR 中，反流束宽度（彩色血流多普勒评估）超过左心室流出道宽度的 65%，每搏反流量 ≥ 60 ml，反流分数 ≥ 50%，降胸主动脉近端可见舒张期反流。在连续多普勒上，急性重度 AR 可见反向血流呈迅速减速期，系左心室舒张压迅速升高所致。对 AR 患者应使用经胸超声心动图作为连续随访的手段，可早期检测左心室大小和（或）功能的变化。对于经胸超声心动图（transthoracic echocardiography，TTE）声窗较差，无法对左心室功能或反流量进行半定量评估时，可行心脏磁共振成像（MRI）检查。MRI 也可精确评估主动脉的大小和轮廓。经食管超声心动图（transesophageal echocardiography，TEE）检查可准确评估瓣膜、主动脉根部和部分主动脉的解剖形态。

胸部 X 线片 慢性重度 AR 在正位片可见心尖向下、向左移位；在左前斜位和左侧位上可见左心室向后移位，与脊柱有部分重叠。若 AR 继发于主动脉根部病变，则可见主动脉瘤样扩张，侧位片可见主动脉增宽，占满了胸骨后间隙。在检测主动脉根部病变和升主动脉增大时，超声心动图、心脏 MRI 和胸部 CT 血管造影比胸部 X 线片敏感度更高。

心导管检查和血管造影术 若有需要，心导管检查和增强主动脉造影术可对反流量、反流程度和左心室功能进行进一步验证。冠状动脉血管造影术是手术患者的术前常规检查。

治疗　主动脉瓣反流

急性主动脉瓣反流（图 20-6）

可尝试应用静脉利尿剂和血管扩张药物（如硝普钠）治疗急性重度 AR，但由于病情通常进展迅速，因此应立即手术。严禁行主动脉内球囊反搏。尽可能不使用 β 受体阻滞剂，因其会减少心排血量，或减慢心率导致左心室舒张充盈时间进一步延长。外科手术是治疗的最佳方案，且最好在诊断后 24 h 内施行。

慢性主动脉瓣反流

对于呼吸困难等早期症状可使用利尿剂和血管

扩张剂（ACE 抑制剂、二氢吡啶类钙通道阻滞剂或肼屈嗪）进行治疗。在症状得到控制后可行手术治疗。血管扩张剂在症状出现前或左心室功能不全发生前是否可以延长慢性重度 AR 的代偿期尚有争议。慢性 AR 患者的收缩压应控制在 < 140 mmHg 水平下，血管扩张剂为首选降压药。重度 AR 的患者每搏量增加，因而血压常难以控制。心律失常和系统性感染会使病情迅速恶化，应立即积极处理。硝酸甘油和长效硝酸酯类药物虽不能像治疗心绞痛时那么有效，但可尝试使用以缓解症状。梅毒性主动脉炎的患者应接受足疗程的青霉素治疗。β 受体阻滞剂和血管紧张素受体拮抗剂氯沙坦可减缓马方综合征青年患者主动脉根部增大、扩张的进程。由于对马方综合征疗效较好，目前氯沙坦也逐步被应用于诸如 BAV 和主动脉病的患者中。早年间，由于考虑有减慢心率从而导致舒张期反流时间延长的作用，β 受体阻滞剂一直被列为 AR 治疗的相对禁忌。但近年的观察性研究结果提示 β 受体阻滞剂可改善慢性 AR 患者的功能预后。在慢性 AR 合并高血压的患者中，β 受体阻滞剂有时可进一步辅助降压。重度 AR 患者，尤其是患有主动脉病的患者，应避免进行等长运动。

外科治疗

在决定是否行手术治疗和确定手术时机时，需谨记：①慢性重度 AR 患者的症状通常在心肌功能障碍之后才出现；②若延迟过久（定义为症状出现或左心室功能障碍 > 1 年），手术治疗后常无法恢复正常的左心室功能。因此，对慢性重度 AR 患者应密切随访，建议以每 6~12 个月为周期监测病情和超声心动图变化，以决定最佳的手术时机——即左心室功能障碍出现之后，但在严重症状出现之前。运动试验可辅助评估运动耐量及心功能分级。若患者无临床症状，且左心室功能正常、无心室扩张，则可暂缓手术计划。

无论左心室功能是否受损，均可采用 AVR 治疗有症状的重度 AR。对于无症状的重度 AR，伴左心室功能不全持续进展（定义为 LVEF < 50%、左心室收缩末内径 > 50 mm 或舒张末内径 > 65 mm），通常应施行手术治疗。对于身材瘦小的患者，心室内径的手术阈值可适当缩小。尚未达手术适应证的重度 AR 患者应每 6~12 个月随访临床表现和超声心动图检查。

在近几十年，主动脉瓣和根部病变手术方式的选择大大扩展。AVR 是治疗风湿性 AR 和其他类型反流性瓣膜病的首选，假体可选择机械瓣膜或生物瓣膜。在罕见情况下，当出现感染性心内

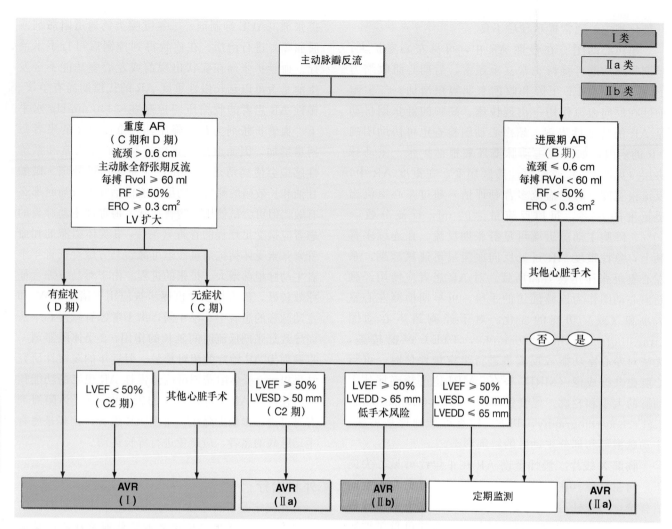

图 20-6　**主动脉瓣反流的治疗。**治疗推荐等级（Ⅰ类、Ⅱa类和Ⅱb类）和疾病分期（B、C1、C2、D）参见图 20-2 的说明。在术前应常规评价患者的年龄、症状和冠心病风险因素，以明确术前是否需行冠状动脉造影检查。当临床症状和非侵入性检查结果不符时，可行心导管检查和血管造影术检查。对于尚未满足手术适应证的患者，应密切监测病情和超声心动图变化。AR，主动脉瓣反流；AVR，主动脉瓣置换术（部分患者瓣膜修复术可能比较合适）；ERO，有效反流口径；LV，左心室；LVEDD，左心室舒张末期容积；LVEF，左心室射血分数；LVESD，左心室收缩末期容积；RF，反流分数；RVol，反流量。
来源：Adapted from RA Nishimura et al：2014 AHA/ACC Guideline for the Management of Patients with Valvular Heart Disease. J Am Coll Cardiol doi：10. 1016/j. jacc. 2014. 02. 536，2014，with permission.

膜炎所致的瓣叶穿孔或创伤所致的瓣叶从瓣环附着点撕脱时，可行一期修补手术。若 AR 的病因是主动脉根部或近端升主动脉的瘤样扩张，而不合并瓣膜本身的病变时，可行瓣环缩窄术或切除部分主动脉根以减少反流，无须进行瓣膜置换。也可选行主动脉根部重建术，此术式不需植入人工瓣膜，而是将主动脉根部切除后，与人工血管波浪形吻合，并将冠状动脉吻合在人工血管的侧壁上；此手术最好在专科外科中心施行（图 20-7）。约 50％ A 型主动脉夹层可行原位主动脉瓣叶悬吊术；而其他类型的主动脉夹层通常需切除主动脉瓣和扩张的升主动脉，并植入瓣膜-人工血管复合导管作为替换，可有效消除反流。此术式的手术

风险要高于单纯的 AVR。

　　对于其他类型的瓣膜异常，手术风险和晚期死亡率很大程度上取决于手术时的疾病分期和心肌功能。单独行 AVR（包括 AS 和 AR）的总体手术死亡率约 2％（表 20-2）；但在合并心脏显著增大、左心室功能异常的 AR 患者中，手术死亡率约 10％，即使手术本身成功，晚期死亡率也仍有每年约 5％，其主要致死因素是左心功能衰竭。尽管如此，单纯使用药物治疗的预后非常差，因此即使患者有左心功能衰竭也应考虑手术治疗。

　　急性重度 AR 应立即施行急诊手术，以挽救患者生命。

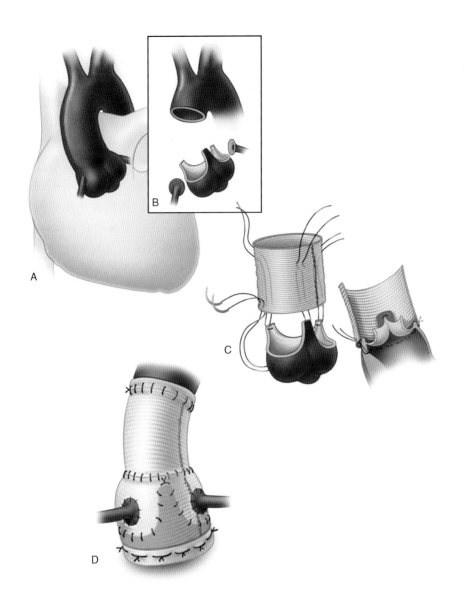

图 20-7 不需要人工瓣膜的主动脉根部重建术（David 术）。

来源：From P Steltzer et al〔eds〕：Valvular Heart Disease：A Companion to Braunwald's Heart Disease，3rd ed，Fig 12-27，p. 200.

第二十一章　二尖瓣疾病

Mitral Valve Disease

Patrick T. O′Gara，Joseph Loscalzo

（靳文英　译）

有关心脏瓣膜疾病患者的评价，体格检查在第四章阐述，心电图在第五章阐述，超声心动图及其他无创影像学技术在第七章阐述，心导管技术和血管造影在第九章阐述。

二尖瓣狭窄（MS）

病因和病理学

　　风湿热是 MS 最主要的病因（表 21-1）。其他导致左心室流入道梗阻的少见病因包括先天性二尖瓣狭窄、三房心、二尖瓣环钙化累及瓣叶、系统性红斑狼疮、风湿性关节炎、左心房黏液瘤，以及赘生物较大的感染性心内膜炎。单纯 MS 或以 MS 为主的病变出现在大约 40％的风湿性心脏病和既往有风湿热的患者中。其他风湿性心脏病患者中，MS 可以合并二尖瓣反流（MR）和主动脉瓣病变。最近几十年里，尤其是在

表 21-1	二尖瓣疾病的主要病因
瓣膜病变	病因
二尖瓣狭窄	风湿热
	先天性
	严重二尖瓣环钙化
	SLE, RA
二尖瓣反流	急性
	心内膜炎
	乳头肌断裂（心肌梗死后）
	创伤
	腱索断裂/瓣叶连枷（MVP, IE）
	慢性
	黏液样变性（MVP）
	风湿热
	心内膜炎（愈合）
	二尖瓣环钙化
	先天性（二尖瓣裂，房室通道）
	HOCM 伴 SAM
	缺血（左心室重构）
	扩张型心肌病
	放射性损伤

缩写：IE，感染性心内膜炎；HOCM，肥厚型梗阻性心肌病；MVP，二尖瓣脱垂；RA，风湿性关节炎；SAM，（二尖瓣前叶）收缩期前向运动；SLE，系统性红斑狼疮

温带气候国家和发达国家，随着急性风湿热发病率的下降，MS 的发病率已显著下降。但在发展中国家，尤其是热带和亚热带气候区域，风湿热仍是主要病因。

风湿性 MS 时，慢性炎症导致瓣叶弥漫性增厚，纤维组织形成和（或）钙化沉积。二尖瓣叶交界处融合、腱索融合和缩短、瓣叶尖部僵硬，所有这些变化都可以导致瓣叶的狭窄，瓣尖部漏斗样或"鱼口样"改变。尽管疾病初期瓣叶的病理改变是风湿性的，后期疾病的进展主要是由于血流动力学改变对瓣叶的创伤所致的非特异性病理过程。狭窄二尖瓣叶的钙化降低瓣叶的活动度，使瓣口进一步缩窄。钙化瓣叶本身可导致血栓形成和动脉栓塞，但在心房颤动（AF）的患者中，栓子更常源于扩大的左心房（LA），尤其是左心耳。

病理生理学

正常成年人二尖瓣口的面积为 4~6 cm²。当瓣口面积 <2 cm² 时，会出现严重的梗阻，血流只有在异常增高的左心房室间压差的驱动下才能由 LA 流入左心室（LV），这也是 MS 的典型血流动力学特点。当二尖瓣开放面积减小到 <1.5 cm²，即重度 MS 时，LA 压力在 25 mmHg 以上才能维持正常的心排血量（cardiac output，CO）。升高的肺静脉压和肺动脉（PA）楔压使肺顺应性降低，导致劳力性呼吸困难。首次呼吸困难的发生常是源于一些增加二尖瓣口血流速度的临床情况而引起 LA 压的进一步升高。

为评估血流动力学异常的严重程度，必须同时测定跨瓣压差和血流速度（第九章）。血流速度不仅取决于 CO，也与心率相关。心率增快对舒张期缩短较收缩期更甚，从而减少了血流通过二尖瓣口向左心室的充盈时间。因此，在任何水平的 CO 下，包括心房颤动在内的心动过速均会加重跨瓣压差，从而进一步升高 LA 压。三尖瓣狭窄具有同样的病理生理学特点。

孤立性 MS 时 LV 舒张压和射血分数（EF）正常。MS 窦性心律下，升高的 LA 和 PA 楔压使左心房收缩波（a 波）明显，在 v 波和二尖瓣开放（y 降支）后压力逐渐下降。重度 MS 时肺血管阻力明显升高，静息状态下肺动脉压（PAP）升高且运动后进一步升高，通常会导致右心室（RV）舒张末压和舒张末容积的继发增加。

心排血量 重度 MS（二尖瓣口面积 1~1.5 cm²）的患者在静息时 CO 正常或基本正常，但运动后 CO 不能正常升高。极重度 MS（瓣口面积 <1 cm²）、尤其是肺血管阻力显著升高的患者，静息时 CO 低于正常，并且在运动后不能增加甚至进一步降低。

肺动脉高压 MS 的临床表现和血流动力学特点主要受 PAP 水平的影响。多种情况均导致肺动脉高压：①升高的 LA 压的逆向被动传递；②肺小动脉收缩（也称为"二次狭窄"），推测为 LA 和肺静脉高压（反应性肺高压）所诱发；③小的肺血管壁的间质水肿；④终末期肺血管床闭塞。严重肺动脉高压将导致 RV 扩大，继发性三尖瓣反流（TR）、肺动脉瓣反流（PR），以及右心衰竭。

症状

在温带气候区域，首次风湿性心脏炎发作（极少数情况）至因 MS 出现症状间的潜伏期大约为 20 年，多数患者在 40 岁以后开始出现症状。在开展瓣膜切开术以前的研究表明，一旦 MS 患者出现明显症状，疾病将在 2~5 年内进行性进展恶化直至死亡。

MS 患者二尖瓣口面积足够大能够保证正常的过瓣血流时，LA 压仅轻度升高。一些情况下包括劳累、情绪激动、发热、重度贫血、阵发性心房颤动和其他心动过速、性交、妊娠和甲状腺毒症等，会有心率、容量负荷或 CO 的突然变化而导致 LA 压显著升高，诱发呼吸困难和咳嗽。随着 MS 进展，轻度应激下即可诱发呼吸困难，患者日常活动明显受限，甚至发展

为端坐呼吸和夜间阵发性呼吸困难。持续性心房颤动的发生常常是疾病进程的一个拐点，通常心率增快且症状加重。肺静脉高压继发的肺-支气管静脉破裂可导致咯血，最常见于 LA 压升高而肺血管阻力没有明显升高的患者，但很少是致命性的。MS 晚期，反复发生的肺动脉栓塞（第三十七章）或肺梗死是致病率和致死率的重要原因。未经治疗的 MS 常合并肺部感染，如支气管炎、支气管肺炎和大叶性肺炎，尤其是在冬季。

肺部变化 除了上述提到的肺血管床的变化以外，肺泡壁和肺毛细血管壁的纤维性增厚在 MS 中也很常见。肺活量、肺总量、每分最大通气量和单位摄氧量都降低。运动后肺毛细血管压力增加导致肺顺应性进一步下降。

血栓形成和栓塞 MS 的血栓常发生在左心房，尤其是扩大的左心耳部位。体循环栓塞的发生率为 10%～20%，常发生于合并心房颤动、年龄＞65 岁以及 CO 降低的患者中。然而，体循环栓塞也可以是无症状轻度 MS 患者的唯一临床表现。

体格检查

视诊和触诊 重度 MS 患者可有双颧部的暗红。窦性心律合并严重肺动脉高压或联合三尖瓣狭窄（TS）时，因为右心房收缩有力致颈静脉搏动增强，出现明显的 a 波。全身动脉压正常或轻度降低。胸骨左缘抬举样搏动提示扩张的右心室。少数情况下患者左侧卧位时可触及心尖部的舒张期震颤。

听诊 疾病早期第一心音（S_1）常增强并轻度延迟。PA 压升高，故通常第二心音（P_2）肺动脉瓣成分也是增强的，并出现第二心音（S_2）分裂。近心尖部在呼气相常可听到二尖瓣的开瓣音（opening snap，OS），常出现在主动脉瓣关闭音（A_2）后的 0.05～0.12 s。A_2 和 OS 之间的时间间隔与 MS 的严重程度呈反比。OS 后可闻及低调的舒张期隆隆样杂音，左侧卧位心尖部听诊最清楚（图 4-5），听诊前轻度活动（如快速仰卧起坐数次）可使杂音增强。通常情况下，CO 保留的患者中舒张期杂音的持续时间和瓣膜狭窄的严重程度相关。窦性心律的患者，杂音在心房收缩期重现或更响（收缩期前增强）。单纯 MS 的患者通常在心尖部或胸骨左缘可闻及 1/6 级或 2/6 级柔和的收缩期杂音，而并不一定是二尖瓣反流（MR）。MS 合并右心衰竭的患者可出现肝大、踝部水肿、腹水和胸腔积液（尤其是右侧胸腔积液）。

继发病变的体征 重度肺动脉高压时，胸骨左缘可闻及功能性 TR 所导致的全收缩期杂音，通常在吸气时增强，用力呼气时减弱，即 Carvallo 征。当 CO 在 MS 患者显著降低时，舒张期隆隆样杂音等典型的 MS 听诊体征可能会消失（寂静型 MS），但恢复代偿后杂音又会出现。由于肺动脉瓣环的扩张继发肺动脉瓣反流可致 Graham Steell 杂音，为沿胸骨左缘的高调的舒张期吹风样递减型杂音，可出现在二尖瓣疾病和严重肺动脉高压的患者中。此时与更常见的主动脉瓣反流（AR）杂音有时可能难以区分，虽然其可能会在吸气时增强并合并 P_2 亢进。

辅助检查

心电图 MS 且窦性心律时，P 波通常提示 LA 扩大（图 5-8）。严重肺高压或 MS 合并 TS 和右心房（RA）扩大时，P 波在 II 导联高尖，V_1 导联直立。QRS 波群通常正常，但严重肺动脉高压时常有电轴右偏和 RV 肥厚。

超声心动图 （也见第七章）彩色多普勒经胸超声心动图（TTE）可以提供关键信息，包括舒张早期（E 波）和舒张晚期（窦性心律时的 A 波）二尖瓣血流速度的测定、跨瓣峰压和平均压差，以及二尖瓣口面积的估测、MR 存在与否以及严重程度、瓣叶钙化和限制的程度、瓣下装置扭曲的程度、经皮二尖瓣球囊切开术［经皮球囊二尖瓣成形术（percutaneous mitral balloon valvuloplasty，PMBV）］的解剖适用性（见下文）。并且，TTE 还能测定 LV 和 RV 功能、腔室大小、基于三尖瓣反流速度所估测的 PAP，以及任何并存的其他瓣膜病变及严重程度，如主动脉瓣狭窄和（或）反流。经食管超声心动图（TEE）图像质量更佳，当 TEE 不能明确诊断时应行 TEE 检查。尤其在 PMBV 术前应行 TEE 检查以除外 LA 血栓。MS 患者中，当临床表现和静息状态下血流动力学特点不相符时，TTE 结合运动负荷检查非常有用，可以评价二尖瓣平均舒张压差和 PA 压。

胸部 X 线片 早期表现为心影的左上缘平直，主肺动脉突出，上叶肺静脉扩张，心后间隙食管被扩大的左心房替代。静息平均 LA 压超过 20 mmHg 时，肺小叶间隙和淋巴管扩张水肿，可见 Kerley B 线，即为纤细、密集、不透明的水平线，常在肺中下野最清晰。

鉴别诊断

严重 MR 时因前向跨瓣血流速度增快，也可出现类似 MS 的心尖部舒张期杂音，但单纯 MR 患者中，舒张期杂音出现时间稍晚于 MS 患者，并常有明确的 LV 扩大的表现。无 OS 和 P_2 亢进，S_1 柔和或消失。

心尖部至少 3/6 级的全收缩期杂音和 S₃ 提示存在显著的 MR。同样，严重 AR 时合并的心尖部舒张中期杂音（Austin Flint 杂音）可能会被误认为 MS，鉴别点是没有收缩期前增强，使用亚硝酸异戊酯或其他动脉扩张剂后杂音减轻。三尖瓣狭窄（TS）很少独立于 MS 出现，可能会掩盖 MS 的很多临床特点或无临床表现，TS 的舒张期杂音在吸气时增强，颈静脉波的 y 降支延迟。

房间隔缺损（第十九章）也可能会被误诊为 MS，临床上 ECG 和胸部 X 线片均可提示 RV 扩大和肺血增多。然而，房间隔缺损时不出现 LA 扩大和 Kerley B 线，有 S₂ 固定分裂，胸骨左缘中上部可闻及 2 级或 3 级收缩中期杂音。房间隔缺损左向右分流明显时舒张期血流增强可导致功能性 TS。

左心房黏液瘤（第二十六章）可能会阻塞 LA 的排空，导致与 MS 类似的呼吸困难、舒张期杂音和血流动力学变化。但左心房黏液瘤患者常有全身系统性疾病的表现，如体重减轻、发热、贫血、体循环栓塞、血清 IgG 以及白介素 6（IL-6）浓度升高。听诊特点可能随体位改变而变化很大。TTE 检查发现左心房内特征性回声团块可确定诊断。

心导管检查

当临床表现和无创检查（包括 TEE 和运动负荷超声心动）的发现不符时，左心和右心导管检查非常有用。心导管检查有助于评价相关病变，如主动脉瓣狭窄（AS）和 AR。对于体格检查和 TTE 证实有典型重度二尖瓣梗阻表现的 65 岁以下患者而言，心导管和冠状动脉造影对于手术决策并不是必需的。40 岁以上男性和 45 岁以上女性，以及有冠状动脉疾病风险因素的年轻患者，尤其是那些心肌缺血无创负荷试验阳性的患者，建议术前行冠状动脉造影以发现可能合并的严重冠状动脉疾病，这些患者应同时行旁路移植手术。目前在冠状动脉疾病（CAD）可能性小的心脏瓣膜疾病患者中，常利用冠状动脉 CT 造影检查（CTCA）（第七章）来进行 CAD 的术前筛查。PMBV 术后或既往 MS 手术术后，以及症状复发的患者，尤其是无创检查不能明确瓣膜病变严重程度的情况下，心导管检查和左心室造影可能有用。

治疗　二尖瓣狭窄 （图 21-1）

风湿性 MS 的高危患者需接受青霉素治疗以预防 A 组 β 溶血性链球菌感染，避免风湿热复发。对于其他瓣膜病变，感染性心内膜炎的预防治疗建议

也是类似的，仅限于感染并发症的高危患者，包括有既往心内膜炎病史的患者。具有症状的患者，限制钠盐的摄入和小剂量口服利尿剂可有所改善。β 受体阻滞剂、非二氢吡啶类钙通道阻滞剂（维拉帕米或地尔硫䓬）和洋地黄类药物可控制心房颤动患者的心室率。MS 合并心房颤动或既往血栓栓塞病史者应给予长期华法林治疗，维持国际标准化比值（INR）在目标范围 2～3 之间。LA 扩大（最大内径 >5.5 cm），伴或不伴超声自发显影的窦性心律患者中是否应常规应用华法林仍存争议。新型口服抗凝药物未批准在严重瓣膜病患者中应用。

无需 PMBV 或手术切开术的 MS 患者，如果心房颤动是新近发生的，建议药物或电转复恢复窦性心律。通常情况下，转复心律前患者应接受抗凝治疗且 INR 达标至少 3 周。如需紧急转复，静脉注射肝素，TEE 检查除外 LA 血栓后可进行转复。重度 MS 的患者，尤其是那些 LA 显著扩大或心房颤动持续时间超过 1 年的患者，常常很难成功转复或无法维持窦性心律。

二尖瓣瓣膜切开术

除非有禁忌证，对于有症状（NYHA 功能分级 Ⅱ～Ⅳ级）孤立性重度 MS（有效瓣口面积 <1 cm²/m² 体表面积或正常体型成年人 <1.5 cm²）的患者建议行二尖瓣瓣膜切开术。瓣膜切开术可以经过 PMBV 或外科手术进行。PMBV（图 21-2 和图 21-3）时，心导管穿刺房间隔进入 LA，球囊通过瓣膜在瓣口位置充气膨胀。手术的理想患者应瓣膜弹性相对良好，瓣膜联合处很少或没有钙化。同时要求瓣下结构应无明显的瘢痕或增厚，左心房无血栓。合适患者行 PMBV 的短期和长期预后与外科瓣膜切开术近似，但致病率和围术期死亡率较低。瓣膜弹性良好的年轻患者（<45 岁）无事件生存率非常好，3～7 年的无事件生存率高达 80%～90%。因此，这类患者可在较大型的医疗中心由具有经验的术者进行 PMBV 术。

TTE 有助于确定可行经皮手术治疗的患者；TEE 常规用来排除 LA 血栓，并且能在术中监测 MR 的程度。"超声评分体系"有助于指导治疗决策，其对于瓣叶增厚程度、钙化和活动度，以及瓣下组织的增厚程度进行评分。评分越低则 PMBV 术的成功率越高。

不能进行 PMBV 术或手术不成功的患者，以及既往手术后再狭窄的患者，需经体外循环行"直视下"瓣膜切开术。手术要求除了打开瓣膜联合处外，瓣下融合乳头肌和腱索的松解也非常重要，移除大的钙化

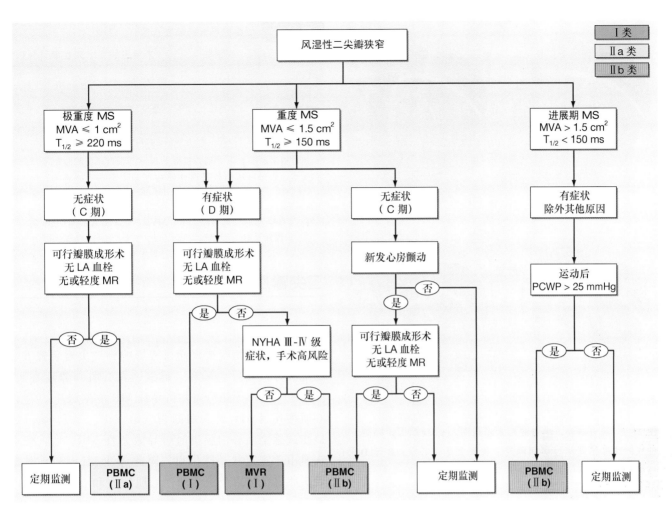

图 21-1　风湿性二尖瓣狭窄处理流程。治疗建议（Ⅰ类、Ⅱa类、Ⅱb类）和疾病分期（C、D）同图 20-2。根据年龄、症状和冠状动脉风险因素，应常规行术前冠状动脉造影。当临床表现和无创检查不相符时，可行心导管和血管造影检查。LA，左心房；MR，二尖瓣反流；MS，二尖瓣狭窄；MVA，二尖瓣口面积；MVR，二尖瓣手术（修复或置换术）；NYHA，纽约心脏协会；PCWP，肺毛细血管楔压；PMBC，经皮二尖瓣球囊分离术；T$_{1/2}$，压力减半时间。

来源：Adapted from RA Nishimura et al：2014 AHA/ACC Guideline for the Management of Patients with Valvular Heart Disease. J Am Coll Cardiol doi：10.1016/j.jacc.2014.02.536，2014，with permission.

沉积以改善瓣膜功能，同时清除左心房血栓。围术期死亡率约为 2%。

瓣膜切开术成功的定义为平均跨瓣压差降低 50%，且二尖瓣口面积增加一倍。无论经皮球囊或外科手术，成功的瓣膜切开术均可以使症状和血流动力学得到明显改善，延长寿命。然而，手术并不能改善无或仅轻度瓣膜功能受损患者的预后。因此，除非有反复发作的体循环栓塞或严重肺动脉高压（PA 收缩压静息状态下 > 50 mmHg 或运动后 > 60 mmHg），不建议对无症状和（或）轻中度狭窄（二尖瓣口面积 > 1.5 cm²）的患者行瓣膜切开术。如果术后症状改善不明显，很有可能手术无效，或导致 MR，或合并其他瓣膜或心肌疾病。二尖瓣切开术后大约半数的患者 10 年后需再次手术。MS 的妊娠期妇女，积极药物治疗后仍有肺充血的患者应行瓣膜切开术。此时优先选择 TEE 指导下的 PM-BV 术，避免或尽可能减少 X 线暴露。

对于 MS 合并显著 MR 的患者，既往导管穿刺或手术操作严重损伤瓣叶者，以及术者判定瓣膜切开术不能明显改善瓣膜功能的情况下，需行二尖瓣置换术（mitral valve replacement，MVR）。目前 MVR 常规保留腱索以尽可能恢复左心室功能。MVR 围术期的死亡率因年龄、左心室功能、合并 CAD 或其他合并症的不同而差异很大。平均围术期死亡率为 5%，年轻患者较低，而 > 65 岁且合并疾病较多的患者可升高至 2 倍（表 21-2）。对于术前评估欲行 MVR 的患者，考虑到瓣膜置换术的远期并发症，手术只应在重度 MS（如瓣口面积 ≤ 1.5 cm²）且 NYHA 心功能Ⅲ级（合理药物治疗下日常活动仍有症状）的患者中进行。总体术后 10 年生存率约为 70%。

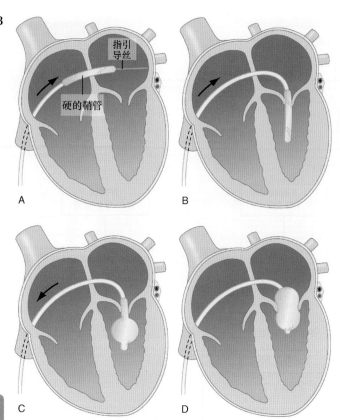

图 21-2　经皮球囊二尖瓣成形术示意图。A. 穿刺房间隔后，抽气的球囊导管穿过房间隔经二尖瓣到达左心室；**B** 至 **D.** 球囊在二尖瓣口位置逐渐充气

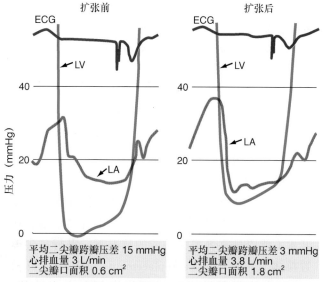

图 21-3　**一个重度二尖瓣狭窄患者经皮球囊二尖瓣成形术（PMBV**）术前和术后同时测定的左心房（**LA**）和左心室（**LV**）压力。ECG，心电图。

来源：Courtesy of Raymond G. McKay，MD；with permission.

65 岁以上的老年人，以及术前劳动耐量和 CO 显著下降的患者长期预后较差。肺动脉高压和 RV 功能不全也是预后不佳的危险因素。

表 21-2	二尖瓣手术后的死亡率[a]	
操作	病例数	未矫正的手术死亡率（%）
MVR	3154	5.2
MVR+CAB	1184	10.0
MVRp	4215	1.0
MVRp+CAB	2330	4.8

[a] 上述数据来源于 1004 个医疗机构于 2013 年前两季度所报告的 135 666 台手术。数据可从胸外科医师学会网站上获得，网址为：http://www.sts.org/sites/default/files/documents/2013 _ 3rdHarvestExecutiveSummary.pdf.

缩写：CAB，冠状动脉旁路手术；MVR，二尖瓣置换术；MVRp，二尖瓣修复术

二尖瓣反流（MR）

病因

　　任何异常情况或疾病过程影响到二尖瓣装置五个功能成分（瓣叶、瓣环、腱索、乳头肌和邻近心肌）中的一个或多个组分时均可导致 MR（表 21-1）。急性心肌梗死（MI）乳头肌断裂（第三十二章）、胸部钝挫伤或感染性心内膜炎时可导致急性 MR。后内侧乳头肌由单支冠状动脉供血，因此急性 MI 时较前外侧乳头肌更常被累及。活动性心肌缺血和心绞痛发作时可有一过性的急性 MR。瓣膜装置黏液样变性患者中，二尖瓣腱索断裂可导致慢性 MR 的急性加重。

　　慢性 MR 的病因包括风湿性心脏病、二尖瓣脱垂（MVP）、二尖瓣瓣环的广泛钙化、先天性瓣膜病、肥厚型梗阻性心肌病（HOCM）以及扩张型心肌病（第二十四章）。应注意鉴别原发性 MR（退行性或器质性病变）和继发性 MR，原发性 MR 瓣叶和（或）腱索本身存在功能异常，而继发性 MR 的瓣叶和腱索结构正常，反流是由于瓣环扩张、乳头肌移位、瓣叶粘连或以上情况的同时存在。风湿进展导致瓣叶僵硬、变形和挛缩，瓣叶联合部位的融合，腱索缩短、收缩和融合。与 MVP 和 HOCM 相关的 MR 本身有多变的特点。HOCM 时 MR 是前乳头肌移位和二尖瓣前叶收缩期前向运动进入狭窄的 LV 流出道所致。瓣环钙化在严重肾疾病患者中非常多见，合并高血压和糖尿病的 65 岁以上女性中亦常见。MR 也见于先天性心脏病（第十九章），尤其是心内膜垫缺损（房室垫缺损）时最常见。原发孔房间隔缺损常合并二尖瓣前叶裂。慢性 MR 常继发于缺血，在陈旧心肌梗死和缺血性心肌病患者中可继发于左心室重构、乳头肌移位、瓣叶粘连或乳头肌纤维化。非缺血性扩张型心肌病，左心室舒张末内径达 6 cm 以上时也可出现类似情况：瓣环扩张和心室重构导致的 MR。

不明原因的慢性重度 MR 常持续进展，因扩大的 LA 对二尖瓣后叶的牵拉使其远离二尖瓣口，进而加重瓣膜功能不全。同样，LV 扩张亦加重反流，而反流又促使 LA 和 LV 进一步扩张，从而导致恶性循环，也因此说是"二尖瓣反流导致二尖瓣反流"。

病理生理学

MR 患者的 LV 排空阻力（LV 后负荷）减少。这导致收缩期 LV 射血时血液逆流回 LA 使 LV 减压，降低 LV 容积，LV 张力迅速下降。最初 MR 的代偿期 LV 可以完全排空，但随着反流程度的增加，LV 容积进行性增大，最终 LV 收缩功能受损。LV 容积的增加常常伴随前向 CO 的降低。LV 顺应性常增加，因此在疾病晚期之前 LV 舒张压常常并不升高。反流量的多少直接随 LV 收缩压和反流口面积的大小而变化，而反流口面积又受 LV 和二尖瓣环扩张程度的影响。因为重度 MR 患者 LV 功能正常时 EF 是增加的，因此即使 EF 仅轻度下降（<60%）亦提示 LV 严重的功能不全。

舒张早期扩大的 LA 排空时，在不伴 MS 的情况下有一显著增快的 y 降支。单纯重度 MR 患者中，因血流快速通过正常面积的二尖瓣口，在舒张早期会出现一过性的 LA-LV 压差，产生一个快速充盈的第三心音（S_3）和类似 MS 的舒张中期杂音。

多普勒超声心动图检查可以半定量评估左心室射血分数（LVEF）、CO、PA 收缩压、反流量、反流分数（RF）以及有效反流口面积。这些参数也可以经心脏磁共振（CMR）影像学检查测定，但后者的广泛应用受限。左心和右心导管检查及左心室造影更少应用。重度非缺血性 MR 的定义是每搏反流量≥60 ml，RF≥50%，有效反流口面积≥0.40 cm²。而重度缺血性 MR 的有效反流口面积通常>0.2 cm²，这时 MR 程度越轻，预后相对越好。

左心房顺应性 急性重度 MR 时，血液反流至正常体积的 LA，其顺应性正常或轻度降低。因此，任何程度 LA 容积的增加均会导致 LA 压的显著升高。LA 压力波形的 v 波通常很突出，LA 和肺静脉压显著升高，肺水肿很常见。因左心室收缩期 LA 压的快速升高，急性 MR 的杂音为收缩早期呈递减型，在 S_2 前终止，反映了 LV-LA 压差的逐渐减小。依临床背景不同，急性 MR 的 LV 收缩功能可能正常、高动力性或减低。

另一方面，慢性重度 MR 患者的 LA 显著扩大，而 LA 和肺静脉压升高时 LA 顺应性增加不明显。LA 压力波形的 v 波相对不明显。慢性 MR 的杂音是全收缩期呈持续性，反映了相对恒定的 LV-LA 压差。这些患者常有明显的乏力和继发于低 CO 的疲倦，而肺

充血所致的症状相对减轻。一旦左心房显著扩大时，心房颤动几乎不可避免。

症状

慢性轻中度孤立性 MR 的患者通常是无症状的。LV 可以很好地耐受容量负荷的增加。乏力、劳力性呼吸困难和端坐呼吸是慢性重度 MR 患者最常见的症状。常有心悸，可能预示心房颤动发作。MR 合并肺血管疾病和肺动脉高压时出现右心衰竭的症状：淤血性肝区痛、踝部水肿、颈静脉怒张、腹水以及继发性 TR。急性肺水肿是急性重度 MR 的常见并发症。

体格检查

慢性重度 MR 患者的动脉压通常是正常的，尽管因前向 CO 减小致颈动脉脉搏波可能是低容量向上的尖峰。心尖部可触及收缩期震颤、LV 收缩期抬举样搏动和快速充盈波（S_3），心尖搏动向左侧移位。

急性重度 MR 的患者，动脉压可能会降低而脉压减小，颈静脉压和波形可能正常或升高，心尖搏动位置正常，肺充血的体征非常突出。

听诊 S_1 减弱、消失，或被慢性重度 MR 的全收缩期杂音所掩盖。重度 MR 的患者，主动脉瓣可能提前关闭导致 S_2 增宽伴生理性分裂。LV 快速充盈期结束时乳头肌、腱索和瓣叶的突然拉紧会在主动脉瓣关闭音 0.12~0.17 s 后产生一个低调的 S_3 心音。即使并没有结构性 MS，S_3 后可有短暂的舒张中期隆隆样杂音。急性重度 MR 伴窦性心律的患者常可闻及第四心音。孤立性 MR 没有收缩期前杂音。

慢性重度 MR 最典型的听诊发现是 3/6 级以上的收缩期杂音。常为全收缩期杂音（见图 4-5A），但如前所述，急性重度 MR 的杂音为递减型并在收缩中晚期结束。慢性 MR 的收缩期杂音通常在心尖部最响并向腋下传导。然而，腱索断裂或二尖瓣后叶受累导致脱垂或连枷样改变时，反流束是偏心性地向前冲击邻近主动脉根部的 LA 壁。在这种情况下，收缩期杂音传导至心脏基底部，因此可能与 AS 的杂音相混淆。腱索断裂患者的收缩期杂音特点为海鸥鸣样乐音，连枷样瓣叶的杂音可类似乐音。非二尖瓣脱垂（MVP）导致的慢性 MR 的收缩期杂音在等长性运动（用力握拳）时增强，但在 Valsalva 等动作时因 LV 前负荷降低而减弱。

辅助检查

心电图 窦性心律的患者可有 LA 的扩大，当显著肺动脉高压影响 RV 功能时可有 RA 的扩大。慢性

重度 MR 常并发 AF。多数患者的心电图无确切心室扩大的表现，而其他患者可有离心性 LV 肥厚的表现。

超声心动图 建议行 TTE 评价 MR 的机制和血流动力学变化的严重程度。可根据 LV 舒张末期和收缩末期容积评价 LV 功能和 EF 值。可以观察瓣叶的结构和功能、腱索的完整性、LA 和 LV 大小、瓣环钙化、LV 局部和整体的收缩功能。多普勒超声显像可以评价左心房内 MR 彩色反流束的宽度或面积、连续多普勒血流信号的持续时间和强度、肺静脉血流形态、二尖瓣舒张早期峰值速度、反流容积的定量测定、反流分数及有效反流口面积。并且，根据三尖瓣反流速度可以估测肺动脉压。同时建议行 TTE 对慢性 MR 的患者进行随访，能够提供对临床病情变化的快速评价。MVP 患者的超声特点在下文中论述。TEE 能够提供较 TTE 更清晰的影像学信息（见图 7-5）。对于临床表现和静息状态下功能检测结果不一致的患者，TTE 结合运动负荷试验有助于评价运动耐量，以及 MR 严重程度、PA 收缩压和双心室功能的任何动态变化。

胸部 X 线片 LA 和 LV 是慢性 MR 胸部 X 线片上最显著的腔室。疾病晚期 LA 可显著扩大，构成心影的右侧缘。可有肺静脉充血、间质水肿和 Kerley B 线。显著的二尖瓣叶钙化常见于长期的风湿性 MR 和 MS 联合病变的患者。有时可见二尖瓣环钙化，尤其是在侧位胸部 X 线片上。急性重度 MR 的患者，当反流束主要朝向上叶肺静脉开口时，可有非对称性肺水肿。

治疗 二尖瓣反流

药物治疗（图 21-4）

慢性重度 MR 的治疗一定程度上取决于它的病

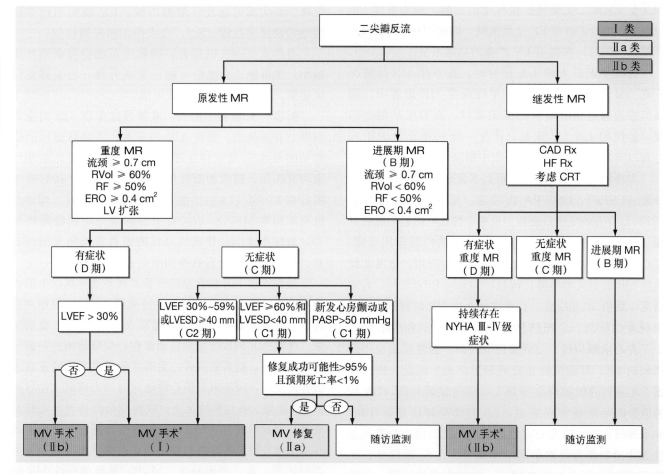

图 21-4 二尖瓣反流处理流程。治疗建议（I 类、IIa 类、IIb 类）和疾病分期（B、C1、C2、D）同图 20-2。根据年龄、症状和冠状动脉风险因素，应常规术前行冠状动脉造影。当临床表现和无创检查不相符时，可行心导管和血管造影检查。CAD，冠状动脉疾病；CRT，心脏再同步化治疗；ERO，有效反流口面积；HF，心力衰竭；LV，左心室；LVEF，左心室射血分数；LVESD，左心室收缩末内径；MR，二尖瓣反流；MV，二尖瓣；MVR，二尖瓣置换术；NYHA，纽约心脏协会；PASP，肺动脉收缩压；RF，反流分数；RVol，反流容积；Rx，治疗。

* 情况许可时二尖瓣修复术相对于二尖瓣置换术来讲优先考虑。

来源：RA Nishimura et al：2014 AHA/ACC Guideline for the Management of Patients with Valvular Heart Disease. J Am Coll Cardiol doi：10.1016/j.jacc.2014.02.536，2014，with permission.

因。一旦出现 AF 应行华法林治疗维持 INR 在 2～3 之间。这种情况下不建议新型口服抗凝药物。根据临床情况和 LA 大小可考虑心脏复律。与急性反流不同，目前对于血管扩张剂在慢性孤立性重度 MR 且 LV 收缩功能保留而没有高血压的患者中的应用，尚没有大规模长期前瞻性研究的证据。缺血或非缺血性扩张型心肌病时 MR 的严重程度可能会限制心力衰竭指南推荐的一些药物治疗，包括利尿剂、β 受体阻滞剂、血管紧张素转化酶（ACE）抑制剂、地高辛和双心室起搏［心脏再同步化治疗（CRT）］。重度 MR 伴窦性心律、LV 大小和收缩功能正常的无症状患者应避免等长性运动。

急性重度 MR 的患者必须尽快稳定病情准备手术。心肌梗死后乳头肌断裂或其他形式的急性重度 MR 患者，需要利尿剂、静脉血管扩张剂（尤其硝普钠）、甚至主动脉内球囊反搏治疗。

手术治疗

在慢性非缺血性的重度 MR 患者，手术决策上需充分权衡疾病缓慢进展和手术相关的短期和远期风险。自体瓣膜修复手术的风险显著低于瓣膜置换术（表 24-2）。修复术通常采用多种瓣膜成形术来重建瓣叶并植入瓣环。修复术避免了瓣膜置换术的远期不良事件，包括机械瓣置换术的血栓栓塞和出血并发症，以及生物瓣置换术后晚期因瓣膜功能衰竭而需再次手术的风险。并且，瓣膜修复和成形术保留了乳头肌、瓣下装置和腱索的完整性，相对能更好地维持 LV 功能。

慢性非缺血性重度 MR 的患者一旦出现症状应行手术治疗，尤其是瓣膜修复术可行时（图 21-4）。其他考虑早期二尖瓣修复术的指征包括：新发心房颤动和肺动脉高压（定义为静息时肺动脉收缩压≥50 mmHg，或运动后≥60 mmHg）。对于慢性非缺血性的重度 MR 患者，无症状但 LV 功能进行性恶化，LVEF 低于 60% 和（或）收缩末内径增加超过 40 mm 时，应考虑手术治疗。积极手术的建议是基于二尖瓣修复术的良好预后，尤其是在瓣叶脱垂或连枷状瓣叶的黏液瘤患者中进行的修复术。实际上，具有经验的外科医生对 75 岁以下、LV 收缩功能正常且无 CAD 的患者中进行自体瓣膜修复术的围术期死亡率<1%，但卒中的风险也约为 1%。在优秀的大型专科医疗中心，多达 95% 的二尖瓣黏液瘤样退行性变患者均采取修复术。瓣膜的长期稳定性良好，手术后首个 10 年需再次手术的发生率约为每年

1%。对于 AF 的患者，通常行左心房或双心房迷宫手术，或射频消融术、肺静脉隔离术来降低术后 AF 的复发风险。

功能性缺血性 MR 的手术治疗更加复杂，常需同时行冠状动脉血运重建术。目前的手术策略包括减容、缩环的瓣膜成形术，以及中重度 MR 患者行保留腱索的瓣膜置换术。缺血性 MR 的瓣膜修复术围术期死亡率较低，但远期 MR 的复发率较高。缺血性 MR 且 LV 收缩功能显著受损（EF<30%）的患者手术风险较高，LV 功能不能完全恢复，长期生存率下降。手术治疗必须充分权衡，只有遵循指南给予积极充分的规范化药物治疗和 CRT 基础上才能考虑。对于扩张型心肌病患者的重度功能性非缺血性 MR，与优化药物治疗相比，常规瓣膜修复术不能改善长期预后。急性重度 MR 患者的病情通常可以通过合理药物治疗来暂时稳定，但乳头肌断裂的病例必须在数天至数周内紧急手术治疗。

计划手术治疗时，对于临床表现和 TTE 检查不相符，而 TEE 或 CMR 检查亦不能明确的患者，左心和右心导管以及左心室造影检查有助于确诊重度 MR。冠状动脉造影检查可以确定需要同时行冠状动脉血运重建的患者。

经导管二尖瓣修复术

器质性或功能性 MR 的导管治疗在解剖学合适的患者中是可行的。目前已有治疗技术的有效性仍在积极探索中。一项技术是通过穿刺房间隔在二尖瓣叶中部释放瓣叶夹合器，然后夹合二尖瓣前后叶的游离缘（前缘对后缘或 A2-P2；图 21-5）。瓣叶之间游离缘间隙的长度和宽度决定了此手术的可操作性。目前器械已经上市，可用于治疗具有手术禁忌证的重度退行性 MR 患者，目前在美国，有关瓣叶夹合器用于治疗经规范药物治疗后仍呈症状性心力衰竭、LVEF 降低和重度功能性 MR 的研究正在进行。另一项技术在二尖瓣环后方的冠状窦中释放瓣环紧缩环，压迫二尖瓣环的后方从而缩小二尖瓣环，可以调整紧缩环的大小，缩小二尖瓣环周径，如同手术植入瓣环，从而减小瓣口有效面积。冠状窦与二尖瓣环和冠状动脉回旋支的解剖关系变异限制了此项技术的开展。在瓣下位置横跨心室腔的可调式腱索缩短扩张瓣环的间隔-侧壁直径，从而减小瓣口面积的技术也正在研究中。

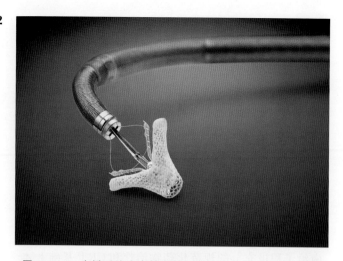

图 21-5 二尖瓣反流患者的导管修复术中用于夹合二尖瓣前后叶游离缘的夹合器。

二尖瓣脱垂

二尖瓣脱垂（MVP），也称为收缩期喀喇音-杂音综合征、Barlow 综合征、松软瓣膜综合征，或翻腾二尖瓣小叶综合征，是因二尖瓣装置的不同病理机制导致的相对常见但表现多变的临床综合征。机制之一是过度生长或冗长的二尖瓣叶组织，常与黏液样变性和特定糖胺聚糖大量增多有关。

多数 MVP 患者的病因并不清楚，但似乎其中一些为遗传因素所致。病理表现为Ⅲ型胶原的生成减少，电子显微镜显示断裂样胶原纤维。

MVP 在遗传性结缔组织病的患者中常见，包括 Marfan 综合征、成骨不全症、Ehlers-Danlos 综合征。MVP 可能合并有与 Marfan 综合征类似但并不严重的胸部骨骼发育异常，如高弓状硬腭以及胸和胸段脊柱的改变，包括"直背综合征"。

多数 MVP 患者的黏液样变性局限于二尖瓣，尽管三尖瓣和主动脉瓣也可以受累。二尖瓣后叶较前叶更常累及，二尖瓣环常有扩张。在许多患者，延长、冗长或断裂的腱索可导致或加重二尖瓣反流。

MVP 也可以继发于急性风湿热、缺血性心脏病或多种心肌病，见于 20% 的继发孔型房间隔缺损患者。

MVP 可造成乳头肌的过度负荷，导致乳头肌和邻近室壁心肌组织的功能不全和缺血。腱索断裂和进行性的瓣环扩张钙化导致瓣膜反流，而瓣膜反流又加重二尖瓣装置的病变，形成恶性循环。部分 MVP 患者出现心电图变化（见下文）和室性心律失常，可能是由于乳头肌负荷增加导致的局部心肌功能异常。

临床表现

MVP 在 15～30 岁的女性患者中多见，临床病程多数呈良性。MVP 也可见于老年患者（＞50 岁），男性居多，MR 常较重并需要手术治疗。一些患者呈家庭聚集现象，提示为不完全外显的常染色体显性遗传模式。MVP 临床表现多样，可以仅有收缩期喀喇音和二尖瓣后叶轻度脱垂的杂音，也可以出现因腱索断裂和瓣叶连枷现象导致的重度 MR。瓣叶黏液样变性的程度也是多变的。多数患者疾病进程缓慢，需数年或数十年，而部分患者因腱索断裂或心内膜炎而病情进展迅速。

大多数 MVP 患者可以终身无症状。然而在北美，MVP 是目前最常见的需手术治疗的孤立性重度 MR 的病因。可发生心律失常，以室性期前收缩和阵发性室上性或室性心动过速、心房颤动多见，可导致心悸、眩晕或晕厥。猝死是非常罕见的并发症，常见于重度 MR 和 LV 收缩功能降低的患者。瓣叶连枷现象的患者猝死风险显著增加。许多患者有无法解释的胸痛，常在胸骨下呈持续性，与活动无关，但多数与心绞痛不同。有报道继发于内皮破坏的二尖瓣栓子脱落可导致短暂性脑缺血发作。MR 和（或）瓣叶增厚的患者可发生感染性心内膜炎。

听诊 收缩中期或晚期（非射血期）喀喇音是常见的听诊发现，出现在 S_1 后的 0.14 s 以上，被认为是由于松弛、延长的腱索突然拉紧或脱垂的二尖瓣叶达最大位移时产生。收缩期喀喇音可以是复合性的，紧随高调的、收缩中晚期递增-递减型杂音，在心尖部听诊最响，偶尔杂音呈"嘀嘀声"或"喇叭音"。喀喇音和杂音出现于 Valsalva 动作站立位早期，以及任何加重二尖瓣脱垂程度、降低 LV 容量的治疗措施。相反，增加 LV 容量的蹲位和等距运动会使 MVP 减轻，喀喇音-杂音延迟，与 S_1 远离甚至消失。部分患者有不伴杂音的收缩中期喀喇音，而部分有不伴喀喇音的杂音。而部分患者在不同时间两种心音都可以出现。

辅助检查

心电图多数正常，Ⅱ、Ⅲ 和 aVF 导联可有双峰或倒置 T 波，偶有室上性或室性期前收缩。TTE 尤其有助于发现二尖瓣叶的位置异常和脱垂。MVP 的超声心动图定义为胸骨旁长轴切面，收缩期二尖瓣叶进入左心房的位移在瓣环平面以上＞2 mm。彩色血流和连续脉冲多普勒显像有助于 MR 和脱垂程度的半定量评估。MVP 导致的 MR 反流束常常是偏心的，反流分数和有效反流口面积的估测比较困难。当需要更准确的检测信息时需行 TEE 检查，瓣膜修复术中常规需要 TEE 检查进行监测。有创性的左心室造影很少需要，但可以显示二尖瓣后叶脱垂，或有时同时显示两个瓣叶的脱垂。

治疗　二尖瓣脱垂

仅在既往有心内膜炎的患者中进行预防感染性心内膜炎的治疗。有时 β 受体阻滞剂可用于缓解胸痛和控制心悸症状。如果患者因重度 MR 出现症状，行二尖瓣修复术（图 21-4），或少数情况下行保留腱索的置换术。短暂脑缺血发作的患者应予抗血小板药物如阿司匹林治疗，无效可考虑华法林治疗。一旦出现心房颤动应予华法林治疗。

第二十二章　三尖瓣与肺动脉瓣疾病

Tricuspid and Pulmonic Valve Disease

Patrick T. O'Gara，Joseph Loscalzo

（王　岚　译）

三尖瓣狭窄

在北美及西欧国家中，三尖瓣狭窄（TS）的患病率远不及二尖瓣狭窄（MS），TS 主要见于风湿性疾病，女性多于男性（表 22-1），且常非单独存在，往往与 MS 同时出现。在重度 MS 患者中，影响血流动力学的 TS 占 5%～10%，风湿性 TS 通常合并不同程度的三尖瓣反流（TR）。非风湿性的 TS 较罕见。

病理生理学

心室舒张期右心房（RA）和右心室（RV）的压力梯度决定 TS 的严重程度。吸气时跨瓣血流量增加，跨三尖瓣压力梯度随之增加；反之，呼气时压力梯度减少。心室舒张期三尖瓣平均跨瓣压达 4 mmHg 便足以使 RA 平均压升高，进而导致体循环淤血。此时，除非限制摄入钠盐或使用利尿剂，否则这种体循环淤血将会导致肝大、腹水、水肿或一些更严重的后果。在窦性心律的患者中，RA 的 a 波显著升高，甚至达到 RV 收缩压的水平，随后的 y 降支延长。静息状态下心排血量（CO）通常减少，且运动后无法相应增加。除非合并 MS，否则这种 CO 减低状态下，左心房（LA）、肺动脉（PA）和 RV 收缩压可以正常或仅轻度升高。因此，TS 的存在可能会掩盖 MS 相关的血流动力学异常或临床表现。

症状

由于 MS 的进展通常早于 TS，因此多数患者最先出现肺循环充血及乏力等症状。重度 TS 患者多主诉肝大、腹水或水肿，而较少主诉呼吸困难。然而，

表 22-1	三尖瓣及肺动脉瓣疾病的病因
瓣膜病变	**病因**
三尖瓣狭窄	风湿性 先天性
三尖瓣反流	原发性（器质性） 　风湿性 　心内膜炎 　黏液瘤（TVP） 　类癌 　放射性 　先天性（Ebstein 畸形） 　创伤 　乳头肌损伤（心肌梗死后） 继发性（功能性） 　RV 及三尖瓣环扩大 　多种原因导致的 RV 扩大（如，长期持续的肺动脉高压，右心室心肌梗死后重塑） 　长期 RV 心尖起搏
肺动脉瓣狭窄	先天性 类癌 肿瘤 心内膜炎
肺动脉瓣反流	原发性瓣膜疾病 　先天性 　瓣膜切开术后 　心内膜炎 　类癌 瓣环扩大 　肺动脉高压 　特发性扩张 　马方综合征

缩写：TVP，三尖瓣脱垂；RV，右心室

进展性 TS 伴或不伴 TR 的患者中，继发于低 CO 的乏力以及由水肿、腹水或显著肝大所导致的不适主诉均较常见。一些患者中，已行充分二尖瓣切开术后仍持续出现右心功能衰竭的症状，应该疑似合并 TS。

体格检查

因为 TS 通常合并其他更为明显的瓣膜病变，因此除非考虑到 TS，否则极易被漏诊。重度的 TS 通常导致严重的肝淤血，甚至肝硬化、黄疸、严重营养不良、全身性水肿或腹水，还可表现出充血性肝大及脾大的体征。颈静脉充盈，在窦性心律的患者中颈静脉搏动可见巨大 a 波，v 波相对不明显。由于在心室舒张期，三尖瓣的梗阻妨碍了 RA 的排空，因此 y 降支缓钝。在窦性心律的患者中，可见显著的收缩期前搏动以及肝大。

听诊时，肺动脉瓣关闭后大约 0.06 s，可闻及三尖瓣开瓣音（OS），但这种情况极其罕见。TS 的舒张期杂音与 MS 的舒张期杂音有很多相似之处，由于 TS 常合并 MS，因此 TS 容易被漏诊。而三尖瓣杂音在胸骨左下缘和剑突下听诊最为清楚，特别是在窦性心律下收缩期前最为显著。呼气相时，特别是 Valsalva 动作时流经三尖瓣的血流减少，因此 TS 杂音减弱；反之，吸气相时 TS 杂音增强。

辅助检查

心电图可见 RA 扩大的表现（图 5-8），如 II 导联 P 波高尖，以及 V_1 导联显著直立的 P 波。对于已确诊 MS 并同时存在右心衰竭的患者，若缺乏右心室肥厚的心电图表现，则需疑似合并三尖瓣病变。相较于孤立性 MS 患者，TS 合并 MS 的患者 X 线胸片上 RA 和上腔静脉显著突出，而不伴 PA 扩张，肺血管充血征象较少。超声心动图可见三尖瓣增厚，舒张期呈圆顶状，应用连续多普勒超声可评估跨瓣压力梯度。瓣口面积 ≤ 1 cm² 或压力减半时间 ≥ 190 ms 定义为重度 TS。RA 和下腔静脉（inferior vena cava，IVC）扩大。经胸超声心动图（TTE）还可提供 TR 严重程度、二尖瓣结构与功能、左心室（LV）和 RV 大小及功能、PA 压等相关信息。对于 TS 评估，心导管术并非常规进行。

治疗 三尖瓣狭窄

TS 患者出现显著的体循环淤血时，术前应限盐、卧床并给予利尿治疗。这样的术前准备可减少

肝淤血，从而显著改善肝功能不全，降低手术风险，特别是出血风险。TS 的手术指征为中到重度 TS，平均舒张期压力梯度 > 4 mmHg，三尖瓣瓣口面积 $< 1.5 \sim 2.0$ cm²，最好与二尖瓣成形术或二尖瓣置换术（MVR）同时进行。TS 常伴显著的 TR，因此外科修复手术可显著改善三尖瓣功能。若无法进行外科修复，则需考虑三尖瓣置换。meta 分析显示，机械瓣与生物瓣在总体生存率上并无显著性差异。与其他位置相比，三尖瓣位置上的机械瓣并发血栓栓塞的风险更高。对于不伴 TR 的孤立性重度 TS 患者，也可考虑经皮三尖瓣球囊成形术，但较少采用。

三尖瓣反流

在至少 80% 的患者中，TR 是继发于肺动脉高压所致的 RV 扩大及三尖瓣环扩张（表 22-1）。功能性 TR 常合并各种原因所致的 RV 扩大，甚至还包括下壁心肌梗死（MI）累及 RV。它通常见于风湿性或先天性心脏病所致的终末期心力衰竭，伴重度肺动脉高压（PA 收缩压 > 55 mmHg），亦可见于缺血性或原发性扩张型心肌病。如果肺动脉高压得到缓解，TR 则可逆转。功能性 TR 亦可由长期 RV 心尖起搏所致。风湿热可造成原发性（器质性）TR 同时合并 TS。RV 乳头肌梗死、三尖瓣脱垂、类癌性心脏病、心内膜纤维化、放射损伤、感染性心内膜炎以及瓣叶创伤均可引起 TR。其次，TR 亦可继发于先天性三尖瓣畸形，其通常伴随房室管畸形，此外还有三尖瓣 Ebstein 畸形（第十九章）

病理生理学

三尖瓣功能不全导致血液从 RV 反流至 RA，反流量取决于反流压差（如 RV 收缩压）以及反流口面积大小。TR 的严重程度及体征取决于 PA 收缩压的水平（前提是不伴 RV 流出道梗阻）、三尖瓣瓣环的大小、RV 前负荷随呼吸周期的改变，以及 RA 顺应性。RV 充盈随吸气增加，而前向 CO 降低且不随运动增加。显著的 TR 会导致 RA 扩大以及 RA 与颈静脉压增高，脉冲描记呈现突出的 $c\text{-}v$ 融合波。进展性的重度 TR 可导致 RA 波形"心室化"（见图 4-1B）。重度 TR 还表现为 RV 扩张（RV 容量负荷增加）以及最终造成收缩功能障碍；肺动脉高压所带来的压力负荷，或既往损伤引起心肌纤维化可加速其进展。

症状

轻或中度 TR 可以不伴其他血流动力学紊乱，因此可被较好耐受。由于 TR 通常与左心瓣膜病变、LV 功能不全和（或）肺动脉高压共存，因此临床上主要表现为上述疾病的特点。对于孤立性重度 TR，由于低 CO 所导致的乏力和劳力后呼吸困难是最早出现的症状。随着疾病进展，RV 功能减低，患者可表现出颈静脉搏动、腹胀或腹膨隆、食欲减低以及肌肉萎缩，同时还有进行性体重增加以及下肢肿痛。

体格检查

重度 TR 患者可见颈静脉充盈，明显的 *c-v* 融合波以及陡降 *y* 降支（不合并 TS 的情况下）。颈静脉对于 TR 的诊断意义比心音听诊要大。其他表现包括显著的肝大伴收缩期搏动、腹水、胸腔积液、水肿以及肝-颈静脉回流征阳性。沿左侧胸骨旁可扪及明显的 RV 搏动，沿胸骨下段左缘可闻及全收缩期吹风样杂音，并随吸气相增强（Carvallo 征），随呼气相或 Valsalva 动作减弱等均为特征性表现。TR 的杂音有时会混在 MR 的杂音中不易发现，除非提高注意力仔细听诊随呼吸周期的变化。同时，可见 RV 扩大的表现。疾病慢性期常合并心房颤动（AF）。

辅助检查

ECG 可以显示有关 TR 病因的特征性变化，如下壁 Q 波型 MI 提示其既往可能发生 RV 心肌梗死、右心室肥厚，或者 Ebstein 畸形中可见右束支传导阻滞伴预激图形。窦性心律患者的 ECG 可见 RA 扩大的表现，AF 亦常见。X 线胸片可见 RA 和 RV 扩大，取决于 TR 病程和严重程度。TTE 的特征性表现为 RA 显著扩大、RV 容量负荷增加，以及三尖瓣脱垂、连枷征、瘢痕或三尖瓣瓣叶异位。对于 TR 的诊断及评估可通过彩色多普勒血流成像（图 7-8）。重度 TR 可伴肝静脉收缩期逆流。连续多普勒获取 TR 流速信息，对于估测 PA 收缩压极为有用。许多患者中，应用 TTE 精确评估 TR 严重程度、PA 压、RV 大小以及收缩功能极具挑战。实时三维超声心动图以及心脏磁共振（CMR）可作为替代的影像学检查，尽管其尚未普及。重度 TR 患者中，CO 通常显著降低，RA 压力波形收缩早期无 *x* 降支，但出现显著的 *c-v* 融合波以及陡降 *y* 降支。平均 RA 及 RV 舒张末期压力通常升高。运动试验可用于评估无症状重度 TR 患者的心脏功能。运动试验

造成 TR 严重程度及 RV 功能变化的预后意义尚需进一步研究。

治疗　三尖瓣反流（图 22-1）

对于重度 TR 以及伴有右心功能衰竭的患者可应用利尿剂。由于许多患者因显著肝淤血而出现继发性高醛固酮血症，因此醛固酮受体拮抗剂往往有效。对于肺动脉高压以及重度功能性 TR，亦可考虑应用降低 PA 压和（或）肺血管阻力的治疗，包括针对左心疾病的治疗。对于重度 TR 并计划接受左心瓣膜手术的患者，可以考虑同时进行三尖瓣的外科手术治疗。同时，对于中度 TR 患者，若三尖瓣瓣环扩张（>40 mm），伴有右心衰竭病史或肺动脉高压，拟行左心瓣膜手术时，亦可考虑同台行三尖瓣外科手术。在上述情况下，针对 TR，外科通常行修复手术而较少行换瓣术，这种治疗策略在多数大型心外科中心已成为常规。外科手术还较多应用于对标准内科治疗无效的重度原发性 TR 伴右心功能衰竭或进展性 RV 收缩功能减退的患者。单纯三尖瓣手术（修复术或置换术）报道的围术期死亡率较高（8%～9%），其中患者既往曾接受左心瓣膜手术且 RV 功能减低可能是手术风险增加的影响因素。留置体内的永久性起搏器或除颤器电极亦对技术造成挑战。

肺动脉瓣狭窄

肺动脉瓣狭窄（PS）本质上是先天性疾病（表 22-1）。孤立性 PS，典型瓣膜呈圆顶状改变。肺动脉瓣发育不良为 Noonan 综合征的表现之一（第三十九章），其异常基因定位于 12 号染色体。其他较为少见的病因包括类癌以及肿瘤或较大赘生物梗阻。风湿性疾病累及肺动脉瓣的情况极为少见。

病理生理学

PS 的血流动力学改变取决于 RV 和 PA 主干之间收缩期压力梯度差。RV 流出道持续梗阻，收缩期射血延长，最终造成 RV 肥厚。相较于 LV 对主动脉瓣狭窄（AS）所致巨大压力负荷的代偿能力，RV 对此类血流动力学改变的适应度较差，PS 病程早期或峰值收缩压还处在较低水平时就出现 RV 功能不全。在正

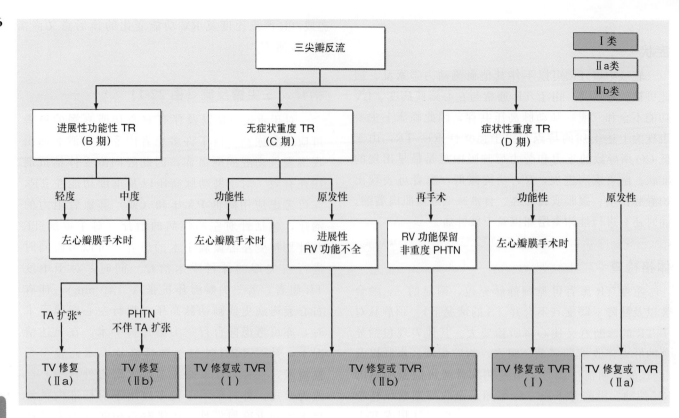

图 22-1　三尖瓣反流的处理。关于治疗的推荐级别（Ⅰ、Ⅱa、Ⅱb类）以及疾病分期（B、C、D期）的解释详见图 20-2。评估患者年龄、症状及冠心病危险因素后决定术前是否需要常规冠状动脉造影检查。当临床表现与无创检查出现矛盾时亦可考虑心导管检查及血管造影。PHTN，肺动脉高压；RV，右心室；TA，三尖瓣瓣环；TTE，经胸超声心动图；TR，三尖瓣反流；TV，三尖瓣；TVR，三尖瓣置换术。

*TA 扩张定义为 TTE 下测量＞40 mm（＞21 mm/m²）或术中直接测量＞70 mm。

来源：Adapted from RA Nishimura et al：2014 AHA/ACC Guideline for the Management of Patients with Valvular Heart Disease. J Am Coll Cardiol doi：10.1016/j.jacc.2014.02.536，2014，with permission.

常收缩功能和 CO 的情况下，重度 PS 定义为收缩期肺动脉瓣跨瓣峰值压力梯度＞50 mmHg；中度 PS 则为 30～50 mmHg。在峰值压力梯度＜30 mmHg 的患者中，PS 极少进展，但对于中度 PS，随着年龄增长，瓣膜增厚和钙化可呈进展性变化。RA 压力需上升至较高水平，以充盈顺应性不良和肥厚的 RV，因此出现显著的 a 波。由于 RV 及三尖瓣瓣环扩张继发功能性 TR 则呈显著 v 波。CO 得以保留直至疾病晚期。

症状

轻度甚至中度 PS 患者通常无症状，首次就诊是由于发现杂音而进行超声心动图检查。重度 PS 患者则主诉劳力性呼吸困难或乏力。极为严重梗阻者，可出现由于 RV 氧供需失衡引起的心绞痛和晕厥，尤其是合并不稳定的诱发因素，如心房颤动、发热、感染或贫血。

体格检查

轻到中度 PS 呈收缩中期递增-递减型杂音，最响亮的位置为左侧第二肋间，通常在瓣膜柔韧性较好的年轻患者中常被描述为"喷射音"（喀啦音）。喷射音是唯一右心吸气时呈强度减弱的杂音。这一现象反映随 RV 舒张末（心房后 a 波）压力的升高，肺动脉瓣提前开放。收缩期杂音在吸气相增强。随着重度 PS 的进展，喷射样杂音与第一心音愈发接近，直至最终无法闻及。可出现右心第四心音。收缩期杂音峰值延迟并持续至第二心音的主动脉瓣成分（A_2）。肺动脉瓣关闭延迟，第二心音的肺动脉瓣成分（P_2）减弱甚至消失。颈静脉搏动呈显著 a 波，反映 RA 需较高的压力以充盈顺应性减低的 RV。压力负荷显著增加时胸骨旁可扪及 RV 抬举样搏动。右心衰竭体征如肝大、腹水或水肿并不常见，但可出现在疾病晚期。

辅助检查

成人重度 PS 患者 ECG 可见电轴右偏、RVH 和 RA 扩大。X 线胸片正位片可见 PA 主干的狭窄后扩张，以及侧位片中 RV 扩大所致的胸骨后间隙消失。在某些 RVH 患者中，可见心尖抬举偏离左侧。RA 亦可扩大。TTE 可用作定性诊断，并描述瓣膜及评估压力梯度、RV 功能、PA 压力（可能减低）以及相关的心脏病变。TEE 对于进一步观察 RV 流出道（RV outflow tract，RVOT）以及评估漏斗部肥厚的意义更大。心导管通常不作为必需，但心导管检查可测得肺动脉瓣下及瓣上的压力梯度。应用多普勒评估的瞬时峰压力梯度和导管测得的峰-峰压力梯度的相关性较弱，后者与多普勒测得的平均压力梯度相关性较好。

治疗　肺动脉瓣狭窄

应用利尿剂治疗右心衰竭相关的症状与体征。合并轻至中度的肺动脉瓣反流者，肺动脉瓣球囊成形术适用于症状性患者，其瓣膜呈圆顶状，且峰压力梯度＞50 mmHg（或平均压力梯度＞30 mmHg）；对于无症状患者，则是峰压力梯度＞60 mmHg（或平均压力梯度＞40 mmHg）。若存在瓣膜发育不良，则需要外科手术干预（见 Noonan 综合征及其他疾病）。这种情况最好交由多学科心脏团队共同完成治疗决策。

肺动脉瓣反流

肺动脉瓣反流（PR）可继发于原发性瓣膜病变、瓣环扩张或其他合并情况，亦可继发于儿童患者 RVOT 梗阻外科矫正术后（如法洛四联症术后），或其他肺动脉瓣球囊成形术后（表 22-1）。类癌通常引起复合肺动脉瓣疾病（如 PS 合并 PR）。任何原因导致的长期重度 PA 高压亦可通过肺动脉瓣环扩张，进而导致 PR。

病理生理学

重度 PR 导致 RV 室腔扩大并离心性肥厚。和主动脉瓣反流（AR）情况类似，PR 亦可导致心室前负荷及后负荷增加。引起 PR 形成的机制是自 PA 到 RV 的逆向压力阶差，其在舒张期逐渐减弱，因而形成舒张期递减型杂音。随 RV 舒张压的升高，杂音的持续时间缩短。在疾病早期，前向 CO 可不受影响，但无法正常地随运动增加，随着病程进展，CO 进行性减退。RV 射血分数减低是血流动力学紊乱的早期指标。到了严重阶段时，RV 及 RA 显著扩大，颈静脉压力明显升高。

症状

轻至中度 PR 本身不会导致任何症状。临床症状主要由于其他问题（如 PA 高压）所致。随着重度 PR 及 RV 功能不全的进展，可出现乏力、劳力性呼吸困难、腹胀以及双下肢水肿。

体格检查

PR 的特征性表现为胸骨左缘舒张期高调递减型杂音（Graham Steell 杂音），往往需要与更常见的主动脉瓣反流的杂音相鉴别。Graham Steell 杂音随吸气相增强，往往伴随 P$_2$ 亢进以及可扪及 RV 抬举样搏动，其同样见于任何原因所致的严重 PA 高压患者。幼年期法洛四联症手术或 PS/肺动脉闭锁外科矫正手术的患者，RV-PA 通道内可自由反流，因为其内无瓣膜结构。此类患者中 PA 压力并不升高，尽管其 PR 程度严重或 RV 容量负荷过重，并且呈舒张期低调短程的杂音而易被误解。

辅助检查

根据 PR 的病因及严重程度，ECG 可呈现出 RVH 及 RA 增大的表现。X 线胸片可见 RV 及 RA 增大。肺动脉瓣形态及功能可通过经胸多普勒超声心动图评估，并根据三尖瓣收缩期血流速度估算 PA 压力。CMR 可提供更详尽的解剖学信息，特别是对于先天性心脏病修复术后的患者，以及更精确地评估 RV 容量。不需常规心导管检查术，但计划导管操作的患者可同时进行。

治疗　肺动脉瓣反流

对于因 PA 高压及瓣环扩张所致的功能性 PR 患者，应当积极降低 PA 血管阻力和压力。相关措施包括药物（如血管扩张剂）和（或）外科/介入治疗，取决于 PA 高压的病因。出现右心衰竭表现可应用利尿剂治疗。对于原发性、重度肺动脉瓣疾病（如类癌或心内膜炎）可行外科肺动脉瓣置换术，不过上述情况相当少见。经导管肺动脉瓣置换术已成功应用于许多幼年曾行法洛四联症手术或肺动脉瓣狭窄/闭锁矫正术后的重度 PR 患者。这一操作在临床上的应用先于经导管主动脉瓣置换术。

第二十三章　联合与复合心脏瓣膜疾病

Multiple and Mixed Valvular Heart Disease

Patrick T. O'Gara，Joseph Loscalzo

（李帮清　张　静　译）

许多获得性及先天性心脏病可导致一个或多个心脏瓣膜发生狭窄和（或）反流。例如，风湿性心脏病可单独或同时累及多个心脏瓣膜，包括二尖瓣［二尖瓣狭窄（MS）、二尖瓣反流（MR），或二尖瓣狭窄并反流］、主动脉瓣［主动脉瓣狭窄（AS）、主动脉瓣反流（AR），或主动脉瓣狭窄并反流］，和（或）三尖瓣［三尖瓣狭窄（TS）、三尖瓣反流（TR），或三尖瓣狭窄并反流］。严重二尖瓣病变导致功能性三尖瓣反流机制详见第二十二章。严重二尖瓣环钙化可导致瓣膜反流（由于二尖瓣环在心室收缩期不能有效缩小）及瓣膜轻度狭窄（由于瓣叶钙化引起瓣膜开放受限所致）。严重主动脉瓣狭窄可引起功能性二尖瓣反流，后者并不能通过单纯的主动脉瓣置换术（AVR）而改善。腱索断裂偶见于严重主动脉瓣狭窄患者。主动脉瓣感染性心内膜炎可通过脓肿形成及跨瓣膜炎症持续播散或通过从主动脉瓣叶向二尖瓣前叶的"种植播散"而继发累及二尖瓣装置。纵隔放射治疗可导致主动脉瓣、二尖瓣甚至三尖瓣病变，且病变类型通常是狭窄并反流的复合瓣膜病。类癌性心脏病可导致右瓣膜复合损伤，单独或同时累及三尖瓣、肺动脉瓣。麦角胺，以及既往联合应用芬氟拉明和芬特明治疗，罕见情况下可引起主动脉瓣和（或）二尖瓣的复合瓣膜损伤。马方综合征患者可能同时存在由于主动脉根部扩张所致的主动脉瓣反流和二尖瓣脱垂所致的二尖瓣反流。瓣膜黏液变性导致的多瓣膜脱垂（二尖瓣、主动脉瓣、三尖瓣）可见于无确切结缔组织病的患者。二叶主动脉瓣或二叶肺动脉瓣可导致瓣膜狭窄并反流。

病理生理学

联合心脏瓣膜疾病的患者，近心端瓣膜病变所致的病理生理学改变可能会掩盖远心端瓣膜病变的严重程度。例如，在风湿性二尖瓣联合主动脉瓣病变的患者中，由于二尖瓣病变导致的心排血量（CO）下降可减轻严重主动脉瓣病变（狭窄、反流，或二者复合）所致的血流动力学紊乱程度。此外，二尖瓣狭窄患者发作心房颤动可导致先前并不显著的主动脉瓣病变症状突然加重。随着病情进展继发出现肺血管疾病，使得临床病情变得复杂和更具挑战性。由于随着三尖瓣疾病进展心排血量会有所下降，任何伴随的二尖瓣或主动脉瓣病变的严重程度均可被低估。

联合心脏瓣膜疾病最常见的一个例子是严重二尖瓣病变导致功能性三尖瓣反流。功能性三尖瓣反流是由于右心室及三尖瓣瓣环扩张所致；常伴有肺动脉（PA）高压，而三尖瓣瓣叶形态正常。随着三尖瓣反流的不断进展，可引起右心室容量负荷增加，以及持续的右心室和三尖瓣瓣环扩张。三尖瓣反流通常发生于瓣膜中央；反流入右心房时右心房压力脉冲曲线出现大的收缩期 $c-v$ 波。$c-v$ 波振幅取决于右心房顺应性及反流量。慢性严重三尖瓣反流伴 PA 高压的患者，其右心房压力曲线波形可呈现"心室型压力波形"。随着心排血量下降，二尖瓣病变严重程度变得难以估测。原发风湿性三尖瓣病变可伴发风湿性二尖瓣病变，出现三尖瓣反流、狭窄或复合病变导致的血流动力学异常。三尖瓣狭窄的患者，右心房压力曲线 y 降支延长。

此外，风湿性心脏病联合瓣膜疾病还常见二尖瓣和主动脉瓣的联合病变，通常是二尖瓣狭窄伴主动脉瓣反流。单纯二尖瓣狭窄时，由于流入受限，左心室（LV）前负荷及舒张压减低。而当伴随主动脉瓣反流时，根据心室顺应性特点则出现 LV 充盈增多且舒张压升高。因为随着二尖瓣狭窄程度逐渐加重，心排血量下降，主动脉瓣跨瓣流量将下降，掩盖了潜在的主动脉瓣病变（主动脉瓣反流、狭窄或二者复合病变）严重程度。如前所述，这些患者出现心房颤动可引起严重症状。

严重主动脉瓣狭窄伴有功能性二尖瓣反流将使病情更为复杂。其二尖瓣瓣叶及腱索结构和功能通常正常。二尖瓣功能障碍是由于 LV 收缩压显著升高造成的 LV 几何结构改变（重塑）及瓣叶收缩期牵拉异常所致。通过外科或经导管 AVR 解除过重的心室后负荷，多可减少或消除二尖瓣反流，但也非绝对有效。主动脉瓣置换术后显著的二尖瓣反流仍持续存在与心脏功能受损及预后不良相关。鉴别哪些患者可在主动脉瓣置换联合功能性二尖瓣修复治疗中获益是非常大的决策挑战。大多数心外科医生主张在外科主动脉瓣置换术中同时进行中-重度或重度功能性二尖瓣反流修复治疗。

主动脉瓣狭窄并反流的患者，评估瓣膜狭窄程度可能受瓣膜反流的影响。因为在主动脉瓣反流且 LV 收缩功能保留的患者，其跨瓣收缩期流速增加，因此通过 LV-主动脉多普勒超声探测的压力阶差及收缩期杂音强度推算的瓣口狭窄程度预测值，可能高于真实的通过收缩期瓣口面积推算的瓣膜狭窄程度。基于前向心排血量（收缩期跨瓣血流）及平均压力梯度计算瓣膜面积的 Gorlin 公式，对于主动脉瓣复合病变患者并不适用。二尖瓣复合病变的患者中存在类似情况。在严重二尖瓣反流患者，由于心室舒张早期血流增加而使多普勒超声测得的二尖瓣 E 峰流速峰值（V_0）升高，因此不能准确反映出合并的二尖瓣狭窄所致的左心房高压。当主动脉瓣或二尖瓣复合病变分别是以主动脉瓣反流或二尖瓣反流为主时，均会出现 LV 扩张。以主动脉瓣狭窄或二尖瓣狭窄为主时，LV 内径可正常或缩小。对于复合瓣膜病患者，尽管结合临床表现及无创检查评估通常就可决策患者的治疗和随访方案，但是有时依然难以确定复合瓣膜病变是以狭窄还是反流为主。

显著主动脉瓣狭窄、心室不扩张且存在向心性心肌肥厚的患者，对于突发主动脉瓣反流耐受性差，这种情况可能发生于感染性心内膜炎或外科/经导管主动脉瓣置换术后并发瓣周漏时。无顺应性的 LV 不能够适应容量负荷突然改变，导致 LV 舒张压迅速升高，最终诱发心力衰竭。瓣周反流确实是经导管主动脉瓣置换术中短期死亡的重要危险因素。某些情况下 LV 可能不会因慢性主动脉瓣反流（或二尖瓣反流）而出现扩张，这些情况包括放射性心脏病、肥胖及糖尿病相关心肌病等。无顺应性、心室腔容积小的患者在瓣膜功能受损时可更早出现舒张功能障碍及心力衰竭表现。

症状

与单一瓣膜的单纯病变患者相比，存在联合瓣膜疾病或瓣膜复合病变的患者可能在自然病程的相对早期阶段即出现临床症状。劳力性呼吸困难和疲劳常由于心室充盈压升高、心排血量下降或二者共同作用所致。心悸是一个重要的临床表现，可能意味着心房颤动发作及提示二尖瓣病变，即使以前未曾疑诊。胸痛伴随心绞痛可能提示由于心肌肥厚及压力/容量超负荷导致的左或右心室氧供需失衡，可伴或不伴冠状动脉疾病。右心衰竭相关的症状（腹部胀满/膨隆、水肿）是疾病进展的晚期表现。

体格检查

单个瓣膜复合病变最常见的临床表现是可闻及收缩期及舒张期心脏杂音，反映出病变瓣膜的性质。因此，主动脉瓣狭窄伴反流的患者可分别于右侧第二肋间心脏基底部及胸骨左缘闻及典型的收缩中期强度逐渐增强-逐渐减弱杂音，及舒张期强度递减的吹风样杂音。许多严重主动脉瓣反流的患者即使无瓣膜硬化/狭窄，但查体仍可闻及收缩中期血流杂音，提示需寻找主动脉瓣狭窄的其他证据。主动脉瓣狭窄及反流的杂音应是不连续的，但有时可能很难与心脏连续性杂音相鉴别，后者可见于动脉导管未闭（PDA）或主动脉窦瘤破裂。主动脉瓣复合病变，其收缩期杂音应止于第二心音（S_2），而不应掩盖或持续至第二心音之后。PDA 所致的心脏杂音最佳听诊位置为胸骨左上方。主动脉窦瘤破裂的连续性杂音通常首发于急性胸痛之后。收缩早期喀喇音在年轻患者中通常提示二叶主动脉瓣，较少出现在先天性主动脉瓣狭窄并反流的患者中。如前所述，主动脉瓣的心脏杂音强度及持续时间受心排血量减少及共存的二尖瓣病变导致的跨瓣血流量影响。在单纯二尖瓣狭窄并反流患者，可出现吹风样、全收缩期杂音，及舒张中期隆隆样杂音（伴或不伴开瓣音），最理想的听诊部位为心尖部。上述患者出现不规则的异常心脏节律提示心房颤动。三尖瓣狭窄并反流的表现除了杂音强度随呼吸变化外，类似左心二尖瓣狭窄并反流。肺动脉瓣狭窄并反流的杂音类似主动脉瓣狭窄并反流，但应注意其杂音随呼吸运动可有动态变化。这些心脏杂音的具体性质描述请参见第二十二章。

辅助检查

心电图可能提示心肌肥厚和（或）心房扩大。左心瓣膜疾病患者如心电图提示存在右心异常时，需进一步评估 PA 高压和（或）右心瓣膜疾病。主动脉瓣病变的患者若出现心房颤动，则提示患者可能共存既往未受重视的二尖瓣病变。胸部 X 线片可用于筛查心脏扩大、瓣膜和（或）瓣环钙化以及肺血管床的异常改变。后者包括 PA 高压时出现的主肺动脉及肺动脉近段扩张，及左心房高压加重时出现的肺静脉血流再分布/怒张或 Kerley B 线。正位投影扩张的奇静脉提示右心房高压。放射学检查结果不支持预期的单一瓣膜单纯或复合病变时则提示存在联合瓣膜病变。

经胸超声心动图（TTE）是用于诊断和定性联合瓣膜病变和（或）复合瓣膜病变的最常用的影像学检查手段，并且可能发现一些临床忽视的异常。当需要更精确地评估瓣膜结构（尤其是二尖瓣），以及临床表现不除外感染性心内膜炎时，常需行经食管超声心动图（TEE）检查。TTE 可探查瓣膜形态及功能、瓣膜钙化、心腔大小、室壁厚度，估测 PA 收缩压及大血管内径，包括主动脉根部及升主动脉、PA 及下腔静脉。运动试验（有或无超声心动图）适用于患者主诉的功能受限程度不能完全用静息状态下 TTE 检查结果解释时。判断主要的瓣膜病变及制订治疗和随访方案需结合临床评估及 TTE 检查结果综合考虑。自然病程通常更大程度地受到主要瓣膜病变影响。

心脏磁共振（CMR）检查能提供更多心脏解剖及生理方面的信息，可用于超声心动图检查不适用时，但是 CMR 并不适用于评价瓣膜形态。心脏计算机断层扫描（CT）可用于评价复杂感染性心内膜炎患者的心腔内结构。冠状动脉 CT 造影检查能够非侵入性地评估冠状动脉解剖结构，可作为外科手术前的备选检查手段。

应用左心及右心导管进行侵入性血流动力学检查，可用于评估联合瓣膜病变或复合瓣膜病变患者的每个瓣膜病变的性质。测定 PA 压力及计算肺血管阻力（PVR）在特定患者（如进展的二尖瓣及三尖瓣病变）中有助于临床决策。需要注意的是，准确评估心排血量是非常重要的。冠状动脉造影（如果具有适应证）可与心导管检查一并进行。心室增强造影及大血管造影相对较少操作。

治疗　联合与复合心脏瓣膜疾病

管理心脏联合瓣膜病变及复合瓣膜病变的患者是一项非常具有挑战性的工作。正如前文所述，明确主要的瓣膜病变并根据治疗和随访建议持续管理至关重要（第二十至二十二章）。出现与预期不符的结论提示可能存在其他瓣膜病变。例如，中度二尖瓣病变的患者若伴有严重主动脉瓣病变，出现心房颤动可导致心力衰竭。

瓣膜疾病患者伴心房颤动时，药物治疗有限，缓解肺充血可使用利尿剂治疗，预防卒中及血栓栓塞应给予维生素 K 拮抗剂抗凝治疗。新型口服抗凝药并不推荐用于严重心脏瓣膜疾病患者。降压药物可能加重左心反流性瓣膜病变的症状，因此起始用药需谨慎，并密切调整剂量。利用肺血管扩张剂减低肺血管阻力在瓣膜疾病治疗中并未被认可其有效性。

目前心脏联合瓣膜病变或复合瓣膜病变的患者接受外科和（或）经导管瓣膜介入治疗的临床指南尚缺乏证据。如果患者存在明确、占主导地位的瓣膜病变，例如严重主动脉瓣狭窄伴轻度主动脉瓣反流的患者，治疗建议等同于单纯主动脉瓣狭窄的患者（见第二十章）。而其他患者，若无明确的证据推荐侵入性治疗，则需综合考虑以下问题，包括相关瓣膜病变的严重性、心室重塑、心脏功能代偿能力及 PA 压力，综合进行治疗决策。需要注意的是，心脏联合瓣膜病变和（或）复合瓣膜病变患者即使仅为中度瓣膜病变，也可能出现临床症状或生理功能受限的表现。

主动脉瓣及二尖瓣联合置换手术的围术期死亡率明显高于单个瓣膜置换术（见表 20-2 和表 21-2），因此手术应慎重。双瓣膜置换手术通常用于治疗两个部位瓣膜均为严重的（不可修复的）病变，以及一处为重度另一处为中度瓣膜病变的情况，以避免未手术瓣膜由于疾病进展在中后期又需要再次手术的风险。此外，由于外科手术中主动脉瓣位置的瓣膜假体会显著影响自体二尖瓣的暴露，因此拟进行双瓣膜置换术时，还需要考虑选择适合的假体类型（如机械瓣膜和生物瓣膜）。

在左心瓣膜手术的同时进行中度或重度三尖瓣反流的修复是目前较常见的手术策略，尤其是存在三尖瓣环扩张（>40 mm）的情况。增加三尖瓣修复的操作（通常是三尖瓣环成形术）并不显著延长手术时间或增加手术难度，且患者耐受性较好。另一方面，若在初始左心瓣膜外科术后数年再行进展性三尖瓣反流修复（或置换）手术，则围术期死亡风险相对更高。主动脉瓣狭窄患者，主动脉瓣置换术的同时进行中度或重度功能性二尖瓣反流修复术，如围术期死亡或主要并发症的风险可以接受，可考虑实施。

风湿性二尖瓣狭窄伴中度或重度二尖瓣反流的患者禁忌行经皮二尖瓣球囊成形术（PMBV）。同样，主动脉瓣狭窄伴显著主动脉瓣反流的患者禁忌行经皮主动脉瓣球囊成形术（PABV）。针对存在手术禁忌证及高危手术风险的严重钙化性主动脉瓣狭窄患者，开展经导管主动脉瓣置换术（TAVR）的 PARTNER 临床研究，初始入选患者时排除了合并严重主动脉瓣反流的患者。目前已有关于经导管进行重度主动脉瓣狭窄（采用 TAVR 方案）及功能性二尖瓣反流（采用 MitralClip 方案）联合治疗的报道。未来对于经导管技术治疗联合与复合心脏瓣膜疾病的进展值得期待。

第二十四章　心肌病和心肌炎

Cardiomyopathy and Myocarditis

Neal K. Lakdawala，Lynne Warner Stevenson，Joseph Loscalzo

（刘传芬　黄仲贤　尹伊楠　译）

定义和分型

心肌病是发生于心肌的疾病。据估计，美国500万～600万诊断为心力衰竭的患者中，心肌病占其总数的5％～10％。心肌病除外了其他结构性心脏病如冠状动脉性心脏病、原发性瓣膜疾病或严重高血压所导致的心功能异常；然而，在日常应用中，缺血性心肌病有时被应用于描述多支血管受累的冠状动脉心脏病所导致的弥漫性心功能异常，而非缺血性心肌病用于描述其他病因导致的心肌病。自2006年起，心肌病被定义为"一组与心脏机械和（或）电活动异常相关的异质性心肌疾病，通常（但并非总是）表现为异常的心室肥厚或扩张，由多种病因（常常是遗传性病因）所导致"[1]。

传统的心肌病分型最初根据尸检标本，后来根据超声心动图，将心肌病分为扩张型、限制型和肥厚型。扩张型心肌病和肥厚型心肌病可根据左心室壁厚度以及心腔体积区分；而限制型心肌病可表现为心室壁的不同程度增厚，心室体积可表现为缩小到轻度增大不等，伴有显著的心房增大。限制型心肌病目前更多依据舒张功能异常来定义，而舒张功能异常也可表现在扩张型心肌病和肥厚型心肌病中，但在后两者中并不突出。限制型心肌病在临床表现、大体形态以及病因上与扩张型和肥厚型心肌病有重叠之处（表24-1）。

越来越多的信息表明，上述基于表型的三分类不能满足疾病的定义或治疗。随着更多的遗传性病因被认识，心肌病的病因被分为四类：原发性（主要累及心脏）或继发于其他系统性疾病，原发性病因被进一步分为遗传性、获得性和两者混合性。然而，遗传信息在初次发病时通常难以获得，某一特定突变可以表达多种表型，而且遗传倾向也可以影响获得性心肌病的临床表现。虽然被推荐的遗传性分类并不能指导目前的临床决策，但在疾病分类由单一器官病理越来越向整体系统转变的环境下，这种分类方法更具有实际意义。

概述

对于所有心肌病，早期症状经常为活动耐量下降伴呼吸困难或乏力，通常是由于运动时心脏储备不足所致。上述症状起始时并不会得到重视，或是被归因于其他原因，通常为肺部疾病或年龄相关的活动受限。随着液体潴留导致静息充盈压升高，气短症状可能会

表 24-1　心肌病的临床表现

	扩张型	限制型	肥厚型
射血分数（正常＞55％）	症状严重时通常＜30％	25％～50％	＞60％
左心室舒张内径（正常＜55 mm）	≥60 mm	＜60 mm（可减小）	通常减小
左室壁厚度	正常或减少	正常或增加	明显增加
心房大小	增大，也可为原发性受累	增大；可显著增大	增大；与升高的充盈压相关
瓣膜反流	与瓣环扩张相关；失代偿早期出现二尖瓣反流；三尖瓣反流伴右心室功能障碍	与心内膜受累相关；常见二尖瓣和三尖瓣反流，严重者罕见	与瓣-隔相互作用相关；二尖瓣反流
常见的首发症状	劳动不耐受	劳动不耐受，早期出现液体潴留，可以右心症状为主	劳动不耐受，可出现胸痛
充血性症状[a]	左心症状较右心症状早，右心症状为主的青年患者除外	常以右心症状为主	静息时左心充血症状可在后期发生
心律失常	室性心动过速；Chagas病（美洲锥虫病）和部分家系中可见传导阻滞；心房颤动	除结节病外，室性心律失常不常见，在结节病和淀粉样变性中可见传导阻滞；心房颤动	室性心动过速，心房颤动

[a] 肺循环充血的左心症状：劳力性呼吸困难、端坐呼吸、夜间阵发性呼吸困难。
体循环充血的右心症状：肝区和腹部膨胀感、屈身时不适感、外周水肿

在日常活动中出现，例如穿衣，同时可能在夜间卧位时加重为呼吸困难或咳嗽。虽然在严重的液体潴留时，充血的特征性症状周围水肿可能不出现，尤其在较年轻的患者中，腹水或腹部不适可能更显著。非特异性术语充血性心力衰竭只用于描述液体潴留导致的症状，这些症状在全部三种心肌病中都可出现，也可出现在与充盈压升高的结构性心脏病中。三种心肌病均可以表现为房室间瓣膜反流、典型或不典型的胸痛、房性或室性心律失常以及栓塞事件（表24-1）。首诊评估应包括详细的病史采集和检查，寻找心脏、心脏外以及家族性疾病的线索（表24-2）。

表 24-2	心肌病的初始评估

临床评估

详细询问病史和体格检查以发现心脏或非心脏的异常[a]

心力衰竭、心肌病、骨骼肌病、传导疾病、心动过速和猝死的详细家族史

饮酒史、违禁药物服用史、化疗或放疗史[a]

评估进行日常活动和体力活动的能力[a]

评估容量状态、立位血压、体重指数[a]

实验室评估

心电图[a]

胸部X线片[a]

二维和多普勒超声心动图[a]

磁共振成像寻找心肌炎症和纤维化的证据

生化：

　血清 Na^+ [a]、K^+ [a]、Ca^{2+} [a]、Mg^{2+} [a]

　空腹血糖（糖尿病患者测糖化血红蛋白）

　肌酐[a]、血尿素氮[a]

　白蛋白[a]、总蛋白[a]、肝功能检测[a]

　血脂谱

　促甲状腺激素[a]

　血清铁、转铁蛋白饱和度

　尿液分析

　肌酸激酶同工酶

　心脏肌钙蛋白

血液学：

　血红蛋白/血细胞比容[a]

　白细胞计数及分类[a]，包括嗜酸粒细胞

　红细胞沉降率

疑似特定诊断的初始评估

病原体滴度，如临床怀疑之时：

　急性病毒（柯萨奇病毒、埃可病毒、流感病毒）

　人类免疫缺陷病毒

　美洲锥虫病（克氏锥虫）、莱姆病（伯氏疏螺旋体）、弓形虫病

导管检查：冠状动脉血管造影术，针对心绞痛考虑介入治疗的患者

活动性风湿病的血清学检测

当疑似具有治疗指征的特定诊断时，心内膜心肌活检，包括送检电镜检查

筛查睡眠呼吸紊乱

[a] ACC/AHA成人慢性心力衰竭实践指南I级推荐

心肌病的遗传病因

 对心肌病遗传性病因的患病率的评估持续增多，同时家族史和遗传检测的有效性受到越来越多的关注。遗传性在肥厚型心肌病中被清晰地认识，30%无其他明确病因的扩张型心肌病中也表现出了遗传性。详细的家族史采集不仅要包括心肌病和心力衰竭，也应包括发生猝死却常被错误地认为是"一次严重的突发心脏病"的家庭成员，或中年时期就发生心房颤动或植入起搏器的家庭成员，以及患有肌营养不良的家庭成员。

大部分家族性心肌病以常染色体显性遗传的方式遗传，偶有常染色体隐性遗传或X染色体连锁遗传（表24-3）。错义突变导致氨基酸改变在心肌病中最为常见。表达的突变蛋白可通过显性失活机制干扰正常等位基因的功能。基因突变导致终止密码子的提前出现（无义突变）或阅读框的移位（移码突变），可引起蛋白质的截短或不稳定，这种蛋白质功能的缺失可引起心肌病（单倍体功能不足）。除了抗肌萎缩蛋白病，基因或外显子的缺失或复制在心肌病的病因中并不常见。

多个不同的基因与人类的心肌病相关（基因座异质性）。在这些基因中，多种突变与疾病相关（等位基因异质性）。虽然许多已发现的突变对个人/家系是"私有的"，但仍有一些特有的突变反复出现，可能是由于创建者效应或常见残基反复突变所致。

遗传性心肌病具有年龄依赖性以及不完全外显的特征。目前已定义的心肌病表型中，很少有出生时即表现出来的，在部分个体中，可能持续无表现。携带同一突变的个体在心肌病严重程度、心律失常相关的结局以及心脏移植的必要性方面，都可能有差异，提示了遗传性、表观遗传性以及环境因素在疾病表现上可能发挥重要作用。性别似乎起一定的作用，在多数心肌病中，男性的外显率更高，疾病程度更严重。3%～5%的个体携带两个或更多个心肌病相关突变，临床表现常常更为严重。然而，存在突变通常不能预测一个患者的疾病进程；因此，目前的治疗是基于疾病表型而非遗传缺陷。目前，基因检测最重要的作用是为家系评估提供信息。但也有少数情况下，基因检测可以用于检出有特定治疗指征的疾病，例如在Fabry病和Gaucher病中补充缺失的代谢酶。

心肌病中的基因和通路

肌动蛋白基因的突变是目前被认识最明确的，它编

表 24-3	心肌病相关的基因缺陷				
	基因产物	遗传方式	心脏表型	是否为独立的表型	心脏外表现
肌小节	MHY7（β 肌球蛋白重链）	AD	HCM，DCM，LVNC	是	骨骼肌病
	MYBPC3（肌球蛋白结合蛋白 C）	AD	HCM	是	
	TNNT2（心脏肌钙蛋白 T）	AD	HCM，DCM，LVNC	是	
	TNNI3（心脏肌钙蛋白 I）	AD，AR	HCM，DCM，RCM	是	
	TTN（肌联蛋白）	AD	DCM	是	
	TPM1（α-原肌球蛋白）	AD	HCM，DCM	是	
	TNNC1（心脏肌钙蛋白 C）	AD	DCM	是	
	ACTC（α-肌动蛋白）	AD	HCM，DCM，(LVNC)	是	
	MYL2（肌球蛋白调节轻链）	AD	HCM	是	骨骼肌病
	MYL3（肌球蛋白必需轻链）	AD	HCM	是	
Z 盘和细胞骨架	DES（结蛋白）	AD	DCM，RCM	是	骨骼肌病
	LDB3（Cypher-ZASP）	AD	DCM，LVNC	是	骨骼肌病
	MYOZ2（Myozenin 蛋白）	AD	HCM	是	
	TCAP（视松蛋白）	AD	DCM，HCM	是	
	ANKRD1（CARP）	AD	HCM，(DCM)	是	
	CSRP3（MLP）	AD	DCM，(HCM)	是	
	ACTN2（α-辅肌动蛋白-2）	AD	DCM	是	
	CRYAB（αB-晶体蛋白）	AD	DCM	是	
核膜	LMNA（核纤层蛋白 A/C）	AD，AR	CDDC	是	骨骼肌病
	EMD（Emerin 蛋白）	X 连锁	CDDC	否	骨骼肌病、挛缩
兴奋-收缩偶联	PLN（受磷蛋白）	AD	DCM	是	
	SCN5A（NAV 1.5）	AD	CDDC	是	注意其他与 Brugada 综合征相关的突变
	RYR2（心脏兰尼碱受体）	AD	ARVC	是	
	CASQ2（肌集钙蛋白 2）	AR	ARVC	是	
细胞代谢	PRKAG2（AMP 激酶的 γ-亚单位）	AD	HCM+	是	
	LAMP2（溶酶体相关膜蛋白）	X 连锁	HCM+	否[a]	Danon 病：骨骼肌病，认知受损
	TAZ（Tafazzin 蛋白）	X 连锁	DCM，LVNC	否	Barth 综合征：骨骼肌病、认知受损、中性粒细胞减少症
	FXN（共济蛋白）	AR	HCM	否	Friedreich 共济失调：共济失调、2 型糖尿病
	TMEM43（跨膜蛋白 43）	AD	ARVC	是	
	GLA（α-半乳糖苷酶-A）	X 连锁	HCM+	是	Fabry 病：肾衰竭、血管角质瘤、疼痛性神经病变
线粒体	线粒体 DNA	母系遗传	DCM，HCM	否	MELAS，MERRF，Kearns-Sayre 综合征，眼肌病
肌纤维膜	DMD（抗肌萎缩蛋白）	X 连锁	DCM	否[a]	Duchenne 和 Becker 型肌营养不良

	基因产物	遗传方式	心脏表型	是否为独立的表型	心脏外表现
	DMPK（肌萎缩性肌强直蛋白激酶）	AD	DCM	否	强直性肌萎缩 1 型
	SGCD（δ-肌糖）	AD	DCM	是	
桥粒	DSP（桥粒斑蛋白） JUP（斑珠蛋白）	AD, AR	ARVC	是	Carvajal 综合征（AR）、Naxos 综合征（AR）、手掌和足掌的"羊毛状发"和角化过度
	DSG2（桥粒芯糖蛋白 2） DSC2（桥粒胶蛋白 2） PKP2（桥粒斑菲素蛋白 2）	AD	ARVC	是	
其他	RBM20（RNA 结合基序蛋白 20）	AD	DCM	是	
	PSEN1（早老素）	AD	DCM	是	痴呆
	BAG3（BCL2-相关永生基因 3）	AD	DCM	是	

ª 提示此独立的心脏表型可发生于 X 连锁遗传缺陷的女性。

缩写：AD，常染色体显性遗传；AR，常染色体隐性遗传；ARVC，致心律失常性右心室心肌病；CDDC，传导障碍伴扩张型心肌病；DCM，扩张型心肌病；HCM，肥厚型心肌病；HCM+，HCM 伴预激综合征；HCMc，HCM 伴传导障碍；LVNC，左心室致密化不全；MELAS，（线粒体）肌病、脑病、乳酸酸中毒和卒中样发作综合征；MERRF，肌阵挛性癫痫伴破碎红纤维；RCM，限制型心肌病

码粗和细两种肌丝蛋白。虽然其中大部分突变与肥厚型心肌病相关，但越来越多的肌动蛋白突变被发现与扩张型心肌病，以及一部分左心室致密化不全相关。兴奋-收缩偶联蛋白却极少有突变被发现，可能是因为其对个体存活非常重要以致很少有变异发生。肌联蛋白的结构突变是认识最明确的扩张型心肌病的遗传病因，编码 TTN，用于维持肌小节结构以及作为一个关键的信号分子。

由于细胞骨架蛋白在心肌细胞结构、连接以及稳定性方面发挥重要作用，此类蛋白的多种缺陷可以导致心肌病，通常表现为扩张型（图 24-1）。例如，结蛋白组成连接细胞核和细胞膜的中间丝、Z 线以及肌细胞间的闰盘。结蛋白突变使力量和信号的传输受损，可导致心肌和骨骼肌联合的肌病。

肌纤维膜蛋白缺陷与扩张型心肌病相关。最为人所认识的是抗肌萎缩蛋白，由 X 染色体上的 DMD 基因编码，其异常可导致 Duchenne 型和 Becker 型肌营养不良。（病毒性心肌炎中，柯萨奇病毒剪切抗肌萎缩蛋白可造成该蛋白异常。）抗肌萎缩蛋白起细胞支架作用，维持肌纤维完整性和抗牵拉功能，心肌和骨骼肌功能的进一步缺陷导致不能耐受机械性压力。抗肌萎缩蛋白也与细胞膜上其他蛋白组成的复合体相关，例如黏着斑蛋白，其异常也可引起扩张型心肌病。肌纤维膜通道蛋白缺陷（通道病）通常与原发性心律失常相关，但如为 SCN5A 突变，则不同于导致 Brugada 综合征和长-QT 综合征的突变，其与扩张型心肌病合并心脏传导障碍密切相关。

心肌和骨骼肌中核膜蛋白缺陷见于常染色体（核纤层蛋白 A/C）或 X 连锁（Emerin 蛋白）遗传方式。上述蛋白的缺陷与房性心律失常和传导系统障碍的发病率升高相关，可发生于一些既往不具有心肌病史或是已检出心肌病的家系成员。

闰盘促进了细胞内连接，使细胞间形成机械和电的偶联，同时连接了细胞内的结蛋白中间丝。桥粒复合体中蛋白质的突变破坏了肌细胞间的附着，导致肌细胞脱离连接和死亡，并被脂肪和纤维组织替代。这些区域具有高度致心律失常性，也可能扩张形成动脉瘤。虽然多见于右心室（致心律失常性右心室发育不良），但可使左右心室均受累，也被称为"致心律失常性心肌病"。

由于信号通路分布于多个系统之中，最初考虑主要引起心脏损害的遗传异常，还应注意发现其他心脏之外的临床表现。心脏受累的单基因代谢性疾病已被充分认识到会累及多个器官及系统。目前，最为重要的是诊断出机体所缺乏的酶类，补充相应酶类可改善疾病的进程，例如 α-半乳糖苷酶缺乏（Fabry 病）。线粒体 DNA 的异常（母系遗传）导致能量生成受损，具有多种临床表现，包括认知功能受损和骨骼肌肌病。疾病表型的表达具有高度多样性，取决于胚胎发育过程中母系线粒体的分布。遗传性系统性疾病，例如家族性淀粉样变性和血色素沉着病，虽无心脏表达基因的突变，但可累及心脏。

对任何一名疑似或确诊遗传性疾病的患者，需考虑其家系成员，并纵向进行家系评估。筛查应包括超声心动图和心电图（ECG）。确诊性特定基因检测的适应证和临床意义，应根据特定的突变而定。家系成员提出关于疾病共患和下一代传递的问题，值得进行严

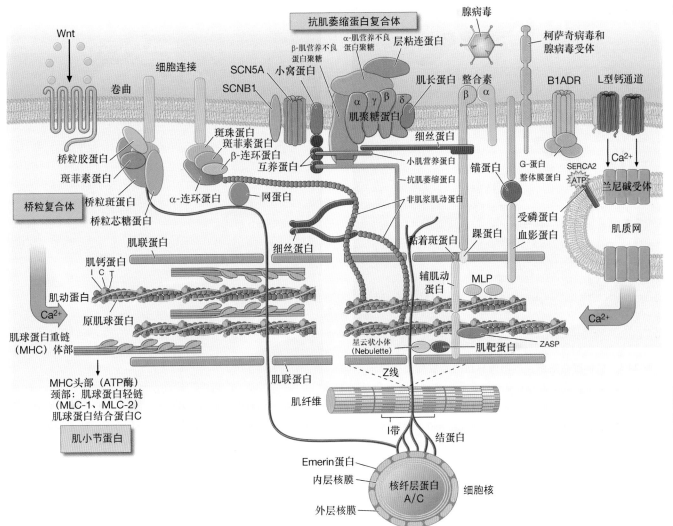

图 24-1　心肌细胞示意图，提示多个与心肌病相关的异常基因产物的位点。主要的功能组包括肌小节蛋白（肌动蛋白、肌球蛋白、原肌球蛋白以及相关的调节蛋白）、稳定和连接细胞膜与细胞内结构的抗肌萎缩蛋白复合体、与细胞间连接和稳定性相关的桥粒复合体，以及整合和稳定肌细胞的多种细胞骨架蛋白。ATP：三磷酸腺苷。

来源： Figure adapted from Jeffrey A. Towbin, MD, University of Cincinnati, with permission.

肃和慎重的讨论，最好由经过培训的遗传咨询师回答。

扩张型心肌病

　　左心室扩大伴有左心室射血分数测定的收缩功能降低，是扩张型心肌病的特征（表 24-2、24-3 和 24-4）。收缩性心力衰竭较舒张功能不全更为明显。虽然扩张型心肌病具有多种病因（表 24-4），但疾病的继发反应和进展过程具有共同的通路。当心肌发生损伤，一部分心肌细胞开始死亡，而其他存活细胞进入迟发的程序化细胞死亡（凋亡）。其余心肌细胞肥大以应对升高的心室壁压力。局部和循环因子的刺激加重了上述继发反应，促进了疾病的进展。细胞间质的动态重塑使舒张功能受累，并使心室扩张。二尖瓣反流通常

随着瓣膜结构变形而进展，通常在出现严重心力衰竭之时进展为大量反流。大量表现为"急性"病程的案例，实际上是数月或数年中无症状经过上述病程的疾病进展。右心室扩张和功能下降，可能是初始损伤导致，偶尔为主要表现，但多数情况下发生较晚，通常是由于左心室衰竭后的机械性相互作用，以及继发性肺动脉高压导致的后负荷增加。

　　无论心肌细胞直接损害的性质和程度如何，其所导致的细胞功能受损通常包括了可被修饰或可逆的继发反应。将近一半的新发心肌病患者，表现出了实质性的自发性痊愈。即使是长期持续性的病程，部分患者在药物治疗期间射血分数恢复至近似正常水平，尤其是应用 β-肾上腺素受体阻滞剂联合肾素-血管紧张素系统抑制剂治疗的患者。在左束支传导阻滞先于临床

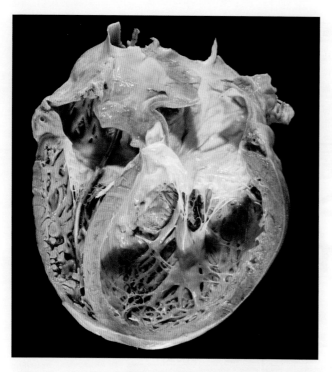

图 24-2　扩张型心肌病。本图为移植时心脏的大体标本，可见左心室显著扩张和右心室中度扩张。虽然左室壁似乎是变薄的，但心脏却明显肥大，重量超过 800 g（正常上限为 360 g）。可见除颤器导联穿过三尖瓣进入右心室心尖部。

来源：Image courtesy of Robert Padera，MD，PhD，Department of Pathology，Brigham and Women's Hospital，Boston.

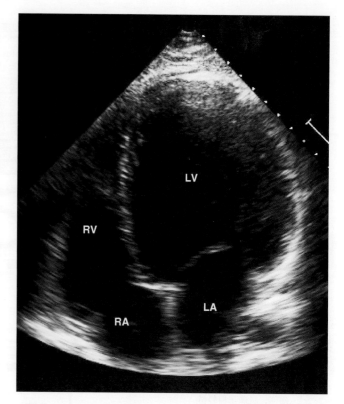

图 24-3　扩张型心肌病。本图为一名年轻的扩张型心肌病男性患者的超声心动图，提示左心室（LV）显著的球形扩张和室壁变薄。左心房（LA）较正常增大。需要注意的是，超声心动图的图像与病理图像呈垂直对称，按照惯例，左心室在超声心动图中位于右侧上方，在病理图像中则位于右侧下方。RA：右心房；RV：右心室。

来源：Image courtesy of Justina Wu，MD，Brigham and Women's Hospital，Boston.

心力衰竭出现多年的患者中，心脏再同步起搏可能改善射血分数并减小心室大小。对于心肌病中心脏恢复潜能的兴趣，被长期机械循环支持后左心室功能偶发"恢复"的现象进一步激发。扩张型心肌病的诊断和治疗，通常取决于心力衰竭的分期（第十六章），下述讨论与病因相关的诊断与治疗。

心肌炎

　　心肌炎（心脏的炎症）可由多种病因导致，但通常最常见的病因是感染性病原体通过直接侵袭、产生心脏毒性物质或慢性炎症伴或不伴持续性感染而损伤心肌。由于所有的严重感染都可以导致细胞因子释放而暂时抑制心脏功能，所以并不能通过一次急性感染后收缩功能的下降来考虑心肌炎的诊断。据报道，感染性心肌炎可见于几乎所有类型的病原体感染，但最常见的则是病毒和克氏锥虫。

感染性心肌炎

　　病毒性心肌炎的发病机制已在鼠类动物模型中进行了深入研究。病毒通过呼吸道或消化道进入人体后，

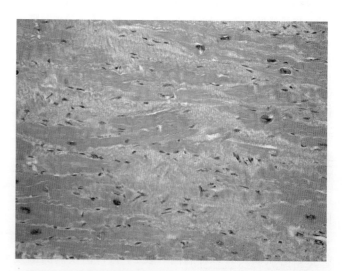

图 24-4　扩张型心肌病。本图为一例扩张型心肌病的显微镜标本，可见间质纤维化，及以心肌细胞增大和细胞核不规则增大为特征的心肌细胞肥大的非特异性改变。苏木精和伊红（HE）染色，放大倍数 100×。

来源：Image Courtesy of Robert Padera，MD，PhD，Department of Pathology，Brigham and Women's Hospital，Boston.

表 24-4	扩张型心肌病的主要病因（以及常见举例）

炎症性心肌炎

感染性

　病毒（柯萨奇病毒[a]、腺病毒[a]、HIV、丙型肝炎病毒）

　寄生虫（美洲锥虫—Chagas 病、锥虫病、弓形虫病）

　细菌（白喉）

　螺旋体（伯氏疏螺旋体—莱姆病）

　立克次体（Q 热）

　真菌（伴全身感染）

非感染性

　肉芽肿性炎症性疾病

　　结节病

　　巨细胞性心肌炎

　嗜酸粒细胞性心肌炎

　多肌炎、皮肌炎

　胶原血管病

　围生期心肌病

　移植排斥

中毒性

乙醇

儿茶酚胺：苯丙胺、可卡因

化疗药物（蒽环类药物、曲妥珠单抗）

干扰素

其他治疗性药物（羟氯喹、氯喹）

药物误用（依米丁、合成代谢类固醇）

重金属：铅、汞

职业暴露：碳氢化合物、砷化合物

代谢性[a]

营养缺乏：维生素 B_1、硒、肉碱

电解质缺乏：钙、磷、镁

内分泌疾病

　甲状腺疾病

　嗜铬细胞瘤

　糖尿病

肥胖

血色素沉着病

遗传代谢通路缺陷[a]

家族性[a]（见表 24-3）

骨骼肌病和心肌病

抗肌萎缩蛋白相关性肌萎缩（Duchenne 型、Becker 型）

线粒体肌病（如 Kearns-Sayre 综合征）

致心律失常性心室发育不良

血色素沉着病

与其他系统性疾病相关

免疫介导心肌炎的易感性

与非扩张型心肌病重叠

"轻微程度的扩张型心肌病"

血色素沉着病[a]

淀粉样变性[a]

肥厚型心肌病[a]（"burned-out"期，左心室扩大伴射血分数降低）

"特发性"[a]

续表

混合性（同时具备上述病因）

致心律失常性右心室发育不良（也可累及左心室）[a]

左心室致密化不全[a]

围生期心肌病

心动过速相关性心肌病

　室上性心动过速伴心率无法控制

　非常频发的非持续性室性心动过速或室性期前收缩

晚发于特发性左束支传导阻滞出现，且经心脏再同步治疗后左心室恢复至接近正常大小及功能的扩张型心肌病，则考虑左束支传导阻滞为其病因

[a] 在家族性心肌病中一些病例目前认为与特定的基因突变相关；其他具有相似表型的获得性或特发性心肌病可能与目前未被明确的遗传因素相关

与特异性受体结合来感染器官，例如心脏中的柯萨奇-腺病毒受体。病毒的感染和复制可导致心肌损伤和溶解。例如，肠病毒蛋白酶 2A 通过降解肌细胞中的抗肌萎缩蛋白，促进了病毒的复制和感染，而该蛋白对肌细胞的稳定十分重要。病毒受体蛋白的激活同时可以激活宿主的酪氨酸激酶，该酶可通过修饰细胞骨架促进病毒的进一步入侵。

应对感染的第一步宿主反应是非特异性的固有免疫反应，主要取决于 Toll 样受体识别抗原的共有特征。细胞因子迅速释放，紧接着激活和扩大特异性 T 细胞和 B 细胞群。在动物模型中，早期的免疫抑制会导致病毒复制增加和心脏损伤加重，因此起始的免疫反应很关键。但是，能否从病毒感染中恢复，不仅取决于免疫反应是否能有效地限制病毒感染，也取决于是否能及时下调免疫反应，避免过度反应和对宿主的自身免疫损伤。

继发的获得性免疫反应对病毒蛋白更具有针对性，包括 T 细胞浸润和针对病毒蛋白的抗体。如果未得到抑制，获得性免疫反应可持续对心脏造成继发损伤。持续的细胞因子释放激活基质中的金属蛋白酶，导致形成心脏骨架的胶原蛋白和弹性蛋白紊乱，使心室更容易出现扩张。促纤维化因子的刺激导致病理性间质纤维化。一些由于共刺激作用或分子模拟激活的抗体，也识别宿主心肌细胞内靶标，例如 β-肾上腺素受体、肌钙蛋白和 Na^+/K^+ ATP 酶，但目前仍未明确这类抗体是否促进心功能异常或是仅作为心肌损伤的标志物。

目前尚未明确病毒在人类心脏中可持续存在多久、病毒基因组的长期存在是否对心脏持续有害，以及潜伏的病毒经过多长时间后可再次成为病原体。常见病毒的基因组通常都可以在临床诊断心肌炎或扩张型心肌病的患者中检测到，但尚未明确这些基因组在无心脏疾病人群中出现的频率（详见下文）。关于感染、免疫反应以及继发的适应性改变，在病毒性心肌炎后心力衰竭进展过程中发生的时机和作用，仍需要进一步

病毒性心肌炎的临床表现 急性病毒性心肌炎通常表现为心力衰竭的症状和体征。部分患者表现为心包炎或急性心肌梗死样的胸痛。偶见以房性或室性心动过速或由心脏内血栓形成导致的肺循环或体循环栓塞为主要表现。常在评估其他疾病时偶然发现心电图和超声心动图异常。典型的病毒性心肌炎患者为青年或中年人，在发热、肌痛的病毒感染症状后，数天或数周内出现进行性加重的呼吸困难和乏力。

少数患者表现为暴发性心肌炎，由发热和呼吸道症状迅速进展为心源性休克，累及多个器官和系统，导致肾衰竭、肝衰竭和凝血障碍。典型的患者为青年人，近期就诊因支气管炎接受抗生素治疗或因病毒感染症状服用奥司他韦，出院数天后却因进展迅速的心源性休克再次就诊。及时的治疗和提供积极的支持至关重要，包括大剂量静脉儿茶酚胺治疗，有时采用暂时的机械循环支持。由于存活率达一半以上，病情在最初数周内可获得显著的改善，故识别此类暴发性心肌炎患者常常可以挽救生命。虽然部分存活患者仍存在舒张功能异常并影响体力活动，但此类患者的射血分数通常可恢复到接近正常。

慢性病毒性心肌炎常常被提及，但很少被证实，它可作为无法明确其他病因的扩张型心肌病的诊断。然而，一些无法解释的心肌病后来被证实存在遗传基础，或最终发现由过量乙醇（酒精）摄入或违禁药品导致。目前似乎仍有其他病因未被明确。在慢性扩张型心肌病中既往或持续病毒感染作为病因的发病率，目前仍具有争议。

心肌炎的实验室评估 疑诊心肌炎的初始评估包括心电图、超声心动图以及血清肌钙蛋白和肌酸磷酸激酶水平。磁共振成像在心肌炎诊断中被越来越多地应用，组织水肿的增加和钆增强（图 24-6），尤其中层心肌（不同于常见的冠状动脉分布区域）支持心肌炎诊断。

心内膜心肌活检并不常用于疑诊心肌炎的初始评估，除非室性心动过速的表现提示可能为结节病或巨细胞性心肌炎。心内膜心肌活检用于评估心肌炎或新发心肌病的适应证和获益目前仍存在争议。

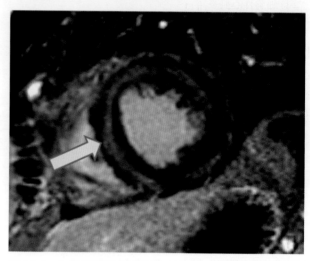

图 24-6　心肌病的磁共振成像。图示因心脏炎症和瘢痕形成导致的典型中层心肌（箭头所示）延迟钆增强显像。

来源：Image Courtesy of Ron Blankstein, MD, and Marcelo Di Carli, MD, Division of Nuclear Medicine, Brigham and Women's Hospital, Boston.

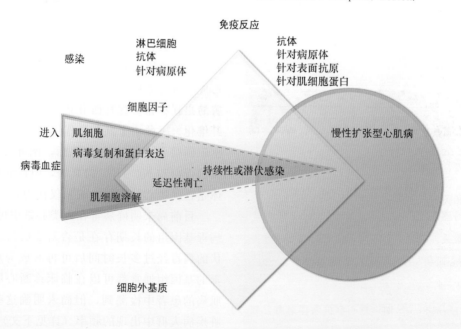

图 24-5　心肌炎病程进展的示意图。从感染经过直接、继发和自身免疫反应发展至扩张型心肌病。支持上述进程的大部分证据来源于动物模型。在慢性病程中，持续性感染和（或）持续的免疫反应对心肌损伤进展的促进程度尚不明确

心肌炎达拉斯标准（Dallas Criteria）中，心内膜心肌活检包括淋巴细胞浸润伴有心肌细胞坏死（图 24-7），而在 80％～90％ 临床诊断的心肌炎中为阴性。达拉斯标准阴性不除外由于取材因素，或是处于淋巴细胞浸润早期，也反映炎症由细胞因子或抗体介导的损伤导致时，此方法不具敏感性。对心内膜心肌活检的常规组织学检测极少提示特定的感染性病因，例如弓形虫病或巨细胞病毒感染。心肌活检样本的免疫组织化学检测通常可明确活化淋巴细胞亚型，也可检测 HLA 抗原的上调及可促进炎症的补体成分的出现，但上述结果的特异性和显著性并不明确。

比较急性期和恢复期患者的血液样本中病毒滴度升高，支持了急性病毒性心肌炎的诊断，同时提示自发改善的可能。目前并未明确测定循环抗心脏抗体的诊断地位，该抗体可能是心肌损伤的结果而非原因，且同样在冠心病和遗传性心肌病中被检测到。

近期或具有病毒感染症状的患者，其心肌炎的诊断分类如下：

1. 患者具有典型病毒感染症状而无心脏症状，并具备以下一项或一项以上者，则考虑亚临床急性心肌炎诊断：
   - 心肌损伤标志物升高（肌钙蛋白或 CK-MB）
   - 心电图提示急性损伤
   - 左心室射血分数下降或局部室壁运动降低

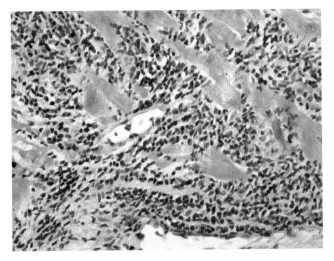

图 24-7　急性心肌炎。心内膜心肌活检的显微镜下标本，可见大量单核细胞浸润，偶见与明确的心肌损伤相关的嗜酸性粒细胞。心肌细胞核增大并具有反应性。即使炎症反应被抑制，广泛的心肌受累也会导致广泛的纤维化。HE 染色，放大倍数 200×。

来源：Image courtesy of Robert Padera, MD, PhD, Department of Pathology, Brigham and Women's Hospital, Boston.

- 心脏影像学异常，通常为超声心动图
2. 满足上述标准合并心脏症状，例如气短或由于心包炎或心肌炎所致胸痛，即拟诊为急性心肌炎。如伴有心包炎的临床表现（胸膜炎样胸痛、心电图异常、心包摩擦或积液），合并肌钙蛋白或 CK-MB 升高或室壁运动异常，提示为心包心肌炎或心肌心包炎。
3. 确诊的心肌炎，定义为心内膜心肌活检具备炎症的组织学或免疫组织学证据（见下文），此时无须满足其他实验室或临床标准。

涉及心肌炎的特定病毒

在人类中，病毒常常被考虑为临床心肌炎的病因，却极少被证实。涉及的病毒首先是 RNA 病毒中的小核糖核苷酸病毒，主要是肠道病毒、柯萨奇病毒、埃可病毒和脊髓灰质炎病毒。同样是 RNA 病毒，流感病毒则随着抗原决定簇而改变，在每年春冬季以不同的频率出现。DNA 病毒中，腺病毒、牛痘（天花疫苗）和疱疹病毒［水痘带状疱疹病毒、巨细胞病毒、EB 病毒和人类疱疹病毒 6 型（HHV6）］均已被充分认识可引起心肌炎，但也广泛存在于健康人群。聚合酶链反应（polymerase chain reaction，PCR）不仅在大部分扩张型心肌病患者中检测到病毒基因组，也在正常"对照"人群的心脏中检测到。最常被检测到的是细小病毒 B19 和 HHV6，这两者可能通过感染血管内皮细胞累及心血管系统。然而，由于这两种病毒暴露的血清学证据可见于许多儿童和大部分成人中，所以上述两者对慢性心肌病的作用尚不明确。

人类免疫缺陷病毒（HIV）与 1％～2％ 的扩张型心肌病相关。然而，随着高效抗反转录病毒治疗（highly active antiretroviral therapy，HAART）的进步，HIV 相关的心脏疾病发生率显著减低。HIV 中的心肌病可能是其他相关病毒导致的心脏受累，例如巨细胞病毒和丙型肝炎病毒，也可能为 HIV 直接累及。治疗慢性 HIV 的抗病毒药物可导致心肌病，既可通过直接作用，也可通过药物过敏。临床状况可能会因心包积液和肺动脉高压而更复杂。在尸检中经常发现淋巴细胞性心肌炎和心肌中的病毒颗粒，提示两者直接的因果关系。

丙型肝炎病毒多次报道与心肌炎相关，尤其在德国和亚洲。经干扰素治疗后，心功能异常可能获得改善。由于细胞因子本身可以短暂抑制心脏功能，所以小心协调各种治疗，并且实行临床评估十分关键。乙型肝炎病毒累及心脏并不常见，但伴有系统性血管炎（结节性多动脉炎）时可以见到。

其他特异性涉及心肌炎的病毒还包括流行性腮腺炎病毒、呼吸道合胞病毒、虫媒病毒（登革热和黄热病）以及沙粒病毒（拉沙热）。然而，在所有的严重感染中，系统性炎症反应可以导致心功能受到抑制，如患者存活，这种作用通常是可逆的。

治疗

针对任何阶段的病毒性心肌炎，目前尚无推荐的特异性治疗。在急性感染期，应避免抗炎症反应或免疫抑制的药物治疗，因为这类药物的使用，在动物模型中被证实会导致病毒复制增加和心肌损伤加重。特定的抗病毒药物治疗（如奥司他韦）目前仍未发现涉及心脏受累。目前正在进行的研究中，有关于抗病毒治疗对慢性病毒持续状态的影响，而这种慢性病毒状态通过心内膜心肌活检明确。免疫抑制治疗用于达拉斯标准阳性的心肌炎的大型临床试验的结果为阴性。目前对于免疫抑制治疗用于免疫介导的心肌炎已有部分乐观的结果和正在进行的研究，这一类免疫介导的心肌炎以活检中的免疫组织化学标准或循环中出现抗心脏抗体而无心肌病相关病毒基因组来定义。然而，无论抗病毒治疗或抗炎症治疗目前均不被推荐。除非对病毒性心肌炎的不同病程和结局，以及治疗的时控效应或靶点具有更深入的认识，否则将持续目前针对临床心血管分期的治疗方式，通常指扩张型心肌病。

寄生虫性心肌炎·美洲锥虫病 它是世界第三大寄生虫感染，也是最常见的心肌病的感染性病因。其病原体克氏锥虫通过猎蝽叮咬传播，流行于中南美洲的乡村地区。病原可通过输血、器官移植、母婴传播，偶可见经口传播。虽然清除其昆虫宿主的政策使得患病率在南美由 1600 万降至少于 1000 万，但越来越多的病例在西方发达国家被发现。在美国，约有 10 万的感染人群，他们中的大部分是在流行疫区受到感染。

有多种致病机制与之相关。寄生虫本身可以导致心肌细胞溶解和原发性的神经损害，特异性免疫可以识别寄生虫或相关抗原，从而在未检测到寄生虫的情况下导致慢性免疫激活状态。分子技术已经发现在感染个体中长期存在寄生虫 DNA。心脏移植后免疫抑制期间，寄生虫皮损的复发，进一步证实这种持续性的感染。正如病毒性心肌炎一样，持续性感染和继发性免疫损伤的关系仍未被完全认识（图 24-5）。此外，促进美洲锥虫病进展的因素还包括自主神经功能异常和微血管损害，两者促进了心脏和胃肠道疾病的进展。

急性期的美洲锥虫病伴有寄生虫血症，常常难以明确，但在少于 5% 的案例中，患者在感染数周内即

出现临床表现，表现为非特异性的症状，偶见急性心肌炎和脑膜脑炎。未经抗寄生虫治疗的情况下，接近半数的患者由无症状期缓慢进展至出现心脏和胃肠道表现的慢性期，需要 10～30 年。美洲锥虫病的典型表现为传导系统异常，尤其是窦房结和房室结功能异常和右束支传导阻滞，也可发生心房颤动和室性心动过速。小的室壁瘤很常见，尤其在心尖部。这些扩张的心室常常是血栓的来源，进一步导致肺栓塞和体循环栓塞。病媒接种诊断法是对寄生虫本身的检测，却很少被应用。针对锥虫的特异性 IgG 的血清学检测缺乏足够的敏感性和特异性，因此需要两项独立的阳性检测结果才能确诊。

进展期的治疗主要针对疾病的临床表现，包括心力衰竭的药物治疗、除颤器和起搏器植入及抗凝治疗。慢性期无明显急性感染时的抗寄生虫治疗受到越来越多的关注。最有效的两种抗寄生虫药物——苄硝唑和硝呋替莫，都与多种严重的不良反应相关，包括皮炎、胃肠道不适和神经病变。发生显著心力衰竭者 5 年生存率低于 30%。偶有无心脏以外其他疾病的患者进行心脏移植，后续需要终生治疗以抑制感染再次激活。

非洲锥虫病 该病通过被采采蝇叮咬感染，可见于在非洲旅行期间缺乏防护的旅行者。西非型是由冈比亚布氏锥虫导致，可持续无症状数年。东非型由布氏罗得西亚锥虫导致，从外周血管浸润到心肌炎和心力衰竭而进展迅速，常伴有心律失常。确诊主要通过在血液、淋巴结或其他感染部位发现锥虫。抗寄生虫治疗的效果有限，主要取决于感染的特定种类以及感染的时期（血液淋巴性或神经性）。

弓形虫病 该病通常通过进食感染后未煮熟的猪肉和牛肉感染，通过猫粪、器官移植、输血和母婴传播。免疫功能低下的宿主有可能出现囊孢潜伏性感染后的再次激活。在 40% 死于 HIV 感染的患者尸检中可找到囊孢。弓形虫病可表现为脑炎和脉络膜视网膜炎，以及在心脏，可导致心肌炎、心包积液、缩窄性心包炎和心力衰竭。在具有免疫功能的患者中，当 IgM 阳性，IgG 随后阳性时可确诊。免疫低下患者出现心肌炎和弓形虫 IgG 滴度阳性，尤其在亲和力检测中提示抗体的高特异性，需要疑诊弓形虫病。偶有样本可见心肌中的囊孢。联合治疗包括乙胺嘧啶和磺胺嘧啶或克林霉素。

旋毛虫病 该病通过进食未煮熟肉类、摄入旋毛虫幼虫而感染。幼虫寄生于骨骼肌导致肌痛、乏力和发热。眶周和面部水肿，以及结膜和视网膜出血也可出现。虽然偶见幼虫侵犯心肌，但临床的心力衰竭十分罕见，当出现了心力衰竭，也是归因于嗜酸粒细胞

性炎症反应。通过特异性血清抗体确诊，嗜酸粒细胞增多进一步证实诊断。治疗包括驱虫药物（阿苯达唑、甲苯咪唑），如炎症反应严重，加用糖皮质激素。

棘球绦虫病　该病累及心脏很罕见，但囊孢可以在心肌和心包中形成和破裂。

细菌性感染　大部分的细菌感染均可通过直接侵袭和形成脓肿累及心脏，但十分罕见。最常见的是在严重感染和败血症时，系统性炎症反应抑制心肌收缩力。白喉在接近半数的病例中特异性累及心脏，这同时也是这类患者的最常见死因。疫苗的普及让白喉的患病人群由全世界的儿童转变为无常规免疫接种的国家和无免疫力的老年人群。白喉杆菌释放一种毒素使蛋白质合成受损，可以影响心脏传导系统。特异性抗毒素优先于抗生素治疗，应被尽快注射。其他可累及心脏的系统性感染包括布鲁杆菌病、衣原体病、军团菌病、脑膜炎球菌病、支原体病、鹦鹉热和沙门菌病，特异性的治疗均针对系统性感染本身。

梭菌感染　通过释放毒素破坏心肌。心肌内可以检测到气泡，偶见心肌和心包内形成脓肿。**β-溶血性链球菌感染**最常见与急性风湿热相关，本病以心脏瓣膜和全身结缔组织的炎症和纤维化为特征，但它也可导致伴有局灶性或弥漫性单核细胞浸润的心肌炎。

结核病可直接累及心肌，也可通过结核性心包炎累及心肌，但是当应用抗生素治疗后，则很罕见。**Whipple 病**由惠普尔养障体（Tropheryma whipplei）导致，通常表现在胃肠道，但也可发生心包炎、冠状动脉炎、瓣膜病变和偶见慢性心力衰竭。抗结核的多药联合治疗方案有效，但即使经过合理治疗，其仍有复发趋势。

其他感染·螺旋体感染　通过心肌活检发现莱姆病的病原体——伯氏疏螺旋体从而确诊。莱姆病的心脏炎通常与关节炎和传导系统疾病同时表现，经过 1～2 周抗生素治疗后可痊愈，只有极少数出现慢性心力衰竭。

真菌感染为血源性或由其他感染部位直接传播，包括曲霉病、放线菌病、芽生菌病、念珠菌病、球孢子菌病、隐球菌病、组织胞浆菌病和毛霉菌病。然而，以上感染罕见以心脏受累为主要临床表现。

立克次体感染，Q 热、落基山斑疹热和恙虫病通常伴有心电图改变，但大部分临床表现与全身血管受累相关。

非感染性心肌炎

心肌炎症可以在无明显先前感染的情况下发生。典型的非感染性心肌炎的例子是心脏移植排斥。在这种情况下，心肌抑制的进展和逆转都很快，非细胞性介质如抗体和细胞因子，与淋巴细胞一起具有关键作用，心肌抗原因既往的物理损伤和病毒感染而被暴露。

最常见的非感染性心肌炎的诊断为肉芽肿性心肌炎，包括结节病和巨细胞性心肌炎。结节病为多系统性疾病，最常见累及肺部。虽然本病在非裔美国年轻男性中有较高发病率，但其流行病学特征也有所改变，越来越多的结节病在非乡村地区的白种人中被确诊。有肺部结节的患者具有心脏受累的高风险，但心脏结节病也可出现在无肺部疾病的患者中。由于呈区域集中性，支持了肉芽肿性反应是由一种目前尚未被认知的感染性或环境性过敏原所激发的假设。

心脏肉芽肿的部位、密度、时间进程和心脏外受累的程度，均呈显著多样性。患者可表现为迅速发病的心力衰竭和室性心动过速、传导阻滞、胸痛，或在眼部受累的情况下仅有较少的心脏表现，伴有浸润性皮损，或非特异性发热。患者也可在心脏症状反复波动数月到数年之后，转为慢性进展病程。当出现以室性心动过速和传导阻滞为主要初始症状的心力衰竭而无冠心病时，需高度疑似肉芽肿性心肌炎。

根据病程不同，心室可表现为限制型或扩张型。通常在双侧心室中，右心室扩张和室性心律失常为主要表现，有时被归因于致心律失常性右心室发育不良。小的室壁瘤常见。即使在缺乏临床肺部疾病表现的情况下，胸部 CT 仍常能发现肺部淋巴结病。全胸部的代谢显像［正电子发射断层扫描（PET）］可见加亮的活跃结节病变，这些病变的葡萄糖需求增加。心脏磁共振显像（MRI）可辨别出炎症的区域。为了排除慢性感染，例如结核病或组织胞浆菌病等导致的淋巴结病变，诊断往往需要病理结果确认。增大的纵隔淋巴结活检常常获益最大。结节病分散的肉芽肿在心脏活检中很容易被遗漏。

针对结节病的免疫抑制治疗是与糖皮质激素联合起始治疗，这种治疗方式对心律失常往往比对心力衰竭更有效。在糖皮质激素减量期间，结节病变持续存在或复发的患者，需要考虑其他免疫抑制治疗，常用与心脏移植相同的免疫抑制剂。起搏器和埋藏式除颤仪分别用于预防威胁生命的心脏传导阻滞或室性心动过速。由于炎症通常痊愈形成广泛的纤维化，导致心功能受损和形成心律失常的折返通路，所以当肉芽肿范围不广泛且射血分数无明显降低时预后最好。

巨细胞性心肌病虽然不如结节病常见，但在心肌病活检阳性的病例中占到 10%～20%。巨细胞性心肌病的典型表现为进展迅速的心力衰竭和心动过速。肉芽肿病变呈弥漫性，并被广泛的炎症浸润包绕，在心

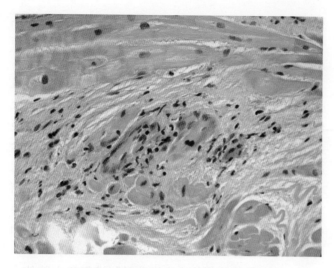

图 24-8　结节病。心内膜心肌活检显微图像可见非干酪样肉芽肿及相关间质纤维化的结节病典型表现。特殊染色未见微生物，未见异物。HE 染色，放大倍数 200×。

来源： Image courtesy of Robert Padera, MD, PhD, Department of Pathology, Brigham and Women's Hospital, Boston.

内膜心肌活检下不易被遗漏，且常常合并广泛的嗜酸性粒细胞浸润。常合并胸腺瘤、甲状腺炎、恶性贫血、其他自身免疫性疾病，以及偶见近期感染史。糖皮质激素的治疗效果较结节病差，有时需要联合其他免疫抑制剂。病情常常进展迅速而迫切需要心脏移植。虽然巨细胞性心肌病的临床表现严重程度和心肌组织学表现较结节病更具有暴发性，但偶有于结节病后发现巨细胞性心肌病，提示在部分病例中，两者可能代表了同一疾病谱中的不同阶段。

嗜酸性粒细胞性心肌炎（eosinophilic myocarditis）可能是嗜酸性粒细胞增多症的重要表现，在西方国家，嗜酸性粒细胞增多症通常是特发性的，而在地中海地区和非洲国家则可能是先前感染导致的。该病还可见于系统性嗜酸性粒细胞综合征的患者，例如 Churg-Strauss 综合征或恶性肿瘤。过敏性心肌炎（hypersensitivity myocarditis）通常是被偶然发现的，活检提示淋巴细胞、单核细胞及高比例的嗜酸细胞浸润支持诊断。常由抗生素引起，尤其是长期服用的抗生素，另外噻嗪类利尿剂、抗惊厥药、吲哚美辛和甲基多巴也可能致病。也有报道称其与天花疫苗有关。这类患者循环中嗜酸性粒细胞计数可能略有升高，但未达到嗜酸性粒细胞增多症的高水平。大剂量糖皮质激素及停用致病药物对过敏性心肌炎有效。

心肌炎通常与累及骨骼肌和心肌的全身炎症性疾病相关，如多发性肌炎和皮肌炎。当结缔组织病如系统性红斑狼疮患者出现心脏受累时需鉴别非感染性心肌炎，但结缔组织病患者更为常见的心脏表现主要为

心包炎、血管炎、肺动脉高压及冠状动脉疾病。

围生期心肌病（peripartum cardiomyopathy，PPCM）通常在妊娠期后 3 个月或产后 6 个月内发生，发病率为 1/2000～1/15 000。高龄妊娠、多产、双胎妊娠、营养不良、保胎治疗、子痫前期及毒血症等是围生期心肌病的危险因素。尼日利亚妇女产后早期心力衰竭较为常见，这可能与她们产后卧床及增加食盐摄入导致循环血量增加有关。在西方人群，部分心肌活检提示淋巴细胞性心肌炎，这可能增加患者对病毒性心肌炎及由抗子宫抗体与心肌的交叉反应引起的自身免疫性心肌炎的易感性。另一理论提出，由氧化应激诱导产生的催乳素异常裂解片段可能引起心肌细胞凋亡，因此也有研究探讨溴隐亭对本病的治疗作用。

近期，有研究发现围生期心肌病与抗血管生成信号传导增加有关，这一过程可在子痫前期的患者中加剧。在动物模型中，促血管生成治疗已被证明是有效的。

妊娠过程中循环系统负担增加，可能会使潜在的心脏疾病恶化，因此在诊断围生期心肌病时应注意除外先前存在的心脏疾患。此外，妊娠早期出现的心力衰竭被定义为妊娠相关性心肌病（pregnancy-associated cardiomyopathy，PACM）。围生期心肌病与妊娠相关性心肌病患者的家族中均可出现其他形式的扩张型心肌病患者，部分伴有肌小节蛋白的突变。因此，妊娠可能是促进遗传性心肌病表型表达的触发因素。

中毒性心肌病

据报道，多种环境因素和药物制剂具有心脏毒性。这种毒性作用通常只有在高水平暴露或急性药物过量时产生，可表现为心电图和血流动力学异常，这可能来自于药物的直接作用或全身毒性。

酒精是最常见的与慢性扩张型心肌病有关的毒素。过量摄入酒精导致的心力衰竭占 10% 以上，包括使瓣膜病或既往心肌梗死等基础心脏疾病恶化。酒精及其主要代谢产物乙醛均有毒性作用。编码乙醇脱氢酶和血管紧张素转化酶的基因多态性增加了酒精性心肌病的发生风险。同时存在维生素缺乏症或其他毒性添加剂的情况较少见。要导致心肌病需每日摄入酒精达 4盎司，持续 5～10 年，或者短期内大量摄入酒精。许多酒精性心肌病患者其日常生活并不受影响。对于严重的酒精性心肌病患者，仍有部分心肌损害在戒酒后是可逆的。心房颤动在疾病早期及晚期均较常见。当存在容量负荷过重时，可应用神经激素拮抗剂及利尿剂。患者应在医生指导下戒酒，以免加重心力衰竭及心律失常。戒酒后 3～6 个月，患者病情可明显改善。

如果戒酒后射血分数已恢复，则不需要植入 ICD。不能戒酒的患者预后较差。

可卡因、苯丙胺及其他儿茶酚胺能兴奋剂可导致慢性心肌病、急性心肌缺血及快速性心律失常。其病理学表现与嗜铬细胞瘤患者相似，表现为小血管缺血导致的微小梗死。

化疗药物是导致中毒性心肌病最常见的药物。在应用化疗药物时需要平衡恶性肿瘤的风险与心脏毒性的风险，许多恶性肿瘤呈现慢性病程，其预后好于心力衰竭。

蒽环类药物可导致心肌空泡变性和肌纤维丢失的特征性组织学改变，其可能机制是涉及血红素复合物的活性氧的产生。肌联蛋白的破坏可导致肌小节的丢失。药物剂量大、既往存在心脏疾病及同时进行胸部照射的患者出现心脏毒性的风险更高。蒽环类药物诱导的心肌病有三种不同的临床表现。①心力衰竭在单次治疗后很快出现，在随后的几周内缓解。②约 3% 的患者出现早发多柔比星心脏毒性，其发生与药物总剂量相关，可能进展迅速，也可能逐渐缓解，但心室功能一般不能完全恢复正常。③在青春期之前或之后接受治疗的患者，其慢性心脏毒性的表现不同。仍在发育阶段的患者接受多柔比星治疗后可能出现心脏发育受损，导致其在 20 岁左右出现心力衰竭症状。而成年患者则可能逐渐出现心力衰竭症状，或在流行性感冒、心房颤动等二次打击下出现急性发作。多柔比星心脏毒性的心室并不扩张，这可能是由纤维化导致的。因此，相较于其他心室扩张的收缩功能障碍性心肌病患者而言，这部分患者在射血分数 30%～40% 的情况下其每搏量即可明显降低。治疗包括血管紧张素转化酶抑制剂和 β-肾上腺素受体阻滞剂的应用，抑制窦性心动过速，及警惕体位性低血压的发生。对于病情不可逆转的部分多柔比星心脏毒性患者，仍可能在治疗下保存数年的心脏功能。

曲妥珠单抗（赫赛汀）是一种单克隆抗体，可作用于细胞表面的受体，从而影响某些肿瘤的生长和心脏适应性。其心脏毒性的发生率低于蒽环类药物，但与蒽环类药物联用时毒性增强。曲妥珠单抗的心脏毒性通常是可逆的，但部分患者可进展为临床心力衰竭甚至死亡。其治疗与一般心力衰竭一致，但目前尚不清楚神经激素拮抗剂是否会促进其自发缓解。

大剂量应用环磷酰胺和异环磷酰胺可导致急性心脏毒性的发生。5-氟尿嘧啶、顺铂及其他烷化剂可引起反复冠状动脉痉挛，部分导致心肌收缩力下降。干扰素-α 可引起急性出现的低血压和心律失常。长期反复用药导致的心力衰竭通常在停药后缓解。

目前正在研发针对不同恶性肿瘤的多种小分子酪氨酸激酶抑制剂。尽管这些药物靶向特定的肿瘤受体或信号通路，但信号通路的保守性可导致这类药物具有"脱靶"效应，包括心脏和脉管系统。识别这类药物的心脏毒性非常困难，因为它们可能通过局部因素（而并非中心静脉压的升高）引起外周积液，如脚踝水肿、眶周肿胀及胸腔积液。治疗方法包括停用酪氨酸激酶抑制剂（如果可能）和用同类药物替代（如果可用），以及心力衰竭的常规治疗。在化疗前及化疗期间预防性应用 β 受体阻滞剂和血管紧张素转化酶抑制剂的效果尚在研究中。

其他可导致慢性心脏毒性的药物包括羟氯喹、氯喹、依米丁及抗反转录药物。

毒性物质暴露可导致急性心律失常及呼吸系统损伤。可导致心脏毒性的慢性暴露包括烃类、氟碳化合物、砷剂、铅和汞。

代谢性心肌病

内分泌异常影响包括心脏在内的多器官系统。甲状腺功能亢进和甲状腺功能减退症在正常人中通常不会引起心力衰竭，但会使原有心力衰竭加重。甲状腺疾病的临床症状可能不突出，因此甲状腺功能检查应作为心肌病常规评估的一部分。对于新发心房颤动、室性心动过速或心房颤动伴难以控制的快速心室率患者，均要考虑到甲状腺功能亢进的可能。目前，心脏疾病患者中最常见的甲状腺疾病病因是由胺碘酮应用导致的。在补充甲状腺素治疗甲状腺功能减退症时应缓慢加量，以避免快速性心律失常及心力衰竭的发生。同时存在甲状腺功能亢进及心力衰竭是非常危险的，在抗甲状腺药物滴定过程中需要密切监测，常需要住院治疗，因为在此过程中可能发生致命性的心力衰竭失代偿。

嗜铬细胞瘤较为罕见，但是当患者出现心力衰竭伴血压、心率不稳定及阵发心悸时，应考虑嗜铬细胞瘤。嗜铬细胞瘤患者常有体位性低血压。除 α-肾上腺素受体阻滞剂外，根治性治疗需要手术摘除肿瘤。由肾动脉狭窄等引起的高肾素状态可导致射血分数轻度降低，伴或不伴心室扩张，并且由于血管张力和血容量的快速变化可引起急性肺水肿的相关症状。

关于糖尿病和肥胖是否能够引起心肌病仍存在争议。糖尿病患者中大多数心力衰竭由冠状动脉疾病引起，其伴有的高血压和肾功能不全使冠状动脉疾病的发生风险进一步增加。胰岛素抵抗和高级糖基化终产物的增加可导致收缩和舒张功能障碍，可能是心肌病发生的部分原因，但主要仍归因于远端冠状动脉逐渐变细及微循环灌注不足引起的局部缺血。糖尿病是射血分数保留的心力衰竭的典型病因，其他病因包括高血压、高龄及女性。

通常认为肥胖可引起心肌病。除糖尿病、高血压和代谢综合征引起的血管炎症外，肥胖本身也与容量负荷过高相关，进而导致血管壁压力增加和适应性神经体液应答。大量液体摄入和脂肪组织快速清除利钠肽可能会加重液体潴留。在不伴显著心室扩张的收缩功能障碍的肥胖患者中，若没有其他可导致心肌病的原因，减重可带来射血分数和临床功能的改善。尽管手术通常会增加心力衰竭的风险，减肥手术后的患者仍表现出心功能的改善。术后吸收障碍及钙磷等营养元素缺乏可能对心肌病患者有害。

营养不良可能引起扩张型心肌病，但在西方发达国家并不常见。由于维生素 B_1（硫胺素）缺乏引起的 Beri-beri 心脏病可见于营养不良及以酒精为主要能量来源的人群，以及只食用加工食品的青少年。疾病最初处于血管扩张状态，表现为高输出性心力衰竭，之后可进展为低输出性心力衰竭，补充硫胺素可快速恢复心脏功能。肉毒碱代谢异常可引起扩张型或限制型心肌病，通常发生于儿童。硒等微量元素缺乏会引起心肌病（克山病）。

钙离子对兴奋-收缩偶联至关重要。由甲状旁腺功能减退症（尤其是术后）或肠功能障碍（腹泻综合征或广泛切除术后）等导致的慢性钙缺乏可能导致严重的慢性心力衰竭。磷酸盐是能量传递和多个信号通路所需的高能化合物的组分。低磷血症可在饥饿状态和长期禁食后刚刚恢复进食时发生，也可见于营养过剩者。镁是硫胺素依赖性反应和钠-钾 ATP 酶的辅因子，但低镁血症很少引起临床心肌病。

血色素沉着病可归为代谢或贮积性疾病。它可导致限制型心肌病，但临床表现通常与扩张型心肌病相符。常染色体隐性遗传者与 HFE 基因有关。约 10% 的人群是某一突变的杂合子，但其临床患病率约为 1/500。较低的临床患病率说明本病的外显率较低，亦提示其他遗传和环境因素也可影响其临床表型。溶血性贫血及输血导致的铁过载也可引起血色素沉着病。过量的铁沉积在心肌细胞的核周室中，导致细胞内结构和线粒体功能的破坏。根据血清铁和转铁蛋白饱和度（男性 > 60%，女性 > 45% ~ 50%）可作出诊断，根据 MRI 可计算出肝和心脏中的铁储备，并且可以对心内膜心肌活检组织进行铁染色（图 24-9），这对除外其他原因引起的心肌病至关重要。如果能够早期诊断，则可以通过反复放血来去除过量的铁。对于更严重的铁过载，使用去铁胺或地拉罗司的铁螯合疗法可在心肌损伤及纤维化尚不严重时协助改善心脏功能。

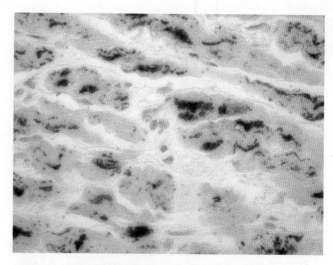

图 24-9　血色素沉着病。心内膜心肌活检普鲁士蓝染色可见心肌细胞内广泛铁沉积（图片放大倍数 400×）。

来源： Image courtesy of Robert Padera, MD, PhD, Department of Pathology, Brigham and Women's Hospital, Boston.

部分先天性代谢异常可表现为扩张型心肌病，但通常与限制型心肌病相关（表 24-4）。

家族性扩张型心肌病

心肌病的遗传背景详见"心肌病的遗传病因学"部分。在扩张型心肌病中，家族性者已增至 30% 以上。编码肌联蛋白的 TTN 突变是扩张型心肌病的最常见病因，占家族性疾病的 25%。平均而言，具有 TTN 突变的男性比女性发病早十年，临床表现上无特殊。编码粗、细肌丝的基因突变占扩张型心肌病的约 8%，可能在儿童期就表现出来。

具有心外表现的最常见的家族性心肌病是肌营养不良症。Duchenne 型肌营养不良与 Becker 型肌营养不良都是由心肌纤维膜的 X 连锁抗肌萎缩蛋白基因的异常引起的。骨骼肌病存在于多种其他遗传性心肌病中（表 24-3），其中一些与肌酸激酶升高有关。

有房性心律失常、传导系统疾病和心肌病史的家族可能存在核膜核纤层蛋白异常。虽然所有扩张型心肌病均有猝死的风险，但心肌病猝死家族史可能提示致心律失常性突变，患病的家族成员可在射血分数降至相应阈值前就考虑植入 ICD 以预防猝死发生。

在临床心肌病之前有猝死或室性心动过速的家族史，提示桥粒蛋白相关的基因缺陷（图 24-10）。该病最初被称为致心律失常性右心室发育不良（arrhythmogenic right ventricular dysplasia，ARVD），可影响任一或两个心室。患者通常首先表现为室性心动过速。桥粒复合物的基因缺陷导致心肌细胞连接的破坏，使心肌被脂质沉积替代。超声心动图上可观察到室壁变

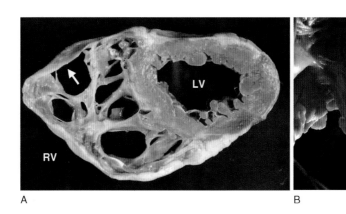

图 24-10　致心律失常性右心室发育不良。A. 心脏移植时的病理标本横断面切片，可见右心室（RV）严重发育不良，右心室心肌广泛被脂肪替代。**B**. 通过透照可见右心室游离壁变薄。LV，左心室。
来源：Images courtesy of Gayle Winters，MD，and Richard Mitchell，MD，PhD，Division of Pathology，Brigham and Women's Hospital，Boston.

薄，在 MRI 上更明显。由于桥粒对头发和皮肤的弹性也很重要，部分桥粒蛋白缺陷的患者也表现出羊毛状发及掌跖皮肤增厚。植入 ICD 通常用于预防猝死。右心室、左心室或双心室衰竭进展程度不定。

左心室致密化不全是一种患病率不详的疾病，随着影像技术的进步，其诊断率逐渐提高。其诊断标准包括乳头肌远端的左心室肌小梁增多、心尖呈现"海绵样"改变。致密化不全与肌节及 *TAZ* 等多种基因突变相关。本病可被偶然发现，或存在于既往诊断为心肌病的患者中，其诊断随左心室结构和功能的变化而变动。三个主要临床特征包括室性心律失常、栓塞事件和心力衰竭。治疗通常包括抗凝和早期植入 ICD，以及根据疾病发展阶段应用神经激素拮抗剂。

部分家族对病毒性心肌炎具有遗传易感性。这种易感性可能与细胞表面受体的异常有关，例如与病毒蛋白结合的柯萨奇-腺病毒受体。有些可能与病毒蛋白具有部分同源性，从而引发针对心肌的自身免疫反应。

家族性扩张型心肌病的预后和治疗主要取决于临床疾病的阶段和猝死的风险。在某些情况下，遗传病因学有助于对预后的判断，特别是对于疾病诊断后恢复的可能性判断，家族遗传性疾病是不太可能恢复的。疾病的进展速度在某种程度上也与遗传相关，尽管也受许多因素的影响。但是，也有部分患者表现为急性发作，其后显著缓解，这部分患者往往是在心动过速或感染性心肌炎等可逆性诱因的基础上出现的。

Takotsubo 心肌病

又称心尖气球样变综合征或应激性心肌病，通常发生于遭受强烈情绪或躯体应激的老年女性。患者心室呈球形扩张伴心底部收缩，形似日本捕捞章鱼的窄颈瓶（takotsubo）而得名。本病最初在日本发现，并且越来越多地在心导管检查及重症监护室被发现。其临床表现包括肺水肿、低血压和胸痛，其心电图改变与急性心肌梗死相似。左心室功能障碍超出特定的冠状动脉分布，通常在数天至数周内好转。动物模型和心肌活检提示，这种急性心肌病变可能由异常的交感神经激活引起，伴有心肌自主神经的异质性、弥漫性微血管痉挛及儿茶酚胺的直接毒性作用。可能需要进行冠状动脉造影来排除急性冠状动脉闭塞。尚无明确有效的治疗方法，对于肺水肿的患者可应用硝酸酯类，低排血量者可应用主动脉内球囊反搏，血流动力学稳定者可应用非选择性 α、β 受体阻滞剂，QT 间期延长的心律失常可应用镁治疗。由于存在发生心室破裂的可能性，不常规进行抗凝治疗。虽然疾病预后良好，但高达 10% 的患者存在复发可能。

特发性扩张型心肌病

特发性扩张型心肌病是排除性诊断，需除外其他所有已知病因。约 2/3 的扩张型心肌病仍被归为特发性心肌病，然而其中很大一部分可能存在未知的基因异常。在慢性心力衰竭治疗期间反复重新进行病因诊断，常常会在病程的后期揭示出特定的病因。

心肌病类型间的重叠

心肌病三种类型的病因及临床表现上存在许多重叠之处，这显示出表型分类的局限性。心室收缩功能降低但不伴有明显扩张的心肌病包括早期扩张型心肌病、"轻微程度"扩张型心肌病，以及室壁无明显增厚的限制型心肌病。结节病和血色素沉着病可表现为扩张或限制型心肌病。淀粉样变性的早期常被误认为肥厚型心肌病。部分肥厚型心肌病可进展为"burned-out"期，表现为收缩力减弱、心室轻度扩张。这种重叠现象在遗传性代谢病中尤为常见，可表现为三种主要表型中的任一种（图 24-4）。

代谢途径异常

与代谢途径相关的多种遗传疾病可导致异常代谢产物或细胞的浸润从而引起心肌病，或导致代谢产物在细胞内的积聚而引起贮积症（表 24-5）。最常见的表型是限制型心肌病，但也可表现为轻度扩张型心肌病。异常代谢产物的沉积可引起"假性肥大"，与肥厚型心肌病相似。这些疾病大多数是在儿童时期诊断出来的。

Fabry 病是由 160 种以上突变的其中一种突变引起的溶酶体酶 α-半乳糖苷酶 A 缺陷所致。这种鞘糖脂代谢异常是一种 X 连锁隐性遗传病，女性携带者也可

表 24-5　限制型心肌病的病因

浸润性（心肌细胞间）

淀粉样变性
　原发性（淀粉样蛋白轻链）
　家族性（异常转甲状腺素蛋白）[a]
　老年性（正常转甲状腺素蛋白或利钠肽）
遗传性代谢异常[a]

贮积性（心肌细胞内）

血色素沉着病[a]
遗传性代谢异常[a]
　Fabry 病
　糖原贮积症（Ⅱ，Ⅲ）

纤维性

放射
硬皮病

心内膜心肌

可能相关的纤维性疾病
　热带心内膜心肌纤维化
　高嗜酸性粒细胞综合征（Löffler 心内膜炎）
类癌综合征
放射
药物（5-羟色胺、麦角胺等）

与其他类型心肌病重叠

肥厚型心肌病/"假性肥大"[a]
"轻微程度"的扩张型心肌病
　早期扩张型心肌病
　扩张型心肌病缓解
结节病

特发性[a]

[a]可呈家族性

致病。糖脂积聚可局限于心脏，也可累及皮肤和肾。心内膜心肌活检组织电镜可见同心圆排列的葱皮样包涵体（图 24-11）。诊断至关重要，因为酶替代治疗可减少异常物质沉积，改善心脏及临床功能。但是其临床效果尚未完全明确，频繁输注酶需每年花费超过100 000 美元。β-葡糖苷酶缺陷可导致富含脑苷脂的细胞在多个器官中积聚，引起戈谢病（Gaucher disease），也可通过酶替代疗法治疗。富含脑苷脂的细胞浸润心脏，可引起出血性心包积液和瓣膜病。

由于脱支酶缺陷，糖原贮积病患者表现为溶酶体贮积产物和细胞内糖原的积聚，特别是 Ⅲ 型糖原贮积病。共有超过 10 种类型的黏多糖贮积症，呈常染色体显性遗传或 X 连锁遗传，其溶酶体酶缺陷导致糖胺聚糖在骨骼、神经系统、部分也在心脏中沉积。主要表现为特征性面容、身材矮小及认知损害，多数在儿童时期即确诊，并在成年前死亡。

肉碱是长链脂肪酸代谢中必不可少的辅因子。已知多种缺陷可导致肉碱缺乏，引起细胞内脂质包涵体的产生，导致限制型或扩张型心肌病，常见于儿童。脂肪酸氧化需要许多代谢步骤及相关的酶，与肉碱间存在复杂的相互作用。可根据缺陷类型选择不同脂肪酸中间产物及肉碱进行替代治疗，以减轻心肌及骨骼肌病变。

近期发现两种单基因代谢性心肌病，其室壁增厚，但不伴有肌肉亚单位的增加及心肌收缩力的增强。对糖代谢非常重要的腺苷一磷酸（AMP）活化蛋白激酶的 γ2 调节亚基（*PRKAG2*）突变可引起传导异常，如房室传导阻滞和心室预激（Wolff-Parkinson-White

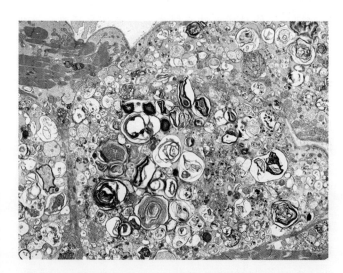

图 24-11　Fabry 病。右心室心内膜心肌活检标本的透射电镜可见特征性同心圆排列的葱皮样包涵体，由溶酶体酶 α-半乳糖苷酶 A 缺乏引起鞘糖脂积聚导致（图片放大倍数 15 000×）。

来源：Image courtesy of Robert Padera, MD, PhD, Department of Pathology, Brigham and Women's Hospital, Boston.

综合征）。X 连锁的溶酶体相关膜蛋白（LAMP2）缺陷可以是母系遗传或散发的，可引起 Danon 病，具体表现为骨骼肌病变、精神发育迟滞和肝功能异常，但部分情况下也可仅累及心脏。早期尤其是儿童期可表现为明显的左心室肥厚，很快可进展为射血分数减低的终末期心力衰竭。这些代谢性疾病电镜下可见心肌细胞内多种代谢副产物沉积。

限制型心肌病

限制型心肌病是三种类型心肌病中最为少见的，以舒张功能异常为主，伴有收缩力及射血分数的轻度降低（通常＞30％～50％）。双侧心房均扩大，部分扩张明显。可伴有左心室轻度扩张，一般左心室舒张末期内径＜6 cm。双侧心室的舒张末期压力均升高，心排血量在疾病终末期才下降。首发症状常为活动耐力的下降，但常被忽略，直至出现充血性心力衰竭症状。尽管两心室充盈压均升高，限制型心肌病患者常以右心力衰竭症状为主，如水肿、腹部不适、腹水等。心脏搏动异位的情况少于扩张型心肌病，搏动感弱于肥厚型心肌病。在窦性心律中第四心音较第三心音常见，心房颤动也较常见。颈静脉压可见 y 波快速下降，并在吸气时增加（Kussmaul 征阳性）。大多数限制型心肌病是由心肌细胞间异常物质浸润、细胞内异常代谢产物贮积或纤维化导致（表 24-5）。鉴别诊断主要为缩窄性心包疾病，其也以右心衰竭症状为主。

浸润性疾病

淀粉样变性是限制型心肌病的主要病因（图 24-12、24-13 和 24-14）。多种蛋白可自组装形成 β-折叠的淀粉样蛋白，沉积后产生不同表现。除心脏浸润外，神经系统受累在原发性淀粉样变性（免疫球蛋白轻链）和家族性淀粉样变性（转甲状腺素蛋白基因异常）中也较常见。在 13 号染色体上存在超过 100 种转甲状腺素蛋白相关突变，在非洲裔美国人中，约 4％ 总人口及 10％ 心力衰竭患者中存在 V122I 转甲状腺素蛋白突变，其对老年人心力衰竭的发生十分关键。既往认为器官功能障碍是由淀粉样纤维浸润引起结构破坏导致的，但目前研究发现免疫球蛋白轻链及异常转甲状腺素蛋白聚合物的直接毒性作用也是作用机制之一。老年性淀粉样变性表现为正常转甲状腺素蛋白的异常积聚或利钠肽折叠效应，上述现象在 10％ 的 80 岁以上人群、50％ 的 90 岁以上人群中可以见到，但常无明显的临床表现。男性淀粉样蛋白沉积负荷更重，发生老年性淀粉

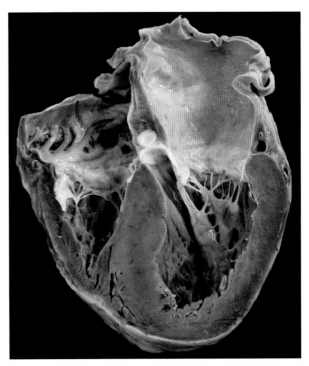

图 24-12　限制型心肌病——淀粉样变性。淀粉样变性患者的心脏大体标本。心脏坚硬，有弹力，切面呈蜡样。心房明显扩张，左心房心内膜可见黄褐色淀粉样物质沉积，使表面呈现纹路。

来源：Image courtesy of Robert Padera，MD，PhD，Department of Pathology，Brigham and Women's Hospital，Boston.

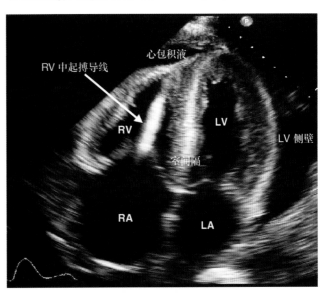

图 24-13　限制型心肌病——淀粉样变性。超声心动图显示双侧室壁增厚，不伴室腔扩张。心房明显扩张，与心室充盈压慢性升高一致。本病例可见淀粉样浸润典型的心肌闪光点。二尖瓣和三尖瓣增厚。右心室（RV）可见起搏导线，并可见心包积液。需注意，超声心动图与病理图像是相反的，左心室（LV）在超声心动图的右上方，而在病理图像的右下方。LA，左心房；RA，右心房。

来源：Image courtesy of Justina Wu，MD，Brigham and Women's Hospital，Boston.

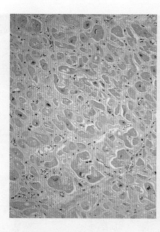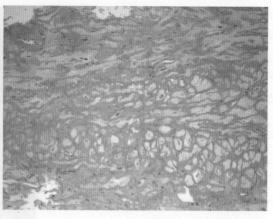

图 24-14 淀粉样变性累及心肌的显微图像。 左图（HE 染色）可见心肌细胞间灰粉色玻璃样无定形物质浸润。右图为硫酸蓝染色，其中淀粉样蛋白呈绿色，心肌细胞呈黄色。（刚果红染色也可染出淀粉样蛋白，在偏振光下呈苹果绿色双折光。）图片放大倍数为 100×。
来源： Image courtesy of Robert Padera, MD, PhD, Department of Pathology, Brigham and Women's Hospital, Boston.

样变性的概率是女性的 20 倍。随着人口老龄化，老年性淀粉样变性将成为淀粉样变性中最常见的类型。

对于室壁增厚伴有心电图低电压的患者需考虑心脏淀粉样变性，但不是所有患者均有低电压表现，在家族性和老年性淀粉样变性中较原发性 AL 型淀粉样变性少见。超声心动图中见到特征性回声具有诊断意义，但敏感性和特异性均较差。双侧心房均明显扩张，左心室舒张功能障碍较其他病因所致左心室肥厚性疾病更明显。MRI 钆增强显像也可发现淀粉样蛋白浸润。

原发性或家族性淀粉样变性的诊断可通过腹部脂肪垫或直肠活检确立，但心脏淀粉样变性需依靠心肌活检，表现为淀粉样纤维在心肌间弥漫浸润，尤其是在传导系统及冠状动脉周围（图 24-14）。对淀粉样蛋白类型的鉴别需要依靠活检组织的免疫组化，血及尿蛋白电泳有可能产生错误结果。

所有类型淀粉样变性的治疗均主要针对液体潴留的症状，通常需要高剂量的袢利尿剂。淀粉样蛋白易与地高辛结合引起中毒，因此地高辛应仅以非常低的剂量应用。尚无证据支持在淀粉样变性患者中应用神经激素拮抗剂，反之应权衡这类药物可能引起体位性低血压及降低心率储备的风险。患者存在形成心内血栓的风险，可能需要长期抗凝治疗。

原发性淀粉样变性的预后最差，出现心力衰竭症状后中位生存期为 6～12 个月。多发性骨髓瘤患者可进行化疗，但其应用受到心功能障碍的限制。部分免疫球蛋白相关性淀粉样变性患者接受心脏移植续贯骨髓移植的治疗，但移植后的心脏出现淀粉样变性的概率仍较高。异常转甲状腺素蛋白相关性淀粉样变性的预后相对较好，部分患者可接受心脏及肝移植。老年性心脏淀粉样变性的进展速度最慢且预后最好。

纤维性限制型心肌病

进展性纤维化可导致无心室扩张的限制型心肌病。胸部放射（常见于乳腺癌、肺癌或纵隔淋巴瘤患者）可引起早期或晚期限制型心肌病。放射性心肌病患者也可能被诊断为缩窄性心包炎，这两种情况常常并存。进行心包剥离手术前应进行血流动力学评估，并且通常需要进行行心肌活检以除外潜在的限制型心肌病。

硬皮病可引起小血管痉挛和缺血，从而导致心脏变小、僵硬、射血分数减低。右心室纤维化的基础上，硬皮病引起的肺动脉高压更易引起右心衰竭的症状。多柔比星可直接损伤心肌细胞，通常可引起扩张型心肌病，但由于纤维化的增加其扩张程度有限。

心内膜心肌病变

心内膜纤维化可表现为充盈压升高，心房扩大，心室收缩力正常，心室容量正常或降低。上述情况在赤道以外地区较少见，通常与慢性高嗜酸性粒细胞综合征（Löffler 心内膜炎）有关，男性多于女性。6 个月以上的持续性嗜酸性粒细胞增多＞1500/mm³ 可引起心内膜的急性损伤（详见嗜酸性粒细胞性心肌炎），伴有其他器官和系统损害。嗜酸性粒细胞增多可由过敏、寄生虫感染及恶性肿瘤引起。在后续阶段中，炎症将被纤维化及血栓形成取代。更有甚者，致密的纤维层可使心尖闭塞，并使瓣膜增厚、固定。临床可表现为心力衰竭、血栓事件及房性心律失常。目前尚不知嗜酸性粒细胞性心肌炎或 Löffler 心内膜炎发展为心内膜心肌纤维化的具体过程。

在热带国家，多达 1/4 的心力衰竭可能是由心内膜心肌纤维化导致的，可影响一个或两个心室。本病也可表现为心尖部分闭塞及瓣膜流入道和瓣叶的纤维化，但其病因与上述是否一致尚不明确。心内膜心肌纤维化常伴有心包积液，而在 Löffler 心内膜炎中则较少见。心内膜心肌纤维化的发生无性别差异，但在非洲裔美国人中患病率较高。热带心内膜心肌纤维化可能是寄生虫感染引起的高嗜酸性粒细胞性疾病的终末阶段，但在既往病例中通常缺乏寄生虫感染史及嗜酸性粒细胞增多症病史。地域性营养不良也可能是病因之一。

治疗的重点是应用糖皮质激素及化疗药物治疗嗜酸性粒细胞增多症。在针对液体潴留的治疗中，对利尿剂的耐药性可逐渐增强。建议进行抗凝治疗。心房颤动与症状加重及较差的预后相关，但治疗上可能存在困难。手术切除心尖部及更换纤维化瓣膜可改善症状，但手术死亡率及复发率较高。

类癌分泌的 5-羟色胺可引起心内膜及右心瓣膜纤维化，有时也可累及左心瓣膜，可引起瓣膜狭窄或反流。全身症状包括面部潮红、腹泻等。肝转移可影响肝功能，从而使更多 5-羟色胺进入静脉循环中。

肥厚型心肌病

肥厚型心肌病是指除外高血压、主动脉瓣疾病、全身浸润性疾病或贮积症等致病因素而发生的左心室肥厚

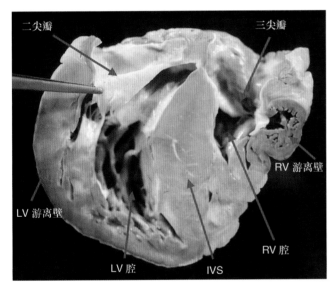

图 24-15　肥厚型心肌病。 心脏移植时摘除的肥厚型心肌病心脏的大体标本，可见非对称性室间隔增厚（室间隔比左心室游离壁厚很多），室间隔突入左心室流出道引起梗阻。镊子钳夹的为二尖瓣前叶，可见收缩期前向运动的特征性斑块，表现为室间隔上心内膜纤维化，与瓣膜呈镜像表现。室间隔可见斑片状纤维化和小动脉管壁增厚。IVS，室间隔；LV，左心室；RV，右心室。

来源：Image courtesy of Robert Padera，MD，PhD，Department of Pathology，Brigham and Women's Hospital，Boston.

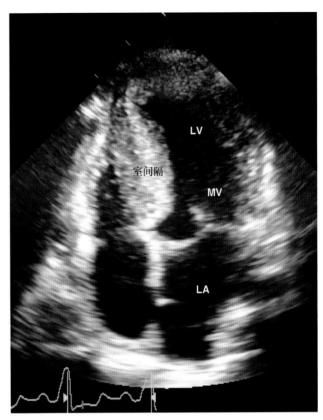

图 24-16　肥厚型心肌病。 肥厚型心肌病的超声心动图可见非对称性室间隔增厚（与左心室侧壁相比）。在收缩期，二尖瓣前向运动贴近肥厚的室间隔。左心房扩大。需注意，超声心动图与病理图像是相反的，左心室在超声心动图的右上方，而在病理图像的右下方。

来源：Image courtesy of Justina Wu，MD，Brigham and Women's Hospital，Boston.

（图 24-15 和 24-16）。它既往被称为肥厚型梗阻性心肌病（hypertrophic obstructive cardiomyopathy，HOCM）、非对称性室间隔肥厚（asymmetric septal hypertrophy，ASH）及特发性肥厚性主动脉瓣下狭窄（idiopathic hypertrophic subaortic stenosis，IHSS），目前改称为肥厚型心肌病伴或不伴梗阻。本病在北美、日本及中国的患病率约为 1 ∶ 500。肥厚型心肌病是青年患者发生猝死的主要病因，也是心力衰竭的重要病因之一。儿童患者早期死亡率较高，成年期确诊的患者预后一般较好。

55 年前发现本病之初，人们已经认识到其家族聚集性，呈常染色体显性遗传模式。遗传学研究利用连锁分析的方法发现了肌节基因中的致病突变。约 60% 的肥厚型心肌病患者存在肌节突变，具有家族史及特征性非对称性室间隔增厚的患者中更为常见。目前已发现与 9 个以上肌节基因相关的 1400 个以上突变，其中80% 的患者存在 MYH7 或 MYBPC3 突变（表 24-3）。

肥厚型心肌病的特征在于年龄依赖性的不完全外显率。左心室肥厚的典型表现一般在出生时尚未出现，

而在随后的过程中逐渐出现，因此对家族成员的筛查应从青少年期开始。在 *MYBPC3* 突变携带者中，平均发病年龄为 40 岁，其中 30％在 70 岁时仍无心室肥厚表现。携带相同基因突变的个体其心脏肥厚的程度及形式、流出道梗阻的发生率及临床结局（猝死、心房颤动等）均可能不同。

在肌节水平，肥厚型心肌病突变导致钙敏感性、最大收缩力和 ATP 酶活性的增强。对调节蛋白的修饰影响了钙离子调控。肥厚型心肌病的病理特征为肥大肌原纤维和肌细胞的排列紊乱（图 24-17），在其他心脏疾病中也可见到。虽然肥厚是疾病的典型特征，但也存在纤维化和微血管病变。在发生明显肥厚之前即可检测到间质纤维化，其发生可能是由促纤维化通路的早期激活引起的。在大多数存在明显心肌病变的患者中，MRI 可检测到局灶纤维化，这些"瘢痕"可能是室性心律失常的发生基础。肥厚心肌中壁内血管壁增厚和管腔面积减小导致了微血管缺血和心绞痛的发生。微小梗死及心肌肥厚是瘢痕形成的可能机制。

在宏观上，肥厚型心肌病通常表现为不均匀的心室增厚（图 24-15）。室间隔是心室肥厚最典型的位置，也有部分呈同心性或心室中心性肥厚。局限于心尖部的肥厚型心肌病较少呈现家族聚集性，其基因突变类型也不同，肌节突变仅占其中的约 15％。左心室流出道梗阻是诊断及治疗的重点，尽管舒张功能障碍、心肌纤维化和微血管缺血也会导致收缩功能障碍和心室内压升高。30％的患者在静息状态下即存在梗阻，另有 30％的患者在运动激发状态下可出现梗阻。收缩期

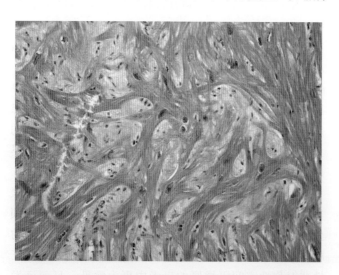

图 24-17　肥厚型心肌病。镜下可见特征性的心肌细胞无序排列，心肌纤维呈漩涡状及分支状，而非平行排列。心肌细胞核大小不等，存在间质纤维化。

来源：Image courtesy of Robert Padera, MD, PhD, Department of Pathology, Brigham and Women's Hospital, Boston.

梗阻由负压引发，它使得二尖瓣前叶前移与肥厚的室间隔相贴，并导致二尖瓣反流。为保证一定的射血量，心室压力将进一步增高，导致室壁应力和心肌耗氧的增加。心室腔的缩小和收缩力增加会加重梗阻。前、后负荷的降低（如脱水及外周血管舒张）可能引起一过性低血压和先兆晕厥。左心室流出道梗阻的收缩期喷射性杂音是粗糙的，峰值较晚，Valsalva 动作及从蹲位转为站立位等可使杂音增强。

诊断

肥厚型心肌病患者的临床表现多样。患者可能具有劳力性呼吸困难、心绞痛、晕厥等症状或体格检查发现杂音，通过进一步评估诊断为肥厚型心肌病。患者也可能由于具有家族史，从而接受检查并确诊。由于 ECG 等检查的不敏感性及需要除外其他肥厚病因，因此心脏影像学是诊断的关键（图 24-16）。在先证者中鉴定致病突变可将评估集中于突变携带者上，但需确定此突变具有致病性。诊断肥厚型心肌病不要求进行心肌活检，但活检可帮助除外浸润性及代谢性疾病。高强度运动可导致生理性肥大（运动员心脏），难以与轻度肥厚型心肌病相鉴别。但运动员心脏的肥厚在停止训练后会恢复，并伴有超常的活动耐量［最大摄氧量＞50 ml/（kg·min）］、轻度心室扩张及正常的舒张功能。

治疗　肥厚型心肌病

肥厚型心肌病的管理重点是改善症状和预防猝死及卒中（图 24-18）。大多数患者的左心室流出道梗阻可通过药物控制。β-肾上腺素受体阻滞剂和 L-型钙通道阻滞剂（如维拉帕米）是一线用药，可通过减慢心率、增强舒张期心室充盈和降低收缩力来减轻梗阻。丙吡胺是一种具有负性肌力作用的抗心律失常药物，可减轻劳力性呼吸困难及胸痛症状。液体潴留可导致患者出现心力衰竭症状，需应用利尿剂治疗。约 5％的患者其症状用药物治疗无效，对于这些患者，外科手术或酒精室间隔消融可能有效。通过手术切除部分室间隔心肌可有效缓解流出道梗阻，其围术期死亡率低，无症状及无再发梗阻的长期存活率高。通常不需要进行二尖瓣修复或置换术，因为二尖瓣反流在手术后也可缓解。酒精室间隔消融术通过造成一定范围内室间隔梗死来减轻流出道梗阻，其围术期结局与手术相似。但由于其远期结局未知，目前主要用于希望避免手术的患者或存在限制手术的合并症时。两种疗法仅改善症状，并不改善临床结局。二者的常见并发症是完全性心

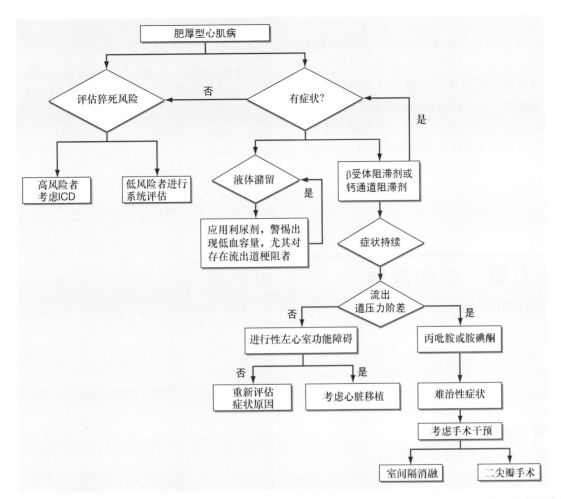

图 24-18 肥厚型心肌病的治疗策略取决于症状的严重程度以及伴流出道梗阻的室内压力阶差。对于所有肥厚型
心肌病患者都应进行心房颤动和猝死风险评估，无论其症状是否需要治疗。ICD，埋藏式心脏复律除颤器

脏传导阻滞，需要植入永久性起搏器。但心室起搏对流出道梗阻是无效的，通常不建议应用。

　　肥厚型心肌病患者快速型室性心律失常导致心脏性猝死的风险增加。禁止进行剧烈的体力活动和竞技运动。发生猝死的危险因素见表 24-6。上述药物及非药物干预并不能降低猝死发生风险，因此建议有两种或更多危险因素的患者及部分有一个危险因素的患者植入心脏复律除颤器（ICD）。然而，大多数危险因素的阳性预测值很低，许多植入 ICD 的患者从未接受过规范的治疗。长期使用 ICD 可能引起严重的器械相关并发症，尤其是在年轻患者中。目前正在研究应用心脏 MRI 等现代技术来改善猝死风险的评估。

　　心房颤动在肥厚型心肌病患者中很常见，可导致血流动力学异常和卒中。患者无法耐受快速心室率，并可进一步加重流出道梗阻。β-肾上腺素受体阻滞剂和 L 型钙通道阻滞剂可减缓房室结传导，改善症状。应避免使用强心苷，因为这类药物可增加收缩力，加重梗阻。心室率控制后患者的症状仍可持续存在，这是由房室同步性丧失导致的，可能需

要进行复律。丙吡胺和胺碘酮是推荐的抗心律失常药，难治性病例可考虑射频消融。建议心房颤动时进行抗凝以预防卒中发生。

表 24-6	肥厚型心肌病猝死的危险因素	
主要危险因素		**筛查方法**
心脏停搏或自发持续性室性心动过速病史		病史
晕厥	非迷走性，常在用力时或用力后出现	病史
心脏性猝死家族史		家族史
自发非持续性室性心动过速	心率＞120 次/分时出现＞3 次	运动试验或24～48 h 动态监测
左心室厚度＞30 mm	在＜10%的患者中出现	超声心动图
运动时血压异常	运动达峰时收缩压降低或不升高	运动试验

预后 肥厚型心肌病的预后良好。对于成年期确诊的患者，其存活率与无心肌病的同年龄人群相当。猝死发生率低于每年 1%，但每 20 名患者中就有 1 名将发展为显著收缩功能障碍伴有射血分数降低，伴或不伴心脏扩张重塑（"burned out"期或终末期肥厚型心肌病）。除非进行心脏移植，否则这些患者心排血量减低，死于进行性心力衰竭和猝死的风险高。

第二十五章　心包疾病
Pericardial Disease

Eugene Braunwald

（陈　红　胡梦雨　译）

心包的正常功能

正常心包是双层囊状结构，脏层心包是一层浆膜，由少量（15～50 ml）液体（一种血浆的超滤液）与纤维性壁层心包分隔开。正常心包为心脏提供约束力，防止在锻炼和高血容量时心腔尤其是右心房和右心室的突然扩张。它也可以固定心脏的解剖位置，并且可能减缓肺部和胸膜腔的感染向心脏扩散。然而，先天性或术后心包的完全缺失不会造成明显的临床疾病。在部分性左心包缺陷中，主肺动脉和左心房可以从缺陷部位凸出；极罕见的情况下，左心房疝和继发的绞窄可以造成猝死。

急性心包炎

急性心包炎是目前最常见的心包病变（表 25-1），主要有以下四种诊断性特征。

1. **胸痛** 通常出现于急性感染性心包炎，并且推测大多与超敏反应或自身免疫相关。急性心包炎的疼痛常常是剧烈的，位于胸骨后和左心前区，并放射至颈部、手臂或左肩。由于伴随胸膜炎症，这种疼痛通常是胸膜炎样的（即锐痛，呼吸和咳嗽时加重），但有时又是稳定的、压榨性的，放射至手臂或者双手，类似于心肌缺血的疼痛。因此，常常与急性心肌梗死（AMI）相混淆。然而，具有特征性的是，心包的疼痛在坐位和身体前倾时缓解，在仰卧时增强。在慢性进行

表 25-1	心包炎分类

临床分类

Ⅰ. 急性心包炎（<6 周）
　　A. 纤维蛋白性
　　B. 渗出性（浆液性或血性）
Ⅱ. 亚急性心包炎（6 周～6 个月）
　　A. 渗出性-缩窄性
　　B. 缩窄性
Ⅲ. 慢性心包炎（>6 个月）
　　A. 缩窄性
　　B. 渗出性
　　C. 粘连性（非缩窄性）

病因分类

Ⅰ. 感染性心包炎
　　A. 病毒性（柯萨奇病毒 A 和 B，埃可病毒，流行性腮腺炎病毒，腺病毒，肝炎病毒，HIV）
　　B. 化脓性（肺炎球菌，链球菌，葡萄球菌，奈瑟菌，军团菌）
　　C. 结核性
　　D. 真菌性（组织胞浆菌病，球孢子菌病，念珠菌，芽生菌病）
　　E. 其他感染（梅毒，原虫，寄生虫）
Ⅱ. 非感染性心包炎
　　A. 急性心肌梗死
　　B. 尿毒症
　　C. 肿瘤
　　　　1. 原发性肿瘤（良性或恶性，间皮瘤）
　　　　2. 转移性肿瘤（肺癌，乳腺癌，淋巴瘤，白血病）
　　D. 黏液水肿
　　E. 胆固醇
　　F. 乳糜心包
　　G. 创伤
　　　　1. 穿透胸壁
　　　　2. 非穿透性
　　H. 主动脉夹层（漏出到心包囊）
　　I. 放射后
　　J. 家族性地中海热
　　K. 家族性心包炎
　　　　1. Mulibrey 侏儒综合征[a]
　　L. 急性特发性
　　M. Whipple 病
　　N. 结节病
Ⅲ. 可能与超敏反应或自身免疫相关的心包炎
　　A. 风湿热
　　B. 胶原血管病［系统性红斑狼疮，风湿性关节炎，强直性脊柱炎，硬皮病，急性风湿热，肉芽肿病伴多血管炎（韦格纳肉芽肿）］
　　C. 药物诱发（如普鲁卡因胺，肼屈嗪，苯妥英，异烟肼，米诺地尔，抗凝药，美西麦角）
　　D. 心脏损伤后
　　　　1. 心肌梗死后（Dressler 综合征）
　　　　2. 心包切开术后
　　　　3. 创伤后

[a] 一种常染色体隐性遗传病，主要特征为生长受限、肌张力减低、肝大、眼部变化、脑室扩大、智力迟缓、心室肥厚和慢性缩窄性心包炎

性结核性、放射性、肿瘤性、尿毒症性、缩窄性心包炎时，疼痛常常不存在。

急性心包炎伴随心肌损害的血清生化标志物（如肌钙蛋白和肌酸激酶同工酶）升高时，AMI 和急性心包炎的区别变得复杂。其原因可能是炎症过程牵涉到心外膜（心外膜-心肌炎），引起心肌细胞坏死。心包炎时心电图 ST 段广泛抬高，然而这些抬高程度很轻微。这种分离现象对于心肌梗死和心包炎具有鉴别诊断意义。

2. **心包摩擦音** 在 85% 的急性心包炎患者中闻及，其每个心动周期中可多达三响，为高声调，并被描述为锉刀样、搔抓样、摩擦样（第四章）。它最常在患者处于直立位和前倾位的呼气末听到。

3. 没有大量渗出的急性心包炎中，**心电图**（ECG）改变通常继发于急性心外膜下的炎症（图 25-1）。典型的 ECG 改变经历四个阶段。在第一阶段，ST 段广泛抬高，通常呈凹面向上型。ST 段抬高涉及 2 个或 3 个标准肢体导联和 $V_2 \sim V_6$ 导联，伴随 aVR 和 V_1 导联 ST 段的相对压低。并且，在 TP 段之下的 PR 段压低反映心房的参与。QRS 复合波通常没有显著变化。数天之后，ST 段恢复正常（第二阶段），并且在那之后或者更长时间，T 波出现倒置（第三阶段）。急性心包炎发作数周或数月之后，ECG 恢复正常（第四阶段）。与此相反，在 AMI 中，ST 段抬高呈弓背向上，并且其相对压低通常更加显著。这些变化可以在一天或两天内恢复正常。在 ST 段回到等电位线之前，Q 波出现伴随 R 波振幅消失、T 波倒置都可以在数小时内发生（第三十一章和三十二章）。

4. 心包积液通常与疼痛和（或）上述 ECG 变化，以及电交替相关。心包积液在一段相对较短的时间内出现尤其具有重要的临床意义，因为此时它可以引起心脏压塞（见下文）。在体格检查时与心脏扩大进行鉴别可能比较困难，但是心包积液时心音会更微弱。心包摩擦音和心尖搏动可以消失。左肺底部可以被心包液体压迫，引起 Ewart 征，这是一种在左肩胛下角下方的片状浊音和增强的震颤（以及羊鸣音）。胸部 X 线片可以出现心影扩大，呈"烧瓶"状，但是也可以正常。

诊断 超声心动图（第七章）是运用最广泛的影像学检查。其敏感性和特异性均较好，简单，非侵入性，可以在床旁操作，并且可以识别伴随的心脏压塞（见下文）（图 25-2）。心包液体的存在可以被二维经胸超声心动图识出，少量积液患者表现为后侧心包和左心室心外膜之间的相对无回声区，也见于右心室前壁和前胸壁之下壁层心包之间的间隙。在大量积液的患者中，表现为心脏可以在心包囊内自由摆动。当严重的时候，这种运动的范围交替变化，可能与电交替相关（图 25-3）。

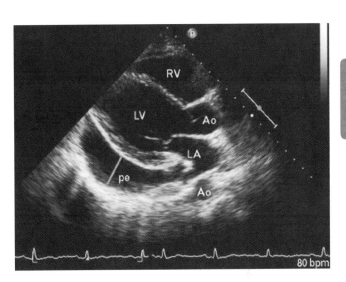

图 25-2 大量心包积液患者的二维超声心动图侧位视图。Ao，主动脉；LV，左心室；pe，心包积液；RV，右心室。
来源：From M Imazio：Curr Opin Cardiol 27：308，2012

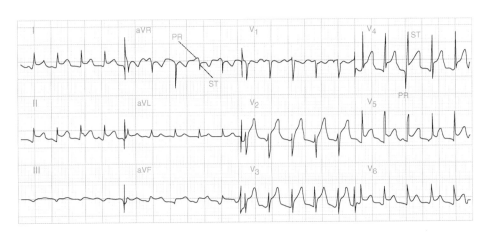

图 25-1 急性心包炎。由于心室电流受损，出现广泛性 ST 段抬高（本例 I、II、aVF、$V_2 \sim V_6$ 导联）。由于伴随的心房电流受损，出现 PR 段背离（与 ST 段极性相反）

超声心动图能够对心包液体进行定位和定量。

心包积液或增厚的诊断可以通过计算机断层扫描（CT）或磁共振成像（MRI）得以确认。这些检查方法在探测包裹性心包积液、心包增厚和心包肿块方面优于超声心动图。

治疗　急性心包炎

对于急性特发性心包炎没有特殊治疗，但卧床、阿司匹林抗炎治疗（2~4 g/d）、胃黏膜保护剂（如奥美拉唑 20 mg/d）是可以考虑的。如果这些方法无效，可以尝试一种非甾体抗炎药（NSAID），如布洛芬（400~600 mg，3 次/日）或吲哚美辛（25~50 mg，3 次/日）。对于治疗有反应的患者，前述剂量应该维持 1~2 周，然后在几周内逐渐减少。对于治疗无反应的患者，秋水仙碱（0.5 mg，2 次/日，4~8 周）被发现不仅对急性心包炎，还对减少心包炎复发的风险都是有效的。秋水仙碱在中性粒细胞中浓集并且干扰其迁移，肝、肾功能损害的患者禁忌应用，并且可导致腹泻和其他胃肠道不良反应。糖皮质激素［如泼尼松 1 mg/(kg·d)］通常可以改善经上述抗炎治疗失败的急性心包炎患者的临床表现，但是似乎会增加随后复发的风险。因此，全量糖皮质激素只能用 2~4 天，随后就应逐渐减量。应避免使用抗凝药，因为可能引起出血进入心包腔，导致心脏压塞。

对于多次、经常、致残、持续 2 年以上并且不能用秋水仙碱和其他 NSAID 阻止，也无法被糖皮质激素控制的复发患者，通常必须进行心包剥离以终结疾病。

心脏压塞

当心包腔的液体积聚到一定量，足以导致流入心室的血流发生严重阻塞时，最终会引起心脏压塞。如果没有被迅速发现和治疗，这种并发症足以致命。最常引起心脏压塞的原因是急性特发性心包炎和继发于肿瘤性疾病的心包炎。心脏压塞也可源于出血进入心包腔，包括主动脉夹层渗漏、心脏外科手术后、创伤、应用抗凝药治疗急性心包炎。

心脏压塞的三大临床特点（Beck 三联征）是低血压、心音减弱或消失、颈静脉扩张伴随显著的 x 降支和消失的 y 降支。心室充盈受限导致心排血量减少。引起心脏压塞所必需的液体量，在积液快速增加时可以少至 200 ml，当积液缓慢增加、心包有机会伸展并适应增加的容量时可以多至超过 2000 ml。心脏压塞也可以呈缓慢性进展，这种情况之下，临床表现类似于心力衰竭，包括呼吸困难、端坐呼吸、肝淤血。

临床实践中需对心脏压塞提高警惕，因为在许多情况下，并不具备引起心包疾病的显著病因。任何出现其他原因不能解释的心影扩大、低血压、颈静脉压升高的患者都应该考虑这个诊断。QRS 复合波振幅减

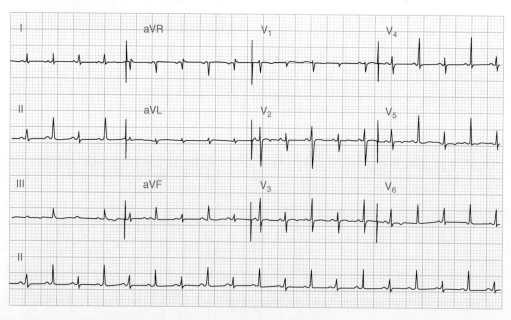

图 25-3　电交替。本例心电图源于一位大量心包积液伴心脏压塞的患者。

来源：Reproduced from DM Mirvis，AL Goldberger：Electrocardiography，in RO Bonow et al ［eds］：Braunwald's Heart Disease，9th ed. Philadelphia：Elsevier，2012.

小，P、QRS 或 T 波电交替均应高度疑似心脏压塞（图 25-3）。

表 25-2 列出了鉴别急性心脏压塞和缩窄性心包炎的要点。

奇脉 这是发生心脏压塞的重要线索，是由吸气时动脉收缩压比正常（10 mmHg）更大幅度地降低所致。严重时可以探查到吸气时动脉搏动变弱或消失，但是通常需要在缓慢呼吸时用血压计测量收缩压。

因为左右心室共用一个紧密的不可压缩的覆盖物，也就是心包囊，心脏压塞时右心室在吸气相的扩张可压迫并减少左心室容量；当右心室在吸气相扩张时，室间隔向左侧的膨隆进一步减少左心室腔容积。因此，在心脏压塞时，吸气相右心室容量的正常增加导致左心室容量、每搏量和收缩压的异常降低。奇脉也发生于大约 1/3 的缩窄性心包炎患者（见下文），也发生于一些低血容量休克、急性和慢性阻塞性呼吸道疾病和肺栓塞患者。右心室梗死（第三十二章）可以类似于心脏压塞，表现为低血压、颈静脉压升高、颈静脉搏动时 y 降支消失，偶尔也会出现奇脉（表 25-2）。

低压性压塞指的是轻度压塞，即心包内压力从略微低于大气压的水平上升至＋5～＋10 mmHg，有时并存低血容量。因此，中心静脉压正常或仅略微上升，而动脉压不受影响，也不出现奇脉。这些患者无症状或有轻度的虚弱和呼吸困难。诊断借助于超声心动图，并且血流动力学和临床表现均在心包穿刺后改善。

诊断 由于心脏压塞及时治疗可以是挽救生命的，应该采取迅速的措施通过超声心动图建立诊断。当心包积液造成心脏压塞时，多普勒超声显示三尖瓣和肺动脉瓣血流流速在吸气相显著增加，而肺静脉、二尖瓣、主动脉血流流速减慢（如同缩窄性心包炎，见下文）（图 25-4）。心脏压塞时右心室游离壁和右心房在舒张晚期向内移动（塌陷）。对于诊断导致心脏压塞的包裹性积液，可能有必要采用经食管超声心动图、CT 或心脏 MRI。

表 25-2	心脏压塞与缩窄性心包炎和相似临床疾病的鉴别要点				
特点	心脏压塞	缩窄性心包炎	限制型心肌病	RVMI	渗出缩窄性心包炎
体格检查					
奇脉	+++	+	+	+	+++
颈静脉					
显著的 y 降支	－	++	+	+	－
显著的 x 降支	+++	++	+++	+	+++
Kussmaul 征	－	+++	－	+++	++
第三心音	－	－	+	+	+
心包叩击音	－	++	－	－	－
心电图					
ECG 低电压	++	++	++	－	++
电交替	++	－	－	－	+
超声心动图					
心包增厚	－	+++	－	－	++
心包钙化	－	++	－	－	－
心包积液	+++	－	－	++	
RV 大小	通常减小	通常正常	通常正常	扩大	
RA 和 RV	+++				
随呼吸时血液流速变异度增大	+++	+++	－		+++
CT/MRI					
心包增厚	－	+++	－		++
心导管检查					
舒张压均等	+++	+++			++

缩略词： ＋＋＋，总是出现；＋＋，通常出现；＋，很少出现；－，不出现；RA，右心房；RV，右心室；RVMI，右心室心肌梗死。

来源： Adapted from GM Brockington et al: Cardiol Clin 8：645，1990，with permission.

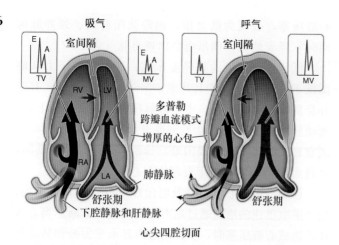

图 25-4　缩窄性心包炎。二尖瓣与三尖瓣血流随呼吸运动变化的多普勒影像示意图。心室充盈交替性变化现象通过脉冲多普勒检查对流经二尖瓣与三尖瓣的血流进行描记。LA，左心房；LV，左心室；RA，右心房；RV，右心室。

来源：Courtesy of Bernard E. Bulwer，MD；with permission.

治疗　心脏压塞

应该经常观察急性心包炎患者心包积液的变化，如有大量心包积液，则应进行心包穿刺，或密切关注患者心脏压塞的征象。密切监测动脉和静脉压，连续获取超声心动图。

心包穿刺

如果心脏压塞征象出现，经心尖、胸骨旁或最常用的剑突下入路进行超声引导下心包穿刺必须立即进行，因为减少心包内升高的压力是救命的。当患者为这个操作做好准备后就可以进行静脉补液，但是绝对不能延误心包穿刺。如果可能，应该在积液抽吸之前测量心包内压力，心包腔应该尽可能充分引流。一根小的多孔导管可以沿着插入心包腔的穿刺针进入并留在心包腔里，在液体再积聚时使心包腔得到引流。在复发性心脏压塞中，当需要移除包裹性积液和（或）获取组织进行诊断时，可能需要通过局部（剑突下）胸廓切开术进行手术引流。

从积液中获得的心包液体具有渗出液的物理特性。血性液体在美国最常见于肿瘤、肾衰竭或透析，在发展中国家最常见于结核，但也可以在急性风湿热、心脏损伤后、心肌梗死后的心包积液里出现。漏出性心包积液可以发生于心力衰竭。

应该分析心包液体的红细胞、白细胞含量，也应该进行细胞学检查和培养。聚合酶链式反应证实

存在结核分枝杆菌 DNA，则强烈支持结核性心包炎的诊断。

病毒性或特发性急性心包炎

在许多病例中，急性心包炎的发生与已知或假定的病毒源性疾病相关，并且可能是由相同的病原体引起。最常见的情况见于前驱呼吸道感染，并且病毒分离和血清学试验都是阴性的。在某些病例中，已有柯萨奇病毒 A 或 B 或者流感病毒、埃可病毒、腮腺炎病毒、单纯疱疹病毒、水痘病毒、腺病毒、巨细胞病毒从心包液体中被分离出来，和（或）发现病毒抗体滴度出现相应升高。心包积液是 HIV 一种常见的心脏表现，多是继发于感染（常常是分枝杆菌）或肿瘤，最常见于淋巴瘤。如病毒因素无法被确立，那么适宜应用"特发性急性心包炎"的术语。

病毒性或特发性急性心包炎发生于所有年龄阶段，但是更多见于年轻人，并且常常与胸腔积液和肺炎有关。几乎同时出现的发热和心前区疼痛，通常发生于假定的病毒性疾病后 10～12 天，亦是急性心包炎区别于 AMI 的重要特点，因为 AMI 的胸痛早于发热出现。原发症状通常为轻中度，常常可闻及心包摩擦音。疾病的病程通常在数天至 4 周之间。ECG 的 ST 段改变通常在 1 周至数周后消失，但异常 T 波可以持续几年，并且成为没有明确心包炎病史人群的困扰来源。胸膜炎和肺炎常常伴随病毒性或特发性急性心包炎。一些心包液体的积聚是常见的，并且可能造成心脏压塞和缩窄性心包炎的并发症，但是并不常见。

最常见的并发症是复发性心包炎，发生于约 1/4 的急性特发性心包炎患者。少部分患者会多次复发。关于本病的治疗，请参见前文。

心脏创伤后综合征　急性心包炎可以在各种情况下出现，它们均具有一个常见特点——早先的心肌损伤伴随心包腔积血。这个综合征可发生于心脏手术后（心包切开术后综合征）、钝性或穿透性心脏创伤后（第二十六章）或置入导管的心脏穿孔。极少发生于 AMI 之后。

临床表现类似于急性病毒性或特发性心包炎。主要症状是急性心包炎的疼痛，通常发生于心脏损伤后 1～4 周，但发生于 AMI 后则更早（1～3 天）。复发是常见的，可在创伤后长达 2 年或更长时间发生。发热、胸膜炎和肺炎是突出的特点，疾病发作通常在 1 周或 2 周内消退。这种心包炎可以是纤维蛋白性渗出，或者呈血性流体状心包积液，但很少引起心脏压塞。也

可出现急性心包炎典型的 ECG 改变。这个综合征可能是针对来源于损伤心肌组织和（或）心包的抗原的一种超敏反应结果。

一般除了阿司匹林和镇痛药之外不需要特殊治疗。当病情严重或有相关致残性复发时，使用 NSAID、秋水仙碱或糖皮质激素通常有效，如同急性心包炎治疗中所述。

鉴别诊断

因为急性特发性心包炎没有特异性试验，诊断是排除性的。因此，所有其他可能与急性纤维蛋白性心包炎相关的疾病都必须考虑。一个常见的误诊是把急性病毒性或特发性心包炎错当 AMI，反之亦然。当急性纤维蛋白性心包炎和 AMI 相关时（第三十二章），其特征是在梗死发生后第一个 4 天内出现发热、疼痛和摩擦音。ECG 异常（例如在 AMI 中 Q 波出现、主要导联的 ST 段抬高伴随相对应导联的降低和早期 T 波改变）和心肌坏死标志物（AMI 中更高）的升高幅度对于鉴别心包炎和 AMI 是有帮助的。

继发于心脏损伤的心包炎与急性特发性心包炎主要在发生时机上不同。如果心包炎发生于 AMI、胸部打击、心脏穿孔或心脏手术后几天或几周内，得出心包炎与心脏损伤可能相关的结论是合乎情理的。

区别胶原血管病引起的心包炎和急性特发性心包炎是重要的。鉴别诊断中最重要的是系统性红斑狼疮（SLE）或者药物性（普鲁卡因胺或肼屈嗪）狼疮引起的心包炎。当心包炎在没有任何明显的基础疾病时发生，SLE 的诊断可以根据抗核抗体滴度升高得到提示。急性心包炎是风湿性关节炎、硬皮病和结节性多动脉炎的一种偶发并发症，这些疾病的其他证据通常是明显的。

化脓性心包炎通常继发于心胸手术，通过肺部或胸膜腔的感染扩散、从食管破入心包腔或感染性心内膜炎的环形脓肿破裂所致。它也可以并发于 HIV 感染时发生的病毒性、化脓性、分枝杆菌、真菌性感染。它通常伴随有发热、寒战、败血症和其他部位感染的证据，并且预后不良。诊断通过心包液体的检查得出。它需要引流和有力的抗菌治疗。

肾衰竭所致的心包炎发生于高达 1/3 的慢性尿毒症（尿毒症性心包炎）患者，也见于经历慢性透析、血尿素氮和肌酐正常的患者（透析相关性心包炎）。这两种形式的心包炎可以是纤维蛋白性的，并且通常与血清血液性积液相关。心包摩擦音常见，但疼痛通常没有或轻度。用一种 NSAID 治疗和透析强化通常是合适的。心脏压塞偶尔发生，需要心包穿刺。当肾衰竭性心包炎复发或持续时，应采取心包造口术或实施心包切开术。

肿瘤性疾病引起的心包炎是转移性肿瘤（最常见的是肺癌和乳腺癌、恶性黑色素瘤、淋巴瘤和白血病）扩散或侵袭至心包的结果，疼痛、房性心律失常和心脏压塞是偶发的并发症。诊断通过心包液体细胞学检查或心包活检得出。肿瘤的纵隔放疗可以引起急性心包炎和（或）慢性缩窄性心包炎。急性心包炎的不常见病因包括梅毒、真菌感染（组织胞浆菌病、芽生菌病、曲霉病和念珠菌病）和寄生虫感染（阿米巴病、弓形虫病、棘球蚴病和旋毛虫病）。

慢性心包积液

慢性心包积液有时发生于没有急性心包炎既往史的患者。患者自身可以几乎没有症状，通过胸部 X 线片上扩大的心影得以察觉。结核是常见病因。黏液性水肿可以是慢性大量心包积液的病因，但是很少引起心脏压塞。心影显著扩大，心电图可以鉴别心脏扩大和心包积液。黏液性水肿的诊断可以通过甲状腺功能检查得以证实。黏液性水肿性心包积液对甲状腺激素治疗有反应。肿瘤、SLE、风湿性关节炎、真菌性感染、胸部放疗、化脓性感染和乳糜心包也可以引起慢性心包积液，在这类患者中应加以考虑和仔细排查。

心包液体抽吸和分析常常对诊断有帮助。心包液体应如上文中所述送检分析。大量血性心包液体最常见于肿瘤、结核、肾衰竭或主动脉夹层慢性渗漏。心包穿刺可以解除大量积液，但复发的患者中应采取心包切开术。心包内硬化剂注射可以用于预防液体再次积聚。

慢性缩窄性心包炎

这种疾病发生于急性纤维蛋白性或浆液纤维蛋白性心包炎的治疗或慢性心包积液的吸收继发肉芽组织形成引起心包腔闭塞的时候。后者逐渐收缩并形成牢固的瘢痕包绕心脏，也可以钙化。在这种情况流行的发展中国家，高比例的病例是源于结核，但它目前在北美是一种不常见的病因。慢性缩窄性心包炎可以继发于急性或复发性病毒性或特发性心包炎，创伤形成的组织血凝块，或任何形式的心脏手术，或来源于纵隔放疗、化脓性感染、组织胞浆菌病、肿瘤性疾病（尤其是乳腺癌、肺癌和淋巴瘤）、风湿性关节炎、SLE 或慢性透析治疗的慢性肾衰竭。对于许多患者，心包疾病的原因是不确定的，病毒性、急性或特发性心包炎的无症状发作或被忘记的发作可能是导火索。

慢性缩窄性心包炎患者的基本生理异常是心室充盈受限，后者源于僵硬而增厚的心包限制。心室充盈在舒张早期是不受限的，但到达心包的弹性极限时会突然减少，而在心脏压塞时，心室充盈在整个舒张期都是受限的。在两种情况下，心室舒张末容量和每搏量减少，左右心室舒张末期压力和心房平均压力、肺静脉压和体循环静脉压全都升高到相似水平（差距在 5 mmHg 之内）。尽管出现这些血流动力学改变，收缩功能也可能是正常或仅轻微受损的。然而，在先前的案例中，纤维化过程可以延伸至心肌，造成心肌瘢痕和萎缩，随后由于心包和心肌损伤的联合效应引起静脉淤血。

缩窄性心包炎中，右心房和左心房压力脉冲呈现为 M 型，包含显著的 x 降支和 y 降支。y 降支在心脏压塞时减弱或消失，是缩窄性心包炎最为突出的征象，反映心室快速的早期充盈。当心室充盈被缩窄的心包阻碍时，y 降支被舒张早期快速上升的心房压打断。这些特征性的变化被传导至颈静脉，可以通过视诊识别。在缩窄性心包炎中，双心室的压力脉冲在舒张期呈现出特征性的"平方根"征象。这些血流动力学改变虽然是特征性的，但不是缩窄性心包炎特异性的，也可以在限制型心肌病中观察到（第二十四章，表 24-2）。

临床和实验室结果

虚弱、乏力、体重增加、腹围增大、腹部不适和水肿是常见的。患者常常表现为慢性疾病状态，在晚期病例中，全身性水肿、骨骼肌萎缩、恶病质可以出现。劳力性呼吸困难和端坐呼吸可以出现，虽然通常不严重。急性左心室衰竭（急性肺水肿）十分常见。颈静脉扩张甚至可以持续至强化利尿治疗之后，颈静脉压可能在吸气时不下降（Kussmaul 征）。后者在慢性心包炎中常见，但也可以发生于三尖瓣狭窄、右心室梗死和限制型心肌病。

脉压正常或降低。奇脉见于约 1/3 的病例中。淤血性肝大明显，可以损伤肝功能，引起黄疸；腹水常见，通常比坠积性水肿更明显。心尖搏动减弱，并可以在收缩时回缩（Broadbent 征）。心音呈遥远感，心室充盈突然停止引起的早期第三心音（即一种心包叩击音，主动脉瓣关闭后 0.09～0.12 s 发生于心尖）常常是明显的。

ECG 常常表现为 QRS 复合波低电压以及弥漫性 T 波压低或倒置。心房颤动见于约 1/3 的患者中。胸部 X 线片表现为心脏正常或稍大。心包钙化在结核性心包炎中最常见。然而，心包钙化可以发生于没有缩窄时，缩窄也可以不发生钙化。

慢性缩窄性心包炎患者若常见心脏疾病体征（杂音、心脏扩大）不明显或缺如时，由于肝大、肝功能障碍伴有黄疸和难治性腹水，则可能误诊为肝硬化。如果视诊颈静脉发现其扩张，则可以避免这个失误。

经胸超声心动图典型的表现为心包增厚、下腔静脉和肝静脉扩张，以及心室充盈在舒张早期突然停止，伴随正常的心室收缩功能和左心室后壁压扁。多普勒超声心动图显示出一种特征性的经瓣膜血流速度模式。吸气时肺静脉和跨二尖瓣的血液流速显著降低，室间隔向左移位，呼气时则相反。下腔静脉流入右心房和跨三尖瓣的舒张期血流速度在吸气时显著增加，呼气时降低（表 25-4）。然而，超声心动图不能决定性地排除缩窄性心包炎的诊断。CT 和 MRI（图 25-5）在确定或排除存在心包增厚方面比超声心动图更加准确。

鉴别诊断

类似于慢性缩窄性心包炎，肺源性心脏病（第十六章）可以与严重的体循环静脉高压但极少肺淤血相关，心脏通常不大，存在奇脉。然而，在肺源性心脏病中，进行性实质性肺病通常是明显的，静脉压在吸气时降低（即 Kussmaul 征阴性）。三尖瓣狭窄（第二十章）也可以引起慢性缩窄性心包炎，淤血性肝大、脾大、腹水和

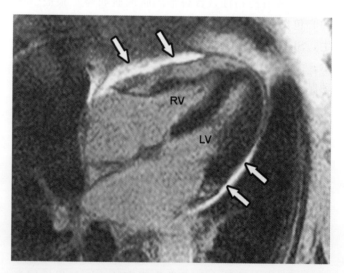

图 25-5 慢性缩窄性心包炎磁共振成像。 箭头指示的是增厚的心包，显示钆剂造影后的晚期增强，是强烈炎症反应的特点。LV，左心室；RV，右心室。

来源：From RY Kwong: Cardiovascular magnetic resonance imaging, in RO Bonow et al [eds]: Braunwald's Heart Disease, 9th ed. Philadelphia: Elsevier, 2012.

静脉扩张可以同样显著。然而，在三尖瓣狭窄中，特征性杂音和伴随二尖瓣狭窄的杂音通常是存在的。

由于缩窄性心包炎可以通过手术纠正，鉴别慢性缩窄性心包炎和限制型心肌病（第二十四章）十分重要，后者有相似的生理异常（即心室充盈受限）。鉴别要点总结在表25-2里。当患者有进行性、致残性、无应答性充血性心力衰竭，并有缩窄性心脏疾病的任何特点，应该用多普勒超声心动图记录呼吸对经瓣膜血流的影响，并使用 MRI 或 CT 以探查或排除缩窄性心包炎，因为后者通常是可以纠正的。

治疗　缩窄性心包炎

心包切除是缩窄性心包炎唯一的根治性疗法，应该尽可能完全实施。饮食限钠和利尿剂在术前准备是有用的。大于 50 岁的患者术前应行冠状动脉造影，以排除伴随的未知的冠状动脉疾病。心包剥离带来的获益通常在数月内逐渐显现。这个手术的风险取决于心肌纤维化和钙化的侵入范围、心肌萎缩的严重程度、肝和（或）肾功能继发性损害的程度和患者的一般情况。即使是具备经验的医疗中心，手术死亡率仍高达 5%～10%，病情最严重的患者风险更高。因此，如果可能，手术治疗应尽可能在疾病早期实施。

亚急性渗出-缩窄性心包炎　这种心包疾病的特点是心包腔大量渗出液和心包增厚引起心脏缩窄，与慢性心包积液引起心脏压迫及心包缩窄有许多相同的特点。它可由结核（见下文）、急性特发性心包炎的多次发作、辐射、创伤性心包炎、肾衰竭、硬皮病和肿瘤引起。心脏通常是扩大的，奇脉和显著的 x 降支（无显著的 y 降支）在心房和颈静脉压力脉冲时出现。心包穿刺后，生理学改变由心脏压塞转变为心包缩窄的表现。此外，心包内压力和中心静脉压可以降低，但不会恢复正常。诊断可以通过心包穿刺后心包活检建立。脏层和壁层心包的广泛切除通常是有效的治疗。

结核性心包炎　这种慢性感染是慢性心包积液的常见原因，虽然在北美比发展中国家少见，后者流行活动性结核。临床表现是心包积液患者慢性系统性疾病的表现。患者有已知的结核病、HIV、发热、胸痛、体重下降、未知来源的心影扩大，考虑这个诊断是重要的。如果尽管有详细的心包液体分析（见上文），慢性心包积液的病因仍然不清楚，应该进行心包活检，局部胸廓切开术更为适宜。如果仍然缺乏决定性证据，但是标本显示干酪性肉芽肿，则具有抗结核治疗指征。

如果 2～4 周抗结核治疗后的活检标本显示心包增厚，应该实施心包切除术以预防缩窄进展。当患者正在接受抗结核治疗时，结核性心脏缩窄应该手术治疗。

其他心包疾病

心包囊肿表现为心影圆形或分叶状畸形，最常见于右心膈角。通常不会引起临床症状，主要临床意义在于可能与肿瘤、室壁瘤或严重心脏扩大相混淆。涉及心包的肿瘤最常见的是继发于来自或侵入纵隔的恶性肿瘤，包括支气管癌和乳腺癌、淋巴瘤、黑色素瘤。间皮瘤是最常见的原发性恶性肿瘤。恶性心包肿瘤的常见临床表现是隐匿性进展、常常是血性的心包积液。确诊和进行根治性或更常见的缓解性治疗时，手术探查非常必要。

第二十六章　心脏肿瘤和创伤
Tumors and Trauma of the Heart

Eric H. Awtry，Wilson S. Colucci

（刘　刚　李晶津　译）

心脏肿瘤

原发肿瘤

原发心脏肿瘤少见，大约 3/4 病理类型为良性，主要是黏液瘤。恶性肿瘤占心脏原发肿瘤 1/4，几乎均为肉瘤。所有心脏肿瘤（无论何种病理类型），均有可能发生危及生命的并发症。现在许多心脏肿瘤都可经手术治愈，因此早期诊断尤为必要。

临床表现　心脏肿瘤可出现心脏和非心脏的多种临床表现，相当程度上取决于肿瘤的发生部位和大小，并且常表现为心脏疾病常见的各类非特征性症状，例如胸痛、晕厥、心力衰竭、杂音、心律失常、传导异常和伴/不伴心脏压塞的心包积液。另外，还可出现栓塞现象和全身症状。

黏液瘤　黏液瘤是成人最常见的原发性心脏肿瘤。尸检显示全部样本的 1/3～1/2 是黏液瘤，其中 3/4 的肿瘤施行手术治疗。各个年龄段均有发生，最常见的是 30～60 岁人群，倾向于女性多发。大约 90% 的黏液瘤为散发，其余是家族性常染色体显性遗传所致。黏液瘤是这类家族性遗传疾病Carney复合征的多样化表现之一，具体包括：①黏液瘤（心脏、皮肤和/或乳房）；②雀斑样痣和（或）色素痣；③内分泌功能亢进（伴/不伴库欣综合征的原发性结节性肾上腺皮质病、睾丸肿瘤、伴巨人症或肢端肥大症的垂体腺瘤）。特定表现聚合的群组分别被定义为NAME综合征（痣、心房黏液瘤、黏液样神经纤维瘤和雀斑）或LAMB综合征（雀斑样痣、心房黏液瘤和蓝色痣），均归属于Carney复合征的亚类。目前这类复合征的遗传基础还没有被完全阐释。然而，患者多有抑癌基因PRKAR1A失活突变，其编码蛋白激酶A I-α的调节亚基。

病理学中，黏液瘤为凝胶状的结构，由生长在富含糖胺聚糖的基质中的黏液瘤细胞组成。大多数黏液瘤都是孤立的，起源于卵圆窝附近的房间隔（尤其是左心房），多有纤维血管构成的瘤蒂。与散发性肿瘤相比，家族性或综合征的肿瘤往往发生在年轻人，通常是多发的，可见发生于心室，且首次切除后更容易复发。

黏液瘤通常有梗阻的体征和症状。最常见的临床表现与二尖瓣疾病类似：由于肿瘤脱垂进入二尖瓣口引起狭窄，或肿瘤引起瓣膜损害造成反流。心室黏液瘤可引起流出道梗阻，类似于主动脉瓣下或肺动脉瓣下狭窄造成的流出道梗阻。黏液瘤症状和体征的发生可能是突然发病或者与体位相关，主要由于重力作用影响肿瘤位置所致。舒张早期或中期听诊时可闻及一种典型的低调音"肿瘤扑落音"，是由于肿瘤碰到二尖瓣或者心室壁引起。黏液瘤也可引起外周或肺的栓塞或全身体征和症状，包括发热、消瘦、恶病质、全身

不适、关节痛、皮疹、杵状指、雷诺现象、高丙种球蛋白血症、贫血、红细胞增多、白细胞增多、红细胞沉降率升高、血小板减少或增多。这些特点经常使得黏液瘤患者被误诊为心内膜炎、胶原血管病或副肿瘤综合征。

二维经胸或多平面经食管超声心动图有助于心脏黏液瘤的诊断，并且可以评估肿瘤的大小及确定肿瘤的附着部位。两者在外科切除的手术设计中都有重要的作用（图26-1）。计算机断层扫描（CT）和磁共振成像（MRI）可以提供关于大小、形状、组成和肿瘤表面特性的重要信息（图26-2）。

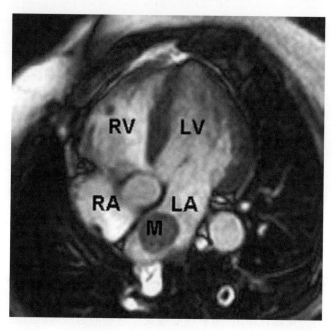

图26-2　心脏磁共振成像显示左心房（LA）圆形团块（M）。术中病理检查揭示为心房黏液瘤。LV，左心室；RA，右心房；RV，右心室

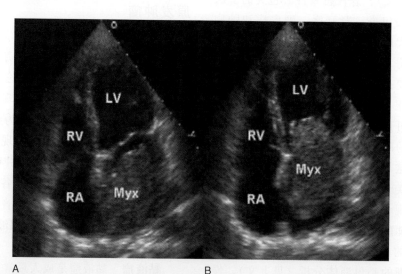

图26-1　经胸超声心动图显示巨大心房黏液瘤。黏液瘤（Myx）收缩期填满整个左心房（A），舒张期脱垂跨过二尖瓣进入左心室（B）。RA，右心房；RV，右心室。
来源：Courtesy of Dr. Michael Tsang; with permission.

虽然以前常规在肿瘤切除术前行心导管和血管造影检查，但目前无创检查能够提供充分的信息，因此在不伴有其他心脏疾病（如冠状动脉疾病）时，有创检查不再必不可少。此外，对肿瘤所在的心腔置入导管会引起肿瘤脱落栓塞的风险。由于黏液瘤可为遗传所致，对一级亲属的超声心动图筛查是合理的，特别是患者年轻，呈多发肿瘤或具备黏液瘤综合征的证据。

治疗　黏液瘤

无论肿瘤体积大小，体外循环下外科切除是有效的。黏液瘤在家族性病例中有12%～22%的复发率，但在散发病例中仅1%～2%复发。肿瘤术后复发在家族性病例中多由于多灶性病变，散发病例中则多因切除不彻底。

其他良性肿瘤　心脏脂肪瘤，虽然比较常见，通常是在尸检时才偶然发现。然而，它也可能最大生长至15 cm，并出现由于机械性压迫影响心脏功能的症状，以及心律失常、传导障碍，或胸部X线显示心影异常。乳头状弹力纤维瘤是最常见的心脏瓣膜肿瘤。虽然通常临床上隐匿，但可能引起瓣膜功能障碍并导致远端栓塞，造成短暂性脑缺血发作、卒中或心肌梗死。通常情况下，这类肿瘤即使无症状也应切除，但是右心内的微小病灶可采取较为保守的疗法。横纹肌瘤和纤维瘤是婴幼儿最常见的心脏肿瘤，通常发生在心室，可能产生血流的机械性梗阻，症状类似于心脏瓣膜狭窄、充血性心力衰竭、限制型或肥厚型心肌病，或心包缩窄。横纹肌瘤被认为是错构瘤，90%的病例为多发，且与结节性硬化症密切相关。这些肿瘤具有自发完全或部分消退的趋势，仅有引起梗阻的肿瘤需要手术切除。纤维瘤通常单发，多有钙化，其瘤体增长将造成阻塞症状，应给予切除。血管瘤和间皮瘤通常为小型肿瘤，常位于心肌中，其倾向于房室结区域生长的特性，可能导致房室传导障碍，甚至猝死。其他心脏来源的良性肿瘤包括畸胎瘤、化学感受器瘤、神经鞘瘤、颗粒细胞成肌细胞瘤和支气管囊肿。

肉瘤　几乎所有恶性原发性心脏肿瘤是肉瘤，包括几种组织类型。一般情况下，这些肿瘤呈快速进展的特点，患者由于血流动力学受损、局部浸润或远处转移，发病后数周到数月内就死亡。肿瘤常累及右心，生长极为迅速，易侵犯心包腔，堵塞心腔或腔静脉。肉瘤也可发生在心脏左侧，而被误认

为是黏液瘤。

治疗　肉瘤

患者就诊时，肿瘤往往分布过于广泛以至于无法手术切除。虽然有零星关于姑息性手术、放疗和（或）化疗的个案报道，但是这些方法一般对心脏肉瘤疗效不佳。心脏淋巴肉瘤是例外，可能对联合化疗和放疗敏感。

心脏转移性肿瘤

转移到心脏的肿瘤较原发性肿瘤更为常见，其发病率呈增加趋势，这是由于各类恶性肿瘤的治疗更具疗效而使预期寿命延长。虽然心脏转移可能发生于任何肿瘤类型，就发生率而言，恶性黑色素瘤最为高发，其次是白血病和淋巴瘤。绝对数字上，最常见的心脏转移瘤的原发病变是乳腺癌和肺癌，反映这些癌症的发病率很高。心脏转移几乎总是发生在原发肿瘤广泛播散的情况下，并且胸腔内通常存在原发性或转移性病灶。偶尔可见心脏为胸腔外肿瘤的首发转移部位。

心脏转移性肿瘤可通过血行或淋巴管播散，或是通过肿瘤的直接浸润。它们通常表现为微小的实性结节；也可见弥漫性浸润，特别是肉瘤或恶性血液肿瘤。心包最常受累及，其次是心肌的任何腔室，较少见心内膜或心脏瓣膜受累。

仅有约10%心脏转移性肿瘤患者呈明显临床表现，且通常不是患者就诊的原因，并且很少导致死亡。绝大多数发生于已知确诊恶性肿瘤的情况下。与原发性心脏肿瘤相比，心脏转移性肿瘤的临床表现反映肿瘤的位置和大小，而不是病理类型。心脏转移性肿瘤所致的临床特征多样，包括呼吸困难、急性心包炎、心脏压塞、异位性心动过速、心脏传导阻滞和心力衰竭。值得注意的是，这些症状和体征也可能是放疗或化疗引起的心肌炎、心包炎或心肌病所导致。

心电图（ECG）的表现不具特异性。在胸部X线片上，心影通常正常，但也可以扩大或显示异常形状。CT和放射性核素显像（镓或铊）可更清晰地显示肿瘤负荷，超声心动图对于识别心包积液和检出大块转移灶非常有用。心脏磁共振成像可提供非常良好的图像质量，对心脏肿瘤和转移瘤的诊断评价具有核心作用。心包穿刺可为恶性心包积液患者提供明确的细胞学诊断。很少需要血管造影，除非拟评价冠状动脉狭窄病变。

治疗　心脏转移性肿瘤

大多数心脏转移性肿瘤的患者都是恶性肿瘤晚期患者；因此，治疗方法主要为姑息性治疗和原发肿瘤治疗。具有症状的恶性心包积液应行心包穿刺术。注射硬化剂（如四环素、博来霉素）可能延迟或防止积液复发，心包开窗术可使积液引流到胸腔或腹腔。

外伤性心脏损伤

外伤性心脏损伤可分为穿透或非穿透性创伤。穿透伤最常因枪伤或刀伤导致，而刺入点通常明显。非穿透性损伤最常发生在机动车事故中，由于快速减速或方向盘挤压胸部，可能发生严重心脏损伤但无明显的胸外伤征象。

非穿透性心脏损伤

心肌挫伤是非穿透性心脏损伤的最常见形式，早期可能由于关注其他更明显的损伤而被忽视。心肌坏死可作为钝性损伤的直接结果，或作为创伤性冠状动脉裂伤或血栓形成的结果。挫伤心肌和梗死心肌病理上相似，可能伴发房性或室性心律失常；传导异常，包括束支传导阻滞；或心电图呈异常，类似于心肌梗死或心包炎改变。因此，如果创伤患者出现无法解释的心电图改变，需要考虑心肌挫伤。将近 20% 有胸部钝器伤的患者会出现血清肌酸激酶同工酶（CK-MB）升高，但是，大范围骨骼肌损伤患者亦会出现假性升高。在此情况下，心肌肌钙蛋白水平可更特异性地识别心脏损伤。超声心动图可以检测挫伤造成的结构和功能后遗症，包括室壁运动异常（最常见的涉及右心室、室间隔和左心室心尖部）、心包积液、瓣膜功能不全及心室破裂。

心脏瓣膜或其支持结构的损伤，最常发生于三尖瓣或二尖瓣，导致急性的瓣膜关闭不全。心脏出现响亮的杂音常预示此并发症，并可能快速进展为严重心力衰竭，经胸或经食管超声心动图有助于诊断。

非穿透性心脏损伤最严重的后果是心肌破裂，导致心包积血和心脏压塞（游离壁破裂）或心内分流（室间隔破裂）。虽然它通常是致命的，据报道高达 40% 的心脏破裂患者能够生存足够长的时间，从而到达专业的创伤中心。创伤性心包血管或冠状动脉破裂也会导致心包积血。另外，心包积液可能在胸部钝伤后数周甚至数月出现，作为心脏损伤后综合征的表现之一，类似于心包切开术后综合征（第二十五章）。

胸部不起眼的钝性、非穿透性钝伤，可在没有明显损伤迹象的情况下出现心室颤动。这被称为心震荡综合征，最常发生于运动场上的青少年（如棒球、冰球、足球、曲棍球），其可能由于心脏与胸壁的冲击发生于心脏细胞除极的易损期，即心电图上的 T 波上升支。这些人能否存活取决于是否及时除颤。突如其来的情绪或身体创伤，即使没有直接心脏创伤，也可诱发儿茶酚胺介导的心肌病，被称为 Tako-Tsubo 综合征或心尖球形综合征（第二十四章）。

主动脉的破裂或横断，通常发生于主动脉瓣上或在动脉韧带的位置，是非穿透性胸外伤常见的后果，也是最常见的血管减速伤。临床表现与主动脉夹层相似；上肢动脉压和脉搏增强而下肢减弱，胸部 X 线可显示纵隔增宽。偶然情况下，破裂的主动脉外膜完整，形成假性动脉瘤，等外伤数月或数年后才发现。

穿透性心脏损伤

刀或子弹伤的心脏穿通伤常导致心包积血、心脏压塞或大量出血，使得患者临床状态迅速恶化，常导致死亡。尽管如此，如果立即施行复苏，多达半数的患者可能争取到足够的存活时间，以便转入专科创伤治疗中心。这些患者的预后与损伤的机制、就诊时的临床状况、损伤的心脏腔室相关。中心静脉或心腔内导管置入、起搏器电极导线或冠状动脉内支架所并发的医源性心脏或冠状动脉穿孔，比其他形式的穿透性心脏损伤预后好。

穿透性损伤引起大血管的破裂常伴有血胸，较少有心包积血。局部血肿形成可压迫大血管导致缺血症状，有时会形成动静脉瘘，也可因此发生高心排血量心力衰竭。

偶尔，存活下来的穿透性心脏损伤患者可能因二尖瓣反流或心内分流（如室间隔或房间隔缺损、主动脉-肺动脉瘘或冠状动静脉瘘）引起的新发杂音或心力衰竭而再次就诊，这些情况在首次就诊时没有被发现，也可能是后来才出现的。因此创伤患者伤后数周内都要仔细查体。如果疑似存在机械并发症，可以经超声心动或心导管证实。

治疗　外伤性心脏损伤

不伴并发症的心肌挫伤的治疗与心肌梗死的治疗相似，但抗凝治疗为禁忌，对这些患者应监测心律失常和机械并发症（如心脏破裂）的发生（第三十二章）。外伤性瓣膜破裂造成的急性心力衰竭通常需要急诊手术。大多数穿透性损伤都需要紧急开胸，无论何种创伤，具有心脏压塞和（或）休克的表现时也应紧急开胸。心包穿刺可挽救心脏压塞患者的生命，通常仅作为等待最终外科治疗之前的临时措施。心包出血常见造成心包缩窄（第二十五章），必须通过剥脱术治疗。

第二十七章　系统性疾病的心脏表现

Cardiac Manifestations of Systemic Disease

Eric H. Awtry，WilomS. Colucci

（邢　燕　译）

常见系统性疾病的心脏表现总结于表 27-1。

糖尿病

无论是胰岛素依赖性还是非胰岛素依赖性糖尿病，均是冠状动脉疾病（CAD）的独立危险因素（第二十八章），并与 14％～50％ 的新发心血管疾病相关。同时，CAD 是糖尿病成年患者最常见的死因。在糖尿病人群中，CAD 的发病率与糖尿病的病程和血糖控制水平相关，其发病机制包括内皮功能障碍、脂蛋白过氧化、炎症增加、高凝状态和相关的代谢紊乱。

相较于非糖尿病患者，糖尿病患者更易发生心肌梗死，CAD 的疾病负担更重，梗死范围更大，心肌梗死后并发症更多，如心力衰竭、休克甚至死亡。重要的是，糖尿病患者更易呈不典型的心肌缺血症状，如恶心、呼吸困难、肺水肿、心律失常、心脏传导阻滞或晕厥，相当于其心绞痛发作。此外，糖尿病患者常见由于自主神经功能障碍造成的"隐匿性缺血"，占据其缺血事件总数达 90％。因此，对于糖尿病患者疑诊冠心病的阈值较低。糖尿病合并 CAD 患者的治疗必须积极管理危险因素。糖尿病患者的药物和血运重建治疗策略与非糖尿病者相同，但是糖尿病患者血运重建相关的发病率和死亡率更高，经皮冠状动脉介入治

表 27-1	常见的系统性疾病及相关心脏表现
系统性疾病	**常见心脏表现**
糖尿病	CAD、不典型心绞痛、CMP、收缩或舒张性 CHF
蛋白质-热量营养不良	扩张型 CMP、CHF
维生素 B_1 缺乏症	高心排量心力衰竭、扩张型 CMP
高同型半胱氨酸血症	早发动脉粥样硬化
肥胖	CMP、收缩或舒张性 CHF
甲状腺功能亢进	心悸、SVT、心房颤动、高血压
甲状腺功能减低	低血压、心动过缓、扩张型 CMP、CHF、心包积液
恶性类癌	三尖瓣和肺动脉瓣疾病、右心衰竭
嗜铬细胞瘤	高血压、心悸、CHF
肢端肥大症	收缩或舒张性 CHF
风湿性关节炎	心包炎、心包积液、冠状动脉疾病、心肌炎、瓣膜炎
血清阴性关节病	主动脉炎、主动脉瓣和二尖瓣关闭不全、传导异常
系统性红斑狼疮	心包炎、Libman-Sacks 心内膜炎、心肌炎、动脉和静脉血栓
HIV	心肌炎、扩张型 CMP、心包积液
淀粉样变性	CHF、限制型心肌病、瓣膜反流、心包积液
结节病	CHF、扩张型或限制型 CMP、室性心律失常、心脏传导阻滞
血色素沉着病	CHF、心律失常、心脏传导阻滞
马方综合征	主动脉瘤和夹层、主动脉瓣关闭不全、二尖瓣脱垂
Ehlers-Danlos 综合征	主动脉和冠状动脉瘤，二尖瓣和三尖瓣脱垂
系统性硬化病	心包积液、CHF（收缩性和舒张性）、心肌炎、冠状动脉微血管痉挛、心动过速

缩写：CAD，冠状动脉疾病；CHF，充血性心力衰竭；CMP，心肌病；SVT，室上性心动过速。

疗（PCI）术后更易发生再狭窄，对多支血管病变的 CAD 患者，采取外科旁路移植术对改善生存率优于 PCI。

糖尿病患者还易发生左心室收缩和舒张功能障碍，与并发的心外膜 CAD 和（或）高血压、冠状动脉微血管病变、内皮功能障碍、左心室肥厚和自主神经功

能障碍相关。另外，心肌内的脂质沉积增加（主要是非酯化脂肪酸）是糖尿病的特点，可能因此通过破坏胰岛素信号传导、减少跨膜钙离子流和诱导心肌细胞凋亡，进而造成心室收缩和舒张功能障碍。限制型心肌病可表现为心肌舒张异常和心室充盈压增加。组织学上可见间质纤维化、壁内动脉内膜增厚、玻璃样沉积和炎症反应。糖尿病患者临床心力衰竭的风险增加，最终可能导致心血管事件发病率和死亡率增加。一些证据显示，胰岛素治疗可改善糖尿病相关的心功能障碍。

营养不良和维生素缺乏

营养不良 摄入蛋白质、热量或两者皆严重减少的患者，心脏可能会变薄、苍白，并由于肌纤维萎缩和间质水肿而运动减低。患者收缩压和心排血量下降，脉压减小。全身性水肿非常多见，涉及多种因素，包括血浆渗透压降低和心功能障碍。根据蛋白质和热量营养不良的严重情况，分别被称为恶性营养不良（kwashiorkor）和重度消瘦型营养不良（marasmus），最常见于发展中国家。然而，严重的营养不良性心脏病也见于发达国家，尤其是患有慢性疾病如 AIDS、神经性厌食症、严重心力衰竭的患者，其胃肠道低灌注和静脉淤血可导致厌食和吸收不良。营养不良患者进行开胸心脏手术风险增加，术前高营养支持对这类患者可有所获益。

维生素 B₁ 缺乏症（脚气病） 一般的营养不良常常合并维生素 B₁ 缺乏，但是这种维生素缺乏也会发生在蛋白质和热量摄取充分的情况下，特别是在东亚，其以缺乏维生素 B₁ 的精米为重要的膳食成分。西方国家中，普遍应用富含维生素 B₁ 的面粉，临床维生素 B₁ 缺乏主要限于酗酒、崇信食疗者和接受化疗的患者。虽然如此，通过维生素 B₁-焦磷酸反应（TPPE）测量维生素 B₁ 储备，慢性心力衰竭患者中 20%～90% 可发现有维生素 B₁ 缺乏。这种缺乏显然是由于饮食摄入减少和利尿剂致尿液维生素 B₁ 排泄增加引起。对这些患者紧急补充维生素 B₁ 可增加左心室射血分数及盐水排泄。

临床上，维生素 B₁ 缺乏的患者通常具有全身营养不良、周围神经病变、舌炎和贫血表现。典型的心血管系统异常是高心排量心力衰竭、心动过速，以及通常伴有双心室充盈压增加。高心排量的主要原因是血管舒缩活性减弱导致全身血管阻力降低，其具体的机制尚不清楚。心脏体检可见脉压增大、心动过速、第三心音和心尖部收缩期杂音。心电图（ECG）可见低电压、QT 间期延长和 T 波异常。胸部 X 线检查常显示心脏扩大和充血性心力衰竭（CHF）的征象。对维生素 B₁ 治疗的反应通常极为显著，如全身血管阻力增加、心排血量下降、肺淤血改善，并多在 12～48 h 内心脏体积缩小。尽管在维生素 B₁ 治疗前对正性肌力药和利尿剂的反应较差，但是这些药物对于补充维生素 B₁ 治疗后非常重要，因为左心室可能无法承受由于血管张力恢复而致的负荷增加。

维生素 B₆、B₁₂ 和叶酸缺乏 维生素 B₆、B₁₂ 和叶酸是同型半胱氨酸代谢的辅助因子。它们的缺乏可能与大多数高同型半胱氨酸血症相关，其将伴随动脉粥样硬化的风险增加。补充这些维生素减少了美国高同型半胱氨酸血症的发病率；然而，尚未证明使升高的同型半胱氨酸恢复至正常水平可使临床心血管获益。

肥胖

肥胖伴随高血压、糖耐量异常、动脉粥样硬化性 CAD、心房颤动、阻塞性睡眠呼吸暂停和肺动脉高压的发病率增加，并与心血管疾病发病率和死亡率增加相关。此外，肥胖患者血流动力学特点为总体与中心血容量同时增加、心排血量增加，以及左心室充盈压增高。其心排血量增加以便满足过多脂肪组织的代谢需求。静息左心室充盈压通常在正常值上限，运动时明显增加，因此造成劳力性呼吸困难。在慢性容量超负荷的作用下，可引起心脏发生离心性肥厚伴心脏增大及心室舒张和（或）收缩功能障碍。另外，脂肪组织分泌的脂肪因子水平改变可能会通过对心肌细胞或其他细胞的直接作用，形成心肌不良重塑。病理学上可见左心室肥厚和扩大，一些病例中伴有右心室呈相同改变。患者可随后发生肺淤血、周围组织水肿和运动耐力下降。但是对于严重肥胖患者，这些表现可能难以识出。

使用血管紧张素转化酶抑制剂、限钠和利尿剂治疗可有效控制心力衰竭的症状。无论如何，最有效的方法是减重，由此减少血容量并使心排血量趋于恢复正常。但是，快速减重有潜在危险，已有报道由于电解质紊乱致使心律失常和猝死。

甲状腺疾病

甲状腺激素通过大量直接和间接作用对心血管系统产生重要影响，因此，无论是甲状腺功能减退或亢进，心血管表现均非常突出。甲状腺激素可导致整体代谢和氧耗增加，间接使心脏负荷增加。另外，甲状腺激素还可发挥直接正性肌力、变时和变传导作用，类似于肾上腺素刺激（如心动过速、心排血量增加）；这些至少部分是通过甲状腺激素对肌球蛋白、钙活化 ATP 酶、Na^+-K^+-ATP 酶和心肌 β 肾上腺素受体的转录和非转录效应来介导的。

甲状腺功能亢进 甲状腺功能亢进的常见心血管表现包括心悸、收缩期高血压、疲乏。约 40％患者发生窦性心动过速，约 15％发生心房颤动，体格检查可发现心前区搏动增强，脉压增大，第一心音增强，第二心音肺动脉瓣部分增强及第三心音增强。已有报道显示甲状腺功能亢进患者二尖瓣脱垂的发病率增加，这些患者可在胸骨左缘闻及收缩中期杂音伴或不伴收缩中期喀喇音。可能在呼气时第二肋间闻及收缩期胸膜心包摩擦音（Means-Lerman 刮擦音），其与心脏高动力状态相关。

老年人甲状腺功能亢进可仅有甲状腺素毒性反应的心血管表现，如窦性心动过速、心房颤动和高血压，其治疗可不见效果，直至甲状腺功能亢进得到控制。除非合并心脏疾病，心绞痛和 CHF 较少见，即使伴随这些症状，也会在甲状腺功能亢进治疗后得到缓解。

甲状腺功能减退 甲状腺功能减退的心脏表现包括心排血量、每搏量减少，以及心率、收缩压和脉压降低。1/3 患者可见心包积液，但很少进展至心脏填塞，其与毛细血管渗透性增加有关。其他临床表现包括心脏增大、心动过缓、脉搏减弱、心音遥远和胸腔积液。尽管黏液水肿的症状和体征与 CHF 相似，但是如果不合并其他心脏疾病，心力衰竭并不常见。ECG 一般表现为窦性心动过缓、低电压，也可见 QT 间期延长、P 波电压降低、房室传导时间延长、室内传导障碍和非特异性 ST-T 改变。胸部 X 线片可表现为心脏增大，常有"水瓶"样外观，以及胸腔积液；一些病例中呈 CHF 表现。病理学上，心脏苍白扩大，并常有心肌纤维肿胀、纹理消失和间质纤维化。

甲状腺功能减退的患者常有胆固醇和甘油三酯升高，造成早发动脉粥样硬化性 CAD。在甲状腺激素治疗之前，患者常无心绞痛，大概由于机体在这种状态下代谢需求降低。但是，起始甲状腺激素替代治疗时可诱发心绞痛和心肌梗死，尤其是潜在心脏疾病的老年人患者，因此，替代治疗需谨慎，应小剂量开始并逐渐加量。

恶性类癌

类癌肿瘤最常起源于小肠，并产生大量血管活性胺（如 5-羟色胺）、激肽、吲哚类和前列腺素类，这些物质可导致类癌综合征，以腹泻、面部潮红和血压波动为特点。50％的类癌综合征患者有心血管表现，通常表现为三尖瓣或肺动脉瓣异常。这些患者总有肝转移，使得血管活性物质逃避肝代谢。左心受累较罕见，如有则提示肺类癌或伴有心内分流。病理学上，类癌病变是平滑肌细胞嵌入糖胺聚糖和胶原基质组成的纤维斑块。可发生于心脏瓣膜，导致瓣膜功能障碍，也可累及心腔和大血管内皮细胞。

类癌心脏病最常表现为三尖瓣反流、肺动脉瓣狭窄或两者皆有。在某些患者，可能会出现高心排血量，可能与肿瘤释放血管活动物质导致全身血管阻力下降有关。生长抑素类似物（如奥曲肽）或干扰素 α 治疗可改善类癌心脏病患者的症状和生存率，但是并未显示可改善瓣膜病变。利尿剂治疗常可减轻右心衰竭的症状；在某些症状严重的患者需行瓣膜置换术。类癌综合征患者可发生冠状动脉痉挛，可能由于循环中的血管活性物质所致。

嗜铬细胞瘤

除了可引起阵发性或持续性高血压，嗜铬细胞瘤释放的循环中高水平儿茶酚胺可能会导致直接心肌损伤。局部心肌细胞坏死和炎症细胞浸润见于约 50％死于嗜铬细胞瘤的患者，可造成临床严重左心衰竭和肺水肿。另外，高血压可导致左心室肥厚。在移除肿瘤后左心室功能障碍和 CHF 可得以改善。

肢端肥大症

心脏暴露于过量的生长激素可造成高心排量心力衰竭、心室肥厚（左心室腔大小或室壁厚度增加）所致的舒张功能不全，或全心收缩功能障碍。约 1/3 的肢端肥大症患者发生高血压，其特点是肾素-血管紧张素-醛固酮轴抑制和体内钠的总量和血容量增加。约 1/3 的肢端肥大症伴有其他心脏疾病，其心脏性猝死风险增高一倍。

风湿性关节炎和胶原血管疾病

风湿性关节炎 风湿性关节炎可伴有局部或全心脏结构的炎性改变，最为常见的临床形式为心包炎。其中 10％～50％的风湿性关节炎患者超声心动图可见心包积液，尤其是具有皮下结节的患者。然而，仅有少数患者发生症状性心包炎，且其呈良性过程，偶有进展为心脏压塞或限制型心包炎。心包积液一般为渗出液，葡萄糖等成分浓度降低而胆固醇水平升高。冠状动脉炎，伴血管内膜炎症和水肿见于约 20％的患者，但罕见造成心绞痛或心肌梗死。心脏瓣膜可由于炎症或肉芽肿形成而受到影响，并因瓣膜结构异常引起临床症状显著的瓣膜反流。心肌炎并不常见，也极少造成心脏功能障碍。

治疗主要针对原发病风湿性关节炎，包括使用糖皮质激素。如患者心脏压塞应行紧急心包穿刺术，缩窄性心包炎则通常需要心包切除术。

血清阴性关节炎 血清阴性关节炎包括强直性脊柱炎、反应性关节炎、银屑病性关节炎，以及与溃疡性结肠炎、局限性肠炎相关的关节炎，都与 HLA-B27 组织相容性抗原密切相关，并可伴有全心炎和近端主动脉炎。主动脉炎通常局限于主动脉根部，但也可扩展到主动脉瓣、二尖瓣和心室肌，导致主动脉瓣和二尖瓣关闭不全、传导异常和心室功能障碍。这些患者中 1/10 有严重的主动脉瓣关闭不全，1/3 有传导异常；两者在外周关节受累和病程较长的患者中更常见，可能需要主动脉瓣置换术和永久性心脏起搏器植入术。偶然情况下，主动脉瓣反流发生于关节炎之前，因此在年轻男性伴主动脉瓣关闭不全时应考虑血清阴性关节炎的可能。

系统性红斑狼疮（SLE） 相当比例的 SLE 患者会有心脏受累。常见心包炎，见于约 2/3 的患者，但很少会发生心脏压塞或受限，一般为良性过程。SLE 的心内膜特征性病变是疣状瓣膜异常，即 Libman-Sacks 心内膜炎。最常位于左心瓣膜，特别是在二尖瓣后叶的心室面，并几乎完全由纤维蛋白组成。这些病变可能会致栓塞或感染，却很少导致可引起血流动力学变化的严重瓣膜反流。心肌炎一般与疾病的活动性平行，尽管组织学改变很常见，但除非合并高血压，否则很少引起临床心力衰竭。虽然可能发生心外膜冠状动脉炎，却很少造成心肌缺血。冠状动脉粥样硬化发病率增加更多与相关的危险因素和使用糖皮质激素有关。抗磷脂抗体综合征患者心血管异常的发病率更高，包括瓣膜反流、静脉和动脉血栓、早发卒中、心肌梗死、肺动脉高压和心肌病。

第五部分　冠状动脉和周围血管疾病
SECTION 5　CORONARY AND PERIPHERAI VASCULAR DISEASE

第二十八章　动脉粥样硬化的发病机制，预防和治疗
The Pathogenesis, Prevention, and Treatment of Atherosclerosis

Peter Libby

（宋俊贤　胡丹　译）

发病机制

动脉粥样硬化仍然是发达国家死亡率和致残率较高的疾病。预计到 2020 年，心血管疾病，尤其是动脉粥样硬化，将成为全球疾病负担中最重要的原因。虽然许多广泛或全身性的危险因素促进动脉粥样硬化形成，但是其具有不同好发部位，并根据累及的血管床不同造成相应的临床表现。冠状动脉粥样硬化常常引起心肌梗死（第三十二章）和心绞痛（第三十章）。中枢神经系统的动脉粥样硬化常常引起卒中和短暂性脑缺血发作。外周循环中，动脉粥样硬化常常引起间歇性跛行和坏疽，进而导致肢体残疾。若动脉粥样硬化影响内脏循环，可能引起肠系膜缺血。动脉粥样硬化也可能通过直接方式（例如肾动脉狭窄）或者作为动脉粥样硬化栓塞性疾病（第三十八章）的常见受累部位而影响肾脏。

即使在特殊的动脉床上，由动脉粥样硬化引起的狭窄常常局限在特定的部位。例如，在冠状动脉循环中，动脉粥样硬化常常发生在左冠状动脉前降支的近段。类似的，动脉粥样硬化好发于肾动脉的近段和大脑的颅外部位-颈动脉分叉处。事实上，动脉粥样硬化斑块易形成于动脉分叉部位，因为这一部位易发生血流动力学紊乱。动脉粥样硬化的临床表现并非都源于狭窄及阻塞性疾病，例如，动脉扩张或者动脉瘤也常常发生于主动脉（第三十八章）。除了局限的流量限制性狭窄，血管成像和后期研究也发现一些内膜非阻塞性动脉粥样硬化可发生在受影响的血管中。

人体的动脉硬化进程常常需要持续数十年。动脉

粥样斑块的发展并不是呈平滑的线性增长，而是不连续发展的。某些时段是静止的，某些时段则是迅速发展。经过漫长的"沉默"期后，动脉粥样硬化才可能出现症状。动脉粥样硬化的表现是慢性过程，表现为稳定持续的症状，比如劳力性心绞痛以及反复发作的间歇性跛行。但是也有以急性起病为特点的症状，比如急性心肌梗死、脑卒中或心脏性猝死等，还有些个体并不表现出临床症状，只有尸检时才发现广泛分布的动脉粥样硬化病变。

动脉粥样硬化的初始阶段

从动物实验以及人群研究中得出的观点："脂质条纹"是粥样硬化初始阶段的表现，这些早期病变似乎来源于内膜脂蛋白含量增加的部位。其中特别需要提到的是含有载脂蛋白 B 的低密度脂蛋白（LDL）与动脉粥样硬化息息相关。这种脂蛋白颗粒的聚集可能不仅仅是源于内膜通透性增加或渗漏作用（图 28-1）。而且，由于脂蛋白与细胞外基质结合并在动脉内膜聚集，使脂质颗粒在血管壁内停留时间延长。聚集在内膜下的脂蛋白常常与细胞外基质的黏多糖相结合，结合后的脂蛋白颗粒会使内膜中含脂蛋白丰富的颗粒向外迁移有所减缓。在内膜下细胞间隙中的脂蛋白部分会与基质中的大分子物质结合，形成氧化应激修饰。目前有大量的证据支持氧化的脂蛋白在动脉粥样硬化病理发展过程中有着重要的作用。在内膜的细胞外间隙中，脂蛋白与（血浆）抗氧化剂隔离，很容易被氧化修饰，从而产生过氧化氢、溶血磷脂、羟甾醇以及脂肪酸和磷脂的醛分解产物。载脂蛋白的修饰包括肽链断裂和氨基酸残基衍生化。局部产生的次氯酸与斑块内产生的炎症细胞一起产生氯化物。目前也有许多证据支持在粥样硬化的部位可见这些氧化修饰的产物。

白细胞的募集　白细胞的聚集是早期粥样斑块形成的特点（图 28-1）。因此，从初始阶段，动脉粥样病变的进展中炎症发挥了主要的作用。在动脉粥样硬化的斑块中包含许多炎症细胞，包括单核细胞来源的巨噬细胞以及树突状细胞，T 和 B 淋巴细胞以及肥大细胞。在小鼠的研究中发现，高脂血症可以促进血液中促炎的单核细胞生成，并进入粥样斑块之中。在动脉内膜表面可表达许多黏附分子或者受体，这些物质可

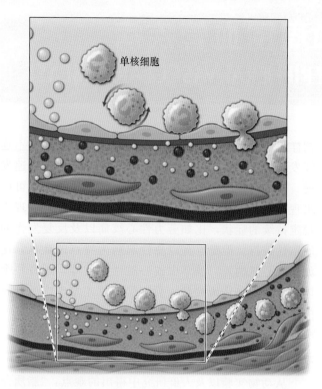

图28-1 图片为通过动脉的横切面，从左到右展示了动脉粥样斑块形成的过程。上半部分图片是下半部分图片的放大部分。单层上皮细胞覆盖在管腔内部形成内膜。高胆固醇血症可以促进低密度脂蛋白（LDL）颗粒（图中黄色颗粒）进入内膜下。脂蛋白颗粒常与细胞外基质——蛋白多糖联系在一起。血管内膜将脂蛋白和一些血浆中的抗氧化因子分割开来，使脂蛋白被氧化修饰。这种被氧化修饰的脂蛋白（图中深色的颗粒）可能引起局部的炎症反应，继而导致局部病变的形成。各种黏附分子的表达增加可以促进单核细胞向动脉粥样硬化部位聚集。

一旦开始黏附，一些白细胞就会迁移至内膜下。白细胞的定向迁移可能依赖于趋化因子，包括修饰性脂蛋白颗粒和趋化细胞因子（图片中的绿色小颗粒），比如血管壁细胞分泌的巨噬细胞趋化因子。参与脂质条纹形成的白细胞可以分裂和增加被修饰的脂蛋白受体表达（清道夫受体）。这些单核-巨噬细胞吞噬脂质并形成泡沫细胞。当脂质条纹发展为成熟的粥样斑块时，平滑肌细胞从内弹力膜迁移至中膜（波浪实线），并聚集于内膜下，最终停留在细胞外基质并形成进展性病变（下半部分图片，右侧）

能参与了白细胞向粥样斑块的募集。促炎因子可以促进白细胞黏附分子的表达。

在正常动脉中的层流剪切力可抑制白细胞黏附分子的表达。存在粥样硬化病变的部位（比如分叉的远端）常常流体剪切力较低或形成湍流。有序的、随脉搏搏动的正常血流可以增加内皮释放NO。NO除了可以扩张血管，还能够在局部低浓度释放，有局部抗炎的作用，比如抑制黏附分子的表达。在内皮层流剪切

力的作用下可使KLF-2分子表达，这个分子可以促进血管内皮功能的活化，包括生成NO合酶。内皮层流剪切力还会刺激内皮细胞产生抗氧化的酶类——超氧化物歧化酶。这些事例说明血流动力学因素可以影响到细胞水平，这些影响是动脉粥样硬化形成的基础，并且可能导致斑块易在这些低血流剪切力的部位形成。

单核细胞一旦被动脉内皮表面的黏附受体所捕捉，就会穿过内膜层并停留在内膜下。除产生修饰的脂蛋白外，细胞因子可以调节参与白细胞募集的黏附分子的表达。比如，IL-1和TNF能够诱导或增加内皮细胞的黏附分子表达。脂蛋白的氧化产物能诱导血管壁释放细胞因子。趋化因子可直接促进白细胞向动脉壁迁移。

泡沫细胞的形成 单核细胞一旦进入内膜下，就会转化为巨噬细胞，并最终成为泡沫细胞。泡沫细胞的转换需要通过受体介导的吞噬作用来摄取脂蛋白颗粒。有学者认为"经典"的LDL受体可以调节脂质的吸收，但是当人类或动物缺乏有效的LDL受体所导致的基因突变（比如家族性高胆固醇血症）时，则会有大量的动脉粥样硬化病变以及动脉外膜富含泡沫细胞的动脉黄素瘤形成。另外，外源性胆固醇可以抑制LDL受体表达。因此，胆固醇的高摄取可以减少细胞膜表面的LDL受体水平。能介导泡沫细胞承载脂质的替代受体包括大量的巨噬细胞"清道夫"受体，其可优先吞噬修饰的脂蛋白和其他氧化的LDL或VLDL受体。单核细胞附着内皮移行至内膜下并进一步成熟，形成承载脂质的巨噬细胞是脂质条纹形成的关键步骤，脂质条纹也是动脉粥样硬化斑块形成的前体。

粥样斑块的形成及并发症

虽然脂质条纹通常情况下是严重粥样硬化斑块的起始阶段，但并非所有的脂质条纹都会发展为严重的粥样硬化。通过对细胞外脂质的吞噬，携带清道夫受体的单核细胞可从进展的斑块中移除脂蛋白。一部分承载脂蛋白的巨噬细胞可以离开动脉壁，巨噬细胞通过这种方式来移除斑块中的脂质。当脂质进入动脉壁的速度超过了单核细胞移除脂质的速度，就会导致脂质的聚集并因此形成动脉斑块。斑块内可过表达造血生成因子，并促进斑块内的巨噬细胞增殖，这是造成动脉粥样硬化形成的另一个过程。

在病变发展过程中，巨噬细胞移除脂质可能是局部脂质负荷过重的反应。另一个机制被称为胆固醇逆转运，这个过程是由高密度脂蛋白（HDL）参与的，这可能是另一条将脂质移除出斑块的途径。这种将细胞内的胆固醇转移至HDL的过程需要特殊的细胞膜

表面分子，比如 ABC 转运体。在 Tangier 病中，AB-CA1 基因突变可使 HDL 水平极低，难以将胆固醇从细胞转运至新生的 HDL 颗粒并从 ABCG1 转运至成熟的 HDL 颗粒。"胆固醇逆转运"通过 ABC 转运体使 HDL 负载胆固醇并通过结合清道夫受体 B1 或其他受体转运至肝细胞。然后肝细胞可利用固醇转化为胆汁酸并分泌，因此巨噬细胞在脂质聚集和转运的动态过程中扮演了重要的角色。

某些脂质负荷过重的泡沫细胞可在内膜内死亡。有些泡沫细胞则是程序性死亡或凋亡。这种单核巨噬细胞的死亡导致了脂质丰富的斑块形成，我们通常称其为坏死核心，如果泡沫细胞的清除出现障碍则有可能促进坏死核心的形成。承载着修饰脂蛋白的巨噬细胞可以分泌微颗粒或者外泌体（外泌体中可能包含微小 RNA）、细胞因子和生长因子，它们可以在病变部位介导进一步的信号转导。富含脂质的巨噬细胞的聚集可表现为脂质条纹的形成，以及细胞外形成的纤维组织。在混合粥样斑块中平滑肌细胞也可以合成细胞外基质。单核吞噬细胞可以分泌许多生长因子或者细胞因子来刺激平滑肌细胞增殖或者产生细胞外基质。在斑块中发现的细胞因子，包括 IL-1 和 TNF，它们都可以引起局部生长因子的生成，比如血小板源性生长因子（PDGF）、成纤维细胞生长因子以及其他促进斑块生长的因子。特别是病变部位激活 T 细胞产生的 IFN-γ 可以限制平滑肌细胞合成胶原纤维。以上所举的事例揭示了动脉粥样硬化的形成过程中存在着复杂的因素介导，这些因素也决定了斑块的特点。

平滑肌细胞以及其分泌的细胞外基质的聚集可以使由泡沫细胞聚集形成的简单病变转化为纤维脂肪病变。比如，激活的血小板、巨噬细胞和内皮细胞可以释放 PDGF，PDGF 进一步刺激平滑肌细胞由中膜层迁移至内膜下。这些局部产生的生长因子和细胞因子可以促进平滑肌细胞或者内膜下干细胞的增殖，这些平滑肌细胞和干细胞可能都来源于中膜层的迁移。转化生长因子 β（TGF-β），可以刺激平滑肌细胞合成胶原纤维。这些调节因子可能并不仅仅是来源于邻近侧血管细胞或者白细胞（旁分泌途径），可能还来源于细胞本身的分泌（自分泌途径）。综上所述，这些来源于"附近"的调节物质可以刺激平滑肌细胞，加速脂质条纹向富含纤维平滑肌细胞和细胞外基质的病变转化。

除局部产生的调节因子外，凝血过程以及血栓形成过程可能也对粥样斑块的发生产生重要作用。"动脉粥样硬化血栓形成"可用于阐述动脉粥样硬化和血栓之间的关联。脂质条纹的形成起始于内皮细胞的深层。在较成熟的脂质条纹处内膜可出现细小的裂口。由于

血小板直接暴露于细胞外基质，微小血栓可聚集在内皮缺失的部位。激活的血小板可以释放多重物质，包括 PDGF 和 TGF-β。在凝血过程中血栓不仅仅是形成纤维，还会刺激蛋白激酶受体，通过信号转导通路促进平滑肌细胞迁移、增殖以及合成细胞外基质。许多动脉壁的微小血栓可自行溶解，无临床症状，自溶的过程是通过局部纤溶、吸收和内皮修复实现的。但是这个过程会激发平滑肌细胞的合成纤维能力从而导致斑块进展（图 28-2D）。

微血管 当粥样斑块进展时，丰富的微血管丛发展，与动脉滋养血管连接在一起。新生的血管丛可以通过多条途径参与病变形成。这些血管可以提供足够大的表面积用于白细胞聚集和作为粥样斑块内白细胞进出的"基地"。斑块内的微血管还可能成为斑块内的出血灶。与糖尿病视网膜新生血管类似，粥样斑块内的微血管可能较为脆弱并且容易破裂从而导致局部出血。这种血管渗出可以导致局部血栓形成，这种病理过程可以通过抑制蛋白酶激酶受体来激活平滑肌细胞。动脉粥样硬化斑块常常还有纤维素和含铁血黄素，其提示在斑块形成过程中斑块内曾有出血。

钙化 当斑块进展时，斑块内也可出现钙盐的沉积。来源于病变细胞的微泡结构可以刺激钙化形成，并且这个过程通常伴随局部的高炎症反应。动脉粥样硬化斑块中的矿物质沉积过程在很多方面与成骨类似，比如转化因子 Runx2 参与了转化过程。

斑块进展 平滑肌细胞和巨噬细胞在粥样斑块内死亡。的确，复杂的粥样斑块在进展时通常有很多纤维组织但缺少细胞成分。在成熟斑块中平滑肌细胞缺少的原因可能是由于 TGF-β 和干扰素 γ（IFN-γ）这些细胞因子（它们可以抑制平滑肌细胞增殖）和平滑肌细胞的凋亡。因此，在斑块进展过程中，存在着非常复杂但是高度平衡的调节机制，比如脂蛋白和白细胞的进入和流出，细胞的增殖和死亡，细胞外基质的产生和重构以及钙化和血管新生，它们都与斑块形成息息相关。许多因素被视为动脉粥样硬化的危险因素，包括脂蛋白、吸烟和血管紧张素 II，它们都可以促进促炎因子的产生以及改变固有血管壁的功能，并且促进白细胞浸润。因此，血管生物学的研究进展可以增加我们对动脉粥样硬化及其并发症的病理特点和危险因素之间的关联及机制的理解。

动脉粥样硬化的病理学特点

动脉粥样硬化在西方国家较为普遍，目前全球发病率亦逐渐升高。许多粥样斑块并无症状，甚至许多

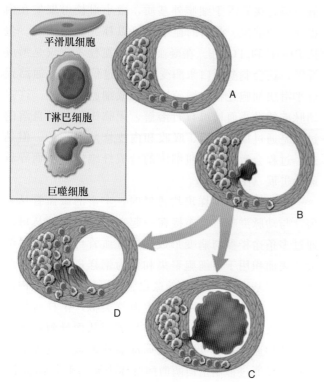

平滑肌细胞

T淋巴细胞

巨噬细胞

图 28-2　斑块破裂，血栓形成以及愈合。A. 动脉粥样硬化过程中的血管重构。在斑块形成的初始阶段，斑块通常向管腔外部生长，这样就避免了管腔面积的狭窄。这种现象被称为"代偿性扩张"，血管造影时通常难以发现这种病变。**B.** 斑块纤维帽破裂引起血栓形成。动脉粥样硬化斑块破裂往往引起血栓形成，脂质核心中的巨噬细胞可以产生细胞外基质和组织因子，并使得凝血因子与血栓形成胶原纤维相互作用。这种情况下，斑块破裂点称为血栓形成的"种子"。在正常动脉壁中含有多种纤溶和抗栓机制来防止血栓形成以及溶解血栓。抗栓或者纤溶因子包括血栓调节蛋白、组织和尿激酶型血纤维蛋白酶原激活物、肝素硫化蛋白多糖、前列腺环素和 NO. **C.** 当血栓形成超过纤溶能力时，就有可能出现动脉闭塞。闭塞的后果取决于侧支循环形成的程度。有些患者有慢性的多支血管闭塞的冠心病，侧支循环通常都已经建立。在这样的循环情况下，即便血管完全闭塞，通常也不会引起心肌梗死或者可能发生轻度的或非 ST 段抬高型心肌梗死。如果患者既往病变较少并且没有狭窄性病变引起的侧支循环建立，那么突然形成的闭塞很有可能引起急性 ST 段抬高型心肌梗死。这些患者可能以心肌梗死或者猝死为冠心病的首发症状。在一些情况下，血栓可能溶解或者机化成血管壁血栓而不导致血管阻塞。这时可能无症状。**D.** 血栓素诱导的纤维形成或修复可以引起纤维增生反应，这种反应可以促进更多的纤维病变形成造成管腔偏心性狭窄，使血流受限。在这种情况下，非阻塞性血管壁血栓，即使是无症状或仅引起心绞痛而不引起心肌梗死的血栓，能够激发修复反应，其可以促进斑块纤维化及管腔缩小。这个过程可能使具有薄纤维帽的易损斑块变成具有牢固纤维帽的稳定斑块。对不稳定冠状动脉病变实施血管成形术可能也是类似的机制使病变"稳定"

粥样斑块没有临床表现。许多患者有弥漫性的动脉粥

样硬化病变也可能死于其他疾病，这些患者也可以没有明显的动脉粥样硬化的临床表现。粥样硬化的形成过程中的动脉重构是一部分粥样硬化性疾病的临床表现（图 28-2A）。在粥样硬化发展的最初阶段，斑块常常向管壁外侧生长而不是向管腔内部生长。受累的管腔常常表现为管腔的扩张，这种现象也被称为代偿性扩张，是血管重构的一种模式。增长的粥样斑块早期常常不会影响管腔面积，除非斑块负荷增长至面积占据内弹力膜下 40% 时才会影响管腔面积。因此，在斑块生长过程中，它通常不会引起狭窄，也不会影响组织灌注。

形成严重狭窄并影响血流的斑块通常处于斑块发展的终末期。许多这样的斑块可引起较为稳定的临床症状，比如劳力性心绞痛或者下肢的间歇性跛行。在冠状动脉循环或者其他部位的循环中，即便因为粥样硬化导致管腔完全阻塞也不是总会引起梗死。反复发作的缺血可以引起心肌缺氧，缺氧会刺激心肌中侧支循环的建立，从而可以改善心外膜冠状动脉急性阻塞所带来的恶性结果。相反，也有许多病变部位可以引起急性或者不稳定性粥样硬化综合征，特别是在冠状动脉病变中，然而这些斑块可能也没有引起管腔的严重狭窄。这样的病变在传统的血管造影中仅能见轻微的管腔狭窄。不引起管腔狭窄的病变也可形成血栓，导致心肌梗死。心肌梗死可作为冠心病首发的临床表现，其中 1/3 的患者既往没有心绞痛或者明显心肌缺血的症状。

斑块的稳定性及破裂　对于尸检的研究发现，从微观解剖学上证实"不稳定"的斑块并不会引起严重的狭窄，内皮表面的侵蚀或者斑块破裂会导致血栓的形成，可进一步导致不稳定型心绞痛，若血栓持续存在则会导致急性心肌梗死（图 28-2B）。斑块纤维帽的破裂（图 28-2C）会将血液中的凝血因子和斑块脂质核心中的巨噬细胞产生的组织因子结合起来，促进凝血。如果形成的血栓并非完全阻塞管腔或者仅是暂时性的，那么斑块破裂就不会产生症状，或者仅产生缺血综合征，比如静息心绞痛。完全阻塞管腔的血栓可引起急性心肌梗死，特别是在缺血区侧支循环还没有良好建立的时候。反复的斑块破裂和修复可能是脂质条纹转化为更复杂的纤维化病变的机制（图 28-2D）。动脉的修复过程类似皮肤的损伤修复，都包含新形成的细胞外基质和纤维。

不是所有的粥样斑块都会表现出同样的破裂倾向，病理学对心肌梗死的罪犯病变的研究发现这些斑块具有很多独有的特征。这些引起血栓形成的斑块常常都有很薄的纤维帽，较大的脂质核心，含有较多的巨噬细胞、正性重构以及点状钙化（并非高密度）。对于罪犯病变的形态学研究显示斑块破裂的部位巨噬细胞和T淋巴细胞含量较多而且含有较少的平滑肌细胞。斑

块破裂部位聚集的细胞周围常常有很多炎症激活因子。并且有活动性动脉粥样硬化和急性冠脉综合征的患者常常有弥漫性炎症的表现。炎症因子可调整斑块纤维帽的完整性，当然也可以促进纤维帽的破裂。比如，T 细胞分泌的 IFN-γ，在粥样硬化斑块中可以检测到这个分子，这个分子可以阻止平滑肌细胞的生长并且抑制平滑肌细胞合成胶原。激活的巨噬细胞以及病变部位的 T 细胞可以分泌细胞因子并且促进蛋白酶的产生，这个过程可以减少斑块纤维帽的细胞外基质成分。由此可见，炎症因子可以影响胶原的合成，然而胶原是保持纤维帽稳定性的重要物质。炎症因子也可以引

起细胞外基质大分子的减少，这个过程也会削弱斑块的纤维帽，使纤维帽更易破裂（也被称为易损斑块，图 28-3）。同这些易损斑块的特点相比，那些细胞外基质较为丰富并且纤维帽较厚的斑块则含有较少的组织因子，斑块也不容易破裂，更不容易形成血栓。

粥样硬化斑块的功能学特点取决于其侵蚀管腔的程度，管腔侵蚀程度可影响其临床表现，增强对斑块生物学特性的认识可以让我们深入理解动脉粥样硬化斑块为什么可以表现为不同的临床特点以及为什么疾病可以长期保持静息状态或者稳定状态，然而突然在某个特定的时间变成急性状态。也可以增加我们对动

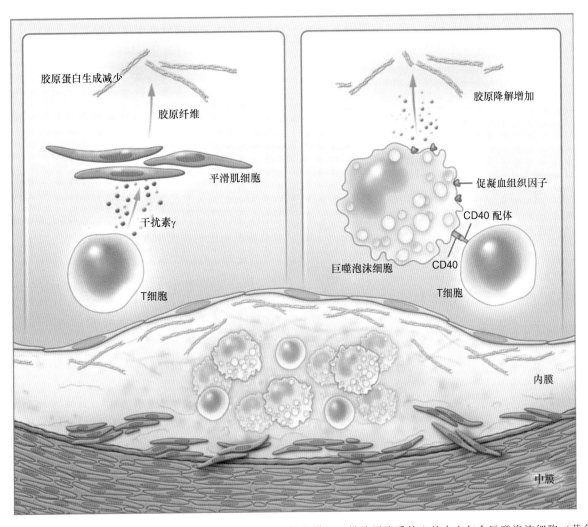

图 28-3　炎症通路促进斑块破裂并形成血栓。 下面的图片从血管的横切面描绘了脂质核心的中央包含巨噬泡沫细胞（黄色）和 T 细胞（蓝色）。内膜和中膜包含平滑肌细胞（红色），平滑肌细胞可以产生动脉胶原纤维（图中三条螺旋盘绕的结构）。激活的 T 细胞（1 型辅助 T 细胞亚群）可分泌 IFN-γ，它可以抑制胶原蛋白的形成，从而影响斑块纤维帽的稳定性（左上图）。T 细胞也可以激活病变内膜的巨噬细胞，使它们表达炎症调节因子 CD40 配体（CD154）。这个炎症信号可以引起间质内胶原酶［基质金属蛋白酶（MMPs）1,8 和 13］过度生成，它们可以催化胶原降解过程中的限速步骤（右上图）。CD40 配体也会导致巨噬细胞过表达组织因子，促进凝血。因此，炎症信号使纤维帽中的胶原纤维处于双重危险的境地——减少合成和分解增多——促使纤维膜更易破裂。炎症的激活也可以促进组织因子的生成，它可以诱导破裂斑块的血栓形成。这些机制将斑块中的炎症反应和动脉粥样硬化血栓并发症，包括 ACS 联系在一起。

来源：Adapted from P Libby：N Engl J Med 368：2004，2013.

脉粥样硬化形成机制的深入理解并将其与危险因素相联系，为今后寻找新的治疗靶目标提供基础。

预防和治疗

粥样硬化危险因素的概念

对于粥样硬化的系统性研究起源于人群中横向和纵向研究的综合结果。前瞻性、基于社区的 Framingham 心脏研究提出了高胆固醇血症、高血压和其他因素为心血管疾病的危险因素。世界上其他类似的研究也相继支持了心血管疾病中"危险因素"这个概念。

基于实践的观点，心血管危险因素可分为两类：一类是可以通过生活方式改善或药物治疗的危险因素，一类是不可改变的危险因素，比如年龄和性别。不同级别的证据使得危险因素也有所不同，但是非传统危险因素（比如同型半胱氨酸水平，脂蛋白 a 水平和感染）对粥样硬化性疾病的影响有多大目前仍存在争议。然而，一些预测心血管疾病风险的生物标志物也与疾病或者并发症的发生不存在因果关系。基因研究中使用全基因组关联分析（GWAS）和孟德尔随机方法可以帮助区别风险标志物以及与疾病相关的因子。比如，最近的基因研究提示 C 反应蛋白（CRP）尽管可以预测风险，但本身并不参与动脉粥样硬化的形成，然而脂蛋白 a [Lp（a）] 和载脂蛋白 C3 是与粥样硬化存在因果相关的危险因素。表格 28-1 罗列了一些与动脉粥样硬化相关的危险因素。下文将会讲解一些危险因素以及它们的修饰途径。

表 28-1	动脉粥样硬化的主要危险因素
高 LDL-C	
吸烟	
高血压（血压≥140/90 mmHg，或正在降压治疗）	
低 HDL-C[a] [<1.0 mmol/L 或（<40 mg/dl）]	
糖尿病	
早发冠心病家族史	
年龄（男性≥45 岁，女性≥55 岁）	
生活方式危险因素：	
肥胖（BMI≥30 kg/m²）	
缺少体育锻炼	
粥样硬化性饮食	
新型危险因素	
Lp（a）	
促血栓形成因子	
促炎因子	
空腹血糖受损	
亚临床动脉粥样硬化	

[a] HDL-C≥1.6 mmol/L（≥60 mg/dl）被认为是"保护性"因素。

缩写：BMI，体质指数；HDL-C，高密度脂蛋白胆固醇；LDL-C，低密度脂蛋白胆固醇

血脂异常

血浆中脂蛋白异常和血脂代谢紊乱是目前研究最为深入的，也是被广泛认可的动脉粥样硬化的危险因素。

美国心脏病学会和美国心脏协会（ACC/AHA）2013 年发布了关于危险分层、生活方式以及胆固醇管理的新指南。2013 年的胆固醇管理指南中更为推荐 HMG-CoA 还原酶抑制剂（他汀类药物），而不是其他类型的调脂药物，比如纤维酸衍生物、胆固醇吸收抑制剂（如依折麦布）和烟酸制剂。该胆固醇管理指南的依据缺少随机临床研究来支持非他汀类药物可降低心血管事件。胆固醇管理指南定义了四类他汀获益人群（表 28-2）：①患有动脉粥样硬化性心血管疾病的所有人群，因此也称为"二级预防"；②LDL-C≥190 mg/dl 不合并继发因素的人群，比如高饱和脂肪酸或反式脂肪酸饮食，特殊药物或特殊疾病状态人群；③患有糖尿病但是不合并心血管疾病的人群，年龄在 40～75 岁之间，LDL-C 在 70～189 mg/dl 的人群；④未患动脉粥样硬化性心血管疾病（ASCVD），未患糖尿病的人群，年龄在 40～75 岁之间，并且 LDL-C 在 70～189 mg/dl 之间，ASCVD 风险经计算≥7.5% 的人群。在线风险计算器可协助临床医生和患者计算患者的风险（http://my. americanheart. org/ professional/StatementsGuidelines/PreventionGuidelines/Prevention-Guidelines _ UCM _ 457698_SubHomePage. jsp）。其他风险计算器合并了冠心病家族史以及炎症指标（高敏 CRP），可用于评估美国的女性和男性（http://www. reynoldsriskscore. org）。也有一些可在移动设备上下载的风险计算器用于疾病风险评估使用。

2013 年指南强调以患者为中心的管理模式并且建议临床医生和患者可通过风险-获益讨论后再开始制订他汀指标，不能单一地通过计算风险对患者进行评估，

表 28-2	2013 年 ACC/AHA 指南中规定的成人中使用他汀类药物用于胆固醇治疗的四类获益人群

- ASCVD 患者的二级预防
- LDL-C≥190 mg/dl，不存在继发因素（比如，高饱和/反式脂肪酸饮食，药物，特殊疾病）
- 糖尿病患者的一级预防：年龄在 40～75 岁之间，LDL-C 70～189 mg/dl
- 非糖尿病患者的一级预防：年龄在 40～75 岁之间，LDL-C 70～189 mg/dl，ASCVD 风险≥7.5%

缩写：ASCVD，动脉粥样硬化性心血管疾病

来源：Adapted from NJ Stone et al：2013 ACC/AHA Guideline on the Treatment of Blood Cholesterol to Reduce Atherosclerotic Cardiovascular Risk in Adults. J Am Coll Cardiol 2013，doi：10. 1016/j. jacc. 2013. 11. 002.

更不能随意武断地对患者进行危险分层。指南进一步强调药物治疗不能替代健康生活方式。指南也提供了对于他汀相关性肌肉症状的具体建议。

不同于既往指南，2013 年指南取消了治疗 LDL 的靶目标。制定小组这样规定的原因是临床治疗中通常不会选择他汀滴定治疗的方式，而是给予患者一个较为固定剂量他汀服用。所以新指南建议不同剂量的他汀治疗需要基于风险分层而定（图 28-4）。

2013 年指南更加强调他汀治疗是由于有更多的强有力的研究证据支持这类药物对于心血管事件的有效

性和安全性（图 28-5）。而且，因为大多数他汀类药物普遍可及，价格因素对其使用影响较小。

临床通过药物治疗降低 LDL 可明显减少心血管事件，但是服用高剂量他汀类药物的患者仍然存在相当多的残余风险。因此，目前有许多研究着眼于解决坚持他汀类药物治疗的心血管疾病残余风险。前蛋白转化酶枯草杆菌蛋白酶 9（PCSK9）抑制剂可通过降低 LDL 影响心血管疾病结局。PCSK9 可减少 LDL 受体表达，导致血液中 LDL 升高。通过转基因方式降低 PCSK9 活性可以减少心血管事件。因此，使用单克隆

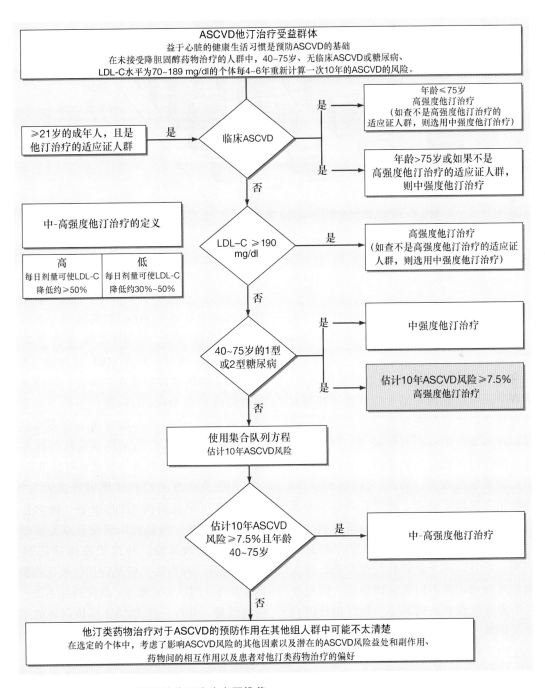

图 28-4　对于 ASCVD 预防的他汀治疗主要推荐。

来源：From NJ Stone et al：J Am Coll Cardiol，2013，doi：10．1016/j．jacc．2013．11．002．

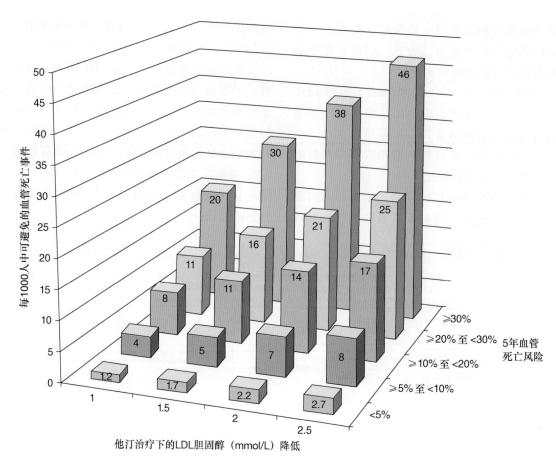

图 28-5　27 个随机临床试验对于他汀治疗的 meta 分析。他们发现他汀治疗可以通过降低 LDL-C 而减少主要心血管事件及心血管死亡。

来源：From Lancet 380：581，2012.

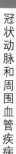

抗体可以中和 PCSK9 并进一步降低他汀治疗患者的 LDL。研究目前正在进行中，有望成为降低心血管风险的新的治疗方法。

降 LDL 治疗并不会明显使狭窄部位的斑块消退。目前研究显示在降脂治疗期间，尽管心血管事件明显减少，但通过血管造影或者腔内影像学技术观察发现在治疗期间仅能观察到狭窄程度有很轻微的减轻。这些结果提示通过他汀的调脂治疗使患者获益的机制并不仅仅依靠于血管狭窄的改善。因此，这些获益可能来源于使粥样硬化斑块趋于稳定，即使管腔狭窄并无明显改善。斑块稳定性和伴随的冠状动脉事件减少可能源于脂质的外运或对动脉粥样硬化的生物学特征产生了有益的影响。并且，由于血管代偿性扩张，使大部分病变向血管外突出，并不向管腔内突出，因此在血管造影中并不容易发现斑块的减小。他汀治疗的持续获益并不仅仅依赖于血脂谱的改善，还有赖于血脂下降后对斑块生物学的改善。

随着代谢综合征和糖尿病患者的逐渐增多，许多患者都伴有低 HDL［HDL-C＜1.0 mmol/L（＜40 mg/dl）］。低 HDL 水平无疑是心血管疾病的危险因素之一。但是目前对于升高血 HDL 胆固醇用于减少心血管事件的治疗存在争议。血 HDL 水平的变化与三酰甘油（甘油三酯）相反，并且 HDL 与甘油三酯是否是心血管疾病危险因素目前也存在争议。2013 年指南中并未强调任何升高 HDL 的特异性治疗。并且多中心的研究显示升高 HDL 并不能改善心血管疾病结局，目前也有研究对低 HDL 与粥样硬化性疾病事件之间的关联存在质疑。减重以及体育锻炼可以升高 HDL，并且这些生活方式改善的办法更容易被大家接受（表 28-3）。烟酸可明显提高 HDL 水平，特别是与他汀类药物联用的时候，但是临床研究数据发现烟酸并不能降低心血管疾病风险。核因子受体拮抗剂是用以提高 HDL 的另一种方法。但是应用过氧化物酶增殖活化受体 α 和 γ（PPAR-α 和-γ）拮抗剂并不能改善心血管疾病的结局，并且一些 PPAR 拮抗剂还能恶化心血管疾病的结局。此外，还可通过拮抗胆固醇酯转运蛋白（CETP）来实现升高 HDL 的目的，已有两种药物正在进行临床研究但目前并未看到能够改善心血管疾病的预后。由于第一种 CETP 抑制剂出现副作用，目前正在评估另外两种 CETP 抑制剂的安全性和有效性。

表 28-3	2013 年 ACC/AHA 指南对于心脏健康营养和体育锻炼推荐

成人应改善生活方式，包括：

- 饮食模式强调摄入蔬菜、水果和全谷物；包括低脂饮食、家禽类、鱼类、豆类、非热带地区植物油和坚果，并且限制摄入钠盐、甜食、含糖饮料和红肉
  - 习惯这种饮食模式来限制热量需求，对于特殊人群给予特殊的饮食营养干预（比如糖尿病）
  - 可以通过改变饮食模式来达到以上要求，比如 DASH 饮食模式、USDA 饮食模式或者 AHA 饮食模式
- 保证每周 2 小时 30 分钟的中等强度运动或每周 1 小时 15 分钟强体力有氧运动或者将两种运动等量结合分配。有氧运动应至少持续 10 分钟，每周平均分配更佳
- 实现并保持健康体重。可根据 2013 年肥胖专家小组报告中建议的减肥和维持体重的方式进行实践。

缩略词：ACC/AHA，美国心脏病学会/美国心脏协会；USAD，美国农业部。

来源：Adapted from RH Eckel et al: 2013 AHA/ACC Guideline on Lifestyle Management to Reduce Cardiovascular Risk. J Am Coll Cardiol 2013，doi: 10. 1016/j. jacc. 2013. 11. 003.

高水平 LDL 促进动脉粥样硬化的机制可能与氧化修饰有关，但是，通过严格设计并且良好匹配的临床试验发现使用抗氧化的维生素治疗并不能改善心血管疾病结局。非传统危险因素包括同型半胱氨酸血症和感染，大量的临床研究使用维生素来降低同型半胱氨酸水平或者使用抗生素也不能减少心血管事件，因此，目前研究并不支持使用维生素或者抗生素来降低心血管疾病风险。

高血压 （参见第三十五章）大量流行病学数据支持高血压和动脉粥样硬化风险之间的关系，并且大量的临床研究证据也显示高血压药物治疗后可以减小卒中、心力衰竭以及心血管疾病的风险。

糖尿病，胰岛素抵抗和代谢综合征 很多糖尿病患者死于动脉粥样硬化性疾病或其并发症。老龄以及严重肥胖成为 2 型糖尿病的流行学特点。异常脂蛋白谱与胰岛素抵抗相关，被称为糖尿病性血脂异常，将增高 2 型糖尿病人群罹患心血管疾病的风险。尽管糖尿病患者的 LDL 水平接近平均水平，但是其 LDL 颗粒更小，密度更大，更容易促进动脉粥样硬化的形成。其他糖尿病血脂异常的特点还包括低 HDL 和高三酰甘油（甘油三酯）血症。这些临床疾病群被称为代谢综合征。尽管有人合理质疑这些疾病群所带来的风险是否比单独疾病所带来的风险更高，但是代谢综合征的概念更加适合于临床中使用。

这些患者的治疗需要通过改善生活方式解决许多问题（包括肥胖和缺乏体育锻炼）。严格控制血糖减少糖尿病大血管并发症的机制较严格控制血糖改善糖尿病微血管病变（视网膜病变和视网膜疾病）更为复杂。

但是，过于严格的血糖控制可以增加 2 型糖尿病患者的负性事件，所以控制这类人群中的其他方面风险显得更为重要。就这一点而言，多项临床研究显示糖尿病患者无论在何 LDL 水平，使用他汀类药物都可以明确获益（除了终末期肾病和进展性心力衰竭的患者）。口服降糖药物中，二甲双胍对减少心血管事件有着最佳证据。新型口服降糖药目前仍在临床试验中，DDP-4 抑制剂，如沙格列汀和阿格列汀，并没有发现心血管获益。但是，沙格列汀可小程度增加心力衰竭风险。糖尿病患者使用阻滞血管紧张素Ⅱ的降压药可以明显获益。因此，对于代谢综合征的患者使用降压药应尽可能包括血管紧张素转化酶抑制剂或血管紧张素受体阻滞剂。2013 年的指南要求 18 岁以上的糖尿病患者收缩压应控制在 140 mmHg 以下，舒张压也要在 90 mmHg 以下，因此许多代谢综合征患者可能需要一种以上的降压药来达到这个血压目标值。

男性/绝经后状态 数十年的观察性研究发现男性冠心病风险要明显高于绝经前女性。当绝经后，女性冠心病的风险明显增加。尽管观察性研究以及实验性研究证实雌激素治疗可以减少冠心病发生风险，但是大型随机临床研究并没有证实冠心病患者使用雌激素或者雌激素联合孕激素治疗可以改善预后。在心脏和雌激素/孕激素替代治疗研究（HERS）中，发生急性心肌梗死的绝经后患者被随机分为雌激素/孕激素联合治疗组或者安慰剂组。这项研究并未证实治疗组的患者再次发生心血管事件的概率要低于安慰剂组。并且在 5 年试验期间，治疗组患者的心血管事件还有增加的趋势。延长随访时间也并没有发现治疗组有确切的获益。女性健康协会（WHI）研究也使用雌激素联合孕激素治疗方案进行干预，但是由于明显的心血管事件、卒中以及乳腺癌的发生，这个研究被迫中止。WHI 研究 7 年随访中，单纯使用雌激素的干预治疗也因为增加了卒中的风险，以及不能对心肌梗死或者冠心病起到预防作用而被迫中止。这些试验中心血管事件的增加可能是由于血栓形成的风险增加。内科医生应当与女性患者充分沟通，并告知她们使用雌激素±孕激素治疗可能会出现较小但是明显的心血管风险，并权衡激素使用对于绝经后症状和骨质疏松的获益，最后由患者个人决定。事后分析显示与在 WHI 研究中入选的患者相比，观察性研究的女性患者更为年轻或绝经时间较短。所以，使用雌激素的时机应充分考虑年龄和绝经时间，这些都会对风险获益产生影响。

雌激素治疗对于减少心血管事件风险缺乏有效性的研究提示我们需要高度关注女性患者中其他可改变

的危险因素。meta 分析支持女性使用他汀类药物作为降低心血管事件的一级预防的有效性，这个结果也适用于已经患有心血管事件的女性患者。

血栓和纤溶异常　血栓形成可导致动脉粥样硬化严重并发症的形成。血栓形成倾向和（或）血栓溶解对动脉粥样硬化的表现有着直接的影响。粥样斑块的破裂可以促进血栓的形成，随后的修复过程又会促进斑块的生长。某些特殊的患者具有影响血栓形成或纤溶的特点，他们则具有更高的冠心病风险。比如，纤维蛋白原水平与冠心病风险相关，且与脂蛋白水平无关。

动脉血栓的稳定性取决于纤溶因子之间的平衡状态，比如纤溶酶和纤溶系统拮抗剂之间的平衡状态，包括纤溶酶原激活物 1（PAI-1）。糖尿病患者或者代谢综合征患者血浆中 PAI-1 水平有所增高，并且这些都可能增加血栓事件的风险。Lp（a）可能在调节纤溶中发挥了作用，并且高 Lp（a）的人群患冠心病的风险有所增加。

阿司匹林在诸多研究中证实可以减少冠心病事件。第三十章中叙述了稳定的缺血性心脏病患者中阿司匹林治疗的问题，第三十一章中对急性冠脉综合征患者推荐使用阿司匹林进行治疗。在一级预防中，联合试验的数据显示低剂量阿司匹林治疗（81 mg/d 到 325 mg 隔日）可以减少男性首次心肌梗死的风险。尽管女性健康研究（WHS）显示阿司匹林（100 mg 隔日）可以减少 17% 的卒中风险，但是并不能预防女性心肌梗死。目前 AHA 指南推荐具有高心血管疾病风险的女性、10 年心血管疾病风险 ≥10% 的男性以及所有患有心血管疾病的患者，在没有使用禁忌的情况下，使用低剂量阿司匹林（75～160 mg/d）。

炎症　越来越多的临床证据显示炎症因子与冠心病风险相关，比如，血浆中 CRP 水平［检测高敏 CRP（hsCRP）］可以较为特异地预测心肌梗死风险。CRP 的水平与急性冠脉综合征的预后息息相关，与其他许多新发现的危险因素相比，CRP 可以在已知的危险因素（包括 Framingham 评分）基础上提供附加预测信息（图 28-6）。孟德尔随机化研究并不支持 CRP 与心血管

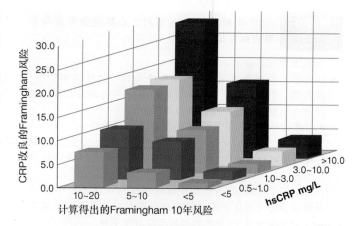

图 28-6　**CRP 水平可增加 Framingham 评分的预测价值。** hsCRP，高敏 CRP。

来源：Adaped from PM Ridker et al：Circulation 109：2818，2004.

疾病之间的因果关联。因此，CRP 可以作为风险预测的生物标志物，但不能作为动脉粥样硬化的直接原因。

疾病急性期升高的物质包括纤维蛋白原和 CRP，其均反映全身炎症的负荷情况，而并非血管局部炎症。内脏脂肪组织可以释放的促炎因子会促进 CRP 的生成并且可能是肥胖或超重患者炎症发生的主要标志。确实如此，CRP 水平升高与高 BMI 和内脏脂肪蓄积有关，并且减重可降低 CRP 水平。与感染相关的因素也会刺激与心血管风险相关的炎症产生。

他汀治疗可以减少心血管事件一定程度上是通过改善动脉粥样硬化的炎症反应来实现的。比如，关于他汀治疗的一级预防（JUPITER）和二级预防（PROVE-IT/TIMI-22）研究中，预先设定的分析提示 LDL 和 CRP 水平均降低者，所带来的临床预后改善优于单一指标下降者（图 28-7）。他汀的抗炎效果并不依赖于 LDL 的下降，因为多中心显示这两者在患者身上并无明显相关性。

生活方式改善　动脉粥样硬化的预防是对所有公众健康政策的长期挑战。个体和社会组织都应在粥样硬化出现症状之前努力帮助患者控制危险因素。目前在年轻人和某些少数民族人群中心血管风险出现上升趋势，应受到公众健康服务人员的关注。

组	n	发生率
对照	7832	1.11
LDL ≥70 mg/dl，hsCRP ≥ 2 mg/L	1384	1.11
LDL < 70 mg/dl，hsCRP ≥ 2 mg/L	2921	0.62
LDL ≥70 mg/dl，hsCRP < 2 mg/L	726	0.54
LDL < 70 mg/dl，hsCRP < 2 mg/L	2685	0.38

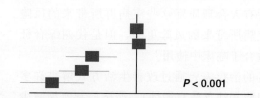

$P < 0.001$

图 28-7　**JUPITER 研究证据提示降低 LDL 与抗炎治疗使冠心病一级预防获益。**

来源：Adapted from PM Ridker et al：Lancet 373：1175，2009.

2013 年 ACC/AHA 关于生活方式控制减少心血管风险的指南是依赖于大量证据而制定的。在随机临床试验中很少对生活方式干预进行充分评估。因此，这些指南反映了选择性观察研究和干预性研究都是依赖于生物标志物或者替代终点，而不是心血管事件的"硬"终点。表 28-3 总结了 ACC/AHA 推荐的生活方式。

内科医生对所有患者提供的治疗建议中应该包含评估和减少心血管风险的方式。内科医生应与患者讨论烟草带来的健康风险以及提供指导和戒烟相关咨询。内科医生还需建议所有患者注意饮食和运动习惯来保持理想体重。国际健康协会（NIH）和 AHA 均推荐每日至少30 分钟的中等强度体育活动。肥胖人群，特别是中心性肥胖或者内脏脂肪蓄积的男性，有更高罹患代谢综合征的风险。内科医生应当鼓励患者肩负起改善动脉粥样硬化危险因素的责任。充分的咨询服务以及耐心的教导可以较早地减少心血管风险，以避免药物的使用。

危险因素评估　随着研究的逐渐进展，越来越多的标志物作为冠心病危险因素被发现。包括对外周血中 LDL 颗粒的大小的测定以及对同型半胱氨酸、纤维蛋白原、CRP、PAI-1、髓过氧化物酶、脂蛋白相关性磷脂酶 A2 浓度的检测，对亚临床粥样硬化的患者进行影像学评估也是重要手段之一。总体来说，这些特异性的检测仅仅提供很少的有价值信息，大部分有价值信息是来源于病史采集和体格检查以及血浆中脂蛋白和血糖的测定。高敏 CRP 的测定已被证实其在预测危险因素中的作用，并可反复检测，相对稳定，它还可以对标准化的危险因素（如 Framingham 评分）予以补充。更重要的是，大型临床研究（JUPITER）显示对于 CRP 的治疗可以降低患者的心血管事件。早发性动脉粥样硬化疾病家族史联合炎症指标 CRP 可以重新校正患者的危险分层，特别是对 Framingham 评分为中危的患者。

目前现有的证据并不支持对于亚临床心血管疾病患者常规行影像学评估（比如对颈动脉内膜厚度、冠状动脉钙化的测量以及冠状动脉 CTA）。不恰当地使用影像检查可能造成无症状患者过分警惕，并且导致有创性诊断以及无证据治疗的增加，这些筛查方法的推广应基于充分的证据及临床获益。

2013 年 ACC/AHA 心血管疾病风险评估指南推荐对于风险计算器仍然不能确定治疗方案者，可使用新型的风险标志物进行进一步评估。指南推荐家族史、高敏 CRP、冠状动脉钙化评分或者踝臂指数（ABI）这些指标用于评估以及指导治疗决策。指南不推荐对于首次 ASCVD 事件患者常规进行颈动脉内膜厚度测量并将其用于危险分层。指南制定小组认为载脂蛋白 B（ApoB）、慢性肾脏病、尿蛋白或者存在心肺疾病可用于首次 ASCVD 事件患者的风险评估。

人类基因学研究的发展给分析预测以及心血管个体化治疗带来希望。许多早期研究确定了候选基因单核苷酸多态性（SNPs）可作为心血管风险的预测因子。但是这些基因标志物和药物反应性在多数的人群研究中令人失望。全基因组关联分析研究（GWAS）的时代带领我们发现了基因突变位点，并且这些基因位点可以增加心血管风险（比如染色体 9p21）。新的科学技术的问世使外显子或者全基因组测序更为快速、廉价，为新的治疗靶点选择、精准风险预测以及治疗或预防的开展提供了更为个体化的依据。尽管这些成果令人振奋，但是基因评分用于风险预测还没有显示出更优于传统评分工具。

实践的挑战：改变医生和患者的行为

尽管冠心病的死亡率经年龄调整后有所下降，但由于老龄化人群的增长、传染性疾病的减少以及发展中国家危险因素的流行。使心血管疾病的死亡率在全世界仍然呈上升趋势。将目前的研究证据转化为临床实践仍然存在巨大的挑战。医生必须学会如何通过符合患者文化背景的方式帮助其选择健康的生活方式，以及如何以经济、最有效的方式来利用药理学工具。对于目前基于证据的动脉粥样硬化的预防和治疗存在的实践障碍包括经济、教育、医生的认识以及患者对于推荐的依从性。对于动脉粥样硬化的治疗应该包括对目前指南的广泛应用以及对于危险因素的处理和合理的药物治疗。

第二十九章　动脉粥样硬化图集

Atlas of Atherosclerosis

Peter Libby

（陈　红　符师宁　译）

人体动脉粥样硬化生物学和疾病危险因素的相关理论已经取得长足的发展。血管生物学在人体动脉粥样硬化领域的应用揭示了许多临床事件的机制。本章收录的视频展示了动脉粥样硬化相关危险因素和其临床事件的病理生理学进展。

人们早已意识到血压作为动脉粥样硬化和临床事件危险因素的重要性。最近的临床研究结果强调了脉压的重要性，即收缩压与最小舒张压之间的差值，作为心血管风险的预后指标。关于脉压的视频阐述了这个易测临床变量的病理生理学理论。

临床医生已充分知晓胆固醇在预测动脉粥样硬化与其并发症中的作用，但是高胆固醇血症与心血管事件之间的关联机制仍落后于流行病学和观察性研究的结果。低密度脂蛋白（LDL）就是其中众所周知的心血管危险因素。本章中有数个动画视频着重于关注经修饰 LDL，讲述其在触发炎症和其他致动脉粥样斑块的病理生理过程中的作用，从而导致斑块进展和发生临床事件。临床医生已具备降低 LDL 的有效手段，但是其他血脂类型愈发常见，也愈加挑战临床实践。尤其，低水平的高密度脂蛋白（HDL）和甘油三酯水平增高，被认定为代谢综合征症候群。随着全球肥胖的发生率增高，需要更新对于此类脂蛋白谱的认识。本章的其中若干视频也将探讨代谢综合征的概念，以及除 LDL 之外脂蛋白谱致动脉粥样硬化的作用。

对于动脉粥样硬化，传统观点认为动脉狭窄是缺血和心血管事件的原因。当今临床医生已经具备有效的血运重建手段来解决限流性狭窄，但是未造成狭窄的动脉粥样硬化斑块也可能触发临床事件，如不稳定型心绞痛和急性心肌梗死。因此，非常有必要扩大仅关注"狭窄"的传统观点，深化理解动脉粥样硬化引发急性冠脉综合征的病理生理学过程。关于动脉粥样硬化斑块的形成以及其并发症的动画视频阐述了不稳定斑块的最新概念，其将促使动脉粥样硬化的血栓性并发症。

致谢：

资料来源：*Peter Libby，MD：Changes and Challenges in Cardiovascular Protection：A Special CME Activity for Physicians. Created under an unrestricted educational grant from Merck & Co.，Inc. Copyright © 2002，Cardinal Health；used with permission.*

视频 29-1　脉压。大量证据表明，脉压是未来心血管事件的重要危险因素。本段视频揭示了脉压的来源和影响这个指标的病理生理学因素。（*With permission from Academy for Health Care Education*）

视频 29-2　斑块不稳定。大多数冠状动脉血栓是由于动脉粥样硬化斑块物理破裂造成。本视频讲述目前动脉粥样硬化斑块破裂的病理生理学观点及其如何引起动脉血栓形成

视频 29-3　脂蛋白家族。血脂成分提供许多有关心血管风险和治疗疗效的重要信息。了解脂蛋白代谢将得以知悉动脉疾病的病理生理学过程。本段视频展示临床医学中重要的脂蛋白代谢相关基础知识

视频 29-4　动脉粥样硬化斑块形成及其并发症。目前认为动脉粥样硬化斑块生成为长期动态过程，包括血管壁细胞间的相互交换、从血液中募集炎症细胞和危险因素如脂蛋白的促进作用。本视频纵览目前关于危险因素如何改变动脉壁生物学特性，以及促使动脉粥样硬化始动和发展的最新观点。同时，也探讨了炎症在这些过程中的重要性，并描述炎症在斑块破裂和血栓形成中的作用。最后，视频阐述了通过降脂等干预措施来稳定动脉粥样硬化斑块的概念

视频 29-5　动脉粥样硬化形成。视频展示目前关于动脉粥样硬化形成机制的观点

视频 29-6　代谢综合征。多个重要的心血管疾病危险因素具有簇集发生的倾向，被称为代谢综合征。尽管这些因素对心血管风险呈加和性还是协同作用仍存争议，但其临床重要性不断提高。此视频探讨代谢综合征中的代谢紊乱

第三十章　缺血性心脏病

Ischemic Heart Disease

Elliott M. Antman，Joseph Loscalzo
（李忠佑　伍满燕　译）

缺血性心脏病（IHD）是局部心肌缺血、缺氧的一种状态，通常由心肌的氧供和氧耗失衡导致。心肌缺血最常见于可以引起局部心肌血流减少以及受累血管供应的心肌灌注不足的心外膜冠状动脉粥样硬化性疾病。第二十八章描述了动脉粥样硬化的进展和治疗，本章则侧重于 IHD 的慢性期表现和治疗，下一章将介绍 IHD 的急性期表现和治疗。

流行病学和全球趋势

IHD 已成为发达国家致死、致残以及耗资最高的疾病。在美国，有 1300 万人患有 IHD，其中心绞痛患者超过 600 万，心肌梗死患者超过 700 万，是美国最常见的、严重的、慢性的、危及生命的疾病。IHD 的发生与遗传因素、高脂肪高热量饮食、吸烟和久坐的生活方式有关（第二十八章）。在美国和西欧，低收入人群的 IHD 发病率逐年上升，而冠心病的一级预防使各经济阶层人群发病时间延迟。尽管统计数据令人深省，值得注意的是流行病学数据显示 IHD 致死率下降，一半得益于治疗，另一半得益于危险因素的预防。

肥胖、胰岛素抵抗和 2 型糖尿病的发病率增加，是 IHD 强有力的危险因素。这些趋势发生在人口增长的环境下，是世界人口平均年龄增长的结果。随着新兴经济体国家的城市化以及中产阶级的日益壮大，富含能量的西方膳食盛行。由此，IHD 危险因素的患病率和 IHD 的患病率迅速增长，所以在全球疾病负担分析中，呈现从传染性疾病向非传染性疾病的转变。人群亚组分析中，南亚国家的男性特别受影响，尤其是印度和中东地区男性。鉴于 IHD 在全球范围内显著增加，预测到 2020 年 IHD 有可能成为全球人口最常见的死因。

病理生理学

心肌供需是理解心肌缺血病理生理学的核心。正常情况下，对于任何给定水平的需氧量，心肌会控制富氧血液的供应以防止心肌细胞低灌注以及随后发生的心肌缺血和梗死。心率、心肌收缩力和心肌壁张力/应力是心肌耗氧量（MVO$_2$）的主要决定因素。心肌充足的氧供则需要满意的血液携氧能力（由吸入的氧气水平、肺功能以及血红蛋白浓度和功能决定）和足够的冠状动脉血流量。血流阶段式通过冠状动脉，主要发生在心室舒张期。大约 75% 的冠状动脉血流阻力产生于跨越三套血管的过程：①心外膜大动脉（阻力 1＝R$_1$），②前小动脉血管（R$_2$），③小动脉和心肌内毛细血管（R$_3$）。在缺乏显著血流限制性动脉粥样硬化性狭窄时，R$_1$ 是微不足道的；冠状动脉阻力的主要决定因素是 R$_2$ 和 R$_3$。

正常的冠状动脉循环受心脏对氧气需求的支配和控制。当心肌摄取高水平且相对固定比例的氧气时，这种需求的满足有赖于冠状动脉血管床阻力（也即血流量）的调节能力。正常情况下，心肌内阻力血管显示出强大的舒张能力（R$_2$ 和 R$_3$ 降低）。例如，运动和情绪应激时心脏需氧量的改变影响冠状动脉血管阻力，并且以这种方式调节心肌的氧气和底物供应（即代谢调节）。冠状动脉阻力血管也可以通过适应血压的生理改变来维持适当水平的冠状动脉血流，以满足心肌需求（即自身调节）。

当运动或兴奋需要更多的血流量时，动脉粥样硬化使冠状动脉管腔变窄，限制了灌注的相应增加。当管腔重度狭窄时，基础状态下的心肌灌注也减低。痉挛（见第三十一章变异型心绞痛）、动脉血栓、冠状动脉栓塞（少见）以及动脉炎所致开口狭窄也会引起冠状动脉血流受限。先天性畸形如冠状动脉左前降支起源于肺动脉可能引起婴幼儿心肌缺血和梗死，而在成人中非常罕见。

心肌缺血也常见于心肌需氧量显著增加而冠状动脉血流受限时，例如主动脉瓣狭窄所致的重度左心室肥厚。主动脉瓣狭窄可以表现为心绞痛，难以与动脉粥样硬化所致心内膜下缺血性心绞痛区别（第二十章）。血液携氧能力下降，例如极重度贫血或碳氧血红蛋白，很少直接导致心肌缺血，但是可能降低中度冠状动脉阻塞患者的缺血阈值。

2 个或更多病因共存于同一患者并不罕见，例如继发于高血压的左心室肥厚所致的需氧增加和冠状动脉粥样硬化和贫血所致的供氧减少。冠状动脉阻力血管的异常收缩或正常扩张受限也能引起缺血，所致的心绞痛被称为微血管心绞痛。

冠状动脉粥样硬化

心外膜冠状动脉是动脉粥样硬化性疾病的主要受累部位。动脉粥样硬化的主要危险因素〔如高 LDL 胆固醇血症、低 HDL 胆固醇血症、吸烟、高血压和糖尿病（第二十八章）〕影响血管内皮的正常功能，这些功能包括：局部控制血管张力，维持抗血栓表层和控制炎症细胞的黏附、渗出。这些防御功能的丢失导致血管不适当的收缩、腔内血栓形成以及血细胞之间的异常相互作用，尤其是单核细胞、血小板以及活化的血管内皮细胞之间的相互作用。血管周围环境的改变最终导致脂肪细胞、平滑肌细胞和成纤维细胞在内膜下聚集，与细胞间基质一起组成动脉粥样硬化斑块。与其严格认为动脉粥样硬化是一种血管问题，倒不如认为是循环血液本质的改变（如高血糖，LDL-C、组织因子、纤维蛋白原、血管假性血友病因子、凝血因子Ⅶ和血小板微粒的聚集增加）。患者同时合并"易损血管"和"易损血液"促进了高凝和低纤溶状态。这在糖尿病患者中尤其常见。

心外膜冠状动脉树各节段形成动脉粥样硬化的速度不一致，最终导致冠状动脉节段性横截面积丢失，如斑块形成。动脉粥样硬化斑块也好发于冠状动脉湍流增强的部位，如心外膜动脉的分支开口。当心外膜动脉管腔狭窄程度达到50%时，通过提高血流量来满足增加的心肌需求的能力受到限制。当管腔狭窄程度达到80%时，静息状态下的血流量可能会降低，且在动脉开口处降低更显著，从而引起冠状动脉血流量显著降低并导致静息或最小负荷运动时的心肌缺血。

心外膜冠状动脉节段性粥样硬化性狭窄的最常见病因是斑块形成，其中将斑块与血流分离的纤维帽结构有发生斑块破裂或侵蚀倾向。斑块一旦暴露于血液，两个重要且相互关联的过程开始启动：①血小板活化和聚集，②凝血瀑布激活，导致纤维蛋白链沉积。由血小板

聚集团、纤维蛋白链及其捕获的红细胞构成的血栓可以减少冠状动脉血流量，引起心肌缺血的临床表现。

冠状动脉阻塞的部位决定了心肌的缺血范围以及临床表现的严重程度。因此，关键部位的血管阻塞是非常危险的，如左冠状动脉主干和左前降支近端。慢性重度冠状动脉狭窄和心肌缺血反复发作往往伴随侧支循环形成，特别是狭窄逐渐进展时。侧支循环建立后，可以提供充足的血流量以维持静息状态下的心肌活力，但不能维持需氧量增加状态下的心肌活力。

随着心外膜动脉近段狭窄的进行性恶化，功能正常的远端阻力血管将会扩张以降低血管阻力来维持冠状动脉血流量。狭窄两端的压力梯度形成，狭窄远端的压力降低。当阻力血管最大幅度扩张后，心肌血流量取决于狭窄远端血管的压力。在这种情况下，体力活动、情绪应激和（或）心动过速等可引起心肌需氧量增加诱发缺血，临床上表现为心绞痛或心电图上 ST 段偏移。血管的生理性舒缩、失去内皮细胞控制的扩张（如发生动脉粥样硬化时）、病态痉挛（变异型心绞痛）导致冠状动脉狭窄性改变，或是富含血小板的小栓子也能引起氧供和氧需的严重失衡，从而促使心肌缺血。

缺血效应

在冠状动脉粥样硬化引起心肌灌注不足期间，心肌组织氧含量下降，可能导致心肌的机械、生物和电活动的短暂功能障碍（图 30-1）。冠状动脉粥样硬化是

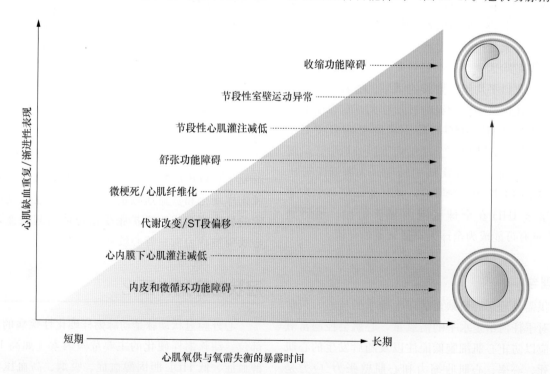

图 30-1　缺血机制和表现的级联反应

来源：Modified from LJ Shaw et al: J Am Coll Cardiol 54：1561，2009. Original figure illustration by Rob Flewell.

一种局灶变化过程，通常导致心肌不均匀缺血。在缺血期间，心室局部收缩障碍导致节段性运动功能减退，运动障碍，严重病例可出现局部膨出（反常运动），从而降低心肌泵血功能。

严重缺血突然进展，如冠状动脉发生完全或不全闭塞，与正常肌肉松弛和随后收缩的瞬间衰竭有关。心内膜下心肌相对较差的灌注导致这部分室壁缺血更严重（与心外膜下心肌相比）。大面积心肌缺血可引起短暂的左心室功能衰竭，若乳头肌受累，可发生二尖瓣反流。当心肌短暂性缺血时，可能导致心绞痛；当心肌缺血时间延长，则可以导致心肌坏死和瘢痕形成，伴/不伴急性心肌梗死的临床表现（第三十二章）。

在缺血期间，心肌细胞代谢、功能和结构的广泛异常是机械障碍的基础，正常的心肌将脂肪酸和葡萄糖代谢成二氧化碳和水。由于严重缺氧，脂肪酸不能被氧化，葡萄糖转化为乳酸；细胞内的 pH 值降低，高能磷酸盐（如 ATP 和磷酸肌酸）的心肌储备也随之减少。细胞膜功能受损导致心肌细胞 K^+ 外流和 Na^+ 内流，以及胞质 Ca^{2+} 增加。心肌氧供需失衡的严重程度和持续时间决定了损伤是可逆的（在没有侧支循环的情况下完全闭塞≤20 min）还是永久的伴随心肌坏死（>20 min）。

缺血还引起心电图（ECG）的特征性变化，如复极异常，表现为 T 波倒置，严重时表现为 ST 段偏移（第五章）。短暂的 T 波倒置可能提示非透壁性心肌缺血；短暂的 ST 段压低通常提示片状心内膜下缺血；ST 段抬高则被认为是由更严重的透壁缺血引起。心肌缺血的另一个重要后果是电不稳定，这可能导致孤立性的室性早搏，甚至室性心动过速或心室颤动（第十四章）。大部分因 IHD 猝死的患者也是由于缺血诱发室性快速性心律失常引起的。

无症状的 IHD 与症状性 IHD

尽管患病率逐渐减少，但西方国家意外事故和军事伤亡人员的尸检研究仍显示冠状动脉粥样硬化可在20 岁之前开始，并且在一生中无症状的成年人中也存在。无症状患者的运动负荷试验可能发现隐匿性心肌缺血的证据，如运动诱发的 ECG 改变不伴有心绞痛；这些患者的冠状动脉造影研究可能显示冠状动脉斑块和以前未被发现的梗阻（第九章）。有冠状动脉阻塞但无缺血症状患者的尸检结果显示，在伴或不伴侧支循环的病变血管供应区域，通常可以肉眼观察到继发于心肌梗死的瘢痕。根据人群研究的结果，约 25% 的急

性心肌梗死存活患者没有得到医护人员的关注，这些患者与那些具有典型临床表现的急性心肌梗死患者有着同样的不良预后（第三十二章）。猝死可能没有预兆，是 IHD 的常见表现。

IHD 也可表现为继发于左心室心肌缺血损伤的心脏扩大和心力衰竭，在出现心力衰竭之前可以无任何症状，这种情况被称为缺血性心肌病。与 IHD 的无症状期相比，症状期以心绞痛或急性心肌梗死引起的胸部不适为特征（第三十二章）。进入症状期后，患者可能表现出稳定或进展的过程，可恢复到无症状期或发生猝死。

稳定型心绞痛

这种阵发性的临床综合征源自短暂的心肌缺血。所有心绞痛患者中，男性约占 70%，在 50 岁以下患者中，男性所占比例更大。然而，值得注意的是，女性患者心绞痛的临床表现往往不典型（见下文）。

病史

典型的心绞痛患者为>50 岁的男性或>60 岁的女性，主诉发作性胸部不适，通常被描述为沉重感、压迫感、压榨感或窒息感，只有很少的患者清楚描述为疼痛。当患者被要求指出不适的部位时，他或她通常将手置于胸骨上，有时握紧拳头，提示中心压榨性的胸骨后不适（Levine 征）。心绞痛通常可自发缓解，典型者持续 2~5 min，并可放射至任何一侧肩部和前臂（尤其是前臂和手掌的尺侧）。心绞痛也可向背部、肩胛间区域、颈部、下颌、牙齿和上腹部放射。心绞痛很少位于脐以下或下颌以上部位。评估胸部不适患者的一个有用发现是：心肌缺血导致的胸部不适不会放射至斜方肌（这种放射模式是心包炎比较典型的表现）。

尽管典型的心绞痛发作由劳累（如运动、应激或性活动）或情绪（如紧张、愤怒、恐惧或沮丧）诱发，通过休息来缓解，但心绞痛也可发生于静息状态下（第三十一章）和平卧位休息时（称为卧位型心绞痛）。患者在夜间可能因典型胸部不适和呼吸困难而醒来。夜间心绞痛可能由于阵发性心动过速，睡眠呼吸模式改变引起的氧气摄入减少，或卧位时胸腔内血容量增加引发；后者导致心脏大小（舒张末容积）、室壁张力和心肌需氧量增加，从而引起心肌缺血和短暂的左心室功能衰竭。

心绞痛发作的阈值随着时间和情绪状态的变化而

变化。许多患者发作心绞痛有一个固定的阈值，可预测在一定程度的活动（如常速登两层楼梯）时发作。这些患者的冠状动脉狭窄程度和心肌供氧是固定的，在心肌需氧量增加时则会诱发缺血；这类心绞痛被称为稳定型劳力性心绞痛。在其他患者中，心绞痛发作的阈值则可能在一天之内和数天之间差异很大。这类患者心肌供氧的变化多由于冠状动脉血管张力的改变，这在定义心绞痛类型中起着重要作用。有些患者可能在晨起轻微活动（短距离步行或剃须）时出现症状，但是在中午承受更大的活动时无症状。心绞痛也可能由不熟悉的任务、饱餐和接触寒冷空气单独或联合诱发。

典型的劳力性心绞痛在减慢或停止活动1~5 min缓解，通过休息和舌下含服硝酸甘油可迅速缓解（见下文）。实际上，如果患者对上述措施无反应，心绞痛的诊断值得怀疑。加拿大心血管学会根据心绞痛的严重程度进行了功能分级（表30-1），而纽约心脏协会则根据心绞痛对体力活动的影响进行了功能分级（表30-1）。

表30-1　心血管疾病分级表

分级	纽约心脏协会功能分级	加拿大心血管学会功能分级
I	患者有心脏病但体力活动不受限，日常体力活动不引起疲乏、心悸、呼吸困难或心绞痛	一般体力活动不引起心绞痛，例如行走和上楼。费力、快速或长时间用力才引起心绞痛
II	心脏病患者的体力活动受到轻度的限制，休息时无自觉症状，但平时一般活动下可出现疲乏、心悸、呼吸困难或心绞痛	日常体力活动稍受限制，行走或快步上楼、登高、饭后行走或上楼、寒冷或风中行走、情绪激动时发作心绞痛或仅在睡醒后数小时内发作。以一般速度在一般条件下平地步行超过两个街区或上一层以上的楼梯时受限
III	心脏病患者的体力活动明显受限，休息时无症状，小于平时一般活动即引起疲乏、心悸、呼吸困难或心绞痛	日常体力活动明显受限，以一般速度在一般条件下平地步行一到两个街区或上一层楼受限
IV	心脏病患者不能从事任何体力活动，休息状态下也出现心力衰竭或心绞痛症状，体力活动后加重	不能从事任何体力活动，休息时亦可出现心绞痛

来源：Modified from L Goldman et al: Circulation 64: 1227, 1981.

心肌缺血很少引起胸部一闪而过的刺痛或左乳下区域的持续性钝痛。然而，尤其在女性和糖尿病患者中，心绞痛的部位可能不典型，并且与诱发因素没有严格关系。此外，这种症状可能在数天、数周或数月内恶化和缓解。心绞痛的发作可能是季节性的，在温带气候的冬季发作更频繁。心绞痛的"等危症"是除心绞痛以外的心肌缺血症状，包括呼吸困难、恶心、疲劳和头晕，在老年人和糖尿病患者中比较常见。

对疑似IHD患者进行系统的问诊有助于发现与风险增加有关的不稳定型心绞痛特征，例如比过去更小的体力强度诱发的心绞痛，休息或睡眠中发作的心绞痛。由于冠状动脉粥样硬化常伴有其他动脉的类似病变，因此必须询问和检查心绞痛患者有无周围动脉疾病［如间歇性跛行（第三十九章）］、卒中或短暂性脑缺血发作。早发IHD家族史（一级亲属中男性＜55岁和女性＜65岁）和糖尿病、高脂血症、高血压、吸烟及其他冠状动脉粥样硬化危险因素的发现也很重要（第二十八章）。

典型心绞痛病史即可做出IHD的诊断，除非具有其他证据推翻诊断。高龄、男性、绝经后状态以及动脉粥样硬化危险因素的共存增加了有血流动力学意义的冠状动脉疾病的可能性。评估和处理有持续性缺血性胸痛而心外膜冠状动脉无限流性梗阻的患者极具挑战性。这种情况在女性中比男性中更常见。潜在的病因包括微血管性冠状动脉疾病（冠状动脉反应性试验可以检测对血管活性药物如冠状动脉内注射腺苷、乙酰胆碱和硝酸甘油的反应）和心脏痛觉异常。微血管性冠状动脉疾病的治疗应该专注于改善内皮功能，药物包括硝酸酯类、β受体阻滞剂、钙通道阻滞剂、他汀类药物和血管紧张素转化酶（ACE）抑制剂。心脏痛觉异常的治疗比较困难，某些情况下丙咪嗪可改善症状。

体格检查

稳定型心绞痛患者在无症状时的体格检查通常是正常的。然而，由于糖尿病和（或）周围动脉疾病患者罹患IHD的风险增高，临床医生应该寻找其他部位动脉粥样硬化的证据，例如腹主动脉瘤、颈动脉杂音和下肢动脉搏动减弱。体格检查也应该注意寻找动脉粥样硬化的危险因素，如黄斑瘤和黄色瘤（第二十八章）。应该通过评估多部位的脉搏波形和对比两手臂之间以及手臂与下肢之间的血压（踝臂指数）来捕捉周围动脉疾病的证据。眼底检查发现对光反射增强、动静脉压迹提示高血压。也可能发现贫血、甲状腺疾病以及吸烟残留在指尖的尼古丁污迹等征象。

触诊时可发现心脏扩大和异常搏动（左心室运动障碍）。听诊可发现血管杂音、第三心音和（或）第四心音，如果急性缺血或既往梗死损伤乳头肌功能，则可闻及二尖瓣反流引起的心尖部收缩期杂音。患者左侧卧位时听诊杂音最响。必须除外主动脉狭窄、主动脉瓣反流（第二十章）、肺动脉高压和肥厚型心肌病（第二十四章），上述疾病均可导致心绞痛但无冠状动脉粥样硬化。心绞痛发作时查体是有价值的，因为缺血可导致短暂性左心室功能障碍伴第三和（或）第四心音，心尖运动障碍，二尖瓣反流，甚至肺水肿。胸壁压痛，指尖可精确定位疼痛部位，或触诊胸部再现疼痛等均不支持心肌缺血。腹部膨隆提示患者可能患有代谢综合征，其发生动脉粥样硬化的风险增加。

实验室检查

尽管通过病史和体格检查诊断 IHD 已有较高的可信度，许多简单的实验室检查还是很有帮助的。应该化验尿液以寻找糖尿病和肾脏疾病的证据（包括微量白蛋白尿），因为这些疾病会加速动脉粥样硬化。同样，血液的化验应该包括血脂（总胆固醇、LDL-C、HDL-C 和甘油三酯）、血糖（糖化血红蛋白）、肌酐、血细胞比容，如果体格检查怀疑甲状腺疾病，则需要检查甲状腺功能。胸片非常重要，有助于发现 IHD 的并发症，如心脏扩大、室壁瘤或心力衰竭。这些征象支持 IHD 的诊断且有助于评估心脏损伤的程度。已有证据表明高敏 C 反应蛋白（CRP）升高（尤其升高幅度 $0 \sim 3$ mg/dl）是 IHD 的独立危险因素，有助于决定是否开始调脂治疗。高敏 CRP 的主要意义在于对传统危险因素分层中的中危患者进行重新分类。

心电图

典型的心绞痛患者静息时的 12 导联 ECG 可能是正常的，但可能发现陈旧性心肌梗死的迹象（第五章）。尽管复极异常，如 ST 段和 T 波改变，以及左心室肥厚、心律失常或室内传导阻滞均提示 IHD，但这些变化都是非特异的，也可见于心包、心肌和瓣膜性心脏病，此外，短暂的焦虑、姿势改变、药物或食管疾病也可引起 ST 段和 T 波改变。左心室肥厚（LVH）预示着 IHD 不良结局的风险增加，值得注意的是，LVH 和心律失常虽是 IHD 的非特异性指标，却可能是传统危险因素致 IHD 患者发作心绞痛的促成因素。伴随心绞痛发作和消失的动态 ST 段和 T 波演变更具特异性。

负荷试验

心电图 在 IHD 的诊断和危险及预后的评估中，使用最广泛的测试包括记录患者在平板运动前、中、后的 12 导联 ECG（图 30-2）。平板运动试验在标准化逐级增加的外部负荷量下进行（表 30-2），同步监测患者的症状、ECG 和上肢血压。运动的持续时间通常受限于症状，若患者出现胸部不适，严重气促，头晕，严重疲乏，ST 段下移 >0.2 mV（2 mm），收缩压下降 >10 mmHg，或发生快速性室性心律失常时将终止试验。运动试验可用于发现任何活动受限，检测心肌缺血的典型 ECG 征象，并确立其与胸部不适的关系。缺血性 ST 段改变一般被定义为 ST 段相对基线（如 PR 段）水平型或下斜型压低 >0.1 mV，持续时间 >0.08 s（图 30-3）。上斜型或交界性 ST 段改变不是心肌缺血的特征，不被认定为阳性结果。尽管运动中发生的 T 波改变、传导紊乱和室性心律失常应该引起注意，但这些征象同样不具有诊断意义，未达到目标心率（年龄和性别最大预测心率的 85%）的运动试验阴性结果不具有诊断意义。

在解读 ECG 负荷试验时，应该考虑所研究患者或人群罹患冠状动脉疾病（CAD）的可能性（如验前概率）。该试验总的假阳性率或假阴性率达到 1/3。然而，对于年龄 >50 岁且有典型心绞痛病史的男性以及在试验过程中有胸部不适症状的患者，其运动试验阳性提示罹患 CAD 的概率为 98%。若患者胸痛不典型或既往和（或）试验中无胸痛，则其罹患 CAD 的概率减低。

IHD 低度可能的患者的假阳性率显著增加，例如，<40 岁的无症状男性或无早发动脉粥样硬化危险因素的绝经前女性。此外，服用心脏活性药物（如洋地黄和抗心律失常药）的患者，以及有室内传导阻滞、静息时 ST 段和 T 波异常、心室肥大或血钾水平异常的患者，其假阳性率也会增高。局限于回旋支的阻塞性病变可能导致负荷试验假阴性，因为该血管供应的心脏侧壁在体表 12 导联 ECG 上不能得到很好的体现。由于运动负荷心电图总的敏感性仅为 75%，阴性结果不能排除 CAD，尽管这种情况下三支病变或左主干病变的可能性极小。

在整个运动负荷试验过程中应该有医疗专业人员在场。测量运动总持续时间、缺血性 ST 段改变和胸部不适发生的时间、对外部负荷的承受能力（通常表示为运动阶段）和内在心脏对负荷的反应（如心率和血压）是很重要的。ST 段下移的幅度和 ECG 恢复所需

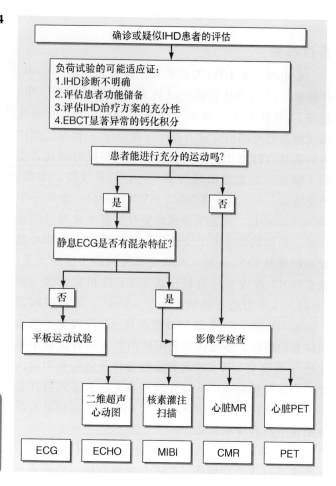

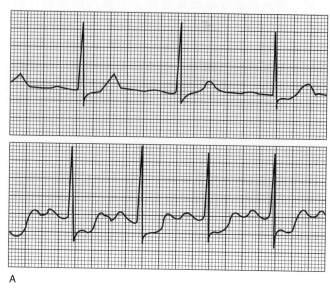

A

图 30-2　确诊或疑似缺血性心脏病患者的评估。左图为识别出应推荐进行负荷试验的患者流程，以及确定单项标准平板运动 ECG 监测是否充分的决策路径。如果患者无法充分运动（考虑药物负荷困难）或静息 ECG 具有干扰判断的图形，则需要进行特殊的影像学检查（可采用症状限制的平板运动引发冠状动脉循环负荷）。图 B～E（接下页）是通过 ECG 监测和特殊成像程序获得的数据示例。CMR：心脏磁共振成像，EBCT：电子束计算机断层成像，ECHO：超声心动图，IHD：缺血性心脏病，MIBI：甲氧基异丁基异腈，MR：磁共振成像，PET：正电子发射断层成像。

A. 静息时（上面）和运动 4.5min 后（下面）的 V_4 导联 ECG。ST 段水平型压低 3 mm（0.3 mV），提示缺血试验阳性。

来源： Modified from BR Chaitman, in E Braunwald et al〔eds〕：Heart Disease, 8th ed, Philadelphia, Saunders, 2008.

B. 一位 45 岁开始出现典型的胸骨后压迫感的慢跑爱好者进行运动负荷超声心动图。患者的心率随着运动由 52 次/分增至 153 次/分。伴随运动，左心室腔扩张，室间隔和心尖部出现运动消失或运动障碍（红色箭号）。这些发现强烈提示左前降支近段存在显著血流限制性狭窄，经冠状动脉造影证实。

来源： Modified from SD Solomon, in E. Braunwald et al〔eds〕：Primary Cardiology, 2nd ed, Philadelphia, Saunders, 2003.

C. 一例劳力性胸痛和呼吸困难患者应用 99-锝甲氧基异丁基异腈获得的负荷和静息心肌灌注单光子发射计算机断层成像。图像显示下侧壁和下壁基底部存在几乎完全可逆的中等大小和重度负荷灌注缺损，与右冠状动脉区域中度缺血一致（红色箭号）。

来源： Images provided by Dr. Marcello Di Carli, Nuclear Medicine Division, Brigham and Women's Hospital, Boston, MA.

D. 一位有心肌梗死病史的患者反复发作胸部不适。在 CMR 动态成像中，可观察到前壁大面积运动消失（以左上方和右上方图像中的三角箭头标记，仅限收缩期）。运动消失的区域与更大范围的钆-DTPA 延迟增强相匹配，符合大面积透壁心肌梗死（以左中和右中图像中的三角箭头标记）。静息（左下）和腺苷负荷（右下）的首过灌注图像显示可逆性灌注异常延伸至室间隔下部。该患者被发现左前降支近段闭塞伴广泛侧支循环形成。这一病例说明了在 CMR 检查中不同方式显示缺血心肌和梗死心肌的作用。DTPA：二乙烯三胺戊乙酸。

来源： Images provided by Dr. Raymond Kwong, Cardiovascular Division, Brigham and Women's Hospital, Boston, MA.

E. 一位劳力性胸痛患者使用铷-82 获得的负荷和静息心肌灌注 PET 图像。图像显示完全可逆的大面积重度负荷灌注缺损，累及前壁中部和顶部、前侧壁、前间壁和左心室心尖部，与左前降支中段广泛重度缺血一致（红色三角箭头）。

来源： Images provided by Dr. Marcello Di Carli, Nuclear Medicine Division, Brigham and Women's Hospital, Boston, MA.

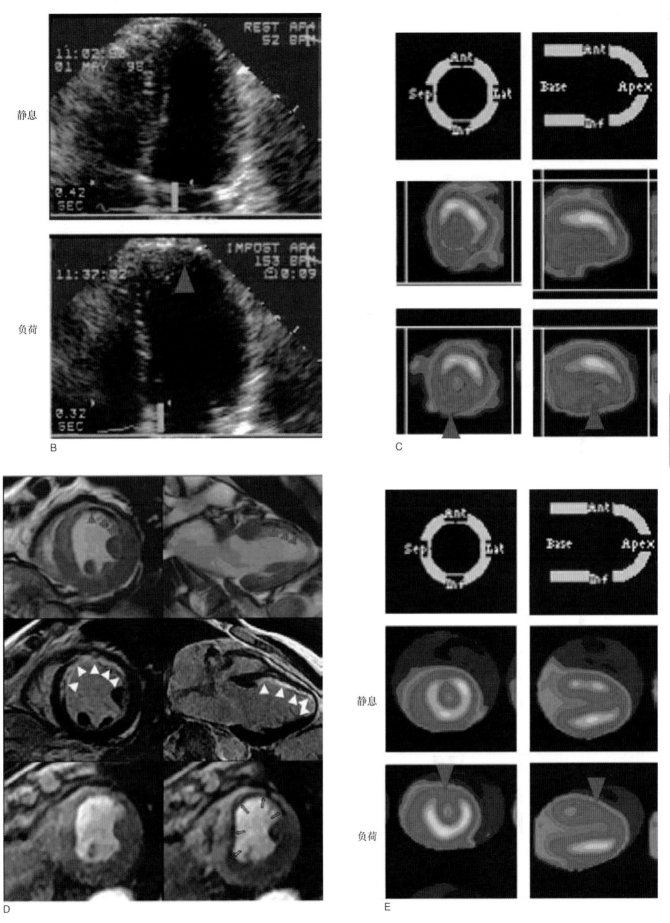

图 30-2 （续表）

表 30-2	能量代谢当量（METs）与不同运动试验方案阶段的关系						

功能等级	临床状态	耗氧量 ml/(kg·min)		METs	运动试验方案		
					改良 BRUCE 3 min 阶段		BRUCE 3 min 阶段
					MPH	%GR	MPH	%GR
					6.0	22	6.0	22
					5.5	20	5.5	20
					5.0	18	5.0	18
正常 和 I级	健康，依赖于年龄和活动	56.0	16				
		52.5	15				
		49.0	14				
		45.5	13		4.2	16	4.2	16
		42.0	12				
		38.5	11		3.4	14	3.4	14
	健康，久坐	35.0	10				
		31.5	9				
		28.0	8				
		24.5	7		2.5	12	2.5	12
II级	受限的	21.0	6				
		17.5	5		1.7	10	1.7	0
III级	有症状的	14.0	4				
		10.5	3		1.7	5		
		7.0	2		1.7	0		
IV级		3.5	1				

缩写：GR：评分，MPH：英里每小时（1 MPH = 1.6 km/h）

来源：Modified from GF Fletcher et al：Circulation 104：1694，2001.

的时间也是很重要的。运动负荷试验的风险虽小却是真实存在的（估计的致死性和非致死性并发症发生率分别为 1/10 000 和 2/10 000），必须配备可用的抢救设备。改良版（心率限制而非症状限制）运动负荷试验可以早在无并发症的心肌梗死后 6 天安全地进行（表 30-2）。运动负荷试验的禁忌证包括 48 h 内的静息性心绞痛，不稳定心律，严重主动脉瓣狭窄，急性心肌炎，未控制的心力衰竭，严重肺动脉高压和活动的感染性心内膜炎。

逐级运动的正常反应包括心率和血压的进行性增加。负荷试验过程中血压不能上升或反而下降伴随缺血征象是预后不良的标志，反映缺血诱发的弥漫性左心室功能障碍。低运动负荷（如 Bruce 方案中的第二阶段完成前）即出现心绞痛和（或）ST 段重度下移（>0.2 mV）和（或）试验终止后 ST 段下移持续 >5 min 增加了试验的特异性，提示重度 IHD 和未来不良事件高风险。

心脏影像（见第七章）当静息 ECG 异常（如预激综合征、静息 ST 段压低 >1 mm、左束支传导阻滞、起搏心律）时，在运动（或药物）负荷过程中静注铊-201 或锝-99m 甲氧基异丁基异腈，负荷放射性核素心肌灌注显像可以丰富运动试验获得的信息。目前的数据也表明，使用 N-13 氨或铷-82 核素的 PET 成像（运动或药物负荷）可以作为另一种评估心肌灌注的技术。在运动终止后立即采集图像以检测局部心肌缺血，对比静息时的图像可确认可逆的心肌缺血，持续的灌注缺损意味着梗死。

相当多的患者需要非侵入性负荷试验来确定心肌缺血和增加的冠状动脉事件风险，但可能会由于合并外周血管或骨骼肌肉系统疾病、劳力性呼吸困难或功能失调而不能运动。在这些情况下，静脉内药物负荷可以替代运动，例如，静注双嘧达莫或腺苷创造一个冠状动脉"窃血"现象，使得冠状动脉系统中的非病变血管血流增加而病变血管血流减少。或者，可采用多巴酚丁胺分级递增输注来增加心肌耗氧量（MVO₂）。有多种影像学选择可以附加这些负荷药物（图 30-2），利用铊-201 或锝-99m 甲氧基异丁基异腈等示踪剂产生短暂性灌注缺损以检测心肌缺血。

对于慢性稳定型心绞痛和陈旧性心肌梗死、病理性 Q 波或存在心力衰竭临床证据的患者，超声心动图可用于评价左心室功能。二维超声心动图可评价短暂缺血导致的弥漫性或节段性左心室室壁运动异常。负

第五部分 冠状动脉和周围血管疾病

荷（运动或多巴酚丁胺）超声心动图可能会诱发静息状态下不会出现的节段性室壁运动消失或反向运动。负荷超声心动图，如负荷心肌灌注成像，在诊断 IHD 方面比运动心电图更加敏感。心脏磁共振成像（CMR）负荷试验也已经成为放射性核素、PET 或负荷超声心动图的一种替代手段。多巴酚丁胺 CMR 负荷试验可用于评估合并心肌缺血的室壁运动异常以及心肌灌注情况。CMR 通过使用多层磁共振成像（MRI）技术可以更加全面地评估心室壁功能。

动脉粥样硬化斑块随着时间进行性钙化，冠状动脉钙化通常也随着年龄增长而加重。因此，检测冠状动脉钙化的方法已经发展为判断冠状动脉粥样硬化存在的一种手段。这些方法包括可以快速获得图像的计算机断层扫描（CT）［如电子束 CT（EBCT）和多排螺旋 CT（MDCT）探测］。通过这些成像技术发现的冠状动脉钙化主要使用钙化积分（基于钙化的面积和密度）进行量化。尽管这些成像技术的诊断准确性高（敏感性 90%～94%，特异性 95%～97%，阴性预测值 93%～99%），其在预后应用方面仍不能明确。因此，CT、EBCT 和 MDCT 扫描用于诊断和治疗 IHD 患者的作用仍不明确。

冠状动脉造影

（亦参见第九章）该诊断技术可使冠状动脉管腔显影，而且可以用于发现或排除重度冠状动脉阻塞。然而冠状动脉造影无法显示血管壁的病变，而且易漏诊未侵犯至血管内壁的重度动脉粥样硬化病变。值得注意的是，动脉粥样硬化斑块的特征是散布在整个冠状动脉树中，往往更容易出现在分叉部位，最初逐渐生长至心外膜冠状动脉的内膜和中膜，而不侵犯管腔，导致动脉向外膨出，这一过程被称为血管重塑（第二十八章）。此后随着疾病的发展，动脉粥样硬化斑块进一步发展导致管腔狭窄。

适应证 冠状动脉造影适用于以下患者：①给予药物治疗后仍有明显症状并且考虑行血运重建如经皮冠状动脉介入治疗（PCI）或冠状动脉旁路移植术（CABG）的慢性稳定型心绞痛患者；②症状不典型导致诊断有困难的患者需要行此检查以明确或排除 IHD 诊断；③具有确定或可能的心绞痛的猝死生还者；④心绞痛或经无创检查证实缺血伴临床或实验室检查发现心室功能障碍的患者；⑤无论是否存在症状及其严重程度，无创检查证实具有重度心肌缺血征象的持续高风险冠状动脉事件患者（见下文）。

冠状动脉造影的其他适应证包括：

1. 胸部不适症状提示心绞痛，但负荷试验阴性或不具诊断性，需要明确诊断以指导药物治疗、缓解心理压力，以及满足职业、计划生育、保险等需要。

2. 因疑似急性冠脉综合征（第三十一和三十二章）反复入院，但是尚未确定诊断或应该确定是否存在 CAD 的患者。

3. 从事涉及他人安全的职业（如飞行员、消防员、警察），并且有可疑症状或有可疑或阳性的非侵入性检查结果，有足够的理由怀疑冠状动脉病变的患者。

4. 主动脉瓣狭窄或肥厚型心肌病伴有心绞痛的患者，其胸痛可能由于 IHD 所致。

5. 大于 45 岁的男性患者或大于 55 岁的女性患者，拟接受心脏手术如瓣膜置换或修复，无论有无心肌缺血的临床证据。

6. 心肌梗死后患者，尤其是心肌梗死后反复发作心绞痛，或存在心力衰竭、频发室性早搏或负荷试验有缺血证据的高危患者。

7. 心绞痛患者，无论严重程度如何，非侵入性检查提示冠状动脉事件高风险（活动耐量差或严重缺血）。

8. 怀疑冠状动脉痉挛或其他非动脉粥样硬化性原因（如冠状动脉畸形、川崎病）引起心肌缺血的患者。

诊断性冠状动脉造影的无创替代检查包括 CT 血管造影和 CMR 血管造影（第七章）。尽管这些新的成像技术可以提供有关心外膜冠状动脉阻塞性病变的信息，但它们在临床实践中的确切作用尚未被严格界定。值得注意的是，与传统的诊断性冠状动脉造影相比，CT 血管造影的辐射暴露量更高，以及在心动周期内尤其是快心率时，心脏运动对 CMR 检查有限制作用。

预后

已知的影响 IHD 患者预后的主要因素包括年龄、左心室的功能状态、冠状动脉狭窄部位和严重程度，以及心肌缺血的严重性或活动性。新近发作的心绞痛、不稳定型心绞痛（第三十一章）、早期心肌梗死后心绞痛、对药物治疗无反应或反应差的心绞痛以及伴有充血性心力衰竭症状的心绞痛均提示不良冠状动脉事件的风险增加。心力衰竭的体征、肺水肿发作、短暂的第三心音和二尖瓣反流，以及超声心动图或放射性同位素（或 X 线）显示心脏增大和射血分数减低（< 40%）也同样预示不良冠状动脉事件的风险增加。

最重要的是，在非侵入性检查中，下列任何一种征象均表明冠状动脉事件高风险：不能完成 6 min 步行试验，即运动试验的第二阶段（Bruce 方案）；运动负荷试验显示低负荷时发作心肌缺血的强阳性结果（第二阶段完成前 ST 段压低≥0.1 mV，任何阶段 ST 段均压低≥0.2 mV，运动停止后 ST 段压低>5 min，运动时收缩压下降>10 mmHg，或运动时发生室性快速性心律失常）；在负荷放射性核素灌注成像期间出现大的或者多个灌注缺损或肺摄取增加；放射性核素心室造影或负荷超声心动图发现左心室射血分数减低。相反，那些能够完成 Bruce 运动方案第三阶段，并且负荷灌注扫描正常或负荷超声心动图阴性的患者将来发生冠状动脉事件的风险非常低。动态心电图监测中发现频繁的 ST 段偏移（即使缺乏症状）也是预后不良的一种表现。

在心导管检查中，左心室舒张末压和心室容积的升高以及射血分数的降低均是左心室功能不全最重要的征象，并与预后不良密切相关。有胸部不适症状但左心室功能和冠状动脉均正常的患者预后良好。由于受累的心肌数量更多，左主干（狭窄>50%）或者左前降支靠近第一间隔支起源处的梗阻性病变比右冠状动脉或左回旋支病变的风险更大。心外膜动脉粥样硬化斑块破裂或充盈缺损提示风险增加。这些病变经历炎症细胞活动、变性、内皮功能障碍、血管舒缩异常、血小板聚集和破裂或出血等阶段。这些因素可以短时间内使血管狭窄加重，导致血栓形成和（或）血管壁反应异常，从而加剧缺血的表现。新近出现的症状、负荷试验（见上文）期间出现的严重缺血和不稳定型心绞痛（第三十一章）都反映了冠状动脉病变的快速进展。

无论何种程度的阻塞性 CAD，当左心室功能受损时死亡率均显著增加；相反，无论左心室功能处于何种水平，严重梗阻动脉所供应的心肌数量对预后都有重要影响。因此，有必要收集所有证实过去心肌损伤的证据（如心电图、超声心动图、放射性核素显像或左心室造影中的心肌梗死证据）、残余的左心室功能（射血分数和室壁运动）以及未来冠状动脉事件造成损害的风险（冠状动脉疾病和无创负荷检查确定的缺血程度）。心肌坏死量越大，心脏承受额外损伤的能力越小，预后越差。风险评估必须包括年龄、临床表现、所有危险因素、动脉疾病迹象、现有心脏损害和即将发生的损害征象（如缺血）。

冠状动脉粥样硬化危险因素［高龄（>75 岁）、高血压、血脂异常、糖尿病、肥胖、伴随外周和（或）脑血管疾病、既往心肌梗死］的个数越多和程度越重，心绞痛患者的预后越差。有证据表明，血浆中 CRP 水平升高、电子束 CT 扫描上弥漫的冠状动脉钙化（见上文）、超声检查中颈动脉内膜增厚也提示冠状动脉事件的风险增加。

治疗　稳定型心绞痛

一旦诊断缺血性心脏病，每个患者必须根据其理解水平、期望和目标、症状控制和预防诸如心肌梗死和过早死亡等不良临床结局进行个体化评估。必须仔细记录残疾程度以及导致心绞痛发作的生理及情绪压力，以确定治疗目标。管理计划应包括以下组成部分：①对问题的解释和对制订治疗计划能力的保证；②识别和处理加重的情况；③根据需要调整活动的建议；④治疗可减少不良冠状动脉结局发生的危险因素；⑤心绞痛的药物治疗；⑥考虑血运重建。

解释和安慰

IHD 患者需要了解他们的情况，且认识到即使他们有心绞痛或经历过急性心肌梗死并从中恢复过来，也可能具有长寿且高质量的生活。临床试验结果表明，鼓励患者恢复或者保持运动以及重返工作岗位对改善患者预后具有重要意义。有计划的康复治疗能够鼓励患者减肥，提高活动耐量，并更有信心地控制危险因素。

识别和治疗加重因素

许多情况可能增加心肌的耗氧量或减少心肌的供氧量，并可能导致或加重 IHD 患者的心绞痛。左心室肥厚、主动脉瓣疾病和肥厚型心肌病可能引起或者加重心绞痛，因此应该予以排除或治疗。还应该积极治疗肥胖、高血压和甲状腺功能亢进症以减少心绞痛发作的频率和严重程度。心肌供氧量的下降可能是由于动脉血氧合作用减少（如肺部疾病或者由于吸烟导致碳氧血红蛋白存在）或者携氧能力下降（如贫血）。如果能够及时纠正这些异常，则可能会减少甚至避免心绞痛。

活动调整

心肌缺血是由于心肌需氧量和冠状动脉循环供氧能力之间不平衡所致。大部分患者可以在医生的帮助下理解这一概念，并将之应用于活动的合理规划。许多通常诱发心绞痛的工作可以通过降低进行速度而无症状地完成。患者必须了解其对某些活动的耐受性的昼夜变化，并且应该在早晨、饭后、寒冷或恶劣的天气时降低其能量需求。有时，可能需要建议患者更换工作或住处以避免身体压力。

身体训练通常能提高心绞痛患者的运动耐受性，

并有显著的心理益处。应当强烈鼓励个别患者在心绞痛发作阈值范围内，且不超过运动试验中缺血相关心率 80% 的情况下，进行等张运动的常规计划。根据运动试验的结果，可以估计致缺血发作的代谢当量（METs）数（表 30-2），并制订一个实用的运动处方以便进行低于缺血阈值的日常活动（表 30-3）。

危险因素的治疗

早发 IHD 家族史是罹患 IIID 的一个重要危险因素，还应积极寻找可治疗的危险因素，如高脂血症、高血压和糖尿病。肥胖不利于控制其他危险因素，并且可增加不良冠状动脉事件的危险性。此外，肥胖常伴有其他三个危险因素即糖尿病、高血压和高脂血症。肥胖和这些伴随危险因素的治疗是任何管理计划中的一个重要组成部分。低饱和及反式不饱和脂肪酸的饮食和减少热量摄入以达到理想体重是慢性 IHD 治疗的基础。在代谢综合征或显性糖尿病患者中，强调减肥和定期运动尤为重要。

吸烟会加速任何性别和年龄段人群的冠状动脉粥样硬化，增加血栓形成、斑块不稳定、心肌梗死和死亡的风险（第二十八章）。此外，吸烟还通过增加心肌氧需和减少氧供加重心绞痛。戒烟已经被证实可以降低这些不良事件的发生率，具有显著的获益。医生宣传戒烟的信息必须清晰有力，并得到实现和监控戒烟项目的支持。高血压（第三十五章）与冠状动脉粥样硬化和卒中等不良临床事件风险增加相关。此外，由持续性高血压引起的左心室肥厚加剧缺血。有证据表明长期有效地控制高血压可以降低不良冠状动脉事件的发生风险。

第三十章　缺血性心脏病

表 30-3	**一些日常活动的能力需求量**			
<3 METs	**3～5 METs**	**5～7 METs**	**7～9 METs**	**>9 METs**
自理				
洗漱/剃须	擦窗户	花园简单挖掘	重铲	负重上楼（>90 lb）
穿衣	用耙子干活	草坪手动割草	提物（60～90 lb）	
轻的家务活	草坪电动割草	提物（30～60 lb）		快速爬楼
文书工作	铺/撤床			铲大雪
自动驾驶	提物（15～30 lb）			
职业				
坐着（牧师/集会）	整理货架（轻物）	木工（外场的）	开渠挖沟（挖和铲）	重体力劳动
文案工作	轻焊接/木工	铲土		
站立（商店职员）		锯木		
娱乐				
高尔夫球（球车）	跳舞（社交）	网球（单打）	划皮划艇	壁球
编织	高尔夫球（步行）	滑雪（下坡）	登山	越野滑雪
	帆船运动	轻的徒步旅行		对抗篮球
	网球（双打）	篮球		
		溪流捕鱼		
体育锻炼				
步行（2 mph）	平地步行（3～4 mph）	平地步行（4.5～5.0 mph）	平地慢跑（5 mph）	跑步>6 mph
骑固定脚踏车	平地骑行（6～8 mph）	骑行（9～10 mph）	游泳（自由泳）	骑行（>13 mph）
轻微健身操	中级健身操	游泳、蛙泳	划船器运动	跳绳
			高级健身操	步行爬山（5 mph）
			骑行（12 mph）	

缩写：METs：能量代谢当量；1 mph = 1.6 km/h
来源：Modified from WL Haskell：Rehabilitation of the coronary patient，in NK Wenger，HK Hellerstein（eds）：Design and Implementation of Cardiac Conditioning Program. New York，Churchill Livingstone，1978.

糖尿病加速冠状动脉和周围动脉粥样硬化，常与血脂异常有关，增加心绞痛、心肌梗死和冠状动脉相关猝死的风险。严格控制糖尿病患者的血脂异常（目标 LDL＜70 mg/dl）和高血压（目标血压 120/80 mmHg）是非常有效且至关重要的，如下文所述。

血脂异常

血脂异常的治疗在长期缓解心绞痛、减少血运重建的需要以及降低心肌梗死和死亡方面具有重要意义。血脂的控制可以通过低饱和脂肪酸和低反式不饱和脂肪酸饮食、运动以及减重来实现。HMG-CoA 还原酶抑制剂（他汀类药物）通常是必需的，可以降低 LDL 胆固醇 25%～50%，升高 HDL 胆固醇 5%～9%，及降低甘油三酯（三酰甘油）5%～30%。无论治疗前的 LDL 胆固醇水平，他汀类药物对动脉粥样硬化和 IHD 的治疗效应以及预后的获益已得到证实。贝特类和烟酸类药物可以提高 HDL 胆固醇和降低甘油三酯（第二十八章）。调脂治疗的对照试验已经表明，男性、女性、老年人、糖尿病患者和吸烟者具有同等的获益。

患者对上述促进健康行为的依从性普遍较差，一个有责任心的医生不能低估面对挑战需要付出的努力。许多已证实罹患冠状动脉疾病的患者出院后没有接受适当的调脂治疗。根据调脂治疗带来重大益处的证据，医生需要建立血脂异常的治疗路径，监测患者依从性并规律随访。

降低女性 IHD 患者的风险

绝经前女性的临床 IHD 发病率很低；然而，女性绝经后，致动脉粥样硬化的危险因素增加（如 LDL 胆固醇升高，HDL 胆固醇降低），临床冠状动脉事件的发病率增加到与男性相同的水平。相比于男性，女性戒烟更难成功。糖尿病在女性中更常见，极大地增加了临床 IHD 的发病率，并且放大了高血压、高脂血症和吸烟的有害影响。与男性相比，女性未充分使用心导管和冠状动脉血运重建术，且多在疾病晚期或更严重的阶段实施。对合适的心肌梗死患者应用降胆固醇治疗、β 受体阻滞剂以及冠状动脉旁路移植术，女性的获益程度与男性相当。

药物治疗

心绞痛治疗的常用药物总结见表 30-4 至表 30-6。IHD 药物治疗旨在减少心绞痛、心肌梗死和冠心病

猝死的频率。大量试验数据强调了药物联合上述健康促进行为的重要性。为了最大限度从 IHD 的药物治疗中获益，通常需要结合不同类别的药物，并根据危险因素、症状、血流动力学反应和副作用个体化调整剂量。

表 30-4	缺血性心脏病患者硝酸酯类药物的应用	
试剂准备	剂量	给药频率
硝酸甘油[a]		
药膏	1.3～5.1 cm (0.5～2 英寸)	2～3 次/日
透皮贴	0.2～0.8 mg/h	每 24 h 一次，睡前移除约 12～14 h
舌下含片	0.3～0.6 mg	根据需要，间隔 5 min，最多 3 次
喷雾剂	1 或 2 喷	根据需要，间隔 5 min，最多 3 次
硝酸异山梨酯[a]		
口服普通片	10～40 mg	2～3 次/日
口服缓释片	80～120 mg	1～2 次/日（负荷事件前用药）
单硝基异山梨酯		
口服普通片	20 mg	2 次/日（间隔 7～8 h）
口服缓释片	30～240 mg	1 次/日

[a]：建议 10～12 h 的空白用药期
来源：Modified from DA Morrow，WE Boden：Stable ischemic heart disease. In RO Bonow et al（eds）：Braunwald's Heart Disease：A Textbook of Cardiovascular Medicine. 9th edition. Philadelphia, Saunders，2012，p. 1224.

表 30-5	缺血性心脏病患者 β 受体阻滞剂的临床应用		
药物	选择性	部分激动活性	心绞痛的常规剂量
醋丁洛尔	β_1	是	200～600 mg，2 次/日
阿替洛尔	β_1	否	50～200 mg/d
倍他洛尔	β_1	否	10～20 mg/d
比索洛尔	β_1	否	10 mg/d
艾司洛尔（静脉给药）[a]	β_1	否	50～300 $\mu g/(kg \cdot min)$
拉贝洛尔[b]	无	是	200～600 mg，2 次/日
美托洛尔	β_1	否	50～200 mg，2 次/日
纳多洛尔	无	否	40～80 mg/d
奈比洛尔	β_1（低剂量）	否	5～40 mg/d
吲哚洛尔	无	是	2.5～7.5 mg，3 次/日
普萘洛尔	无	否	80～120 mg，2 次/日
噻吗洛尔	无	否	10 mg，2 次/日

[a] 艾司洛尔是一类速效 β 受体阻滞剂，经静脉连续滴注，其在体内的快速消除更适用于 β 受体阻滞剂相对禁忌的患者
[b] 拉贝洛尔兼有 α 和 β 受体阻滞作用

注意： 表中抗心绞痛的 β 受体阻滞剂按英文字母顺序排列，临床经验最丰富的药物包括：阿替洛尔、美托洛尔和普萘洛尔，最好使用每日 1 次的缓释制剂，以提高患者对方案的依从性。
来源：Modified from RJ Gibbons et al：J Am Coll Cardiol 41:159,2003.

表 30-6　缺血性心脏病患者钙通道阻滞剂的临床应用

药物	常规剂量	作用时间	副作用
二氢吡啶类			
氨氯地平	5～10 mg 每日1次	长	头痛，水肿
非洛地平	5～10 mg 每日1次	长	头痛，水肿
依拉地平	2.5～10 mg 每日2次	中	头痛，疲劳
尼卡地平	20～40 mg 每日3次	短	头痛，眩晕，脸红，水肿
硝苯地平	立即释放：[a] 30～90 mg，白天口服 缓慢释放：30～180 mg，口服	短	低血压，眩晕，脸红，恶心，便秘，水肿
尼索地平	20～40 mg 每日1次	短	与硝苯地平相似
非二氢吡啶类			
地尔硫草	立即释放：30～80 mg 每日4次 缓慢释放：120～320 mg 每日1次	短 长	低血压，眩晕，脸红，心动过缓，水肿
维拉帕米	立即释放：80～160 mg 每日3次 缓慢释放：120～480 mg 每日1次	短 长	低血压，心肌抑制，心力衰竭，水肿，心动过缓

[a] 急性心肌梗死期间使用与增高的死亡风险有关

注意： 表中抗心绞痛的钙通道阻滞剂分为二氢吡啶类和非二氢吡啶类两组，各组按英文字母顺序排列。二氢吡啶类钙通道阻滞剂中以氨氯地平和硝苯地平的临床经验最为丰富。在使用短效制剂进行剂量滴定的初始阶段之后，最好改用每日一次的缓释制剂，以提高患者对方案的依从性。

来源： Modified from RJ Gibbons et al：J Am Coll Cardiol 41：159，2003.

硝酸酯类

有机硝酸酯是治疗心绞痛的一类非常有价值的药物（表 30-4）。其抗心绞痛的主要机制包括：扩张全身静脉使左心室舒张末期容积和压力降低，从而降低室壁张力和需氧量；扩张心外膜冠状动脉；增加侧支血管的血流量。有机硝酸酯代谢时释放的一氧化氮（NO）与血管平滑肌细胞中的鸟苷酸环化酶结合，导致环磷酸鸟苷增加，从而松弛血管平滑肌。硝酸酯类还通过激活 NO 依赖的血小板鸟苷酸环化酶、损害血小板内钙通量和活化血小板发挥抗血栓作用。

硝酸酯类可以快速且完全地通过黏膜吸收。因

此，硝酸甘油最常用于舌下含服 0.4 mg 或 0.6 mg 的片剂。心绞痛患者应该被指导使用这类药物来缓解心绞痛，以及在可能引起心绞痛发作的负荷活动前约 5 min 服用。但是，不能过分强调该类药物的预防性使用价值。

硝酸酯类能够改善慢性心绞痛患者的活动耐量，减轻不稳定型心绞痛和变异型心绞痛患者（第三十一章）的缺血症状。心绞痛和硝酸甘油的使用日记对于监测发作频率、严重程度或不适阈值的变化很有价值，这些变化可能意味着向不稳定型心绞痛进展和（或）即将发生心肌梗死。

长效硝酸酯类药物　没有一种长效硝酸酯类药物能像硝酸甘油一样有效地缓解心绞痛。这些有机硝酸酯制剂可以是吞服、嚼服的片剂或是经皮途径给药的贴剂或软膏（表 30-4）。长效硝酸酯类药物可以提供长达 24 h 的血浆有效浓度，但治疗反应千差万别。白天尝试不同的剂型和（或）不同的给药方式仅仅为防止不适，同时避免头痛和头晕等副作用。剂量个体化对于预防副作用是很重要的。为了将耐药性降至最低，应该使用最小有效剂量，并且保证每天至少 8 h 的无药期，以恢复其有效性。

β受体阻滞剂　这类药物为心绞痛药物治疗的一个重要组成成分（表 30-5）。通过抑制因肾上腺素激活导致的心率增快、血压升高和心肌收缩力增强来降低心肌的耗氧量。β受体阻滞剂能够显著降低活动时的上述指标，在休息状态下只会引起上述指标轻度下降。长效的β受体阻滞剂或者缓释型制剂具有每天一次给药的优势（表 30-5）。治疗的目的在于缓解心绞痛和缺血。这类药物还可以降低心肌梗死后患者的死亡率和再梗死率，是中等有效的降压药物。

相对禁忌证包括慢性肺病伴哮喘和可逆性气道阻塞、房室传导阻滞、严重心动过缓、雷诺现象和精神抑郁病史。副作用包括疲乏、活动耐力下降、噩梦、阳痿、四肢发冷、间歇性跛行、心动过缓（有时较严重）、房室传导阻滞、左心功能衰竭、支气管哮喘、跛行恶化以及加剧口服降糖药和胰岛素导致的低血糖。如果这些副作用出现并且持续存在，则需要减小用药剂量甚至暂停使用。由于突然停药会加重缺血，因此需要在 2 周内逐渐减量。$β_1$ 受体特异性的β受体阻滞剂如美托洛尔和阿替洛尔可能更适合有轻度支气管阻塞和需要胰岛素治疗的糖尿病患者。

钙通道阻滞剂　钙通道阻滞剂（表 30-6）是一类冠状动脉血管扩张剂，能使心肌需氧量、收缩力和动脉压呈剂量依赖性下降。这些联合药理作用是

有利的，使其在治疗心绞痛方面与β受体阻滞剂一样有效。当患者存在β受体阻滞剂应用禁忌、耐受性差或者无效时可以使用钙通道阻滞剂。由于二氢吡啶类和非二氢吡啶类钙通道阻滞剂在心脏电活动方面存在剂量-反应关系的差异，维拉帕米和地尔硫䓬可能产生症状性心脏传导异常和缓慢性心律失常。它们也可产生负性肌力作用，在左心室功能障碍患者中使用更可能使左心功能衰竭，尤其是已使用β受体阻滞剂的患者。尽管钙通道阻滞剂与β受体阻滞剂和硝酸酯类药物联合使用常可取得有益的效果，个体化调整这些药物的剂量至关重要。变异型心绞痛对钙通道阻滞剂（尤其是二氢吡啶类药物）反应较好，必要时可辅以硝酸酯类药物（第三十一章）。

由于对心率和心肌收缩力的联合不良影响，维拉帕米通常不应与β受体阻滞剂联合使用。地尔硫䓬可以与β受体阻滞剂联合应用于左心室功能正常且无传导障碍的患者。氨氯地平和β受体阻滞剂对冠状动脉供血和心肌供氧有互补作用。前者降低血压和扩张冠状动脉，后者减慢心率并降低心肌收缩力。氨氯地平和其他第二代二氢吡啶类钙通道阻滞剂（尼卡地平、伊拉地平、长效的硝苯地平和非洛地平）是强有力的血管扩张剂，可同时治疗心绞痛和高血压。应避免使用短效的二氢吡啶类药物，因为有诱发心肌梗死的风险，特别是在未联合使用β受体阻滞剂治疗的情况下。

β受体阻滞剂和钙通道阻滞剂起始治疗的选择

由于β受体阻滞剂已被证实可以改善急性心肌梗死后患者的预期寿命（第三十一章和三十二章），而钙通道阻滞剂无此作用，因此前者可能更合适于心绞痛和左心功能受损的患者。然而，钙通道阻滞剂更适用于以下患者：①对β受体阻滞剂和硝酸酯类药物联合应用的效果不佳；许多患者可能对β受体阻滞剂和二氢吡啶类钙通道阻滞剂的联用反应良好。②使用β受体阻滞剂后出现不良反应如抑郁、性功能障碍和疲乏。③心绞痛合并哮喘或慢性阻塞性肺疾病。④病态窦房结综合征或者显著的房室传导功能障碍。⑤变异型心绞痛。⑥有症状的周围动脉疾病。

抗血小板药物　阿司匹林是一种不可逆的血小板环氧化酶抑制剂，干扰血小板的活化。对于50岁以上的无症状男性、慢性稳定型心绞痛以及不稳定型心绞痛和心肌梗死的患者，每天口服阿司匹林75～325 mg可以减少冠状动脉事件。长期使用阿司匹林会出现剂量依赖性的出血。最好使用剂量范围在81～162 mg肠溶制剂。在没有胃肠道出血、过敏或消化不良的情况下，所有IHD患者都应该考虑服用该药

物。氯吡格雷（300～600 mg负荷量和75 mg/d）是一种拮抗P_2Y_{12} ADP受体介导的血小板聚集的口服制剂。在慢性稳定性IHD患者中应用时发挥与阿司匹林类似的作用，如果阿司匹林出现上述副作用时可用氯吡格雷取而代之。氯吡格雷联合阿司匹林可降低急性冠脉综合征（第三十一章）患者的死亡和冠状动脉缺血事件风险，并降低冠状动脉支架置入患者（第三十三章）血栓形成的风险。其他可选择的阻断P_2Y_{12}血小板受体的抗血小板药物，如普拉格雷和替格瑞洛，已被证实可比氯吡格雷更有效地预防急性冠脉综合征支架置入后的缺血事件，但出血风险增加。尽管推荐置入药物洗脱支架的急性冠脉综合征患者联合使用氯吡格雷和阿司匹林至少一年，但是尚未有研究证实慢性稳定性IHD患者在阿司匹林基础上常规加用氯吡格雷会带来额外获益。

其他治疗

血管紧张素转化酶抑制剂（ACEI）广泛应用于心肌梗死幸存者、高血压或慢性IHD（包括心绞痛）患者，以及糖尿病等血管疾病高危患者。ACEI的益处在风险增加的IHD患者中最为明显，尤其是存在糖尿病或左心室功能不全的患者，以及β受体阻滞剂和他汀类药物尚未使血压和LDL胆固醇达标的患者。然而，对于左心室功能正常以及血压和LDL胆固醇达标的IHD患者，在其他治疗的基础上常规服用ACEI不能降低事件发生率，因此不具有成本效益。

尽管已使用硝酸酯类、β受体阻滞剂或钙通道阻滞剂治疗，一些IHD患者仍会出现心绞痛，目前可以通过额外的药物治疗来缓解症状。雷诺嗪是一种哌嗪类衍生物，对已接受标准药物治疗的慢性心绞痛患者可能有用。它的抗心绞痛作用机制是抑制晚钠电流（I_{Na}）。抑制晚钠电流的益处包括限制缺血心肌细胞的Na^+超载以及通过Na^+-Ca^{2+}交换器防止Ca^{2+}超载。每日两次口服500～1000 mg的耐受性良好。雷诺嗪禁用于肝功能受损和疾病或药物导致QTc延长的患者，以及正在使用抑制CYP3A代谢系统的药物和食物（如酮康唑、地尔硫䓬、维拉帕米、大环内酯类抗生素、HIV蛋白酶抑制剂和大量葡萄柚汁）的患者。

IHD患者使用非甾体抗炎药（NSAID）可能与小而有限的心肌梗死和死亡风险增加有关。因此，IHD患者一般应避免使用NSAID。如果需要NSAID缓解症状，建议联合服用阿司匹林，并尽量

使用心血管事件风险最小、所需剂量最低和时间最短的 NSAID。

还有另一类药物可开放心肌细胞的 ATP 敏感性 K^+ 通道，导致细胞内游离 Ca^{2+} 减少。这一类中主要药物是尼可地尔，其预防心绞痛的常用剂量为 20 mg，每日两次。（尼可地尔在美国未获批使用，但是在其他几个国家已经开始使用。）

心绞痛和心力衰竭 硝酸酯类能够控制心绞痛伴发的左心室功能衰竭。对于已确定的充血性心力衰竭患者，左心室室壁张力增加会增加心肌需氧量。使用 ACEI、利尿剂和地高辛（第十六章）治疗充血性心力衰竭可使心脏缩小、室壁张力和心肌需氧量下降，这有助于控制心绞痛和缺血。如果心力衰竭的症状和体征已得到控制，则应尽量加用 β 受体阻滞剂，不仅可改善心绞痛症状，还被证实能够显著改善心力衰竭患者的生存率。静脉应用超短效 β 受体阻滞剂艾司洛尔可能有助于确定 β 受体阻滞剂对特定患者的安全性。夜间心绞痛通常可以通过治疗心力衰竭得到缓解。

合并充血性心力衰竭和心绞痛的 IHD 患者的预后不佳，需要认真考虑心导管术和冠状动脉血运重建术。

冠状动脉的血运重建

临床试验已经证实，随着稳定性 IHD 的初步诊断，首先开始如前所述的全面药物治疗方案是合适的。在疾病不稳定阶段、出现顽固性症状、严重缺血或高危冠状动脉解剖、糖尿病和左心室功能受损时，应考虑血运重建。血运重建应联合而不是取代继续干预危险因素和评估药物治疗。IHD 患者药物治疗和血运重建的选择原则见图 30-3。

经皮冠状动脉介入治疗

（亦参见第三十三章）经皮冠状动脉介入治疗（PCI）包括球囊扩张术，通常伴有冠状动脉支架置入，被广泛应用于有症状且心外膜冠状动脉存在相应狭窄的 IHD 患者，以实现心肌的血运重建。冠状动脉左主干病变和三支病变的 IHD（尤其伴有糖尿病和/或左心室功能受损）的血运重建方式优选冠状动脉旁路移植术（CABG），而 PCI 广泛应用于单支或双支病变引起缺血症状的患者，甚至在特殊的三支病变患者（也许还有一些左主干病变的患者），可能比外科手术

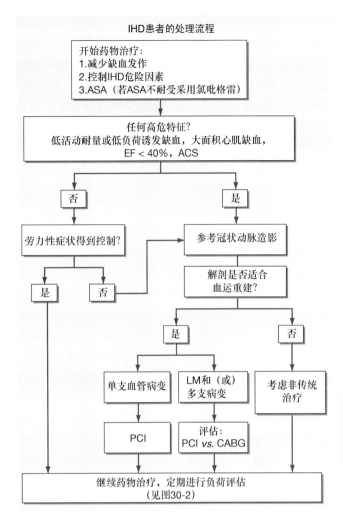

图 30-3 缺血性心脏病患者的处理原则。 所有患者应该接受核心药物治疗，如流程图顶端所示。如果通过评估病史、运动负荷试验和影像学资料确定有高危因素，那么必须参考冠状动脉造影的结果。基于病变血管的数量和位置以及血管重建的适合度，可给予经皮冠状动脉介入治疗（PCI）或冠状动脉旁路移植术（CABG），或者应该考虑非传统治疗，进一步的讨论见正文。ACS：急性冠脉综合征，ASA：阿司匹林，EF：射血分数，IHD：缺血性心脏病，LM：左主干

具有更多的优势。

适应证和患者选择 PCI 最常见的临床指征是症状限制性心绞痛，尽管接受了药物治疗，在负荷试验期间仍有心肌缺血。PCI 在缓解心绞痛症状方面比药物治疗更加有效。PCI 能够改善不稳定型心绞痛患者的预后，在早期使用也能改善伴或不伴心源性休克的心肌梗死患者的预后。然而，在稳定性劳力型心绞痛患者中，临床试验已经证实，与最佳的药物治疗相比，PCI 不能减少死亡或者心肌梗死的发生率。PCI 可用于治疗原发的冠状动脉狭窄，也可用于 CABG 术后再发心绞痛的桥血管狭窄。

风险 当冠状动脉狭窄离散且对称时，可以按顺

序依次治疗两支甚至三支血管。然而，病例选择对避免并发症的过高风险是至关重要的，这些并发症通常是由于解剖或者血栓形成导致的血管闭塞、不受控制的缺血和心力衰竭（第三十三章）。口服阿司匹林、P_2Y_{12}受体抑制剂和抗凝药物可以减少冠状动脉血栓形成。冠状动脉左主干病变通常被认为是PCI的禁忌证，这些患者应该接受CABG治疗。在某些有过高外科手术风险的特殊患者，可以考虑采用无保护的左主干PCI，但这种手术只能由技术非常熟练的操作者来完成。重要的是，这种方法在国际上的使用存在地域差异。

效果 超过95%的病例能够取得初步成功，即充分扩张（管腔直径增加>20%至残余狭窄<50%）后心绞痛缓解。裸金属支架置入后6个月内发生再狭窄的比例高达20%，10%在PCI术后6个月内再发心绞痛。再狭窄更常见于糖尿病、小口径动脉、扩张不完全、长支架、闭塞病变、静脉桥血管阻塞、左前降支扩张和含血栓病变的患者。在处理静脉桥血管病变时，使用捕获装置或过滤器防止栓塞、缺血和梗死可以提高手术成功率。

裸金属支架置入术后常规的临床处理包括：终身服用阿司匹林，应用P_2Y_{12}受体抑制剂1~3个月。短期内，尽管阿司匹林与噻吩吡啶类药物联合应用有助于预防PCI术中或者术后早期的冠状动脉血栓形成，但没有证据表明这些药物能够降低再狭窄的发病率。

使用局部释放抗增殖药物的药物洗脱支架可将再狭窄率降低至10%以下。PCI的进展，尤其是药物洗脱支架的应用，极大地扩展了这项重建术在IHD患者中的应用。然而，值得注意的是，药物洗脱支架区域内皮愈合延迟也延长了患者亚急性支架内血栓形成的风险期。目前推荐在药物洗脱支架置入术后终身服用阿司匹林以及服用P_2Y_{12}受体抑制剂至少1年。当出现必须暂停抗血小板治疗的情况时，需要与PCI实施者共同评估临床情况，并制订一个协调方案以尽量减少晚期支架内血栓形成的风险；该方案的核心是在最短的可接受时间内停止抗血小板治疗。支架内血栓形成的风险取决于支架的大小和长度、病变的复杂性、年龄、糖尿病和PCI技术。然而，双联抗血小板治疗的依从性和个体对血小板抑制的反应性也是非常重要的因素。

成功的PCI能够有效缓解95%以上的心绞痛。大多数需要血运重建的症状性IHD患者初始治疗可以选择PCI。成功的PCI较CABG创伤小、成本低，并且可以节省护理成本。成功的PCI还可以避免与CABG相关的卒中风险，使患者尽快回归工作岗位，并允许重新开始积极活跃的生活。然而，随着时间的推移，由于对随访和重复手术的需要越来越大，PCI早期的

健康效益和经济效益降低。在12个月的随访研究中，对于合并糖尿病、三支病变或左主干病变的患者，CABG在预防主要不良心脑血管事件方面优于PCI。

冠状动脉旁路移植术

一条或两条内乳动脉或一条桡动脉与梗阻性病变远端的冠状动脉吻合是首选的手术方案。对于不能用动脉搭桥的其他额外梗阻病变，可以采用一段静脉（通常是隐静脉）在主动脉和梗阻病变远端的冠状动脉之间形成吻合。

尽管有一些CABG适应证存在争议，已确定的共识如下：

1. 手术相对安全，无严重合并症且左心室功能正常的患者围术期死亡率<1%，手术由经验丰富的外科团队进行。

2. 有严重心室功能不全、合并症、年龄>80岁的患者以及操作者缺乏手术经验时的术中和术后死亡率增加。CABG的有效性和风险变化较大，取决于病例的选择以及手术团队的技术和经验。

3. 术后第一年静脉桥血管发生闭塞的比率为10%~20%，5~7年随访期间每年约2%，此后每年约4%。就长期开放率而言，内乳动脉和桡动脉桥血管的长期通畅率显著高于隐静脉桥血管。对于左前降支阻塞的患者，内乳动脉旁路较隐静脉旁路的存活率更高。通过对危险因素尤其是血脂异常的细微调控，桥血管的通畅性和结局得到改善。

4. 约90%的患者在完全血运重建后心绞痛得以消除或大大减少。尽管这常与桥血管的通畅性和血流恢复有关，疼痛减轻也可能与缺血节段梗死或安慰剂效应有关。在3年内，大约1/4的患者心绞痛会复发，但通常不严重。

5. 对于左主干狭窄以及两到三支血管病变且左前降支近段严重狭窄的患者，外科手术可以提高生存率。LV功能异常（射血分数<50%）的患者术后生存获益更大。以下患者的手术生存率也可以提高：①心脏猝死生还或持续性室性心动过速的梗阻性CAD患者；②既往接受过CABG术，且有多处隐静脉桥血管尤其是左前降支的桥血管狭窄的患者；③PCI术后再狭窄和无创检测符合高风险标准的患者。

6. 通过小切口和（或）非体外循环手术进行微创CABG可以降低合适患者的发病率和缩短康复期，但似乎不能显著降低术后神经认知功能障碍的风险。

7. 在2型糖尿病和多支冠状动脉病变的患者中，CABG联合最佳药物治疗在预防主要心血管事件方面

优于单独的最佳药物治疗，主要体现在非致死性心肌梗死显著减少。与胰岛素治疗的患者相比，采用胰岛素增敏剂治疗的糖尿病患者可从 CABG 中明显获益。CABG 在预防糖尿病和多支病变 IHD 患者的死亡、心肌梗死和再次血运重建方面也优于 PCI（包括使用药物洗脱支架）。

CABG 的适应证通常基于症状的严重程度、冠状动脉解剖和左心室功能。理想的 CABG 候选者包括男性、年龄＜80 岁、无其他复杂合并疾病、未接受药物治疗或药物控制不充分的难治性或致残性心绞痛患者。对于有两至三支心外膜冠状动脉严重狭窄、客观证据表明心肌缺血导致胸部不适，且希望过上更有质量的生活的患者，CABG 可实现极大的症状获益。充血性心力衰竭和（或）LV 功能障碍、高龄（＞80 岁）、再手术、紧急手术以及合并糖尿病都与围术期较高的死亡率有关。

LV 功能不全可能是源于左心室不收缩或低收缩区域的心肌存活但慢性缺血（冬眠心肌）。由于这些区域的心肌血流量慢性降低，其收缩功能下调。可以通过心肌灌注和代谢的放射性核素扫描、PET、心脏 MRI、铊-201 延迟扫描或通过低剂量多巴酚丁胺引起

的局部功能障碍改善等方式检测。在这类患者中，血运重建可以改善心肌血流量、恢复心肌功能和改善生存率。

PCI 与 CABG 的选择 必须根据每位患者的临床特征（如 LV 功能、糖尿病、病变复杂性）来决定血运重建的方式。大量随机临床试验比较了多支冠状动脉病变患者的 PCI 和 CABG 获益，这些患者在技术上都适合这两种手术方式。研究结果表明，PCI 组再发心绞痛需要重复冠状动脉造影和再次血运重建的发生率更高。这是支架内再狭窄（这一问题大部分被药物洗脱支架解决）和未置入支架处新发狭窄的结果。PCI 被争议之处就在于支架仅覆盖靶血管罪犯病变，反之旁路移植血管对于靶血管而言，为自身血管自吻合口近端的所有"未来"罪犯血管均提供了血运保障（图 30-4）。但是，相比之下 PCI 的卒中风险较低。

基于现有的证据，建议在最佳药物治疗的条件下仍发作不能忍受的心绞痛患者，可以考虑冠状动脉血运重建。对于单支或双支病变伴 LV 功能正常，且解剖上适合的患者，通常建议进行 PCI（第三十三章）。三支病变（或两支病变包括左前降支近段）和 LV 功

第三十章

缺血性心脏病

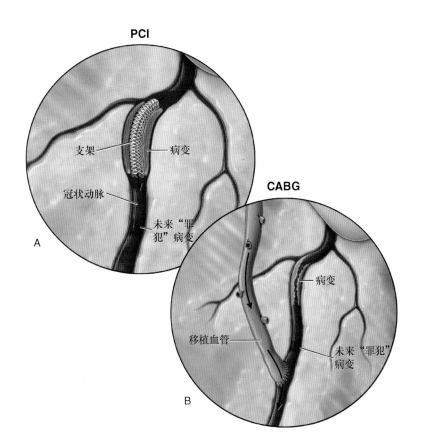

图 30-4 经皮冠状动脉介入治疗（PCI）和冠状动脉旁路移植术（CABG）干预病变入路的差异。PCI 的目标是"罪犯"病变，而 CABG 针对的是心外膜血管，包括"罪犯"病变和未来的"罪犯"病变，以及静脉桥吻合口的近段，这些差异可视为 CABG 对多支血管病变患者的优势，至少对于中期效果而言。

来源：Reproduced from BJ Gersh，RL Frye：N Engl J Med 352：2235，2005.

能受损（左心室射血分数小于 50%）或合并糖尿病以及左主干病变的 CAD 患者，或其他不适合行导管相关手术的病变，应考虑 CABG 作为血运重建的初始方式。鉴于血运重建决策的复杂性，最好有一个多学科团队（包括心脏病学专家、心脏外科医生和患者的初级护理医师），在选择特定的血运重建方式之前需向患者提供必要的信息并了解患者的偏好。

IHD 的非传统治疗

临床医生偶尔会遇到这样的患者，尽管接受了最佳的药物治疗，仍有持续致残性心绞痛，并且不能选择血运重建（如不适合支架置入的弥漫性小血管病变或无旁路移植的可接受靶点）。在这种情况下，应考虑非传统的治疗。

增强型体外反搏术利用下肢的充气袖口技术以提供舒张期充气和收缩放气从而减少心脏作功和耗氧量，同时增加冠状动脉血流灌注。临床试验表明，定期应用可改善心绞痛、活动能力和局部心肌灌注。基因和干细胞治疗等实验方法也在积极研究中。

无症状性（隐匿性）缺血

阻塞性 CAD、急性心肌梗死和短暂性心肌缺血常常无症状。在持续的动态 ECG 监测中，大多数具有典型慢性稳定型心绞痛的可移动患者，在院外活动时发作胸部不适时有心肌缺血（ST 段压低）的客观证据。此外，许多患者也有更频繁的无症状性缺血发作。在日常生活中频繁发生缺血（有症状或无症状）似乎与增加的不良冠状动脉事件（死亡和心肌梗死）风险有关。再者，心肌梗死后发作无症状缺血的患者发生二次冠状动脉事件的风险更大。运动 ECG 在常规检查中的广泛应用也证实了一些以前未被识别的无症状 CAD 患者。纵向研究表明，运动试验阳性的无症状患者发生冠状动脉事件的风险增加。

治疗　无症状性缺血的治疗

无症状性缺血患者的治疗必须个体化。当冠状动脉疾病确诊后，积极治疗高血压和血脂异常是必要的，可以降低将来心肌梗死和死亡的风险。另外，医生还应考虑以下因素：①负荷试验的阳性程度，特别是 ECG 显示缺血迹象的运动阶段；成像时心肌缺血区域的大小和数目；以及心肌缺血和（或）运动期间放射性核素心室造影或超声心动图显示的左心室射血分数变化；②ECG 显示阳性反应，胸前导

联变化较下壁导联变化更提示预后不良；③患者的年龄、职业和一般医疗状况。

大多数人认为，一名 45 岁无症状的商业航空公司飞行员，在轻度运动期间出现 $V_1 \sim V_4$ 导联 ST 段明显压低（0.4 mV），应该进行冠状动脉造影，而在最大活动期间Ⅱ、Ⅲ导联 ST 段压低 0.1 mV 且无症状、久坐的 85 岁退休老人，则不需要进行冠状动脉造影。然而，对于大部分不那么极端的患者，最适合的治疗方法还没有达成共识。隐匿缺血、三支病变和 LV 功能受损的无症状患者被认为是 CABG 的合适候选者。

危险因素的治疗，尤其是如前所述的控制血压和血脂，以及在心肌梗死后服用阿司匹林、他汀类药物和 β 受体阻滞剂，已被证明可以降低无症状和有症状的缺血或 CAD 患者事件发生率和改善预后。尽管 β 受体阻滞剂、钙通道阻滞剂和长效硝酸酯类治疗可以降低无症状缺血的发生率，但尚不清楚这种治疗在未发生心肌梗死的患者中是否必需或可取。

第三十一章　非 ST 段抬高型急性冠脉综合征（非 ST 段抬高型心肌梗死和不稳定型心绞痛）

Non-ST-Segment Elevation Acute Coronary Syndrome（Non-ST-Segment Elevation Myocardial Infarction and Unstable Angina）

Christopher P. Cannon，Eugene Braunwald
（李忠佑　李芳　译）

缺血性心脏病可以分为两类：一类是慢性冠状动脉疾病（coronary artery disease，CAD）（第三十章）主要表现为稳定型心绞痛，另一类是急性冠脉综合征（ACS）。ACS 包括了 ST 段抬高型急性心肌梗死（ST-segment elevation myocardial infarction，STEMI）（第三十二章）和非 ST 段抬高型急性冠脉综合征（non-ST-segment elevation acute coronary syndrome，NSTE-ACS）。后者又可以分为非 ST 段抬高型心肌梗死（non-ST-segment elevation myocardial infarction，

NSTEMI）和不稳定型心绞痛（unstable angina，UA）。相较于 STEMI，NSTEMI 的发病率在不断增长（图 31-1）。美国每年将近 110 万人因 NSTE-ACS 入院，相比之下因急性 STEMI 入院者约 30 万人。NSTE-ACS 患者中女性超过 1/3，但是 STEMI 患者中女性比例不足 1/4。

病理生理学

NSTE-ACS 主要是由于在破裂的斑块上或糜烂的动脉内膜表面形成血栓造成管腔不完全阻塞，从而引起氧供和氧需之间的不平衡。严重的缺血或者心肌坏死可能是由于血栓以及血小板或斑块碎片组成的远端栓塞，引起冠状动脉血流下降。造成 NSTE-ACS 的其他原因包括：①动态阻塞（如 Prinzmetal 变异型心绞痛引起的冠状动脉痉挛）；②冠状动脉粥样硬化不断进展引起的严重机械性阻塞；③在冠状动脉阻塞的基础上由于发热、心动过速、甲状腺毒症等引起心肌需氧量增加。上述多种因素可同时参与发病。

NSTE-ACS 患者中，将近 10% 患者冠状动脉造影提示左冠状动脉主干狭窄，35% 患者呈三支血管病变，20% 患者为双支血管病变，20% 患者为单支血管病变，剩余 15% 患者没有明显的冠状动脉内膜狭窄，其中一些患者可能存在冠状动脉微循环阻塞或者冠状动脉痉挛。缺血的"罪犯病变"在冠状动脉造影上呈偏心性狭窄，其边缘不规整或突起，或可见"狭颈征"形态。光学相干断层成像（optical coherence technique，OCT，侵入性检查）和 CT 冠状动脉造影（CCTA，coronary computed tomographic angiography，非侵入性检查）（图 31-2）显示罪犯病变由富含脂质的核心和薄纤维帽组成。NSTE-ACS 患者通常具有多处这类易破裂的斑块（易损斑块）。

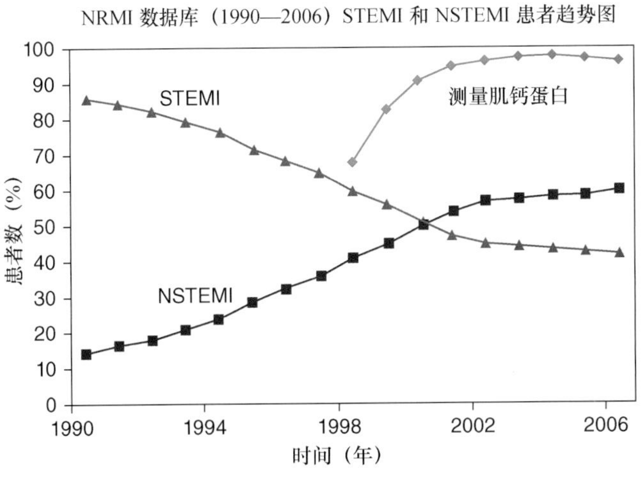

临床表现

诊断 NSTE-ACS 诊断主要基于临床表现。其典型的胸痛是剧烈的，并且至少包含了以下三种特征之一：①静息或轻度劳力诱发，持续 > 10 min；②近期发作（2 周内）；③逐渐加重（如发作频率、时间及严重程度较之前明显增高）。NSTEMI 的诊断基于临床表现和心肌坏死的证据。心肌坏死反映为心肌损伤标志物的异常升高（见下文）。

病史和体格检查 表现为胸部不适，通常程度剧烈，典型的疼痛位于胸骨后，有时位于上腹部，放射至左臂、左肩或颈部。在女性、老年和糖尿病患者中，呼吸困难、上腹部不适、恶心、疲乏感等不典型症状比胸痛更为常见。体格检查与稳定型心绞痛（第三十章）类似，可以未及异常。如患者为大面积心肌缺血或 NSTEMI，可出现大汗、皮肤湿冷苍白、心动过速、第

NRMI 数据库（1990—2006）STEMI 和 NSTEMI 患者趋势图

STEMI

测量肌钙蛋白

NSTEMI

患者数（%）

时间（年）

图 31-1 NRMI 数据库（1990—2006）ST 段抬高型心肌梗死（STEMI）和非 ST 段抬高型心肌梗死（NSTEMI）发病率趋势图，以及测量肌钙蛋白作为急性心肌梗死诊断依据的比例。NRMI，National Registry of Myocardial Infarction，心肌梗死国家注册研究。
来源：From N Arora，RG Brindis，CP Cannon：Acute coronary syndrome in North America，in Theroux P［ed］：Acute Coronary Syndromes，2nd ed. Philadelphia：Elsevier，2011.

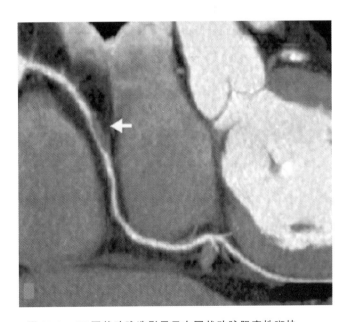

图 31-2 CT 冠状动脉造影显示右冠状动脉阻塞性斑块。
来源：From PJ de Feyter，K Nieman. Multislice computed tomography in acute coronary syndromes，in Theroux P［ed］：Acute Coronary Syndromes，2nd ed. Philadelphia：Elsevier，2011.

三心音、第四心音、双肺湿啰音；以及，有时伴有低血压。

心电图 20%～25%患者可有 ST 段压低。在心肌损伤标志物正常患者中，ST 段改变可以是一过性的，而在 NSTEMI 患者中 ST 段改变可持续几天。T 波改变很常见，但不特异，除非是新发的 T 波深倒置（≥0.3 mV）。

心肌损伤标志物 NSTEMI 患者有心肌损伤标志物升高，比如心肌钙蛋白 I 或 T。肌钙蛋白特异性和敏感性都很高，是首选的心肌坏死标志物。肌酸激酶同工酶 MB (CK-MB) 相比敏感性低。通过心肌标志物是否升高可以鉴别 NSTEMI 和 UA。这些标志物的血浆浓度具有特征性短暂升高和下降过程，并且升高程度与患者死亡率有直接关系（参见图 31-4B）。然而，在无心肌缺血病史的患者中也可有心肌肌钙蛋白 (cTn) 的轻度增高，可由充血性心力衰竭、心肌炎、肺栓塞等原因引起。应用更为敏感的测量方法后，即使是表面正常者 cTn 水平也可有改变。因此，对于病史不清楚、cTn 轻度增高，尤其呈持续增高者并不能诊断为 ACS。

随着肌钙蛋白的检测更加普及，尤其应用高敏检测法，NSTE-ACS 中 NSTEMI 患者比例上升，UA 比例逐渐变少。

诊断评估

除临床检查外，还有三种主要的非侵入性检查用于评估 NSTEMI-ACS 患者：心电图（ECG）、心肌损伤标志物和负荷试验。新近亦可选择 CCTA（图 31-2）。这些检查的目的在于：①使用心肌损伤标志物，首选为 cTn，识别或除外心肌梗死；②发现静息状态下的心肌缺血（连续或动态心电图监测）；③CCTA 检出静息下冠状动脉闭塞，负荷试验发现心肌缺血（第七章）。

低度疑似缺血的患者通常会在急诊（或是"胸痛单元"）接受处理（图 31-3）。对于这些患者的评价包括了观察是否反复发作胸部不适，动态监测心电图并检测心肌损伤标志物，通常包括基线水平，以及症状发生后 4～6 h 和 12 h 的水平。如果新发现心肌损伤标志物的升高或者心电图 ST-T 改变，患者应该入院进一步治疗。如果均呈阴性，负荷试验或 CCTA 可用于指导进一步诊疗（图 31-3）。

第五部分 冠状动脉和周围血管疾病

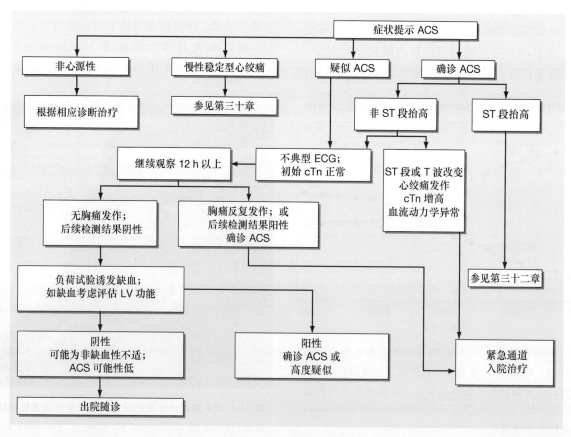

图 31-3 疑似急性冠脉综合征（ACS）患者评估和治疗流程图。 后续检测结果指的是 ST 段改变和肌钙蛋白升高。cTn，心肌肌钙蛋白；ECG，心电图。

来源：Modified from JL Anderson et al: J Am Coll Cardiol 61: e179, 2013.

危险分层

NSTE-ACS 患者早期（30 天）死亡率跨度较大（1%～10%），1 年之内 ACS 的复发率为 5%～15%。危险评估可采用临床危险评分系统进行，比如从 TIMI（thrombolysis in myocardial infarction）试验开发的评分，其包括 7 项独立的危险因素（图 31-4A）。其中肌钙蛋白的异常增高尤其重要，浓度峰值反映心肌损伤的程度（图 31-4B）。其他危险因素包括糖尿病、左心功能异常、肾脏功能异常、B 型脑钠肽和 C 反应蛋白升高。复合多个标志物的策略愈发得到认同，因为其不仅可以更全面地理解患者临床表现背后的病理生理机制，而且可以更好地评估患者风险。cTn（并未采用更为敏感的新检测方法）无增高的 ACS 患者，考虑为 UA，相比 cTn 增高的患者（NSTEMI）预后更好。

早期危险评估可预测心脏事件的复发风险，识别

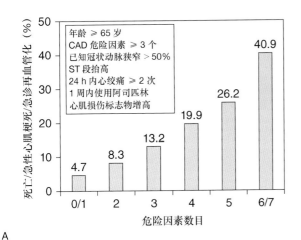

A

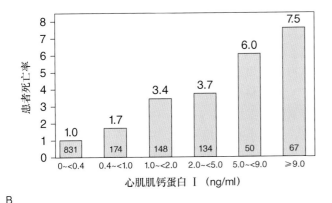

B

图 31-4　A. TIMI 11B 试验中普通肝素治疗组患者 TIMI（Thrombolysis in Myocardial Infarction）风险评分与 6 周时死亡/心肌梗死/需要急诊再血管化的发生率。（来源：From EM Antman et al：JAMA 284：835，2000.）B. TIMI 3B 试验患者 42 天死亡率与心肌肌钙蛋白基线水平关系。（来源：From EM Antman et al：NEng J Med 335：1342，1996.）

能够从早期侵入性治疗中最大获益的患者人群。例如，TACTICS-TIMI 18 试验中，对于 cTn 增高的患者，早期侵入性治疗减少了 40% 的心脏事件复发，反之无肌钙蛋白改变的患者并没有获益。

治疗　非 ST 段抬高型心肌梗死和不稳定型心绞痛

一般治疗

患者应该卧床休息，持续心电监测是否有 ST 段改变和心律失常。如果患者 12～24 h 内无反复缺血（症状和心电图改变），无心肌损伤标志物的升高，可允许下床活动。治疗方案包括抗缺血、抗栓治疗，以及考虑血运重建治疗。

抗缺血治疗（表 31-1）

为缓解症状、预防胸痛复发，初始治疗应该包括卧床休息、硝酸酯类、β 受体阻滞剂及低氧血症时给予氧气吸入。

硝酸酯类药物　首先给予 0.3～0.6 mg 舌下含服或经口腔喷雾吸入。倘若经 3 次给药（每次间隔 5 min）后，患者仍持续有胸部不适，可考虑静脉给予硝酸甘油（5～10 μg/min），随后每 3～5 min 增量 10 μg/min，直至症状缓解或收缩压<100 mmHg 或剂量达到 200 μg/min。疼痛缓解或者无胸痛 12～24 h 后可外用或口服硝酸酯类药物（第三十章）取代静脉用药。低血压、24～48 h 内应用过西地那非或其他 5 型磷酸二酯酶（PDE-5）抑制剂的患者禁用硝酸酯类药物。

β 受体阻滞剂和其他药物　β 受体阻滞剂是抗缺血治疗的主要药物之一。严重缺血患者可从静脉开始给药，但心力衰竭患者除外。口服 β 受体阻滞剂目标为控制心率在 50～60 次/分。对于在使用足量硝酸酯类和 β 受体阻滞剂后仍有缺血症状或心电图改变，以及禁忌使用上述药物的患者，可给予钙通道阻滞剂如维拉帕米或地尔硫䓬等降低心率。其他药物还包括血管紧张素转化酶抑制剂（ACEI）、血管紧张素受体阻滞剂（ARB）等。进行经皮冠状动脉介入治疗（PCI）之前，即开始使用 HMG-CoA 还原酶抑制剂（他汀类）如阿托伐他汀 80 mg/d，可减少 PCI 的并发症以及 ACS 复发。

抗栓治疗（表 31-2）

这是主要的治疗基石之一，包括了两部分：抗血小板药物和抗凝剂。

表 31-1	不稳定型心绞痛和非 ST 段抬高型心肌梗死的常用药物			
药物分类	适应证	禁忌证[a]	剂量
硝酸酯类	舌下含服，症状不缓解则静脉给药	低血压	症状较轻时可选择经皮肤外用、口服或口腔喷雾吸入
		应用过西地那非或其他 PDE-5 抑制剂	静脉点滴 $5\sim10$ $\mu g/min$，随后增量至 $75\sim100$ $\mu g/min$，直至症状缓解或限制性副作用出现（头痛、低血压伴收缩压 <90 mmHg 或平均动脉压下降 $>30\%$）
β 受体阻滞剂[b]	不稳定型心绞痛	(ECG) PR 间期 <0.24 s 二度或三度房室传导阻滞 心率 <60 次/分 收缩压 <90 mmHg 休克 左心衰竭 严重反应性气道疾病	美托洛尔 $25\sim50$ mg 口服每 6 h 必要时（无心力衰竭），可增量 5 mg IV 缓慢推注（$1\sim2$ min）
钙通道阻滞剂	在使用足量硝酸酯类和 β 受体阻滞剂后仍不缓解，或无法耐受足量的上述药物，或变异型心绞痛	肺水肿 左心功能不全（维拉帕米或地尔硫䓬）	根据具体药物而定
吗啡	舌下含服 3 次硝酸甘油症状仍不缓解或足量抗缺血治疗后症状复发	低血压	$2\sim5$ mg IV
		呼吸功能抑制 意识模糊 反应迟钝	必要时可以 $5\sim30$ min 重复给药

[a] 对列表中的所有类别药物过敏或既往不耐受均为禁忌证。[b] 药物类型的选择不及确保患者适合接受这项治疗重要。如果顾虑患者由于合并肺部疾病（尤其是支气管哮喘）、左心功能不全、低血压风险或严重心动过缓无法耐受，初始应优选短效药物，如普萘洛尔或美托洛尔，或是超短效制剂艾司洛尔。轻度喘鸣或既往慢性阻塞性肺疾病者应从小剂量的短效药物开始尝试用药〔如：美托洛尔 2.5 mg 静脉应用，美托洛尔 12.5 mg 口服，或艾司洛尔 25 $\mu g/(kg \cdot min)$ 起始治疗〕，而不是完全避免 β 受体阻滞剂治疗。

来源：Modified from J Anderson et al：J Am Coll Cardiol 61：e179，2013.

抗血小板药物 血小板环氧化酶抑制剂阿司匹林可作为初始治疗。初始剂量为 325 mg/d，随后 $75\sim100$ mg/d。禁忌证为活动性出血或阿司匹林不耐受。$2\%\sim8\%$ 患者可有"阿司匹林抵抗"，但经常与依从性不良相关。

无出血的高风险时，无论是侵入性还是保守性治疗策略，都推荐 NSTE-ACS 患者接受 P_2Y_{12} 受体抑制剂治疗，抑制血小板活性。噻吩吡啶类药物氯吡格雷是无活性的前体物质，可转换成活性代谢产物，不可逆地阻断血小板 P_2Y_{12} 受体。与单独应用阿司匹林相比，氯吡格雷联合阿司匹林，称之双联抗血小板治疗，可以减少 20% 的心血管死亡、心肌梗死或卒中事件发生，但同时适度增加（绝对风险 1%）主要出血风险。

阿司匹林和氯吡格雷联合治疗对于保守性治疗或拟行 PCI 的患者都有益处。NSTE-ACS 的患者，尤其是置入了药物洗脱支架的患者，为预防支架内血栓形成，应至少联合应用 1 年。超过 1/3 患者对氯吡格雷的反应不满意，部分可能与细胞色素酶

P450 的变异有关。2C19 基因的变异会减少氯吡格雷转换成其活性代谢产物，从而减少了其对血小板的抑制，增加了心血管事件发生。对于在接受阿司匹林和氯吡格雷治疗，仍发生冠状动脉事件或对氯吡格雷低反应〔通过血小板和（或）基因检测识别出〕的 NSTE-ACS 患者，可考虑使用其他 P_2Y_{12} 受体抑制剂如普拉格雷和替格瑞洛（见下文）。

普拉格雷也是噻吩吡啶类 P_2Y_{12} 受体抑制剂。与氯吡格雷相比，对拟行 PCI 的 ACS 患者，起效更快，抗血小板作用更强。应给予负荷剂量 60 mg，随后 10 mg/d 至少 15 个月。TRITON-TIMI 38 试验表明，相较于氯吡格雷，普拉格雷能够更显著地减少心血管死亡、心肌梗死或卒中等风险，支架内血栓形成减少一半，但同时也会增加出血风险。既往卒中、短暂性脑缺血发作、出血高风险患者禁忌使用。在接受保守治疗的患者中无明显疗效（见下文）。

替格瑞洛是新型可逆性 P_2Y_{12} 受体抑制剂。PLATO 试验表明，对于接受保守或侵入性治疗的 ACS 患者，替格瑞洛均优于氯吡格雷，减少心血管

表31-2	抗栓治疗的临床应用
口服抗血小板治疗	
阿司匹林	初始 325 mg 非肠溶制剂，随后 75～325 mg/d 肠溶或非肠溶制剂
氯吡格雷	300～600 mg 负荷，随后 75 mg 每日 1 次
普拉格雷	PCI 术前：60 mg 负荷，随后 10 mg 每日 1 次
替格瑞洛	180 mg 负荷，随后 90 mg 每日 2 次
静脉抗血小板治疗	
阿昔单抗	0.25 mg/kg 负荷，随后 0.125 μg/(kg·min)（最大剂量 10 μg/min）持续 12～24 h
依替巴肽	180 μg/kg 负荷，10 min 后再次 180 μg/kg 负荷，随后 2.0/(kg·min) 持续 72～96 h
替罗非班	25 μg/(kg·min)，随后 0.15 μg/(kg·min) 持续 48～96 h
肝素[a]	
普通肝素	[b] 70～100 U/kg IV 负荷，最高剂量 5000 U，随后 12～15 U/(kg·h) 维持（起始最高剂量 1000 U/h），维持 ACT 在 250～300 s
依诺肝素	30 mg IV 负荷，随后 1 mg/kg SC q12 h，如肌酐清除<30 ml/min，则调整为 11 mg/kg 每日 1 次
磺达肝癸钠	2.5 mg SC 每日 1 次
比伐卢定	0.75 mg/kg IV 负荷，随后 1.75 mg/(kg·h)

缩略词：ACT，活化凝血时间；IV，静脉输注；SC，皮下注射。
[a]还存在其他未列于表内的低分子肝素；[b]如不计划应用 Ⅱb/Ⅲa 受体抑制剂
来源：Modified form J Anderson et al：J Am Coll Cardiol 61：e179，2013.

死亡、心肌梗死、卒中等风险。替格瑞洛降低死亡率同时，伴随与冠状动脉旁路移植术不相关的出血风险增高。其用法为负荷剂量 180 mg，随后 90 mg 每日 2 次。

在口服 P_2Y_{12} 受体抑制剂发展之前，许多试验表明了静脉使用糖蛋白 Ⅱb/Ⅲa 受体抑制剂的获益。但发现获益较小（只减少了 10% 死亡或心肌梗死风险，但显著增加了出血风险）。最近的两个研究显示，相较于仅在 PCI 术后应用，早期常规使用糖蛋白 Ⅱb/Ⅲa 受体抑制剂并无获益。但对于反复胸痛、cTn 增高伴心电图改变的患者以及 PCI 术中冠状动脉造影提示血栓形成的患者，可以联合糖蛋白 Ⅱb/Ⅲa 受体抑制剂、阿司匹林和 P_2Y_{12} 受体抑制剂共同用药（三联抗血小板治疗）。

抗凝剂 现有四种药物可与抗血小板药物联合进行抗凝治疗：①普通肝素（UFH），抗凝治疗主要药物；②低分子肝素（low-molecular-weight heparin，LMWH）如依诺肝素，减少心脏事件的作用

优于 UFH，尤其是采取保守治疗、出血风险较高的患者；③直接凝血酶抑制剂比伐卢定，与 UFH 或 LMWH 抗凝作用相近，但致使出血风险更低，可用于 PCI 术前或术中；④Ⅹa 因子抑制剂磺达肝癸钠，与依诺肝素作用相近，其致出血的风险较低。

严重出血是所有抗栓药物包括抗血小板药物和抗凝剂的最主要副作用。因此，为减少出血，抗栓药物的剂量必须参照体重、肌酐清除率、既往严重出血病史等决定。既往卒中病史患者接受强效抗血小板药物和联合抗栓药物时颅内出血风险更高。

侵入性治疗和保守性治疗策略

许多临床试验表明高危患者［多个临床危险因素、ST 段改变和（或）标志物阳性］（表 31-3）可以从早期侵入治疗策略中获益。在抗缺血和抗栓治疗基础上，48 h 内进行冠状动脉造影并随之行 PCI 或 CABG（取决于冠状动脉情况）。对于低危患者，侵入性策略和保守性策略结果类似。保守性治疗策略包括了抗缺血、抗栓治疗，以及严密监测观察。如果患者反复发生静息心绞痛、ST 段偏移、心肌损伤标志物转为阳性，或可经负荷试验诱发严重心肌缺血，则应进行冠状动脉造影。

长期治疗

对于 NSTE-ACS 患者，经最优化药物治疗后，出院时应对患者进行教育。危险因素的管理是关键。如同稳定型心绞痛患者的管理（第三十章），向患者强调戒烟、维持理想体重、规律运动、控制血压、合理饮食、控制血糖（糖尿病患者）和血脂管理的重要性。

长期治疗中，共有 5 类药物可使患者获益。这些药物作用于动脉粥样硬化血栓形成的不同环节。β 受体

表31-3	早期进行侵入性治疗策略的 Ⅰ 级推荐
尽管经抗缺血治疗，仍反复于静息中或轻度劳力下发作心绞痛/缺血	
TnI 或 TnT 增高	
新出现 ST 段下移	
反复缺血发作伴充血性心力衰竭或二尖瓣反流加重	
运动负荷试验阳性	
LVEF<40%	
血流动力学不稳定或低血压	
持续性室性心动过速	
6 个月内曾行 PCI，或既往 CABG 史	
风险评分高危	

缩写：CABG，冠状动脉旁路移植术；LVEF，左心室射血分数；PCI，经皮冠状动脉介入治疗；TnT，肌钙蛋白 T；TnI，肌钙蛋白 I。
来源：Modified from J Anderson et al：J Am Coll Cardiol 61：e179，2013.

阻滞剂、大剂量他汀（如阿托伐他汀 80 mg/d）和血管紧张素转化酶抑制剂或血管紧张素受体拮抗剂推荐用于长期稳定斑块。抗血小板治疗，现推荐小剂量阿司匹林（75～100 mg/d）联合 P_2Y_{12} 受体抑制剂（氯吡格雷、普拉格雷、替格瑞洛）为期 1 年，随后长期服用阿司匹林，可防止或减少斑块破裂时的血栓形成。

注册研究中显示，女性、少数民族，以及 NSTE-ACS 高危患者包括老年人、糖尿病患者、慢性肾脏病患者等人群，较少接受循证医学指导的药物和介入治疗，从而造成不良的临床预后和生活质量。针对这些人群应给予重视。

变异型心绞痛

1959 年 Prinzmetal 等首先描述了一种严重的缺血性疼痛，总是在静息时发生，常伴随一过性 ST 段抬高。Prinzmetal 变异型心绞痛（Prinzmetal's variant angina，PVA）由于冠状动脉局部痉挛所致，引起严重的短暂心肌缺血或梗死。痉挛的原因不明，可能与肾上腺素能缩血管物质、白三烯或 5-羟色胺引起的血管平滑肌过度收缩相关。PVA 的患病率过去几年呈下降趋势。

临床表现和影像学表现　与 NSTE-ACS 患者相比，PVA 患者总体来说更年轻，除吸烟外，冠心病危险因素更少。无缺血时，实验室检查结果常是阴性的。PVA 临床诊断依据为一过性 ST 段抬高和静息心绞痛。许多患者也可表现为多次无症状 ST 段抬高（隐匿性缺血）。冠状动脉持续痉挛的患者肌钙蛋白可以升高。

冠状动脉造影呈冠状动脉一过性痉挛是诊断 PVA 的标志。半数患者至少一支冠状动脉近端有粥样硬化斑块，而这些患者中痉挛部位往往发生于距斑块 1 cm 之内。局部痉挛在右冠状动脉最常见，其可在同一支动脉的一处或多处发生，也可在不同动脉同时发生。过度换气或冠状动脉内给予乙酰胆碱可以激发局部动脉狭窄，诱发静息心绞痛和 ST 段抬高，并以此确定诊断。

治疗　Prinzmetal 变异型心绞痛

硝酸酯类和钙通道阻滞剂是主要治疗药物。阿司匹林会使缺血发作更为严重，可能由于其改变前列腺素合成，增加冠状动脉张力的敏感性。β 受体阻滞剂疗效不一。如果患者冠状动脉近端存在孤立、引起血流受限的固定狭窄病变，应考虑血运重建治疗。

预后　许多 PVA 患者能渡过急性活动阶段。起病 6 个月内会频发心绞痛和心脏事件。5 年生存率良好（90%～95%）。无或轻度冠状动脉固定狭窄者预后优于严重病变者。20% 患者 5 年内发生非致死性心肌梗死。自发性心绞痛发作同时伴有严重心律失常的 PVA 患者，心脏性猝死风险较高。大多数心肌梗死存活，或渡过初始 3～6 个月频繁缺血发作阶段的患者，症状和心脏事件会趋于逐渐减少。

第三十二章　ST 段抬高型心肌梗死
ST-Segment Elevation Myocardial Infarction

Elliott M. Antman，Joseph Loscalzo
（伍满燕　崔淯夏　梁会珠　译）

急性心肌梗死（acute myocardial infarction，AMI）是工业化国家住院患者中发生率最高的疾病之一。美国每年约有 525 000 新发 AMI 患者及 190 000 例复发 AMI 患者。50% 以上的 AMI 患者在到达医院前死亡，院内死亡率已由 10 年前的 10% 下降至 6%，发病 1 年内的死亡率为 15%。老年人（75 岁以上）的死亡率大约为年轻患者的 4 倍。

患者因持续缺血性胸痛就诊，临床诊断需考虑急性冠脉综合征（图 32-1）。12 导联心电图（12-lead electrocardiogram，ECG）位于管理决策路径的中心，是诊断和分类的关键工具，可以用来区分 ST 段抬高型与非 ST 段抬高型的患者。血清心脏标志物可用来鉴别非 ST 段抬高型心肌梗死（non-ST-segment elevated myocardial infarction，NSTEMI）和不稳定型心绞痛（unstable angina，UA），同时用来评估 ST 段抬高型心肌梗死（ST-segment elevated myocardial infarction，STEMI）的严重程度。第三十一章讨论了 UA/NSTEMI，这一章重点关注 STEMI 患者的评估与管理。

病理生理学：急性斑块破裂的作用

STEMI 的发生是在动脉粥样硬化病变基础上形成血栓栓塞导致冠状动脉血流减少。进展缓慢的严重冠

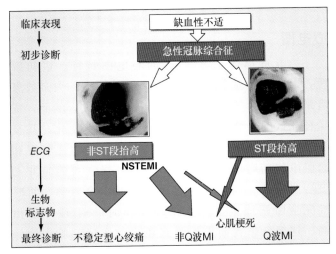

临床表现

初步诊断

ECG

生物标志物

最终诊断

缺血性不适

急性冠脉综合征

非ST段抬高

NSTEMI

ST段抬高

心肌梗死

不稳定型心绞痛　　非Q波MI　　Q波MI

图 32-1　急性冠脉综合征。随着易损斑块的破裂，流经心外膜冠状动脉的血流下降导致患者出现缺血性胸痛症状。完全性血栓栓塞（右）或亚急性血栓栓塞（左）均可引起冠状动脉血流减少。心肌缺血的患者可以伴或不伴心电图 ST 段抬高。大多数 ST 段抬高的患者（粗红色箭号）ECG 最终演变为异常的 Q 波，少部分患者（细红色箭号）不出现 Q 波，在较早的文献中有报道非 Q 波心肌梗死（NQMI）。心电图无 ST 段抬高的胸痛患者可以是不稳定型心绞痛或者非 ST 段抬高型心肌梗死（NSTEMI）（粗绿色箭号），最终根据血液中心肌损伤标志物 CK-MB 或者肌钙蛋白的水平来区别。大多数 NSTEMI 患者没有心电图 Q 波形成；少部分患者发展为 Q 波心肌梗死（细绿色箭号）。MI，心肌梗死。

来源： Adapted from CW Hamm et al: Lancet 358: 1533, 2001, and MJ Davies: Heart 83: 361, 2000, with permission from the BMJ Publishing Group.

状动脉病变由于长期代偿形成丰富的侧支循环，通常不会突发典型的 STEMI。与此相反，STEMI 发生于血管损伤后冠状动脉急性血栓形成。这种损伤是由很多因素包括吸烟、高血压、脂质堆积引起或促成的。在大多数情况下，STEMI 发生在动脉粥样硬化斑块表面被破坏（内容物暴露在血液中）和环境（局部或全身）有利于血栓形成时。当斑块破裂形成附壁血栓时，其所在血管被完全堵塞。组织学研究表明，易于破坏的冠状动脉斑块富含脂质核心和薄纤维帽（第二十八章）。在破坏的斑块位点形成初始血小板单层后，各种激动剂（胶原蛋白、ADP、肾上腺素、血清素）促进血小板活化。在血小板被激活后，释放血栓素 A_2（一种强效的局部血管收缩剂），血小板进一步活化，并产生对纤维蛋白溶解的潜在抵抗。

除了血栓素 A_2 的生成，血小板的激活促进了糖蛋白 IIb/IIIa 受体结构的变化。一旦转换为功能状态，这种受体对可溶性黏蛋白如纤维蛋白原具有高度亲和力。由于纤维蛋白原是多价分子物质，可以

同时结合两种血小板，从而引起血小板交联凝集。

在斑块破裂处，内皮细胞受损后暴露组织因子，激活凝血级联反应。凝血因子 VII 和 X 激活后促进凝血素向凝血酶的转换，然后纤维蛋白原转化为纤维蛋白。液相的和与凝块结合的凝血酶参与自动扩增反应，进一步激活凝血瀑布。罪犯血管最终被含有血小板聚集物和纤维蛋白链的血栓阻塞。

在极少数情况下，STEMI 是由冠状动脉栓塞、先天畸形、冠状动脉痉挛和各种系统性炎症性疾病引起的冠状动脉阻塞。冠状动脉阻塞导致的心肌损伤程度取决于①罪犯血管供应的心肌范围，②血管是否完全阻塞，③冠状动脉阻塞持续的时间，④侧支循环向受损组织供应的血流量，⑤血供突然受限的心肌本身对供氧的需求，⑥可导致闭塞性血栓早期自发溶解的内源性因素，以及⑦心外膜冠状动脉血流恢复时梗死区心肌再灌注的充分性。

STEMI 发生风险增加的患者包括有多个冠心病危险因素（第二十八章）和 UA（第三十一章）的患者。易导致 STEMI 的不常见基础疾病包括高凝状态、胶原血管病、可卡因滥用，以及可以导致冠状动脉栓塞的心内血栓或肿物。

在认识到"生存链"涉及院前护理至早期医院管理的高度集成化系统后，快速启动再灌注策略使得 STEMI 的管理取得重大进展。

临床表现

超过半数患者在 STEMI 发生之前似乎存在诱因，比如剧烈的运动、情绪紧张，或存在躯体疾病。尽管 STEMI 可以发生在白天任何时候或者夜间，但是已有报道其存在节律性，比如清晨醒来几个小时内发病更多见。

STEMI 患者最常见的临床主诉是疼痛。痛感来源于内脏深部，常被描述为沉重、挤压和压迫的感觉，偶尔是刺痛或烧灼感。其性质与心绞痛的疼痛感不同（第三十章），常在静息状态下发作，程度更重，持续时间更久。通常，疼痛涉及胸部和中上腹，也会放射至上肢。其他不常见的放射痛部位还包括腹部（中上腹之外区域）、背部、下颌和颈部。剑突和上腹部下方疼痛频繁通常会被误认为是消化系统疾病，从而使得患者否认自己的心脏病发作。STEMI 患者的疼痛发作范围最高可放射至枕骨，但不会低于脐部，常伴随的症状有乏力、大汗、恶心、呕吐、紧张以及焦虑不安。疼痛可以在患者休息时发作，但如果在运动期间发作，与心绞痛不同的是，STEMI 患者的胸痛不会随着运动

停止而停止。

STEMI 引起的疼痛需与心包炎（第二十五章）、肺栓塞（第三十七章）、急性主动脉夹层（第三十八章）、肋软骨炎以及胃肠道疾病引起的疼痛相鉴别。因此需在鉴别诊断中考虑上述疾病。放射至斜方肌的疼痛在 STEMI 患者中不会出现，这一表现支持心包炎的诊断。然而，STEMI 患者的疼痛表现并不都一致。糖尿病患者中发生无痛性 STEMI 的比例更高，并且这一比例随着患者年龄的增长而增长。在老年人中，STEMI 可能表现为突然发作的呼吸困难，可能逐渐进展为肺水肿。其他不常见的表现，包括突然意识丧失、意识混乱状态、极度虚弱的感觉、心律失常、周围血栓形成或者仅仅是无法解释的动脉压下降。

体格检查

大多数患者处于焦虑不安的状态，他们试图通过床上移动、变动体位和伸展四肢来减轻疼痛，但收效甚微。通常伴有面色苍白、四肢出汗及发冷。持续＞30 min 的胸骨后疼痛和大汗的表现高度提示 STEMI。尽管许多患者在 STEMI 的早期脉搏和血压正常，但是，大约 1/4 的前壁心肌梗死患者表现为交感神经活跃［心动过速和（或）高血压］，超过一半的下壁心肌梗死患者表现为副交感神经活跃［心动过缓和（或）低血压］。

心前区通常"静悄悄"，心尖搏动可能难以扪及。前壁心肌梗死患者中，由于梗死区心肌运动障碍引起的收缩期异常搏动可能在病变早期被触及，随后逐渐消失。心脏功能障碍的其他体征包括第四和第三心音、第一心音强度降低以及第二心音的反常分裂（第四章）。二尖瓣功能障碍可以引起收缩中晚期的心脏杂音。在透壁 STEMI 患者的病程中能听到心包摩擦音。颈动脉搏动量降低，反映心脏的每搏量减少。STEMI 发生后第一周体温可升高至 38℃。动脉压是可变的；在大多数透壁心肌梗死患者中，收缩压从梗死前状态下降约 10～15 mmHg。

实验室检查

STEMI 发展经过如下阶段：①急性期（最初数小时至 7 天），②恢复期（7～28 天），③愈合期（≥29 天）。当评价 AMI 诊断性试验结果时，必须考虑到心肌梗死所处的阶段。对确定诊断具有价值的检查分为 4 组：①心电图，②血清心脏标志物，③心脏成像，④组织坏死和炎症的非特异性指标。

心电图

第五章描述了 STEMI 的心电图特征。最初阶段，冠状动脉完全阻塞可引起 ST 段抬高。大多数患者最初表现为 ST 段抬高，随后出现 Q 波，然而，覆盖梗死区的导联中的 Q 波可能在幅度上变化，甚至只是短暂出现，这取决于缺血心肌的再灌注状态和跨膜电位随时间的恢复。一小部分患者可能是非 Q 波心肌梗死。当血栓引起冠状动脉次全阻塞、暂时性完全阻塞或丰富侧支循环存在时，ST 段并不抬高。这部分患者如果检测到坏死的血清心脏生物标志物，最终可以诊断为非 ST 段抬高型心肌梗死（NSTEMI）（图 32-1）。最初没有 ST 段抬高的患者中的一小部分可能发展为 Q 波心肌梗死。原来认为透壁性心肌梗死心电图表现为出现 Q 波或 R 波消失；如果心电图只是一过性 ST 段和 T 波改变可能是非透壁性心肌梗死。但是，心电图-病理相关性并不理想；所以现在分别用 STEMI 和 NSTEMI 来替代 Q 波 MI、非 Q 波 MI 以及透壁性 MI、非透壁 MI（图 32-1）。应用磁共振成像（MRI）的当代研究表明，心电图上 Q 波的发展更多地取决于梗死组织的体积而不是梗死的透壁性。

血清心脏标志物

STEMI 后血清心脏标志物从坏死心肌大量释放到血液中。由于这些特异性蛋白在细胞内的位置、分子量、局部血流量和淋巴回流不同，所以这些特异性蛋白的释放速度也不同。一旦心脏淋巴管清除梗死区物质能力超载并且溢出到静脉循环中，心脏生物标志物就会在外周血中被检测到。血清心脏生物标志物释放时相曲线对诊断具有重要意义，AMI 的诊断标准为生物标志物的上升和（或）降低数值，至少 1 次检测值高于正常的参考上限第 99 百分位数。

心脏特异性肌钙蛋白 T（cTnT）和心脏特异性肌钙蛋白 I（cTnI）氨基酸序列不同于这些特异性蛋白的骨骼肌形式下的氨基酸序列。因为这些特异性蛋白在心肌和骨骼肌中存在差异，所以用 cTnT 和 cTnI 高度特异性单克隆抗体定量测定。在健康人群体内测定不到 cTnT 和 cTnI，但是在 STEMI 后其水平可能会增加到比参考上限（99％的无 MI 的参考人群中出现的最高值）高出许多倍。cTnT 和 cTnI 的测定具有诊断意义，是目前首选的诊断标志物（图 32-2）。随着心脏特异性肌钙蛋白测定的改进，现在可以在无缺血性胸痛患者中检测到＜1 ng/L 的浓度。当临床怀疑骨骼肌损伤或小面积心肌梗死时，用肌酸磷酸激酶（CK）和 MB 同工酶（CK-MB）无法明确诊断，所以以心脏肌钙蛋白的诊断价值更大，在区分 UA 和 NSTEMI 上具有特殊价值。实际上，高敏肌钙蛋白检测在 STEMI 患者中的即刻诊断价值较低。当前的紧急再灌注策略需要在血液测试结果从实验室返回之前做出决策（主要基于临床和 ECG 结果组合）。STEMI 发生后，cTnI 和 cTnT 的水平可以持续升高 7～10 天。

磷酸肌酸激酶在 4～8 h 升高，通常在 48～72 h 恢复正常（图 32-2）。由于在骨骼肌损伤时也可出现 CK 升高，例如肌内注射后 CK 可能升高 2～3 倍，因此，测定 CK 的缺点是对 STEMI 诊断缺乏特异性。CK-MB 比 CK 更优，原因是 CK-MB 在心脏外组织中浓度不高，所以相对而言特异性更好。但是，心脏手术、心肌炎和心脏电复律通常也可引起 CK-MB 水平升高。CK-MB 与 CK 活性的比值≥2.5 提示 CK-MB 升高的原因是心肌而不是骨骼肌损伤。

尽管这些测量指标在临床上仍可接受，但是许多医院常规使用 cTnT 或 cTnI 而不是 CK-MB 作为 STEMI 诊断的血清心脏标志物。由于每个患者同时测定 cTnT、cTnI 和 CK-MB 并不昂贵，所以可以同时测定作为诊断依据。

一直以来，肌钙蛋白释放总量被认为与梗死面积成正比，然而其峰浓度与梗死面积相关性差。但是在 STEMI 最初的数小时，闭塞的冠状动脉再次开通（无论是自发性或机械性还是通过药物）可引起心脏标志物峰值提前（图 32-2），这是由于梗死区的间质被迅速冲洗，超过了淋巴清除蛋白物质的速度。

多形核白细胞增多是心脏损伤的非特异性反应。其在胸痛开始数小时内升高，可持续 3～7 天，通常达到 12 000～15 000/μl。红细胞沉降率（血沉）升高比白细胞升高慢，在第 1 周达到高峰，有时可持续升高 1～2 周。

心脏成像

二维超声心动图最常见的表现就是室壁运动异常（第七章）。虽然超声心动图无法区分陈旧的心脏瘢痕和急性严重缺血，但由于其所具有的简便性和安全性，使其成为急诊室常用的一种筛查手段。当患者的心电图不支持 STEMI 时，早期使用超声心动图观察有无室壁运动异常，对决定下一步治疗有重要意义，例如患者是否需要接受再灌注治疗［如溶栓或经皮冠状动脉介入治疗（PCI）］。为了了解预后，超声心动图可评价左心室功能；如果存在左心室功能减退应该用血

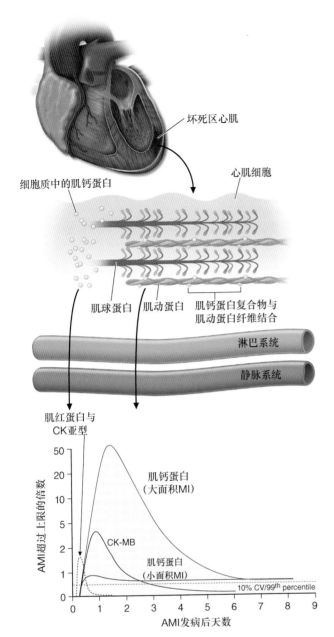

图 32-2 最上方的图示为坏死心肌区域，中间为心肌细胞释放生物标志物过程的示意图。多种生物标志物首先通过淋巴管清除，然后溢出再进入静脉系统。破坏心肌细胞肌纤维膜后，细胞质池内的生物标志物最先释放（图中底部箭号）。肌红蛋白和 CK 同工酶等标志物迅速释放，血液水平迅速上升超过上限；随后，崩解的肌丝较长时间地释放生物标志物，可持续长达数天。典型急性心肌梗死，肌钙蛋白水平上升至参考上限（参考对照组第 99 百分位）20～50 倍，并且坏死的心肌足以维持肌酸激酶（CK-MB）的 MB 亚基水平异常升高。临床医生现在可通过敏感的检测方法，检出肌钙蛋白升高超过参考上限，即使此时 CK-MB 仍处于正常参考范围区间（未显示），以诊断微小梗死事件。CV，变异系数。

来源：Modified from EM Antman：Decision making with cardiac troponin tests. N Engl J Med 346：2079, 2002 and AS Jaffe, L Babiun, FS Apple：Biomarkers in acute cardiac disease：The present and the future. J Am Coll Cardiol 48：1, 2006.

管紧张素转化酶抑制剂治疗。超声心动图也能识别出右心室心肌梗死、室壁瘤、心包积液和左心室（left ventricular, LV）血栓。另外，室间隔穿孔和二尖瓣反流是 STEMI 的两个严重并发症，可用多普勒超声心动图进行鉴别并定量。

怀疑 STEMI 的患者可用放射性核素显像技术协助诊断（第七章）。但因其应用的复杂性和在许多临床情况下缺乏敏感性和特异性，核素显像比超声心动图应用更少。[201] TI 和 [99m] Tc 与心肌血流成正比地在心肌分布和聚集（第三十章），大多数患者在透壁性心肌梗死发生的最初数小时可出现放射性缺损（"冷区"）。但是，虽然灌注扫描敏感性好，但是不能区分急性梗死和慢性瘢痕，所以对诊断急性 MI 的特异性差。核素心血池通过 [99m] Tc 标记的红细胞，可检查出 STEMI 患者室壁运动异常和 LVEF 降低。当右心室射血分数降低时对了解梗死造成的血流动力学结果和诊断右心室心肌梗死具有价值。这种技术是非特异性的，因为 MI 以外的许多心脏异常能改变放射性核素心室造影结果。

通过高分辨率心脏 MRI 延迟增强技术（第七章）可精确地检出 MI。使用标准成像剂（钆）并在延迟10 min 后获得图像。微量的钆进入正常心肌，即紧密堆积的肌细胞，随后渗入梗死区域心肌细胞间隙滞留，心肌梗死区域呈高亮信号，与正常心肌的黑暗区域形成鲜明的对比。

心肌梗死全球统一定义专家共识工作组对 MI 定义提出了整套全面的标准，整合了前文所述及的临床与实验室结果（表32-1）；以及将 MI 分为5类，反映各自可能的临床情况（表32-2）。

初始管理

院前治疗

AMI 的预后很大程度上与两类并发症相关：①心律失常，和②机械并发症（泵衰竭）。大多数院外死亡的 STEMI 患者是心室颤动导致的猝死。这种猝死大多发生在 STEMI 后的最初24 h 内，其中50%以上发生在第1小时内。所以，疑似 STEMI 的患者院前治疗的内容主要包括：①能识别 AMI 的症状并恰当求医；②急救医疗小组快速开始复苏，包括除颤；③将患者转运到富有经验的医疗机构，这些机构的医护人员必须能熟练处理心律失常，提供心脏高级生命支持；④尽早完成再灌注治疗（图32-3）。在整个过程中最耽误时间的不是将患者转运到医院的过程，而是患者从出

现症状到求医的时间。医务人员应该加强公众宣教，使患者了解胸痛的意义，并在必要时寻求帮助，只有这样才能把患者开始出现症状到求医的时间缩短。对具有缺血性心脏病史或缺血性心脏病风险的患者进行定期随访时，亦是临床医生宣教 STEMI 症状和采取适宜措施的重要时刻。

在救护车中，由经过训练的人员进行监测和治疗，可将梗死发作到进行治疗的时间进一步缩短。在院前环境中开始纤维蛋白溶解的一般指导原则包括向上级医院传输12导联心电图以确定诊断，指导急救人员对STEMI 患者的管理，并授权在现场开始治疗。

表 32-1	心肌梗死的定义

急性心肌梗死的诊断标准

在符合急性心肌缺血的临床情况下，伴有心肌坏死的证据时，应当使用"急性心肌梗死"（MI）这一术语。此时，下述标准任何1项均符合心肌梗死的标准：

- 心脏生物标志物值［首选心肌肌钙蛋白（cTn）］升高和（或）下降，至少1次超过99%参考值上限（URL）并且至少具有如下1项：
  - 心肌缺血的症状；
  - 新的或推测新的明显 ST-T 改变或新发左束支传导阻滞（LBBB）；
  - ECG 出现病理性 Q 波；
  - 新出现的活力心肌丢失，或新出现的局部室壁运动异常的影像学证据；
  - 血管造影或尸检证实冠状动脉内血栓。
- 心源性死亡，具有提示心肌缺血症状，以及推测新的 ECG 改变或新的 LBBB，但死亡发生在获取心脏生物标志物之前，或在心脏生物标志物值升高之前。
- PCI 相关的心肌梗死定义为 cTn 值升高 >5×99% URL，患者 cTn 基线值正常（≤99% URL）；或基线值升高，但呈稳定状态或下降趋势，出现 cTn 升高 >20%；同时，伴有如下任何1项：①提示心肌缺血的症状；或②新发的缺血 ECG 改变或新发的 LBBB；或③血管造影证实操作并发症；或④影像证实新发活力心肌丢失或局部室壁运动异常。
- 具有心肌缺血症状，以及心肌生物标志物值升高和（或）下降，至少1次超过99% URL 情况之下，通过冠状动脉造影或尸检可证实为支架内血栓形成相关的心肌梗死。
- CABG 相关的心肌梗死定义为 cTn 值升高 >10×99% URL，患者 cTn 基线值正常（≤99% URL）；同时，伴有如下任何1项：①新发的病理性 Q 波或新的 LBBB；或②血管造影证实移植或自体冠状动脉新的闭塞或③存活心肌新的丢失或新的局部室壁运动异常的影像证据。

既往心肌梗死的标准

下述标准中任何1项均符合既往心肌梗死的诊断：

- 缺乏非缺血原因的情况下，呈病理性 Q 波，无论是否伴有症状。
- 缺乏非缺血原因的情况下，局部活力心肌细胞减少、室壁变薄和收缩功能丧失的影像学证据。
- 既往心肌梗死的病理学表现。

来源：K Thygesen：Eur Heart J 33：2551，2012.

表 32-2	心肌梗死的分类

1 型：自发性 MI

自发性 MI 与动脉粥样硬化性斑块的破裂、溃疡、裂开、糜烂或夹层相关，造成一支或多支冠状动脉腔内血栓，导致心肌血流下降或远端血小板栓子，继而发生心肌细胞坏死。患者可潜在严重冠状动脉疾病（CAD），但有时为非梗阻性或无 CAD。

2 型：继发于氧供需失衡的 MI

除 CAD 之外，由于心肌氧供需失衡继发心肌损伤伴坏死的情况，如冠状动脉内皮功能不全、痉挛、栓塞、过速/过缓性心律失常、贫血、呼吸衰竭、低血压和伴/不伴左心室肥厚的高血压。

3 型：心脏性猝死（生物标志物未及）

心源性死亡，具有提示心肌缺血症状，以及推测新的缺血 ECG 改变或新的 LBBB，但死亡发生在获取心脏生物标志物之前，或在心脏生物标志物值升高之前，或少数情况下，未采集心脏生物标志物。

4a 型：经皮冠状动脉介入治疗（PCI）相关的 MI

PCI 相关的心肌梗死定义为 cTn 值升高 $>5\times99\%$ URL，患者 cTn 基线值正常（$\leqslant99\%$ URL）；或基线值升高，但呈稳定状态或下降趋势的情况下，出现 cTn 升高 $>20\%$；同时，此外，伴有如下任何 1 项：①提示心肌缺血的症状；或②新发的缺血 ECG 改变或新发的 LBBB；或③血管造影见一条主要冠状动脉或一条边支不通畅或持续呈慢血流，或无血流，或血栓；或④影像证实新发活力心肌丢失或局部室壁运动异常。

4b 型：支架内血栓形成相关的 MI

具有心肌缺血症状，以及心肌生物标志物升高和（或）下降，至少 1 次超过 99% URL 情况之下，通过冠状动脉造影或尸检可证实为支架内血栓形成相关的心肌梗死。

5 型：冠状动脉旁路移植术（CABG）相关的 MI

CABG 相关的心肌梗死定义为 cTn 值升高 $>10\times99\%$ URL，患者 cTn 基线值正常（$\leqslant99\%$ URL）；同时，伴有如下任何 1 项：①新发的病理性 Q 波或新的 LBBB；或②血管造影证实移植或自体冠状动脉新的闭塞或③存活心肌新的丢失或新的局部室壁运动异常的影像证据。

来源：K Thygesen：Eur Heart J 33：2551，2012.

急诊室管理

在急诊室发现疑诊 STEMI 患者时，治疗内容主要是缓解心脏的不适症状、快速识别需要进行再灌注治疗的患者，将低危患者安排进入合适的病房，同时避免误使 STEMI 患者出院。STEMI 治疗的许多方面始于急诊室，然后再进入下一步的住院治疗阶段（图 32-4）。首要目标是减少从首次医疗接触到再灌注治疗开始的时间。这可能涉及从非 PCI 医院转移到具备 PCI 能力的医院，目标是在首次医疗接触后 120 min 内启动 PCI 治疗（图 32-4）。

阿司匹林是高度疑似 STEMI 患者的必要治疗药物，贯穿于整个急性冠脉综合征病程（图 32-1）治疗中。在急诊室嚼服 $160\sim325$ mg 阿司匹林，通过黏膜吸收，可快速降低血栓素 A_2 水平来抑制血小板环化酶，然后每天口服 $75\sim162$ mg 阿司匹林。

如果患者动脉血氧饱和度正常，则给予氧疗的作用有限。如果出现低氧血症，应该在梗死后的最初 $6\sim12$ h 用鼻导管或面罩吸氧 $2\sim4$ L/ml；随后再重新评价以决定是否继续进行氧疗。

症状控制

大多数 STEMI 患者舌下含服硝酸甘油是安全的。每次 0.4 mg，只要不出现低血压，间隔 5 min 可再次含服一次，最多给予 3 次。硝酸甘油除了减少或消除胸部不适之外，还可能降低心肌耗氧量（通过降低心脏前负荷）和增加心肌供氧量（通过扩张梗死相关动脉和侧支循环）。最初含服硝酸甘油有效的患者，以后胸痛可能再现，尤其当伴有其他持续性心肌缺血的证据（如 ST 段或 T 波进一步改变）时，应考虑应用静脉硝酸甘油。收缩压低（<90 mmHg）或临床怀疑右心室梗死（心电图下壁梗死、颈静脉怒张、肺野清晰和低血压）的患者不应使用硝酸酯类药物治疗。在 24 h 内应用过磷酸二酯酶 5 抑制剂治疗勃起功能障碍的患者不能应用硝酸酯类药物，因为磷酸二酯酶 5 抑制剂可加重硝酸酯类药物的降压作用。有时会发生硝酸酯类药物的特异性反应即突然出现明显的低血压，可迅速被静脉应用阿托品所逆转。

吗啡对治疗 STEMI 疼痛非常有效。但是，吗啡可能减少交感神经介导的小动脉和静脉收缩，使静脉容量扩张，可减少心排血量和动脉压。但这并不是应用吗啡的禁忌证。与静脉容量相关的低血压通常可通过抬高下肢而快速缓解，但是有些患者需要静脉应用盐水扩容。患者可能有大汗、恶心，但通常是一过性的，随着疼痛缓解这些症状会有所好转。吗啡也有兴奋迷走神经的作用，可能引起心动过缓或加重心脏传导阻滞，尤其是下后壁心肌梗死患者。吗啡的这些副作用通常可用阿托品（静脉 0.5 mg）对抗。通常小剂量（$2\sim4$ mg）吗啡每 5 min 重复静脉使用，而不是大剂量一次性皮下使用，因为皮下使用无法预测吸收程度。

静脉 β 受体阻滞剂也可用于控制 STEMI 症状。推测静脉 β 受体阻滞剂是通过降低心肌耗氧量控制患者的心肌缺血，从而可有效地缓解症状。更重要的是，

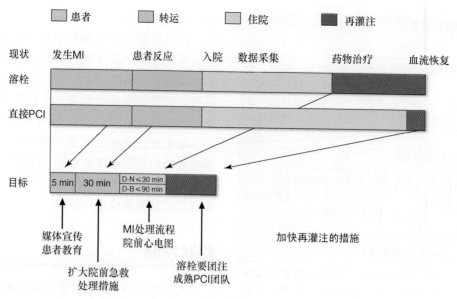

图 32-3 ST 段抬高型心肌梗死症状发作与梗死相关动脉血流恢复时间延迟的主要组成部分。从左到右依次绘制的是患者识别症状和寻求医疗照护，转运至医院，院内决策，实施再灌注策略，以及一旦再灌注策略开始后恢复血流的时间。抵达医院至开始溶栓的时间是门–针（"door to needle"，D-N）时间，其后是药物恢复血流所需的时间。将患者移至导管室实施经皮冠状动脉介入治疗（PCI）需要更多时间，称为门–球囊（"door to balloon"，D-B）时间，但心外膜梗死相关血管血流在 PCI 后可迅速恢复。最下方是加速再灌注时间的各种措施，与各组成阶段相应的时距目标。

来源：CP Cannon et al：J Thromb Thrombol 1：27，1994.

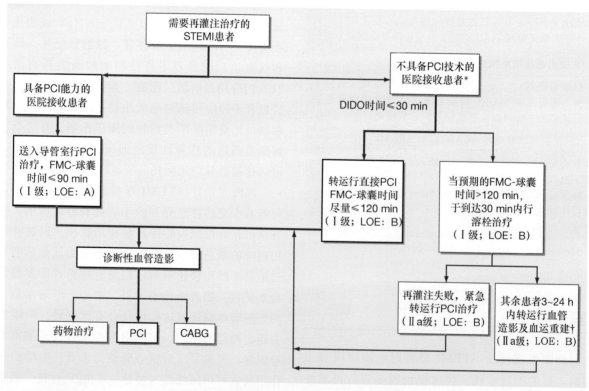

图 32-4 ST 段抬高型心肌梗死（STEMI）患者的再灌注治疗。黑体方框和加粗的箭号图示为优选策略。经皮冠状动脉介入治疗（PCI）的实施取决于罪犯血管的解剖学情况。*伴有心源性休克或严重心力衰竭的患者，若初始送往不具备 PCI 能力医院，应尽快转往具有导管室和血运重建能力的中心，不顾其距离心肌梗死发病的时间延迟（I 类，LOE：B）。†血管造影和血运重建术不应在给予纤维蛋白溶解治疗的 2～3 h 内进行。CABG，冠状动脉旁路移植术；DIDO，door in-door out，入门–出门；FMC，首次医疗接触；LOE，证据水平。

来源：Adapted with permission from P O'Gara et al：Circulation 127：e362，2013.

现有证据表明静脉β受体阻滞剂可降低住院死亡率，尤其是高危患者（见下文"β受体阻滞剂"）。然而，在考虑给患者使用β受体阻滞剂时，患者的选择非常重要。对于没有以下情况的患者应在发病24 h内开始口服β受体阻滞剂治疗：①心力衰竭表现，②低心输出量状态，③心源性休克风险增加，或者④其他使用β受体阻滞剂的相对禁忌证（PR间期＞0.24 s，二度或三度心脏传导阻滞，活动性哮喘或反应性气道疾病）。经常应用的是美托洛尔，只要患者心率＞60次/分，收缩压＞100 mmHg，PR间期＜0.24 s，啰音不超过膈上10 cm，就可以每2～5 min应用5 mg，总共用3次。在最后一次静脉应用美托洛尔后15 min，开始口服48 h，每6 h服用50 mg，以后每12 h服用100 mg。

与β受体阻滞剂不同，钙通道阻滞剂在急性期作用甚微，有证据表明短效二氢吡啶类药物可能增加死亡危险。

管理策略

首诊12导联心电图是筛查和诊断的主要工具。心电图中2个相邻的胸前导联ST段抬高至少2 mm，2个相邻的肢体导联ST段抬高至少1 mm，应考虑进行再灌注治疗（图32-4）。下文讨论如何选择溶栓和直接PCI（球囊成形或支架置入；第三十三章）。对于心电图上没有ST段抬高的患者，溶栓治疗无益，有证据表明这类患者溶栓可能是有害的。

限制梗死面积

除了梗死部位还有其他因素影响冠状动脉阻塞导致心肌坏死的数量。当梗死中心区域有不可逆性坏死组织时，可能通过及时恢复冠状动脉灌注、减少心肌氧耗量、防止有害代谢产物聚集和减少再灌注损伤介质的冲击（如钙超载和氧自由基）而改善周围缺血心肌的结局。近1/3的STEMI患者可能在24 h内出现梗死相关冠状动脉自发性再灌注，促进梗死组织愈合。无论药物（溶栓）或PCI方法是否完成再灌注治疗，均可促使自溶患者梗死相关动脉进一步开通，并大大增加血流恢复患者的数量。梗死相关动脉血流及时恢复能限制梗死区域的面积。止痛、治疗充血性心力衰竭（congestive heart failure，CHF）、减少心动过速和治疗高血压使氧供和氧需保持平衡从而保护了缺血心肌，并延长了再灌注治疗的时间窗，为再灌注治疗挽救更多心肌。

STEMI患者应避免使用除阿司匹林之外的非甾体抗炎药和糖皮质激素。因为这些药物可延缓梗死区域的愈合并增加心脏破裂的危险性，还可使梗死瘢痕加大。另外，这些药物可以增加冠状动脉血管阻力，减少缺血心肌的血液灌注。

经皮冠状动脉介入治疗

（参见三十三章）PCI，通常称为血管成形术和（或）支架置入术，如此前未进行溶栓治疗，称为直接PCI，对于MI发病最初的数小时内即送达急诊的STEMI患者，恢复血流灌注非常有效。这种治疗对于禁忌溶栓治疗（见下文）但具备再灌注指征的患者具有优势。PCI相较溶栓对于开通闭塞的冠状动脉血管更为有效。由专业医疗中心富有经验的术者实施，伴随更优的短期与长期临床预后。对比于溶栓，倾向首选PCI，尤其是诊断存疑、合并心源性休克、出血风险增加或症状发生至少2～3 h继而使血栓更不易于被溶栓药物溶解的情况。然而，PCI对人员和设施要求较高，花费昂贵，其适用性受限于时间和空间因素，仅于少数医院应用（图32-4）。

溶栓

如果不存在溶栓禁忌证，理想情况下在发病30 min内开始溶栓治疗（入门至溶栓时间≤30 min）。溶栓的主要目标是迅速恢复冠状动脉血流通畅，美国食品和药品管理局（FDA）已经批准溶栓药物组织纤溶酶原激活剂（tissue plasminogen activator，tPA）、链激酶、替奈普酶（tenecteplase，TNK）和瑞替普酶（reteplase，rPA）静脉应用治疗AMI。这些药物使纤溶酶原转换为纤溶酶，随后溶解纤维蛋白血栓。尽管最初相当强调纤维蛋白更加特异的药物（如tPA）和非纤维蛋白特异性药物（如链激酶）之间的区别，但现在人们认识到这些差异只是相对的，因为前者会发生一定程度的系统性纤维蛋白溶解。由于TNK和rPA的给药不需要长时间的静脉输注，因此它们被称为纤维蛋白溶解剂。

通过血管造影评估冠状动脉罪犯血管血流，通常用简单的定性指标TIMI分级系统来表示：TIMI血流0级：梗死相关动脉完全闭塞；TIMI血流1级：造影剂通过梗死部位但远处血管床没有灌注；TIMI血流2级：造影剂可到达远端血管床，但是与正常血流相比灌注缓慢；TIMI血流3级：梗死血管血流正常、充分灌注。TIMI血流3级是再灌注治疗的目标，因为完全灌注梗死相关的冠状动脉在限制梗死面积、维持左心室功能和降低短期和长期死亡率方面效果更好。

血管造影评估纤维蛋白溶解效果的其他方法包括计算造影剂从梗死相关动脉起源向远端血管床标志所需电影胶片帧数（TIMI 帧数），以及确定造影剂从心肌梗死区域微血管的进出率（TIMI 心肌灌注分级）。这些方法与 STEMI 后结局的相关性甚至比更常用的 TIMI 血流分级更为密切。

tPA 和其他纤维蛋白特异性纤溶酶原激活剂 rPA 和 TNK 较链激酶恢复完全再灌注（即血流恢复到 TIMI 血流 3 级）更有效，并且在提高生存率方面也有小优势。目前推荐的 tPA 使用方案是静脉推注 15 mg，随后在 30 min 内静脉滴注 50 mg，之后的 60 min 内静脉滴注 35 mg。链激酶是 1 h 静脉滴注 150 万单位。rPA 在 2～3 min 内静脉推注 1000 万单位，30 min 后静脉推注第 2 次 1000 万单位。TNK 在 10 s 内以 0.53 mg/kg 单次静脉推注。除了前面讨论的纤维蛋白溶解剂外，药物再灌注通常涉及辅助的抗血小板和抗血栓药物，见下文。

溶栓的绝对禁忌证包括任何时间的脑出血、最近 1 年内出现非出血性卒中或其他脑血管事件、急性期任何时候的显著高血压［收缩压超过 180 mmHg 和（或）舒张压超过 110 mmHg］、怀疑主动脉夹层和活动性内脏出血（除外月经）。随着年龄增加出血风险也增加，老年人如果有大量濒危心肌而没有其他溶栓禁忌证，权衡后可进行溶栓治疗。

是否进行溶栓治疗需要谨慎评估危险/获益比。溶栓相对禁忌证，包括目前应用抗凝剂（INR≥2），最近（2 周内）侵入性或外科手术操作或心肺复苏时间长（>10 min）、已知的出血性体质、妊娠、出血性眼病（如出血性糖尿病视网膜病变）、活动性消化性溃疡和有严重高血压病史但目前控制良好的患者。因为链激酶有过敏反应的危险，所以患者如果在最近 5 天至 2 年内应用过链激酶则不能重复使用链激酶。

应用链激酶的患者中 2% 出现链激酶过敏反应。应用该药物后 4%～10% 患者出现轻度低血压。尽管很少，但是严重过敏反应时可发生严重低血压。

出血是最常见和最严重的并发症。由于需要输血的严重出血事件在需要侵入性操作的患者中更常见，因此，应避免对患者进行不必要的静脉或动脉穿刺。出血性卒中是最严重的并发症，在接受溶栓治疗患者中的发生率为 0.5%～0.9%。发生率随年龄增加，70 岁以上患者颅内出血的发生率是 65 岁以下患者的 2 倍，大规模试验提示 tPA 或 rPA 颅内出血发生率稍高于链激酶。

整合的再灌注策略

证据表明 PCI 在 STEMI 管理中发挥着越来越重要的作用。先前对 STEMI 患者的治疗是将药物和导管治疗分开，目前这一方法已被对接受 PCI 治疗的 STEMI 患者进行分类和转运的整合治疗策略所取代（图 32-4）。为了实现对 STEMI 患者照护的资源整合，所有社区应创建和维持包含急救医疗服务和医院诊疗活动评估和持续质量改进的区域系统。

溶栓治疗后，需要采取心导管术和冠状动脉造影的指征是：①再灌注失败（持续胸痛和 ST 段抬高>90 min），此时需要考虑补救性 PCI；或②冠状动脉再闭塞［ST 段再次抬高和（或）胸痛复发］或出现反复缺血发作（如住院早期反复心绞痛或出院前运动试验结果阳性），此时需要考虑急诊 PCI。随着导管室大量技术进展和成熟介入医生数量不断增长，溶栓后对无症状患者常规进行冠状动脉造影和择期 PCI 也越来越少。如果患者的冠状动脉解剖不适宜 PCI 治疗，但是存有大量濒死心肌或反复发作心肌缺血，拟进行血运重建时需考虑冠状动脉旁路移植术。

住院治疗

冠心病监护病房（coronary care unit，CCU）

CCU 需常规配备持续心电监测，并对必要的患者进行血流动力学监测。此外还需配备除颤器、呼吸机、非侵入性经胸起搏器、起搏导管和漂浮导管。建设训练有素的护理团队也十分重要，可以识别出心律失常；调整抗心律失常、抗凝和血管活性药物的剂量；实施包括电除颤在内的心脏复苏。

患者如预期可从提供的尖端和昂贵医疗照护中获益，应在疾病早期入住 CCU。低危患者（没有血流动力学异常和心律失常发作的患者）可入住配备心电监测和专业医护人员的"过渡监护单元"（intermediate care unit）。

CCU 的留住时间取决于患者是否需要继续进行监护，口服药物可以控制症状的患者可转出 CCU。低危 STEMI（先前无心肌梗死且无持续性胸痛、CHF、低血压或心律失常）的患者可以在 24 h 安全地转出 CCU。

活动 心肌梗死最初的数小时内，任何引起心脏作功增加的因素均可增加梗死的面积。因此，STEMI 患者在初始 6～12 h 内应该卧床休息。但是，对没有并发症的患者，应该鼓励其 24 h 内在监护下双脚下垂或坐起，利于患者的心理健康并且可降低肺毛细血管楔压。没有低血压和其他并发症的患者，第 2 或 3 天可于室内活动，可逐渐增加活动的次数和时间，并可淋浴。梗死后第 3 天，患者可逐渐增加活动，直至达到每天至少步行 3 次，每次 185 米（600 英尺）的目标。

饮食 因为 STEMI 患者有呕吐和误吸的危险，所以最初的 4～12 h 应禁食或进流食。日常 CCU 饮食应包含：脂肪占总热量≤30%，胆固醇≤300 mg，碳水化合物占总热量的 50%～55%。部分患者应避免饱餐，进食富含钾、镁和纤维的低钠食物。糖尿病和高甘油三酯血症患者应限制饮食中的糖量。

排便 卧床和为止痛而使用的麻醉药通常会引起患者便秘。推荐用床旁便桶而不是用便盆，进食富含纤维素的食物，可常规应用通便药物如多库酯钠（每日 200 mg），如果患者采用上述措施仍然便秘，可用缓泻药。对 STEMI 患者轻柔地进行直肠检查是安全的。

镇静 许多患者在住院期间需要镇静，用镇静剂的目的是为了使患者能耐受被迫制动，安定（5 mg）、奥沙西泮（15～30 mg）或氯羟去甲安定（0.5～2 mg），每天给药 3 或 4 次，通常是有效的。上述任何药物可以在晚上再给一次以保证患者良好的睡眠。在患者进入 CCU 的最初数天镇静尤其重要，因为 24 h 监护会严重影响患者的睡眠。但是镇静不能替代安静的环境。CCU 使用的许多药物如阿托品、H_2 阻滞剂和麻醉药可产生谵妄，尤其易发生在老年人。应注意鉴别药物引起的谵妄和患者本身的躁动，所以在给患者应用抗焦虑药物之前非常有必要重新检查患者的用药。

药物治疗

抗栓药物

根据大量实验室和临床证据提示，在 STEMI 的发病过程中血栓形成起了重要的作用，所以 STEMI 早期需要应用抗血小板和抗凝血酶治疗。抗血小板和抗凝血酶治疗的主要目标是再灌注策略下保持梗死相关动脉的通畅。次要目标是减少患者血栓形成的倾向，减少室壁血栓或深静脉血栓形成，因为附壁血栓和深静脉血栓均有可能引起肺栓塞。抗血小板和抗凝血酶治疗的效果某种意义上决定了 STEMI 死亡率下降的程度。

如前所述（见"急诊室管理"部分），阿司匹林是 STEMI 患者标准的抗血小板制剂。最引人注目的是来自于抗血小板试验协作组（Antiplatelet Trialists' Collaboration）荟萃的 STEMI 患者抗血小板治疗（主要是阿司匹林）明显获益证据。来自 15 个随机试验近

20 000 名 MI 患者的数据显示抗血小板治疗可使死亡率相对降低 27%，对照组与抗血小板治疗组死亡率分别为 14.2% 和 10.4%。

P_2Y_{12} ADP 受体的抑制剂可防止血小板的活化和聚集。将 P_2Y_{12} 受体抑制剂氯吡格雷联合阿司匹林治疗 STEMI 患者可降低临床事件（死亡、再梗死、卒中）的风险，并且在接受溶栓治疗的患者中，可防止已成功再灌注的梗死血管再次闭塞。新型 P_2Y_{12} ADP 受体抑制剂，如普拉格雷和替卡格雷，可较氯吡格雷更有效地预防 STEMI 患者 PCI 术后缺血并发症的发生，但伴随出血风险增加。GP IIb/IIIa 受体抑制剂可有效预防 STEMI 患者 PCI 术后血栓并发症的发生。

临床工作中应用的标准抗凝药物是普通肝素（unfractionated heparin，UFH）。现有数据表明，当肝素与阿司匹林和非纤维蛋白特异性溶栓药物如链激酶合用时，会减少死亡率（每 1000 人中减少 5 名患者的死亡）。除了阿司匹林和溶栓药物（tPA、rPA，或 TNK），静脉应用肝素可保持梗死相关动脉的开通，但会轻度增加出血的风险。UFH 的推荐剂量是初始静脉推注 60 U/kg（最大 4000 U），随后以 12 U/kg（最大 1000 U/h）静脉滴注维持。APTT 在肝素治疗期间应维持在正常值的 1.5～2 倍。

除了 UFH，STEMI 患者的其他抗凝药物包括低分子量肝素（low-molecular-weight heparin，LMWH）、化学合成型戊糖类似物（磺达肝癸钠）和直接抗凝血酶比伐卢定。LMWH 的优点包括皮下给药，生物利用度好，疗效可靠无需常规进行凝血监测，抗 Xa：IIa 活性更高。与 STEMI 患者溶栓后使用 UFH 相比，依诺肝素可降低死亡/非致死性再梗死和死亡/非致死再梗死/紧急血运重建的复合终点。依诺肝素严重出血的发生率较高，但综合其疗效和安全性的临床获益，仍优于 UFH。对磺达肝癸钠的临床试验数据阐释较为困难，因为评估其应用于 STEMI 患者的关键临床试验研究（OASIS-6）的结论比较复杂。在未接受再灌注治疗的 STEMI 患者中，磺达肝癸钠似乎优于安慰剂，但与 UFH 相比，其相对疗效和安全性不太确定。由于导管内血栓形成的风险，冠状动脉造影和 PCI 时不应单独使用磺达肝癸钠，需联合另一种具有抗凝血酶活性的抗凝剂如 UFH 或比伐卢定。目前关于比伐卢定的临床试验，是通过采用开放标签设计来评估其与 UFH 和 GPIIb/IIIa 受体抑制剂相比的疗效和安全性，结果提示比伐卢定可以降低出血风险，主要为减少血管内≥5 cm 的血肿形成以及输血的发生。

前壁心肌梗死、左心室严重功能障碍、心力衰竭、栓塞史、二维超声心动图显示室壁血栓或心房颤动的

患者全身或肺动脉血栓栓塞的危险性增加。这些患者住院期间应接受抗凝治疗（UFH 或 LMWH），随后至少接受 3 个月的华法林治疗。

β 受体阻滞剂

STEMI 患者使用 β 受体阻滞剂的获益分为两方面：急性期立即给药和梗死后二级预防时的长期给药。急性期静脉应用 β 受体阻滞剂可改善心肌氧供、氧需平衡，减少疼痛、梗死面积和恶性心律失常的发生。胸痛后即刻溶栓的患者使用 β 受体阻滞剂并不降低死亡率，但可减少缺血和再梗死发生。

因此，STEMI 后使用 β 受体阻滞剂对大多数患者（包括使用血管紧张素转化酶的患者）是有益的，除了一些特殊禁忌证（心力衰竭或严重左心室功能障碍、传导阻滞、低血压、哮喘病史）的患者，和长期预后好的（定义为预期年死亡率<1%，年龄<55 岁，左心室功能正常，无复杂室性心律失常，无心绞痛）患者获益有所降低。

肾素-血管紧张素-醛固酮系统抑制剂

血管紧张素转化酶抑制剂（ACEI）减少 STEMI 后死亡率，与阿司匹林、β 受体阻滞剂联合可增加获益。高危［老年或前壁心肌梗死、陈旧心肌梗死和（或）左心室功能障碍］人群获益最大，但是有证据显示将 ACEI 非选择性地应用于所有血流动力学稳定的 STEMI 患者（收缩压>100 mmHg）也可有短期获益，其机制是可减少梗死后的左心室重构（见下文"心室功能异常"），降低随后发生 CHF 的风险。心肌梗死后长期应用 ACEI，再梗死发生率也可进一步降低。

出院前，需通过影像学检查评价 LV 功能，ACEI 应继续用于临床明确诊断为 CHF 的患者，以及影像学检查提示左心室功能减低或弥漫运动能力障碍，或具有高血压的患者。

无法耐受 ACEI 和临床或影像学提示心力衰竭的 STEMI 患者可使用血管紧张素受体阻滞剂（ARB）。对于无明显肾功能不全（男性肌酐≥2.5 mg/dl，女性≥2.0 mg/dl）或无高钾血症（血钾≥5.0 mmol/L）已接受 ACEI 治疗剂量的 STEMI 患者，LV 射血分数≤40%，症状性心力衰竭或糖尿病的患者应长期给予醛固酮受体阻滞剂治疗。抑制肾素-血管紧张素-醛固酮系统的联合药物治疗可减少 STEMI 后心力衰竭和心脏性猝死相关的心血管死亡率，但 ARB 并未同 ACEI 那样，具有针对 STEMI 患者的全面研究。

其他药物

硝酸甘油对缺血和左心室重构（下文）也产生有益影响，所以临床医生在心肌梗死开始后的最初 24～48 h 内常规静脉滴注硝酸甘油（起始剂量为 5～10 μg/min，血流动力学稳定时可渐增至 200 μg/min）。然而，在 STEMI 患者中常规使用静脉硝酸甘油，较常规使用 β 受体阻滞剂和 ACEI 的获益少。

不同种类钙通道阻滞剂的多项试验结果并未证实这类药物可使 STEMI 患者获益。因此，STEMI 患者不推荐常规应用钙通道阻滞剂。严格控制血糖可降低 STEMI 合并糖尿病患者的死亡率。所有患者住院时应常规检测血清镁，如果降低应及时纠正，以降低心律失常的发生风险。

并发症及其管理

左心室功能异常

STEMI 后，梗死和非梗死区域左心室形态、大小和厚度均发生一系列的改变。这一过程称为心室重构，通常在梗死后的数月至数年中发展为明显的 CHF。STEMI 后不久左心室开始扩张，导致急性期梗死区域扩展（即肌束断裂，正常心肌细胞裂解，坏死区域组织丧失，导致梗死区域不成比例地变薄和拉长），此后非梗死区也延展。整个腔室扩大与梗死面积和部位相关，左心室心尖部和前壁梗死的心室扩张更明显、血流动力学改变更大、心力衰竭更频繁而且预后更差。ACEI 和其他血管扩张剂（如硝酸酯类）可改善心室进行性扩张及其临床后果。所以患者射血分数<40% 时，无论是否存在心力衰竭，都应该使用 ACEI 或 ARB（参考"肾素-血管紧张素-醛固酮系统抑制剂"部分）。

血流动力学评估

目前泵衰竭是 STEMI 住院死亡的主要原因。无论是心肌梗死早期（梗死后 10 天内）还是晚期，缺血坏死的范围与泵衰竭程度和死亡率相关。泵衰竭最常见的临床体征是肺部啰音和 S3、S4 奔马律。胸片上常见肺淤血。血流动力学表现是 LV 充盈压和肺动脉压增高，这些改变可由心室顺应性降低（舒张性心力衰竭）和（或）继发的心室扩张导致的每搏量降低引起（第十六章）。

Killip 最早提出将患者分为 4 组：Ⅰ级，没有肺或静脉淤血的体征；Ⅱ级，中度心力衰竭，肺底部啰音，S_3 奔马律，呼吸急促或右心衰体征（包括静脉和肝淤血）；Ⅲ级，严重心力衰竭、肺水肿；Ⅳ级，休克，收缩压<90 mmHg，外周血管收缩，周围性发绀，意识模糊和少尿的证据。Killip 分类方法建立于 1967 年，其院内死亡率分别为：Ⅰ级，0%～5%；Ⅱ级，10%～20%；Ⅲ级，35%～45%，Ⅳ级，85%～95%。随着治疗的改进，每一级别的死亡率均有所下降，减少了 1/3～1/2。

当左心室收缩功能严重损害达 20%～25% 时，即出现左心室功能异常的血流动力学证据。左心室梗死面积 ≥40% 通常会引起心源性休克。将漂浮导管（Swan-Ganz 导管）置入肺动脉内监测左心室充盈压，对于低血压和（或）临床 CHF 患者非常有用。肺动脉导管也可测定心排血量，通过动脉内压力监测，可估算全身血管阻力，用于指导调整血管活性药物治疗。一些 STEMI 患者左心室充盈压明显升高（>22 mmHg），心排指数正常 [2.6～3.6 L/(min·m²)]；而另一些患者左心室充盈压相对较低（<15 mmHg），心排指数下降。前者用利尿剂效果好，而后者通过静脉滴注胶体溶液扩张血容量而达到治疗效果。

血容量不足

一些 STEMI 患者表现出的低血压和血管塌陷可能与血容量不足相关，在 STEMI 早期减少液体摄入、应用利尿剂、疼痛或药物引起的呕吐均可引起容量不足，通常很容易纠正。因此，合并低血压的 STEMI 患者在进行其他治疗前需发现并纠正血容量不足。中心静脉压较左心室充盈压更能反映右心室状态，但是无法指导调节血容量，因为 STEMI 患者通常左心室功能比右心室功能受影响更大。不同患者的理想左心室充盈压或肺毛细血管楔压差异很大，这需要密切观察患者的血氧饱和度和心排血量，使每个患者的肺毛细血管楔压达到理想水平（通常接近 20 mmHg）。心排血量达到稳定状态时，进一步增加左心室充盈压只能加重 CHF 的症状，降低全身氧饱和度，并不升高动脉压。

治疗　充血性心力衰竭

STEMI 患者 CHF 的治疗与继发于其他心脏病的急性心力衰竭治疗（避免血容量不足、利尿剂、减低后负荷、正性肌力支持）相同（第十六章），只是 STEMI 患者不宜用洋地黄。STEMI 心力衰竭患者利尿剂治疗最为有效，因为利尿剂减少收缩性和

（或）舒张性心力衰竭引起的肺淤血。静脉应用呋塞米（速尿）或其他袢利尿剂后，左心室充盈压降低，端坐呼吸和呼吸困难的症状得以改善。但是这些药物会引起过度利尿而使血容量、心排血量、血压和冠状动脉灌注压下降，所以应用这些药物时应该谨慎。可应用不同种类的硝酸酯类药物降低前负荷和缓解 CHF 的症状。口服硝酸异山梨酯、硝酸甘油乳剂或静脉硝酸甘油通过扩张静脉降低前负荷，但并不降低总血容量，从而优于利尿剂。另外，如果存有心肌缺血，硝酸酯类药物可改善心室的顺应性（因为缺血引起左心室充盈压增高）。必须小心应用血管扩张剂，以防止严重低血压。如前所述，ACEI 是治疗 AMI 后 CHF 的理想药物，尤其对长期预后有益。

心源性休克

近年来，早期再灌注、积极减少梗死面积、及时治疗进行性心肌缺血和其他 MI 并发症使心源性休克的发生率从 20% 降到 7% 左右。其中只有 10% 的患者在住院时存在心源性休克，90% 是在住院期间出现的。心源性休克患者常有严重多支病变，并有从梗死中心向周围坏死区逐片延展的证据。

右心室梗死

约有 1/3 下壁心肌梗死的患者至少有轻度右心室坏死。少数下后壁心肌梗死患者存在广泛右心室梗死，极少数患者心肌梗死仅局限于右心室。临床显著的右心室梗死可引起严重右心室衰竭 [颈静脉怒张、Kussmaul 征（第四章）、肝大] 伴或不伴低血压。心电图右心导联 ST 段抬高，尤其是 V_{4R} 导联，多见于右心室梗死发病前 24 h 内。二维超声心动图对确定右心室功能不全很有帮助。右心导管检查时常显示类似于缩窄性心包炎（右心房 y 波降支陡直，右心室波形舒张早期下降后呈平台）的特征性血流动力学类型（第二十五章）。治疗包括：扩容来保持足够的右心室前负荷，并通过降低肺动脉楔压和肺动脉压来增加左心室功能。

心律失常

（参见第十一和十三章）STEMI 症状出现后早期心律失常发生率更高。梗死相关性心律失常的发生机制包括自主神经失衡、电解质紊乱、缺血以及缺血心

肌传导减慢。当有合适的设备和训练有素的医护人员时，通常能成功地治疗心律失常。因为大多数心律失常引起的死亡发生在梗死后的最初数小时内，所以治疗的效果与患者就医的时间直接相关。目前治疗 STE-MI 心律失常方面有了很大进步。

室性早搏 几乎所有 STEMI 患者均会出现偶发的室性早搏，通常无需治疗。而过去频发、多源或发生在舒张早期的室性早搏（被称作恶性心律失常）常规用抗心律失常药物治疗可减少室性心动过速和心室颤动的危险，现在药物治疗用于持续性室性心动过速。当未出现具有临床意义的室性心动过速时，目前已经不采用抗心律失常药物治疗以降低室性心动过速和心室颤动的风险，药物治疗目前被保留用于持续性室性心动过速的患者。预防性的抗心律失常治疗（利多卡因早期静脉使用或晚期口服）不用于无临床室性心动过速证据的室性早搏治疗，因为这种治疗实际上可能增加死亡率。β受体阻滞剂在消除 STEMI 患者室性早搏和预防心室颤动方面是有效的。如上所述（见"β受体阻滞剂"部分），β受体阻滞剂应常规用于无禁忌证的患者。另外，低钾血症和低镁血症也是 AMI 患者心室颤动危险因素；血清钾浓度应调整至 4.5 mmol/L，血清镁浓度应调整到 2.0 mmol/L。

室性心动过速和心室颤动 STEMI 最初 24 h 内可发生室性心动过速和心室颤动，而且没有任何预兆。预防性应用利多卡因可减少心室颤动的发生，但是并不减少 STEMI 的死亡率。事实上，利多卡因除了引起可能的非心脏并发症，还可能增加心动过缓和心脏停搏的危险性。因此，随着对心肌缺血的早期治疗，更多应用β受体阻滞剂，电复律和电除颤的成功实施，目前不再推荐常规预防性应用抗心律失常药物。

血流动力学稳定的持续性室性心动过速患者应该静脉应用胺碘酮（10 min 内静脉推注负荷量 150 mg，随后的 6 h 中持续静脉滴注 1.0 mg/min，然后 0.5 mg/min 维持）或普鲁卡因胺（20～30 min 内静脉推注负荷量 15 mg/kg；静脉滴注 1～4 mg/min）。如果室性心动过速无法及时终止，应予电复律（见第十三章）。如果是心室颤动或引起血流动力学恶化的室性心动过速，应立即予非同步电除颤 200～300 J（单相波，双相波能量约减少 50%）。如果电复律不成功，在应用肾上腺素（静脉推注 1 mg 或 1∶10 000 肾上腺素 10 ml 心内注射）或胺碘酮（静脉推注负荷量 75～150 mg）后，再次电复律可能奏效。

STEMI 患者出现包括尖端扭转型室性心动过速（参见第十三章和第十四章）在内的少见室性心律失常，可能是由其他问题（如低氧血症、低钾血症或其他电解质紊乱）或药物毒性（如用地高辛或奎尼丁）引起的。应寻找这类心律失常的继发原因。

原发性心室颤动的患者虽然院内死亡率高，但如果在出院时仍存活则长期预后较好，心室颤动是急性缺血引起的，发生在最初的 48 h 内，且与 CHF、休克、束支传导阻滞或室性动脉瘤等因素无关。继发于泵衰竭的心室颤动患者预后差。住院后期（即住院最初 48 h 后）出现心室颤动或室性心动过速的患者，住院期间和长期随访中死亡率增加。这些患者应进行电生理检查和植入埋藏式心脏复律除颤器（ICD）（第十三章）。在住院期间没有表现出持续性室性心动过速的 STEMI 患者中预防心室颤动导致的心脏性猝死十分具有挑战性，如何选择患者预防性植入 ICD 的策略如图 32-5。

加速性室性自主节律 加速性室性自主节律（AIVR，"缓慢室性心动过速"），是一种心率在 60～100 次/分的室性心律。通常在溶栓治疗再灌注时短暂

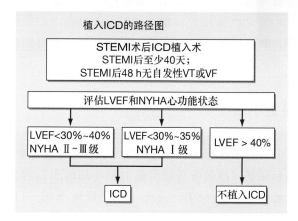

图 32-5 评估 ICD 植入的路径图。通过测量左心室射血分数和评估纽约心脏协会（NYHA）心功能分级决策适宜的管理方案。ICD 适用于 ST 段抬高型心肌梗死（STEMI）后至少 40 天、左心室功能低下的患者：患者左心室射血分数（LVEF）＜30%～40%，呈 NYHA Ⅱ～Ⅲ级；或 LVEF＜30～35%，呈 NYHA Ⅰ级状态。左心室功能保留（LVEF＞40%）的患者，无论 NYHA 功能分级如何，均不考虑植入 ICD。所用患者发生 STEMI 后均接受相应药物治疗。

VF，心室颤动；VT，室性心动过速。

来源：Adapted from date contained in DP Zipes et al: ACC/AHA/ESC 2006 guidelines for management of patients with ventricular arrhythmias and the prevention of sudden cardiac death; a report of the American College of Cardiology/American Heart Association Task Force and the European Society of Cardiology Committee for Practice Guidelines [Writing Committee to Develop Guidelines for Management of Patients with Ventricular Arrhythmias and the Prevention of Sudden Cardiac Death]. J Am Coll Cardiol 48：1064，2006.

出现。AIVR 大多数情况下，无论是在溶栓过程中发生还是自主发生，均提示良性且不预示会进展为典型的室性心动过速。大部分 AIVR 在严密监测下并不需要治疗，罕有进展成较为严重心律失常的情况。

室上性心律失常　窦性心动过速是最常见的室上性心律失常。如果继发于其他原因（如贫血、发热、心力衰竭或代谢性紊乱），应该进行病因治疗。但是，如果是由交感过度兴奋引起，如高动力状态，则可用 β 受体阻滞剂治疗。其他常见的室上性心律失常包括心房扑动和心房颤动，这些心律失常通常继发于 LV 衰竭。若有心力衰竭存在时地高辛通常是治疗室上性心动过速的首选药物。没有心力衰竭时，β 受体阻滞剂、维拉帕米或硫氮卓酮对于控制心室率非常有效，同时还可控制心肌缺血。如果心律失常持续超过 2 h 且心室率超过 120 次/分，或心动过速引起心力衰竭、休克或心肌缺血（反复疼痛或心电图改变），应予同步电复律（100~200 J 单相波）。

加速性交界区心律发生的原因很多，可出现在下后壁心肌梗死的患者，需要排除地高辛过量。部分左心室功能严重异常的患者，心房有效收缩的减少可导致心排血量明显减少，此时应该进行右心房或冠状动脉窦起搏。

窦性心动过缓　如果窦性心动过缓引起血流动力学改变，则应该治疗。阿托品是增加心率最有效的药物，开始时可静脉推注 0.5 mg。如果心率低于 50~60 次/分，另外给予 0.2 mg，总量不超过 2 mg。如果应用阿托品后仍为持续性心动过缓（<40 次/分）可能需要起搏治疗。应避免应用异丙肾上腺素。

房室和室内传导阻滞　（也见第十一章）伴发完全性房室传导阻滞时，无论是院内还是出院后死亡率，前壁心肌梗死均显著高于下壁心肌梗死。主要是因为下壁心肌梗死的三度房室传导阻滞通常是由于迷走兴奋和（或）腺苷释放引起的，所以是短暂的。前壁心肌梗死的传导阻滞通常与传导系统的缺血性功能障碍相关，通常见于广泛心肌坏死。

临时起搏是增加房室传导阻滞引起的心动过缓患者心率的一种有效方法。然而对前壁心肌梗死患者提高心率治疗较小影响预后，因为大面积梗死是引起完全性房室传导阻滞的主要原因，但是如果是为改善血流动力学，则应该进行临时起搏。下后壁心肌梗死合并完全性房室传导阻滞的患者出现心力衰竭、低血压、显著心动过缓或有意义的室性早搏时，临时起搏是有益的。当这些患者同时伴有右心室心肌梗死时，心室起搏的效果差，因为心房无法对心室充盈，所以这些患者需要双腔房室顺序起搏。

药物治疗无效的窦性心动过缓（心率<50 次/分）、莫氏 Ⅱ 型二度房室传导阻滞、三度房室传导阻滞或双束支传导阻滞（如右束支传导阻滞合并左前分支阻滞）的患者，其体外无创起搏电极应放在"需要"模式。既往研究表明，永久性起搏可降低少数患者因心动过缓导致猝死的长期风险，这些患者在 MI 急性期常合并持续双束支传导阻滞和短暂的三度房室传导阻滞。

其他并发症

反复胸部不适　反复或持续性心肌缺血通常预示着最初的梗死部位延展或有心肌出现新的梗死区，这类 STEMI 患者的死亡率可增加 3 倍，应立即进行冠状动脉造影和血运重建，早期再灌注治疗也可选择溶栓。

心包炎　（亦参见第二十五章）心包摩擦音和（或）疼痛常见于透壁性心肌梗死患者，可用阿司匹林（650 mg，每日 4 次）治疗。准确诊断心包炎引起的胸痛是非常重要的，否则可能会误诊为复发性心肌缺血和（或）梗死，导致不恰当地使用抗凝剂、硝酸酯类药物、β 受体阻滞剂或进行冠状动脉造影。心包炎的典型症状有斜方肌放射痛，较少见缺血性疼痛。急性心包炎（疼痛或持续性心包摩擦音）时应用抗凝药有引起心脏压塞的风险，所以不可使用抗凝药，除非有必须使用的指征。

血栓栓塞　临床上 10% 的 STEMI 患者可能出现血栓栓塞的并发症，而尸检时有 20% 患者可发现血栓栓塞，提示血栓栓塞在临床上通常是隐匿的。25% 的 STEMI 患者住院后死亡的主要原因为血栓栓塞，动脉栓塞来源于左心室附壁血栓，大多数肺动脉栓子来源于下肢静脉血栓。

血栓栓塞最常见发生在大面积心肌梗死（尤其是前壁心肌梗死）、心力衰竭和超声心动图发现左心室血栓的患者。来源于梗死部位心室的动脉栓塞发生率低，但也确实存在。二维超声心动图显示 1/3 前壁心肌梗死患者伴有左心室血栓，而下壁或后壁心肌梗死则较少发现。动脉栓塞累及脑血管时临床出现偏瘫表现、肾血管受累时出现高血压。超声心动图或其他检查证实血栓形成或大面积节段性室壁运动异常，却没有发现附壁血栓时，若无禁忌证仍需要全身抗凝，因为通过抗凝治疗，可显著降低血栓栓塞并发症的发生率。恰当的治疗时间尚未明确，以 3~6 个月为佳。

左心室室壁瘤　室壁瘤被定义为室壁运动障碍或局部扩张性矛盾室壁运动。如果要保证室壁瘤患者每搏量和心排血量，功能正常的心肌纤维必须收缩得更短；否则，整个心室功能将会减退。左心室室壁瘤是由瘢痕组织组成的，并不是很容易破裂，多与心脏破裂无关。

左心室室壁瘤的并发症通常发生在 STEMI 后数周至数月，包括心力衰竭、动脉栓塞和室性心律失常。心尖部室壁瘤最为常见，临床很容易检出。体格检查的最主要体征是心尖部搏动异位、弥散或反向。二维超声心动图很容易诊断室壁瘤，同时发现室壁瘤的附壁血栓。

假性室壁瘤是破裂的心肌和机化的血栓、血肿一起被局部心包包裹起来形成的，这种情况较少见。假性室壁瘤可扩大，并与左心室腔相连。因其常可自发性破裂，一旦确诊应进行外科手术治疗。

心肌梗死后危险分层和管理

许多临床表现及生化检查被认为与 STEMI 恢复期心血管事件发生的危险性相关。这些重要因素包括持续性心肌缺血（自发或诱发）、左心室射血分数降低（<40%）、体格检查发现肺底啰音或胸片有肺淤血以及有症状的室性心律失常。其他增加危险性的因素包括既往有心肌梗死病史、≥75 岁、糖尿病、长时间窦性心动过速、低血压、静息时无心绞痛症状而存在 ST 段改变（隐匿性缺血）、梗死相关动脉未开通（如已经进行冠状动脉造影）、持续高度房室传导阻滞或心电图发现新的室内传导异常。临床需根据患者存在风险的相对重要性进行个体化治疗。

STEMI 恢复后进行危险性评估的目的是预防再梗死和死亡。STEMI 后早期评估通常采用无创性检查。病情稳定的患者，出院前进行次极量运动负荷试验以发现心肌缺血和室性早搏，并为患者早期恢复提供运动指导。此外，极量（症状限制性）运动负荷试验可在梗死后 4～6 周进行。通常也评价休息和运动时左心功能。超声心动图或核素心室造影可识别出左心室射血分数降低的患者，需要服用 ACEI；低工作负荷时出现心绞痛的患者，灌注显像出现可逆性缺损或左心室射血分数下降的患者，证实心肌缺血的患者和运动引起症状性室性心律失常的患者均应被认为是复发性心肌梗死或因心律失常死亡的高危人群（图 32-5）。建议患者进行冠状动脉造影和（或）有创性电生理检查。

运动试验有助于为患者提供个体化的运动建议。没有上述症状的患者可进行更大运动量的锻炼，出院前运动负荷试验可通过验证运动耐量帮助患者重拾自信心。

许多患者的心脏康复运动计划在医院中进行，出院后继续实施。这些计划应同时包括宣教使患者了解其疾病和相关危险因素。

没有并发症的 STEMI 患者住院时间是 5 天。其余的康复在家中进行。在最初 1～2 周内，应鼓励患者逐渐增加活动，天气好时进行户外散步。在此期间可恢复正常的性生活。2 周后医生须根据患者运动耐受情况调整患者的活动。大多数患者在 2～4 周内可重返工作岗位。

二级预防

各种二级预防措施可以有效地减少 STEMI 患者长期死亡率和病死率。STEMI 患者长期使用抗血小板治疗可使复发性心肌梗死、卒中或心血管死亡风险降低 25%（每治疗 1000 名患者减少 36 例事件发生）。不耐受阿司匹林的患者可以选择使用抗血小板药物氯吡格雷（75 mg/d 口服）进行二级预防治疗。临床有心力衰竭证据、左心室射血分数中度下降或大面积室壁节段性运动异常的患者，需要长期使用 ACEI 或 ARB 并于合适人群中使用醛固酮受体拮抗剂来预防后期左心室重构以及缺血事件的发生。

安慰剂对照临床试验证实了 STEMI 后长期规律口服 β 受体阻滞剂至少 2 年，可减少再梗死的发生率以及总死亡率。常规二级预防中不推荐应用钙通道阻滞剂。

华法林降低 STEMI 晚期死亡率和再梗死发生率已被证实。多数医生常规给没有禁忌证以及栓塞风险较高的患者应用阿司匹林（见"血栓栓塞"部分）。一些研究发现<75 岁患者低剂量阿司匹林（75～81 mg/d）与华法林联合使用，国际标准化比值>2.0 的情况下比单用阿司匹林更能有效预防再发心肌梗死和脑血管栓塞。但是，华法林容易增加出血风险并且停药率高，临床上接受联合抗血栓治疗受限。华法林联合双联抗血小板治疗（阿司匹林和氯吡格雷），出血风险增加。然而，置入支架并具有抗凝指征的患者应使用华法林加双联抗血小板治疗。这部分患者还应同时使用质子泵抑制剂药物，以减少胃肠道出血的风险，并在联合抗血栓治疗的同时定期监测血红蛋白水平和粪便潜血。

最后，应与患者讨论动脉粥样硬化的危险因素（第二章），并在可能的情况下将其纠正。

第三十三章　经皮冠状动脉介入治疗与其他介入操作

Percutaneous Coronary Interventions and Other Interventional Procedures

David P. Faxon，Deepak L. Bhatt

（王伟民　马玉良　译）

1977 年，Andreas Gruentzig 首次实施了经皮腔内冠状动脉成形术（PTCA），作为冠状动脉旁路移植术之外的治疗选项。血管成形术的理念，由 Charles Dotter 最先于 1964 年在外周血管中成功落实。Gruentzig 研发了纤细的非弹性球囊导管，能够在外周小血管和冠状动脉血管进行扩张。由于器械技术上的局限性，最初的冠状动脉经验仅限于单支血管及非连续性近端病变。随着器械的不断改进和术者经验的积累，PTCA 手术快速增长并扩展应用于更为复杂的病变和多支血管疾病患者。1994 年冠状动脉支架投入应用成为这一领域的重大进展。支架置入减少了急性并发症的发生，并且使再狭窄（或狭窄再次出现）这一突出问题减少一半。2003 年药物洗脱支架的应用使得再狭窄率进一步降低。药物洗脱支架上的抗增殖药物在数个月的时间内缓慢释放，并直接进入斑块。经皮冠状动脉介入治疗（PCI）如今是美国最常用的血运重建手术，其实施例数超过冠状动脉旁路移植术的两倍，每年将近 600 000 例。

介入心脏病学是心脏病领域里独立的学科，术者为了获得独立的委员会的资格认证，需要为期 3 年的常规心脏病学专科培训后，再进行 1 年的介入心脏病学专业培训。这一学科已经扩展到结构性心脏病（包括先天性心脏病和心脏瓣膜疾病）和周围血管疾病，包括颈动脉、肾动脉、主动脉和外周循环中动脉粥样硬化性和非动脉粥样硬化性病变的介入治疗。

操作技术

操作的初始过程和诊断性心导管检查相似（第九章）。通过股动脉或桡动脉建立动脉通路。为了预防手术过程中血栓性并发症，预计可能实施血管成形术的患者需要在术前给予阿司匹林（325 mg）并可能同时给予氯吡格雷（负荷剂量 300～600 mg）、普拉格雷（负荷剂量 60 mg）或替格瑞洛（负荷剂量 180 mg）。术中需要给予抗凝治疗如普通肝素、依诺肝素（低分子量肝素）或比伐卢定（直接凝血酶抑制剂）。比伐卢定由于其显著降低出血并发症而获得广泛应用。在急性 ST 段抬高型心肌梗死，高危急性冠脉综合征或冠状动脉内有大量血栓形成的患者，可以考虑静脉给予糖蛋白Ⅱb/Ⅲa受体抑制剂（阿昔单抗、替罗非班或依替巴肽）。

通过预先放置的导引鞘，将指引导管选择性插入到冠状动脉开口。沿着指引导管将灵活并具有可操纵性导丝在透视下送达冠状动脉管腔；随后通过狭窄病变到达血管远端。这根导丝即作为"道轨"输送血管成形术的球囊、支架或其他治疗性器械用以扩张冠状动脉的狭窄段。通常情况下动脉在球囊导管扩张后置入支架。导管和导引鞘撤出后，采用徒手按压或任一种股动脉闭合装置封闭的方式进行动脉止血。由于 PCI 仅需要局部麻醉及轻度镇静，因此仅需要短暂（1 天）或更短时间留院。

血管成形术通过扩张动脉及去除血管内斑块以增加整个管腔面积（图 33-1 和图 33-2）。手术操作很少引起动脉粥样硬化物质栓塞。由于斑块的无弹性特性，球囊扩张血管所造成的微小局部夹层，可能延展到管腔并诱发急性血栓事件。如果夹层严重则将直接阻塞管腔或诱发血栓而阻塞动脉（急性闭塞）。支架可以将夹层撕裂片封闭于血管壁，从而极大避免此类并发症的发生（图 33-1）。

当前超过 90% 的冠状动脉血管成形术应用支架。支架是将网状金属丝（常为不锈钢材料）压缩到未充盈的球囊上。一旦球囊充盈，支架扩张到接近"正常"血管管腔。随后释放并撤出球囊，剩下支架提供对动脉永久的支撑作用。由于支架网孔的设计，这些器械极具柔性，得以灵活地通过病变和扭曲的冠状动脉血管。支架的强度足够抑制血管的弹性回缩，并且显著提高了手术成功率和安全性。

药物洗脱支架进一步大幅提高了 PCI 的有效性。抗增殖药物附着于金属支架表面的薄层聚合物涂层上。抗增殖药物在支架置入后的 1～3 个月不断地从支架表面释放。药物洗脱支架已被证实可降低 50% 的临床再狭窄率，以至于对非复杂病变的患者，症状性再狭窄率仅为 5%～10%。因此毫不意外，其获得快速推广应用，当前 80%～90% 的置入支架为药物洗脱支架。第一代药物洗脱支架的涂层药物为西罗莫司或紫杉醇。第二代药物洗脱支架应用新一代制剂如依维莫司、百奥莫司和佐他莫司，第二代药物洗脱支架较第一代更具疗效，并且并发症（如早期或晚期支架内血栓）更低，因此已经取代第一代药物洗脱支架。采用生物可降解聚合物将药物黏附于支架上，在预防晚期支架内

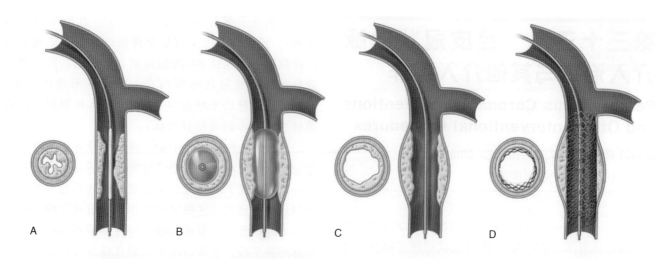

图 33-1 球囊血管成形术和支架置入的主要机制示意图。**A.** 透视下球囊血管成形术导管沿着指引导丝定位于狭窄部位。**B.** 球囊扩张、短暂性阻塞血管。**C.** 扩张血管的管腔得以扩大，常常引起内膜微小夹层。**D.** 载有支架的球囊放置到病变处，球囊扩张后支架紧贴血管壁（未显示）。回缩球囊并撤出，支架永久性支撑血管，其结构封闭夹层并防止血管回缩。（来源：Adapted from EJ Topol：Textbook of Cardiovascular Medicine，2nd ed. Philadelphia，Lippincott Williams & Wilkins，2002.）

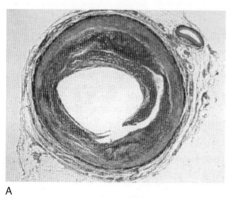

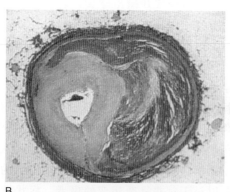

图 33-2 球囊血管成形术所致内膜夹层和血管扩张效应的急性期病理（A）及新生内膜增生和再狭窄所致管腔狭窄（**B**）。（来源：Panel A from M Ueda et al：Eur Heart J 12：937，1991；with permission. Panel B from CE Essed et al：Br Heart J 49：393，1983；with permission.）

示良好的安全性和有效性，其意义在于支架结构在随后几年逐渐降解并恢复正常血管功能。BVS 目前在欧洲已经获得批准应用。还有其他一些支架仍在进一步研究中。其他介入器械包括旋磨装置和血栓抽吸导管。这类器械用于去除动脉粥样硬化斑块或血栓，与球囊扩张和支架置入联合应用。旋磨导管是最为常用的辅助装置，在柔性钢丝杆头端是模仿牙医钻头的 1.25～2.5 mm 小的圆形磨头。沿导丝推送磨头到狭窄病变处并磨掉动脉粥样硬化物质。旋磨生成的动脉粥样硬化颗粒≤25 μm，可以通过冠状动脉微循环，因此很少造成并发症。旋磨技术对球囊扩张受限的严重钙化病变非常有效。随着目前支架技术进展，旋磨治疗应用随之减少。此外，定向旋磨导管已经不再用于冠状动脉，而仅用于周围动脉疾病。在急性 ST 段抬高型心肌梗死中，为了预防球囊成形术和支架置入前下游冠状动脉血管栓塞和进一步改善血流，应用非球囊的特殊导管抽吸血栓。一些数据显示，手动抽栓导管在直接 PCI 过程中，不仅改善血流还能降低死亡率。

不同于自身血管 PCI，对退行性静脉桥血管病变的 PCI 治疗容易导致动脉粥样硬化物质的远端栓塞。在处理这种病变时，应用远端保护装置能够降低栓塞和心肌梗死的发生率。大多数器械将折叠式的金属滤器放置到导丝末端，在进行 PCI 前于远端血管展开。一旦动脉粥样硬化碎屑脱落，滤器将捕获这些物质，PCI 结束时将滤器回撤至导管内，最终将这些碎屑安全地从患者体内去除。

血栓方面可能优于永久聚合物，但仍需进一步研究。此外，依维莫司洗脱生物可降解支架（BVS）已经显

手术成功和并发症

手术成功（冠状动脉造影成功）定义为血管直径狭窄率降低到小于 20%，大约 95%~99% 的患者能够达到这一标准。低成功率见于扭曲、小血管、钙化血管或慢性闭塞病变患者。慢性闭塞病变介入成功率最低（60%~70%），除非是近期闭塞（3 个月内）或具有良好的解剖形态，否则并不尝试进行血管再通干预。随着器械的改进和经验的积累，慢性闭塞病变手术成功率已得到明显提高。

严重并发症非常少见，择期病例中死亡率约 0.1%~0.3%，大面积心肌梗死发生率<3%，脑卒中发生率不到 0.1%。老年（>65 岁）、急诊或紧急手术、合并慢性肾脏疾病、ST 段抬高型心肌梗死（STEMI）或休克患者具有较高风险。评分系统有助于评估手术风险。多种原因可能导致 PCI 过程中心肌梗死的发生，包括急性血栓闭塞、严重的冠状动脉夹层、血栓或动脉粥样硬化物质栓塞，或血管成形术部位边支血管闭塞。大多数是小面积心肌梗死，仅在术后检测到肌酸磷酸激酶（CPK）或肌钙蛋白水平升高。只有心肌酶显著升高（超过正常上限 5 倍）情况与不良长期预后相关。由于支架结构的支撑作用，冠状动脉支架极大地避免了夹层发生。

金属支架可能诱发支架内血栓（1%~3%），呈急性（<24 h）或亚急性（1~30 天）过程，重视对病变完全支架覆盖及应用双联抗血小板治疗（DAPT）[阿司匹林联合 P_2Y_{12} 受体抑制剂（氯吡格雷、普拉格雷或替格瑞洛）] 显著减少了此类并发症。晚期（30 天至 1 年）和极晚期支架内血栓（>1 年）非常罕见，第一代药物洗脱支架稍多出现此种情况，需要双联抗血小板治疗 1 年或更长。应用第二代药物洗脱支架降低晚期和极晚期支架内血栓的发生率，同时缩短 DAPT 治疗时间。过早停用双联抗血小板治疗，特别是支架置入术后 1 个月内停用，与支架内血栓风险增加（3~9 倍之多）显著相关。支架内血栓导致 10%~20% 的患者死亡和 30%~70% 的心肌梗死。对于药物洗脱支架置入后需择期外科手术而停用抗血小板治疗的患者，手术应推迟到 6 个月以后，如情况允许尽量延迟到 1 年之后。

再狭窄或是扩张的冠状动脉病变再次狭窄是血管成形术最常见的并发症。介入治疗后第 1 年，单纯球囊扩张患者发生率为 20%~50%，裸支架置入患者为 10%~30%，药物洗脱支架患者则为 5%~15%。支架置入较单纯球囊扩张于急性期获得更大管腔面积，并减少随后的再狭窄发生率。药物洗脱支架通过抑制支架内过度的内膜增生，使得再狭窄发生率进一步降低。倘若并未发生再狭窄，则长期预后良好（图 33-3）。临床上发现再狭窄往往是由于术后 9 个月之内复发心绞痛或症状。少数情况下，再狭窄表现为非 ST

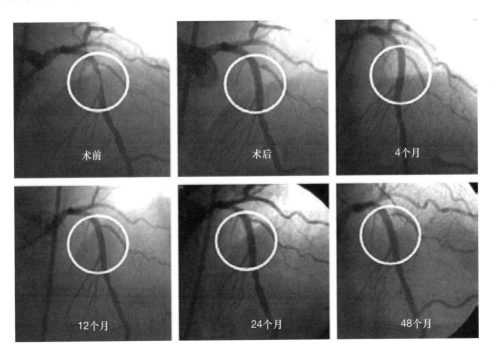

图 33-3 源于 **Sao Paulo** 的早期经验，首例接受西罗莫司洗脱支架患者的长期随访结果。

（来源：from GW Stone，in D Baim [ed]：Cardiac Catheterization，Angiography and Intervention，7th ed. Philadelphia，Lippincott Williams & Wilkins，2006；with permission.）

段抬高型心肌梗死（NSTEMI）（10％）或 STEMI（2％）。临床再狭窄的认定需要确认其既往 PCI 部位再次出现显著狭窄。靶病变血运重建（TLR）或靶血管血运重建（TVR）定义为对造影发现的再狭窄进行再次 PCI 或冠状动脉旁路移植术（CABG）。由于轻度再狭窄并未引发症状，冠状动脉造影发现的再狭窄率显著高于临床再狭窄率（进行 TLR 或 TVR）。临床再狭窄的处理往往是再次 PCI 干预，重复应用球囊扩张和置入药物洗脱支架。一旦患者发生再狭窄，二次再狭窄的风险显著增加。再狭窄的危险因素包括糖尿病、心肌梗死、长病变、小直径血管及初始欠理想的 PCI 结果。

适应证

美国心脏病学会（ACC）/美国心脏协会（AHA）指南深度综述了稳定型心绞痛、不稳定型心绞痛、NSTEMI、STEMI 患者实施 PCI 的指征，应被推荐应用于临床实践之中。简而言之，对于慢性稳定型心绞痛患者进行冠状动脉血运重建的两项主要指征（第三十章）：①尽管经充分药物治疗仍伴有症状患者用于改善心绞痛症状；②严重冠状动脉疾病患者降低死亡率。对于药物控制良好的稳定型心绞痛患者，临床研究包括 COURAGE（Clinical Outcomes Utilizing Revascularization and Aggressive Drug Evaluation）和 BARI 2D（Bypass Angioplasty Revascularization Investigation 2 Diabetes）显示，初始选择血运重建并未改善预后，并且血运重建可以被安全延后至症状恶化或非侵入性检查发现严重缺血证据时。一旦具备血运重建指征，选择 PCI 或 CABG 取决于相关的临床和病变解剖学因素（图 33-4）。SYNTAX 研究（The Synergy between Percutaneous Coronary Intervention with Taxus and Cardiac Surgery）入选 1800 例三支或左主干病变患者，对采取紫杉醇药物洗脱支架 PCI 和 CABG 进行比较，发现 1 年之时死亡或心肌梗死发生率在两组间并无差异，但是支架治疗组再次血运重建率显著增高（13.5％ *vs* 5.9％），反之 CABG 组脑卒中发生率显著增高（2.2％ *vs* 0.6％）。CABG 组中主要终点事件，包括死亡、心肌梗死、脑卒中或血运重建率显著较低，尤其是严重冠状动脉病变者。3 年随访结果亦支持上述结论。FREEDOM 研究（The Future Revascularization Evaluation in Patients With Diabetes Mellitus: Optimal Management of Multivessel Disease）随机入选了 1900 例糖尿病伴多支血管病变患者，发现 CABG 显著优于 PCI，其包括死亡、心肌梗死或脑卒中在内的主要终点事件更少。这些研究提示，严重左主干和

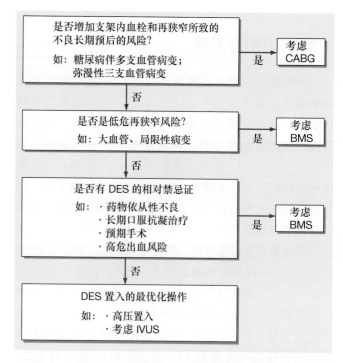

图 33-4 需要血运重建的患者，选择金属裸支架、药物洗脱支架或是冠状动脉旁路移植术需要考虑的因素。ACS，急性冠脉综合征；BMS，金属裸支架；CABG，冠状动脉旁路移植术；DES，药物洗脱支架；IVUS，血管内超声；STEMI，ST 段抬高型心肌梗死。

（来源：From AA Bavry, DL Bhatt: Circulation 116: 696, 2007; with permission.）

三支病变患者或合并糖尿病者，优先选择 CABG。程度较轻的多支血管病变患者，无论是否伴有糖尿病，PCI 或 CABG 的临床预后相似。

选择 PCI 或是 CABG 亦与 PCI 预期的手术成功率和并发症以及外科 CABG 风险等相关。对于 PCI，冠状动脉的解剖特点至关重要。需要考虑病变在血管的部位（近端或远端）、扭曲程度以及血管直径。此外，病变特点包括狭窄程度、钙化、病变长度及血栓等也需要评估。最常见决策不进行 PCI 的原因是无法对症状相关性的病变展开治疗。慢性闭塞病变（＞3 个月）是最为常见原因。其手术成功率较低（30％～70％），且更常伴有并发症。ACC/AHA 根据病变干预的成功率和危险性，对冠状动脉病变进行分类。其中，成功率最高的病变称为 A 型病变（如近端非钙化的次全闭塞病变），反之成功率最低或并发症风险最高的病变称为 C 型病变（如慢性闭塞病变）。两者之间的病变分类为 B1 或 B2 型，取决于其不利解剖特征个数。近乎 25％～30％患者由于不利的解剖结构不适合 PCI，反之由于冠状动脉解剖情况不适于 CABG 的患者仅有 5％。不适宜进行 CABG 的主要原因包括：高龄、体

弱、严重慢性阻塞性肺疾病（COPD）或左心功能较差等严重合并症。

其他在选择血运重建策略时需要考虑的是血运重建的程度。对多支血管病变患者，旁路移植血管通常可以解决所有显著狭窄的病变，反之由于不利的解剖结构，PCI 仅得以对部分病变进行治疗。应用血流储备分数（FFR）（第九章）对临界病变进行评估，有利于判断是否对病变进行血运重建。FAME 研究（The Fractional Flow Reserve versus Angiography for Multivessel Evaluation）发现，应用 FFR 对具有血流动力学意义（FFR≤0.80）病变进行 PCI，相较于单纯冠状动脉造影指导的血运重建，降低 30% 不良事件。因此，选择最佳血运重建策略时，应该优先考虑对所有具有功能学意义的病变进行完全血运重建。由于多支血管病变患者最佳血运重建策略的选择涉及多重因素，最理想的决策过程应是由心脏外科医生、介入医生和内科医生（称为心脏团队）共同对患者病情展开讨论，经充分权衡后制订方案。

急性冠脉综合征患者短期和长期死亡风险较高。随机临床试验已经证实，在降低死亡率和心肌梗死风险方面 PCI 治疗优于强化药物治疗，尤其对高危患者获益更加明确。高危患者定义为伴随下列任何一种情况：顽固性心肌缺血、复发性心绞痛、心肌损伤标志物升高、新发 ST 段压低、射血分数减损、严重心律失常、近期 PCI 或 CABG。对于大多数的高危急性冠脉综合征患者而言，选择 PCI 优于 CABG，除非为严重多支血管病变或造成患者不稳定状态的罪犯病变无法充分治疗。对于 STEMI 患者，胸痛发作 12 h 之内溶栓或 PCI（直接 PCI）能够有效恢复冠状动脉血流和挽救心肌。由于 PCI 较溶栓恢复血流更为确切有效，如具备条件应优先选择。溶栓后也可以实施 PCI 治疗以获得充分的再灌注，或作为溶栓失败/进展为心源性休克的患者的补救性措施。

其他介入技术

结构性心脏病

结构性心脏病（成人先天性心脏病和心脏瓣膜病）的介入治疗是介入心脏病学极为重要和快速发展的领域。

成人先天性心脏病中最常见的介入治疗操作是房间隔缺损封堵术（第十九章）。手术操作类似于诊断性右心导管技术，即通过股静脉将导管插入右心房。在超声和透视的引导下，准确获悉缺损部位和尺寸，并

应用任意一种获批的器械完成缺损封堵。所用器械通过将穿越左心房和右心房的金属网或覆盖盘闭合起来，紧密贴住缺损周边的房间隔达到封堵目的。美国最常用的器械是 Amplatzer 间隔封堵伞（AGA Medical，Minneapolis，Minnesota）。具备适应证的患者中成功率为 85%～95%，且器械相关并发症罕见（包括器械栓塞、感染或磨损）。卵圆孔未闭（PFO）也可通过相似的操作方法治疗。PFO 封堵适用于那些已经充分药物治疗，包括应用抗凝或抗血小板药物，仍反复发生矛盾性栓塞卒中或短暂性脑缺血发作（TIA）的患者。然而，其获益并未被证实。CLOSURE I 研究随机入选 909 例伴有 PFO 的隐源性脑卒中或 TIA 患者。封堵术并未减少 30 天死亡或 2 年神经源性死亡，或随访 2 年之内脑卒中/TIA 事件。其他研究同样验证了此结论。其用于治疗偏头痛正处于临床试验中，适应证并未获批。

类似的器械也用于封堵动脉导管未闭和室间隔缺损。其他可以应用介入治疗的先天性心脏病包括主动脉缩窄、肺动脉瓣狭窄、肺动脉分支狭窄以及其他心腔或血管间的异常交通。

心脏瓣膜疾病的治疗是介入心脏病学进展最为迅速的领域。此前不久，唯一可行的技术是对主动脉、二尖瓣或肺动脉瓣狭窄的球囊瓣膜成形术（第二十章）。二尖瓣球囊成形术适用于具有合适解剖结构的症状性风湿性二尖瓣狭窄患者。这类患者介入治疗的效果无异于外科切开术。介入手术成功与否与瓣膜的超声表现高度相关。最为获益的情况是瓣膜连接处融合而无钙化或腱索下融合不伴显著的二尖瓣反流。从股静脉通路采取穿间隔技术建立通道，具体操作过程是将带针尖的长金属导管从股静脉送入右心房并且在卵圆孔水平穿刺房间隔进入左心房。随后将导引钢丝送入左心室，沿导丝推送球囊扩张导管跨过二尖瓣，充盈到预定的尺寸从而扩张瓣膜。最常应用的扩张导管是 Inoue 球囊，球囊膨起后将融合的瓣膜撕裂，由此通常可成倍扩大二尖瓣瓣口面积。解剖结构适合的患者手术成功率达 95%，严重并发症罕见（1%～2%）。最常见的并发症是穿刺针穿透进入心包造成心脏压塞或是继发严重二尖瓣反流。

对于反流性瓣膜疾病，仅严重的二尖瓣反流能够应用 MitraClip（Abbott，Abbott Park Ⅲ）进行有效的介入治疗。手术操作涉及应用穿间隔技术将导管送入左心房。随后将头端带有金属夹的特殊导管推送至二尖瓣，回缩后钳夹住二尖瓣的前叶和后叶的中部。夹子合拢后形成二尖瓣双开口结构，从而相似于 Alfieri 外科修复减少二尖瓣反流。EVEREST Ⅱ 研究（Endovascular Valve Edge-to-Edge Repair Study）中，

介入治疗的有效性不及外科修复术，但是显示安全性良好。目前应用于不适合外科修复手术修补的患者，尤其是功能性因素所致的瓣膜反流。

严重的主动脉瓣狭窄同样可以应用球囊瓣膜成形术治疗。在这种情况下，将瓣膜成形球囊导管经股动脉逆向推送跨入主动脉瓣内，然后经短暂充盈球囊扩张瓣膜。这项操作的获益并不理想，仅有 50% 患者达到主动脉瓣面积＞1 cm²，但是 6～12 个月后再狭窄率高达 25%～50%。手术成功率不良使其仅限用于无法进行外科手术的患者，或作为外科手术/经导管主动脉瓣置换术（TAVR）的桥接治疗。当前情况下，手术中期死亡率较高（10%）。目前亦有报道主动脉瓣复发狭窄，再次采取主动脉球囊瓣膜成形术的报道。

经皮主动脉瓣置换术（TAVR）已可有效用于治疗高危和不适宜外科手术的主动脉瓣狭窄患者。目前，已有两种瓣膜类型供临床应用，即 Edwards SAPIEN 瓣膜（Edwards Lifescience, Irvine, California）和 CoreValve ReValving 系统（Medtronic, Minneapolis, Minnesota）。全球范围内超过 1 万例患者中，中期随访未见再狭窄或人工瓣膜严重功能不全。CoreValve 采用自膨胀模式，而 Edwards 瓣膜为球囊扩张模式。装置的套管尺寸较大（14～22Fr），如条件许可，最常选择通过股动脉逆向推送进入。伴有周围动脉疾病的患者，可以通过外科切开建立锁骨下动脉通路或采用经心尖通路。首先进行球囊瓣膜成形术，随后将人工瓣膜定位于跨主动脉瓣部位，充分膨胀后扩张球囊展开瓣膜确保与主动脉瓣环完全贴合。操作的成功率为 80%～90%，术后 30 天死亡率为 10%～15%，目前仅限用于高危患者。应用 Edwards 瓣膜装置的 PARTNER 试验（The Placement of Aortic Transcatheter Valve）显示，极高危组中随机化分配进行 TAVR 的患者预后优于药物治疗，1 年死亡率和主要不良事件发生率下降 55%。一项独立的随机试验中，进行外科瓣膜置换术的高危患者 1 年结果与其相似。因此，这种瓣膜被批准用于高危和极高危的严重主动脉瓣狭窄患者。

肺动脉瓣狭窄也可应用球囊瓣膜成形术和经皮置入 Melody 支架（Medtronic）进行有效治疗。三尖瓣的介入治疗仍处于试验阶段。

周围动脉介入治疗

经皮介入用于治疗症状性动脉狭窄（颈动脉、肾动脉、主动脉和周围血管狭窄）也是介入心脏病学的领域。在颈动脉内膜剥脱术高危并发症患者中，随机临床试验数据已经验证支持采取颈动脉支架治疗（图 33-5）。最近的试验也提示，中危患者无论采取颈动脉支架或是颈动脉内膜剥脱术，临床预后结果相似。两种手术的优劣取决于围术期患者的卒中和心肌梗死风险。周围动脉介入操作的成功率已获得显著改善，包括过去需要周围动脉旁路移植干预的长节段阻塞性疾病（图 33-6）。周围动脉介入治疗正在越来越多地成为介入心脏病学家培训的一部分，现有大多数项目在介入心脏病学培训年满后，额外附加培训周期。相关技术和预后在周围血管疾病章节（第三十九章）有详细叙述。

循环支持技术

血流动力学不稳定患者中，为了安全实施 PCI，有时需要应用循环支持技术，其也可以用于外科术前辅助

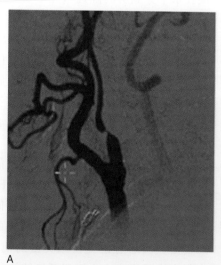
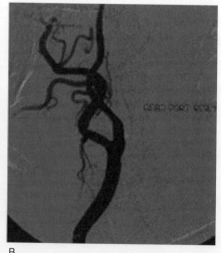

A   B

图 33-5 需要颈动脉血运重建的高危病例，但患者不适合于颈动脉内膜剥脱术。颈动脉支架置入后复查造影结果良好。
（来源：From M Belkin, DL Bhatt: Circulation 119：2302，2009；with permission.）

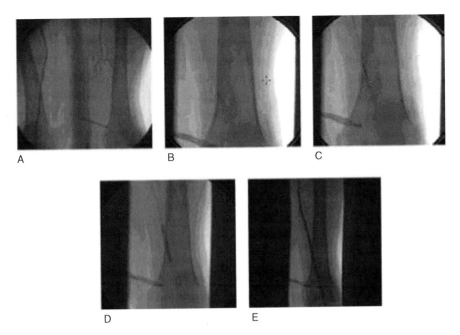

图 33-6 周围动脉介入治疗对既往仅能采取外科旁路移植术干预的病变已取得良好成效。**A.** 左侧股浅动脉完全闭塞；**B.** 导丝和导管进入内膜下空隙；**C.** 血管内超声对内膜下空隙进行定位以指导逆行导丝顺利通过闭塞血管；**D.** 球囊对闭塞段进行扩张；**E.** 支架置入后造影结果良好。

（来源：From A Al Mahameed，DL Bhatt：Cleve Clin J Med 73：S45，2006；with permission.）

以稳定患者状况。最常用的器械是 20 世纪 60 年代早期开发的经皮主动脉球囊反搏。将直径 7～10Fr，容积为 25～50 ml 的球囊导管经由股动脉放置于主动脉弓和腹主动脉分叉之间的主动脉内。连接氦气驱动系统，球囊紧随舒张早期同步充气，舒张中期放气。由此，增加早期舒张压，降低收缩压，并且通过从降主动脉驱动血液降低舒张末压（反搏），并因此增加冠状动脉血流，降低后负荷。禁用于主动脉瓣反流、主动脉夹层或严重周围动脉疾病的患者。主要并发症为血管损伤和血栓形成。为了减少血栓性并发症应静脉注射肝素。

另一种可供应用的装置是 Impella（Abiomed，Danvers，Massachusetts）。导管经由股动脉放置到左心室。导管尖端装有微型轴泵，能够从左心室向主动脉以 2.5～5 L/min 速度泵血。其他辅助装置包括 TandemHeart（CardiacAssist，Pittsburgh，Pennsylvania），主要组件包括粗大的 21Fr 流出鞘导（从股静脉放置到右心房，采用穿间隔技术进入左心房）和一根股动脉流入鞘管。其体外轴流泵可运转 5 L/min 的血流速度，对于休克或非常高危的 STEMI 患者可能有用。患者也可通过置入粗大的管路于股动脉和静脉建立通路，进行体外膜氧合。

肺栓塞的介入治疗

深静脉血栓的治疗为静脉抗凝，如果合并复发性肺栓塞考虑置入下腔静脉滤器。静脉炎后综合征是慢性静脉阻塞所致的严重状况，由此造成长期下肢水肿和静脉溃疡。初步研究提示器械治疗或可发挥作用，已有一项大规模临床研究正在进行中。

对于大面积和某些次大面积肺栓塞（PE）应该采取溶栓药物治疗。外科肺动脉取栓术可用于禁忌全身溶栓或失败的血流动力学不稳定的大面积 PE 患者。对于大面积或次大面积 PE 采用经导管治疗仍处于发展中，但是其疗效肯定。相关技术包括应用较大导管（10Fr）直接抽吸、血凝块内注入溶栓剂随后抽吸、超声辅助导管溶栓和应用流变血栓清除术。据报道这些技术的成功率为 80%～90%，患者的主要并发症发生率为 2%～4%。

难治性高血压的介入治疗

近年来肾交感神经调节血压的重要性日益受到重视，并发展出对顽固性高血压进行选择性肾交感神经去除术，其通过导管沿着双肾动脉长轴进行低频率射频治疗。Symplicity HTN-2 随机试验中，肾动脉消融较传统药物治疗显著降低血压。尽管美国进行的盲法随机试验 HTN-3 显示消融治疗无效，Symplicity 消融仪（美敦力）仍在欧洲获得批准。

结论

介入心脏病学持续拓展其领域。对冠状动脉疾病包括复杂解剖情况的介入治疗持续进展，对传统上需要 CABG 治疗的领域提出挑战。技术革新如药物洗脱支架已经升级更新换代，以及手动抽栓导管改善了 PCI 预后。尤其，PCI 能够预防急性冠脉综合征患者未来发生缺血事件。对于稳定型冠心病患者，PCI 治疗对缓解症状具有重要意义。周围血管和脑血管疾病应用经皮介入技术同样获益。结构性心脏病越来越多地采用经皮介入治疗，并且有望在未来数年内形成与开胸手术形成竞争的局面。

第三十四章　经皮血运重建图集

Atlas of Percutaneous Revascularization

Jane A. Leopold，Deepak L. Bhatt，David P. Faxon
（王伟民　李琪　译）

　　经皮冠状动脉介入治疗（PCI）是目前世界上应用最为广泛的冠状动脉血运重建手段（第三十三章）。目前 PCI 可用于治疗稳定型心绞痛和急性冠脉综合征患者，包括不稳定型心绞痛和非 ST 段抬高型心肌梗死（NSTEMI）；并且是 ST 段抬高型心肌梗死（STE-MI）患者的首选治疗策略。PCI 也适用于单支病变或多支病变患者。

　　本章将对 PCI 相关的常见的临床问题和解剖学情况进行全面阐述，例如慢性完全闭塞病变、分叉病变、急性 ST 段抬高型心肌梗死、大隐静脉桥血管病变、左主干病变、多支血管病变和支架内血栓。另外，也将涉及利用介入技术治疗结构性心脏病，包括房间隔缺损（ASD）封堵和经导管主动脉瓣置换术（TAVR）。

病例 1：慢性完全闭塞病变

（视频 34-1 至 34-7）

- 81 岁男性心绞痛患者，纽约心脏病学会（NY-HA）Ⅳ级充血性心力衰竭，锝－99m 运动心肌灌注显像显示下壁、心尖、后壁缺血。

- 冠状动脉造影检查显示冠状动脉呈左优势型，回旋支（LCX）完全闭塞。LCX 远段由来自前降支（LAD）的侧支循环显影，提示 LCX 为慢性完全闭塞病变。

视频 34-1　初始的冠状动脉造影显示 LCX 完全闭塞，由 LAD 的间隔支提供侧支循环

视频 34-2　尝试采用正向导丝技术、亲水导丝通过 LCX 闭塞病变，但是未能成功进入真腔

视频 34-3　采用逆向导丝技术，导丝成功通过 LAD 的间隔支侧支循环到达 LCX 远段并通过完全闭塞处

视频 34-4　采用逆向导丝技术通过完全闭塞病变。在指引导管内将导丝抓捕并拉出体外，用以提供正向通过 LCX 的途径

视频 34-5　球囊扩张后 LCX 的前向血流恢复

视频 34-6　于完全闭塞病变处置入支架，远段血流改善后可以看到第二处严重狭窄病变

总结

- 所有进行冠状动脉造影检查的患者中，约 15%～30% 存在冠状动脉慢性完全闭塞病变（CTO）。
- CTO 病变通常建议行外科手术治疗以达到完全血运重建的目的。
- 由于 CTO 病变未能成功治疗而导致的不完全血运重建与死亡率增加相关 [风险比 HR＝1.36；95% 可信区间（CI），1.12～1.66，$P<0.05$]。
- 成功进行 PCI 治疗的 CTO 可使死亡率绝对值下降 3.8%～8.4%，并缓解患者症状、改善左心室功能。
- 新技术，例如逆向导丝技术，在正向导丝技术失败或不可行、且存在良好的侧支循环的情况下十分有用。

来源：Case contributed with permission by Dr. Frederick G. P. Welt.

病例 2：分叉病变支架置入

（图 34-1；视频 34-8 至 34-16）

- 52 岁男性，急性冠脉综合征患者，肌钙蛋白 I＝0.18（正常上限<0.04）。
- 冠状动脉造影检查显示为冠状动脉单支病变，LAD 中段严重狭窄，呈分叉病变，累及大的对角支。

视频 34-8　初始的左冠状动脉造影显示 LAD 中段严重狭窄，为累及大对角支的分叉病变

视频 34-9　两支血管均置入导丝并使用球囊预扩张

视频 34-10　球囊扩张后的结果

视频 34-11　支架定位于 LAD

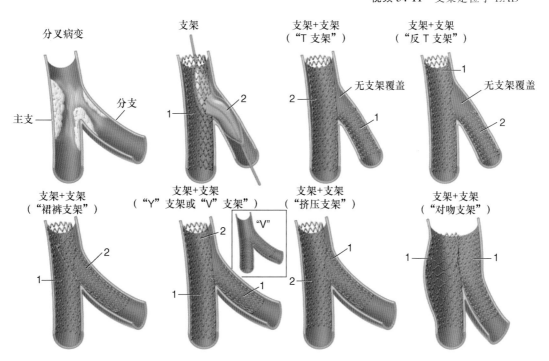

图 34-1　治疗分叉病变的单支架技术和双支架技术示意图。PTCA，经皮腔内冠状动脉成形术

视频 34-12　LAD 置入支架后的结果

视频 34-13　采用"裙裤"技术，将支架通过 LAD 的支架网眼置入对角支

视频 34-14　对角支置入支架后的结果

视频 34-15　两个 2.5 mm 直径的"对吻"球囊同时进行扩张

视频 34-16　分叉病变支架置入后的最终结果

总结

- 约 15%～20% 的 PCI 手术涉及分叉病变的治疗。
- 分叉病变的 PCI 治疗策略需考虑到保护分支的通畅。
- 治疗分叉病变包括单支架技术和双支架技术；选择何种技术取决于解剖学特点，包括斑块负荷、分支发出的角度、球囊扩张后斑块的位移和分支的供血范围。
- 对比单支架和双支架技术，其靶病变血运重建率和支架内血栓发生率相似。

病例 3：下壁心肌梗死——血栓和血栓抽吸术

（图 34-2 至 34-4；视频 34-17 至 34-22）

- 59 岁男性患者，因严重的胸骨中段压迫感 2 h 于急诊就诊。
- 收缩压 100 mmHg，窦性心动过速，心率 90～100 次/分。
- 第一份心电图（ECG）显示下壁导联 ST 段抬高，侧壁导联 ST 段压低。
- 患者被紧急送往导管室行直接 PCI。

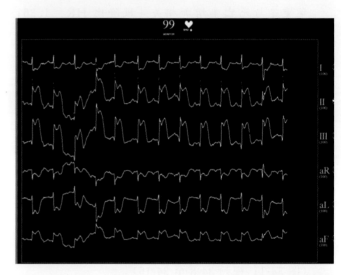

图 34-2　术前心电图显示下壁导联 ST 段抬高和侧壁导联 ST 段压低

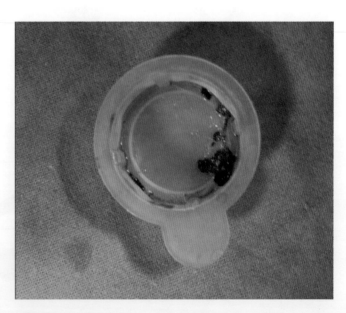

图 34-3　机化的红血栓，由血栓抽吸术取出

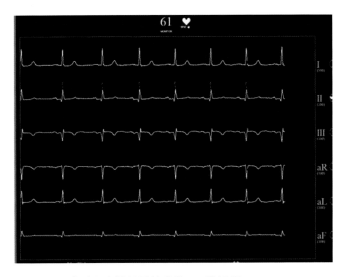

图 34-4 术后心电图显示抬高的 ST 段回落

视频 34-17 注射造影剂后显示右冠状动脉（RCA）完全闭塞，说明血管内血栓形成

视频 34-18 成形导丝通过血栓性病变，但是远段血管的血流并未恢复

视频 34-19 血栓抽吸术后的结果以及抽吸出的血栓。现在可以看到血管内破裂的"罪犯"斑块和残余血栓

视频 34-20 球囊扩张成形和支架置入后仍然可见血栓

视频 34-21 反复抽吸血栓和扩张支架后血栓消失

视频 34-22 最终结果

总结

- 斑块破裂后促使血栓形成并堵塞冠状动脉，从而导致急性 STEMI 的发生。
- 尽管心外膜冠状动脉的血运重建获得成功，但是球囊成形和支架置入过程中微栓子释出可能造成持续的微血管功能障碍。一旦出现，可能会导致更大面积的心肌梗死、心力衰竭、恶性室性心律失常和死亡。
- 血栓抽吸术用于吸出或移除血管中的血栓，以减少球囊成形和支架置入过程中的远端血管的栓塞。
- 直接 PCI 中采取血栓抽吸术可以改善心肌灌注和降低死亡率。
- 给予抗血小板和抗凝药物对于冠状动脉内血栓的治疗至关重要。

病例 4：使用远端保护装置进行大隐静脉桥血管的介入治疗

（图 34-5；视频 34-23 至 34-26）

- 62 岁男性患者，慢性稳定型心绞痛病史。
- 17 年前接受了 4 支血管的冠状动脉旁路移植术（CABG），其中 LAD 行左内乳动脉旁路移植，右冠状动脉（RCA）行右内乳动脉旁路移植，第一钝缘支和第一对角支行大隐静脉旁路移植。
- 患者近期运动时心绞痛发作次数增加，锝－99m

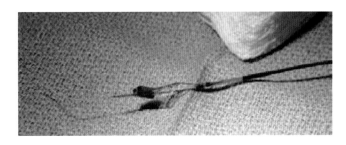

图 34-5 远端保护装置，可见其捕获球囊扩张后释出的动脉粥样硬化斑块碎片

运动心肌灌注显像显示侧壁缺血。

- 冠状动脉造影显示至第一钝缘支的大隐静脉桥血管体部有严重狭窄。

视频 34-23　移植至第一钝缘支的大隐静脉桥血管中段 80% 偏心狭窄

视频 34-24　跨过病变部位置入远端保护装置

视频 34-25　远端保护装置到位后进行球囊扩张成形术

视频 34-26　支架置入后的最终结果

总结

- 大隐静脉桥血管闭塞率于术后 1 年时近 20%，5 年时高达 50%。
- 大隐静脉桥血管闭塞（术后＞1 个月）由于内皮增生和动脉粥样硬化所致。
- 进行大隐静脉桥血管的 PCI 时，由于动脉粥样硬化斑块碎片和微血栓造成微血管堵塞，进而导致远端血管栓塞、前向血流减少（即"无复流"现象）和心肌梗死。
- 栓子远端保护装置可以减小大隐静脉桥血管介入治疗时的远端栓塞风险，以及无复流和心肌梗死的发生率。

病例 5：高危患者的无保护左主干 PCI

（图 34-6 和图 34-7；视频 34-27 至 34-34）

- 89 岁的 NSTEMI 女性患者，住院保守治疗后 2 周出现心尖导联 ST 段压低 5 mm。
- 慢性阻塞性肺疾病、高龄以及本人拒绝心脏外科手术，使得治疗方案仅限于药物和（或）PCI。
- 冠状动脉造影显示冠状动脉呈左优势型，左主干严重钙化且末端有 80% 的严重狭窄，并且延伸至 LAD 和 LCX 的近段。LAD 近段也有 70% 的狭窄。
- 经与患者本人、家属和心脏外科医师讨论后，决定在主动脉内球囊反搏及右心室临时起搏支持下进行 PCI。

视频 34-27　初始的冠状动脉造影显示，右前斜（RAO）头位可见左主干严重钙化病变以及 LAD 近段严重狭窄

视频 34-28　左前斜（LAO）足位显示左主干病变延伸至 LAD 开口和 LCX 开口

视频 34-29　于 LCX 和 LAD 分别置入导引导丝。先对左主干和 LCX 进行球囊扩张成形，再对 LAD 近段进行球囊扩张成形，随后置入长药物洗脱支架以覆盖导丝进入血管时造成的夹层

视频 34-30　左主干病变延伸至 LCX 和 LAD 开口所形成的分叉病变采用"裙裤"技术治疗。首先，于左主干至 LCX 近段置入一枚药物洗脱支架

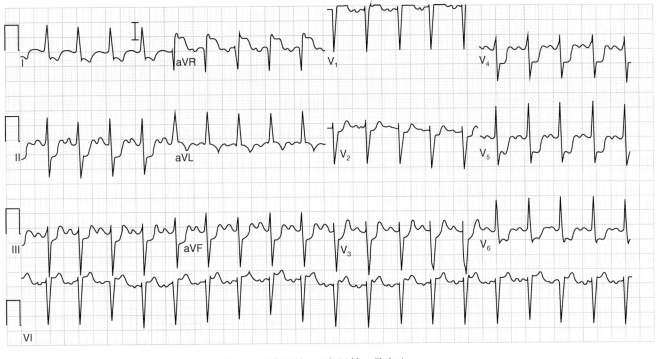

图 34-6　胸痛发作时，心电图显示下壁和侧壁导联广泛的 ST 段压低，最多达 5 mm

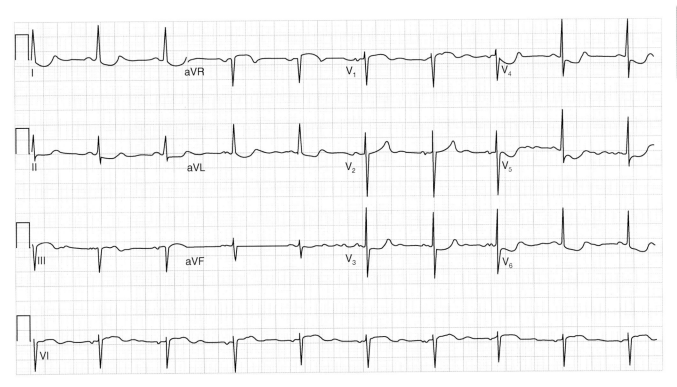

图 34-7　胸痛缓解后，ST 段压低减轻

视频 34-31　其后，LAD 的导丝撤出并通过支架送到 LAD 远端。通过左主干/LCX 的支架网眼置入第二枚药物洗脱支架

视频 34-32　重新置入 LCX 的导丝后，对两个支架再次同时进行扩张（"对吻"球囊）

视频 34-33　左前斜足位显示的最终结果

视频 34-34　右前斜头位显示的最终结果，左主干、LCX 和 LAD 恢复通畅

总结

- 左主干病变见于 5%～10% 的症状性冠心病患者。
- 伴有左主干病变的冠心病患者，采取 CABG 进行血运重建已被证实可以显著降低随访超过 5～10 年的死亡率。
- SYNTAX（Synergy between PCI with Taxus and Cardiac Surgery）研究提示特定的病例进行 PCI 并置入药物洗脱支架，其住院期间 1 年死亡率以及心肌梗死发生率与 CABG 人群相当。但是这两种策略的长期预后差异还不得而知。
- 左主干病变的 PCI 适应证包括外科手术高风险和具有保护的左主干病变（如既往 CABG 桥血管通畅）的患者。适合行外科旁路移植术的患者也可采取支架置入术，但是针对每个案例，应与患者、介入心脏病学医生以及心脏外科医生进行讨论，以决策最佳的治疗选项。
- 左主干开口和体部孤立病变的患者可采用单支架策略，其治疗效果要优于累及 LAD 和 LCX 开口的分叉病变。

病例 6：糖尿病患者的多支病变 PCI

（视频 34-35 至 34-42）

- 58 岁的 NSTEMI 男性患者。
- 既往高脂血症和 2 型糖尿病，口服降糖药治疗。
- 冠状动脉造影显示双支病变，第二钝缘支完全闭塞，考虑为导致患者症状的原因（罪犯病变）。此外，大中间支重度狭窄，RCA 中段有明显狭窄。

视频 34-35　初始的左冠状动脉造影右前斜体位显示第二钝缘支完全闭塞，通过侧支循环逆向延迟显影，中间支重度狭窄

视频 34-36　导引导丝通过完全闭塞病变，并对病变进行球囊成形预处理

视频 34-37　随后于病变处置入一枚药物洗脱支架，血管恢复通畅。此前未显影的第三钝缘支此时也可见造影剂轻微填充显影（TIMI 血流 1 级），并未对该支血管进行治疗

视频 34-38　导丝通过中间支病变处，并进行球囊成形预处理

视频 34-39　于中间支病变处置入一枚药物洗脱支架。最终结果显示无论是中间支或第二钝缘支均无残余狭窄

视频 34-40　初始的冠状动脉造影显示 RCA 中段有重度狭窄

第五部分　冠状动脉和周围血管疾病

视频 34-41　对病变进行球囊扩张后置入支架

视频 34-42　最终的结果显示 RCA 中段无残余狭窄

总结

- 多支病变 PCI 非常多见，既可以单次完成，也可两次或多次分步操作。
- 多支病变的 PCI 其近期和远期死亡率及心肌梗死率与 CABG 大致相当，但是由于再狭窄所致的血运重建率较高。
- 随机化进行的 BARI（Bypass Angioplasty Revascularization Investigation）研究中，接受 PCI 干预的糖尿病患者远期死亡率高于进行 CABG 者。然而，BARI 研究中亦发现，选择解剖学条件适合的糖尿病患者进行 PCI 治疗可以获得与 CABG 相当的预后。

病例 7：LAD 近段药物洗脱支架的极晚期支架内血栓

（图 34-8 和图 34-9；视频 34-43 至 34-46）

- 62 岁的男性患者，为治疗严重的心绞痛于 LAD 近段置入一枚药物洗脱支架。接受了为期 1 年的

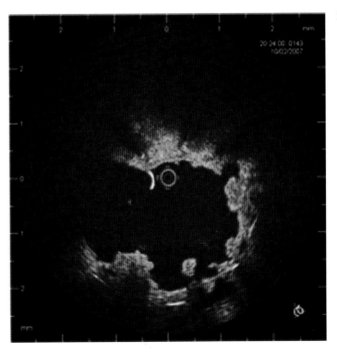

图 34-8　初次进行球囊扩张后的光学相干断层成像，可以看到附着于支架丝上的残余血栓

阿司匹林和氯吡格雷双联抗血小板治疗，随后按计划停用氯吡格雷。

- 患者持续无症状，直至支架置入后 15 个月，由于急性前壁 STEMI 导致严重胸痛。
- 胸痛发作后 70 min 患者被转运至导管室进行冠状动脉造影检查，显示 LAD 近段支架内完全闭塞。

视频 34-43　初始的冠状动脉造影显示 LAD 近段的药物洗脱支架内完全闭塞，LCX 开口也有严重狭窄

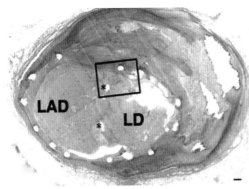
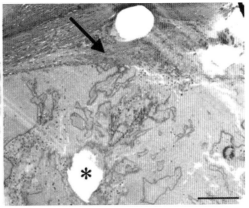

图 34-9　尸检获取的晚期支架内血栓的病理标本。LAD 管腔内可见充满血栓并延伸至对角支（LD）。支架框架所在位置以星号（＊）标示（左图）。放大观察血管显示支架框架边缘形成血栓及新生内膜形成（箭头所示）（右图）

视频 34-44　LAO 角度显示 LCX 的狭窄为充盈缺损所致，提示管腔内血栓形成

视频 34-45　导丝通过 LAD 病变，其后 LAD 中段缓慢显影（TIMI 血流 2 级），提示支架内血栓

视频 34-46　于 LAD 和 LCX 置入支架后的最终结果。首先对 LAD 病变进行球囊扩张，然后置入一枚金属裸支架覆盖近段病变。随后对 LCX 开口病变进行球囊扩张，再采用 "V 支架" 技术植入一枚金属裸支架

总结

- 支架内血栓并不常见（发生率 1%～2%），是支架置入后的严重并发症。金属裸支架中，最常发生于术后 1 个月之内，但是少数也可发生于术后 1 年（0.2%～0.6%）。术后 1 年以上出现的支架内血栓称为极晚期支架内血栓（VLST），更多见于药物洗脱支架，而罕见于金属裸支架。
- 过早停用双联抗血小板治疗是早期和晚期支架内

血栓的最常见原因。然而，VLST 的病因尚不清楚。

- 发生支架内血栓的患者主要表现为急性冠脉综合征或 STEMI，其伴随较高的死亡率（10%）。
- 治疗措施是紧急 PCI 干预，进行球囊血管成形术或再次置入支架。

病例 8：经导管主动脉瓣置换术

（图 34-10 至 34-14；视频 34-47 至 34-50）

- 75 岁女性患者，症状性主动脉瓣狭窄，经胸超声心动图测量瓣口面积 0.58 cm²。
- 同时患有慢性阻塞性肺疾病 [第 1 秒用力呼气量（FEV1）＝0.54] 和其他疾病，进行心脏外科主动脉瓣置换术风险极高（logistic Euroscore 评分＝29.5%）。
- 患者被纳入临床研究，行经导管主动脉瓣置换术（TAVR）。

视频 34-47　主动脉造影显示冠状动脉通畅，主动脉瓣微少量反流

视频 34-48　在快速心室起搏（频率 180 次/分）下行球囊瓣膜成形术

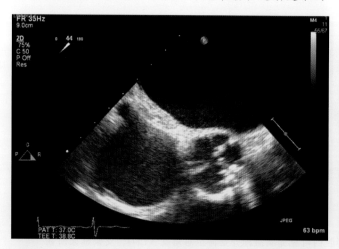

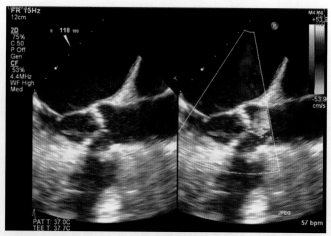

图 34-10　经食管超声心动图显示主动脉瓣呈三叶瓣并钙化（左图）。瓣叶运动幅度减弱，收缩期峰值瓣口面积减小（右图）

视频 34-49　于放射线和经食管超声指引下将一个 26 mm 的 Edwards SAPIEN 瓣膜定位并释放

视频 34-50　瓣膜释放后再次进行主动脉造影显示瓣膜功能良好，呈轻度主动脉瓣关闭不全，无冠状动脉开口堵塞

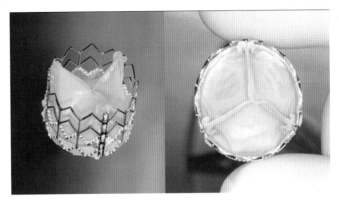

图 34-13　Edwards SAPIEN 经导管心脏瓣膜。

来源：Reprinted with permission from A Zajarias，AG Cribier，：J Am Coll Cardiol 53：1829，2009.

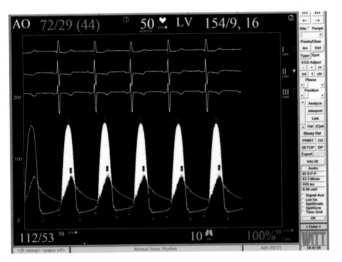

图 34-11　血流动力学提示严重主动脉瓣（AO）狭窄。连续记录左心室（LV）和 AO 压力，显示 LV（154/9 mmHg）和 AO（72/29 mmHg）两者峰值压力阶差为 82 mmHg，平均压力阶差为 63.3 mmHg。符合主动脉瓣瓣口面积 0.58 cm² 的表现

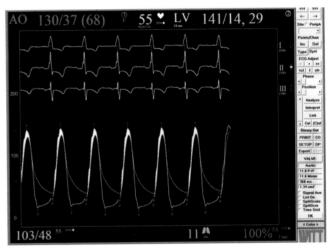

图 34-14　瓣膜完全释放后，LV-AO 压力阶差降至 11.6 mmHg，功能性瓣口面积 1.34 cm²

总结

- ≥75 岁的人群中钙化性主动脉瓣狭窄的发生率约 2%～3%。
- 症状性主动脉瓣狭窄患者平均生存期为 2～3 年，并且猝死风险增加；主动脉瓣置换术同时改善患者症状与预后。
- 不适合于外科手术的高危严重主动脉瓣狭窄患者，1 年和 5 年的生存率分别为 62% 和 38%。
- TAVR 作为外科主动脉瓣置换术高危患者的替代治疗，已经在欧洲获得批准使用，近期也将在美国获得批准使用。

来源：Case contributed with permission by Dr. Andrew C. Eisenhauer.

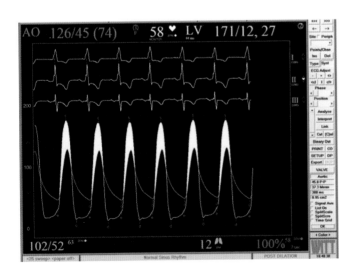

图 34-12　球囊瓣膜成形术后，LV-AO 平均压力阶差降至 37.3 mmHg，主动脉瓣瓣口面积增大至 0.95 cm²

第三十四章　经皮血运重建图集

病例9：房间隔缺损封堵

（图34-15至34-21；视频34-51至34-53）

- 48岁的女性患者，存在直径18 mm继发孔型房间隔缺损（ASD），出现气短和运动耐量减低，呈渐进性加重。

- 超声心动图显示右心房（RA）、右心室（RV）扩大，而且提示右心室容量负荷过重征象。

- 心导管检查测得分流系数（Qp/Qs）为2.3∶1。

- 根据患者症状，以及右侧房室扩大和中型ASD的证据，建议患者行经皮ASD封堵术。

视频34-51 贯穿ASD置入测量球囊

视频34-52 将Amplatzer®房间隔封堵器定位于ASD处

视频34-53 装置的双盘结构固定在ASD两侧

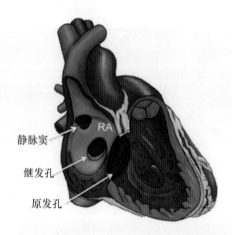

图34-15 常见房间隔缺损（ASD）的解剖学位置。最为多见的ASD类型包括静脉窦型、继发孔型和原发孔型。静脉窦型ASD位于上腔静脉（SVC）和右心房（RA）交界处，常伴有右侧肺静脉异位回流入右心房。继发孔型ASD位于卵圆孔，导致血液在RA和左心房内分流。原发孔型ASD也被称为房室间隔缺损，造成RA和右心室以及左心房和左心室相通。
来源：Illustration by Justin E. Tribuna.

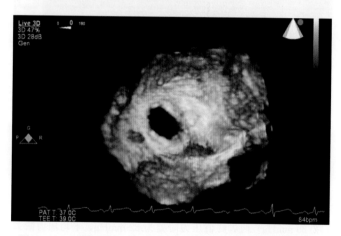

图34-17 继发孔型ASD的超声心动图三维重建图像。ASD呈圆形，周围有足够的组织边缘供房间隔封堵器固定

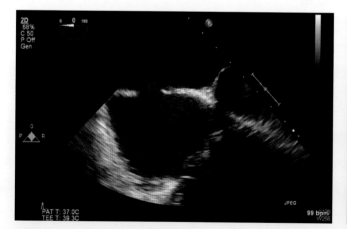

图34-16 继发孔型ASD的经食管超声图像。
ASD表现为左心房（LA）和RA之间的房间隔局部回声"中断"（左图）。彩色多普勒血流图显示RA中出现蓝色血流信号，提示左向右分流（右图）

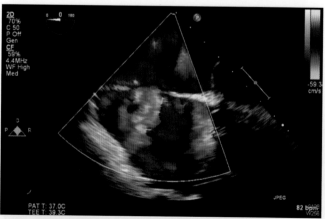

第五部分 冠状动脉和周围血管疾病

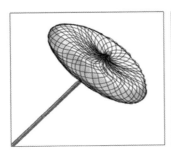 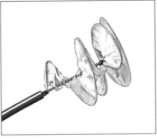

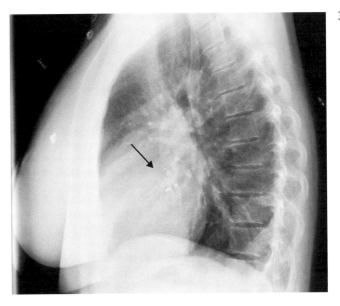

图 34-18　ASD 经皮封堵装置。Amplatzer® 房间隔封堵器（左图）和 HELEX® 房间隔封堵器（右图）均是用于 ASD 的经皮房间隔封堵装置。

Amplatzer® 房间隔封堵器由双盘结构及连接双盘结构的腰部组成，双盘分别定位于 ASD 的两侧以阻断血流。HELEX® 房间隔封堵器将覆盖有快速伸展性聚四氟乙烯的环形翼状装置定位于 ASD 两侧以阻断血流

来源：Illustration by Justin E. Tribuna.

图 34-21　术后的侧位胸片显示 Amplatzer® 房间隔封堵器固定在位

第三十四章　经皮血运重建图集

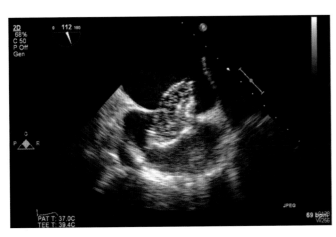 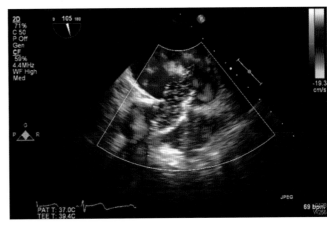

图 34-19　经食管超声心动图显示测量球囊（左图）和房间隔缺损处无血流信号（右图）

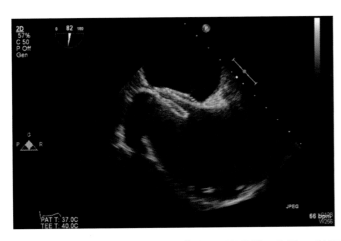 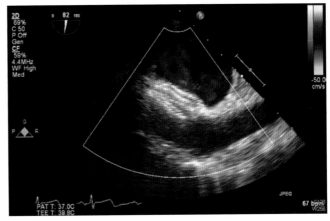

图 34-20　固定在位的 Amplatzer® 房间隔封堵器（左图）。封堵器处无血流通过（右图）

335

总结

- 未经修复的 ASD 将造成肺血增多和右心衰竭相关的症状和体征，如呼吸困难、运动耐量下降、乏力、心悸、房性心律失常和肺部感染。
- 对于右心房和右心室扩大的继发孔型 ASD 无论是否伴有症状均建议行经皮 ASD 封堵术。
- ASD 封堵术的禁忌证包括不可逆肺动脉高压和缺乏左向右分流的患者。静脉窦型、冠状窦型和原发孔型 ASD 均不建议行封堵术。
- 置入房间隔封堵器术后 6 个月，给予患者抗血小板药物治疗，并对于特定的操作预防性应用抗生素。术后 1 天、1 个月、6 个月和 1 年时建议复查超声心动图，评估装置是否移位或磨损、残余分流、血栓形成或心包积液，并于此后定期复查。

来源：Case contributed with permission by Dr. Andrew C. Eisenhauer.

第三十五章　高血压
Hypertensive Vascular Disease

Theodore A. Kotchen

（梁会珠　王立娜　译）

高血压是全球重要的疾病负担之一。2001 年，约 760 万人死亡（占总死亡人数 13%～15%）和 9200 万残疾调整生命年归因于高血压。高血压使心血管疾病包括冠状动脉性心脏病（coronary heart disease，CHD）、充血性心力衰竭（congestive heart failure，CHF）、缺血性和出血性脑卒中、肾衰竭和周围血管疾病的风险翻倍。通常也伴随其他心血管疾病的危险因素，这些心血管疾病的风险随着危险因素的总负担而增加。尽管降压治疗可以降低心血管疾病和肾脏病的风险，仍有大量高血压人群未经治疗或治疗不足。

流行病学

不同国家之间，以及同一国家的不同人群的血压水平、年龄相关性高血压的发生率和高血压的流行程度均有所不同。除少数生活在发展中国家的人群外，

高血压见于所有人群。在工业化社会，20 岁之前血压水平呈稳步增长趋势。儿童和青少年血压水平与生长成熟相关。血压随着儿童、青少年和青年的发育进程而变化。美国男性成年早期的平均收缩压高于女性，尽管老年女性中这种血压随年龄增长速度更陡峭。其后，60 岁及以上的老年人，女性的收缩压高于男性。成年人舒张压随年龄进行性升高，约 55 岁以后呈下降趋势，60 岁以后脉压（收缩压和舒张压的差值）增大。

在美国，根据国家健康和营养调查（National Health and Nutrition Examination Survey，NHANES）的结果，将近 30%（年龄调整后的患病率）的成年人或至少 6500 万人患有高血压（定义为以下任何一种：收缩压≥140 mmHg，舒张压≥90 mmHg 或正在服用抗高血压药物）。非西班牙裔的黑种人和白种人高血压的患病率分别为 33.5% 和 28.9%，墨西哥裔美国人的高血压患病率为 20.7%。高血压的患病率随着年龄的增长而增加，年龄≥60 岁人群患病率为 65.4%。最近的证据表明，美国高血压的患病率正在上升，这可能与肥胖增加有关。美国东南部的高血压患病率和卒中死亡率高于其他地区。在非洲裔美国人中，高血压出现得更早，通常更严重，导致卒中、左心室肥大、CHF 及终末期肾病（end-stage renal disease，ESRD）的发病率和死亡率高于白种美国人。

环境和遗传因素都可能导致高血压患病率的区域和种族差异。对经历"文化适应"的社会群体和对从城市化程度较低到城市化程度较高的移民的研究表明，环境对血压有着深远的影响。肥胖和体重增加是高血压的独立危险因素。据估计，约 60% 的高血压患者超重 20%。人群中高血压的患病率与膳食盐的摄入相关，高盐饮食可能会增加与年龄相关的血压升高。低钙和低钾饮食也可导致高血压。尿钠钾比（钠钾摄入量的一个指标）与血压的相关性比单独的钠或钾的相关性更强。饮酒、社会心理应激和低体力活动也可导致高血压。

领养、双胞胎和家庭因素的研究显示遗传对血压水平和高血压有显著影响。控制相同环境因素的家庭研究表明血压的遗传率波动在 15%～35%。双胞胎的研究中，血压的遗传性男性约为 60%，女性为 30%～40%。有高血压家族史的患者在 55 岁之前发生高血压的风险高达 3.8 倍。然而，迄今为止，只有一小部分高遗传性是由特定的基因引起的。

遗传因素

 高血压人群虽然特定的基因突变呈孟德尔遗传方式（表 35-4），但是非常罕见，同时这些基因突

第五部分　冠状动脉和周围血管疾病

变并不适用于绝大多数（＞98％）高血压人群。对大多数人来说，高血压为多基因突变，其中基因和环境因素共同作用，对血压水平有中度的影响。此外，不同类型的基因可导致不同的高血压表型，如肥胖、血脂紊乱和胰岛素抵抗等。

使用不同方法进行高血压相关特定基因的探查。动物模型（包括选择性繁殖老鼠和老鼠菌株）是一种评估和高血压有关基因位点和基因非常具有优势的方法。比较作图策略（comparative mapping strategies）允许在大鼠和人类基因组之间识别可能参与血压调节的共性基因组区域。在相关性研究中，对比高血压患者和正常血压对照组的特定候选基因或染色体区域的不同等位基因（或不同位点的等位基因组合）。目前证据表明，编码肾素-血管紧张素-醛固酮系统的基因，以及血管紧张素原和血管紧张素转化酶（angiotensin-converting enzyme，ACE）的基因多态性，可能和高血压和血压对膳食中盐的敏感性相关。α-内收蛋白基因被认为与肾小管重吸收钠增加相关，这种基因多态性可能和高血压及血压对盐的敏感性相关。其他可能与高血压相关的基因包括编码 AT1 受体、醛固酮合成酶、心房钠尿肽及 β_2 肾上腺素受体的基因。全基因组关联研究包括快速扫描整个基因组遗传标记，以识别和观察某个特征（例如血压）或者某个特定疾病相关的基因位点（非特定基因）。这种策略促进了基因分型和国际人类基因组单体型图谱的实用性。候选基因研究的结果往往不能被复制，与其他多基因疾病相比，全基因组关联研究在确定高血压遗传决定因素方面的成功率有限。

初步证据表明，可能存在遗传相关的高血压靶器官损害。家庭研究显示左心室质量有显著的遗传性，并且心脏对高血压的反应有显著的个体差异。家庭研究和与肾损害相关的候选基因突变表明，遗传因素也可能导致高血压肾病。特定的基因突变与冠心病和卒中有关。

在未来，DNA 分析可能预测高血压和靶器官损害的个体风险，并确定特定类型抗高血压药物的反应性。然而，除了罕见的单基因高血压疾病，高血压相关的基因多态性尚待确认，这些变异影响血压的中间机制仍有待确定。

高血压的发病机制

为了建立起理解高血压疾病的发病机制和治疗选择的框架，了解调节正常血压和引起动脉压升高的因素是十分有用的。心输出量和外周血管阻力是两个影

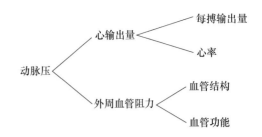

图 35-1　动脉压的决定因素

响动脉压的决定因素（图 35-1）。心输出量由每搏输出量和心率决定，每搏输出量与心肌收缩性和血管腔的大小有关。外周血管阻力由小动脉（管腔直径 100～400 μm）和微动脉的功能和解剖变化决定。

血管容量

钠是主要的细胞外离子，是细胞外液体积的主要决定因素。当氯化钠（NaCl）的摄入量超过肾的排泄量时，容量血管扩张，心输出量可增加。然而，很多血管床能自动调节血流，动脉压升高时，血流持续维持，血管床阻力也相应升高，因为

$$血流 = \frac{横跨血管床的压力}{血管阻力}$$

血压的升高是对血管容量扩张的反应，可导致心输出量的增加。然而，随着时间的推移，外周血管阻力增加，心输出量恢复正常。这种假设是否发生在高血压的发病机制中还不清楚。肯定的是，盐可以激活很多神经、内分泌/旁分泌和血管机制，这些都有可能增加动脉压。钠对血压的影响和摄入的氯化钠有关，非氯性钠盐对血压的影响很少或没有。NaCl 摄入增加引起动脉压的升高，尿钠排泄增加和维持钠平衡的最终结果是升高动脉血压。"压力-尿钠排泄"现象的机制可能与肾小球滤过率轻度升高、肾小管吸收能力下降和包括心房利钠因子在内的激素因素相关。钠排泄受损时，需通过升高动脉压实现尿钠排泄和钠平衡。

肾排钠能力降低可引起 NaCl 依赖性高血压，这是由于原发性肾病或盐保留性激素的合成增加（盐皮质激素）导致肾小管对钠的重吸收增加。肾的神经活性增加也可导致肾小管对钠的重吸收增加，这些均需要更高的动脉血压来实现钠平衡。相反，失盐性疾病和低血压相关。ESRD 是容量依赖性高血压的典型例子。80％的患者血管容量和高血压可通过充分的透析得到控制，另外 20％的患者，其高血压的机制和肾素血管紧张素的活性增加相关，且对肾素血管紧张素抑制剂可能反应良好。

自主神经系统

肾上腺素反射可在短期内调节血压，肾上腺素功能和激素、容量相关的因素则有助于动脉压的长期调节。去甲肾上腺素、肾上腺素和多巴胺在心血管的张力和持续时相的调节中发挥主要作用。

肾上腺素受体活性由鸟嘌呤核苷酸结合调节蛋白（G蛋白）和下游第二信使的胞内浓度调节。除了受体的亲和力和密度，儿茶酚胺的生理反应还可通过受体-配体在受体结合的"远端"位点偶联的效率而改变。受体位点对于传输介质和受体位点所在位置的反应是相对特异性的。基于生理和药理学的不同，将肾上腺素受体分为 α 和 β 两种类型，进一步又分为 α_1 和 α_2、β_1 和 β_2 受体。最近的分子克隆研究已确定了几种其他亚型。与肾上腺素相比，α 受体更易被去甲肾上腺素占据和激活，而 β 受体更易被肾上腺素占据和激活。α_1 受体位于平滑肌细胞中的突触后膜，可引起血管收缩。α_2 受体位于节后神经末梢的突触前膜，可合成去甲肾上腺素。当 α_2 受体被儿茶酚胺激活时，可控制负反馈调节，进一步抑制去甲肾上腺素的释放。肾 α_1 肾上腺素受体的激活可增加肾小管对钠的重吸收。不同类型的降压药可通过抑制 α_1 受体或激动 α_2 受体，降低系统交感神经的兴奋性而起作用。心肌 β_1 受体的激活可增加心率和心肌收缩力，从而增加心输出量。β_1 受体激活也可刺激肾脏肾素的释放。另一类降压药可通过抑制 β_1 受体起作用。β_2 受体被肾上腺素激活时可松弛血管平滑肌，导致血管扩张。

循环中儿茶酚胺的浓度可影响不同组织中肾上腺素受体的数量。儿茶酚胺持续增高可下调受体表达，可能与降低对儿茶酚胺的反应性或者诱导对儿茶酚胺的快速耐受有关。例如，在嗜铬细胞瘤患者中经常观察到直立性低血压，可能是由于在直立位时缺乏去甲肾上腺素诱导的血管收缩所致。相反，随着神经递质的缓慢减少，肾上腺素受体数量的增加或上调，可引起神经递质的反应性增加。长期使用肾上腺素受体阻滞剂可导致受体上调，骤然停药可引起交感神经刺激后的一过性高反应状态。例如，可乐定是一种中枢作用的 α_2 受体激动剂，可抑制交感神经，骤然停用可乐定可造成 α_1 受体上调，从而导致反跳性高血压。

一些调节血压的反射是时刻发生的。其中一种动脉压力反射经由颈动脉窦和主动脉弓中对拉伸敏感的感觉神经末梢介导。这些压力感受器的触发速率随着动脉压的升高而增加，其净效应是交感神经的冲动减少，导致动脉压下降和心率降低。这是体位变化、行为或生理应激、血容量改变时缓冲快速动脉压的急剧波动的主要机制。然而，压力反射活性降低或者适应性的维持动脉压的高水平，使得压力感受器一直处于高压力水平。自主神经病变和压力反射功能受损的患者血压极不稳定，呈现难以控制的发作性高血压并伴随心动过速。

正常体重和肥胖的个体，高血压常和交感神经发放的冲动增加有关。基于节后肌肉神经活性的记录（通过将微电极植入到下肢的腓总神经监测）显示，高血压患者交感神经发放的冲动往往高于正常血压者。肥胖和阻塞性呼吸睡眠暂停相关的高血压，交感神经发放的冲动增多。电刺激颈动脉窦的传入神经可激活压力感受器来降低"顽固性"高血压患者的血压。阻断交感神经系统的药物是有效的降压药，提示交感神经系统在升高动脉压中起着一定的作用，尽管不一定是致病作用。

嗜铬细胞瘤是肿瘤释放的儿茶酚胺相关性高血压最典型的例子。手术切除肿瘤、应用 α_1 受体拮抗剂或者儿茶酚胺合成步骤中的限速酶，即酪氨酸羟化酶抑制剂均可降低血压。

肾素-血管紧张素-醛固酮

肾素-血管紧张素-醛固酮系统通过血管紧张素 Ⅱ 的血管收缩效应和醛固酮的保钠机制来调节血压。肾素是由其前体酶-肾素原合成的天冬氨酰蛋白酶。循环中大多数的肾素在肾入球小动脉合成。肾素原可直接分泌到循环中，或者在分泌细胞中被激活，释放有活性的肾素。虽然人血浆中的肾素原比肾素多 2～5 倍，但是没有证据表明肾素原对循环系统有生理活性。三个刺激肾素分泌的主要机制如下：①髓襻升支粗段远端 NaCl 的运输减少时，刺激相应的入球小动脉（致密斑）；②肾入球小动脉内灌注压力降低（压力感受器机制）；③交感神经系统通过 β_1 肾上腺素受体刺激细胞释放肾素。与之相反，通过增加肾入球小动脉的灌注或阻断 β_1 肾上腺素受体，或增加髓襻升支粗段远端 NaCl 的运输可以抑制肾素分泌。另外，血管紧张素 Ⅱ 直接通过抑制血管紧张素 Ⅱ 的 1 型受体来减少肾素分泌，使用 ACEI 抑制剂或者血管紧张素 Ⅱ 受体阻滞剂可以增加肾素分泌。

肾素一旦释放到血液循环中，具有活性的肾素可以裂解血管紧张素原，形成无活性的十肽血管紧张素 Ⅰ（图35-2）。主要位于肺循环中的血管紧张素转化酶，通过释放 C 末端组氨酸-亮氨酸二肽将血管紧张素 Ⅰ 转化为血管紧张素 Ⅱ。相同的转化酶裂解其他多

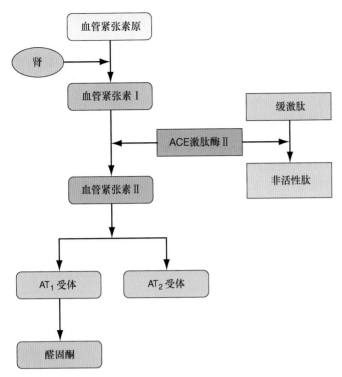

图 35-2 肾素-血管紧张素-醛固酮系统轴。ACE，血管紧张素转化酶

种肽类，包括失活血管扩张剂缓激肽。血管紧张素Ⅱ主要通过细胞膜上的血管紧张素Ⅱ的 1 型受体（AT_1）起作用，血管紧张素Ⅱ是一种有效的升压物质，主要通过激活肾上腺球状带分泌的醛固酮来升压，血管紧张素Ⅱ是一种有效的促细胞分裂剂，可刺激血管平滑肌细胞和心肌细胞的生长。除外其血流动力学效应，血管紧张素Ⅱ对血管壁的直接作用在动脉粥样硬化机制中也发挥作用。血管紧张素Ⅱ的 2 型受体（AT_2）和 AT_1 的作用相反。AT_2 受体有引起血管扩张、钠排泄和抑制细胞生长及基质形成的作用。实验证明 AT_2 受体通过刺激平滑肌细胞凋亡来重塑血管，同时可调节肾小球滤过率。抑制 AT_1 受体可诱导 AT_2 受体活性的增加。

肾素分泌瘤是肾素依赖性高血压的常见原因。肾脏的肿瘤包括肾小球旁器良性的血管外皮细胞瘤，偶见肾癌，包括肾母细胞瘤。肺、肝、胰腺、结肠和肾上腺的肿瘤也可分泌肾素。除了切除和（或）消融肿瘤，高血压的治疗也包括药物靶点抑制血管紧张素Ⅱ的产生或活性。肾血管性高血压是肾素介导的一类高血压。肾动脉梗阻导致肾灌注压下降从而刺激肾素分泌。随着时间的推移引起继发性的肾损害，这种形式的高血压可以变得不完全依赖肾素。

血管紧张素、肾素及血管紧张素Ⅱ可在多个组织中合成，包括脑、垂体、主动脉、动脉、心脏、肾上腺、肾、脂肪细胞、白细胞、卵巢、睾丸、子宫、脾

和皮肤。组织中的血管紧张素Ⅱ可通过肾素酶或者其他蛋白酶形成，如血管紧张素Ⅰ转化酶、胃促酶和组织蛋白酶。除了调节局部血流量，组织中的血管紧张素Ⅱ是一种促细胞分裂剂，刺激细胞生长，有利于组织重建和修复。组织中血管紧张素Ⅱ的增加可导致动脉粥样硬化、心肌肥厚和肾衰竭，因此血管紧张素Ⅱ可以是药物治疗的靶点，防止靶器官损害。

血管紧张素Ⅱ是调节肾上腺皮质球状带醛固酮分泌及合成的主要因子。醛固酮的合成依赖于血钾，低钾血症的患者醛固酮分泌减少。虽然肾上腺皮质激素（ACTH）急剧增高可使醛固酮的分泌增加，ACTH 不是长期调节醛固酮的主要因子。

醛固酮是一种强效的盐皮质激素，通过促进肾皮质集合管细胞表面的内皮钠通道（ENaC）重吸收提升钠浓度。这种钠通道对阿米洛利敏感。通过钠钾和钠氢离子交换来维持电荷中性。因此醛固酮分泌增加可导致低血钾和碱中毒。

皮质醇也可以与盐皮质激素受体结合，但与醛固酮相比，是一种低效力的盐皮质激素，由于皮质醇可被 11β-羟化酶脱氢酶 2 型转化为可的松，可的松对盐皮质激素受体没有亲和力。原发性醛固酮增多症是一种盐皮质激素介导的高血压类型。在这种疾病中，肾上腺醛固酮合成和释放独立于肾素-血管紧张素系统，容量增多的结果是导致肾素释放受抑制。

盐皮质激素受体不仅在肾，而且在很多其他组织中表达，盐皮质激素受体的激活可引起心脏、肾和血管的结构及功能变化，导致心肌纤维化、肾硬化、血管炎症和重塑，可能是氧化应激的结果。高盐摄入时这种作用被放大。在动物模型中，循环中的高醛固酮水平刺激心脏纤维化和左心室肥厚，螺内酯（醛固酮受体拮抗剂）可预防醛固酮诱导的心肌纤维化。高血压患者左心室结构的改变与血浆醛固酮浓度的升高有关。在充血性心力衰竭患者中，低剂量的醛固酮可降低 30% 的心力衰竭进程和心脏性猝死。由于肾血流动力学的作用，原发性醛固酮增多症的患者中，循环中高水平的醛固酮可引起肾小球高滤过和蛋白尿。当肾上腺切除或使用螺内酯（安体舒通）来去除过多的醛固酮时这种肾功能的改变是可恢复的。

肾素-血管紧张素-醛固酮系统轴活性升高并不一定和高血压相关。低 NaCl 饮食和血管收缩的调节反应，就可通过升高肾素-血管紧张素-醛固酮系统轴的活性来维持动脉压和容量之间的平衡。继发性醛固酮升高（如继发于肾素-血管紧张素引起的醛固酮升高）而不具高血压，较常见于伴有水肿的充血性心力衰竭和肝脏疾病患者。

血管机制

血管半径和动脉血流阻力的顺应性是决定动脉压的关键因素。血流阻力与血管半径的四次方呈反比，因此，减小管腔内径可显著升高血管阻力。在高血压患者中，结构、机械性和功能性变化可降低小动脉和微动脉管腔的直径。血管重构是指血管壁几何学的变化而不伴有血管容积的改变。血管壁增厚（细胞大小以及细胞间基质沉积增加）或者富营养化血管重构可减小管腔内径，从而引起外周阻力增高。细胞凋亡、轻度炎症反应以及血管纤维化亦可导致血管重构。管腔直径与血管弹性有关。血容量增加时，血管弹性高引起的动脉压变化小。而在僵硬的血管系统中，血容量轻度增加即可引起较高的动脉压变化。

高血压患者由于动脉粥样硬化造成动脉僵硬，而血管顺应性下降则造成收缩压升高以及脉压增宽。由于动脉僵硬，中心动脉（主动脉、颈动脉）血压可能和肱动脉血压不平行。在给定的速度下血流射入主动脉引起一个压力波。前向波产生的反射波逆向进入升主动脉。尽管平均动脉压由心输出量和外周血管阻力决定，但脉压则与大动脉的功能性质、动脉压的幅度以及入射和反射波的时间相关。动脉硬化增加造成入射波和反射波脉搏传导速度增加。这些波传导速度的不同导致动脉收缩压的升高、舒张压的下降以及脉压增宽。主动脉增强指数是评估动脉僵硬度的一个指标，其计算公式为中心动脉压/脉压。中心动脉压可通过在主动脉直接放置传感器或者购买商品化的无创径向张力装置测得。中心动脉压和主动脉增强指数是心血管疾病以及全因死亡强有力的独立预测因子。

血管平滑肌细胞介导的离子转运与高血压相关的血管张力以及血管生长有关，两者均是通过细胞内的 pH 值来调节的。三种离子转运参与 pH 的调节：①Na^+-H^+ 交换；②Na^+ 依赖性 HCO_3^--Cl^- 交换；③阳离子非依赖性 HCO_3^--Cl^- 交换。基于较血管平滑肌更易测量的细胞类型（如白细胞、红细胞、血小板和骨骼肌细胞）发现，高血压时 Na^+-H^+ 交换增多，并由此通过两种机制导致血管张力增高：首先 Na^+ 转入增高激活 Na^+-Ca^{2+} 交换，使得细胞内 Ca^{2+} 浓度增高，从而引起血管张力增高；其次，pH 升高增强了钙敏感的收缩装置，导致细胞内 Ca^{2+} 浓度增高，随之引起收缩性增强。另外，Na^+-H^+ 交换增加通过提高有丝分裂原的敏感性刺激平滑肌细胞生长。

血管内皮功能可调节血管张力。血管内皮合成和释放几种血管活性物质，包括具有强效舒张能力的一氧化氮。高血压患者的内皮依赖性血管舒张功能受损。这种损害可通过高分辨率超声在充血再灌注阶段前及前臂缺血 5 min 后测量评估，或通过动脉内输注内皮依赖性的血管扩张剂如乙酰胆碱后的反应性来评估。内皮素是一种内皮产生的血管收缩肽，口服活性内皮素拮抗剂可降压顽固性高血压患者的血压。

目前对于高血压相关的离子转运异常造成的血管和内皮功能异常是造成血压升高的原发性因素还是继发性因素尚不清楚。有限的证据表明，血管顺应性和内皮依赖性血管扩张可通过有氧运动、减轻体重以及服用降压药物来改善。这些干预措施是否通过血压依赖性机制来影响动脉结构和僵硬度、不同种类的降压药是否作用于不同血管结构和功能仍未明确。

高血压的病理效应

高血压是心力衰竭、冠状动脉疾病、卒中、肾脏疾病和周围血管疾病（peripheral artery disease，PAD）的独立诱发因素。

心脏

心脏疾病是高血压患者最常见的死亡原因。高血压状态下，心脏结构和功能产生适应性改变，引起左心室肥厚、CHF、冠状动脉粥样硬化性疾病及微血管病变时的血流异常和心律失常。

左心室肥厚患者 CHD、卒中、CHF 和猝死的风险增加。积极控制高血压可减轻或逆转左心室肥厚，降低心血管疾病发生风险。目前尚不清楚不同类降压药除降压以外，是否能额外减低左心室质量。

CHF 与心脏收缩功能障碍、舒张功能障碍有关或与两者同时有关。高血压患者心脏舒张功能异常很常见，可从无症状心脏病至显著的心力衰竭。大约 1/3 的 CHF 患者心脏收缩功能正常，但舒张功能明显下降。舒张功能异常是高血压心脏病的早期表现，左心室肥厚和缺血可使舒张功能进一步恶化。心导管检查可精确评估心脏舒张功能。舒张功能也可通过其他无创检查来评估，包括超声心动图和放射性核素血管显像。

脑

卒中是全世界范围内第二大常见死亡原因，每年造成 500 万人死亡，另外有 1500 万人发生非致死性卒中。血压升高是卒中最大的危险因素。大约 85％的卒中是缺血性卒中，剩余 15％为脑出血或者蛛网膜下腔出血。卒中的发病率随着血压的升高而进行性升高，尤其是年龄

>65 岁人群收缩压的升高与卒中发生率密切相关。降压治疗可降低缺血性和出血性脑卒中的发生率。

高血压也和老年人认知功能受损相关，纵向研究支持中年时期的高血压和晚年认知功能下降相关。高血压相关的认知功能损害和痴呆可能是因为单支重要大血管闭塞引起缺血或者闭塞性微血管病变引起多发腔隙性脑梗死，从而造成了皮质下白质缺血。一些临床研究表明，降压治疗对认知功能有益，尽管这一领域仍有待探索。

动脉压在一定范围内（平均动脉压 50～150 mmHg）波动时，脑血流量可通过自动调节保持相对稳定。具有临床症状的恶性高血压，动脉血压超过了脑血流自动调节的上限，自动调节失效导致血管扩张和脑过度灌注，从而引起高血压脑病。高血压脑病的症状和体征可能包括剧烈的头痛、恶心、呕吐（通常是喷射性呕吐）、局灶性神经体征和精神状态的改变。若未及时治疗，高血压脑病可在数小时内进展为木僵、昏迷、抽搐，甚至死亡。高血压脑病需和其他与高血压相关的神经疾病相鉴别，比如脑缺血、出血或者血栓栓塞性卒中、痫样疾病、占位病变、假性脑瘤、震颤性谵妄、脑膜炎、急性间歇性卟啉病、创伤性或化学性脑损伤和尿毒症性脑病。

肾脏

肾脏既是高血压作用靶器官，又是高血压的病因。原发性肾病是继发性高血压最常见的病因。肾脏相关的高血压机制包括排钠能力降低、容量状态造成的肾素过度分泌和交感神经系统过度激活。反过来看，高血压是肾损伤和终末期肾病的独立危险因素。高血压相关风险增加具有等级性及持续性，并且在高于合适水平的血压范围内风险持续存在。肾损害风险与收缩压关系更密切；在相同血压水平下，黑人男性比白人男性患终末期肾病的风险更高。

动脉粥样硬化、高血压相关肾血管损害主要影响球前动脉，造成肾小球及球后结构缺血性改变。肾小球损伤也可以是肾小球高灌注直接造成肾小球毛细血管损伤的后果。高血压相关肾损害研究，主要是动物实验表明，入球小动脉肾血流自动调节功能失效造成高压力传递至未受保护的肾小球，引起超滤、肾小球肥厚，最终造成局灶性节段性肾小球硬化。随着肾进行性受损，肾血流和肾小球滤过率的自动调节丧失，造成肾损害的血压阈值降低、血压和肾损害的相关性曲线的斜坡更陡。其结果可能是肾损害和肾单位丢失之间形成恶性循环，导致更严重的高血压，肾小球超

滤和进一步的肾损害。肾小球病变进展为肾小球硬化，最终肾小管也可能缺血并逐渐萎缩。恶性高血压相关性肾损害包括入球小动脉的纤维素样坏死，可延伸到肾小球，导致局灶性肾小球坏死。

临床上大量白蛋白尿（随机尿白蛋白/肌酐>300 mg/g）或者微量白蛋白尿（随机尿蛋白/肌酐 30～300 mg/g）是早期肾损伤的标志。蛋白尿也是肾脏病进展和心血管疾病的危险因素。

周围动脉

血管参与高血压的发病过程，同时也是长期持续高血压造成动脉粥样硬化的靶器官。在高血压人群中，血管疾病是诱发卒中、心脏病和肾衰竭的主要因素。另外，合并下肢动脉疾病的高血压患者未来患心血管疾病的风险增加。尽管下肢动脉狭窄的患者可能无症状，间歇性跛行是周围动脉疾病（PAD）的典型症状。踝肱指数是评估 PAD 的有效方法，定义为踝动脉和肱动脉收缩压的比值。踝肱指数<0.9 可诊断 PAD，提示至少有一个下肢主要血管狭窄>50%。踝肱指数<0.8 与血压升高相关，尤其是收缩压升高。

高血压定义

从流行病学的角度来看，高血压的定义无明确的血压界值。在成人中，随着收缩压和舒张压的连续升高，相应的心血管疾病、脑卒中和肾病的风险升高。多重危险因素干预试验（Multiple Risk Factor Intervention Trial，MRFIT）纳入>35 万的男性参与者，结果显示收缩压和舒张压对冠心病死亡率有连续和分级影响，这种影响可延伸至 120 mmHg 水平的收缩压。类似地，一项纳入将近 100 万人群的 Meta 分析显示缺血性心脏病、脑卒中和其他血管疾病的死亡率和血压水平直接相关，这种相关性起至 115/75 mmHg，并且没有证据表明有上限。收缩压每增加 20 mmHg，舒张压每增加 10 mmHg，心血管的风险增加一倍。在老年个体中，收缩压和脉压预测心血管疾病的力度比舒张压强。

临床上，高血压可定义为治疗后可降低血压相关发病率和死亡率时的血压水平。目前定义高血压的临床标准通常是基于两次或两次以上门诊就诊期间的两次或以上坐位血压的平均值。最近的一项分类标准将血压分为正常血压、高血压前期、高血压（Ⅰ级和Ⅱ级）和单纯收缩性高血压，后者常见于老年人（表 35-1）。儿童和青少年的高血压定义为收缩压和（或）舒

张压持续升高大于同龄、同性别和相同身高人群的第95百分位点。血压在第90至95百分位点之间定义为高血压前期，是生活方式干预的指征。

家庭血压和24 h平均动态血压通常低于诊室血压。由于动态血压记录了全天血压值，提供了比有限的几次诊室血压值更全面的高血压血管负荷评估信息。越来越多的证据表明，家庭血压包括24 h血压记录比诊室血压能更可靠地预测靶器官损害。血压往往是在清晨醒来的几个小时里更高，而非一天中的其他时间。心肌梗死和脑卒中也常发生在清晨。夜间血压通常比日间血压低10％～20％，夜间血压谷值的升高可能和心血管疾病风险升高相关。推荐高血压的诊断标准是，24 h动态血压监测之中日间血压≥135/85 mmHg，夜间血压≥120/75 mmHg。这些水平接近于诊室高血压界值140/90 mmHg。

依据诊室血压诊断的1级高血压（定义见表35-1）人群中有15％～20％的平均动态血压监测为＜135/85 mmHg。这种现象即所谓的"白大衣高血压"，也可能与靶器官损害风险升高相关，尽管这种相关程度比诊室血压和动态血压升高的个体低。白大衣高血压个体发展为持续性高血压的风险增高。

高血压的临床病症

根据患者的诊断与分类标准，约80％～95％的高血压患者被诊断为原发性高血压。其余的5％～20％的高血压患者中，导致血压升高的特定潜在疾病可以被识别出来（表35-2和表35-3）。在继发性高血压患者中，引起血压升高的特定机制通常更明显。

表35-1	血压分级	
血压分级	收缩压，mmHg	舒张压，mmHg
正常	＜120	和＜80
高血压前期	120～139	或80～89
高血压Ⅰ级	140～159	或90～99
高血压Ⅱ级	≥160	或≥100
单纯收缩性高血压	≥140	和＜90

来源：Adapted from AV Chobanian et al；JAMA 289：2560，2003.

表35-2	收缩性高血压和脉压增宽

1. 血管顺应性降低（动脉硬化）
2. 心输出量增高
   a. 主动脉瓣关闭不全
   b. 甲状腺毒症
   c. 高心排血量综合征
   d. 发热
   e. 动静脉瘘
   f. 动脉导管未闭

表35-3	继发性收缩性和舒张性高血压
肾	肾实质性疾病、肾囊肿（包括多囊肾）、肾脏肿瘤（包括肾素分泌性肿瘤）、尿路梗阻
肾血管性疾病	肾动脉硬化、肌纤维发育不良
肾上腺	原发性醛固酮增多症、皮质醇增多症、17α羟化酶缺乏症、11β氢化酶缺乏症、11羟基类固醇脱氢酶缺乏症（甘草）、嗜铬细胞瘤
主动脉缩窄	
阻塞性睡眠呼吸暂停	
先兆子痫/子痫	
神经性	心因性、间脑综合征、家族性自主神经功能异常、多发神经炎（急性卟啉病、铅中毒）、急性颅内压增高、急性脊髓横断
各种内分泌疾病	甲状腺功能减退、甲状腺功能亢进、高钙血症、肢端肥大症
药物	大剂量雌激素、肾上腺类固醇、解充血剂、食欲抑制剂、环孢素、三环类抗抑郁药、单胺氧化酶抑制剂、促红细胞生成素、非甾体抗炎药、可卡因
孟德尔遗传性高血压	见表35-4

原发性高血压

原发性高血压倾向于家族聚集现象，极可能是环境和遗传共同作用的结果。原发性高血压的患病率随年龄的增长而增加，年龄较小时存在相对较高的血压，后续发展为高血压的风险增加。原发性高血压很可能代表一系列具有不同潜在病理生理过程的疾病。大多数高血压患者的外周血管阻力增加，心排血量正常或降低；然而，在轻度或不稳定高血压的年轻患者中，心输出量增加，外周血管阻力可能正常。

当把血浆肾素活性（PRA）与24 h钠排泄量比较时，约10％～15％的高血压患者具有较高的PRA，25％的患者则PRA较低。高肾素活性患者可能是血管收缩性高血压，而低肾素活性患者可能为容量依赖性高血压。原发性高血压患者血浆醛固酮与血压的关系不一致。非洲裔美国人中醛固酮与血压的关系更为显著，具有高血压的非洲裔美国人的PRA往往较低。这种情况下，如醛固酮水平轻微升高，至少会造成一些无明显原发性醛固酮增多症的患者罹患高血压。此外，螺内酯作为醛固酮受体拮抗剂，对某些原发性高血压患者可能特别有效，包括部分"耐药"的高血压患者。

肥胖和代谢综合征

有充分的证据表明肥胖（BMI＞30 kg/m²）和高

血压相关。此外，横断面研究表明，体重（或者体重指数）和血压之间存在直接的线性相关性。中心部位的体脂比周围部位的体脂更能决定血压升高程度。队列研究表明体重变化和血压随着时间的变化直接相关。成人高血压中60％的人超重程度＞20％。已有研究表明，60％～70％的成年人高血压可直接归因于肥胖。

高血压常和血脂异常并存，并与胰岛素抵抗相关。这些危险因素常和肥胖尤其是腹型肥胖相关，但并非总是如此。胰岛素抵抗也和内皮产生介导调节血小板聚集、抗凝、纤溶和血管张力的物质不平衡有关。当这些危险因素聚集时，CHD、卒中、糖尿病风险和心血管疾病的死亡率进一步增加。

基于人群学和方法学的研究定义的胰岛素抵抗存在于25％～50％的非肥胖、非糖尿病的高血压患者中。胰岛素抵抗、腹型肥胖、高血压和血脂异常被认为是代谢综合征。原发性高血压患者的一级亲属群体常常存在胰岛素抵抗和高胰岛素血症（胰岛素抵抗的替代指标），可能预示高血压和心血管疾病的最终发展。尽管代谢综合征部分是多基因遗传的，该综合征的表达受环境因素的影响，如运动程度和饮食。随着体重的下降，胰岛素敏感性增加、血压降低。认识到心血管疾病的危险因素往往在个体内聚集，对高血压的评估和治疗具有重要的意义。对于高血压和高危人群的评估应包括心血管疾病的总体风险评估。同样地，改变生活方式和药物治疗应针对心血管疾病的总体风险，而不是仅关注高血压。

肾实质性疾病

实际上几乎所有肾脏病都可能引起高血压（表35-3），肾脏病是继发性高血压最常见的原因。大于80％的慢性肾衰竭患者存在高血压。一般来说，高血压在肾小球疾病中比在慢性肾盂肾炎等间质性疾病中更为严重。相反，高血压也可以引起肾硬化，在某些情况下很难区分高血压和肾脏病哪个是起因。蛋白尿＞1000 mg/d和活动性尿沉渣提示原发性肾脏病。两者并存时，治疗目标是控制血压和延缓肾功能不全的进展速度。

肾血管性高血压

由于肾动脉闭塞引起的肾血管性高血压，是一类可能被治愈的高血压。疾病初期高血压的发生机制通常是肾素-血管紧张素的激活。然而，肾素活性和其他肾素-血管紧张素系统的组分可能只是一过性升高，随着时间的推移其他压力机制可能导致动脉压的升高。

两组患者有患这种疾病的风险：一组是年龄较大的动脉硬化患者，通常在肾动脉的起端有斑块阻塞，另一组是纤维肌发育不良患者。肾血管性高血压患者中动脉粥样硬化占绝大多数。尽管肌纤维发育不良可发生于任何年龄，但是更易发生于年轻白人女性。女性患病率是男性的8倍。肌纤维发育不良有多种组织学变异，包括中膜纤维增生、外膜纤维增生、中膜增生和内膜纤维增生。中膜纤维增生是最常见的变异，约出现于2/3的患者。和动脉粥样硬化性肾血管病相比，肌纤维发育不良的病变通常是双侧的，且往往影响肾动脉的远端部分。

病史和体格检查可能提示肾血管性高血压的线索，对于有其他动脉粥样硬化性血管病证据的患者，应考虑该诊断。虽然肾血管性高血压对降压药有可能反应良好，但是出现重症或难治性高血压、近期高血压难以控制或者发作性中重度高血压和难以解释的肾功能恶化或者和ACEI相关的肾功能恶化时需高度考虑肾血管性高血压的可能性。约50％的肾血管性高血压存在腹部或胁腹部杂音，如果杂音单纯存在于收缩期或贯穿整个收缩期至舒张期则更可能有重要的血流动力学异常提示意义。

如果使用简单的降压方案血压就能得到良好控制、肾功能保持稳定，则不必积极评估肾动脉狭窄的有无，尤其是对于患有动脉粥样硬化和合并症的老年患者。长期高血压、晚期肾功能不全或糖尿病患者很少能从肾血管修复中获益。最有效的治疗药物是ACE抑制剂或者血管紧张素Ⅱ受体阻滞剂，然而这些药物可扩张肾出球小动脉，降低狭窄肾的肾小球滤过率。双侧肾动脉狭窄或者孤立肾的肾动脉狭窄，使用这样药物可能造成进行性肾功能不全，重要的是，停用这些致病药物后肾功能不全通常是可逆的。

如果是怀疑肾动脉狭窄且临床上有干预［如经皮肾动脉成形术（percutaneous transluminal renal angioplasty，PTRA）、血管内置管（支架）、外科肾血管重建］指征时，则下一步应该进行影像学评估。作为初筛试验，肾血流量可通过放射性［^{131}I］-邻碘马尿酸酯（OIH）扫描评估，肾小球滤过率可通过口服单剂量的卡托普利（或者其他ACE抑制剂）之前或之后使用［99mTc］-二乙三胺五乙酸（DTPA）扫描来评估。如下为阳性结果：①患侧肾摄取降低，小于总肾功能的40％；②患侧肾摄取延迟；③患侧肾排泄延迟。在正常或接近正常的肾功能患者，一个正常的卡托普利肾图基本上可排除显著的肾动脉狭窄。然而，它在肾功能不全（肌酐清除率＜20 ml/min）或双侧肾动脉狭窄患者中的作用有限。如果扫描结果呈阳性，则需要进一步的影像学评估。肾动脉多普勒超声能可靠地估计肾血流速度并跟踪监测病变随着时间的发展情况。阳性结果通常在血管造影中得到证实，而假阴性结果经常发生，尤其是在肥胖患者中。轧造影剂磁共振血管造影可清晰地显示肾动脉近端，但可能错过远端病变。这种肾动脉成像技术的优点是造影药物不具有肾毒性。应用造影剂的动脉造影仍然是评估和诊断肾动脉病变的"金标准"，但其潜在的风险包括肾毒性，尤其是在糖尿病或既往肾功能不全的患者中。

近 50% 的动脉粥样硬化患者存在不同程度的肾动脉阻塞，目前有几种方法可以评估这种病变的功能意义，来预测血管修复后对血压控制和肾功能的影响。每一种方法都有不同的敏感性和特异性，没有一种检查方法可以确定肾动脉病变和高血压之间的因果关系。功能显著的病变通常会阻塞 70% 以上的肾动脉管腔。在血管造影上，缺血肾侧支血管的存在提示功能上的严重损害。肾静脉肾素比值（患侧/对侧肾素比值＞1.5）对血管修复反应的病变有 90% 的预测价值。然而对于血压控制的假阴性率是 50%～60%。肾动脉病变的压力梯度测量并不能可靠地预测血管修复的反应。

总之，关于血管修复和药物治疗以及修复类型的决定需要个体化。纤维肌发育不良患者比动脉粥样硬化病变患者的预后更好，这可能是由于他们年龄小、高血压持续时间短和系统性疾病少。由于 PTRA 具有低的风险获益比和较高的成功率（可改善或治愈 90% 的高血压和 10% 的再狭窄率），成为这些患者的首选治疗方案。如果 PTRA 失败或者存在分支病变则可考虑外科血管成形术。对于动脉粥样硬化的患者，如果经最佳药物治疗血压仍不能得到充分控制或者肾功能恶化则考虑血管修复术。对于年轻无合并症的动脉粥样硬化患者手术可能是首选的初始治疗方法。然而，对于大多数动脉粥样硬化患者，根据病变的位置，首选的治疗方法可能是 PTRA 和（或）支架置入术。如果这些方法不成功的话，如血管病变不适合 PTRA 或者支架置入或者同时需要进行主动脉手术，如修复动脉瘤，则有外科血管成形术的指征。美国国立卫生研究所资助的前瞻性随机对照 CORAL 试验（Cardiovascular Outcomes for Renal Atherosclerotic Lesions）正在进行中，致力于比较药物治疗和药物联合肾动脉支架治疗对于肾动脉粥样硬化性血管疾病预后的影响。

原发性醛固酮增多症

原发性醛固酮增多症生成过量醛固酮所致的高血压可能被治愈。原发性醛固酮增多症产生的过量醛固酮独立于肾素-血管紧张素系统，结果是钠潴留、高血压、低血钾和低肾素活性。研究显示这种疾病导致的高血压患病率从＜2% 到 15% 不等。这种差异在一定程度上与筛查力度和诊断标准有关。

病史和体格检查对于诊断提供的线索较少。诊断时的年龄通常是 30～50 岁。高血压一般是轻中度，偶为重度，所有难治性高血压都应考虑是否为原发性醛固酮增多症。这些患者的高血压可能伴随葡萄糖不耐受。大多数患者无症状，然而少数情况下出现多尿、多饮、感觉异常或表现为由于低钾性碱中毒所致的肌无力。尽管醛固酮是保钠激素，原发性醛固酮增多症患者很少发生水肿。相较于原发性高血压，原发性醛固酮增多症患者的肾功能不全和心血管疾病发生率显著增高。

对于高血压患者出现无诱因的低血钾（例如和利尿剂、呕吐或腹泻无关），则原发性醛固酮增多症的患病率接近 40%～50%。对于使用利尿剂的患者，如果血清钾＜3.1 mmol/L（＜3.1 meq/L），则原发性醛固酮增多症的可能性增高。然而，血清钾是一种不敏感和不特异的筛查试验。其后证实生成醛固酮腺瘤的患者中，约 25% 患者的血钾正常，其他病因引起的原发性醛固酮增多症患者，不伴低钾血症的比例更高。此外，高血压伴有低钾血症，也可见于继发性醛固酮增多、其他盐皮质激素和糖皮质激素引起的高血压和嗜铬细胞瘤。

血浆醛固酮和肾素的比值（PA/PRA）为实用的筛查试验。最好是在晨起时对非卧床患者进行检测。比值＞30∶1 联合血浆中醛固酮浓度＞555 pmol/L（＞20 ng/dl）对于诊断醛固酮腺瘤的敏感性是 90%，特异性是 91%。Mayo 临床研究系列中发现，其后由外科手术证实为醛固酮腺瘤的患者中，其 PA/PRA 比值≥20，血浆醛固酮浓度≥415 pmol/L（≥15 ng/dl）。无论如何，对这个数值进行阐释须注意一些事项。这一"高"比例界限和实验室及检测方法直接相关。一些降压药可能影响这个比值（例如醛固酮受体拮抗剂、血管紧张素受体阻滞剂和 ACE 抑制剂可能升高肾素；醛固酮受体拮抗剂可能升高醛固酮）。目前建议进行筛查时至少停用醛固酮受体拮抗剂 4～6 周。由于醛固酮合成依赖于钾，进行筛查前应口服补钾纠正低钾血症。如能遵循上述事项，则对于日常服用降压药物的患者，所进行的筛查检测数值结果就可被视为有效。对于比值增高但缺少血浆醛固酮水平升高的患者，诊断原发性醛固酮增多症的特异性降低，这是由于许多原发性高血压患者肾素水平较低，尤其是美国非洲裔老年人。对于肾功能不全患者由于醛固酮清除减少，其比值也可增高。对于 PA/PRA 比值升高的患者，如静脉持续输注 2 L 等渗盐水＞4 h 后，无法抑制醛固酮＜277 pmol/L（＜10 ng/L）的水平，则确诊为原发性醛固酮增多症。输注生理盐水后，血浆醛固酮水平处于 138～277 pmol/L（5～10 ng/dl）无法确诊。其他替代的确诊试验包括口服负荷量 NaCl、氟氢可的松或者卡托普利后醛固酮水平无法被抑制（各试验分别具有诊断标准）。

原发性醛固酮增多症综合征包括散发性和家族性肾上腺疾病，适宜的治疗取决于具体病因。其中两个最常见的病因是醛固酮瘤和双侧肾上腺皮质增生，占所有原发性醛固酮增多症的比例＞90％。肿瘤通常为单侧，直径多＜3 cm。其余患者主要是双侧肾上腺皮质增生（特发性醛固酮增多症）。罕见原发性醛固酮增多症由于肾上腺癌或者异位恶性肿瘤所致，如卵巢的睾丸母细胞瘤。相较于肾上腺皮质腺瘤和增生，大多数醛固酮癌除生成过量醛固酮外，还伴有其他肾上腺类固醇激素。激素分泌功能的差异可用于鉴别腺瘤和增生。醛固酮的合成过程中，腺瘤患者对 ACTH 的反应敏感，反之增生的患者对血管紧张素更为敏感。因此，腺瘤的患者清晨的醛固酮水平更高，随后日间逐渐减低，反映 ACTH 的昼夜节律；然而对于增生患者直立位时血浆醛固酮趋于增高，反映肾素-血管紧张素-醛固酮系统轴随姿势改变的反应。无论如何，此方法并无法完全区分腺瘤和增生。原发性醛固酮增多症罕见的家族形式包括糖皮质激素可治疗的原发性醛固酮增多症和家族性醛固酮增多症Ⅱ型和Ⅲ型。基因检测有助于诊断这类家族性疾病。

对于所有诊断为原发性醛固酮增多症的患者都应进行肾上腺 CT 检查。高分辨率 CT 可检出小至 0.3 cm 的肿瘤，对于肾上腺肿瘤 90％ 是阳性的。如果 CT 无法诊断，腺瘤可通过地塞米松抑制后（每 6 h 0.5 mg，共 7 天）进行 6β-[I^{131}] 碘甲基-19-去甲胆甾醇肾上腺显像，然而这种方法对于直径＜1.5 cm 的肿瘤敏感性下降。

经由富有经验的放射科医生进行双侧肾上腺静脉采血检测醛固酮水平，是鉴别双侧或是单侧原发性醛固酮增多症最为精确的方法。肾上腺静脉采集的敏感性和特异性（分别是 95％ 和 100％）对于检测单侧醛固酮分泌增多优于肾上腺 CT，成功率为 90％～96％，并发症发生率＜2.5％。经常采用的方法是 ACTH 刺激下，采集醛固酮和皮质醇水平。同侧/对侧醛固酮比值＞4，并且皮质醇水平呈 ACTH 刺激后对称性升高，提示单侧过多生成醛固酮。

单侧腺瘤外科切除后血压水平下降，但是对双侧增生的高血压患者并无疗效。通常采取经腹腔镜进行

单侧肾上腺切除术，腺瘤患者的治愈率是 40％～70％。术后可出现一过性（3 个月）低醛固酮血症，引起高钾血症。对于高钾血症患者应该使用排钾利尿剂，必要时使用氟氢可的松。对于双侧肾上腺增生的患者应使用药物治疗。对于手术疗效不佳的腺瘤患者，也应使用醛固酮受体拮抗剂治疗，必要时使用保钾利尿剂。

糖皮质激素可治疗性醛固酮增多症是一类罕见的单基因常染色体显性遗传病，特征是中重度高血压，往往幼年时发病。这些患者可能存在早发出血性脑卒中的家族史。常常伴有轻度或者不伴低钾血症。通常于肾上腺球状带血管紧张素Ⅱ刺激醛固酮产生，在束状带 ACTH 刺激皮质醇产生。糖皮质激素可治疗性醛固酮增多症患者中，由于 8 号染色体上的嵌合基因，束状带分泌的 ACTH 也可以调节醛固酮。结果是束状带过度产生醛固酮和混合皮质醇（18-羟皮质醇和 18-氧代皮质醇）——由过多的皮质醇氧化生成。诊断可通过尿中排泄的混合皮质醇是正常人的 20～30 倍或者直接通过基因检测诊断。治疗上将 ACTH 抑制在低水平来纠正高醛固酮血症、高血压和低钾血症。也可使用醛固酮受体拮抗剂治疗。家族性醛固酮增多症Ⅱ型和Ⅲ型可给予醛固酮受体拮抗剂和肾上腺切除术治疗。

库欣综合征

库欣综合征与过量 ACTH 分泌（垂体瘤或异位瘤）导致过量皮质醇分泌或 ACTH 非依赖性肾上腺产生的过量皮质醇有关。75％～80％库欣综合征患者出现高血压。发生高血压的机制可能和皮质醇刺激盐皮质激素受体和其他肾上腺皮质类固醇分泌增多相关。如果临床上根据表型特征怀疑此综合征，而患者又没有使用外源性激素，可通过 24 h 尿游离皮质醇，或者隔夜地塞米松试验进行筛查。测定深夜唾液皮质醇也是一种敏感和简易的筛查试验。确立诊断和鉴别库欣综合征的具体病因需进一步评估检查。相应的治疗取决于其病因。

嗜铬细胞瘤

儿茶酚胺分泌性肿瘤位于肾上腺髓质（嗜铬细胞瘤）或者肾上腺以外的副神经节组织（副神经节瘤），大约占高血压患者的 0.05％。如果未能识别出嗜铬细胞瘤，其可能引起致命性的心血管结局。临床表现包括高血压，主要和循环中儿茶酚胺增高相关，同时这类肿瘤可能分泌其他一些血管活性物质。少数嗜铬细

胞瘤患者中，肿瘤分泌的儿茶酚胺主要是肾上腺素，这类患者可能表现为低血压而非高血压。对嗜铬细胞瘤的初始疑诊主要基于症状和（或）伴发于嗜铬细胞瘤的其他疾病（表35-4）。将近20%的嗜铬细胞瘤呈家族性常染色体显性遗传。遗传性嗜铬细胞瘤可能和多发性内分泌腺瘤（MEN）2A型和2B型、von Hippel-Lindau病及神经纤维瘤病相关（表35-4）。上述这些综合征和特定的生殖细胞系突变相关。此外，琥珀酸脱氢酶基因突变和副神经节瘤综合征相关，通常为发生在头部和颈部的副神经节瘤。实验室检查包括检测尿液或血浆中的儿茶酚胺，如24 h尿肾上腺素或24 h血游离肾上腺素。尿液检查通常敏感性差，但特异性良好。基因筛查通常用于疑似为家族性综合征的患者和亲属。手术切除肿瘤是确切的治疗方法，其中90%患者可被治愈。

高血压其他多种病因

非肥胖性阻塞性睡眠呼吸暂停综合征患者出现高血压者＞50%。高血压的严重程度和睡眠呼吸暂停的程度平行。大约70%的阻塞性睡眠呼吸暂停患者存在肥胖。呈现药物抵抗和打鼾病史的患者应考虑睡眠呼吸暂停相关的高血压。通过多导睡眠监测确定诊断。减轻体重对于肥胖患者可缓解或治愈睡眠呼吸暂停和相关的高血压。睡眠时持续正压通气（CPAP）或者双相正压通气（BiPAP）对于阻塞性睡眠呼吸暂停患者是一种卓有成效的治疗方法。显著药物抵抗患者使用CPAP或者BiPAP后可能提高药物疗效。

高血压患者以先天性心血管疾病为病因，最常见的是主动脉缩窄（第十九章）。发病率是1/1000～8/1000活产儿。通常呈散发，但见于约35%的特纳

表35-4　罕见的孟德尔遗传式高血压

疾病	表型	定位基因
糖皮质激素可治疗性醛固酮增多症	常染色体显性遗传 无或者轻度低钾血症	8号染色体上11β羟化酶/醛固酮嵌合基因
17羟化酶缺乏症	常染色体隐性遗传 男性：假两性畸形 女性：原发性闭经、第二性征缺乏	10号染色体上CYP17基因随机突变
11β-羟化酶缺乏症	常染色体隐性遗传 男性化	8q21-q22染色体上CYP11B1基因突变
11β羟基类固醇脱氢酶缺乏症（显著盐皮质激素分泌过多综合征）	常染色体隐性遗传 低钾血症、低肾素、低醛固酮血症	11β羟基类固醇脱氢酶基因突变
Liddle综合征	常染色体显性遗传 低钾血症、低肾素、低醛固酮血症	上皮Na$^+$通道亚基SCNN1B和SCNN1C基因突变
II型假性醛固酮减少症（Gordon综合征）	常染色体显性遗传 高钾血症，肾小球滤过率正常	连锁到1q31-q42和17p11-q21
孕期严重高血压	常染色体显性遗传 早期妊娠严重高血压	丝氨酸第810位密码子（MR$_{L810}$）错义突变为亮氨酸
多囊肾	常染色体显性遗传 肾多发巨大囊肿、肾衰竭、肝囊肿、脑动脉瘤、心脏瓣膜疾病	16号染色体PKD1基因突变和4号染色体PKD2基因突变
嗜铬细胞瘤	常染色体显性遗传	
	（a）多发性内分泌性腺瘤，2A型 甲状腺髓样癌、甲状旁腺功能亢进症	RET原癌基因突变
	（b）多发性内分泌腺瘤2B型： 甲状腺髓样癌、黏膜神经瘤、角膜神经粗大、肠道神经节细胞瘤、类马方综合征体型	RET原癌基因突变
	（c）希林（von Hippel-Lindau）病 视网膜血管瘤、脑和脊髓血管母细胞瘤、肾癌	肿瘤抑制基因VHL突变
	（d）神经纤维瘤1型 多发神经纤维瘤、咖啡牛奶斑	肿瘤抑制基因NF1突变

（Turner）综合征儿童。尽管在婴儿期通过手术纠正了解剖学上的病变，仍高达 30％ 的患者后续发生高血压，并且增加冠状动脉疾病和脑血管事件的风险。病变不太严重的患者，可能直至成年才被诊断。体格检查发现股动脉搏动减弱或延迟，右上肢与下肢之间收缩压差增大，其程度取决于缩窄位置；以及左右上肢之间收缩压差增大。躯干后背左肩胛区闻及吹风样杂音。通过胸部 X 线和经食管超声心动图确诊。治疗方法包括手术修复和球囊血管成形术，或同时置入血管内支架。许多患者其后的预期寿命低于正常人群，并且血压持续增高，死于缺血性心脏病、脑出血或者主动脉瘤。

其他几类内分泌疾病包括甲状腺疾病和肢端肥大症也可引起高血压。轻度舒张压升高可能是甲状腺功能减退的结果，而甲状腺功能亢进可导致收缩压升高。高钙血症最常见的病因是原发性甲状旁腺功能亢进，亦可引起高血压。一些处方或者非处方药也可导致高血压。

单基因遗传性高血压

除了糖皮质激素可治疗性原发性醛固酮增多症外，还发现了许多罕见的单基因遗传性高血压（表 35-4）。这些疾病可通过表型特征来识别，多数情况下可通过基因检测进行诊断。肾上腺类固醇激素合成和代谢的遗传缺陷可导致盐皮质激素诱导的高血压和低钾血症。17α 羟化酶缺乏的患者，性激素和皮质醇的合成减少（图 35-3）。因此，这些患者存在性成熟障碍，男性可能存在假两性畸形，女性存在原发性闭经，且缺乏第二性征。由于皮质醇对垂体 ACTH 的负反馈减少，因此酶附近 ACTH 刺激的肾上腺皮质激素合成增加。高血压和低血钾是由于盐皮质激素的合成增加，尤其是去氧皮质酮。由于高血压患者类固醇的合成增多，因此低剂量的糖皮质激素可治疗高血压。11β 羟化酶缺乏可导致盐潴留肾上腺生殖器综合征，在胎儿中的发生率为 1/100 000。这种酶缺陷可导致皮质醇的合成减少，盐皮质激素的合成增加（如去氧皮质酮），类固醇合成转化为雄激素。严重者可在早期（新生儿期）出现女性男性化和假两性畸形，男性可有阴茎增大，较大的儿童可有性早熟和身材矮小。青春期或成年早期首次发现该病者可表现为痤疮、多毛症和月经不调。这类疾病的迟发型患者中高血压较少见。对于 11β 羟基类固醇脱氢酶缺乏症的患者，皮质醇代谢为非活性代谢物——可的松的能力受损，高血压的发生与皮质醇激活的盐皮质激素受体有关。含有甘草的甘草次酸导致的缺陷可以是遗传性的，也可以是获得性的，这些物质也存在于一些品牌的嚼烟中。Liddle 综合征的缺陷是由于远端肾小管阿米洛利敏感的上皮 Na^+ 通道激活所致，进而引起大量的 Na^+ 被重吸收，阿米洛利

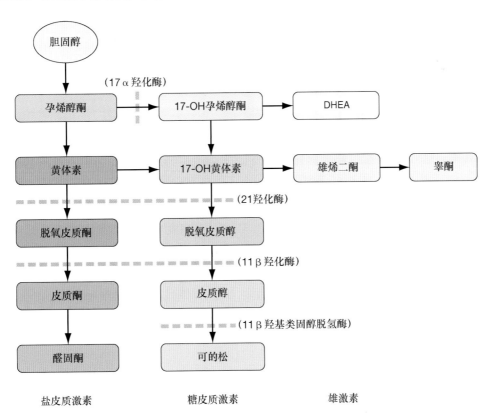

图 35-3　肾上腺酶缺陷。DHEA，脱氢表雄酮

可改善 Liddle 综合征。孕期高血压恶化可能由于孕酮激活了盐皮质激素受体所致。

临床诊治思路：
高血压患者的诊治路径

病史

高血压的初步评估包括完整的病史和体格检查，以明确高血压的诊断，筛查其他心血管疾病的危险因素，筛查继发性高血压的病因，明确高血压的心血管和其他并发症，评估和血压有关的生活方式，决定是否进行干预。

大多数患者无血压升高的特异症状，尽管普遍认为头痛是血压升高的症状，但是只发生于重度高血压患者。"高血压性头痛"的特征为晨起枕骨区域头痛。其他非特异性症状包括和高血压相关的头晕、心悸、易疲劳和阳痿。出现症状时，通常与高血压性心血管疾病相关或为继发性高血压的表现。表 35-5 列出了获取高血压患者病史时应特别注意的特征。

血压测量

血压准确测量取决于技术细节和测量条件。训练有素的测量者、患者位置和选择恰当的袖带至关重要。由于水银的潜在毒性，近来法规禁止使用，大多数诊室使用的测量设备为无液气压计或者示波装置。这些测量设备应定期校准，以确保其测量的准确性。测血压前，个体应在私密、安静、舒适的室温下，双脚放在地板上静坐于椅子上（并非检查床）5 min。至少测量两次血压。袖带中心应和心脏处于同一水平，袖带气囊的宽度应至少为臂围的 40%，长度应至少环绕 80% 的臂围。袖带位置、听诊器位置和袖带放气速度（2 mmHg/s）非常重要。收缩压是第一次听到了至少两个规律的"咚咚"柯氏音，舒张压是最后听到的柯氏音。目前高血压的诊断依据诊室内坐位测得的血压。

目前动态血压监测完全自动化，采用示波技术测量，通常每间隔 15～30 min 测量一次。24 h 动态血压监测相比诊室测量，可更为可靠地预测患者心血管疾病风险。但是动态检测在临床中并不常规使用，一般适用于疑似"白大衣"高血压的患者。美国国家联合委员会关于高血压预防、检测、评估与治疗第七次报告（The Seventh Report of the Joint National Committee on Prevention, Detection, Evaluation, and Treatment of High Blood Pressure，JNC 7）推荐，动态血压监测用于顽固性高血压、症状性高血压、自主神经紊乱和发作性高血压。

表 35-5	患者相关病史

高血压持续时间

既往治疗：疗效和不良反应

高血压和心血管疾病的家族史

饮食和社会心理因素

其他危险因素：体重变化、血脂异常、吸烟、糖尿病、体力活动

继发性高血压证据：肾脏病史、容貌外观改变、肌无力、出汗、心悸、震颤、睡眠不良、打鼾、日间嗜睡、甲状腺功能减退或者亢进症状、可能增高血压的用药史

靶器官损害证据：TIA、卒中、短暂性视力丧失、心绞痛、心肌梗死、充血性心力衰竭、性功能障碍

其他合并症

缩写：TIA，短暂性脑缺血发作

体格检查

记录身体外观情况，包括身高和体重。初始血压测量，应包括双侧上臂，更理想的是分别在卧位、坐位和站立下测量血压，以评估直立性低血压。即使股动脉搏动触诊正常，30 岁前发病的高血压也应至少测量一次下肢血压。心率也应该记录。高血压患者中心房颤动的发病率增高。应该触诊颈部甲状腺是否肿大，同时评价甲状腺功能减退或亢进的体征。血管检查可能知悉潜在血管疾病的线索，并应进行眼底检查，听诊颈动脉和股动脉杂音，以及触诊足背动脉搏动。视网膜是唯一可直接检查动脉和小动脉的组织。随着高血压和动脉粥样硬化加重，眼底进展性的改变包括动脉对光反射增强、动静脉交叉征、出血和渗出；恶性高血压患者可见视乳头水肿。心脏检查可闻及由于主动脉瓣关闭形成的响亮的第二心音和左心室顺应性不良时心房收缩产生的高调 S_4 心音。左心室肥厚通过触及扩大、持续、外侧移位的心尖搏动被检出。腹部血管杂音呈单侧，并且贯穿收缩期和舒张期，高度提示肾动脉性高血压。多囊肾患者可在腹部触及肾。体格检查还应包括评价充血性心力衰竭的体征和神经系统检查。

实验室检查

表 35-6 列出了高血压患者初始评估时应获取的实验室指标。应用新降压药物时应重新检查肾功能、

表 35-6	初始评估所应用的实验室检查
系统	检查
肾	镜下血尿、尿微量白蛋白、血清 BUN 和（或）肌酐
内分泌	血清钠、钾、钙、TSH
代谢	空腹血糖、总胆固醇、HDL-C 和 LDL-C（常由计算获得）、甘油三酯
其他	血细胞比容、心电图

缩写：BUN，尿素氮；HDL-C，高密度脂蛋白胆固醇；LDL-C 低密度脂蛋白胆固醇；TSH，促甲状腺激素

血清电解质、空腹血糖和血脂，其后每年复查，如果临床需要时增加复查频率。如果患者存在显著的药物抵抗或者临床评估提示继发性高血压，则需要更进一步的实验室检查项目。

治疗　高血压

生活方式干预

生活方式干预有益于高血压的预防和治疗。健康生活方式的改变推荐用于高血压前期，以及高血压患者的药物辅助治疗。这些干预措施应针对总体心血管疾病风险。尽管生活方式干预对高血压人群的血压影响明显，短期研究显示，减轻体重和降低膳食中 NaCl 的摄入也可以延缓高血压的进展。对于高血压患者即使这些干预措施不能降低血压或者避免药物治疗，但是可能减少降压药物剂量和种类的需求。有效的降低血压的生活方式包括减轻体重、减少 NaCl 摄入、高钾饮食、适度饮酒和健康膳食模式（表 35-7）。

预防和治疗肥胖对降低血压和心血管疾病风险非常重要。短期研究显示即使轻度体重下降也可使血压下降和胰岛素敏感性增加。每下降 9.2 kg 体重平均可降低血压 6.3/3.1 mmHg。规律体力锻炼可减轻体重、降低血压和降低整体心血管疾病风险。

表 35-7	调整生活方式以管理高血压
减轻体重	实现或保持 BMI<25 kg/m²
降低钠盐摄入	<6 g NaCl/d
遵行 DASH 饮食方式	多吃水果、蔬菜和低脂奶制品，减少饱和脂肪和全脂肪摄入
适度饮酒	对于饮酒患者，男性每日饮酒≤2 标准杯/天，女性≤1 标准杯/天
体力活动	规律有氧运动，例如每日快步行走 30 min

缩写：BMI，体重指数

进行中强度体力活动 30 min 可使血压下降，如每周快步行走 6～7 天，或者更高强度体力活动而减少锻炼频率。

血压对 NaCl 的敏感性具有个体差异性，这种差异性具有遗传基础。根据 meta 分析结果，通过每日 NaCl 摄入量限制在 4.4～7.4 g（75～125 mEq），可使高血压人群的血压降低 3.7～4.9/0.9～2.9 mmHg，而正常血压人群的血压降低不明显。几个长期前瞻性随机临床研究显示限盐可降低心血管事件的发生率。尽管限盐通常推荐于预防和治疗高血压，但是对于糖尿病患者和需要利尿剂治疗的充血性心力衰竭患者，过度严格的限盐会造成负性心血管事件。补充钾和钙均具有适度的降压效果，但程度并不一致，同时补钾还有独立于降压之外，带来卒中死亡率降低的益处。每天饮酒 3 个标准杯或以上（每标准杯约含乙醇 14 g）伴随血压升高，反之减少酒精摄入血压降低。对于晚期肾脏病患者，限制饮食中蛋白具有适度减轻肾功能损伤的效应（通过减少系统性动脉压肾内传送）。

DASH 研究（膳食模式治疗高血压）充分说明，通过 8 周多吃水果蔬菜和低脂饮食可降低正常高值和轻度高血压患者血压，降低每日 NaCl 的摄入至<6 g（100 mEq）可提升这种饮食方式对血压的影响。水果和蔬菜中富含钾镁和纤维，乳制品是钙的重要来源。

药物治疗

推荐血压≥140/90 mmHg 的个体开始药物治疗。降压获益程度和血压降低的程度相关。初始降压的 5 年内每降低收缩压 10～12 mmHg 和舒张压 5～6 mmHg，可降低卒中发生率 35%～40%，以及冠心病的发生率 12%～16%。心力衰竭的风险降低 >50%。血压控制是延缓高血压相关肾脏病进展的唯一有效干预手段。

不同个体对降压药物的反应差异很大，单一降压药的降压幅度可被反馈调节机制限制。相比于安慰剂，大多数降压药可降低收缩压 7～13 mmHg 和舒张压 4～8 mmHg。通常需要联合用药互补降压机制，为实现降压目标，降压药的选择和联合用药应该个体化，需考虑年龄、高血压的严重程度、其他心血管疾病风险、合并症，以及临床实践中相关花销、不良反应和用药频度（表 35-8）。

利尿剂　低剂量噻嗪类利尿剂可单独或联合其他降压药使用。噻嗪类利尿剂可抑制远曲小管 Na^+/Cl^-

第三十五章　高血压

表 35-8	高血压治疗的常用口服药			
药物种类	举例	常用的每天总量[a]（给药频率）	其他适应证	主要不良反应
利尿剂				
噻嗪类利尿剂	氢氯噻嗪	6.25～50 mg（1～2）		糖尿病、血脂紊乱、高尿酸血症、痛风、低钾血症
	氯噻酮	25～50 mg（1）		
袢利尿剂	呋塞米	40～80 mg（2～3）	收缩功能不全 CHF、肾衰竭	糖尿病、血脂紊乱、高尿酸血症、痛风、低钾血症
	依他尼酸	50～100 mg（2～3）		
醛固酮受体拮抗剂	螺内酯	25～100 mg（1～2）	收缩功能不全 CHF、原发性醛固酮增多症	肾衰竭、高钾血症
	依普利酮	50～100 mg（1～2）		
潴钾类利尿剂	阿米洛利	5～10 mg（1～2）		肾衰竭、高钾血症
	氨苯蝶啶	50～100 mg（1～2）		
β 受体阻滞剂				
选择性 β₁ 受体阻滞	阿替洛尔	25～100 mg（1）	心绞痛、收缩功能不全 CHF、心肌梗死后、窦性心动过速、室性快速性心律失常	哮喘、COPD、二度至三度心脏传导阻滞、病态窦房结综合征
	美托洛尔	25～100 mg（1～2）		
非选择性 β 受体阻滞	普萘洛尔	40～160 mg（2）		
	普萘洛尔（长效）	60～180 mg（1）		
兼有 α/β 受体阻滞作用	拉贝洛尔	200～800 mg（2）	? MI 后、CHF	
	卡维地洛	12.5～50 mg（2）		
α 受体阻滞剂				
选择性	哌唑嗪	2～20 mg（2～3）	前列腺疾病	
	多沙唑嗪	1～16 mg（1）		
	特拉唑嗪	1～10 mg（1～2）		
非选择性	酚苄明	20～120 mg（2～3）	嗜铬细胞瘤	
抗交感神经药				
中枢性	可乐定	0.1～0.6 mg（2）		
	可乐定贴剂	0.1～0.3 mg（1/周）		
	甲基多巴	250～1000 mg（2）		
	利舍平	0.05～0.25 mg（1）		
	胍法辛	0.5～2 mg（1）		
血管紧张素转化酶抑制剂	卡托普利	25～200 mg（2）	MI 后、急性冠脉综合征、射血分数降低 CHF、肾脏病	急性肾衰竭、双侧肾动脉狭窄、妊娠、高钾血症
	赖诺普利	10～40 mg（1）		
	雷米普利	2.5～20 mg（1～2）		
血管紧张素受体 II 阻滞剂	氯沙坦	25～100 mg（1～2）	射血分数降低 CHF、肾脏病、ACE 抑制剂咳嗽	肾衰竭、双侧肾动脉狭窄、妊娠、高钾血症
	缬沙坦	80～320 mg（1）		
	坎地沙坦	2～32 mg（1～2）		
肾素抑制剂	阿利吉仑	150～300 mg（1）	糖尿病肾病	妊娠
钙通道阻滞剂				
二氢吡啶类	长效硝苯地平	30～60 mg（1）		
非二氢吡啶类	长效维拉帕米	120～360 mg（1～2）	MI 后、室上性心动过速、心绞痛	二度至三度心脏传导阻滞
	长效地尔硫䓬	180～420 mg（1）		
直接血管扩张剂	肼屈嗪	25～100 mg（2）		严重冠状动脉疾病
	米诺地尔	2.5～80 mg（1～2）		

[a] 初始治疗，老年人建议低剂量和联合用药。

缩写：ACE，血管紧张素转化酶；CHF，充血性心力衰竭；COPD，慢性阻塞性肺疾病；MI，心肌梗死泵从而增加钠排泄。长期而言,噻嗪类具有血管扩张剂效应。噻嗪类利尿剂安全、有效、廉价和可降低临床事件。联合β受体阻滞剂、血管紧张素转化酶抑制剂(angiotensin-converting enzyme inhibitor,ACEI)或者血管紧张素受体阻滞剂(angiotensin receptor blocker,ARB)使用,具有协同降压的效果。相反,利尿剂联合钙通道阻滞剂的降压效果不佳。通常氢氯噻嗪的使用剂量为 6.25~50 mg/d。由于代谢相关的不良反应增多(低血钾、胰岛素抵抗和胆固醇升高),一般不推荐高剂量。氯噻酮是一种结构类似氢氯噻嗪的利尿剂,和氢氯噻嗪相似,抑制远曲小管前段的钠-氯转运体。氯噻酮的半衰期长(40~60 h vs. 9~15 h),降压效果是氢氯噻嗪的 1.5~2.0 倍,钾的丢失也相应更多。阿米洛利和氨苯蝶啶是两种保钾利尿剂,抑制远端肾单位上皮的 Na^+ 通道发挥作用。这些弱效降压药物,可以联合噻嗪类利尿剂保钾。袢利尿剂的作用靶点是 Henle 袢升支厚壁的 Na^+-K^+-$2Cl^-$ 共转运体。袢利尿剂适用于伴有肾小球滤过率降低[反映为血肌酐>220 μmol/L(>2.5 mg/dl)]、CHF 或由于其他原因造成钠潴留和水肿(譬如应用强效血管扩张剂米诺地尔)的高血压患者。

肾素-血管紧张素系统阻滞剂 ACEI 降低血管紧张素Ⅱ合成、升高缓激肽水平和降低交感神经活性。ARB 是选择性 AT_1 受体阻滞剂,血管紧张素Ⅱ对 AT_2 受体的效应增加其降压疗效。这两种均是有效的降压药,既可单药治疗,也可与利尿剂、钙通道阻滞剂和 α 受体阻滞剂联合应用。ACEI 和 ARB 可改善胰岛素作用,也可以改善利尿剂对葡萄糖代谢的副作用。尽管整体而言,降压药物对糖尿病的发生率影响适度。但是,相比氨氯地平(钙通道阻滞剂),氯沙坦(ARB 类药物)可减少高危高血压患者进展为糖尿病的风险。ACEI 联合 ARB 降压效果,不如这两种药物中的任何一种与其他降压药联合效果好。对于血管疾病或高危糖尿病患者,联合应用 ACEI 和 ARB 伴随不良反应(如心血管死亡、心肌梗死、卒中和因心力衰竭住院治疗)增多,而未增加获益。

ACEI 和 ARB 的不良反应包括由于肾动脉狭窄时,肾出球小动脉扩张造成功能性肾功能不全。其他促使这两类药物诱发肾功能不全的情况,包括脱水、充血性心力衰竭和使用非甾体抗炎药。ACEI 造成干咳的发生率约 15%,血管性水肿的发生率<1%。血管性水肿最常见于亚洲人,其次为非洲裔美国人,非洲裔美国人比美国白种人血管性水肿发生

率高。ACEI 和 ARB 偶尔也可造成醛固酮减少症的患者发生高钾血症。

新近投入临床应用的一种降压药物是直接肾素抑制剂。使用肾素抑制剂比 ACEI 或者 ARB 能更好地阻断肾素-血管紧张素系统。阿利吉仑是第一种口服、非肽类肾素酶活性竞争性抑制剂。阿利吉仑和 ACEI 或者 ARB 的降压效果相当。阿利吉仑联合噻嗪类利尿剂或钙通道阻滞剂时可进一步降低血压。目前,阿利吉仑并非一线降压药。

醛固酮受体拮抗剂 螺内酯是一类非选择性醛固酮受体拮抗剂,可单独或联合噻嗪类利尿剂使用。螺内酯对低肾素性原发性高血压、顽固性高血压和原发性醛固酮增多症患者的降压作用特别显著。对于 CHF 患者,低剂量的螺内酯联合传统药物 ACEI、地高辛和袢利尿剂可降低死亡率和因心力衰竭的住院率。由于螺内酯结合孕酮和雄激素受体,因此副作用包括男乳女化、阳痿和女性月经异常。新药物依普利酮,是一种选择性的醛固酮受体拮抗剂,可以规避这些副作用。

β受体阻滞剂 β受体阻滞剂通过减少心排血量、降低心率和心脏收缩性从而降低血压,其他降压机制包括对中枢神经系统的作用和抑制肾素释放。β受体阻滞剂对心动过速的高血压患者特别有效,联合应用利尿剂降压效果增强。一些β受体阻滞剂可以选择性地抑制心脏 β_1 受体,对支气管和血管平滑肌细胞的 β_2 受体影响较小,然而选择性和非选择性β受体阻滞剂降压效果无差别。某些β受体阻滞剂具有内在拟交感活性,但不确定这种机制在心脏治疗中呈优势还是缺点。无内在拟交感活性的β受体阻滞剂降低猝死、总体死亡率和再发心肌梗死的发生率。对于 CHF 患者,β受体阻滞剂可降低住院率和死亡率。整体而言,β受体阻滞剂对心和脑血管终点事件的保护作用较少,一些β受体阻滞剂对中心主动脉压的作用弱于其他种类的降压药物。然而,β受体阻滞剂对于合并心脏病和心脏病相关并发症的高血压患者仍是适宜的治疗。卡维地洛和拉贝洛尔同时阻断β受体和外周α受体。同时阻滞α与β受体对于治疗高血压的潜在优势尚不清楚。奈必洛尔是另一类心脏选择性的β受体阻滞剂,其兼具扩张血管的效应与一氧化氮活性增强相关。这是否意味更优的临床效应尚不明确。

α受体阻滞剂 选择性的突触后α受体阻滞剂通过降低外周血管阻力来降低血压。不管是单药治疗还是联合用药都是有效的降压药。然而,高血压的临床试验证明,α受体阻滞剂并不能降低心血管

疾病的发病率和死亡率，也不像其他降压药物一样对 CHF 具有保护作用。这些药物对男性前列腺肥大的下尿路症状也有治疗作用。非选择性的 α 受体阻滞剂与突触前及突触后受体结合，主要用于嗜铬细胞瘤患者的降压治疗。

抗交感神经药　中枢性 α_2 交感神经兴奋剂通过抑制交感神经降低外周阻力。这种药物对自主神经病变造成压力感受器去神经化使得血压波动较大的患者疗效尤佳。缺点是撤药时出现嗜睡、口干和反跳性高血压。周围性交感神经抑制剂通过消耗神经末端的去甲肾上腺素，来降低外周阻力和静脉收缩。尽管可能为有效的降压药，但是由于造成直立性低血压、性功能障碍和较多的药物间相互作用而使用受到限制。注意对于半衰期短的药物，骤然停药可引起反跳性高血压。

钙通道阻滞剂　钙通道阻滞剂通过阻断 L 型离子通道，降低胞内钙、减轻血管收缩来降低血管阻力。这种异质性较大的药物，包括三种类型：苯烷基胺类（维拉帕米）、苯并噻氮卓类（硫氮酮）和 1,4-二氢吡啶类（硝苯地平等）。单药或者联合用药（ACEI、β 受体阻滞剂和 α_1 受体阻滞剂）均可有效降低血压，然而，钙通道阻滞剂联合利尿剂是否会进一步降低血压还不清楚。二氢吡啶类药物具有扩张动脉作用，由此引起潮红、头痛和水肿的副作用。水肿是因为毛细血管跨压梯度增大而非水钠潴留所致。

直接血管扩张剂　直接血管扩张剂降低外周阻力，同时激活体内维护血压的机制，包括交感神经系统、肾素-血管紧张素-醛固酮系统和钠潴留。这种药物通常不是一线用药，但是联合利尿剂与 β 受体阻滞剂的组合降压的疗效最佳。肼屈嗪是强效的直接血管扩张剂，具有抗氧化和提高硝酸氧化物活性的效应；米诺地尔也是一类强效降压药物，通常用于对所有其他药物抵抗的肾功能不全患者。肼屈嗪可诱发狼疮样综合征；米诺地尔的不良反应包括多毛症和心包积液。静脉使用硝普钠可用于治疗恶性高血压，以及造成威胁生命的左心室功能衰竭伴有动脉压增高的情况。

降压药物比较

根据汇总的临床试验结果，对不同降压药物的疗效进行 meta 分析显示，六大类降压药物（包括：噻嗪类利尿剂、β 受体阻滞剂、ACEI、ARB、钙通道阻滞剂和 α_1 受体阻滞剂）用作单药治疗时降压效应大致相当。平均而言，大多数降压药标准剂量下

降低血压 8～10/4～7 mmHg，然而，不同群体对药物的降压疗效有所差异。年轻患者对 β 受体阻滞剂和 ACEI 敏感，超过 50 岁的患者对利尿剂和钙通道阻滞剂更敏感。血浆肾素水平和降压疗效关系并不总是一致。高肾素性高血压对 ACEI 和 ARB 比其他药物更为敏感，然而低肾素性高血压对利尿剂和钙通道阻滞剂更为有效。非洲裔美国人多呈现为低肾素性高血压，却相较于白人需要更高剂量的 ACEI 和 ARB 才得以达到理想血压水平。但是，这种差异可通过联合利尿剂治疗消除。非洲裔美国人相较其他美国人群，对 β 受体阻滞剂的疗效反应亦劣于噻嗪类利尿剂。早期药理学研究利用候选基因或者全基因测序，发现了基因多态性对特定降压药物疗效的影响。然而，这种影响过于微弱而不足以改变临床决策，相关的基因多态性亦需要进一步证实。目前在临床实践中，合并症情况往往是影响降压药物选择的因素。

一项包含 30 个降压治疗随机对照试验的 meta 分析显示，这几类主要的降压药物通过实现血压下降，对于全部心血管事件的总体净获益相似。无论是否伴有糖尿病的高血压患者，大多数临床试验均无法证实，相同降压幅度之下不同的降压方案具有差异性。例如，ALLHAT（Antihypertensive and Lipid-Lowering Treatment to Prevent Heart Attack Trial）研究中，应用 ACEI（赖诺普利）、利尿剂（氯噻酮）或者钙通道阻滞剂（氨氯地平）单药治疗高血压患者，三者发生 CHD、非致死性心肌梗死，以及总体死亡率几乎相等。

然而，对于特定的人群，ACEI 除了控制血压之外，具有降低心血管和肾脏事件的突出优势。无论是糖尿病和非糖尿病性肾病患者，ACEI 和 ARB 均可降低肾小球囊内压和蛋白尿，并可延缓肾功能不全进展，而这些效应并不全是降压作用所致。在 2 型糖尿病患者中，使用 ACEI、ARB 或者阿利吉仑降低蛋白尿可延缓肾脏病的进展。对高血压合并糖尿病的临床试验中，阿利吉仑的肾脏保护作用不逊于 ACEI 和 ARB。但在 2 型糖尿病患者中 ACEI 联合阿利吉仑并不增加心血管与肾脏的保护效应，反而伴随更多不良反应。对于具有高血压相关肾脏病的非洲裔美国人，ACEI 似乎比 β 受体阻滞剂或二氢吡啶类钙通道阻滞剂更为有效，虽然无法阻止肾小球滤过率下降，但是可以延缓其进程。这些具有肾保护作用的肾素-血管紧张素阻滞剂相较于其他降压药物，其降压疗效方面不那么明显。大多数伴有高血压的收缩性或舒张性心力衰竭患者中，推

荐使用利尿剂、ACEI 或 ARB 及 β 受体阻滞剂改善生存率。ACEI 除了具有降压疗效之外，无论对于高血压或非高血压患者，均可延缓左心室肥厚进展、改善 CHF 的症状和死亡风险，并降低心肌梗死后患者的发病率和死亡率。使用 ARB 对于降低 CHF 患者发病率和死亡率，也观察到具有类似的获益。ACEI 比钙通道阻滞剂具有更优的冠状动脉保护效应；而钙通道阻滞剂比 ACEI 或者 β 受体阻滞剂对卒中的保护作用更好。ACCOMPLISH（Avoiding Cardiovascular Events through Combination Therapy in Patients Living with Systolic Hypertension）为一项大规模双盲前瞻性临床试验，显示高危的高血压患者联合应用 ACEI（贝那普利）和钙通道阻滞剂（氨氯地平），对于降低心血管事件方面优于 ACEI 联合利尿剂（氢氯噻嗪）的治疗。但是，最近的研究显示高龄老年人群中，联合 ACEI 和利尿剂显著降低发病率和死亡率。

卒中后联用一种 ACEI 和利尿剂，而非 ARB，可降低卒中的复发率。一些研究结果的差异可能和试验设计和（或）研究人群不同有关。

近期有两种阻断交感神经的非药物降压方法引起了关注：①通过电刺激颈动脉窦激活压力感受器反射装置；②血管内射频消融肾交感神经。肾去神经支配是微创手术，而颈动脉压力感受器刺激需在全身麻醉下行外科手术，目前的做法是在双侧颈动脉处植入电极。这两种干预措施可抑制交感神经发放，通过提高肾排钠能力和减少肾素释放从而降低血压。持续刺激压力感受器极可能还通过其他机制实现血压降低。这方面的临床经验有限。短期内，血压可降低 75%～80%，两种方法的降压幅度相似。目前在"顽固性高血压"和肥胖相关的高血压方面已经取得了一些显著成果。期待长期多中心临床试验来评估这些干预措施的疗效和安全性，至于这些干预措施能否应用于临床还有待观察。

降压治疗目标

根据临床试验数据，将收缩压降低到＜135～140 mmHg 和舒张压＜80～85 mmHg 可最大程度地降低心血管终点事件发生率，然而这种治疗并不能降低非高血压人群的心血管疾病风险。在糖尿病患者中，有效降低血压可减少心血管疾病事件和死亡率，以及微血管疾病（肾脏病和视网膜病变）风险。虽然指南对于糖尿病、CHD、慢性肾脏病或者具有额外心血管疾病风险的患者推荐更积极的血压控制

（如诊所血压＜130/80 mmHg），然而最近的证据显示过低的血压目标未必有利，尤其是对于高危患者。例如对于高血压合并糖尿病和 CHD 的患者，严格控制收缩压（＜130 mmHg）并不改善心血管疾病的结局。"J 型曲线"概念提示血压太高或太低时心血管风险均升高。理论上血压太低超越了大脑、冠状动脉和肾血流的自动调节能力。近期一些随机对照试验针对高危患者中血压 J 型曲线和心血管结局（包括全因死亡）的关系提供一些较好的证据。因此，糖尿病、CHD 和其他高危患者中应谨慎将血压降至＜130/80 mmHg。慢性肾功能不全的患者中，降压过程中可能会出现血清肌酐轻度非进展性增高，这是肾对血流动力学变化的反应，并非器质性病变，表明肾小球内压力降低。临床实践中不应为了避免这种肌酐适度升高的情况而不积极控制血压。在老年孤立性收缩性高血压中，进一步降低舒张压无不良后果。但是对于 80 岁以上的人群降压治疗的风险获益比目前掌握的信息较少，对这类人群缓慢将血压降至不太低的目标水平可能是适宜的。

为了实现推荐的血压目标，大多数高血压人群需要不止一种降压药。对于合并糖尿病和肾功能不全的患者常常需要三种及以上降压药。对于大部分降压药，半剂量的降压疗效仅比标准剂量下降约 20%。适宜的联合用药方案，应用低剂量药物就可获得附加或者近乎附加的降压疗效，而不良反应的发生率较低。

顽固性高血压是指经使用三种或以上降压药，包括一种利尿剂，血压仍持续＞140/90 mmHg 的情况。相比于年轻人，顽固性或者难治性高血压多见于 60 以上人群。一部分难治性高血压可能和"假性高血压"（诊室血压测量值高，家庭血压测量值低），药物依从性差，特定原因的高血压（包括肥胖和过量酒精摄入）及使用数种非处方或者处方药（表 35-3）相关。偶尔在老年患者中假性高血压是由于严重动脉硬化，与无法准确测量血压相关，如果袖带已经闭塞肱动脉却仍可触及桡动脉的搏动则可能为此种情况。实际的血压可通过直接动脉内测量得到。顽固性高血压的评估应包括家庭血压监测来确定诊室血压能否代表平时血压。如果顽固性高血压无其他原因可以解释则需要评估继发性高血压的指标。

高血压急症

由于降压的普及，美国人群中具有危险水平高血压的人群已经减少。大多数重度高血压是慢性的

高血压，不伴急性器官衰竭，应避免过快降低血压导致严重并发症。管理高血压的关键是在高血压急症中识别出高血压危象。依据靶器官损害的程度，而非仅凭血压水平，决定哪些人群需要迅速降低血压。表35-9 和表35-10 列出了高血压相关急症和推荐治疗。

恶性高血压综合征是指高血压患者血压骤然升高，或者既往正常血压患者骤然发生血压增高。血压上升的速度比血压的绝对值更为重要。病理学上，

表35-9　高血压急症与优选的降压药物

高血压急症	优选降压药物
高血压脑病	硝普钠、尼卡地平、拉贝洛尔
恶性高血压（需要静脉用药）	拉贝洛尔、尼卡地平、硝普钠、依那普利
卒中	尼卡地平、拉贝洛尔、硝普钠
心肌梗死/不稳定型心绞痛	硝酸甘油、尼卡地平、拉贝洛尔、艾司洛尔
急性左心室心力衰竭	硝酸甘油、依那普利拉、袢利尿剂
主动脉夹层	硝普钠、艾司洛尔、拉贝洛尔
肾上腺危象	酚妥拉明、硝普钠
术后高血压	硝酸甘油、硝普钠、尼卡地平、拉贝洛尔
妊娠先兆子痫/子痫	肼屈嗪、拉贝洛尔、尼卡地平

来源：Adapted from DG Vidt，in S Oparil，MA Weber（eds）：Hypertension, 2nd ed. Philadelphia, Elsevier Saunders, 2005.

表35-10　高血压急症中降压药物的常用静脉剂量[a]

药物	IV 剂量
硝普钠	起始剂量 0.3 $\mu g/(kg \cdot min)$；维持剂量 2～4 $\mu g/(kg \cdot min)$；最大剂量 10 $\mu g/(kg \cdot min)$ 持续 10 min
尼卡地平	起始剂量 5 mg/h；每隔 5～15 min 滴定 2.5 mg/h；最大剂量 15 mg/h
拉贝洛尔	2 mg/min 直至总剂量 300 mg，或 20 mg IV，给药时间＞2 min；随后每间隔 10 min 给药 40～80 mg 直至总剂量达 300 mg
依那普利拉	常规剂量：每 6～8 h 给药 0.625～1.25 mg，给药时间＞5 min；最大剂量每次 5 mg
艾司洛尔	起始剂量 80～500 $\mu g/kg$，给药时间＞1 min，随后 50～300 $\mu g/(kg \cdot min)$
酚妥拉明	5～15 mg 团注
硝酸甘油	起始剂量 5 $\mu g/min$，随后每隔 3～5 min 滴定剂量 5 $\mu g/min$；倘若至 20 $\mu g/min$ 仍未见疗效，可以 10～20 $\mu g/min$ 递增剂量
肼屈嗪	每隔 30 min 使用 10～50 mg

[a]需要连续监测血压，最小剂量起始，随后剂量及给药间隔应根据血压反应和不同药物的作用时间进行调整

恶性高血压和弥漫坏死性血管炎、动脉血栓和动脉壁纤维蛋白沉积相关。动脉纤维素样坏死发生于肾、脑、视网膜和其他器官。临床上，通过进展性视网膜病变（小动脉痉挛、出血、渗出和视乳头水肿）、伴有蛋白尿的肾功能恶化、微血管病性溶血性贫血和脑病来确定综合征。既往史应询问是否使用单胺氧化酶抑制剂和毒品药物（如可卡因、安非他明）。

尽管高血压脑病应迅速降压，但是这种积极降压存在固有风险。高血压患者中，脑血流自动调节存在上限和下限，动脉压升高时，脑血流调节移至上限水平，此时快速降压至脑血流自动调节的下限水平以下，脑血流减少可继发造成脑缺血和脑梗死。肾和冠状动脉血流量也可因过快降低血压而减少。初始降压治疗的目标是在数分钟至 2 h 内平均动脉压下降不超过 25% 或者将血压降至 160/100～110 mmHg。可通过静脉使用硝普钠来降压，硝普钠为短效的血管扩张剂，迅速起效，可在数分钟内控制血压。静脉应用拉贝洛尔和尼卡地平也是治疗高血压脑病的有效药物。

如果恶性高血压患者无高血压脑病或者严重事件，最好在数小时或更长时间内降低血压而不是于数分钟内完成。这种降压目标在初始治疗时可通过数次服用短效药物如卡托普利、可乐定和拉贝洛尔实现。

急性一过性血压升高常发生在缺血性和出血性脑卒中患者。在缺血性脑组织中，脑血流的自动调节受损，需要更高的动脉压来维持脑血流。虽然伴急性脑血管疾病的血压目标未明确定义，但应避免过度积极的降压。随着脑血流测量技术（CT 技术）的日益普及，一些评估不同种类降压药对急性卒中患者血压和脑血流影响的研究正在进行中。目前对于无需溶栓治疗的脑梗死患者，不伴有急性降压治疗的适应证时，指南推荐只对收缩压＞220 mmHg，或者舒张压＞130 mmHg 的患者进行降压治疗。如果需要溶栓治疗，降压目标是收缩压＜185 mmHg 和舒张压＜110 mmHg。对于出血性脑卒中患者，指南推荐初始降压治疗适用于收缩压＞180 mmHg 或者舒张压＞130 mmHg 的患者。对于蛛网膜下腔出血的高血压管理存在争议，如果平均动脉压＞130 mmHg 时需谨慎降压。

除了嗜铬细胞瘤，儿茶酚胺过度分泌造成的肾上腺危象可能和过量使用可卡因或安非他明、可乐定撤药反应、急性脊髓损伤以及含酪胺化合物和单胺氧化酶抑制剂相关作用有关。这些患者可使用酚妥拉明或者硝普钠治疗。

第三十六章　肾血管疾病

Renovascular Disease

Stephen C. Textor

（耿　强　译）

肾皮质的血流非常丰富，且携带了很多维持机体新陈代谢的必需物质，这与肾的主要功能为血液滤过相关。血液流经肾皮质肾小球之后，球后循环供给髓质深部，维系其内各段肾小管能量依赖性的物质转运。球后血管内血流减少，但是髓质深部为高氧耗区域，也因此非常不耐受低氧血症。血管疾病，诸如动脉粥样硬化、纤维肌性发育不良、血栓性疾病等均会影响肾的血供。

肾小球毛细血管内皮细胞对氧化应激、压力损伤及炎症反应较敏感。尿白蛋白排泄（urine albumin excretion，UAE）率可用于预测全身性动脉粥样硬化疾病事件，其可于心血管疾病发生之前多年就已增高。药物治疗如他汀类药物将降低 UAE 以及心血管事件风险。研究发现，动脉粥样硬化及大血管病变会导致血管灌注压降低、肾功能下降、肾血管密度减少（图 36-1）。

大血管疾病

肾血管受压、纤维肌性营养不良、动脉粥样硬化

性疾病均可导致肾动脉狭窄。任何引起肾血流灌注降低的疾病，均可激活试图恢复肾灌注的机制，而以全身性高血压为代价。由于恢复灌注压能够解除上述后果，肾动脉狭窄所致的高血压被认为是可治愈的继发性高血压。

肾动脉狭窄是一种常见病，对机体的血流动力学影响很小。纤维肌性发育不良（fibromuscular dysplasia，FMD）发病率为 3%～5%（数据来自具有肾捐赠意愿的健康人群，不伴高血压者）。年轻的 FMD 患者（15～50 岁）主要表现为高血压，且女性多见。FMD 一般不会影响肾功能，但可能造成肾动脉完全闭塞，并伴随肾动脉瘤。动脉粥样硬化性肾动脉狭窄（atherosclerotic renal artery stenosis，ARAS）最为常见（基于社区＞65 岁人群的样本中占 6.8%）；并且发病率随着年龄增长和其他血管疾病状态［如冠状动脉疾病（8%～23%）、周围血管疾病（＞30%）］增高。如果不进行治疗，其中 50% 的 ARAS 患者 5 年后将会呈进展变化，严重者甚至完全闭塞。积极降压及应用他汀类药物可以延缓病情进展并改善临床预后。

肾动脉严重狭窄引起肾灌注压下降，进而激活肾素-血管紧张素系统，减少钠的排泄，激活交感神经系统等通路。这些后果早期将造成血管紧张素依赖性的全身性高血压，并且波动幅度较大，失去血压的昼夜节律，促使靶器官损害，如左心室肥厚及肾纤维化。肾血管性高血压可通过阻断肾素-血管紧张素系统的

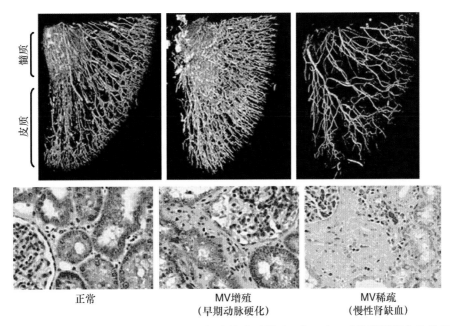

|正常|MV增殖
（早期动脉硬化）|MV稀疏
（慢性肾缺血）|

图 36-1　肾血管的显微 CT 影像，血管床内注射不透射线的造影剂以显像。由于动脉粥样硬化及栓塞疾病的影响，供血肾皮质的毛细血管网增殖或稀疏。肾血供变化，继而造成小管间质纤维化及肾功能丢失。MV，微血管。

来源：LO Lerman，ARChade：Curr Opin Nephrol Hyper 18：160，2009

药物，以及调节逆转上述升压途径的其他药物治疗。此外，也可采取血管介入或外科手术的方式解除血管狭窄。但是，经上述手术之后，大多数患者仍然需要继续口服降压药物，因为单纯血运重建很难把血压降至正常水平。

ARAS 和高血压将同时影响肾动脉狭窄侧及对侧肾，降低肾小球滤过率（glomerular filtration rate，GFR）。由于肾大血管病变所致的肾功能减退，称为缺血性肾病。肾血流灌注渐进性减少，将伴随 GFR 下降并限制组织耗氧，以保证其充分氧合。因此，通过药物治疗，肾功能得以维持稳定，甚至长达数年。严重的缺血性肾病，则将出现皮质灌注减少和大面积组织缺氧。不同于 FMD，ARAS 多见于具有其他动脉粥样硬化危险因素的患者，并且通常在既往由于高血压、高龄、糖尿病引发的小血管疾病基础上发生。将近85%考虑肾血运重建的患者的 GFR＜60 ml/（min・1.73 m²），处于慢性肾脏病 3～5 期。ARAS 是心血管事件相关发病率和死亡率的预测因子，且独立于是否进行血运重建。

肾动脉狭窄的诊断路径部分取决于病例的具体情况。评估肾血管常用的无创检查方法见表 36-1。虽然肾素-血管紧张素系统激活，在肾性高血压发展的过程中发挥极其重要作用，但是其持续时间短暂。同时，肾素活性水平受很多因素影响，如时间、药物、钠盐摄入，因此很难真实预测血管对肾素的反应。超声多普勒检测肾动脉流速超过 200 cm/s，一般判定为具有对血流动力学形成重要影响的斑块（肾动脉狭窄＞60%）。但是在临床工作中，为了避免出现假阳性，需

要检测到肾动脉流速超过 300 cm/s。肾动脉阻力指数虽然对肾功能具有重要的预测价值，但是其准确性有赖于操作者和医院水平。如果上述指标均正常，卡托普利肾动态显像具有很高的阴性预测价值。由于钆造影剂可能引起肾纤维化，磁共振血管成像（MRA）目前已很少应用。虽然增强 CT 血管重建能够较好地呈现肾血管影像和进行功能学评价，但是造影剂具有一定毒性风险。

治疗　肾动脉狭窄

对于重度肾动脉狭窄患者，恢复肾血流及肾灌注无疑是获益的，但是也要权衡血运重建的风险效益比。FMD 多见于年轻女性，肾动脉之外的血管多正常，而且生存寿命较长，经皮肾动脉成形术对这些患者治疗效果较好。对于 ARAS 患者，如果血压能达到目标水平且肾功能维持稳定，亦有争议认为药物治疗同时随访疾病进展同等有效。目前现有的前瞻性研究结果，并未显示介入操作对短期内血压和肾功能带来令人信服的获益。至于远期心血管结局（如卒中、心力衰竭、心肌梗死、终末期肾衰竭）的研究则尚未完成。药物治疗应包括：阻滞肾素-血管紧张素系统、血压达标、戒烟、他汀类药物和阿司匹林。肾动脉血运重建目前仅适用于药物治疗不理想或出现并发症的患者。

肾动脉血运重建技术不断进展。具有经验的术者，严重并发症的发生率为 9%，包括肾动脉夹层、穿孔、出血和胆固醇结晶栓塞。虽然后者并不常见，

表 36-1	评价肾血管的影像学方法		
评价肾灌注的方法			
卡托普利⁹⁹ᵐTc-MAG3 肾动态显像	卡托普利导致肾小球灌注压下降、滤过率下降，从而出现双侧肾不同的显像变化	排除肾血管性高血压的方法	不适用于严重动脉粥样硬化或血肌酐＞177 μmol/L 的患者
评价肾动脉的方法			
双功超声	可显示肾动脉，并且以血流速度作为评价肾动脉狭窄程度的指标	廉价，应用广泛	结果的准确性与操作者的经验有关；诊断纤维肌性发育不良及肾动脉畸形不如侵入性血管造影
磁共振肾动脉造影	可以显示肾动脉及其周围主动脉	无肾毒性，但考虑到钆毒性于 GFR＜30 ml/（min・1.73 m²）时慎用；图像清晰	昂贵；钆禁用于肾衰竭患者；无法用于支架置入术后肾动脉
CT 肾动脉造影	可示肾动脉及其周围主动脉	图像清晰；支架不会引起伪影	昂贵；需造影剂，具有肾毒性
肾动脉血管造影	可显示狭窄的部位及狭窄的严重程度	被认为是诊断大血管疾病"金标准"；造影同时可进行介入治疗	昂贵；有动脉粥样硬化栓子脱落、造影剂肾毒性风险；具有操作相关并发症，如血管夹层

缩写：GFR，肾小球滤过率。

但是一旦发生对于血压和肾功能均可能带来灾难性结果。血运重建术中谨慎操作可避免出现。尽管腔内支架成形术后，肾血流得以恢复，但是仅有25%的病例肾功能好转，50%并无变化，剩余者甚至出现恶化。肾功能迅速下降，亦可见于应用降压药物所致，或伴发影响整个肾实质的血管疾病，此时恢复血流供应才得以使肾功能恢复。如经充分治疗后呈顽固性高血压，血运重建则将使患者获益。关于目前指南中建议肾动脉血运重建的总结见表36-2。

粥样硬化栓塞性肾病

肾栓塞往往由于胆固醇结晶从动脉粥样硬化的血管斑块中释放出来，并在下游微血管中沉积所致。大多数临床动脉粥样硬化栓塞事件见于血管造影术后，通常为冠状动脉造影。几乎所有的血管介入手术都可导致斑块破裂并进一步释放微栓子，但是却很少出现临床症状。临床上胆固醇结晶栓塞的发生率随着血管介入手术增加和寿命的延长而增多。终末期肾脏病中，超过3%的老年患者极可能发生过粥样硬化栓塞性肾病，并且这一数值可能被低估，在糖尿病、高血压及缺血性心脏病的男性患者中更为多见。粥样硬化栓塞性肾病与主动脉瘤及肾动脉狭窄关系密切。大部分临床患者可能与诱发因素（例如血管造影、血管外科手术、肝素抗凝、溶栓治疗或者创伤）相关。临床表现

通常发生在诱发事件后的1～14天，并可能在此后的数周内持续进展。不足半数的粥样硬化性栓塞患者伴有全身性栓塞疾病的临床表现（例如发热、腹痛及体重减轻），而皮肤表现包括网状青斑及局部脚趾坏疽反而较常见。同时，容易伴随血压急骤升高及肾衰竭，甚至进展为恶性高血压。如果发生进行性肾衰竭，则需要血液透析治疗。这些情况通常在发作数周后出现，预后较差，1年死亡率高达38%。虽然一些患者最终可以恢复至不再需要透析治疗，但是大多数并非如此。

除了上述临床表现外，实验室检查包括血肌酐升高、一过性嗜酸性粒细胞增多（60%～80%）、红细胞沉降率（血沉）加快和低补体血症（15%）。诊断存在困难，通常为排除性诊断。最终确定诊断取决于肾活检显示微血管闭塞以及胆固醇结晶溶解后血管内残留"裂缝"样空隙。从进行肾血运重建手术患者中获得的活组织切片显示，未曾采取任何操作之前，许多患者就已存在胆固醇结晶。

粥样硬化栓塞性肾病一旦发生，目前尚无有效的治疗方法。建议停用抗凝药物。给予支持治疗后，肾功能的恢复可能较慢，他汀类药物治疗可改善其预后。栓子保护装置在肾循环中的作用尚不清楚，一些前瞻性研究也未能证实其主要获益。这类装置仅限于血管内手术过程中的远端保护，移除后并无法保护患者免于出现栓塞碎片。

血栓栓塞性肾病

肾血管或分支动脉血栓性闭塞可导致肾衰竭和高血压。其临床诊断困难，经常被漏诊，特别是在老年患者中。血栓形成可能是局部血管异常的结果，如局部解剖异常、创伤或炎症性血管炎。局部血管微小夹层有时造成片状、短暂性的梗死区域，呈现"节段性动脉中膜溶解"。虽然高凝状态有时也会引起肾动脉血栓，但是比较罕见。肾动脉栓子也可能来源于远处部位的栓塞事件，例如心房颤动患者的左心房，或来自创伤组织（最常见的是大型骨折）的脂肪栓塞。心脏来源的栓子包括亚急性感染性心内膜炎的赘生物。肾动脉栓子也可能来自静脉循环，例如通过卵圆孔从右向左的分流（卵圆孔未闭）。

临床表现随发病速度和闭塞程度而异。急性动脉栓塞引起腰痛、发热、白细胞增多、恶心和呕吐。如果发生肾梗死，乳酸脱氢酶（LDH）等酶学指标将明显升高。如果双侧肾受累，肾功能会随着尿量的减少而急剧下降；如果单肾受累，肾功能的改变可能是轻

表36-2	肾动脉狭窄时有助于决策药物治疗联合血运重建或随访监测的临床影响因素
倾向采取肾动脉狭窄血运重建治疗的因素	
● 治疗高血压过程中，GFR呈进展性下降	
● 规范药物治疗后血压仍无法控制	
● 血压下降后，GFR也随之快速或波动性下降	
● 使用ACEI或ARB治疗时GFR下降	
● 无法以左心室功能下降解释其复发性充血性心力衰竭	
倾向药物治疗和监测肾动脉疾病的因素	
● 血压控制良好且肾功能稳定（如慢性肾功能不全）	
● 经随访检查（如双功超声）肾动脉狭窄稳定无进展	
● 极高龄和（或）预期寿命有限	
● 合并严重疾病，血运重建治疗风险极高	
● 胆固醇结晶栓塞高风险或既往曾有此病史	
● 伴随其他引起肾功能恶化进展的肾实质疾病（如间质性肾炎、糖尿病肾病）	

缩略词：ACEI，血管紧张素转化酶抑制剂；ARB，血管紧张素受体阻滞剂；GFR，肾小球滤过率

微的。倘若"梗死周围"边界区域遗留有存活组织，缺血组织则将释放肾素，从而引起血压急剧升高。如果梗死区呈清晰边界，则无血压升高和肾素活性增高表现。肾梗死可以通过 MRI、CTA 或者动脉造影确立诊断（图 36-2）。

肾动脉血栓形成的治疗

新发肾动脉闭塞的治疗方案包括：外科手术、抗凝、溶栓治疗、血管腔内介入干预，以及对症支持治疗，尤其是降压药物治疗。决策方案取决于患者的总体情况、触发因素（如局部外伤或全身性疾病）、肾组织及肾功能的损伤程度、未来再次闭塞的可能性。若仅累及单侧肾动脉，如动脉夹层伴血栓形成，抗凝和支持治疗足矣。急性双侧肾动脉闭塞则可能预后不良，造成无尿性肾衰竭。根据其诱发的因素，外科或溶栓治疗有时可恢复肾功能。

高血压相关的微血管损伤

小动脉性肾硬化

恶性高血压 虽然血压会随着年龄的增长而升高，但长期以来一直发现某些个体出现血压急骤增高，伴

有靶器官损害，包括视网膜出血、高血压脑病和肾功能损害。高血压治疗的随机对照试验中发现，安慰剂组 20% 的受试者在 5 年内病情发展至严重程度。如不进行治疗，出现靶器官损伤，包括视乳头水肿和肾功能下降，在 6～12 个月内患者死亡率将超过 50%，因此称之为"恶性高血压"。对这些患者的尸检研究中，发现了其血管病变，命名为"纤维素样坏死"，表现为血管壁破坏、包括纤维蛋白在内的嗜酸性物质沉积，以及血管周围细胞浸润。另一种病变见于较大的小叶间动脉，许多患者伴有血管壁细胞增生、胶原沉积、层间分离，被称为"洋葱皮"病变。这些患者中，纤维素样坏死造成肾小球闭塞和失去肾小管结构，继而发生进展性肾衰竭，如无透析治疗支持，未治疗的恶性高血压患者将提前死亡。这些血管的变化可能随着各种高血压的压力相关损伤而发展，包括但不限于肾素-血管紧张素系统的激活以及与儿茶酚胺释放相关的严重血管痉挛。一些情况下，内皮细胞损伤足以引起微血管病溶血（见下文）。

降压治疗是恶性高血压的主要治疗手段。随着血压的有效降低，包括微血管病溶血和肾功能障碍在内的血管损伤的表现可随着时间的推移而改善。此前的系列报道显示，若未经药物治疗 1 年死亡率将超过 90%，而经药物治疗后，目前 5 年以上的存活率超

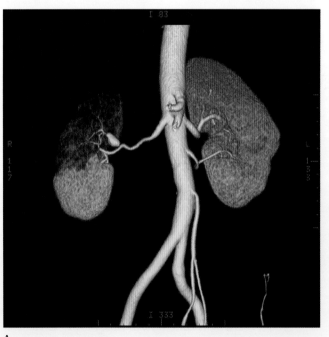
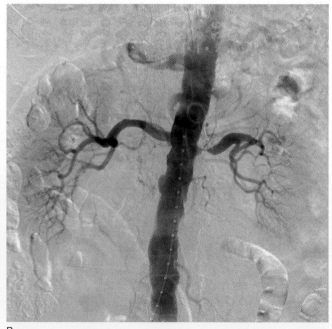

A

B

图 36-2 **A.** 纤维肌性发育不良及肾动脉瘤患者双肾 CT 血管造影，显示右肾上极血流灌注消失。肾素-血管紧张素系统激活后导致机体血压升高。**B.** 血管造影显示左肾动脉明显狭窄。此类病变往往是机体弥漫性动脉粥样硬化的一部分，有时病变是主动脉斑块的延伸。该患者高龄且合并动脉粥样硬化危险因素

过 50%。

恶性高血压在西方国家并不常见，然而在全球一些医疗照护条件落后和抗高血压药物治疗不足的地区仍然存在。恶性高血压最常发生于不规范服药的高血压患者，或使用可能造成血管收缩的药物（可卡因）的情况下。肾脏异常通常包括血肌酐升高，偶见血尿和蛋白尿。生化检查可能发现包括血细胞溶解（贫血、裂体细胞和网织红细胞增多）以及肾衰竭相关改变的证据。美国非洲裔男性，相较于白种人更易发生快速进展高血压和肾衰竭。遗传多态性（最初被确定为MYH9，但现在被认为是 APOL1）在非洲裔美国人中很常见，从而易感轻微局灶性硬化性肾小球疾病。在这种情况下，继发于肾脏病的患者在年轻时就会发生严重的高血压。

高血压性肾小球硬化症　　根据对恶性高血压的认识，以及对血压与肾衰竭的长期风险相关性的流行病学证据，长期以来，人们一直普遍认为，高血压程度越轻，引起的肾血管病变和肾功能丧失的严重程度就越低。因此，大部分原因未明的终末期肾脏病患者最终被诊断为"高血压性肾小球硬化症"。病理学检查通常可见其传入小动脉增厚，均匀嗜酸性物质沉积（玻璃样小动脉硬化），并伴有血管腔狭窄。临床表现包括与高血压相关的视网膜血管改变（小动脉狭窄，交叉改变），左心室肥厚和血压升高。这些血管改变对肾功能的影响尚不清楚。通过对正常血压的肾脏供者的尸检和活检样本发现，肾血管的上述相似改变与衰老、血脂异常和糖耐量异常相关。虽然降压确实能减缓蛋白尿性肾病的进展，而且能降低与慢性肾脏病相关的大量心血管风险，但降压治疗不能改变被明确诊断为高血压性肾硬化患者的肾功能障碍进程。

第三十七章　深静脉血栓形成与肺血栓栓塞症
Deep Venous Thrombosis and Pulmonary Thromboembolism

Samuel Z. Goldhaber

（许俊堂　程雅琳　译）

流行病学

静脉血栓栓塞症（venous thromboembolism，VTE）主要包括深静脉血栓形成（deep venous thrombosis，DVT）与肺栓塞（pulmonary embolism，PE），能够引起致死及致残性心血管事件。美国公共卫生署的统计资料显示，美国每年由 PE 导致的死亡人数高达 100 000～180 000，并且 PE 是住院患者最常见的可预防的死亡原因之一。VTE 的远期并发症包括慢性血栓栓塞性肺动脉高压（chronic thromboembolic pulmonary hypertension）及静脉血栓后综合征（post-thrombotic syndrome）。慢性血栓栓塞性肺动脉高压会引起呼吸困难，以呼气困难为主。静脉血栓后综合征（也称为慢性静脉功能不全）会引起下肢静脉瓣损伤，导致踝关节或腓肠肌肿胀及下肢疼痛，长时间站立会加重症状，长期则会导致皮肤溃疡（图 37-1）。

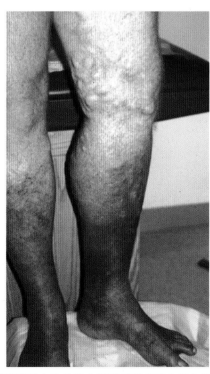

图 37-1　下肢静脉血栓后综合征引起踝关节内侧的皮肤溃疡

病理生理

炎症与血小板激活 Virchow 提出静脉血栓形成三要素,包括炎症、高凝状态及内皮损伤,其将募集活化的血小板,释放富含促炎物质微颗粒。这些微颗粒结合中性粒细胞,刺激其释放核内物质,形成中性粒细胞胞外网状陷阱,其内含有组蛋白,能够促进血小板聚集及血小板依赖的凝血酶的产生。促进静脉血栓形成及进展的因素包括血流淤滞、低氧刺激及促炎性基因表达的上调。

高凝状态 与 VTE 相关的两种最常见的遗传突变是 V 因子 Leiden 突变和凝血酶原基因突变,均为常染色体显性遗传。V 因子 Leiden 突变会引起机体对内源性抗凝物质、活化的蛋白 C(通过使凝血因子 V 和 Ⅷ 失活发挥抗凝作用)的抵抗。凝血酶原基因突变则会使血浆凝血酶原浓度上调。抗凝血酶、蛋白 C、蛋白 S 等抗凝物质的缺陷与 VTE 相关,但发生率很低。抗磷脂抗体综合征(antiphospholipid antibody syndrome,APS)是最常见的获得性易栓症的病因,与静脉及动脉栓塞均相关。其他常见的易栓因素包括肿瘤、肥胖、吸烟、系统性高血压、慢性阻塞性肺疾病、慢性肾脏病、输血、长途航空旅行、空气污染、口服避孕药、妊娠、绝经后激素替代治疗、手术和创伤。

栓塞 深静脉血栓(图 37-2)从形成部位脱落,经过腔静脉、右心房、右心室,最终栓塞肺动脉血管,引起急性 PE。极少数情况下,栓子可通过未闭的卵圆孔或缺损的房间隔,反常性引起动脉循环的栓塞。许多 PE 患者并没有 DVT 的证据,这是由于栓子已经脱落栓塞至肺。

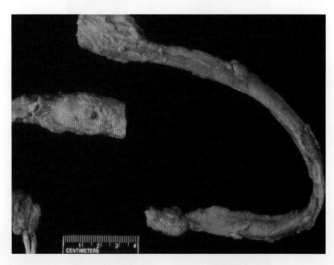

图 37-2 尸体解剖所见的下肢深静脉血栓

生理学 最常见的气体交换异常是动脉低氧血症及肺泡-毛细血管氧分压梯度增大,是由肺传输氧气不足引起的。解剖无效腔的增加是由于吸入的气体不能全部进入肺换气单元所导致。生理无效腔的增加是通气血流比增大的结果。其他病理生理学的异常还包括:

1. **肺血管阻力增加** 血管阻塞及血小板分泌具有缩血管作用的血管活性物质(如 5-羟色胺)增多,会导致肺血管阻力增加。血管活性物质会使栓塞远端通气血流比不匹配,因此即便小面积肺栓塞也可引起肺泡-动脉氧梯度较大程度的增加。

2. **气体交换障碍** 血管阻塞引起肺泡无效腔增加,非阻塞侧肺泡低通气(相对于灌注),右向左分流,或气体交换屏障被破坏使一氧化碳交换受损等生理机制引起低氧血症。

3. **肺泡过度通气** 刺激性受体的反射性激活可引起肺泡过度通气。

4. **气道阻力增加** 气道远端至细支气管的收缩可引起气道阻力增加。

5. **肺顺应性下降** 肺水肿、肺出血或表面活性物质的缺乏会导致肺顺应性下降。

肺动脉高压、右心室功能不全及右心室微梗死 肺动脉阻塞使肺动脉压力及阻力增加,引起右心室负荷增加,进而引起右心室腔扩张及右心功能不全,并释放心脏标志物,即脑钠肽。同时,右心室压力增大会使室间隔膨出并压迫正常的左心室,造成左心室舒张功能不全,左心室充盈受损。右心室壁张力增加亦会压迫右冠状动脉,影响心肌供氧,加重右冠状动脉缺血及右心室微梗死的发生和发展,导致肌钙蛋白等心肌标志物水平升高。左心室充盈不全则会导致心排血量及血压的下降,最终引起循环衰竭甚至死亡。

肺栓塞与深静脉血栓形成的分类

肺栓塞·大面积 PE 是指广泛血栓形成累及至少一半的肺血管,约占 5%～10% 的病例。典型的临床表现是呼吸困难、晕厥、低血压和发绀,严重者可表现为心源性休克,甚至死于多器官衰竭。次大面积 PE 指 PE 患者出现右心室功能不全但血压正常,占总数 20%～25%。右心衰竭及心脏生物标志物的升高是临床预后不良因素。低风险 PE 占全部患者的约 70%～75%,通常预后良好。

深静脉血栓形成·下肢深静脉血栓形成 常起始于小腿静脉并向远端延伸至腘静脉、股静脉及髂静脉,发生率是上肢深静脉血栓形成的 10 倍。上肢深静脉血栓形成常源于起搏器、体内心脏除颤器及中心静脉导管，发生率随导管直径及管腔数目的增加而增高。浅静脉血栓形成常表现为皮肤红斑、压痛和"可触及的条索状隆起"，是进展为深静脉血栓形成的危险因素。

诊断

临床评估 PE 缺乏特异性的临床症状与体征，诊断常很困难。最常见的临床表现是难以解释的呼吸困难。PE 可由于合并症状突出的充血性心力衰竭或肺炎而被忽视，因此尽管给予后者标准治疗方案后仍无法改善病情。此种情况为提示合并 PE 的临床线索。

DVT 最常见的临床症状是下肢小腿肌肉痉挛，持续数日并呈加重变化。表 37-1 是用于评估 DVT 和 PE 可能性的临床评分法。低中度可疑为 DVT 和 PE，应检测 D-二聚体（见下文"血液检查"），影像学检查并非必需的（图 37-3）。高度可疑的 DVT 及 PE 患者，应跳过 D-二聚体的检查，按照诊断流程直接完善影像学检查。

临床要点 很多疾病可引起下肢疼痛、呼吸困难（表 37-2）。突发剧烈的下肢不适感提示贝克囊肿破裂。

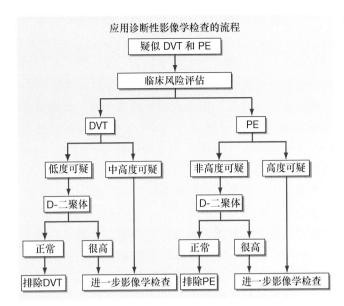

图 37-3 是否行诊断性影像学检查的流程图。临床风险评估见表 37-1

伴随发热、寒战提示蜂窝织炎。DVT 患者行体格检查时，阳性体征常为下肢轻度压痛。大面积 DVT 常表现为下肢肿胀、压痛和皮肤红斑。下肢广泛水肿常是静脉血栓后综合征引起静脉功能不全的临床表现，在 DVT 中并不常见。上肢静脉血栓形成则表现为双侧锁骨下窝及双上肢周径的不对称。

肺梗死（pulmonary infarction）提示小面积肺栓塞，栓塞部位常靠近外周，累及胸膜神经引起剧烈的疼痛。非血栓性肺栓塞的病因包括骨盆或长骨骨折后并发脂肪栓塞、癌栓栓塞、骨髓和空气栓塞。骨水泥栓塞和骨碎片栓塞发生于全骨盆或膝关节置换术后。应用静脉药物者可能会误注入血管各种异物，包括头发、滑石粉及棉花等，由此引起肺栓塞。胎膜渗漏和胎盘边缘破裂时，可发生羊水栓塞。

表 37-1	DVT 和 PE 的危险因素及风险评估

总分 0 分及以下为 DVT 低度可疑；1～2 分为 DVT 中度可疑；3 分及以上为 DVT 高度可疑

危险因素	DVT 评分
恶性肿瘤	1
瘫痪、偏瘫或近期石膏固定	1
卧床＞3 天，大手术术后 12 周以内	1
深静脉分布区域的压痛	1
下肢肿胀	1
小腿非对称性肿胀（两侧周径相差＞3 cm）	1
可凹性水肿	1
浅静脉侧支（非静脉曲张）	1
临床怀疑其他与 DVT 相似的诊断	−2

总分大于 4 分为 PE 高度可疑

危险因素	PE 评分
具有 DVT 的症状与体征	3.0
无优先于 PE 的其他诊断	3.0
心率＞100 次/分	1.5
制动＞3 天；手术后 4 周以内	1.5
PE 或 DVT 病史	1.5
咯血	1.0
肿瘤	1.0

表 37-2	DVT 和 PE 的鉴别诊断

DVT 的鉴别诊断

贝克囊肿破裂

蜂窝织炎

静脉炎后综合征/静脉功能不全

PE 的鉴别诊断

肺炎、哮喘、慢性阻塞性肺疾病

充血性心力衰竭

心包炎

胸膜炎：病毒症候群、肋软骨炎、肌肉骨骼不适

肋骨骨折、气胸

急性冠脉综合征

焦虑状态

非影像学检查·血液检查　应用酶联免疫吸附试验（enzyme-linked immunosorbent assay，ELISA）对血浆中的 D-二聚体进行定量检测。发生 PE 或 DVT 时，由于纤维蛋白被纤维蛋白溶解酶分解，血浆中 D-二聚体水平会升高，提示内源性纤溶亢进，但通常是无效溶解。D-二聚体对于 DVT（包括孤立的小腿 DVT）敏感性大于 80%，对于 PE 则大于 95%。两者敏感性存在差异的原因是 DVT 的血栓面积较小。D-二聚体水平正常是非常有意义的"除外性"诊断指标。然而，D-二聚体并非绝对特异，升高还见于其他原因，包括心肌梗死、肺炎、败血症、肿瘤、外科术后及妊娠中后期。因此，D-二聚体对于住院患者的作用有限，其水平通常由于合并全身性疾病而有所增高。

心脏生物标志物升高　右心室微梗死会引起血清肌钙蛋白及血浆心脏脂肪酸结合蛋白水平升高。心肌室壁张力增大会使脑钠肽及脑钠肽前体水平升高。

心电图　最常见的心电图异常是窦性心动过速，除此还有 $S_1Q_3T_3$ 征象——Ⅰ 导联 S 波加深，Ⅲ 导联出现 Q/q 波及 T 波倒置（见第五章）。此表现相对特异但缺乏敏感性。右心室负荷增加和缺血常引起 $V_1 \sim V_4$ 导联 T 波倒置。

无创性影像学检查·静脉血管超声　深静脉血管超声诊断 DVT 主要依据静脉管腔无法被压缩的表现。正常情况下，当用超声探头轻度压迫静脉时，血管横截面成像可观察到静脉管壁的塌陷，类似于"眨眼"。急性 DVT 时，由于存在血栓的填充，静脉血管丧失了可压缩性。直接观察到栓子，对于诊断 DVT 更可靠。血栓在超声下表现为均质、低回声（图 37-4）。静脉血管本身可表现为轻度扩张，并且

缺乏伴行的侧支。

多普勒成像技术可用于静脉血流动力学的检测。正常情况下，外力压迫小腿会使多普勒血流信号增大。阻塞性 DVT 及其他阻塞性因素存在的情况下，观察不到此现象。对于无法依靠静脉血管超声诊断的患者，也可考虑 CT、MRI 等其他影像学检查。

胸部 X 线片　PE 患者胸部 X 线片检查通常无异常。已明确的异常改变局部肺血管纹理减少（Westermark 征）；有膈上肺外侧缘楔形密度增高影（Hampton's hump，驼峰征）或右下肺动脉增粗（Palla 征）。

胸部 CT　胸部增强 CT 是诊断 PE 最主要的影像学检查（图 37-5）。多排螺旋 CT 可获得分辨率小于

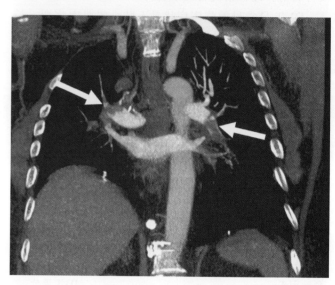

图 37-5　胸部 CT 冠状面显示双侧肺动脉主干 PE。发生于一名 54 岁男性患者，基础病是肺癌及脑转移癌，于家中突发胸闷、气短。胸部增强 CT 显示双侧肺动脉主干及部分分支充盈缺损（白色箭头）。仅左上段肺动脉未受累

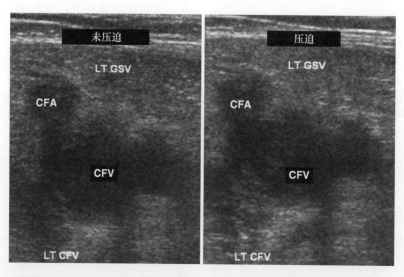

图 37-4　未压迫和压迫下肢静脉的情况下，静脉血管超声的表现。

缩略词：CFA，股动脉；CFV，股静脉；GSV，大隐静脉；LT，左侧

1 mm的肺部成像，能显示第六级肺支气管内的微小血栓，优于传统的侵入性肺血管造影。同时，通过CT成像可清晰观察到四个心腔。其中，右心室扩大患者30天内死亡率高于右心室正常的患者。若CT从胸部连续扫描至膝部，则可显示盆腔及下肢深静脉近端的血栓。对于非PE患者，无法通过胸部X线片解释其临床症状与体征，而肺实质CT可能有助于其他诸如肺炎、肺水肿、肺间质纤维化、肺部肿块及主动脉病变等疾病诊断。偶尔也会发现无症状的早期肺癌。

肺通气/灌注扫描　肺通气/灌注扫描是协助诊断PE的二线检查方法，多用于造影剂禁忌、无法进行胸部增强CT的患者。肺通气/灌注扫描使用发射γ射线的同位素标记白蛋白，并使之形成小颗粒复合物，将此复合物静脉注射，并沉积在肺毛细血管床，用以检测肺灌注情况。灌注扫描缺失表明局部肺组织无血流或血流下降，提示PE诊断。通气扫描通过吸入放射性标记的气体，如氙或氪，以增加灌注扫描的特异性。通气扫描异常表明存在异常的无通气肺，提示可能存在急性PE之外的引起肺灌注缺失的疾病，例如哮喘和慢性阻塞性肺疾病。在肺通气/灌注扫描显像中，PE的典型特征是存在2个或多个节段灌注缺失而通气正常。

对于肺通气/灌注扫描正常或接近正常的患者，不能诊断PE，反之肺通气/灌注扫描显示高度疑似PE的患者，90%最终确诊PE。大部分PE患者并没有肺通气/灌注扫描的典型表现。经血管造影证实的PE患者，仅有不到一半的患者具有典型的肺通气/灌注扫描表现。临床中，约40%高度怀疑PE的患者，肺通气/灌注扫描无典型表现，而最终通过血管造影确诊PE。

磁共振成像（MRI）　在血管超声无法明确诊断DVT的情况下，钆增强MRI是有效的检查方法。MRI肺血管造影能够显示大主干血管的PE，但不能显示更小的节段或血管分支的PE。

超声心动图　超声心动图并不是诊断急性PE的可靠影像学检查，因为绝大部分PE患者超声心动图表现正常。然而，超声心动图能有效鉴别与PE临床表现相似的其他疾病，包括急性心肌梗死、心脏压塞、主动脉夹层。PE患者行经胸超声心动图不能直接显示血栓，最常见的间接征象为McConnell征，即右心室游离壁运动幅度降低但右心室心尖部运动正常或幅度增大。经食管超声心动图检查适用于不具备CT设备，或因肾衰竭、严重造影剂过敏无法进行增强CT的患者，其可显示肺动脉分叉处及左右肺动脉主干的PE。

有创性诊断方法·肺血管造影　胸部增强CT已取代有创性肺血管造影成为最主要的诊断方法。对于因技术设备原因不能行胸部CT或已计划行有创导管操作（如导管直接溶栓）的患者，可进行肺血管造影。多个投射体位均观察到管腔内充盈缺损可诊断PE。PE的次要表现包括血管突然闭塞；节段性血流减少或无血流；动脉相延长，充盈减慢；外周血管歪曲变细。

静脉造影术　目前静脉血管超声已实际上取代静脉造影术，成为DVT的主要检查方法。

综合诊断方法　应合理选择检查方法（图37-3）使DVT和PE的诊断流程化（图37-6）。

治疗　深静脉血栓形成

主要治疗

主要治疗包括应用药物和机械方法进行溶栓，

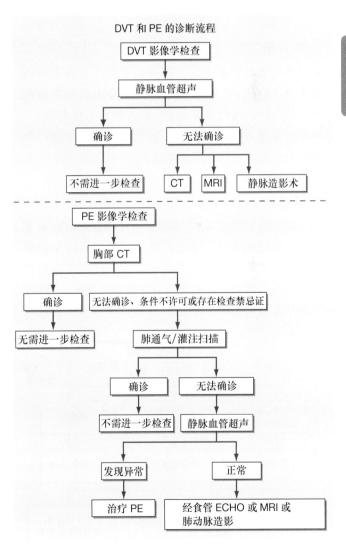

图 37-6　DVT 和 PE 的影像学检查流程。
缩略词：ECHO 超声心动图

其中包括导管直接小剂量溶栓。适用于股静脉、髂静脉及上肢深静脉血栓形成。已有假说认为早期溶栓能够减少静脉瓣的损伤，降低静脉血栓后综合征的发生率。为证实此假说，美国国家心、肺和血液学研究所（NHLBI）资助了一项名为ATTRACT的随机对照临床试验（NCT00790335）。

二级预防

抗凝治疗和置入下腔静脉滤网是DVT的二级预防措施。膝下穿戴梯度压力（30～40 mmHg）弹性袜能够减轻下肢静脉血栓后综合征的严重程度，持续至DVT发生后2年，并且由于弹性减弱应每3个月进行更换。

治疗　肺栓塞

危险分层

血流动力学不稳定、超声心动图提示右心室功能不全、胸部CT提示右心室扩大及由右心室微梗死引起的肌钙蛋白升高是PE患者预后不良的因素。对于血流动力学稳定和右心室功能正常的患者，单纯抗凝治疗可获得良好的临床预后（图37-7）。

抗凝治疗

有效的抗凝是DVT和PE治疗的基础。目前主要有三种抗凝策略：①由胃肠外抗凝剂桥接至口服华法林传统策略；②由胃肠道抗凝剂桥接至新型口服抗凝剂，例如达比加群（直接抑制凝血酶）、依度沙班（Ⅹa因子抑制剂）；③直接口服负荷剂量的利

伐沙班和阿哌沙班（均为Ⅹa因子抑制剂），之后口服维持量，而不经过胃肠外抗凝剂桥接。

以肝素为基础的胃肠外抗凝制剂主要有三种，分别是普通肝素（unfractionated heparin，UFH）、低分子量肝素（low-molecular-weight heparin，LMWH）和磺达肝癸钠。对于怀疑或证实存在肝素诱导的血小板减少症的患者，可应用直接抑制凝血酶的胃肠外抗凝剂，主要包括阿加曲班和比伐卢定（表37-3）。

普通肝素　UFH通过结合抗凝血酶并提高其活性，发挥抗凝作用，阻止血栓继续形成。应用UFH的目标值是使部分活化的凝血酶时间（APTT）达到30～80 s。最常用的起始剂量为团注80 U/kg，随后每小时持续静脉输注18 U/kg。

UFH最大的优势在于半衰期短，尤其适用于短期需要加强抗凝治疗的患者。

低分子量肝素　LMWH是UFH的有效片段，可更少结合血浆蛋白及内皮细胞，因此生物利用度更高，预期的疗效反应更优。LMWH的半衰期长于UFH。通常应用LMWH不需要监测和调整剂量，但肥胖和肾功能不全的患者需要调整剂量。

表37-3	VTE的抗凝治疗
直接抗凝治疗	
普通肝素，团注和持续静脉给药，使部分活化的凝血酶时间（APTT）达到正常上限值的2～3倍	
肾功能正常的情况下，伊诺肝素1 mg/kg，每日两次	
肾功能正常的情况下，达肝素200 U/kg，每日一次或100 U/kg，每日两次	
肾功能正常的情况下，亭扎肝素175 U/kg，每日一次	
根据体重，每日一次应用磺达肝癸钠；对于肾功能受损者，应调整剂量	
直接凝血酶抑制剂：阿加曲班和比伐卢定	
利伐沙班15 mg每日两次，持续3周，之后20 mg每日一次，餐后服用	
阿哌沙班（未获许可）	
华法林抗凝	
单药治疗时，于开始服用后5～10天达到治疗效果（初始应用华法林治疗时，常联合应用普通肝素、低分子量肝素、磺达肝癸钠作为过渡）	
起始剂量通常为5 mg（译者注：中国人群建议从3 mg每日1次起始）	
根据INR调整剂量，INR目标值2.0～3.0	
新型口服抗凝药可延长胃肠外抗凝之后的抗凝疗程	
依度沙班（未获许可）	
达比加群（未获许可）	

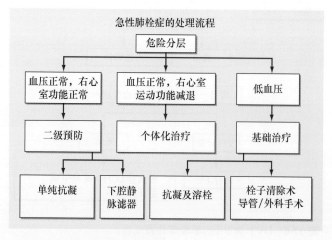

图37-7　急性肺栓塞的处理流程

磺达肝癸钠 是一种抗 Ⅹa 因子的戊多糖。磺达肝癸钠的剂量需根据体重调整，每日一次皮下注射，无需监测实验室指标。不同于 LMWH 和 UFH，磺达肝癸钠为合成药物，并非生物性制剂，不会引起肝素诱导的血小板减少症。肾功能不全患者需调整剂量。

华法林 为维生素 K 拮抗剂，能够阻止凝血因子 Ⅱ、Ⅶ、Ⅸ、Ⅹ 的活化。华法林完全起效至少需 5 天时间，但凝血酶时间（PT）的延长通常很迅速。急性血栓形成性疾病初始单独应用华法林抗凝会引起暂时的高凝状态，使血栓形成风险增加。因此，初始应用华法林时需与 UFH、LMWH、磺达肝癸钠重叠使用或与口服的凝血酶抑制剂同时应用至少 5 天，以消除华法林起效前的高凝状态。

华法林剂量 对于中等体形的成年人，华法林的起始剂量为 5 mg（译者注：中国人群建议从 3 mg 每日 1 次起始）。凝血酶原时间国际标准化比值（INR）用于评估华法林抗凝的效果。INR 的目标值是 2.5，区间为 2.0～3.0。

华法林的应用需要根据经验调整剂量以达到目标值，过程通常比较困难，因为众多药物以及食物的相互作用会影响华法林的代谢。高龄和合并系统性疾病时，需下调华法林的用量。药物基因组学的检测可提供华法林精确的起始用量。CYP2C9 等位基因的突变会使 S-华法林羟基化受损，下调使用剂量。检测编码维生素 K 环氧化物还原酶复合物 1（VKORC1）基因的变异情况可预测患者是应用低剂量、中剂量还是大剂量的华法林。

专业抗凝门诊提高了华法林使用的有效性和安全性。患者可在家中采用指尖采血仪器自行监测 INR，同时少数患者可通过教育后自主调整华法林用量。

新型口服抗凝药 新型口服抗凝药具有应用固定剂量，在服用数小时后便可起效，不需要检测凝血功能，不受其他药物及食物影响的优点。利伐沙班是 Ⅹa 因子抑制剂，可单药治疗急性 DVT 和急性 PE，不需要合用肝素作为"桥接"抗凝。阿哌沙班与利伐沙班相似，目前正在获批过程中。凝血酶抑制剂达比加群及 Ⅹa 因子抑制剂依度沙班可用于初始肝素抗凝后的维持抗凝治疗。

抗凝治疗的并发症 最严重的不良反应是出血。肝素或低分子量肝素引起的致命性或颅内出血可应用鱼精蛋白解救。LMWH 导致肝素诱导的血小板减少症的发生率低于 UFH。磺达肝癸钠、直接凝血酶抑制剂及 Ⅹa 因子抑制剂引起的出血暂无药物可逆转。

华法林引起的出血可输注凝血酶原复合物进行治疗。对于严重但未危及生命的出血，可输注新鲜冰冻血浆及静脉应用维生素 K。重组人凝血因子Ⅶa（rFⅦa）可也用于治疗华法林引起的严重出血，但在规定的适应证之外。对于 INR 过高而无出血或仅少量出血的患者，可口服维生素 K。

抗凝治疗的疗程 由手术、创伤、雌激素、留置静脉导管或起搏器引起的单发的上肢或小腿 DVT，抗凝治疗疗程为 3 个月。对于下肢近端 DVT 和 PE，抗凝治疗疗程为 3～6 个月。对于合并肿瘤的 VTE 患者，需单药应用 LMWH 而不选择华法林，抗凝疗程需持续至患者无肿瘤负荷。

对于特发性、无诱因的 VTE 患者，停止抗凝后血栓复发率很高。长途航空旅行中发生的 VTE 也被认定为无诱发因素。无诱因的 VTE 可能由于潜在炎症状态加重，或归咎于慢性疾病（处于复发性事件之间的潜伏期）。美国胸科医师协会（American College of Chest Physicians，ACCP）指南对特发性 VTE 患者推荐长期抗凝，维持 INR 在 2～3，或者在初始抗凝治疗 6 个月后，降低抗凝强度，将 INR 的目标值调整为 1.5～2。

相反于直觉认知，Ⅴ 因子 Leiden 突变和凝血酶原等基因突变并不增高 VTE 复发率。抗磷脂抗体综合征的患者需终身抗凝，即使初始 VTE 由于创伤或手术诱发。

下腔静脉滤网

下腔静脉滤网置入的主要适应证为①因活动性出血不能应用抗凝剂；②抗凝治疗的同时出现静脉血栓再发。相对适应证为预防非溶栓适应证的右心衰竭患者和极高危患者复发 PE 事件。但是，滤网自身无法阻拦小到中等大小血栓通过，大的血栓也可通过开放的侧支静脉造成肺栓塞。最常见的并发症是腔静脉栓塞引起双下肢水肿。

置入滤网也相悖地增高 DVT 发生率，其虽然能够预防 PE 的发生，但也同时促进局部血栓形成。可回收滤网用于预先考虑到同时合并短暂性出血风险或有暂时性 PE 高危因素的患者，例如既往围术期 PE 病史者进行减重手术。滤网放置数月后，可将其取出，但如果滤网局部血栓形成并被包绕在滤网内则不能取出。倘若因技术性因素，例如快速内皮化滤网无法取出，可回收滤网将成为永久性滤网。

大面积 PE 的处理

对于大面积 PE 及低血压的患者，给予 500 ml

生理盐水扩容，其他额外的液体输注需极其慎重，因为过量液体将加重右心室负荷，引起显著右心缺血，并随着室间隔偏移至左侧，恶化左心顺应性及充盈。多巴胺和多巴酚丁胺是治疗 PE 相关休克的一线血管活性药物，应从低剂量开始使用，并不断根据临床实际情况做出调整。其他血管活性药物也有效，例如去甲肾上腺素、血管加压素、去氧肾上腺素。

溶栓治疗

有效的溶栓治疗能快速逆转右心衰竭，降低死亡率和 PE 复发，其源于：①溶解血栓，解除肺动脉阻塞；②阻止 5-羟色胺等加重肺动脉高压的神经体液因子持续释放；③溶解位于盆腔和下肢的深静脉血栓，减少 PE 复发率。

常用的溶栓方案为重组组织型纤溶酶原激活物（tPA）100 mg 持续静脉滴注＞2 h。PE 发生后 14 天内均可行溶栓治疗，但越早溶栓疗效越好。

溶栓的禁忌证包括颅内疾病、近期手术史或外伤史。总体上，溶栓治疗严重出血发生率约为 10%，包括 1%～3% 的颅内出血风险。仔细筛选溶栓禁忌证（第三十二章）是减少出血风险最有效的途径。

美国食品药品监督管理局批准的溶栓适应证为大面积 PE。对于收缩压正常但存在中重度右心功能不全的次大面积 PE 患者，溶栓治疗尚存争议。2014 年发表了欧洲的一项多中心随机研究，对 1006 名次大面积 PE 患者应用替奈普酶进行溶栓治疗，其 7 天内死亡和出血事件发生率下降 56%，但出血性卒中的发生率为 2%，较应用肝素抗凝的对照组（出血性卒中发生率 0.2%）明显升高。

导管介入溶栓取栓治疗（pharmacomechanical catheter-directed therapy）

许多患者存在全量溶栓的相对禁忌证。导管介入溶栓取栓治疗结合导管下血栓碎解和直接小剂量溶栓的方法。机械性血栓清除技术，包括导管浸解栓子并将其驱入血管较远端处、血栓切除并抽吸、流变导管除栓、低能量超声辅助溶栓。经导管溶栓应用替奈普酶的剂量为 20～25 mg，较静脉应用剂量 100 mg 显著减少。

肺动脉血栓切除术

为防止溶栓导致的严重出血，可采用外科血栓切除术，但目前已极少应用于临床。手术应在多器官功能衰竭前尽快完成，同时提高手术技术将提高存活率。

肺动脉血栓内膜剥脱术

2%～4% 的急性 PE 患者并发慢性血栓栓塞性肺动脉高压。对于初始超声心动图检查提示肺动脉高压的 PE 患者应在 6 周时随访，并复查超声心动图，评估肺动脉压力是否恢复正常。对于存在呼吸困难的慢性血栓栓塞性肺动脉高压患者，成功肺动脉血栓内膜剥脱术可显著降低肺动脉高压甚至将其治愈。此手术需要胸骨切开、体外循环、深度低体温及低体温停循环等过程。技术成熟的医学中心报道此手术的死亡率接近 5%。不能行手术治疗的患者可应用肺血管扩张剂。

情感支持

VTE 的患者在知悉 PE 及 DVT 的风险后情绪低落。一些患者患病之前从未罹患心血管疾病。患者也会顾虑自身是否能耐受抗凝治疗，并忧虑其家属的身体健康和疾病的遗传性。遵嘱停用抗凝药物患者尤其忧虑 VTE 复发。美国布列根和妇女医院（Brigham and Woman's Hospital）成立了医护合作的 PE 支持团队，每月展开相关话题的宣传教育活动，并已经持续超过 20 年。

VTE 的预防

DVT 和 PE 的预防（表 37-4）至关重要，由于 VTE 难以被检出，并且会造成严重的医疗及经济负担。低剂量 UFH 和 LMWH 是住院患者最常应用的预防策略。电子提醒系统可提高预防策略的使用，由此美国布列根和妇女医院已将症状性 VTE 的发生率降低 40% 以上。医院推行保障相关预防性方案落实的审核制度，也将提高这些措施的应用率。预防性治疗的疗程目前备受争议。大型临床试验对患者出院后应用伊诺肝素、阿哌沙班、利伐沙班分别进行研究随访，结果发现延长预防治疗的疗程未显示其有效性和安全性。目前一项针对延长新型口服抗凝药预防性治疗疗程的临床试验正在进行。

全髋关节或膝关节置换术及肿瘤手术的患者，将获益于出院后延长预防性抗凝治疗，通常预防性用药疗程为 1 个月。

表 37-4	住院患者 VTE 的预防治疗
基础疾病	预防策略
非骨科手术	普通肝素 5000 U 皮下 bid 或 tid 伊诺肝素 40 mg 每天 达肝素钠 2500 U 或 5000 U 每天
肿瘤手术，包括妇科肿瘤	伊诺肝素 40 mg 每天，预防性治疗 1 个月
骨科手术	华法林（INR 目标值 2.0～3.0） 伊诺肝素 40 mg 每天 伊诺肝素 30 mg bid 达肝素钠 2500 U 或 5000 U 每天 磺达肝癸钠 2.5 mg 每天 利伐沙班 10 mg 每天 阿司匹林 81～325 mg 每天 达比加群 220 mg 每天（在美国未获许可） 阿哌沙班 2.5 mg bid（在美国未获许可） 间歇充气加压装置（联用或不联用药物预防）
制动、既往 VTE 病史、留置中心静脉导管、肿瘤患者（无活动性胃十二指肠溃疡，近 3 个月无出血，血小板≥50 000/mm³）	普通肝素 5000 U bid 或 tid 伊诺肝素 40 mg 每天 达肝素钠 2500 U 或 5000 U 每天 磺达肝癸钠 2.5 mg 每天
具有抗凝治疗禁忌证	间歇充气加压装置、弹力袜（有效性尚存争议）

bid：每日 2 次；tid：每日 3 次

第三十八章　主动脉疾病

Diseases of the Aorta

Mark A. Creager，Joseph Loscalzo

（殷伟贤　陈小曼　译）

主动脉是输送由左心室射出的血液至全身动脉床的管道。在成人，主动脉根部和升部的血管直径约 3 cm，胸部降主动脉直径约 2.5 cm，腹主动脉直径约 1.8～2.0 cm。主动脉壁包括由内皮、内皮下结缔组织和内弹性膜构成的薄内膜层，由平滑肌细胞和细胞外基质构成的厚中膜层，以及主要由包围滋养血管和神经血管的结缔组织构成的外膜层。主动脉除了管道功能，其弹性和顺应性还能起到缓冲功能。主动脉在收缩期扩张，以储存部分心脏每搏量和弹性能量，在舒张期收缩，使血液继续流向周围体循环。由于持续暴露于高脉动压力和剪切应力下，主动脉容易受到机械性损伤并因此产生相关疾病。主动脉相比于其他血管也更容易破裂，尤其是随着主动脉瘤疾病的发展，因为遵循 Laplace 定律（张力与压力和半径的乘积成正比），主动脉壁张力会增加。

先天性主动脉畸形

先天性主动脉畸形通常涉及主动脉弓及其分支。如果主动脉畸形压迫周围食管和气管，则可出现吞咽困难、喘鸣、咳嗽等症状。与症状相关的畸形包括双主动脉弓、右锁骨下动脉起自左锁骨下动脉远端和右位主动脉弓伴左锁骨下动脉畸形。Kommerell 憩室是右位主动脉弓解剖学上的残迹结构。大多数先天性主动脉畸形并不引起症状，只在导管手术中被检出。疑似先天性主动脉畸形，通常由 CT 或磁共振（MR）血管造影确诊。具有症状的主动脉畸形需要外科手术治疗。

主动脉瘤

动脉瘤的定义为节段血管呈病理性扩张。真性动脉瘤涉及血管壁的所有三层结构，这点与假性动脉瘤不同，假性动脉瘤只有内膜和中膜被破坏，主动脉的扩张段仅被外膜覆盖，有时还被血管周围的血栓覆盖。动脉瘤也可以根据其解剖外观分类。梭形动脉瘤影响血管的整个周长，导致弥漫性动脉扩张。相反，囊性动脉瘤仅涉及部分血管段部分周长，导致血管壁外凸。主动脉瘤也可根据位置进行分类，即胸部和腹部主动脉瘤。胸降主动脉瘤通常与膈下动脉瘤连续，被称为胸腹动脉瘤。

病因

主动脉瘤是由主动脉壁结构组分（弹性蛋白和胶原蛋白）降解或异常所致。主动脉瘤的病因可大致分为退行性疾病、遗传或发育疾病、血管炎、感染和创伤（表38-1）。炎症、氧化应激、蛋白水解和生物力学壁应力导致了大多数腹主动脉和降主动脉瘤的退变过程。这些是由 B 淋巴细胞和 T 淋巴细胞、巨噬细胞、炎性细胞因子、基质金属蛋白酶介导的，它们降解弹性蛋白和胶原蛋白，改变主动脉的抗张强度和适应搏动伸展的能力。相关的组织病理学表现为弹性蛋白和胶原蛋白被破坏、血管平滑肌减少、新生血管的形成和炎症。与退行性主动脉瘤相关的因素包括衰老、吸烟、高胆固醇血症、高血压和男性。

表 38-1 主动脉疾病：病因及其相关因素	
主动脉瘤	高血压
退行性变	主动脉炎（见下述）
年龄	妊娠
吸烟	创伤
高胆固醇血症	主动脉闭塞
高血压	动脉粥样硬化
动脉粥样硬化	血栓栓塞
遗传或发育	主动脉炎
马方综合征	血管炎
Loeys-Dietz 综合征	Takayasu 动脉炎
Ⅳ 型 Ehlers-Danlos 综合征	巨细胞动脉炎
唐氏综合征	风湿病
家族性	HLA-B27 相关性脊椎关节病
二叶式主动脉瓣	Behçet 综合征
慢性主动脉夹层	Cogan 综合征
主动脉炎（见下述）	特发性主动脉炎
感染（见下述）	感染
创伤	梅毒
急性主动脉综合征（主动脉夹层、急性壁内血肿、穿透性动脉粥样硬化性溃疡）	结核
退行性疾病（见上述）	细菌、真菌性（沙门菌、葡萄球菌、链球菌、真菌）
遗传或发育疾病（见上述）	

与退行性主动脉瘤有关的最常见病理改变是动脉粥样硬化（第二十八章）。许多主动脉瘤患者同时存在动脉粥样硬化的危险因素以及其他血管动脉粥样硬化。

中膜变性和特定的中膜囊性坏死是组织病理学术语，用于描述主动脉壁中膜的胶原蛋白和弹性纤维变性，以及中膜细胞消失被多黏蛋白类物质取代，例如蛋白聚糖。中膜变性的特点是主要影响近端主动脉，造成血管壁损伤和扩张，并导致累及升主动脉和主动脉窦的梭形动脉瘤发生。这种情况多见于马方综合征、Loeys-Dietz 综合征、Ⅳ 型 Ehlers-Danlos 综合征、高血压、先天性二叶式主动脉瓣和家族性胸主动脉瘤综合征。有时在没有任何其他明显疾病的患者中，它作为一种孤立的情况出现。

20% 的患者存在家族性动脉瘤聚集，这表明其具有遗传性。马方综合征患者存在编码原纤蛋白-1 的基因突变。原纤蛋白-1 是细胞外微纤维的一个重要组成部分，维持弹性纤维和其他结缔组织的结构完整性。细胞外基质缺乏原纤蛋白-1，会导致转化生长因子（TGFβ）的过度表达。Loeys-Dietz 综合征是由于编码 TGF-β 受体 1（TGFBR1）和 2（TGFBR2）的基因发生突变。TGF-β 过度表达以及 TGFBR1 和 TGFBR2 突变可能导致胸主动脉瘤。Ⅲ 型前胶原蛋白突变与 Ⅳ 型 Ehlers-Danlos 综合征有关。SMAD3 编码一种下游信号蛋白，参与 TGF 与其受体结合，其突变已在一种胸主动脉瘤综合征（包括颅面、骨骼和皮肤异常以及骨关节炎）中被描述。一些非综合征形式的家族性胸主动脉瘤患者中，已经报道了编码平滑肌特异性 α-actin（ACTA2）、平滑肌细胞特异性肌球蛋白重链 11（MHC11）和肌球蛋白轻链激酶（MYLK）的基因突变以及 TGFBR2 和 SMAD3 的突变。

主动脉瘤的感染原因包括梅毒、结核和其他细菌/真菌感染。梅毒是一种相对少见的动脉瘤病因。梅毒性主动脉周炎和中主动脉炎损害弹性纤维，导致主动脉壁增厚和变薄。大约 90% 的梅毒性动脉瘤位于升主动脉和主动脉弓。结核性动脉瘤通常累及胸主动脉，由肺门淋巴结或相邻脓肿的直接扩散以及细菌播散引起。主动脉弹性损伤导致中膜被肉芽肿破坏。细菌、真菌性动脉瘤是由葡萄球菌、链球菌、沙门菌或其他细菌或真菌感染引起的一种罕见疾病，通常发生在动脉粥样硬化斑块上。这些动脉瘤通常呈囊状，血培养多为阳性，可以揭示致病病原体。

与主动脉瘤相关的血管炎包括 Takayasu 动脉炎和巨细胞动脉炎，它们可能导致主动脉弓和胸降主动脉瘤。脊柱关节病如强直性脊柱炎、类风湿关节炎、银屑病关节炎、复发性多发性软骨炎和反应性关节炎

（既往称为 Reiter 综合征）与升主动脉扩张有关。主动脉瘤发生在 Behçet 综合征、Cogan 综合征和 IgG4 相关系统性疾病的患者中。主动脉瘤也发生于特发性主动脉炎患者。创伤性动脉瘤可能发生在穿透或非穿透性胸部创伤后，最常见的是影响越过肺动脉韧带部位的胸降主动脉。慢性主动脉夹层与主动脉壁损伤有关，可能会导致主动脉瘤样扩张。

胸主动脉瘤

胸主动脉瘤的临床表现和自然病史取决于其发生的位置。中膜变性是与升主动脉瘤相关的最常见病理改变，而动脉粥样硬化是胸降主动脉瘤最常见的病理改变。胸主动脉瘤的平均增长速度是每年 0.1～0.2 cm。与马方综合征或主动脉夹层相关的胸主动脉瘤扩张速度可能更快。动脉瘤破裂的风险与其大小和存在的症状有关，从直径＜4.0 cm 的胸主动脉瘤破裂发生率每年 2%～3% 到直径＞6.0 cm 的破裂发生率每年 7%。大多数胸主动脉瘤是无症状的，然而动脉瘤如果压迫或侵蚀邻近组织可引起胸痛、气短、咳嗽、声音嘶哑、吞咽困难等症状。升主动脉瘤样扩张引起主动脉瓣反流可能导致充血性心力衰竭，压迫上腔静脉可能导致头部、颈部和上肢充血。

胸部 X 线检查可能是第一个提示诊断胸主动脉瘤的检查（图 38-1）。检查结果包括纵隔阴影变宽、气管或左主支气管移位或受压。超声心动图，尤其是经食管超声心动图，可用于评估近端升主动脉和胸降主动脉。增强 CT、磁共振成像（MRI）和传统主动脉造影术是评估胸主动脉瘤及分支血管受累情况的敏感且特异性检查（图 38-2）。在动脉瘤太小无法手术的无症状患者中，应至少每 6～12 个月进行一次 CT 或 MRI 对比增强的无创检查，以监测动脉瘤的发展。

治疗　胸主动脉瘤

目前推荐使用 β 受体阻滞剂来减慢胸主动脉瘤扩张的速度，特别是合并马方综合征的患者有主动脉根部扩张的证据时。应根据需要给予控制高血压的其他治疗。最近的研究表明，血管紧张素受体阻滞剂与血管紧张素转化酶抑制剂通过阻断 TGF-β 信号通路可以降低马方综合征患者主动脉扩张的速度，这种治疗方法的临床疗效试验正在进行中。置入假体血管的修复手术适用于具有症状的胸主动脉瘤患者和升主动脉直径＞5.5 cm 的无症状患者。马方综合征或二叶式主动脉瓣患者，胸升主动脉瘤直径达 4～5 cm 时就应该考虑手术。手术修复适用于胸降主动脉瘤直径＞6 cm，血管腔内修复适用于胸降主动脉瘤直径＞5.5 cm。当动脉瘤直径以每年大于 1 cm 的速度增长时也建议修复治疗。

腹主动脉瘤

腹主动脉瘤在男性中发病率高于女性，且发病率随

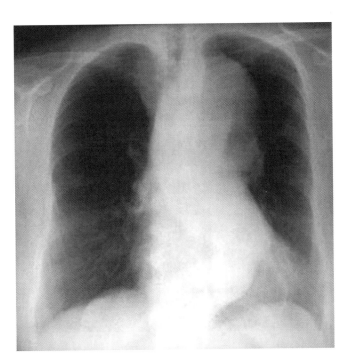

图 38-1　胸主动脉瘤患者的胸部 X 线片

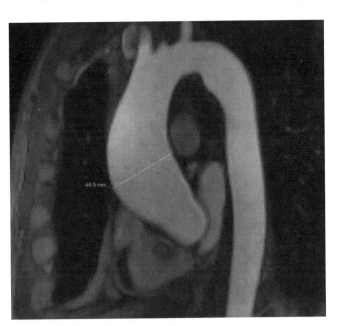

图 38-2　胸升主动脉梭形动脉瘤的磁共振血管成像（MRA）显像。
来源：Courtesy of Dr. Michael Steigner，Brigham and Women's Hospital，Boston，MA，with permission.

着年龄的增长而增加。年龄在 50 岁以上的男性中，腹主动脉瘤≥4.0 cm 的发生率为 1%～2%。直径＞4 cm 的腹主动脉瘤至少有 90% 与动脉粥样硬化疾病有关，并且大多数的动脉瘤发生在肾动脉水平以下。疾病的预后与动脉瘤的大小及并发冠状动脉和脑血管疾病的严重程度有关。动脉瘤破裂的风险随着动脉瘤大小而增加：5 年破裂风险在直径＜5 cm 的动脉瘤中为 1%～2%，而在直径＞5 cm 的动脉瘤中为 20%～40%。动脉瘤附壁血栓的形成容易导致周围血管栓塞。

腹主动脉瘤通常不会产生任何症状，通常是在常规查体时发现一个可扪及、搏动的、膨胀的非触痛性肿块，或者由于其他原因进行腹部影像学检查中偶然发现。然而，随着腹主动脉瘤的增大，可能给患者带来不适感。有些患者主诉腹部强烈的搏动感，或是会感到胸部、下背部或阴囊疼痛。动脉瘤性疼痛通常是破裂的先兆，这是一类临床急症。更常见的情况是动脉瘤急性破裂之前没有任何预兆，这种情况总是危及生命。少数情况下动脉瘤渗漏会有严重的疼痛和压痛。动脉瘤破裂时若发生急性疼痛和低血压，需要紧急手术治疗。

腹部放射学可能显示动脉瘤的钙化轮廓，然而约 25% 的动脉瘤并不发生钙化，无法通过 X 线显像。腹部超声可以描绘腹主动脉瘤的横向和纵向尺寸，还可以检测到附壁血栓。腹部超声检查有助于连续记录动脉瘤大小，可以用来筛选有危险的动脉瘤患者。一项

大型研究中，对 65～74 岁男性进行超声筛查，动脉瘤相关死亡风险降低了 42%。因此，建议年龄在 65～75 岁男性吸烟人群进行超声筛查。此外，腹主动脉瘤患者的兄弟姐妹或后代，以及患有胸主动脉或外周动脉动脉瘤的患者，应考虑进行腹主动脉瘤筛查。计划进行血管内或开放手术修复时，增强 CT 和 MRI 是精确的无创检查，可确定腹主动脉瘤的位置和大小（图 38-3）。主动脉造影术可用于评估动脉瘤患者，但该方法存在小的出血、过敏反应和动脉栓塞等并发症风险。因为附壁血栓的存在会使血管腔内直径减小，造影术可能低估动脉瘤的直径。

治疗　腹主动脉瘤

植入假体手术修复或血管腔内置入动脉支架（图 38-3）适用于快速扩张的任意大小腹主动脉瘤，或具有症状者。对于无症状腹主动脉瘤，直径＞5.5 cm 者需要进行修补。在对直径＜5.5 cm 的腹主动脉瘤患者的随机试验中，超声检查随访和择期手术修复的长期死亡率（5～8 年）无明显差异。因此，对于小动脉瘤（＜5 cm）患者，相对于立即修复，连续无创随访也是一种选择。决定进行开放手术还是血管腔内修复部分基于血管解剖和并发症情况。腹主动脉瘤血管内修复与开放重建手术相比，短期发病率较低，长期死亡率相当。在血管内修复后，应长期

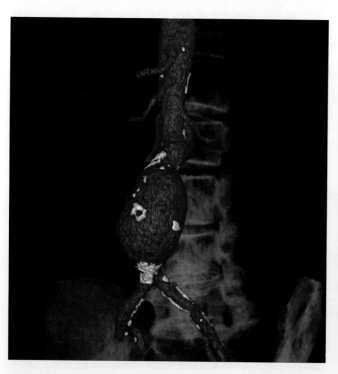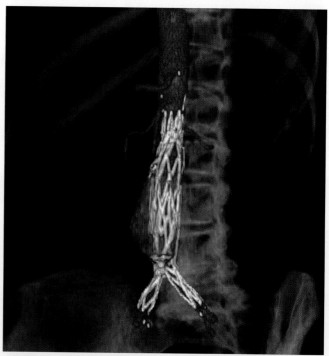

图 38-3　梭形腹主动脉瘤治疗前（左）和分叉支架置入治疗后（右）的 CTA 显像。

来源：Courtesy of Drs. Elizabeth George and Frank Rybicki, Brigham and Women's Hospital, Boston, MA, with permission.

监测 CT 或 MR 主动脉造影，以发现渗漏和动脉瘤扩张。

仔细的术前心脏和一般情况评估（以及合并症的正确治疗）是至关重要的。先前存在的冠状动脉疾病、充血性心力衰竭、肺疾病、糖尿病和高龄会增加手术的风险。β 受体阻滞剂可以减少围术期心血管事件发病率和死亡率。经过仔细的术前心脏评估和术后护理，手术死亡率大约为 1%～2%。急性破裂后，紧急手术的死亡率是 45%～50%。血管腔内支架置入术是治疗动脉瘤破裂的另一种方法，可降低死亡率。

急性主动脉综合征

急性主动脉综合征主要包括主动脉破裂（前文所述及）、主动脉夹层、主动脉壁内血肿和穿透性动脉粥样硬化性溃疡四种类型。主动脉夹层是由内膜环状或者更少见的横向撕裂引起的，经常发生在升主动脉右侧壁剪切应力较高的部位。另一个常见的部位是动脉韧带下方的胸降主动脉。起始事件为原发性内膜撕裂，继发剥离至中膜，或为内膜下出血撕裂并破坏内膜。搏动的主动脉血流沿撕裂口进入主动脉内膜下并沿着弹性板形成一个假腔即夹层。通常夹层向远端降主动脉撕裂并累及其主要分支，但也可能向近端撕裂。向远端撕裂可能会被动脉粥样硬化斑块限制。一些病例中，远端内膜发生二次撕裂，造成血液再次从假腔流入真腔内。

主动脉夹层至少还有两种重要的病理学和放射学类型：没有内膜瓣的壁内血肿和穿透性动脉粥样硬化溃疡。急性壁内血肿是由于滋养血管破裂出血进入主动脉壁，其中大部分血肿发生在胸降主动脉。急性壁内血肿可能进一步发生夹层和破裂。穿透性动脉粥样硬化溃疡是由于斑块侵蚀主动脉中膜，通常局限于局部并且不会造成广泛的夹层，主要发生于胸降主动脉的中远段，并与泛发性动脉粥样硬化疾病相关。溃疡可侵蚀内弹性膜导致中膜血肿，并可能进展为假性动脉瘤形成或破裂。

胸主动脉夹层有几种分类方法。DeBakey 和其同事最初将主动脉夹层分为三型：Ⅰ 型夹层发生在升主动脉并累及降主动脉；Ⅱ 型夹层仅限于升主动脉；Ⅲ 型夹层发生在降主动脉及其远端（图 38-4）。另一种分类方法 Stanford 分型将主动脉夹层分为两型：A 型夹层累及升主动脉（近端夹层）；B 型夹层局限在主动脉

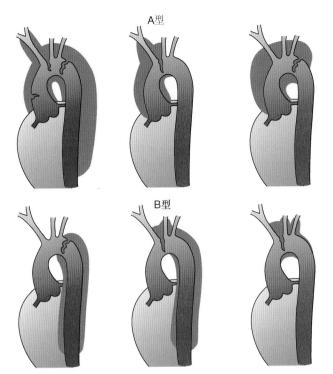

图 38-4　主动脉夹层的分型。Stanford 分型：A 型夹层（上行图）：无论其内膜破裂处位置及受累范围，只要累及升主动脉均归此型；B 型夹层（下行图）：累及范围仅限于主动脉弓和（或）降主动脉，而不累及升主动脉。DeBakey 分型：Ⅰ 型累及范围自升主动脉到降主动脉（左上图）；Ⅱ 型累及范围仅限于升主动脉或主动脉弓（中上图及右上图）；Ⅲ 型仅累及降主动脉（左下图）。

来源：From DC Miller, in RM Doroghazi, EE Slater (eds.), Aortic Dissection. New York, McGraw-Hill, 1983, with permission.

弓和（或）降主动脉（远端夹层）。从治疗的角度而言，主动脉夹层和壁内血肿分类为 A 型和 B 型更加实用，因为 DeBakey Ⅰ 型和 Ⅱ 型在治疗上相似。

主动脉壁夹层形成的原因包括中膜变性相关的因素和其他增加主动脉壁压力的因素（表 38-1）。70% 的主动脉夹层合并系统性高血压。主动脉夹层是马方综合征或 Loeys Dietz 综合征患者发病和死亡的主要原因，同样可能影响 Ehlers-Danlos 综合征患者。主动脉炎（如 Takayasu 动脉炎、巨细胞动脉炎）、先天性主动脉瓣畸形（如二叶式主动脉瓣）、主动脉缩窄和主动脉创伤史患者的主动脉夹层发病率同样会增加。此外，在其他方面正常的妊娠晚期妇女，主动脉夹层的风险也会增高。主动脉夹层还可能发生在举重、可卡因使用或减速损伤的人群中。

临床表现

主动脉夹层的发病高峰年龄在 60～70 岁。男性和

女性发病比例为 2：1。主动脉夹层的临床表现多样，继发于内膜撕裂、夹层血肿、相关动脉闭塞和邻近组织受压。急性主动脉夹层表现为突然发作的疼痛，通常被描述为剧烈、撕裂样疼痛和大汗。疼痛部位可局限于胸部前部或后部，通常是肩胛间的区域，疼痛部位可随着夹层的扩展转移。其他症状包括晕厥、呼吸困难和虚弱。查体可发现高血压或低血压、无脉、主动脉瓣反流表现、肺水肿和由于颈动脉阻塞（偏瘫、偏身麻木）或脊髓缺血（截瘫）引起的神经系统症状。肠缺血、血尿和心肌缺血也可以被观察到。这些临床表现反映了夹层的主动脉分支血管阻塞所引起的并发症。此外，临床表现可能与相邻结构（例如颈上神经节、上腔静脉、支气管、食管）被扩张的夹层压迫有关，包括霍纳（Horner）综合征、上腔静脉综合征、声音嘶哑、吞咽困难、气管损伤等。心包积血和心脏压塞可能是复杂性 A 型夹层逆行剥离的并发症。急性主动脉瓣反流是近端夹层的重要和常见并发症（＞50％）。这可能是由于主动脉根部周向撕裂导致主动脉根部变宽，也可能是由于主动脉环破裂导致血肿破裂引起瓣叶破裂或移位，其位置低于闭合线。主动脉瓣反流的体征包括洪脉、脉压增大、右侧胸骨旁舒张期杂音和充血性心力衰竭相关的体征。临床表现取决于反流的严重程度。

升主动脉夹层的胸部 X 线片，通常表现为上纵隔增宽，也可伴有胸腔积液（多为左侧）。积液一般是浆液性，除非伴有低血压和血细胞比容下降，否则并非提示破裂。胸降主动脉夹层在胸部 X 线片上可表现为纵隔影增宽，此外，降主动脉部位可能比升主动脉更宽。心电图没有心肌缺血的证据有助于区分主动脉夹层和心肌梗死。少数情况下，夹层会累及右侧冠状动脉，或更为罕见地累及左侧冠状动脉，引起急性心肌梗死。

主动脉夹层的诊断可以通过无创检查如超声心动图、CT 和 MRI 确诊。因为这些无创检查的准确性，主动脉造影术一般很少使用。经胸超声心动图可以简单、快速、准确地检测主动脉夹层，整体敏感度为 60％～85％，其诊断近端升主动脉夹层的敏感度超过 80％，但对主动脉弓和降主动脉夹层的检测较为困难。经食管超声心动图需要更高的技术和患者的配合，但能准确辨别升主动脉和降主动脉夹层，其敏感度高达 98％，特异度约 90％，但对中动脉弓夹层还是不能分辨。超声心动图还提供了关于主动脉瓣反流和心包积液的存在与否及严重程度的重要信息。CT 和 MRI 都能准确识别内膜破裂口并判断主动脉的剥离程度及累及范围，每一项的敏感度和特异度都＞90％。其对于

辨别壁内血肿和穿透性溃疡也非常有用。经食管超声心动图、CT 和 MRI 的选择依赖于医疗机构的可获得性、专业知识以及患者血流动力学的稳定性。对于血流动力学不稳定患者，CT 和 MRI 明显不太适用。

治疗　主动脉夹层

诊断一旦确立，应尽快开始药物治疗。患者应该入住具有血流动力学监测条件的重症监护治疗病房。除非出现低血压，治疗应旨在降低心脏收缩力和全身动脉压，从而减小剪切力。对急性夹层，除非存在禁忌证，应经肠道外给予 β 受体阻滞剂，静脉使用普萘洛尔、美托洛尔或短效艾司洛尔，直至心率大约达 60 次/分，并联合使用硝普钠降低收缩压至≤120 mmHg。拉贝洛尔（第三十五章），同时具有 β 受体和 α 受体阻滞剂效应，也可被用作夹层急性治疗的静脉药物。

如果硝普钠或 β 受体阻滞剂不能使用，钙通道阻滞剂维拉帕米和地尔硫䓬也可用于静脉注射。β 受体阻滞剂加血管紧张素转化酶（ACE）抑制剂，如依那普利等，也可被考虑。禁忌单独使用直接血管扩张剂如肼屈嗪等，因为这些药物会增加剪切力可能导致夹层扩展。

急诊外科手术是急性升主动脉夹层、壁内血肿（A 型）和复杂性 B 型夹层的首选治疗，其包括夹层持续延展、累及主动脉主要分支、具有破裂倾向或持续性疼痛。手术包括切除内膜瓣，闭塞假腔和置入假体。如果主动脉瓣撕裂，采用人工血管带瓣管道治疗。手术治疗后，主动脉夹层患者总体住院死亡率为 15％～25％。围术期致病与死亡的主要原因包括心肌梗死、截瘫、肾衰竭、心脏压塞、出血和败血症。血管腔内支架术适用于特定的患者。其他经导管技术，如内膜瓣开窗术和缩窄分支血管的支架置入术可增加受损器官血流，也可用于特定的患者。对于简单和稳定的远端夹层和壁内血肿（B 型）患者，药物治疗是首选的治疗方法。B 型夹层患者，经药物治疗后的住院死亡率为 10％～20％。对主动脉夹层和壁内血肿患者（无论是否手术治疗）的长期治疗包括通过使用 β 受体阻滞剂联合其他降压药物（如血管紧张素转化酶抑制剂和钙通道阻滞剂）控制血压和降低心脏收缩力。

慢性 B 型夹层和壁内血肿的患者应该接受每 6～12 个月一次的门诊随访，并做增强 CT 或 MRI 检查监测病情的发展。马方综合征患者是发生夹层后并发症的高危人群。夹层患者通过治疗和仔细的

随访，其长期预后通常是好的，10 年生存率为 60%
左右。

慢性动脉粥样硬化性闭塞性疾病

动脉粥样硬化可能影响胸主动脉和腹主动脉。闭塞的动脉粥样硬化引起的主动脉疾病通常局限于肾动脉以下的远端腹主动脉。这种疾病通常会扩展累及髂动脉（第三十九章），引起特征性跛行（涉及臀部、大腿和小腿），并与男性阳痿相关（Leriche 综合征）。症状的严重程度取决于侧支循环是否充分。如果有足够的侧支循环代偿，腹主动脉闭塞可能都不出现缺血性症状。阳性体征包括双侧股动脉及其他远端动脉搏动消失以及腹部（脐或脐下）和股总脉血管杂音，通常可以观察到皮肤萎缩、脱毛和下肢发凉。在缺血晚期，可以看到皮肤皱褶处发红、高处发白。

诊断通常是通过体格检查和和无创检查确诊，包括腿部压力测量、多普勒血流速度分析、脉搏容量记录和双声像图。可通过 MRI、CT 或主动脉造影术进行解剖学上确诊，通常在考虑进行血管再灌注时进行。经导管血管腔内治疗或手术治疗适用于对生活有影响或症状严重的跛行和严重肢体缺血患者。

急性主动脉闭塞

腹主动脉远端急性闭塞是临床急症，因为它威胁到下肢存活，通常是由于闭塞性（鞍状）栓子造成，几乎都是心源性的。少数情况下，急性闭塞可能源于严重主动脉缩窄段的原位血栓形成。

临床特点是下肢急性缺血，双下肢严重疼痛、发凉、下肢苍白和远端脉搏消失为常见表现。可通过MRI、CT 或主动脉造影术快速确诊。需进行紧急血栓切除术或血管重建术。

主动脉炎

主动脉炎是指主动脉炎性疾病，它可能是由于大血管炎如 Takayasu 动脉炎和巨细胞动脉炎、风湿病和 HLA-B27 相关脊柱关节病、Behçet 综合征、抗中性粒细胞胞质抗体（ANCA）相关血管炎、Cogan 综合征、IgG4 相关系统性疾病和感染，如梅毒、肺结核、沙门菌感染，或可能与腹膜后纤维化有关。主动脉炎可能导致动脉瘤的扩张和主动脉瓣反流、主动脉及其分支血管闭塞或急性主动脉综合征。

Takayasu 动脉炎

这种炎症性疾病主要累及升主动脉及主动脉弓，导致主动脉及其主要分支阻塞。因为经常有源于主动脉的大动脉闭塞，Takayasu 动脉炎也被称为无脉症。它还可能累及降主动脉和腹主动脉，以及阻塞大血管分支如肾动脉。主动脉瘤也可能发生。病理学上表现为全层动脉炎，以单核细胞和巨噬细胞浸润为特征，伴随内膜显著增生、中膜和外膜增厚以及慢性化过程中形成纤维化闭塞。这种疾病在年轻亚裔女性中最常见，但可也发生在其他地理位置和种族起源的年轻女性中。在急性期，发热、乏力、体重减轻和其他系统性症状最常见，红细胞沉降率和 C 反应蛋白常会增高。在慢性期，会有疾病间歇性活动，表现为大血管闭塞相关的症状，如下肢跛行、脑缺血和晕厥等。疾病的过程是进展性的，并且没有针对性的有效治疗。糖皮质激素和免疫抑制剂对某些急性期患者有效。对于极度狭窄的动脉，外科旁路移植术或血管腔内介入治疗是必要的。

巨细胞动脉炎

这种血管炎发生在老年人，女性比男性多。主要累及大中型血管。其病理类型是全层血管壁肉芽肿，可能与风湿性多发性肌肉痛相关。中型动脉（如颞动脉和眼动脉）和主动脉的主要分支阻塞、主动脉炎和主动脉瓣反流的发展是疾病的重要并发症。早期大剂量使用糖皮质激素治疗可能有效。

风湿性主动脉炎

类风湿关节炎、强直性脊柱炎、银屑病关节炎、反应性关节炎（原名 Reiter 综合征）、复发多发性软骨炎和炎性肠病可能与累及升主动脉的主动脉炎有关。炎性病变通常累及升主动脉并可能扩展到主动脉窦、二尖瓣瓣叶和相邻的心肌。其临床表现是动脉瘤、主动脉瓣反流和心脏传导系统受累。

特发性主动脉炎

特发性腹主动脉炎的特点是外膜和主动脉周炎症和主动脉壁增厚。它与腹主动脉瘤和特发性腹膜后纤维化有关。患者可能出现非特异性全身症状、发热和腹痛。腹膜后纤维化可导致输尿管梗阻和肾盂积水。糖皮质激素和免疫抑制剂可能减轻炎症。

感染性主动脉炎

感染性主动脉炎可能由直接侵犯主动脉壁的细菌/真菌性病原体如葡萄球菌、链球菌、沙门菌和真菌导致。这些病原体通过感染主动脉的动脉粥样硬化斑块引起主动脉炎。细菌蛋白酶导致胶原蛋白降解，随后主动脉壁被破坏导致囊状动脉瘤的形成被称为细菌、真菌性动脉瘤。细菌、真菌性动脉瘤好发于肾水平以上的腹主动脉。主动脉壁的病理特征包括急性和慢性炎症、脓肿、出血和坏死。细菌、真菌性动脉瘤通常发生在老年人，男性比女性多三倍。患者可能会出现发热、脓毒症和胸背部或腹部疼痛，可能此前曾有腹泻病史。大多数患者血培养阳性。CT 和 MRI 对诊断细菌、真菌性动脉瘤非常有用。治疗包括抗生素治疗和手术切除受累部分的主动脉，以及在未受感染的组织上通过移植血管进行下肢血管重建。

梅毒性主动脉炎是晚期梅毒感染的表现，通常影响到近端升主动脉，尤其是主动脉根，会导致主动脉扩张和动脉瘤形成。梅毒性主动脉炎偶尔可能累及主动脉弓和降主动脉。动脉瘤可能呈囊状或梭状，通常无症状，但压迫和侵蚀相邻结构时会出现症状，也可能发生破裂。

最初的病变是滋养血管的闭塞动脉内膜炎，尤其是动脉外膜的滋养血管。这是梅毒螺旋体侵入动脉外膜引起的炎症反应。当螺旋体通过与滋养血管附带的淋巴管传播到主动脉中膜时，中膜被破坏。胶原蛋白和弹性组织被破坏导致主动脉扩张、瘢痕形成和钙化。这些变化可以解释升主动脉呈线性钙化的影像学特征。

疾病通常是在一次偶然的胸部影像学检查中发现，发生在首次感染后的 15～30 年。症状可能是由于主动脉瓣反流、梅毒性主动脉炎导致的冠状动脉狭窄、压迫相邻结构或破裂所致。诊断通过血清学检查［即快速血纤维蛋白溶酶反应（rapid plasmin regain，RPR）或荧光密螺旋体抗体］阳性确立。治疗包括青霉素以及手术切除和修复。

第三十九章　四肢动脉疾病
Arterial Diseases of the Extremities

Mark A. Creager，Joseph Loscalzo
（黄文凤　译）

周围动脉疾病

周围动脉疾病（peripheral artery disease，PAD）是由主动脉或肢体动脉狭窄或阻塞所致的疾病。动脉粥样硬化是 40 岁以上 PAD 患者的主要原因。其他原因包括血栓形成、栓塞、血管炎、肌纤维发育不良、外压、囊性血管病和外伤。动脉粥样硬化性 PAD，好发于 60～70 岁。与冠状动脉和脑动脉粥样硬化患者一样，吸烟、糖尿病、高胆固醇血症、高血压和肾功能不全可致 PAD 的危险增加。

病理　（亦参见第二十八章）PAD 常累及大中动脉，呈节段性分布，引起管腔狭窄或堵塞。其病理改变包括伴有钙沉积的动脉粥样硬化斑块、中膜弹力膜变薄、肌纤维和弹性纤维斑片状破坏、内弹力层断裂，以及血小板和纤维蛋白混合形成的血栓。主要的受累部位是腹主动脉和髂动脉（占症状性患者 30%）、股动脉和腘动脉（占 80%～90%）以及更远端的动脉，包括胫动脉和腓动脉（占 40%～50%）。由于动脉分叉处湍流增加、剪切力改变和内膜损伤，因此动脉粥样硬化好发于此。远端血管受累最常见于老年和糖尿病患者。

临床评估　尽管许多 PAD 患者走路缓慢或步态不稳，但只有不到 50% 的患者出现临床症状。最常见的症状是间歇性跛行，表现为肌肉疼痛、痉挛、麻木或无力感，常于活动时发作，休息后缓解。跛行的肢体位于阻塞性病变的远端，比如臀部、大腿和小腿跛行是主动脉-髂动脉病变所致，而小腿跛行是股动脉-腘动脉病变所致。阻塞性病变还好发于身体的前侧，因此远端肢体比近端肢体的症状要常见。动脉堵塞严重的患者，即使在静息状态下血流也不能满足组织的基础营养需求，发生明显的肢体缺血，表现为静息痛或足趾发凉、麻木。由于夜间患者平卧，症状多于夜间出现，站立后可缓解。严重缺血者，疼痛可持续不缓解。

PAD 患者的体征，重要的有阻塞血管远端的脉搏减弱或消失、动脉狭窄处的血管杂音和肌肉萎缩。严重者可出现毛发脱落、趾甲增厚、皮肤光滑发亮、皮温降低和肢端苍白或发绀，甚至还出现溃疡或坏疽。

抬高下肢和反复伸缩小腿肌肉，可致足底皮肤苍白，而保持下肢立位时，由于反应性充血，皮肤可再变红。当患者下肢由抬高位转为立位时，皮肤变红或足部静脉充盈所需的时间与缺血的严重程度和侧支循环是否存在有关。严重缺血者，由于长时间保持下肢立位，可出现外周水肿。缺血性神经病变，可致肢体麻木和腱反射减弱。

无创检查　根据病史和体格检查，常足以诊断PAD。但无创检查，可客观判断PAD存在与否，并评估其严重程度。将血压计袖带放置在踝部，可无创测量下肢动脉压力，使用多普勒装置还可闻及或记录足背动脉和胫后动脉的血流。正常情况下，上下肢的收缩压应是相同的。但由于脉搏波的放大作用，踝部血压可略高于上肢血压。下肢动脉显著狭窄时，收缩压可降低。因此，踝肱指数（ABI）即踝部和肱动脉压力的比值，正常范围是1.00～1.40，0.91～0.99之间属临界范围，＜0.9则是异常的，可诊断PAD。若ABI＞1.40提示动脉不可压缩，是由于血管钙化所致。

其他无创检查包括节段性压力测量、节段性脉冲量记录、双功能超声（具有B型超声成像和多普勒血流速度波形分析两种功能）、经皮血氧饱和度检测和负荷试验（常用平板试验）。沿着下肢多部位放置袖带，可测量多个下肢节段收缩压。若顺序袖带间血压存在压力梯度，则提示血管存在明显狭窄并可判断狭窄的

部位。此外，PAD严重时，脉冲量的振幅会减弱。双功能超声可用于自体动脉和旁路移植血管狭窄病变的成像和检测。

平板运功试验，可客观评估患者的功能缺陷。运动后ABI立即下降，进一步支持症状和体格检查不典型者PAD的诊断。

磁共振血管成像（MRA）、计算机断层成像血管造影（CTA）和传统导管造影不应用于常规诊断，但血运重建治疗前应进行这些检查（图39-1），以明确解剖结构，协助制订血管腔内介入和外科手术治疗方案。

预后　PAD患者的自然病程主要受共存的冠状动脉和脑血管疾病的严重程度的影响。症状性PAD患者，约1/3～1/2伴有冠状动脉疾病（CAD）的临床表现和心电图证据，半数以上的患者冠状动脉造影提示合并显著的CAD。PAD患者的5年死亡率为15%～30%，死于冠心病的危险增加2～6倍。严重PAD患者的死亡率最高。ABI检测有助于检出PAD，并识别存在动脉粥样硬化事件发生危险的患者。PAD患者症状持续进展的可能性低于罹患CAD的概率。大约75%～80%的非糖尿病患者，表现为轻中度间歇性跛行，其症状可保持稳定。其余的患者病情可恶化，每年约1%～2%最终进展至严重的肢体缺血。这些严重肢体缺血的患者，1年内约25%～30%截肢。继续吸烟或

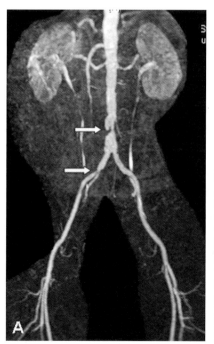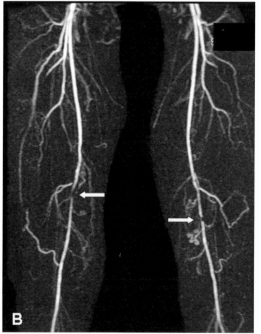

图39-1　**1例间歇性跛行患者的磁共振血管成像，A显示腹主动脉远端和右髂总动脉狭窄，B显示右侧、左侧股浅动脉狭窄。**

来源：Courtesy of Dr. Edwin Gravereaux，with permission.

伴有糖尿病的患者，预后较差。

治疗 周围动脉疾病

PAD 患者治疗的目的包括①降低心血管事件如心肌梗死和死亡的风险，②改善患肢症状，预防进展至严重的肢体缺血，保留患肢的存活能力。纠正危险因素和抗血小板治疗，可改善心血管疾病的预后。其中，戒烟尤其重要。在生活方式的改变上，医生的作用很关键。戒烟咨询和辅助药物治疗，包括尼古丁贴片、安非他酮或伐尼克兰，可提高戒烟成功率，降低复吸率。高血压患者，需要控制血压。血管紧张素转化酶抑制剂可降低 PAD 患者心血管事件的危险。β受体阻滞剂，不会致跛行加重，亦可用于治疗高血压，尤其适用于合并 CAD 的患者。提倡给予他汀类药物来治疗高胆固醇血症，可降低心肌梗死、卒中和死亡的危险。2013 年 ACC/AHA《血胆固醇治疗降低成人动脉粥样硬化心血管风险指南》建议给予动脉粥样硬化疾病患者高强度的他汀类药物治疗，这包括了周围动脉疾病患者。血小板抑制剂阿司匹林和氯吡格雷，可降低动脉粥样硬化患者不良心血管事件的危险，建议用于症状性 PAD，包括间歇性跛行、严重肢体缺血和既往远端肢体血运重建的患者。阿司匹林和氯吡格雷的双联抗血小板治疗，在降低 PAD 患者心血管事件的发病率和死亡率上，不比单用阿司匹林更有效。华法林抗凝治疗，在预防不良心血管事件方面，与抗血小板治疗的效果一样，但大出血的发生率增高，因此，并不改善慢性 PAD 患者的预后。

间歇性跛行和严重肢体缺血的治疗，包括支持治疗、药物治疗、非手术干预和外科手术。支持治疗包括足部的精细护理，保持清洁，使用润肤霜以避免过度干燥。建议穿着舒适的防护鞋，避免外伤。由于弹力袜可减少皮肤的血流，应避免使用。严重肢体缺血的患者，垫高床头并遮挡患肢，可改善灌注压，缓解静息痛。

鼓励间歇性跛行患者规律运动，并逐渐增加运动强度。运动训练监督计划可延长步行距离，每次 30~45 min，每周 3~5 次，至少 12 周。建议患者坚持步行，直至跛行症状将近最严重时，然后休息至症状缓解，再继续走。运动训练监督计划，在延长间歇性跛行患者的步行距离方面，其效果与血运重建相同或更好。PAD 的药物治疗，并不如 CAD 那样具有成效（第三十章），尤其是血管扩张剂并未被证实有效。运动期间，显著狭窄的动脉段远端发生扩张，造成灌注压下降，并低于肌肉运动时形成的组织间隙压力。因此，α受体阻滞剂、钙通道阻滞剂和其他血管扩张剂对 PAD 患者均未显示出疗效。

西洛他唑是一类磷酸二酯酶抑制剂，具有血管扩张和抗血小板活性，可延长间歇性跛行患者步行距离 40%~60%，改善生活质量，其作用机制尚不明确。己酮可可碱，是黄嘌呤类衍生物，可增加微循环血流量，增强组织的摄氧能力。尽管数个安慰剂对照研究已发现己酮可可碱可延长间歇性跛行患者的运动持续时间，但其有效性并未被所有的临床研究证实。他汀类药物和血管紧张素转化酶抑制剂，在治疗间歇性跛行的初步临床试验中，似乎更有前景，但需要更多的研究来确认每一类药物的有效性。针对严重肢体缺血患者，仍缺乏有效的治疗药物，已有数个研究表明长期静脉给予血管扩张剂前列腺素可减轻疼痛，利于溃疡愈合。临床研究未能证明向肌肉内转移编码血管内皮生长因子、成纤维细胞生长因子、肝细胞生长因子或缺氧诱导因子 1α 的 DNA 可改善间歇性跛行或严重肢体缺血患者的症状或预后，因此血管生长因子的治疗热情也已减弱。骨髓来源的血管内皮祖细胞促进血管生成并保留患肢存活能力的临床研究正在进行中。

血运重建

血运重建治疗，包括介入干预和外科手术两种方式，适用于药物治疗后仍有肢体残疾、症状进展或严重的间歇性跛行患者和严重肢体缺血患者。拟行血运重建的患者，需完善 MRA、CTA 或传统血管造影检查来评估血管解剖结构。介入治疗包括经皮腔内血管成形术（percutaneous transluminal angiography，PTA）和支架置入术（第三十三章）。髂动脉的 PTA 和支架置入术，成功率高于股动脉和腘动脉。髂动脉 PTA 的早期成功率约 90%~95%，3 年通畅率＞75%。置于髂动脉的支架通畅率较高。股动脉-腘动脉 PTA 和支架置入的早期成功率约 80%，3 年通畅率 60%。血管通畅率受治疗前血管的狭窄程度影响，阻塞性病变比非阻塞性狭窄病变的预后要差。药物洗脱支架和药物涂层球囊正在试验中。

目前有多种手术方式可用于治疗主动脉-髂动脉和股动脉-腘动脉病变。手术方式的选择取决于血管堵塞的部位和程度以及患者的一般状况。主动脉-髂动脉病变的手术方式包括主动脉-双侧股动脉旁路移植术、腋动脉-股动脉旁路移植术、股动脉-股动脉旁路移植术和主动脉-髂动脉内膜剥脱术。其中最常用的是采用针织涤纶人工血管进行的主动脉-双侧股动脉旁路移植术，术后即刻移植物通畅率接近99%，5年和10年通畅率分别为>90%和80%。手术并发症包括心肌梗死和卒中，移植物感染，外周血管栓塞和因盆腔的自主神经受损导致的性功能障碍。手术死亡率为1%～3%，主要死于缺血性心脏病。

股动脉-腘动脉病变的手术方式包括原位和倒置自体隐静脉旁路移植术、聚四氟乙烯（PTFE）或其他合成材料的置入术以及动脉血栓内膜剥脱术。手术死亡率为1%～3%。长期通畅率取决于移植物的类型、远端吻合口的位置和吻合口远端血管的通畅情况。股动脉-腘动脉隐静脉旁路移植术的1年通畅率约90%，5年通畅率为70%～80%。膝下隐静脉旁路移植术的5年通畅率为60%～70%。相比而言，膝下PTFE移植物的5年通畅率<30%。

术前心脏危险评估可识别围术期易于发生心脏不良事件的患者。心绞痛、既往心肌梗死、室性心律失常、心力衰竭或糖尿病患者的危险增加。平板运动负荷试验（如果可行）、放射性核素心肌灌注显像或超声心动图有助于进一步危险分层（第三十三章）。检查结果异常的患者需密切监测和进行抗心肌缺血药物的辅助治疗。β受体阻滞剂和他汀类药物可降低术后心血管并发症的危险。与药物优化治疗相比，冠状动脉造影术和冠状动脉血运重建并没有改善拟行外周血管手术患者的预后，但是对于不稳定型心绞痛、药物治疗效果不佳的心绞痛患者以及怀疑主干或三支病变的CAD患者，需要考虑心脏导管检查。

肌纤维发育不良

肌纤维发育不良是一种累及中小动脉的增生性疾病。主要见于女性患者，常累及肾动脉和颈动脉，但也可累及肢体动脉，比如髂动脉和锁骨下动脉。组织学分类包括内膜纤维组织增生（也归类于局灶型）、中膜发育不良（多灶型）和外膜纤维组织增生。中膜发育不良又可分为中膜纤维组织增生、中膜外纤维组织增生和中膜过度增生。中膜纤维组织增生是最常见的类型，特征性改变是交替出现的变薄内膜和纤维肌性隆起。其内弹力层通常正常。肌纤维发育不良最常累

及的肢体动脉是髂动脉，动脉造影可见串珠样改变，这是由于纤维肌性隆起致血管壁增厚而邻近不受累的血管壁变薄所致，是中膜纤维组织增生的典型改变。肢体血管受累时，临床表现与动脉粥样硬化性病变一样，包括间歇性跛行和静息痛。症状严重或有截肢危险时，可行PTA和外科手术血运重建。

血栓闭塞性脉管炎

血栓闭塞性脉管炎，也称伯格病，是一种累及四肢远端中小动脉和静脉的阻塞性炎性血管疾病。脑、内脏和心脏血管很少受累。多见于40岁以下男性患者。亚洲和东欧地区发病率高。其病因尚不清楚，但是与吸烟的关系明确。

在疾病早期，多形核白细胞浸润中、小动脉和静脉的血管壁，不累及内弹力层，并在管腔内形成炎性血栓。随着疾病进展，中性粒细胞被单核细胞、成纤维细胞和巨噬细胞取代。晚期则出现血管周围纤维化、血栓机化和血管再通。

血栓闭塞性脉管炎表现为临床三联征，包括间歇性跛行、雷诺现象和游走性血栓性浅静脉炎。由于主要累及远端血管，间歇性跛行常局限在小腿和足或前臂和手。远端肢体缺血严重时，指尖或足趾会出现指甲改变、痛性溃疡和坏疽。体格检查时，肱动脉和腘动脉脉搏正常，但桡动脉、尺动脉、胫动脉脉搏减弱或消失。MRA、CTA和常规动脉造影有助于诊断。特征性改变包括远端病变血管光滑、逐渐变细，呈节段性分布，以及阻塞部位侧支循环形成。近端血管常无动脉粥样硬化性病变。受累血管切除活检和病理检查可明确诊断。

除戒烟外，尚无特异性治疗。甚至戒烟后的预后也不尽如人意，继续吸烟则预后更差。根据患者的症状和缺血的严重程度，可试用较大血管的旁路移植术和局部清创术。抗生素可能有用，抗凝药物和糖皮质激素无效。如这些措施均无效，则需要截肢。

血管炎

其他的血管炎也可能累及供给上肢和下肢的动脉。

急性肢体缺血

急性肢体缺血是由动脉闭塞造成供应肢体的血流突然中断所致。缺血的严重程度和肢体的存活力取决于血管闭塞的位置和程度以及当时和随后的侧支循环形成情况。急性动脉闭塞的主要原因包括栓塞、原位血栓形成、动脉夹层和外伤。

动脉栓塞最常见的来源是心脏、主动脉和大动脉。可引起血栓栓塞的心脏疾病包括慢性和阵发性心房颤动、急性心肌梗死、室壁瘤、心肌病、感染性心内膜炎、人工心脏瓣膜相关的血栓形成和心房黏液瘤。此外，血栓还可能来自主动脉和大血管的动脉粥样硬化性病变和动脉瘤的近端。少有的情况下，引起动脉闭塞的栓子来自于静脉系统，这些静脉系统的血栓经过未闭合的卵圆孔或其他间隔缺损进入体循环系统。由于分叉处血管内径缩小，因此，动脉栓子易滞留在血管分叉处；在下肢，最易滞留在股动脉，其次是髂动脉、主动脉以及腘动脉和胫腓动脉。

急性动脉原位血栓形成，最常发生于伴有粥样硬化斑块或动脉瘤形成的动脉粥样硬化血管内和动脉旁路血管内。动脉外伤，可破坏血流的连续性，引起急性动脉血栓形成，还可破坏动脉壁的完整性，引起血液外渗，从而导致急性肢体缺血。动脉闭塞还可能是动脉穿刺和导管置入的并发症；也可能是动脉夹层撕裂的内膜瓣堵塞动脉所致。少见的原因还包括胸廓出口压迫综合征引起的锁骨下动脉闭塞和腓肠肌内侧头位置异常导致腘动脉受压。红细胞增多症和机体的高凝状态也与急性动脉血栓形成有关。

临床表现

急性动脉闭塞的症状取决于闭塞的部位、持续时间和闭塞的严重程度。通常，发病 1 h 内受累肢体即可出现剧烈的疼痛、感觉异常、麻木和肢体发凉。严重和持续缺血时可出现肢体麻痹。体格检查时，可见闭塞血管远端的脉搏消失、肢端青紫或苍白、皮肤花斑、皮温下降、肌肉僵硬、感觉缺失、乏力和腱反射消失。

急性动脉闭塞时，如果急性移植物闭塞时存在足够的侧支循环，患者症状和体征可不明显。患者常主诉步行距离突然减少，或中等程度疼痛和感觉异常。皮肤苍白和寒冷明显，但感觉和运动功能多不受影响。根据临床表现，可怀疑急性肢体缺血的诊断。多数情况下，MRA、CTA 或导管造影可明确诊断，还可显示动脉闭塞的部位和程度。

治疗　急性肢体缺血

一旦诊断，应开始静脉肝素抗凝治疗，防止血栓扩大和播散。新近发生的严重肢体缺血，尤其是危及肢体存活力时，为保证再灌注需立即干预。导管溶栓取栓、外科血栓切除术和动脉旁路移植术可迅速恢复缺血肢体的血液供应，尤其是针对较大的肢体动脉闭塞时。

对新近发生的动脉闭塞（＜2 周）和动脉粥样硬化性病变血管、动脉旁路移植物或闭塞支架内的血栓，重组组织型纤溶酶原激活剂、瑞替普酶或替奈普酶动脉内溶栓是最有效的治疗措施。溶栓治疗也适用于一般状况差不能耐受外科手术的患者和外科手术难以触及的远端小血管闭塞。动脉内溶栓治疗期间，需要密切观察出血并发症。另一种血管内治疗方法是经皮机械取栓术，使用水动力或旋转篮等设备来粉碎并清除血栓。这些治疗方法可单独使用，但常与药物溶栓联合使用。外科血运重建术，适用于需在 24 h 内恢复血流来避免肢体坏死或者闭塞症状超过 2 周的患者。感觉缺失、肢体麻痹和动脉静脉内多普勒检查均未探及血流时，提示肢体坏死。肢体坏死时，需要截肢。

如果未危及肢体的存活力，可采用保守治疗，包括密切观察病情变化和抗凝。抗凝治疗，可预防血栓复发，降低血栓扩大和播散的可能；开始时使用静脉肝素，然后再换用口服华法林。推荐用量与深静脉血栓形成相同（第三十七章）。对于感染性心内膜炎、人工心脏瓣膜或心房黏液瘤患者，需要外科手术来清除病因。

动脉粥样硬化性栓塞

动脉粥样硬化性栓塞是肢体缺血的另一原因。在这种情况下，由纤维蛋白、血小板和胆固醇碎片构成的多发小沉积物，在动脉粥样硬化病变近端或动脉瘤处形成血栓。较大的突出的主动脉粥样斑块，可作为栓子来源，导致肢体缺血，也可引起卒中和肾功能不全。动脉粥样硬化性栓塞，还可发生在动脉内操作后。由于肢体的动脉粥样硬化性栓塞易于滞留在肌肉和皮肤的小血管，不堵塞大血管，因此，肢体末端的脉搏常可触及。患者可诉栓塞部位急性疼痛和压痛。肢体远端血管闭塞可导致缺血和"蓝趾"综合征，还可出现指端坏死和坏疽（图 39-2）。压痛、皮肤苍白和网状青斑（见下文）可提示栓塞的部位。皮肤或肌肉活检可见胆固醇结晶。

众所周知，动脉粥样硬化性栓塞引起的缺血治疗非常困难。由于血栓多样性、构成复杂和位置远，外科血运重建和溶栓治疗均无效。抗栓治疗，包括抗血小板药物和抗凝药物，用来预防栓塞的证据也有限。

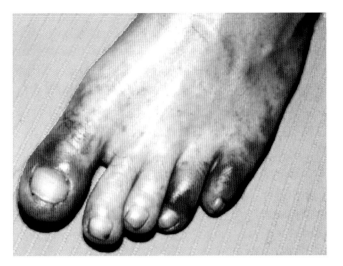

图 39-2 动脉粥样硬化性栓塞引起足趾皮肤呈青紫色，即将坏死（"蓝趾"综合征）

他汀类药物可稳定斑块，可能降低动脉粥样硬化性栓塞的危险。若栓塞复发，有必要行外科手术来清除或绕过引起栓塞复发的病变血管或动脉瘤。

胸廓出口压迫综合征

胸廓出口压迫综合征是神经血管束（包含动脉、静脉或神经）通过颈肩时在胸廓出口处受压引起的一系列症状。锁骨下动脉、锁骨下静脉和臂丛神经这些结构，在从胸部往前臂走行时，可因颈肋、前斜角肌异常、肋锁间隙变窄或胸小肌异常植入而受压。根据受累结构不同，胸廓出口压迫综合征分为动脉受压、静脉受压和神经受压三种形式。神经组织在胸廓出口受压时，可出现肩部、上臂疼痛，肢体无力和感觉异常。动脉受压时，可出现跛行症状、雷诺现象，甚至缺血组织的缺失和坏疽。静脉受压可引起锁骨下静脉和腋静脉血栓形成，常与用力活动有关，也被称为佩-施综合征。

临床诊治思路：
胸廓出口压迫综合征的诊治路径

胸廓出口压迫综合征患者动脉受压时，体格检查多无异常发现，需行激发试验。少数患者会出现肢体末端的脉搏减弱或消失，青紫和缺血也很明显。

通过诱发试验，可引起缺血症状、锁骨下动脉杂音和上臂脉搏减弱，从而支持胸廓出口压迫综合征动脉受压的诊断。这些诱发试验包括外展外旋试验（患肢外展90°，肩外旋），斜角肌试验（伸颈，头部转向患侧），肋锁试验（患肢肩后旋）和过度外

展试验（患肢外展180°）。胸部 X 线检查可显示颈肋。在诱发试验中，进行双功能超声、MRA 和造影剂血管成像检查，可提示胸廓出口锁骨下动脉受压。臂丛神经受累时，神经电生理检查（包括肌电图、神经传导速度检测和体感诱发电位）可正常。但是由于这些检查的敏感性低，即使结果正常，神经源性胸廓出口压迫综合征亦不能被完全除外。

大部分患者可保守治疗。避免引起症状的不良姿势。进行肩带肌肉训练，对许多患者有益。少数情况下有必要行外科手术，比如切除第 1 肋和前斜角肌，可缓解症状和治疗缺血。

腘动脉受压

腘动脉受压常累及年轻的运动员男性和女性。腓肠肌或腘肌可压迫腘动脉，引起间歇性跛行。还可出现血栓形成、栓塞或腘动脉瘤。脉搏检查多无异常，可行诱发试验，如踝关节背屈跖屈。双功能超声、CTA、MRA 或传统血管造影可明确诊断。治疗上，可手术解除腘动脉受压或行血管重建。

腘动脉瘤

腘动脉瘤是周围动脉最常见的动脉瘤。约50%双侧受累，常同时存在其他动脉瘤，尤其是主动脉瘤。最常见的临床表现是由于血栓形成或栓塞引起的肢体缺血。动脉瘤很少破裂。其他并发症包括压迫邻近的腘静脉或腓总神经。体格检查时，常可触及腘动脉瘤，双功能超声可明确诊断。症状性动脉瘤或直径超过2~3 cm 时，血栓形成、栓塞或破裂的危险增加，是进行修复治疗的指征。

动静脉瘘

动静脉瘘是动脉和静脉间不经过毛细血管床的异常交通，可先天存在或后天获得。先天性动静脉瘘，是胚胎血管持续存在、未能分化成动脉和静脉所致；并可由此形成胎痣，几乎能见于身体的任何器官，但常见于四肢。获得性动静脉瘘，或为人为建立的提供血液透析的血管通路，或为贯通伤（如枪伤或刀伤）所致，或为动脉导管或外科手术的并发症。动脉瘤破裂至静脉是动静脉瘘的一个少见原因。临床表现取决于动静脉瘘的部位和大小。体格检查时，可触及搏动性包块和震颤，闻及全收缩期和舒张期血管杂音。动静脉瘘长期存在，会出现慢性静脉功能不全，临床表现包括外周水肿、静脉迂曲扩张和由于静脉压升高所

致的明显色素沉着。肢体远端还可见缺血证据。动静脉瘘区的皮肤温度较高。大的动静脉瘘可引起心输出量增加，继而出现心脏肥大和高输出量心力衰竭（第十六章）。

本病根据体格检查即可诊断。较大的动静脉瘘受压时，可引起反射性心率减慢（nicoladoni-branham sign，尼-布征）。双功能超声可探及动静脉瘘，尤其是在导管进入血管处累及股动脉和股静脉的瘘。CTA和传统血管造影可明确诊断，还可显示动静脉瘘的位置和大小。

动静脉瘘的治疗，包括手术、放射治疗或栓塞术。先天性动静脉瘘，由于交通支多而广，常难以治愈；在结扎闭合明显的交通支后常可出现新的交通支。大部分患者最好保守治疗，使用弹力袜可减少静脉压升高的后果。少数情况下，可使用自身组织（如脂肪或肌肉）或止血材料（如明胶海绵或硅球）进行栓塞来消除动静脉瘘。获得性动静脉瘘，常可手术分流或切除。少数情况下，为了重建动脉和静脉的连续性，需使用自体或合成血管。

雷诺现象

雷诺现象以发作性肢体末端缺血为特征，临床表现为暴露于寒冷后再复温，手指或足趾接连出现苍白、发紫和潮红三期改变。情绪应激也可诱发雷诺现象。三期颜色改变多局限在手指或足趾，易于区分。发作典型者，暴露于寒冷的环境或接触温度低的物品后，一个或多个手指或足趾皮肤开始变白（图 39-3A）。皮肤苍白，提示存在缺血，这是由于末梢小动脉痉挛所致。在缺血期，毛细血管和小静脉扩张缺氧，使皮肤呈青紫色。在苍白和青紫期，可伴有指（趾）端发冷、麻木或感觉异常。

复温后，末梢小血管痉挛缓解，进入扩张的小动脉和毛细血管的血流显著增多。这种"反应性充血"即引起指（趾）端皮肤颜色变浅和潮红。在充血期，除了皮肤潮红和变暖外，患者常有搏动性疼痛。尽管这三期反应是雷诺现象的典型表现，但是一些患者可能只出现苍白和青紫期，而其他患者可能只有青紫期。

雷诺现象分为两大类，包括特发性和继发性，前

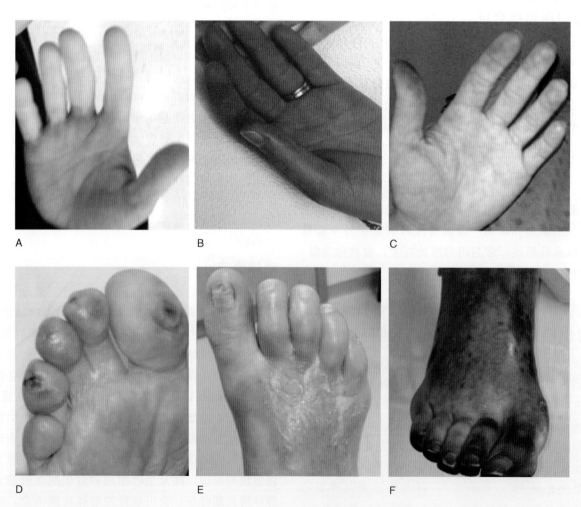

图 39-3　温度相关性血管改变：A. 雷诺现象；B. 手足发绀；C. 网状青斑；D. 冻疮；E. 红斑性肢痛症；F. 冻伤

者也称为原发性雷诺现象，而后者常与其他引起血管痉挛的疾病或原因相关（表39-1）。

原发性雷诺现象 继发性病因除外后可考虑诊断。约50%属原发性。好发于20～40岁女性，女性患病率是男性的5倍。手指受累比足趾更常见。发病初期可能只累及1～2个指尖，但随后可累及整个手指，甚至所有的手指都受累。40%的患者足趾受累。足趾血管痉挛常伴发于有手指症状的患者，但也可单独出现。耳垂、鼻尖和阴茎罕见受累。雷诺现象常见于偏头痛或变异型心绞痛患者。这种关系提示可能存在血管痉挛的共同致病原因。

体格检查基本完全正常，桡动脉、尺动脉和足底动脉脉搏正常。手指和足趾发作间歇期发凉，出汗过多。10%的患者，可出现肢端皮下组织增厚僵硬（肢端硬化）。若仅为了明确诊断，不存在动脉造影的检查指征。

通常，原发性雷诺病患者，临床症状较轻。少于1%的患者因此失去一部分指端。诊断后，15%会自发缓解，30%病情会进展。

雷诺现象的继发性病因 80%～90%的系统性硬化（硬皮病）患者可出现雷诺现象。雷诺现象是30%的硬皮病患者的临床表现，还可能是硬皮病患者长期的唯一症状。硬皮病患者的末梢血管病变可促进雷诺现象的发生。缺血性指端溃疡可进展至指端坏疽和自离断。20%的系统性红斑狼疮（SLE）患者发生雷诺现象。偶尔，持续的肢端缺血可引起溃疡或坏疽。严重患者，小血管被增殖性动脉内膜炎堵塞。30%的皮肌炎或多发性肌炎患者出现雷诺现象。还常见于类风湿关节炎患者，可能与肢端动脉的内膜增殖有关。

表39-1	雷诺现象的病因分类
原发性或特发性雷诺现象	
继发性雷诺现象	
胶原血管病：硬皮病、系统性红斑狼疮、类风湿关节炎、皮肌炎、多发性肌炎、混合性结缔组织病、干燥综合征	
动脉阻塞性疾病：肢体动脉粥样硬化、血栓闭塞性脉管炎、急性动脉闭塞、胸廓出口综合征	
肺高血压	
神经系统疾病：椎间盘突出症、脊髓空洞症、脊髓肿瘤、卒中、小儿麻痹症、腕管综合征、复杂区域疼痛综合征	
血液病：冷凝集素血症、冷球蛋白血症、冷纤维蛋白原血症、骨髓增生性疾病、淋巴浆细胞性淋巴瘤	
外伤：震动伤、锤击综合征、电击、冻伤、打字、弹钢琴	
药物和中毒：麦角衍生物、麦角新碱、β受体阻滞剂、博莱霉素、长春新碱、顺铂、吉西他滨、氯乙烯	

肢端动脉粥样硬化性病变是＞50岁男性患者的常见原因。血栓闭塞性脉管炎不是常见原因，但年轻男性患者应考虑到本病，尤其是吸烟者。这些患者，寒冷情况下出现的皮肤苍白，可局限于1或2个手指或足趾。偶尔，雷诺现象可出现由于血栓形成或栓塞所致的大中动脉急性闭塞。动脉粥样硬化斑块碎片栓塞可致手指或足趾缺血，常累及1个或2个手指或足趾，这种情况不应与雷诺现象混淆。胸廓出口压迫综合征患者，由于血管内压力降低、臂丛内交感神经受刺激，或者由于两者的共同作用，可引起雷诺现象。雷诺现象还可见于原发性肺高血压患者（第四十一章）；这不仅仅是巧合，而是反映了存在影响肺循环和末梢循环的共同的神经体液异常。

多种血液病与雷诺现象有关。冷凝集素血症、冷球蛋白血症或冷纤维蛋白原血症患者可发生血浆蛋白冷沉淀、高黏滞综合征以及红细胞和血小板聚集。骨髓增生性疾病和淋巴浆细胞性淋巴瘤（华氏巨球蛋白血症）伴发的高黏滞综合征，在雷诺现象患者早期评估时亦需考虑到。

雷诺现象，常见于从事需要使用振动手部的工具（如链锯或气锤）工作的人群。雷诺现象在钢琴家和键盘操作员中的发病率也增加。手部电击伤或冻伤后亦可致雷诺现象。

已有数种药物可致雷诺现象，包括麦角制剂、麦角新碱、β受体阻滞剂和化疗药物顺铂、长春新碱、博莱霉素和吉西他滨。

治疗 **雷诺现象**

大部分患者，雷诺现象症状轻，发作不频繁。首先应安慰患者，建议保暖，避免寒冷刺激。除了戴手套外，患者还应保护躯干、头部和足部，预防寒冷诱发反射性血管收缩。禁止吸烟。

症状严重者，需药物治疗。二氢吡啶类钙通道阻滞剂，如硝苯地平、伊拉地平、非洛地平和氨氯地平，可减少发作频率，减轻严重程度。还可考虑使用地尔硫革，但疗效甚小。突触后α1受体阻滞剂哌唑嗪使用后效果肯定，多沙唑嗪和特拉唑嗪也可能有效。5型磷酸二酯酶抑制剂，如西地那非和他达拉非，可改善继发性雷诺现象（如继发于系统性硬化）患者的症状。对药物治疗无反应者，肢端交感神经切除术可能有效。

手足发绀症

手足发绀症，是由于动脉收缩和毛细血管及小静脉继发性扩张导致手、足皮肤持续呈青紫色，足部受累较少见。暴露于寒冷可致发绀加重。手足发绀症可分为原发性或继发性。原发性手足发绀症，女性比男性常见，发病年龄常低于30岁。患者一般无症状，因皮肤变色而就医。预后良好，不会出现疼痛、溃疡和坏疽。体格检查时，可见脉搏正常、外周发绀和手掌湿润（图39-3B），无皮肤营养改变和溃疡形成。由于手足发绀是持续存在而非发作性，皮肤变色从肢体末端向近端延伸，且不会出现皮肤苍白，通过此点可与雷诺现象鉴别。由于脉搏正常，可排除由于动脉阻塞引起的肢体缺血。不会出现中央型发绀和动脉血氧饱和度下降。治疗上，应安慰患者，建议患者多穿衣服，避免寒冷暴露。尚无治疗用药。

继发性手足发绀症，可见于低氧血症、血管活性药物的使用、结缔组织病、动脉栓塞、抗磷脂抗体综合征、冷凝集素血症或冷球蛋白血症，还与神经厌食症和直立（体位）性心动过速综合征有关。治疗上应针对原发病。

网状青斑

网状青斑患者，其四肢皮肤呈淡红色至蓝色的皮肤斑点，似网状或斑驳样分布（图39-3C）。暴露于寒冷后，这种网状或斑驳样改变更明显。分为原发性和继发性。原发性或特发性网状青斑，可能为良性病变，或与溃疡形成有关，女性多于男性，最常见的发病年龄是30岁。良性患者常无症状，注意寻找有无化妆品使用的原因。治疗上，应安慰患者，避免寒冷环境。尚无治疗用药。原发性网状青斑伴有溃疡形成，也称为白色斑状萎缩。溃疡可引起疼痛，需要数月才可愈合。继发性网状青斑常见于动脉粥样硬化性栓塞（见前述）、SLE和其他血管炎、抗心磷脂抗体综合征、高黏滞综合征、冷球蛋白血症和 Sneddons 综合征（以缺血性卒中和网状青斑为主要特征）。罕见出现皮肤溃疡。

冻疮

冻疮是由于寒冷暴露所致的血管炎性疾病；急性冻疮在前已讲述。冻疮是在天气寒冷时，下肢远端和足部皮肤出现隆起的红斑（图39-3D）。可表现为瘙痒和烧灼感，还可出现水泡和溃烂。病理检查提示以内膜增生和血管周围单核及多核白细胞浸润为特征的脉管炎。皮下组织还可见巨细胞。治疗上，应避免暴露于寒冷环境，保持溃疡清洁，敷以无菌敷料保护。交感神经类药物和二氢吡啶类钙通道阻滞剂可能有效。

红斑性肢痛症

以肢端烧灼样疼痛和皮肤红斑为特征（图39-3E）。足部比手受累多见，男性多于女性。可见于任何年龄段，最常见于中年患者。分为原发性和继发性。SCN9A基因突变见于遗传性红斑性肢痛症患者，编码表达在感觉和交感神经上的电压门控 Na^+ 通道 Nav1.7。继发性红斑性肢痛症最常见的原因是骨髓增殖性疾病，比如真性红细胞增多症和原发性血小板增多症。其他少见原因包括药物，如钙通道阻滞剂、溴隐亭和培高利特；神经系统疾病；结缔组织病，如SLE；以及副肿瘤综合征。临床表现为肢端烧灼样疼痛，环境温度升高可诱发疼痛发作，肢端下垂可致症状加重。将患肢置于冷空气或冷水中，或者抬高患肢可缓解症状。红斑性肢痛症患者的脉搏正常，这可与周围动脉疾病引起的肢体缺血相鉴别。无特异性治疗。阿司匹林可用于缓解继发于骨髓增殖性疾病患者的症状。治疗相关的原发病可能有效。

冻伤

冻伤是由暴露于极度寒冷环境或接触温度很低的物品引起的组织损伤。受冻和血管痉挛都可致损伤。冻伤常累及四肢远端或面部的暴露区域，比如耳、鼻、下颌和颈部。浅冻伤累及皮肤和皮下组织，表现为疼痛或感觉异常，皮肤苍白光滑。复温后，出现发绀红斑、风团和潮红形成、水肿及浅表水泡。深度冻伤累及肌肉、神经和深部血管，可引起手或足部水肿、水泡、组织坏死和坏疽（图39-3F）。

早期治疗是脱离寒冷环境，尽早复温。将冻伤区域浸入 $40\sim44^\circ C$（$104\sim111^\circ F$）的温水内即可复温。禁止按摩、使用冰水和极高的温度。冻伤区域，应用肥皂水或消毒剂清洗干净，后用无菌辅料包扎。复温期间需给予镇痛剂。有感染证据时需给予抗生素。交感神经阻滞剂的效果尚不确定。受累肢体恢复后，对寒冷的敏感性会增加。

第四十章　慢性静脉疾病与淋巴水肿

Chronic Venous Disease and Lymphedema

Mark A. Creager，Joseph Loscalzo
（李忠佑　连　政　译）

慢性静脉疾病

慢性静脉疾病的范围较为广泛，除毛细血管扩张、网状静脉扩张以及静脉曲张外，还包括由慢性静脉功能不全引起的水肿、皮肤改变或者溃疡，其中静脉曲张和慢性静脉功能不全是内科医生经常诊治的疾病，因此本章主要介绍这两种疾病的诊断和治疗。据估计，在美国有15%的男性和30%的女性患有静脉曲张。慢性静脉功能不全合并水肿的发病率在男性中约7.5%，在女性中约5%，其整体发病率呈年龄分布，<50岁人群为2%，70岁人群为10%。此外，将近20%的慢性静脉功能不全患者会发展为静脉溃疡。

静脉系统的解剖结构

四肢的静脉可大致分为浅静脉和深静脉。浅静脉位于皮肤以及深筋膜之间。下肢浅静脉包括大隐静脉和小隐静脉以及它们的分支静脉，其中大隐静脉是全身最长的静脉，它起于足内侧，经内踝前方，沿小腿以及大腿内侧缘上行，并最终汇入股静脉。小隐静脉起于足背外侧，经外踝后方，沿小腿后外侧上行，最终汇入腘静脉。下肢的深静脉与动脉伴行。在小腿部有成对的腓静脉、胫骨前静脉和胫骨后静脉汇合形成腘静脉。比目鱼肌静脉汇入胫后静脉或腓静脉，腓肠肌静脉汇入腘静脉。腘静脉上行至大腿成为股静脉，股静脉的分支静脉与深部的股静脉共同组成了股总静脉，股总静脉继续上行，在骨盆处成为髂外静脉，然后继续上行成为髂总静脉，双侧的髂总静脉汇聚成为下腔静脉。交通支静脉将下肢浅静脉以及深静脉连接在一起。在上肢，浅静脉包括贵要静脉、头静脉、肘正中静脉以及它们的分支。贵要静脉和头静脉分别位于上肢的尺侧及桡侧，并沿上臂走行，在肘窝处有肘正中静脉将它们连接在一起。上肢的深静脉（包括桡静脉、尺静脉、肱静脉、腋静脉和锁骨下静脉）与动脉伴行。锁骨下静脉与颈内静脉汇合形成头臂静脉，双侧头臂静脉汇合形成上腔静脉。静脉系统中存在双瓣叶的静脉瓣来保证血流向心汇流。

慢性静脉疾病的病理生理学　静脉曲张指浅静脉的扩张、膨胀突出以及走行迂曲，并且直径至少＞3 mm。网状静脉曲张指皮内的网状静脉较轻程度的迂曲，呈现蓝绿色，直径大约在1～3 mm之间，不会突出皮面。毛细血管扩张症，也被称为蜘蛛痣，指的是更小的静脉发生扩张，直径通常＜1 mm，位于皮肤表面，呈蓝色、紫色或者红色的细线状、分权状或者蜘蛛网样外观。

静脉曲张可分为原发性和继发性。原发性静脉曲张发生于浅静脉系统，是由于隐静脉的静脉瓣结构或功能异常、静脉壁先天性薄弱以及管腔内高压所导致。这类患者中近乎一半具有静脉曲张的家族史。其他与原发性静脉曲张有关的病因包括高龄、妊娠、激素治疗、肥胖以及久站。继发性静脉曲张的主要原因是静脉高压，由于深静脉功能不全或者深静脉阻塞所致，而且穿静脉功能不全也会导致浅静脉的扩张。除此之外，动静脉瘘亦会导致肢体的静脉曲张。

慢性静脉功能不全是由于静脉功能异常所导致，静脉功能异常可导致静脉高压以及血液中的部分成分渗漏入肢体的组织间隙中。患有静脉曲张的患者可能会伴有慢性静脉功能不全，但该病通常都是由于深静脉疾病所导致。慢性静脉功能不全也可分为原发性和继发性。静脉壁或静脉瓣内部的结构或功能异常导致瓣膜反流是原发性深静脉功能不全的重要原因。而由于深静脉血栓（第三十七章）形成而造成的管腔阻塞和（或）瓣膜功能不全是继发性深静脉功能不全的主要原因。深静脉功能不全也可继发于深静脉血栓，因为深静脉血栓形成后柔软的瓣叶逐渐增厚并且挛缩以致无法防止血液反流，而且静脉壁也会增厚、僵硬。尽管在血栓形成后大部分的静脉会再通，但较大的静脉近端可能仍然存在阻塞。远端静脉瓣膜继发性功能不全是由于静脉内高压使静脉膨胀、瓣叶分离而引起。其他继发性深静脉功能不全的原因有May-Thurner综合征，该病是由于左侧的髂总静脉被右侧的髂总静脉压迫而导致阻塞或者狭窄；动静脉瘘导致静脉压力升高；先天性深静脉发育不全以及Klippel-Trénaunay-Weber综合征和Parkes-Weber综合征所导致的静脉畸形。

临床表现　静脉曲张的患者常常没有临床症状，但可能会更为关注腿的外观。静脉曲张患者浅静脉血栓可反复发生，在极少情况下可发生破裂和出血。部分患有静脉曲张或静脉功能不全的患者会有下肢的钝痛、搏动性疼痛、下肢沉重感，或者是在久站以后下肢有典型的压迫感，这些症状通常在抬高肢体后有所缓解。伴随症状可能包括下肢的痉挛性疼痛、灼烧感、瘙痒以及皮肤溃疡。

下肢查体时可以取仰卧位和站立位，在站立位时的视诊和触诊有助于确认下肢曲张的静脉，然后可标记出曲张静脉的位置以及延伸范围。当下肢浅静脉功能不全以及静脉高压时，近踝部可出现水肿、瘀积性皮炎以及皮肤溃烂。判断深静脉功能不全的症状有下肢增粗、静脉曲张、水肿以及皮肤改变。水肿通常呈凹陷型，有些患者仅限于踝部，另一些则是由踝部扩展至膝部，严重者到达大腿。随着水肿时间的延长，按压后难以出现凹陷，并伴有局部皮肤硬化。这些皮肤的表现与静脉淤滞相关，包括色素沉着、红斑、湿疹、脂性硬皮病、白色萎缩和下肢冠状静脉扩张。脂性硬皮病是由皮肤硬化、含铁血黄素沉积和炎症共同组成的一类疾病，其典型的发病部位是脚踝以上的小腿。白色萎缩表现为白色片状瘢痕表面有局灶性的毛细血管扩张，并且瘢痕周边有色素沉着带，病变常位于内踝附近。下肢冠状静脉扩张是指足或踝部附近的真皮内毛细血管扩张，呈扇形排列。皮肤溃疡好发于内踝和外踝部。静脉溃疡通常较为表浅并且边界不规则，表面凹凸不平并伴有分泌物渗出（图 40-1）。

床边查体可用于鉴别原发性静脉曲张和继发性静脉曲张，Brodie-Trendelenburg 试验可用于鉴别静脉曲张是否继发于深静脉功能不全。操作方法是让患者平躺并抬高下肢使静脉流空，然后用止血带在大腿近端包扎，嘱患者站立。如果 30 s 左右发生静脉充盈则提示静脉曲张是由于深静脉以及交通支静脉功能不全所引起。如果是浅静脉功能不全引起的原发性静脉曲张，检查过程中一旦取下止血带后则静脉会迅速充盈。

Perthes 试验可用于评估深静脉是否阻塞。当患者站立时使用止血带在大腿中部包扎，使曲张静脉充盈。然后嘱患者步行 5 min。如果深静脉以及交通支静脉功能良好，则止血带下方曲张的静脉会有所缓解，若深静脉阻塞，则浅静脉会随着步行而逐渐增粗、膨胀。

鉴别诊断　水肿的持续时间可用于鉴别慢性静脉功能不全与急性深静脉血栓。淋巴水肿是经常易与慢性静脉功能不全相混淆的疾病，也可能两者同时发生。考虑其他引起下肢水肿的疾病时应鉴别并排除患者是否存在假性静脉功能不全。出现双侧下肢水肿需考虑患者是否有心力衰竭、低蛋白血症（常继发于肾病综合征或严重的肝脏疾病）、黏液性水肿（常由甲状腺功能减退症或 Graves 病引起）以及特殊用药（如二氢吡啶类钙通道阻滞剂和噻唑烷二酮类药物）。单侧下肢水肿的原因常常包括下肢肌肉的损伤、创伤后出血和腘窝囊肿。蜂窝组织炎也可以引起皮肤红斑以及肢体的水肿。对于下肢溃疡，需考虑的病因有严重的周围动脉疾病、严重的肢体缺血、神经病变（特别是患有糖尿病的患者），以及一些比较罕见的皮肤癌、血管炎，另外，羟基脲也有此不良反应，但较为罕见。静脉溃疡的位置以及特点有助于鉴别病因。

慢性静脉疾病的分类　CEAP（clinical 临床，etiologic 病因，anatomic 解剖，pathophysiologic 病理生理）分类方法较为常用，对慢性静脉疾病的症状体征直至严重程度进行了综合评估。CEAP 评分将慢性静脉疾病的病因大致分为先天性、原发性和继发性；鉴定病变的静脉是浅静脉、深静脉或是交通支静脉；将病理生理学特点划分为是否存在反流、阻塞（表 40-1）。

辅助检查　评估慢性静脉疾病的主要检查是静脉二维超声。静脉二维超声检查是将 B 模式图像以及多普勒声谱相结合用以检测静脉系统是否阻塞以及浅静脉和深静脉是否反流。彩色多普勒超声对于判断静脉血流非常有帮助。当管腔发生阻塞时无法测及血流，形成血栓时则可探测到静脉血栓回声，或者超声医师通过压迫静脉无法使管腔塌陷则也提示静脉血栓的形成。静脉反流可通过 Valsalva 动作检测到延长的反向血流，特别是在股总静脉或者股隐点处较为明显，也可以在肢体检查区域的远端使用袖带压迫和放松来观察静脉反流。

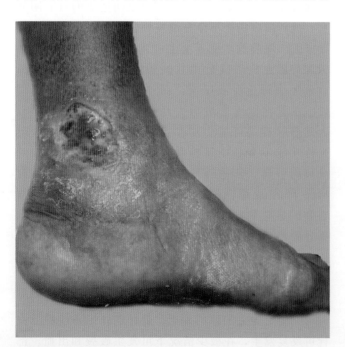

图 40-1　静脉功能不全合并活动性静脉溃疡，位于内踝附近。
来源：Courtesy of Dr. Steven Dean, with permission.

| 表 40-1 | CEAP（C-临床，E-病因，A-解剖，P-病理生理）分类 |

临床分类

C0 视诊及触诊未发现静脉疾病体征

C1 毛细血管扩张，网状静脉扩张

C2 静脉曲张

C3 水肿，但皮肤无改变

C4 皮肤改变，包括色素沉着、湿疹、脂性硬皮病、白色萎缩

C5 愈合性溃疡

C6 活动性溃疡

病因学分类

Ec 先天性

Ep 原发性

Es 继发性（血栓后）

En 未确定的静脉病因

解剖分类

As 浅静脉

Ap 交通支静脉

Ad 深静脉

An 未确定的静脉位置

病理生理分类

Pr 反流

Po 阻塞

Pr,o 反流和阻塞

Pn 未确定的静脉病理生理类型

来源：B Eklöf et al：J Vasc Surg 40：1248，2004.

　　一些血管检查中心会使用气压计或其他新型测量仪器来评估静脉反流的严重程度，这些结果可以与静脉超声结果互补用于诊断静脉系统疾病。静脉容量和静脉再充盈时间可分别在下肢放松时测量以及在腓肠肌活动后测量，既可检查静脉反流程度，又可以检查腓肠肌的泵功能对静脉回流的影响。

　　MRI、CT以及静脉造影较少用于评估慢性静脉功能不全，除非怀疑静脉病变需要进行干预。这些检查常常被用于判断下腔静脉和髂股静脉有无阻塞或狭窄，通常发生在既往有过近段深静脉血栓的患者，或者发生了下腔静脉滤器阻塞、肿瘤的外来压迫以及May-Thurner综合征的患者。

治疗　慢性静脉疾病

支持疗法

　　静脉曲张通常选择保守治疗，当下肢抬高时症状通常会有所缓解，平时避免久站，可穿戴弹力袜缓解症状。弹力袜或者弹力绷带提供的外部压力可以平衡静脉内的流体静压。尽管弹力袜等紧身衣物可以改善症状，但它们并不能防止静脉曲张进展恶化。绝大多数单纯性静脉曲张患者穿戴 20～30 mmHg压力的弹力袜较为合适，对于静脉功能不全所致的水肿和溃疡需要 30～40 mmHg 压力的弹力袜。

　　患有慢性静脉功能不全的患者应该避免久站或久坐，经常抬高下肢对疾病有所帮助。建议伴有水肿、皮肤改变、静脉溃疡、CEAP 临床分级在 C3～C6 的慢性静脉功能不全患者将持续穿戴弹力袜或使用多层弹力绷带作为标准治疗。弹力袜压力在30～40 mmHg 时对于静脉溃疡的愈合更为有效。弹力袜的长度视水肿而定，到腓肠肌中点的弹力袜长度适合大多数患者，特别是老年人，对于存在静脉曲张或者水肿延伸至大腿的患者，可穿戴长度至大腿的弹力袜或连裤袜。肥胖的患者建议通过限制热量摄入以及运动减重。

　　除了弹力绷带和弹力袜，静脉溃疡的患者建议使用低吸水性敷料覆盖在溃疡上以用来吸收渗出液并保持湿润环境。其他类型的敷料包括水状胶体（一种由羧甲基纤维素聚合物制作而成的敷料，形成胶体后可用来吸收渗出液）、水凝胶（一种由 80% 水或甘油组成的非吸水性敷料，用于伤口保湿）、泡沫（一种由聚氨酯制作的吸水性敷料）和藻酸盐（一种从海藻中提取的生物可吸收的吸水性敷料），但并没有证据证明这些敷料的效果要优于低吸水性敷料。选择合适的敷料需要依据引流程度、感染状况以及溃疡周边皮肤的完整性而定。不建议使用抗生素，除非溃疡处发生了感染。最后，需要在敷料上覆盖多层弹力绷带或者弹力袜。

药物治疗

　　目前美国FDA并没有批准用于治疗慢性静脉功能不全的药物。利尿剂可能可以减轻水肿，但是存在容量较少以及肾功能损害的风险。富有争议的糖皮质激素可短时间用于控制淤积性皮炎的炎症反应。某些中草药，比如马栗树种子提取物，类黄酮药物，包括地奥司明、橙皮素或者两者组合而成的微粒化类黄酮，以及法国滨海松树皮提取物，都被证实有限制静脉扩张以及抗炎的功效。meta分析提示七叶皂苷会减轻水肿、瘙痒和疼痛，并且它的微粒化类黄酮成分可以与弹力袜联合治疗促进溃疡愈合，但

第四十章　慢性静脉疾病与淋巴水肿

并没有充分的证据来推荐慢性静脉功能不全患者广泛使用。

介入和外科治疗

消融疗法（包括静脉内热消融）、硬化剂注射和外科手术适用于特殊的静脉曲张患者，比如伴有持续症状、大隐静脉功能不全以及静脉功能不全导致的并发症，包括皮炎、水肿和溃疡。其中消融疗法更为美观。

大隐静脉内热消融治疗包括静脉内激光治疗和射频消融术。消融大隐静脉时需在超声引导下经皮将导管送至膝水平到股隐点之间。当导管回撤时释放热能，高温会损伤血管内皮及中层，并且促进血栓及纤维化形成，最终导致静脉闭塞。经静脉内激光治疗后，1年及5年平均闭塞率达90%以上，而射频消融的闭塞率稍低于此。股总静脉血栓虽较为少见，但却是静脉内热消融的潜在并发症，热消融的其他缺点包括疼痛、感觉异常、淤血、血肿以及色素过度沉着。

硬化剂注射疗法包括在静脉内注射化学药物使静脉纤维化以及闭塞。美国FDA批准使用的硬化剂包括十四烷硫酸钠、玻利卡醇、钼酸钠和甘油。注射用硬化剂需是液状或与空气或 CO^2/O^2 混合而成的泡沫。操作时需在超声引导下首先向大隐静脉或其重要分支注射，然后再向较小较远的静脉和功能不全的交通支静脉内注射。注射完毕后需使用弹力绷带包扎，或穿戴 $30\sim40$ mmHg 的弹力袜 $1\sim2$ 周。治疗后1年和5年的平均闭塞率分别是81%和74%。并发症较少，包括深静脉血栓、出血、感染和邻近的隐神经或腓神经损伤。过敏虽极为罕见，但却是非常严重的并发症。

外科手术主要包括结扎和剥脱大隐静脉和小隐静脉。手术过程需要在全麻下进行。手术时需在腹股沟和小腿上端各做一个切口，大隐静脉可在股隐点以下结扎，然后将导丝沿大隐静脉送入远端，大隐静脉近端的部分固定在导丝上然后牵拉导丝使大隐静脉沿小腿部切口剥脱下来。为了避免隐神经以及腓神经的损伤，通常不在膝水平以下剥脱大隐静脉，一般也不剥脱小隐静脉。大隐静脉结扎和剥脱术的并发症包括深静脉血栓、出血、血肿、感染以及神经损伤。5年内静脉曲张复发的患者>50%，多由于手术失败、深静脉功能不全以及交通支功能不全所致。

点式静脉切除术是另外一种静脉曲张的外科治疗手段。在曲张静脉旁做一个小的切口，然后使用手术钳或手术钩将其剥脱，这个过程需与隐静脉结扎剥脱术或者热消融联合进行。深筋膜下腔镜交通支静脉结扎术（subfascial endoscopic perforator surgery，SEPS）是指在腔镜的指引下识别并阻断交通支静脉。手术也可与其他消融手术共同进行。

对于严重的慢性静脉功能不全患者使用其他治疗方式无效时，可考虑选择血管腔内介入技术、外科旁路移植术和深静脉瓣膜重建术。基于导管的介入治疗通常是利用支架置入的方式来治疗慢性髂静脉闭塞。手术成功率超过85%，长期通畅率接近75%。髂静脉-腔静脉旁路移植术、股静脉-髂静脉旁路移植术以及股静脉-股静脉转流术常用来治疗髂股静脉闭塞。静脉旁路移植术的长期通畅率大约在60%以上，并且该手术可以改善患者症状。深静脉瓣膜重建术和瓣膜置换术通常用于治疗瓣膜功能不全的患者。瓣膜成形术指对关闭不全的瓣膜进行缝合以恢复其完整性。瓣膜置换术中，首先取下一段带有完整瓣膜的静脉（比如肱静脉或腋静脉，或者相互毗邻的隐静脉或股深静脉），然后插入结构欠完整的静脉血管中进行吻合。瓣膜成形术和瓣膜置换术均会促进患者皮肤溃疡的愈合，其中瓣膜置换术的手术成功率更高。

淋巴水肿 淋巴水肿是一种由于淋巴管运输功能破坏后导致的慢性疾病，它的特点是单个或多个肢体发生水肿，偶尔也会累及躯干和外阴。液体动态平衡依赖于Starling原理，当淋巴液的生成以及吸收不平衡时会导致液体积聚于组织间隙中。淋巴管的缺失、反流以及阻塞都会影响淋巴系统，对从血管滤出的蛋白进行重吸收，引起组织渗透压增高造成间隙水肿。持续性淋巴水肿导致单核细胞、成纤维细胞和脂肪细胞浸润，形成炎症及免疫反应，造成脂质和胶原沉积于皮肤和皮下组织。

淋巴管解剖 毛细淋巴管是由单层的淋巴内皮细胞组成的盲管。在毛细淋巴管外侧通常缺少或者存在不连续的基底膜，这种结构有助于组织间隙中的蛋白以及分子进入。毛细淋巴管聚合形成包含少许平滑肌细胞的微淋巴前集合管，其将淋巴液引流入集合淋巴管中。集合淋巴管是由淋巴内皮细胞、基底膜、平滑肌细胞和双瓣叶瓣膜共同构成的淋巴管。集合淋巴管汇聚形成更大的淋巴导管。与静脉系统解剖类似，在下肢有浅表淋巴管及深部淋巴管，它们在腘窝淋巴结和腹股沟淋巴结处汇聚。盆腔的淋巴管引流入胸导管中。胸导管从腹部上升至胸部并流入左头臂静脉。淋巴液向心性流动的驱动力来源于淋巴管自身平滑肌收缩以及邻近骨骼肌收缩的推动作用。淋巴管中瓣膜保证了淋巴液单一方向的流动。

病因学 淋巴水肿分为原发性淋巴水肿和继发性淋巴水肿（表 40-2）。20 岁以下人群患有原发性淋巴

表 40-2	淋巴水肿病因

原发性

散发（无特定病因）

基因异常

Milroy 综合征

Meige 综合征

淋巴水肿-双行睫综合征

胆汁淤积-淋巴水肿

稀毛发-淋巴水肿-毛细血管扩张症

    Turner 综合征

Klinefelter 综合征

    13 三体、18 三体或者 21 三体

    Noonan 综合征

Klippel-Trénaunay 综合征

Parkes-Weber 综合征

Hennekam 综合征

黄甲综合征

小肠淋巴管扩张综合征

淋巴管肌瘤增生

Ⅰ型多发神经纤维瘤

继发性

感染

    细菌性淋巴管炎（化脓性链球菌、金黄色葡萄球菌）

    性病淋巴肉芽肿（沙眼衣原体）

    丝虫病（班氏吴策线虫、马来丝虫、帝汶丝虫）

    结核病

    肿瘤浸润

    淋巴瘤

    前列腺癌

    其他

肿瘤治疗中采用手术或放疗损伤腋窝或腹股沟淋巴结

医源性

    淋巴管切除（外周血管旁路移植术，静脉曲张手术或取出隐静脉）

其他因素

    接触性皮炎

    类风湿关节炎

水肿的概率约为 1.15/100 000。女性比男性更易发生。原发性淋巴水肿可能是由于淋巴管发育不全、结构畸形或者管腔阻塞而引起。原发性淋巴水肿分为三个亚型，分别是：先天性淋巴水肿，出生初期就显现；早发性淋巴水肿，一般是在青春期开始出现；迟发性淋巴水肿，通常在 35 岁以后开始出现。家族聚集的先天性淋巴水肿（Milroy 综合征）和早发性淋巴水肿（Milroy 综合征）可能由于外显率变异通过常染色体显性方式遗传，常染色体隐性遗传或性染色体隐性遗传较为少见。血管内皮生长因子受体 3（VEGFR3）是促进淋巴管新生的重要分子，其基因发生突变后可导致 Milroy 综合征。染色体 15q 发生突变与胆汁淤积淋巴水肿综合征相关。FOXC2 基因编码的转录因子影响淋巴管形成过程中信号通路，其突变被报道发生于淋巴水肿-双行睫综合征的患者，即表现为早发性淋巴水肿伴有双排睫毛的患者。SOX18 基因编码上调淋巴内皮细胞分化的转录因子，突变造成患者出现淋巴水肿、脱发以及毛细血管扩张症（稀毛发-淋巴水肿-毛细血管扩张综合征）。染色体非整倍体异常，如 Turner 综合征、Klinefelter 综合征或者 18 三体、13 三体以及 21 三体综合征亦可能发生淋巴水肿。伴随淋巴水肿的血管畸形综合征包括 Klippel-Trénaunay 综合征、Parkes-Weber 综合征及 Hennekam 综合征。其他与淋巴水肿相关的疾病包括 Noonan 综合征、黄甲综合征、小肠淋巴管扩张综合征以及Ⅰ型多发神经纤维瘤。

继发性淋巴水肿通常是由于原先正常的淋巴管结构遭到破坏或阻塞后引起。链球菌可引起复发性细菌性淋巴管炎，继而造成淋巴水肿。全世界范围内，最常见引起继发性淋巴水肿的病因是丝虫病，影响了将近 1.29 亿的儿童和成人，并且在这些人群中有 1400 万患有淋巴水肿以及象皮病。链球菌感染引起的复发性细菌性淋巴管炎可导致慢性淋巴水肿，其他感染因素还包括性病淋巴肉芽肿和结核感染。在发达国家中，引起继发性淋巴水肿最常见的原因是肿瘤治疗过程中手术切除或放疗损伤腋窝淋巴结和腹股沟淋巴结，常见的癌症包括乳腺癌、宫颈癌、子宫内膜癌、前列腺癌、肉瘤以及恶性黑色素瘤。乳腺癌术中行腋窝淋巴结清扫后，上肢淋巴水肿的发生率为 13%，如果合并放疗，则上肢淋巴水肿的发生率上升至 22%。在肿瘤手术中清扫腹股沟淋巴结后可导致约 15% 的患者发生下肢淋巴水肿。另外一些肿瘤，比如前列腺癌和淋巴瘤，可浸润并阻塞淋巴管。其他少见原因包括接触性皮炎、类风湿关节炎、妊娠以及使用止血带。

临床表现 淋巴水肿通常是无痛性的，但患者可能会有下肢的慢性乏力和沉重感，下肢远端的淋巴水

肿通常表现在足部，而后逐渐发展上升至腿部，直至累及整条患肢（图 40-2）。在疾病早期，水肿较为柔软，较易按压。随着时间的延长，皮下脂肪组织聚集，肢体逐渐增粗并失去原有正常的轮廓，并且脚趾变成立方形。Stemmer 征指足趾背部的皮肤难以提起，通常提示皮肤增厚。橘皮样变通常用于形容皮肤上出现的小凹陷，外观类似橘子皮，在淋巴水肿中可见皮肤橘皮样变。在慢性阶段，水肿难以按下并且由于组织硬化以及纤维化形成，肢体逐渐出现木质条纹。国际淋巴学会将淋巴水肿分为四个临床阶段（表 40-3）。

鉴别诊断 淋巴水肿应与其他引起单侧肢体肿胀的疾病进行鉴别，比如深静脉血栓和慢性静脉功能不全。慢性静脉功能不全的水肿通常较为柔软，并且常常合并淤积性皮炎，色素过度沉着，以及浅静脉曲张。其他类似于淋巴水肿的疾病有黏液性水肿和脂肪水肿。脂肪水肿常发生于女性患者，常由于脂肪组织从脚踝到大腿的聚集所致（足部不受累）。

辅助检查 对于淋巴水肿的患者评估应对病因进行鉴别，腹盆腔的超声和 CT 可助于了解有无肿瘤引起的淋巴管阻塞。MRI 对于淋巴水肿患肢的成像表现为筋膜外的蜂窝样结构，淋巴管和淋巴结也可显影。MRI 也可区分淋巴水肿与脂肪性水肿。淋巴显像以及

表 40-3	淋巴水肿的临床阶段
阶段 0（或 I a）	
潜伏阶段或亚临床阶段，淋巴管运输能力损伤，但水肿不明显。这种状态可以持续数月至数年，直至水肿出现	
阶段 I	
由于含蛋白的物质有所增加导致出现液体聚集形成水肿，抬高肢体后可缓解，按压后有凹陷。可见增生的细胞	
阶段 II	
抬高肢体后水肿不缓解，按压后有凹陷。晚期由于脂肪和纤维组织聚集，导致按压后难以形成凹陷	
阶段 III	
淋巴性象皮病出现，皮肤按压后无凹陷。出现营养性皮肤改变，比如棘皮征、脂肪与纤维组织进一步沉积以及疣状组织增生明显	

来源：Adapted from The 2013 Consensus Document of the International Society of Lymphology：Lymphology 46：1, 2013.

淋巴造影使用较少，但是可用于明确诊断或者鉴别原发性与继发性淋巴水肿。淋巴显像技术可使用含有放射性标志物锝的胶体注射在患肢远端皮下组织，然后使用核素照相就可以捕捉淋巴管和淋巴结影像。若是原发性淋巴水肿则表现为淋巴管延迟显影或不显影或由于淋巴液反流引起真皮下淋巴逆流。继发性淋巴水肿则表现为阻塞部位到远端的淋巴管出现扩张。淋巴管造影过程中需要对远端的淋巴管分离并插管，然后注射含碘造影剂。原发性淋巴水肿通常表现为淋巴管不显影、淋巴管发育不全或淋巴管扩张。继发性淋巴水肿通常表现为阻塞远端的管腔扩张。由于插管操作较为复杂以及造影剂相关性淋巴管炎的发生均限制了淋巴管造影的使用。近红外线荧光技术是一种更为优化的显影技术，可对淋巴液的流动行定量分析。

治疗　淋巴水肿

患有下肢远端淋巴水肿的患者应对足部细心护理以避免复发性淋巴管炎的发生。需要注意皮肤卫生及保湿，使用润肤露可以预防皮肤干燥。预防性抗生素的使用也非常有效，但一旦发生真菌感染需要及时治疗。鼓励患者体育锻炼，下肢反复抬高有利于减少水肿程度。部分患者可能需要心理治疗，因为一些患者会因外观、自尊心、肢体功能丧失以及截肢产生焦虑或抑郁情绪。

物理疗法主要是改善淋巴引流。消除淋巴肿胀的物理疗法通常是通过在皮肤表面轻度加压以改善扩张的淋巴管并增加淋巴管的收缩力。每次按摩后使用多层的绷带加压包扎患肢可以减少复发性水肿的发生。物理疗法达到最佳效果后，患者可以逐步尝试穿戴弹力袜。此外，可间断于家中应用肢体充

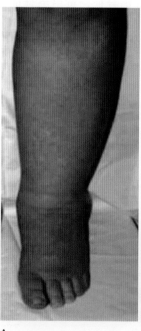
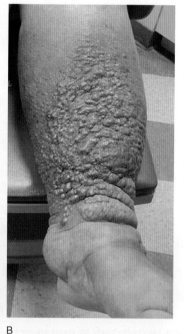

图 40-2 **A.** 发生于下肢的淋巴水肿，为非凹陷型，脚趾呈立方形（来源：Courtesy of Dr. Marie Gerhard-Herman, with permission.）**B.** 严重的慢性淋巴水肿患者下肢出现木质样外观，有棘皮征及疣状物的过度生长（来源：Courtesy of Dr. Jeffrey Olin, with permission.）。

气加压装置促进改善水肿。禁止应用利尿剂，其可能引起血容量的减少以及代谢紊乱。

抽脂术联合物理疗法可用于治疗淋巴水肿，特别是乳腺癌术后淋巴水肿。其他外科干预较少采用，其对改善淋巴水肿往往疗效不显著。微创淋巴静脉吻合术，可将阻塞淋巴管的淋巴液引流至静脉系统中。某些非常严重的淋巴水肿患者，肢体局部手术可切除皮下组织以及多余的皮肤，从而改善患者的运动能力。

对于促进淋巴管新生的治疗方法已经在淋巴水肿的动物模型中开展试验，但是尚未在人体中应用。过表达血管内皮生长因子（VEGF）C 可促进淋巴管的新生，改善原发性淋巴水肿小鼠的水肿程度，并且应用重组的 VEGF-C 或者 VEGF-D 可以在术后淋巴水肿的动物模型中促进淋巴管新生。转基因疗法目前需验证其有效性后再开展临床研究。

第四十一章　肺高血压
Pulmonary Hypertension

Aaron B. Waxman，Joseph Loscalzo
（崔淯夏　译）

肺高血压（pulmonary hypertension，PH）是一系列涉及肺血管的疾病，表现为肺动脉压力的升高（平均肺动脉压力＞22 mmHg）。肺动脉高压（pulmonary artery hypertension，PAH）是肺高血压中相对少见的一种类型，表现为呼吸困难、胸痛和晕厥。如不治疗，疾病将会引起很高的死亡率，最常见的死因为失代偿性右心衰竭。虽然目前对于 PAH 的发病机制、诊断及分类的研究已取得了很大的进展，但仍有大量患者的诊断延迟时间达到了 2 年。在众多的病例中，很多主诉为劳力性呼吸困难的患者被误诊为哮喘、慢性阻塞性肺疾病等更为常见的疾病。虽然新的有效药物的出现显著改善了患者的生活质量和死亡，但诊断延迟却导致了治疗的延误。因此，临床医生应学会识别 PH 的症状和体征，对可疑患者进行系统检查。只有早期诊断和积极治疗，才能改善患者的预后。

病理生理学

血管收缩、血管增生、血栓形成和炎症反应是 PAH 的发病基础（图 41-1）。长期的 PH，肺血管可表现为血管内膜增生和纤维化，中层肥厚和原位血栓形成。肺血管重构在早期仅出现在肺小动脉中，随着疾病的进展，出现内膜增生和病理性重构，从而导致肺血管的顺应性下降和弹性增加，最终使右心室负荷增大、肺血管阻力（pulmonary vascular resistance，PVR）增加，引起右心室肥大。中到重度的肺血管疾病常伴有 PVR 升高，随着静息 PVR 的增加，平均肺动脉压（pulmonary artery pressure，PAP）也会相应增高，直到心排血量（cardiac output，CO）受限且开始下降，PAP 也随之下降。心脏后负荷的增加及收缩力的下降会导致 CO 下降，其代偿性反应往往是心率增快。心率增快可减少心脏充盈时间和前负荷，从而导致每搏量下降，肺血管树扩张。

目前已证实多种分子途径和基因的异常参与调节肺血管内皮细胞和平滑肌细胞（表 41-1），包括电压依赖性 K⁺ 通道的表达减少、骨形成蛋白受体-2 的突变、组织因子表达的增加、5-羟色胺转运体的过度激活、缺氧诱导因子-1α 的缺氧激活和活化 T 细胞的核因子激活。最终，平滑肌细胞凋亡减少，抗凋亡内皮细胞出现并聚集，引起血管管腔闭塞。此外，血栓前状态时肺血管中凝血酶的沉积也是独立的异常表现，内皮功能紊乱可促进血管细胞增殖和闭塞性动脉病变。

诊断和分类

PH 易被漏诊，呼吸困难虽是最常见的症状，但并不是其特异性的诊断依据。PH 的症状隐匿且多与包括哮喘、肺部疾病、心脏病在内的很多常见疾病的症状相互重叠。PH 的表现常常是非特异性和多样的。大部分患者可表现为呼吸困难和（或）乏力，而水肿、胸痛、晕厥先兆和完全晕厥却相对少见，且多与疾病的进展相关。PH 的体格检查可有颈静脉压升高、下肢水肿和腹水等右心衰竭的表现，心脏查体可出现 P₂ 亢进，S₃ 或 S₄ 的分裂和全收缩期三尖瓣的反流性杂音。寻找与 PH 并发疾病的线索同样十分重要，如杵状指可出现在一些慢性肺疾病中，指端硬化和毛细血管扩张可提示硬皮病，肺部的爆裂音和系统性高血压可提示左心收缩性或舒张性心力衰竭。

一旦临床疑诊 PH，需进行系统性的诊断和评估。超声心动图的气泡试验是最重要的筛查试验。超声心动图对诊断 PH 和明确病因十分重要，各种类型的

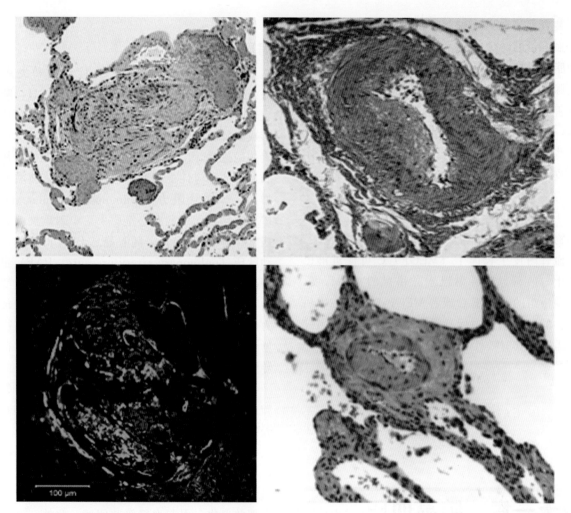

图 41-1 左侧两图为致丛性（plexogenic）肺动脉疾病。肺肌性小动脉发生阻塞和增殖病变，其主要组成为内皮细胞和炎症细胞、肌成纤维细胞和结缔组织成分。左下图显示的是增殖细胞（红色 PCNA 染色的细胞）。右侧两图显示的是肺肌性动脉的中层肥厚。

来源：Photographs on the left are courtesy of Dr. Stephen Archer，Queen's University School of Medicine，Kingston，Ontario，Canada.

PH 均可表现为右心室的肥厚和扩大（图 41-2）伴肺动脉收缩压的升高。其他引起 PH 的特殊病因有心脏瓣膜疾病、左心室收缩和舒张功能障碍、心内分流及其他心脏疾病。

虽然多普勒超声的准确性常常受到质疑，但如果高分辨的超声心动图提示完全正常则无需再进行下一步检查。超声心动图是一个筛查检查，侵入性的血流动力学监测则是诊断和评估疾病严重程度的金标准。对于超声心动图正常的患者，有时仍会存在对 PH 的疑虑，尤其是遇到无法解释的呼吸困难或低氧血症时。在此情况下，可行右心导管明确诊断。若患者心功能尚可，心肺运动试验有助于明确是否是生理性活动受限，并可区分心脏和肺部原因引起的呼吸困难。若心肺运动试验正常，则没有必要再行右心导管检查；若提示心血管原因导致的活动受限，则需进一步行右心

导管检查明确诊断。

如果超声心动图或心肺运动试验（cardiopulmonary exercise test，CPET）提示 PH，且经右心导管确诊，需继续进行一系列的检查明确病因，因为这直接决定着后续的治疗方案。具体的评价方法如下文所述。

肺部疾病是导致 PH 的重要原因，因此胸部影像学和肺功能的检查十分必要。PH 在胸部 X 线上的征象包括与"血管修剪"相关的中央肺动脉扩张、外周血管的相对缺乏（图 41-3），以及心脏扩大，主要表现为右心房和右心室扩大。此外，胸部 X 线上还可见肺的间质性病变或阻塞性肺疾病导致的肺过度充气，这些可能是 PH 发生的潜在病因和促发因子。高分辨率计算机断层成像（computed tomography，CT）的出现为诊断提供了更多有价值的信息，除了能在 CT 上看到 PH 在胸部 X 线上的经典征象：肺动脉的扩张（图 41-4）、

表 41-1	肺动脉高压的发病机制

增殖调节因子的改变

生长因子

    血小板源性生长因子

    成纤维细胞生长因子

    血管内皮生长因子

    表皮生长因子

转化生长因子 β（TGF-β）

骨形成蛋白

转录因子

基质金属蛋白酶

细胞因子

趋化因子

线粒体

炎症介质的改变

T 细胞亚群的改变

单核细胞和巨噬细胞

白细胞介素（IL）1β

IL-6

单核细胞趋化蛋白-1（MCP-1）

RANTES

Fractalkine

血管张力的改变

内皮素

一氧化氮

5-羟色胺

前列腺素

K^+ 通道

Ca^{2+} 通道

缺氧诱导的重构

HIF-1α

ROS

线粒体

TGF-β 信号

BMPR2

ALK1

Endoglin

Smad9

TGF-β1

外周小血管的修剪及右心室和右心房的扩大外，还能在 CT 上看到包括小叶中央毛玻璃渗出影和小叶间隔增厚在内的静脉淤血征象。若无左心疾病，这些征象均提示肺静脉闭塞病——作为 PAH 少见的一种病因其常常不易被诊断。

CT 血管造影通常被用来评估急性血栓栓塞性疾病，且有着很高的敏感性和特异性。通气灌注扫描（V/Q）因其高的敏感性常被用来筛查 PH 患者，确定患者是否需要外科干预。目前 CT 血管造影对慢性血栓栓塞性肺高血压（chronic thromboembolic pulmonary hypertension，CTEPH）的诊断仍存在争议，即使已有了螺旋 CT。虽然 V/Q 阴性几乎可以排除 CTEPH，但仍有一些病例因 CT 血管造影而漏诊。

肺功能检查同样对诊断十分重要。PAH 患者的特征性表现为 DL_{CO} 孤立性下降，此外，肺功能检查还可提示呼吸困难或 PH 的病因是限制性还是阻塞性肺疾病所致。6 min 步行试验对评估劳力性低氧和活动受限以及监测疾病的进展和治疗反应十分重要。

睡眠呼吸障碍是引起 PH 的另一重要原因，通常只有患者的病史提示此疾病才会选择进行睡眠监测。PH 患者即使没有睡眠呼吸障碍，通常也会有夜间低氧。因此，所有患者，无论是否存在睡眠呼吸暂停或肥胖相关的肺通气不足，均应进行夜间血氧监测。包括 HIV 检测在内的一些实验室检查也十分重要。所有患者应进行抗核抗体、类风湿因子和 scl-70 抗体的检测，以筛查风湿免疫疾病相关的 PH；肝功能及肝炎指标的血清学检测则有助于筛查是否有肝脏疾病。此外，脑钠肽（brain natriuretic peptide，BNP）检测在 PH 的诊疗中发挥着越来越重要的作用，研究表明 BNP 和 N 末端脑钠肽前体（N-terminal pro-brain natriuretic peptide，NT-proBNP）与右心室的功能、血流动力学的严重程度和 PAH 的功能状态有关。

通过右心导管进行的肺血管扩张试验不仅是确诊

第四十一章　肺高血压

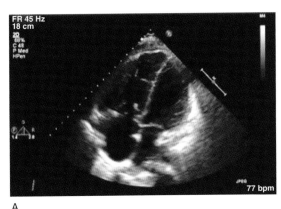
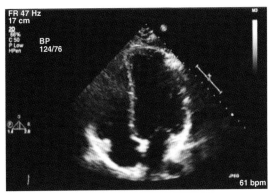

图 41-2　**A**. PH 患者的超声心动图显示右心房和右心室扩大，左侧心脏部分受压。**B**. 正常人的超声心动图

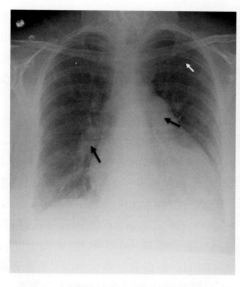
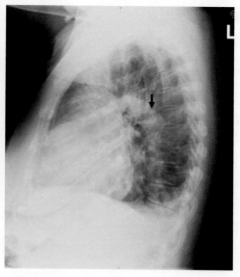

图 41-3 后前位（左）和侧位（右）胸部 X 线显示进展期的 PAH 患者常常表现为肺动脉扩张（黑色箭头）和远端肺血管"修剪"（白色箭头）

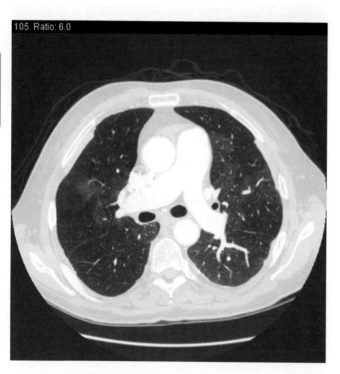

图 41-4 典型的胸部 CT 表现：主要肺动脉扩张。双肺可见马赛克征

PH 的金标准，也是指导确定科学治疗方案必不可少的手段。毛细血管前性 PH 或 PAH 的诊断需满足以下几点：①平均肺动脉压（mean pulmonary artery pressure，mPAP）升高≥25 mmHg；②肺毛细血管楔压（pulmonary capillary wedge pressure，PCWP）、左心房压力或左心室舒张末压≤15 mmHg；③PVR＞3 Wood单位。毛细血管后性 PH 与毛细血管前性 PH 最主要的不同是 PCWP≥15 mmHg，此外，还有被动性跨肺压差

＜12 mmHg，或主动性跨肺压差＞12 mmHg 和 PVR 增加。无论何种类型，CO 可表现为正常或减少。

短时间内起效的血管扩张药，如吸入性一氧化氮、吸入性前列腺素或静脉输注腺苷均可用来进行肺血管扩张试验。肺血管扩张试验的阳性标准为 mPAP 下降≥10 mmHg 且 mPAP≤40 mmHg，不伴 CO 下降。试验阳性的患者可考虑长期使用钙通道阻滞剂（calcium channel blockers，CCB）治疗。只有不到 12％的患者肺血管扩张试验为阳性，而他们中的很少一部分对 CCB 的长期治疗有效。对老年患者而言，用侵入性的血流动力学检查来确诊 PH 也存在着一些问题，因此医生通常不愿为老年患者进行侵入性检查。但 PH 在老年人群中的诊断率却持续升高，一方面是因为越来越多的老年人对疾病的认识增强，另一方面是因为超声心动图筛查数量的增多。此外，口服药物的有效性和相对不太复杂的治疗手段使更多的老年人愿意进行PH 诊疗。

肺高血压是一种共存的疾病

PAH 只是众多疾病分类中的一种影响肺血管床类型。此前，PH 主要分为原发性和继发性两种类型，但随着对引起 PH 的疾病的认识增加，人们开始尝试根据临床特征对疾病进行分类来协助诊断。世界卫生组织（The World Health Organization，WHO）按照相同的病理生理学机制和临床表现对 PH 进行了分类，而 PAH 只是其中的一个亚类。PH 是一种多个病理过程参与的疾病，其共同特征为 PAP 较左心房压力高。PH 的这种分类有助于新的治疗方法的尝试，但它并

不是基于病理学的分子机制，也不能作为临床决策的指南依据。

2013年第5届世界肺高血压专题讨论会对PH的分类进行了最新修改，目前将PH分为5类：PAH、左心疾病相关的PH、慢性肺疾病相关的PH、慢性血栓栓塞性PH和少见的混合性因素引起的PH。

肺动脉高压 WHO Ⅰ类PH，肺动脉高压（PAH）是引起PH相对少见的原因。PAH包括一类导致肺动脉前毛细血管重构的疾病，血管重构主要表现为内膜纤维化、中膜增厚、肺小动脉闭塞和典型的致丛性血管病变。静息 mPAP≥25 mmHg，PVR>240 dyne·s/cm⁵，右心导管检测 PCWP 或左心室舒张末压力≤15 mmHg 可定义为PAH。当 PCWP 正常、mPAP 升高时，提示跨肺压差（mPAP-PCWP）增加，PVR 增加。

特发性肺动脉高压（idiopathic pulmonary arterial hypertension，IPAH）是一种进展性疾病，可导致右心衰竭和死亡，好发于年轻女性。美国国立卫生研究院的注册研究是第一个关于 PAH 患者的大规模注册研究，结果显示 IPAH 的平均诊断年龄为 36 岁，只有9%的患者诊断年龄超过 60 岁。然而，更多的临床资料表明患者的人口统计学资料正在发生改变。肺高血压联合注册研究发现 IPAH 的平均诊断年龄为 45 岁，8.5%的患者诊断年龄超过了 70 岁，随后的评估早期与长期 PAH 疾病管理（REVEAL）注册研究也支持了这一结果，这项目前为止最大规模的队列研究显示 IPAH 的平均诊断年龄为 44.9 岁±0.6 岁。

包括 HIV、结缔组织病和门脉高压在内的其他类型的 PAH 也需要特别注意。虽然 HIV 是 PAH 的罕见病因，但是很难与 IPAH 鉴别，且是 HIV 感染者中导致死亡的最重要原因。更为重要的是，HIV 感染的阶段与 PAH 的发展并没有相关性。

在结缔组织病中，目前仅在系统性硬化症尤其是硬皮病中建立了 PAH 的流行病学资料。虽然硬皮病的发病年龄为 30~50 岁，但最终发展为硬皮病相关的 PAH 往往要晚于硬皮病的诊断时间。硬皮病的预后与 PAH 的进展紧密相关，虽然如今的治疗水平有了很大的提高，但当硬皮病合并 PAH 时，往往预后不佳。

2%~10%的门脉高压患者可出现门脉性肺动脉高压，其发生原因独立于肝脏疾病，因为在非肝病原因导致的门脉高压患者中也可出现门脉性肺动脉高压。大部分进展性的肝病患者常表现为高动力循环状态；在其他类型的 PAH 中也可看到与门脉性肺动脉高压时相同的肺血管床血管重构。将本病与肝肺综合征鉴别开来十分重要，后者亦可表现为呼吸困难和低氧血症，但病理生理学上与 PH 不同，表现为肺血管的异常扩张导致肺内分流。

左心疾病相关的肺高血压 WHO Ⅱ型 PH 包括左心收缩性心力衰竭、主动脉和二尖瓣疾病，以及射血分数保留的心力衰竭（HFpEF）所致的 PH，以上这些疾病均可导致 PH 的进展。WHO Ⅱ型 PH 的特点（即左心疾病相关的 PH）为左心房压力升高，进而引起肺静脉高压，而跨肺压差和 PVR 通常是正常的。左心瓣膜疾病和左心收缩性心力衰竭均可出现这种情况，但 HFpEF 可使 PH 的整体风险升高。

无论是何种原因引起的左心房压力升高（收缩性/舒张性心力衰竭，或心脏瓣膜疾病），肺静脉压力的升高均可间接引起肺动脉压力的升高。在各种类型的心力衰竭中出现 PH 往往提示预后不良。尤其是慢性肺静脉高压可导致反应性的肺动脉血管病变，跨肺压差升高（>12 mmHg）和 PVR 增加（>3 Wood 单位）。病理上，其过程类似于 PAH 的肺小动脉重构伴血管内膜纤维化和中层增生。

肺疾病相关的肺高血压 肺疾病本身是导致 PH 的第2个最常见原因，虽然其患病率目前并不清楚。慢性阻塞性肺疾病和间质性肺疾病均可出现 PH，表现为混合性的阻塞/限制性病理生理特征：支气管扩张、囊性纤维化，以下肺区纤维化为特点的混合型阻塞限制性疾病，以及以上肺区为著的肺气肿。与左心疾病相关的 PH 相比，慢性肺疾病相关的 PH 表现更温和，然而，一些 PH 患者的表现似乎与肺实质疾病"不成比例"，提示其为肺动脉本身的疾病。这些患者的典型表现是 PH 更重，肺功能检查结果表明 DL_{CO} 非常低。

虽然大多数间质性肺疾病可出现 PH，但目前对 PH 研究最多的还是特发性肺间质纤维化，而其相关的个体研究却很少。早期的超声心动图数据表明 PH 在间质性肺疾病中的发病率很高，但侵入性血流动力学监测表明 PH 的发生率远远低于人们先前所想。肺间质纤维化患者出现 PH 提示预后不良。

睡眠呼吸障碍相关的 PH 也属于 Ⅲ 型 PH，虽然睡眠呼吸暂停早已被证明与 PH 相关，但合并睡眠障碍性呼吸的 PH 通常表现比较平和。

慢性血栓栓塞性肺高血压 肺动脉的慢性血栓栓塞可导致 PH，其发病率目前仍不清楚。一次肺栓塞很少引起 PH，反复多次的肺栓塞可使 PH 的发生率增加。引起 CTEPH 的危险因素并不清楚，很多患者没有静脉血栓栓塞病史。CTEPH 的发病机制并不明确，邻近肺血管的阻塞是最主要的因素，肺血管重构也参与其中。在切除邻近血管的血栓后，大约 10％～15％的患者临床和病理表现与 PAH 极为类似。

其他影响肺血管的疾病

结节病 结节病累及肺时可出现 PH，因此，有进行性的呼吸困难和 PH 的患者需进行全面评估。虽然大部分结节病合并 PH 的患者治疗无效，但仍有一部分严重 PH 的患者有很好的治疗反应。

镰状细胞病 心血管系统异常（包括 PH）是镰状细胞病的显著临床特征。其致病由多因素共同参与，包括溶血、缺氧、血栓栓塞、CO 慢性升高和慢性肝脏疾病。镰状细胞病患者罕见引起 PH。

血吸虫病 血吸虫病是全球引起 PH 最常见的原因之一。肝脾型血吸虫病和门脉高压可出现 PH，研究表明感染引起的炎症反应会引起肺血管的改变。在患者的尿液和粪便中找到寄生虫虫卵方可诊断此病，但一般比较困难。目前对此类 PH 患者的治疗效果不明确。

PAH 的药物治疗

1996 年之前，患 PH 意味着死亡，因为对 PH 并没有有效的药物治疗方法。而 1996 年之后，PAH 的治疗开始进入到了飞速发展的时代，包括前列环素、前列环素类似物磷酸二酯酶-5 抑制剂、可溶的鸟苷酸环化酶激动剂和内皮素受体拮抗剂在内的多种药物为 PAH 的治疗带来了翻天覆地的变化。虽然 PAH 并不能被治愈，但目前的药物治疗已有效改善了 PAH 的发病率和死亡率。

前列腺素

PAH 时，内皮功能紊乱和血小板的激活导致花生四烯酸代谢失衡、前列腺素减少和血栓素 A2 生成增多。前列环素（PGI2）不仅能激活环磷酸腺苷（cAMP）途径引起血管舒张，还具有抗血管平滑肌细胞增殖和抑制血小板聚集的作用。PAH 患者的肺动脉前列环素合成酶蛋白减少，因此对 PAH 患者给予外源性前列腺素可作为一种治疗手段。

依前列醇是第一个被用来治疗 PAH 的前列腺素类药物。持续静脉输注依前列醇可改善 PAH 患者的心肺功能和生存率。对 WHO 功能分级为 3～4 级的 PAH 患者的研究表明，依前列醇可提高患者的生活质量、降低 mPAP 和 PVR，延长 6 min 步行距离（6-minute walk distance，6MWD）和降低死亡率。曲罗尼尔的半衰期较依前列醇长（4 min *vs.* 6 min），需持续皮下和静脉给药。曲罗尼尔可改善 PAH 患者的血流动力学、症状和运动耐量，提高生存率。

前列环素吸入治疗疗效好、方便，且没有静脉输注带来的副作用（感染风险和输液反应）。伊洛前列素和曲罗尼尔吸入已被批准用于治疗 WHO 分级 3～4 级的 PAH 患者。曲罗尼尔的主要优势在于可以减少给药频率。吸入剂型对症状不严重的 PAH 患者疗效好，且适合与口服药物联用。磷酸二酯酶-5（PDE5）抑制剂（如西地那非）可提高环磷酸鸟苷（cGMP）的水平，激活 cGMP 依赖的信号途径，使血管舒张、血小板被抑制。因此，PDE5 抑制剂可提高 PAH 患者肺血管的血流动力学和心肺功能。

内皮素受体拮抗剂 内皮素受体拮抗剂（ERA）的靶目标为内皮素-1（ET-1），PAH 患者 ET-1 水平升高，ET-1 是一种强有力的血管收缩剂和血管平滑肌丝裂原，其升高与 PVR 和 mPAP 的升高和 CO 及 6MWD 的下降是一致的。

ERA 可阻止 ET-1 与内皮素受体 A（ET-A）和（或）B（ET-B）结合。ET-A 受体主要分布在肺动脉平滑肌细胞上，介导血管收缩。在正常的肺血管系统中，ET-B 受体主要分布在内皮细胞，随着 ET-1 的清除，其通过生成前列环素和一氧化氮介导血管舒张。目前在美国已有 3 种 ERA 被批准使用，它们分别是：非选择性受体拮抗剂波生坦和马西替坦、选择性 ET-A 受体拮抗剂安倍生坦。

研究表明，波生坦和马西替坦均可提高血流动力学和运动耐力，延缓疾病的进展。内皮素拮抗药物波生坦随机试验（BREATHE）-1 是一项随机、安慰剂对照、Ⅲ期临床试验，试验发现波生坦与安慰剂相比，可改善症状、6MWD 和 WHO 功能分级。中度肺动脉高压患者内皮素拮抗药物试验（EARLY）结果表明波生坦较安慰剂可改善 PVR 和 6MWD。

肺动脉高压安倍生坦药物试验-1（ARIES-1）是一项安慰剂对照、Ⅲ期临床试验，试验结果表明安倍生坦可改善 PAH 患者运动耐量、WHO 功能分级、血流动力学，提高患者的生活质量。目前并没有数据表明选择性 ET-A 受体拮抗剂安倍生坦较非选择性 ET 受体拮抗剂波生坦具有明显的优势。

磷酸二酯酶-5 抑制剂 一氧化氮来自于内皮细胞，可激活鸟苷酸环化酶，而其被抑制可促进血管平滑肌细胞和血小板中 cGMP 的产生。cGMP 作为第二信使可通过松弛动脉平滑肌细胞和抑制血小板活化而引起血管舒张。PDE5 酶代谢 cGMP，因此 cGMP PDE5 抑制剂可延长一氧化氮的舒血管效应，尤其是在高浓度 cGMP 聚集的肺动脉床中。目前有 2 种 PDE5

抑制剂被批准用来治疗 PAH，即西地那非和他达那非，这两种药均可提高血流动力学和 6MWD。最近，一种名为利奥西呱的口服可溶性鸟苷酸环化酶激动剂被批准用于治疗 PAH 和 CTEPH。

肺高血压研究的未来　目前仅有 3 类药物可用于治疗 PAH，即使在药物治疗的情况下，PAH 患者的中位生存期只有 5～6 年（表 41-2）。虽然 PH 分为 5 个亚类，但目前批准的药物治疗只能用于治疗 PH 的一种类型。我们不仅需要开发更多的药物治疗 PAH，更需要发展有效的治疗手段使各种类型的 PH 患者均能得到治疗。PH 的生存率低在某种程度上是因为诊断的延迟，因此提高医生和患者对其认识可及早诊断，进而确定患者的治疗，改善生存。PH 需及早诊断、及早治疗。患者应选择专科门诊进行治疗，这样可使他们得到最先进和多学科的诊治。总之，目前需要不断发展新的针对各种类型 PH 的复杂多通路的靶向治疗。

表 41-2	FDA 批准的 PAH 的治疗方法		
药物名称	给药途径	类别	药物疗效
依前列醇	静脉输注	前列环素衍生物	改善运动耐量
伊洛前列素	吸入	前列环素衍生物	改善运动耐力和心功能（NYHA 分级），延缓病程进展
曲罗尼尔	静注/肌注	前列环素衍生物	减轻与运动相关的症状
曲罗尼尔	吸入	前列环素衍生物	改善运动能力
曲罗尼尔	口服	前列环素衍生物	改善运动能力
波生坦	口服	非选择性内皮素受体拮抗剂	改善运动耐量，减缓病情恶化
安倍生坦	口服	内皮素受体拮抗剂	改善运动耐量，延缓病情恶化
马西替坦	口服	非选择性内皮素受体拮抗剂	改善运动耐量，延缓病情恶化
西地那非	口服	PDE 抑制剂	改善运动耐量，延缓病情恶化
他达那非	口服	PDE 抑制剂	改善运动耐量
利奥西呱	口服	可溶性鸟苷酸环化酶激动剂	改善运动耐量，延缓病情恶化

缩略词：FDA，美国食品药品监督管理局；NYHA，纽约心脏病学会；PAH，肺动脉高压；FDE，磷酸二酯酶-5

第六部分 心血管系统感染性疾病
SECTION 6 CARDIOVASCULAR INFECTIVE DISEASES

第四十二章 感染性心内膜炎
Infective Endocarditis

Adolf W. Karchmer

（李忠佑 王 熙 巫凯敏 译）

感染性心内膜炎的病损，即疣状赘生物（图 42-1），为血小板、纤维蛋白、微生物菌落和少量的炎症细胞聚集而成。感染部位通常累及心脏瓣膜，同时也可以出现在室间隔缺损的低压侧、被异常血流或外来异物破损的心内膜上，或是心内植入器械上。如类似的情况发生在动-静脉分流、动-动脉分流（动脉导管未闭）和主动脉缩窄时，称之为感染性动脉内膜炎。

感染性心内膜炎可以根据疾病的时间演变、感染的部位、感染的病因或者发病诱因（如静脉注射毒品）分型。虽然每种分类方法对治疗与预后均具有意义，但又各有不足之处。急性感染性心内膜炎以骤然发热起病，并且迅速造成心脏结构破坏、累及心外结构，未经治疗者数周内可死亡。亚急性感染性心内膜炎则呈相对惰性病程，心脏结构的破坏进程十分缓慢，并且很少转移，除并发严重栓塞事件或者细菌性动脉瘤破裂，病程进展往往相对较慢。

发达国家中，感染性心内膜炎的发病率为每年（4～7)/100 000 例，此数据近几十年来相对稳定，其中先天

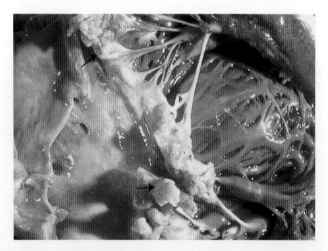

图 42-1 草绿色链球菌性心内膜炎累及二尖瓣所形成的疣状赘生物（箭头）

性心脏病仍然是常见的危险因素，慢性风湿性心脏病的比例在逐渐下降（发展中国家仍是较为常见的因素），而静脉使用违禁药物、退行性瓣膜疾病和心内植入装置的比例呈上升趋势。感染性心内膜炎在老年人中的发病率明显上升。发达国家中，25%～35%的自体瓣膜心内膜炎（native valve endocarditis，NVE）与医疗照护机构相关，所有心内膜炎病例中有16%～30%与人工瓣膜相关。瓣膜置换术后6～12个月内假体感染风险最高，随后逐渐下降到较低的水平，人工机械瓣膜和生物瓣膜相似。心脏植入式电子装置（cardiovascular implantable electronic devices，CIED），主要是永久性起搏器和埋藏式心脏复律除颤器，大约是每1000例器械植入中发生0.5～1.14例，并且埋藏式心脏复律除颤器发病率高于永久性起搏器。

病因

尽管多种细菌和真菌均可导致感染性心内膜炎的发生，但只有少数细菌占主要原因（表42-1）。口腔、皮肤和上呼吸道是草绿色链球菌、葡萄球菌和HACEK病原体（H：嗜血杆菌属、A：放线杆菌属、C：心杆菌属、E：艾肯菌属和K：金杆菌属）的主要入侵门户。解没食子酸链球菌（以往称牛链球菌生物Ⅰ型）则主要来源于胃肠道，并且与结肠息肉和结肠癌相关，而肠球菌则主要通过泌尿生殖道进入血液。医疗机构相关性NVE病原体主要是金黄色葡萄球菌、凝固酶阴性的葡萄球菌（coagulase-negative staphylococci，CoNS）和肠球菌，可分为院内获得（55%）和社区获得（45%），其中社区发病的案例见于过去90天内与医疗照护系统发生密切接触的患者。导管相关的金黄色葡萄球菌菌血症中6%～25%并发心内膜炎，通过经食管超声心动图（transesophageal echocardiography，TEE）检查，高危患者的检出率更高（见下文）。

瓣膜术后2个月内起病的人工瓣膜心内膜炎（prosthetic valve endocarditis，PVE）通常为院内感染，多是由于术中所致的瓣膜污染或术后并发的菌血症引起的。这种院内来源的感染主要为以下微生物感染所致：金黄色葡萄球菌、CoNS、兼性革兰氏阴性杆菌、类白喉菌和真菌。而手术后＞12个月的感染途径和病原谱则与社区获得性NVE相似。术后2～12个月

表 42-1	心内膜炎主要临床类型的病原学分布						

	病例数百分比						
病原体	自体瓣膜心内膜炎		人工瓣膜心内膜炎 瓣膜术后起病时间（月）			静脉药瘾者心内膜炎		
	社区获得性 (n=1718)	医疗机构相关 (n=1110)	<2 (n=144)	2~12 (n=31)	>12 (n=194)	右心 (n=346)	左心 (n=204)	总和 (n=675)ᵃ
链球菌ᵇ	40	13	1	9	31	5	15	12
肺炎链球菌	2	—	—	—	—	—	—	—
肠球菌ᶜ	9	16	8	12	11	2	24	9
金黄色葡萄球菌	28	52ᵈ	22	12	18	77	23	57
凝固酶阴性葡萄球菌	5	11	33	32	11	—	—	—
难治性 G⁻ 肠球菌（HACEK组）ᵉ	3	—	—	—	6	—	—	—
G⁻ 杆菌	1	1	13	3	6	5	13	7
念珠菌	<1	1	8	12	—	—	12	4
多种微生物	3	3	3	6	5	8	10	7
类白喉	—	<1	6	—	3	—	—	0.1
培养阴性	9	3	5	6	8	3	3	3

ᵃ病例数的总和大于左心和右心病例数之和，因为某些病例中感染的部位并不明确。ᵇ包括草绿色链球菌、解没食子酸链球菌、其他非 A 组链球菌和营养缺陷型菌株及颗粒链菌属（营养变异和吡哆醛依赖链球菌）。ᶜ主要是类肠球菌或未分类菌株，偶为屎肠球菌和其他少见类型。ᵈ普遍为耐甲氧西林金黄色葡萄球菌。ᵉ包括 H 嗜血杆菌属、A 放线杆菌属、C 心杆菌属、E 艾肯菌属和 K 金杆菌属。G⁻，革兰氏阴性。

注：以上数据通过多项研究汇编

的感染则一般是由 CoNS 所致的迟发型 PVE。无论术后何时发病，由 CoNS 引发的 PVE 中，至少 68%～85% 的菌株对甲氧西林耐药。

永久性起搏器和埋藏式心脏复律除颤器相关的心内膜炎，感染涉及器械自身和（或）其接触的内皮。少数情况下，同时伴有主动脉瓣或二尖瓣感染。CIED 相关的心内膜炎中，1/3 病例发生于器械植入后 3 个月之内，1/3 发生于 4～12 个月，其余 1/3 发生在 >1 年之后。大多数病例中致病菌是金黄色葡萄球菌和 CoNS，且通常对甲氧西林耐药。

注射毒品相关的心内膜炎，尤其是累及三尖瓣的心内膜炎，通常是由金黄色葡萄球菌引起的，并且大多数对甲氧西林耐药。吸毒者左侧瓣膜感染的病因更为复杂，除了常见的心内膜炎病原外，还可由铜绿假单胞菌和念珠菌属引起，散发病例还可由芽胞杆菌、乳酸菌、棒状杆菌属等不常见微生物引起。多重微生物感染的心内膜炎发生于共用注射用品的药瘾者之间。吸毒者的艾滋病病毒感染并不显著影响感染性心内膜炎病原情况。

心内膜炎患者中 5%～15% 血培养呈阴性，其中 1/3～1/2 因为之前接触过抗生素所致，剩余的患者是由于病原体培养条件苛刻，如营养变异细菌（现在被称为颗粒链菌属和营养缺陷菌属）。一些苛养菌呈特定的地理分布（如欧洲的贝纳特立克次体和巴尔通体属、中东的布鲁菌属）。惠普尔养障体导致的心内膜炎通常呈惰性病程、培养阴性和不伴有发热。

发病机制

完整的内皮能够抵挡绝大多数的细菌感染和血栓形成，内皮的损伤（如高速血流冲击的部位或心脏结构病变的低压侧）继而引发致病微生物直接感染或形成血小板-纤维蛋白血栓的形成——亦称为非细菌性血栓性心内膜炎（nonbacterial thrombotic endocarditis，NBTE）。这种血栓为短暂性菌血症提供了附着部位。通常导致 NBTE 的心脏病变情况包括二尖瓣反流、主动脉瓣狭窄、主动脉瓣反流、室间隔缺损和复杂性先天性心脏病，而血液高凝状态下也容易形成 NBTE，譬如"恶病质性心内膜炎"（恶性肿瘤和慢性疾病的非感染性疣状赘生物）、系统性红斑狼疮和抗磷脂综合征并发的疣状赘生物。

感染性心内膜炎的致病微生物主要通过黏膜表面、皮肤或者局部的感染灶进入血液中。除了某些毒力较强的细菌（如金黄色葡萄球菌）可直接黏附于完整的内皮或暴露的内皮下组织外，其余均附着于 NTBE 的部位。这些引起心内膜炎的微生物，通常具有表面黏附分子来介导其黏附于 NBTE 的部位或受损的内皮，这些分子统称为识别粘连基质分子的微生物表面成分（microbial surface components recognizing adhesin matrix molecules，MSCRAMM）。微生物可以通过特定的分子来增加其黏附力，如许多革兰氏阴性菌上的纤连结合蛋白，金黄色葡萄球菌上的凝集因子（纤原和纤维蛋白结合表面蛋白），粪肠球菌上的纤原蛋白结合表面蛋白（Fss2）、胶原结合表面蛋白（Ace）和Ebp pili（后者主要调节血小板黏附性），以及链球菌上的葡聚糖或 FimA（口腔黏膜黏附素家族成员之一）。金黄色葡萄球菌侵袭完整的内膜时需要纤连结合蛋白的参与，因此这些表面蛋白可能促进微生物对正常瓣膜的感染。如果附着的微生物能耐受血清的杀菌活性和血小板局部释放的杀菌肽，则将增殖成致密的微生物菌落。这些微生物还可通过诱导内皮细胞释放组织因子（金黄色葡萄球菌亦可诱导单核细胞），促进血小板的聚集和局部高凝状态。微生物聚落和血小板聚集体联同纤维蛋白沉积形成了感染赘生物。赘生物内部的微生物呈代谢停滞（非生长状态），并且相对耐受抗菌药物的杀伤，而表面增殖的微生物则持续不断地脱落进入血液循环中。

心内膜炎的临床表现，除了由于心脏内结构破坏释放细胞因子所致的症状之外，还有赘生物碎片栓塞造成远端组织感染或梗死；菌血症血源性播散感染；以及循环免疫复合物沉积或微生物抗原聚集的免疫反应所致组织损伤。

临床表现

心内膜炎临床综合征呈高度异质性，包括急性和亚急性起病。NVE、PVE 以及静脉药瘾相关的心内膜炎具有相似的临床及实验室表现（表 42-2）。心内膜炎的病程主要取决于致病微生物。β 溶血性链球菌、金黄色葡萄球菌和肺炎链球菌通常引起急性病程，其中金黄色葡萄球菌偶尔也呈亚急性病程。路邓葡萄球菌（凝固酶阴性）或肠球菌引起的心内膜炎则发病十分急骤。亚急性感染性心内膜炎的典型病原体是草绿色链球菌、肠球菌、CoNS 和 HACEK 病原体组，而巴尔通体属、惠普尔养障体和贝纳特立克次体所引起的心内膜炎病程则十分缓慢。

亚急性心内膜炎的患者往往表现为低热，很少超过 39.4℃（103 °F）；相反，发热在 39.4～40℃（103～104 °F）往往提示为急性心内膜炎，但是在老年、过度虚弱或肾衰竭患者中发热可以表现得不明显。

心脏表现

心内膜炎时瓣膜损毁和腱索断裂引起新发反流性杂音。急性心内膜炎初期，由于瓣膜未受累，缺乏心脏杂音，但是最终见于 85% 的病例。30%～40% 的患者由于瓣膜功能受损发展成充血性心力衰竭（congestive heart failure，CHF）。少数情况下，心内膜相关

表 42-2	感染性心内膜炎的临床和实验室特点
特点	**频率，%**
发热	80～90
寒战和出汗	40～75
厌食、体重下降和委靡不振	25～50
肌痛、关节痛	15～30
背痛	7～15
心脏杂音	80～85
新发/加重的反流性杂音	20～50
动脉栓塞	20～50
脾大	15～50
杵状指	10～20
神经系统表现	20～40
外周表现（Osler 结节、甲下出血、Janeway 损害、Roth 斑）	2～15
皮下出血	10～40
实验室特点	
贫血	70～90
白细胞增多	20～30
镜下血尿	30～50
红细胞沉降率升高	60～90
C 反应蛋白升高	＞90
类风湿因子	50
循环免疫复合物	65～100
血清补体下降	5～40

的心肌炎和心内瘘也能引起 CHF。主动脉瓣功能障碍引起的心力衰竭要比二尖瓣功能障碍所致时进展更快。感染超出瓣叶侵及毗邻的瓣环或心肌组织，可导致瓣周脓肿，反过来造成心内瘘形成新发杂音。脓肿可进一步从主动脉瓣环穿透到心外膜引起心包炎，或是进入上部室间隔干扰心脏传导系统，引起不同程度的心脏传导阻滞。二尖瓣瓣周脓肿通常离传导系统较远，较少造成传导阻滞。如其发生传导异常，大多数因为房室结附近或邻近的希氏束被破坏。2% 的患者可能出现冠状动脉栓塞从而造成心肌梗死。

心脏外表现 亚急性心内膜炎典型非化脓性外周表现（如 Janeway 损害，图 42-2A）与长时间感染相关，这些表现随着早期诊断和治疗变得十分少见。相反，急性金黄色葡萄球菌心内膜炎患者中，由于细菌性栓塞所致的相似病变（甲下出血、Osler 结节）愈发常见（图 42-2B）。骨骼肌肉性疼痛会随着治疗缓解，但是需鉴别局灶性感染转移所致（如椎间盘炎），见于其中 10%～15% 的病例。血源性播散的局灶感染最常见于皮肤、脾、肾、骨骼系统和脑膜，高达 50%

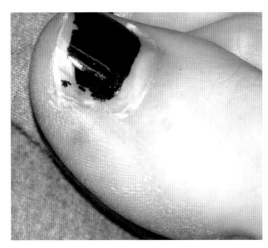
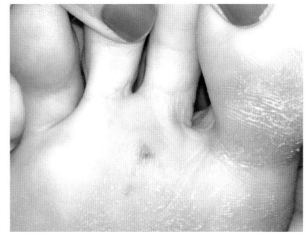

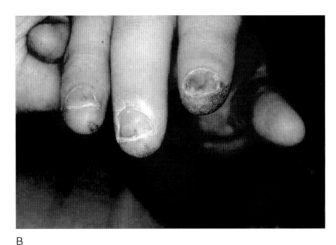

图 42-2 **A.** 亚急性奈瑟菌黏膜性心内膜炎在足趾（左）和足跖面（右）的 Janeway 损害（来源：*Image courtesy of Rachel Baden，MD.*）。**B.** 急性金黄色葡萄球菌性心内膜炎菌栓引起的局灶出血与梗死

的患者在诊断之前即已出现明显动脉栓塞表现。金黄色葡萄球菌引起的心内膜炎，赘生物直径＞10 mm（通过超声心动图测量）和累及二尖瓣，尤其是前叶是栓塞的独立危险因素。症状、疼痛程度和缺血所引起的功能障碍，则取决于发生动脉栓塞的器官或区域（如肾、脾、肠道和四肢末端），15％～35％的患者并发脑血管栓塞，表现为卒中，或偶见引起脑病。同样地，这些事件中半数发生在诊断心内膜炎之前。确诊前 1 周内脑卒中的发生率为 8 例/每 1000 患者·住院天数，使用抗菌治疗 1 周和 2 周期间下降到 4.8 例/每 1000 患者·住院天数和 1.7 例/每 1000 患者·住院天数。这主要归功于赘生物大小的变化。随着 1 周的有效治疗后卒中的发生率下降到了仅为 3％，而在治疗期间或之后发生栓塞并不能成为抗菌治疗失败的证据。

其他神经系统相关并发症包括无菌性或化脓性脑膜炎，因出血性梗死或细菌性动脉瘤破裂引起的颅内出血，以及癫痫。（细菌性动脉瘤为局部动脉薄弱处扩张，其由于血管滋养管感染或菌栓附着于动脉壁而使其变薄

弱。）脑内和脑膜上微小脓肿通常见于金黄色葡萄球菌感染的心内膜炎；脑内脓肿较少通过外科手术引流。

肾小球基底膜上免疫复合物沉积，导致低补体血症弥漫性肾小球肾炎和肾功能不全。通常随着有效的抗生素治疗缓解。肾梗死通常引起胁部疼痛和血尿，但很少造成肾功能不全。

特定易患状态的临床表现 静脉药瘾者心内膜炎有约 50％仅累及三尖瓣，患者通常表现为发热或晕厥，但是没有杂音或其他外周症状。细菌性肺栓塞通常与三尖瓣性心内膜炎有关，临床表现为咳嗽、胸膜炎性胸痛、结节性肺浸润或偶发脓气胸。主动脉瓣或二尖瓣感染的患者表现为典型的心内膜炎表现，包括其外周症状。

如果与保留的心脏内装置无关或没有被并发疾病症状所掩盖，医疗机构相关性心内膜炎呈现典型临床表现。CIED 相关性心内膜炎症状可能与其隐匿或外显的囊袋感染相关，表现为发热、微弱杂音，以及由于菌栓所致的肺部症状。迟发型 PVE 患者临床表现也十分典型。瓣膜术后 60 天之内（早发型）的病例中，其典型

症状可能会被近期手术的合并症所掩盖。无论早发型或迟发型感染，瓣周感染均十分常见，并且通常导致瓣膜局部开裂、反流性杂音、CHF 或者传导系统被破坏。

诊断

为了避免延误诊断，对于发热的患者，具有心内膜炎易感因素、心内膜炎心脏或非心脏特征性表现或与心内膜炎一致的微生物证据（如卒中或脾梗死、心内膜炎相关微生物血培养多次呈阳性），应当进行细致的临床、微生物学和超声心动图评估。

Duke 标准 感染性心内膜炎的确诊，只有通过对赘生物进行组织学检查或微生物学鉴定才得已成立。然而，对于心内膜炎患者，通常采用改良 Duke 标准进行诊断，其综合临床、实验室和超声心动图表现，具有高度敏感性和特异性（表 42-3）。此项标准最初开发用作研究工具，并非出于患者管理，但不失为实用的诊断性工具。为最大限度采用此标准对患者进行评估，需全面收集相应数据。除此，临床评判对于有效使用此标准十分必要。符合两项主要标准、一项主要标准和三个次要标准或五个次要标准即确定诊断为心内膜炎；但是如具有其他疾病诊断，或是在≤4 天的抗生素治疗中症状缓解并且不复发，或是≤4 天的抗微生物治疗后手术或尸检未提示具有心内膜炎的组织学证据，则心内膜炎的诊断不成立。满足一个主要标准和一个次要标准或三个次要标准时，疑诊为感染性心内膜炎。愈多具有心内膜炎特征，愈可能为感染性心内膜炎，其在不显著减少敏感度的情况下增加诊断的特异度。除非特殊原因，被确诊或疑诊的患者均应当进行治疗。

Duke 标准强调诊断需具备菌血症和超声心动图呈典型心内膜炎表现。不同时间多次血培养阳性反映符合心内膜炎持续低浓度菌血症的特征。未经治疗的患者中，如最终获得 1 次血培养阳性结果，则其所有的血培养 95％ 会获得阳性结果。这项标准也突出血培养分离出不同病原体类型的意义。缺乏心内膜炎证据（如持续的菌血症）时，需重复分离出可同时引起心内膜炎和菌血症的微生物（如金黄色葡萄球菌、肠球菌），同时没有原发局灶感染，方视为满足主要标准。较少引起心内膜炎但通常会污染血培养结果的微生物（如类白喉、CoNS）必须重复验证，才可作为诊断的主要标准。

血培养 从血培养中分离出致病微生物对于诊断及治疗计划十分重要。疑似 NVE、PVE 或 CIED 相关性心内膜炎患者，此前 2 周内未接受抗生素治疗，应当采集 3 次（每套双瓶）血培养，每次至少间隔 2 h，并且应当在＞24 h 从不同的穿刺点获取。如果 48～72 h

表 42-3	感染性心内膜炎的临床诊断：改良 Duke 标准[a]

主要标准

1. 血培养阳性
   - 2 次独立血培养阳性，均检出感染性心内膜炎典型微生物
     - 草绿色链球菌、解没食子酸链球菌、HACEK 群微生物、金黄色葡萄球菌，或
     - 社区获得性肠球菌（无原发病灶）
   - 或
   - 持续血培养阳性，定义为如下条件反复呈现与感染性心内膜炎一致的微生物：
     - 相隔＞12 h 的 2 次血培养；或
     - ≥4 次独立血培养中，全部 3 次或大多数呈阳性，其中首次和末次采血至少相隔 1 h
   - 或
   - 单次伯纳特立克次体血培养阳性，或Ⅰ相 IgG 抗体滴度＞1∶800
2. 心内膜受累证据
   - 超声心动图结果阳性[b]
     - 出现在心脏瓣膜、支持结构、反流束或植入物质上的摆动物体，无法以其他的解剖结构解释，或
     - 脓肿，或
     - 人工瓣膜的新发裂开
   - 或
   - 新出现的反流性杂音（已有杂音增强或变化无法作为证据）

次要标准

1. 易感因素：易感的心脏条件[c] 或静脉吸毒
2. 发热≥38.0℃（≥100.4°F）
3. 血管表现：大动脉栓塞、细菌性肺梗死、细菌性动脉瘤、颅内出血、结膜出血和 Janeway 损害
4. 免疫表现：肾小球肾炎、Osler 结节、Roth 斑和类风湿因子
5. 微生物学证据：血培养阳性但未满足上述主要标准[d]，或具有感染性心内膜炎相关病原体活动性感染的血清学证据

[a] 确诊心内膜炎需满足两项主要标准，或一项主要标准加上三项次要标准，或全部五项次要标准，详见全文。[b] 疑似人工瓣膜心内膜炎或复杂心内膜炎时，经食管超声心动图是最优的评估方法。[c] 伴有瓣膜狭窄或反流疾病、人工瓣膜、修复及部分修复后先天性心脏病（除外单纯房间隔缺损、已修复的室间隔缺损和动脉导管未闭）、心内膜炎既往史和肥厚型心肌病。[d] 除外单次血培养为凝固酶阴性的葡萄球菌和类白喉，这些常常可能为污染物，以及除外革兰氏阴性杆菌，其通常不引起心内膜炎。

来源：Adapted from JS Li et al：Clin Infect Dis 30：633，2000. With permission from Oxford University Press.

后血培养仍持续阴性，应另外获取 2 次或 3 次血培养，并且实验室应当对培养条件进行优化提升。血培养结果反馈之前，对于疑似亚急性心内膜炎并且血流动力学稳定的患者，尤其是近 2 周内曾进行抗生素治疗的患者，应当停止经验性抗生素治疗。因此，必要时应当在避免经验治疗的干扰下额外送检血培养。急性心内膜炎或血流动力学不稳定需要紧急手术的患者，应当在数小时内获取 3 次血培养后立即启动经验性治疗。

其他实验室检验 血清学检查可用于检测难以通过血培养检出的微生物：如布鲁杆菌、巴尔通体、军

团菌、鹦鹉热衣原体和贝纳特立克次体。要鉴定病原体，也可对赘生物进行培养、进行显微镜下特殊染色检查（如惠普尔养障体呈过碘酸雪夫染色阳性）或直接荧光抗体技术以及通过聚合酶链式反应检出微生物特异性 DNA 或编码 16S、28S 核糖体的 DNA（16S rRNA 或 28S rRNA），对这些 DNA 进行测序，同样可用于各种细菌和真菌的鉴定。

超声心动图　超声心动图能从解剖上确定和测量赘生物、检查心脏内并发症并且对心功能进行评估（图 42-3）。经胸超声心动图（transthoracic echocardiography，TTE）无创且敏感性良好。然而，其无法检出直径 < 2 mm 的赘生物，并且其中 20% 的患者受限于技术性因素（由于肺气肿或体型）。TTE 对临床

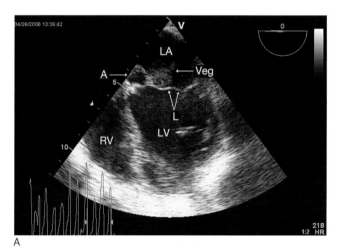

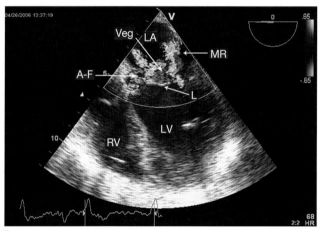

图 42-3　经食管超声心动图（TEE）于食管下段、四腔切面观察到金黄色葡萄球菌感染后的二尖瓣。**A.** 二维超声显示在大的赘生物旁可见邻近无回声区的脓肿腔。**B.** 彩色血流多普勒成像通过脓肿-瘘管及中央孔提示严重的二尖瓣反流。A，脓肿；A-F，脓肿-瘘管；LA，左心房；L，瓣叶；LV，左心室；MR，二尖瓣反流；RV，右心室；Veg，赘生物。

来源：With permission of Andrew Burger, MD.

明确为心内膜炎患者赘生物的检出率为 65% ～ 80%，但其对于评价人工瓣膜或检出心内并发症并不是最理想的手段。经食管超声心动图（transesophageal echocardiography，TEE）对赘生物的检出率 > 90%，并且十分安全，但是当初的研究中也提示其在心内膜炎患者中存有 6% ～ 18% 的假阴性结果。当疑诊为心内膜炎时，TEE 的阴性结果并不能排除诊断，而是应当在 7 ～ 10 天内重复检查 1 ～ 2 次。TEE 是诊断 PVE、检出心肌脓肿、瓣膜穿孔和心内瘘，以及探查 CIED 赘生物形成的最佳方法。当 CIED 患者血培养呈阴性时，其附着在导线上的物体可能是机化血栓而并非感染性赘生物。

由于金黄色葡萄球菌性菌血症与心内膜炎具有密切的关系，所以这些患者应进行常规的超声心动图检查（TTE 或优先选择 TEE）。院内金黄色葡萄球菌性菌血症患者，伴有以下情况视为心内膜炎的高危患者：血培养阳性时间持续 2 ～ 4 天、血液透析依赖者、有永久性心内装置、脊柱感染、非脊柱骨髓炎或心内膜炎，或易致心内膜炎的瓣膜病变。理论上，这些患者应当进行 TEE 检查明确诊断，而没有上述情况的患者心内膜炎的风险相对较低，采取 TTE 检查足矣。

专家建议对所有临床诊断为心内膜炎的患者均进行超声心动图评估，然而，这项检查不应当用于筛查那些心内膜炎发生概率较低的患者（如伴不能解释发热的患者）。图 42-4 为美国心脏协会使用超声心动图对疑似心内膜炎患者评估的路径。

其他检查　许多检查都是非诊断性的——如全血细胞计数、肌酐测定、肝功能检查、胸部 X 线片和心电图检查——这些检查在心内膜炎患者的管理中也是很重要的。心内膜炎患者的红细胞沉降率、C 反应蛋白和循环免疫复合物滴度通常是上升的（表 42-2）。心导管术主要用于评估即将接受心内膜炎手术的老年患者的冠状动脉通畅情况。

治疗　感染性心内膜炎

抗微生物治疗

为了治愈心内膜炎，赘生物中的所有微生物均应被清除。然而，由于局部防御能力缺失，并且许多细菌呈非生长性，代谢不活跃，因此很难通过抗生素根除这些细菌。因此，治疗应当以杀菌为主，并且疗程要足够长。抗生素往往通过非肠道给药达到血药浓度，通过被动扩散来对赘生物深部的细菌产生有效作用。为了选择有效的治疗方案，必须对致病微生物的药物敏感性有所了解。决策启动经验

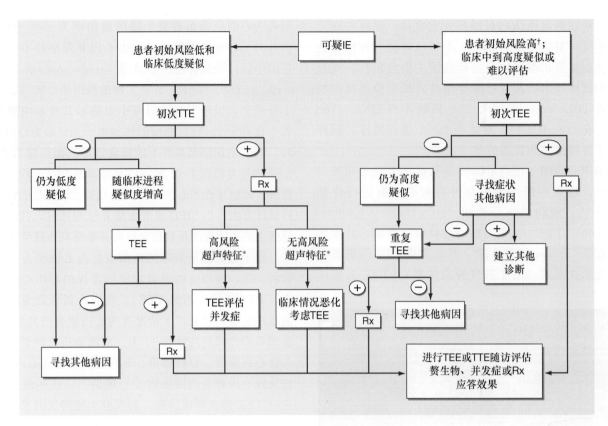

图 42-4 经食管和经胸超声心动图（TEE 和 TTE）的诊断应用。†感染性心内膜炎（IE）初始风险高危的患者（见表 42-8）或者伴有心内并发症证据（新发反流性杂音、新发心电图传导改变或充血性心力衰竭）。* 超声心动图高危特征包括：大块赘生物、瓣膜功能不全、瓣周感染或心室功能不全。Rx 代表启动抗生素治疗。

来源：Reproduced with permission from Diagnosis and Management of Infective Endocarditis and Its Complications. Circulation 98：2936，1998. © 1998 American Heart Association.

性治疗，必须权衡获取病原学诊断的需求、病情进展情况或需要紧急外科手术（见上文，"血培养"）。其他部位的合并感染（如脑膜）、过敏、终末器官功能障碍、药物间的相互作用、药物不良反应风险在选择治疗方案时都应该进行考虑。

虽然给药时间长达数周，PVE 患者治疗推荐方案与 NVE 方案类似（葡萄球菌除外）（表 42-4）。推荐剂量和疗程仅在终末器官功能障碍或出现不良反应时才允许替换。

针对病原体的治疗·链球菌 链球菌性心内膜炎的理想治疗，应当基于致病菌株对青霉素的最小抑菌浓度（MIC）（表 42-4）。青霉素联合庆大霉素和头孢曲松联合庆大霉素的两周方案不适用于 PVE 或复杂性 NVE 的治疗。考虑使用氨基糖苷类药物时，应注意到药物毒性风险增加的患者。青霉素相对耐药的链球菌治疗方案适用于 B、C 和 G 组链球菌性心内膜炎的治疗。营养变异型微生物（颗粒链菌属和营养缺陷菌属）和孪生球菌属对青霉素的 MIC＞0.1 μg/ml，因此，这些微生物所致 PVE 的治疗方案，与青霉素绝对耐药的链球菌方案一致（表 42-4）。

肠球菌 肠球菌对于苯唑西林、萘夫西林和头孢菌素类均是耐药的，而青霉素、氨苄西林、替考拉林和万古霉素仅能抑制肠球菌的生长。杀灭肠球菌，需要具有细胞壁活性的抗生素（青霉素、氨苄西林、万古霉素或替考拉林）达到有效的血药浓度，联合氨基糖苷类药物（庆大霉素或链霉素）的协同作用，且后者并非为致病菌株高度耐药的抗生素。如果致病菌株对细胞壁活性的抗生素耐药，或庆大霉素浓度≥500 μg/ml，或链霉素 1000～2000 μg/ml 浓度之下，其仍然能进行复制——称之为氨基糖苷类药物高度耐药，则提示这些无效的抗生素无法参与协同杀菌效应。对庆大霉素的高度耐药意味着妥布霉素、奈替米星、阿米卡星和卡那霉素同样也是无效的。事实上，即使肠球菌对庆大霉素并不高度耐药，也很难证明上述其他类型氨基糖苷类药物能参与协同杀菌作用。因此，应当避免其用于肠球菌性心内膜炎的治疗。高浓度青霉素联合头孢曲松或头孢噻肟通过增加青霉素结合蛋白的结合，无论是体外还是心内膜炎动物模型中，均显示其能杀死粪肠球菌。

表 42-4	常见病原体感染性心内膜炎的抗生素治疗方案[a]	
病原体	药物（剂量，疗程）	备注
链球菌		
青霉素敏感的链球菌[b]，解没食子酸链球菌	• 青霉素 G（2～3 百万单位，IV，q4h，4 周） • 头孢曲松（2 g/d，IV，单次剂量，4 周） • 万古霉素[c]（15 mg/kg，IV，q12h，4 周） • 青霉素 G（2～3 百万单位，IV，q4h）或头孢曲松（2 g，IV，qd）2 周 **联合** 庆大霉素[d]（3 mg/kg，IV 或 IM，单次剂量[e] 或平均分为 q8h，2 周）	— 青霉素迟发过敏的患者仍可使用头孢曲松。 β-内酰胺类药物严重或速发过敏时使用万古霉素。氨基糖苷类药物毒性风险较高、人工瓣膜或复杂性心内膜炎避免使用 2 周方案。
青霉素相对耐药[f]	• 青霉素 G（4 百万单位，IV，q4h）或头孢曲松（2 g，IV，qd）4 周 **联合** 庆大霉素[d]（3 mg/kg，IV 或 IM，单次剂量[e] 或平均为 q8h，2 周） • 万古霉素[c] 同上使用 4 周	链球菌导致的人工瓣膜心内膜炎，且青霉素 MIC<0.1 μg/ml 时，建议使用单药青霉素 6 周方案，或前 2 周联合庆大霉素。 —
青霉素重度耐药[g] 链球菌、营养变异菌和孪生球菌属	• 青霉素 G（4～5 百万单位，IV，q4h）或头孢曲松（2 g，IV，qd）6 周 **联合** 庆大霉素[d]（3 mg/kg，IV 或 IM，单次剂量[e] 或均分为 q8h，6 周） • 万古霉素[c] 同上使用 4 周	链球菌导致的人工瓣膜心内膜炎，且青霉素 MIC>0.1 μg/ml 时建议使用。 某些情况下建议此方案。
肠球菌[h]		
	• 青霉素 G（4～5 百万单位，IV，q4h）联合庆大霉素[d]（1 mg/kg，IV，q8h），均 4～6 周 • 氨苄西林（2 g，IV，q4h）联合庆大霉素[d]（1 mg/kg，IV，q8h），均为 4～6 周 • 万古霉素[c]（15 mg/kg，IV，q12h）联合庆大霉素[d]（1 mg/kg，IV，q8h），均为 4～6 周 • 氨苄西林（2 g，IV，q4h）联合头孢曲松（2 g，IV，q12h），维持 6 周	不对链霉素高度耐药的情况下，可使用链霉素（7.5 mg/kg，q12h）替代庆大霉素。 — 用于青霉素过敏（或者不敏感）、或病原对青霉素/氨苄西林耐药的情况。 用于对庆大霉素和链霉素高度耐药的粪肠球菌感染或氨基糖苷类肾毒性高风险的患者。
葡萄球菌		
MSSA 感染的自体瓣膜（无植入装置）	• 萘夫西林、苯唑西林或氯氟西林（2 g，IV，q4h，4～6 周） • 头孢唑啉（2 g，IV，q8h，4～6 周） • 万古霉素[c]（15 mg/kg，IV，q12h，4～6 周）	青霉素敏感菌株（不产 β-内酰胺酶）可单独使用青霉素（4 百万单位，q4h） 青霉素迟发过敏的患者仍可使用头孢唑啉。 速发（荨麻疹性）或严重青霉素过敏史者使用万古霉素；联合庆大霉素、夫西地酸或利福平的方案详见全文。
MRSA 感染的自体瓣膜（无植入装置）	• 万古霉素[c]（15 mg/kg，IV，q8～12h，4～6 周）	不推荐常规联合利福平；MIC>1.0 或使用万古霉素治疗后仍持续菌血症患者考虑替代方案（详见全文）。
MSSA 感染的人工瓣膜	• 萘夫西林、苯唑西林或氯氟西林（2 g，IV，q4h，6～8 周） **联合** 庆大霉素[d]（1 mg/kg，IM 或 IV，q8h，2 周） **联合** 利福平[i]（300 mg，PO，q8h，6～8 周）	最初的 2 周使用庆大霉素；在开始使用利福平前评估庆大霉素的敏感性（见全文）；如果患者对青霉素高度过敏，推荐使用 MRSA 的方案；如果对 β-内酰胺类有微小的迟发过敏，可使用头孢唑啉替代苯唑西林/萘夫西林。
MRSA 感染的人工瓣膜	• 万古霉素[c]（15 mg/kg，IV，q12h，6～8 周） **联合** 庆大霉素[d]（1 mg/kg，IM 或 IV，q8h，2 周） **联合** 利福平[i]（300 mg，PO，q8h，6～8 周）	最初的 2 周使用庆大霉素；在开始使用利福平前评估庆大霉素的敏感性（见全文）。

病原体	药物（剂量，疗程）	备注
HACEK 群微生物		
	● 头孢曲松（2 g/d，IV，单次剂量，4周） ● 氨苄西林/舒巴坦（3 g，IV，q6h，4周）	可使用同等剂量的其他三代头孢类药物。 —
伯纳特立克次体		
	● 多西环素（100 mg，PO，q12h）联合羟氯喹（200 mg，PO，q8h），应用18个月（自体瓣膜）或24个月（人工瓣膜）	监测治疗后的血清学反应（逆相 I IgG 和 IgA 下降4倍，逆相 II IgM 阴性）及复发情况。
巴尔通氏体		
	● 头孢曲松（2 g，IV，q24h）或氨苄西林（2 g，IV，q4h）或多西环素（100 mg，q12h，PO）6周 **联合** 庆大霉素（1 mg/kg，IV，q8h，3周）	如果患者对 β-内酰胺类药物高度过敏，使用多西环素。

ª剂量根据肾功能正常的成年人计算。庆大霉素、链霉素和万古霉素的剂量应根据肾功能进行调整。庆大霉素和链霉素根据患者的理想体重进行计算（男性＝50 kg＋2.3 kg/超过5英尺的每英寸；女性＝45.5 kg＋2.3 kg/超过5英尺的每英寸）。ᵇMIC≤0.1 µg/ml。ᶜ万古霉素剂量根据实际体重计算。调整谷浓度至：链球菌和肠球菌感染为10～15 µg/ml，葡萄球菌感染为15～20 µg/ml。ᵈ氨基糖苷类药物应作为初始治疗的一部分，并且在肠球菌性心内膜炎不能每日单次剂量给药。分次给药时，肌注或静脉（输注时间20～30 min）庆大霉素后1 h，血清目标峰浓度和谷浓度分别为约3.5 µg/ml 和≤1 µg/ml；链霉素（定时同庆大霉素）目标峰浓度和谷浓度则分别为20～35 µg/ml 和＜10 µg/ml。ᵉ奈替米星（4 mg/kg，每日1次单次给药）可用于替代庆大霉素。ᶠMIC＞0.1 µg/ml，＜0.5 µg/ml。ᵍMIC≥0.5 µg/ml，＜8 µg/ml。ʰ必须评估抗生素的敏感性，详见全文。ⁱ利福平会减弱华法林和双香豆素的抗凝作用。

缩写：MIC，最小抑菌浓度；MRSA，耐甲氧西林的金黄色葡萄球菌；MSSA，甲氧西林敏感的金黄色葡萄球菌

分离出肠球菌后，应当对其进行链霉素和庆大霉素的高度耐药性检测、是否产生 β 内酰胺酶、对青霉素和氨苄西林（MIC＜8 µg/ml）、万古霉素（MIC≤4 µg/ml）和替考拉宁（≤2 µg/ml）的敏感性检测。如果检测到致病菌株产生 β 内酰胺酶，选用氨苄西林/舒巴坦或万古霉素作为具有细胞壁活性的抗生素；如果其对青霉素/氨苄西林 MIC≥8 µg/ml，应当考虑使用万古霉素进行抗菌；如果对万古霉素 MIC≥8 µg/ml，则应当考虑使用青霉素或氨苄西林。无高度耐药的情况下，氨基糖苷类药物应选择庆大霉素或链霉素（表42-4），尽管在治疗肠球菌性心内膜炎时庆大霉素达到杀菌协同作用所需剂量小于标准治疗，但其肾毒性副作用（或链霉素的耳毒性）在持续4～6周治疗时仍不少见。缩短庆大霉素疗程为2～3周的方案，仍可维持疗效并相较于长疗程减少肾毒性。因此，也有人倾向联合庆大霉素2～3周的方案。

如果对庆大霉素和链霉素均有较高的耐药性，则联合氨基糖苷类药物并无法达到协同杀菌效果，因此不应当再给予氨基糖苷类药物，此时，考虑单独使用具有细胞壁活性的药物8～12周；对于粪肠球菌性心内膜炎，建议使用大剂量的氨苄西林联合头孢曲松或头孢噻肟的方案（表42-4）。非随机对照研究发现在治疗粪肠球菌性心内膜炎中，氨苄西林-头孢曲松方案与青霉素或氨苄西林联合氨基糖苷类药物方案的疗效相似（且肾毒性更小），因此在对肾毒性高风险的患者中，建议使用氨苄西林-头孢曲松这种肾毒性更小的治疗方案。

如果培养出的肠球菌对所有常用的药物菌耐药，应当考虑通过手术治疗来抑制菌血症。目前新型具有治疗多重耐药肠球菌潜力的药物［奎奴普丁/达福普丁（仅用于屎肠球菌）、利奈唑胺和达托霉素］，对于心内膜炎的疗效尚不明确。

葡萄球菌 葡萄球菌性心内膜炎的治疗方案（表42-4）并不是依据是否伴随凝固酶生成，而是根据是否植入人工瓣膜或心内装置、是否有自体瓣膜受累和对青霉素、甲氧西林和万古霉素的敏感性综合评估决定。除非证实不产青霉素酶，否则所有葡萄球菌均视为青霉素耐药。同样地，耐甲氧西林葡萄球菌亦十分普遍。因此，对于葡萄球菌的经验性治疗应当覆盖耐甲氧西林的方案，如后续证明对甲氧西林敏感后应再行换药。β 内酰胺类抗生素或万古霉素联合庆大霉素3～5天，并无法提高累及二尖瓣或主动脉瓣心内膜炎的生存率，反而增加肾毒性，因此并不推荐上述方案，或联合夫西地酸或利福平的方案。

血药浓度为15～20 µg/ml 的万古霉素方案可用于耐甲氧西林金黄色葡萄球菌（methicillin-resistant S. aureus，MRSA）的治疗，但需警惕其伴随的肾毒性。虽然葡萄球菌罕有对万古霉素耐药，但是对

万古霉素的敏感性下降的 MRSA 菌株愈发多见。菌株 MIC 值为 4～16 $\mu g/ml$ 即对万古霉素的中度敏感，称之为万古霉素中度耐药的金黄色葡萄球菌（vancomycin-intermediate S. aureus，VISA）。菌株 MIC 值为 2 $\mu g/ml$ 的微生物群可能包含着 MIC 值更高的亚群，这些异质性万古霉素中度耐药的金黄色葡萄球菌（heteroresistant VISA，hVISA）无法通过常规的敏感性测试检出。由于万古霉素药代学/药动学的特点，即便使用大剂量万古霉素，其对 MIC＞1.0 $\mu g/ml$ 的 MRSA 杀伤效果也不可预知。尽管美国食品药品监督管理局并未批准此适应证，但是仍推荐使用达托霉素〔6 mg/kg 静脉注射（某些专家建议 8～10 mg/kg）每天〕替代万古霉素，尤其是 VISA、hVISA 或是万古霉素 MIC＞1.0 $\mu g/ml$ 菌株所致的左心感染性心内膜炎。这些菌株应在用药前检测其对达托霉素的敏感性。达托霉素对于 MRSA 的敏感性，或即使对达托霉素敏感性较低的菌株，可通过联用萘夫西林或头孢洛林提高。病例报道发现不论是联用头孢洛林，或是单用头孢洛林（600 mg q8h 静脉注射）均能有效对抗 MRSA 相关的心内膜炎。若 MRSA 菌血症持续存在，其感染性心内膜炎的治疗方案不在本章述及，并需要感染疾病专家会诊。利奈唑胺对左心 MRSA 心内膜炎的疗效尚不明确。尽管未被其他组织广泛采纳，英国抗菌化疗协会推荐药物联用方案：万古霉素（利福平）或达托霉素（利福平、庆大霉素或利奈唑胺）来治疗 MRSA 所致的 NVE。

甲氧西林敏感的金黄色葡萄球菌性心内膜炎在没有复杂并发症或者局限于三尖瓣或肺动脉瓣时，通常采用庆大霉素联合苯唑西林或萘夫西林治疗 2 周即可。但是治疗期间发热病程过长（≥5 天）或有多发细菌性肺栓塞的患者需要进行标准疗程的治疗。对于 MRSA 相关的右侧心内膜炎，万古霉素联合庆大霉素治疗 2 周为次优方案，最优方案为使用万古霉素或庆大霉素治疗 4 周（单日剂量 6 mg/kg）。

葡萄球菌相关的 PVE 需要疗程为 6～8 周的多药治疗方案。利福平是必不可少的药物之一，因为其可杀死黏附在生物膜上的葡萄球菌。联合其他两种药物（根据药敏结果进行选择）主要为了防止体内产生耐药性。由于许多葡萄球菌（尤其是 MRSA 和表皮葡萄球菌）对庆大霉素耐药，因此在开始利福平治疗方案时需要进行菌株对庆大霉素或替代药物的药敏分析。如果对庆大霉素耐药，可选择其他类型氨基糖苷类药物、氟喹诺酮（根据药敏结果）或其他活性药物替代庆大霉素。

其他微生物　没有脑膜炎的情况下，肺炎链球菌所致心内膜炎，菌株对青霉素的 MIC≤1 $\mu g/ml$ 时，治疗方案可选择静脉使用青霉素（每 4 h 400 万单位）、头孢曲松（单次剂量 2g/d）或头孢噻肟（等同剂量）。如果其 MIC≥2 $\mu g/ml$，应该选择万古霉素治疗。如果疑似或确诊为脑膜炎时，初始治疗应依据脑膜炎的治疗剂量选择万古霉素联合头孢曲松，最终的治疗方案应根据脑膜炎相关抗生素的折点选择（青霉素 MIC 0.06 $\mu g/ml$；或头孢曲松 MIC 0.5 $\mu g/ml$）。铜绿假单胞菌性心内膜炎需要使用抗铜绿假单胞菌青霉素（替卡西林或哌拉西林）和大剂量的妥布霉素（8 mg/kg 每天，分三次使用）。肠杆菌科引起的心内膜炎应使用强效的 β 内酰胺类抗生素联合一种氨基糖苷类。棒状杆菌引起的心内膜炎则应使用青霉素联合一种氨基糖苷类抗生素（如果菌株对氨基糖苷类敏感）或万古霉素，因为后者对大多数此类细菌均有杀菌作用。念珠菌所致心内膜炎的治疗则包括两性霉素 B 联合氟胞嘧啶、早期手术；并长期口服唑类药物。某些散发病例中也发现棘白菌素能有效治疗念珠菌性心内膜炎，但是其具体的作用还尚未明确。

经验性治疗　在微生物培养结果未归或培养结果阴性的情况下制订治疗方案时（根据推测的微生物，按照表 42-4 选用抗菌药物种类和剂量），需结合其临床（例如，急性或亚急性病程、感染部位、患者的易感因素）以及流行病学线索考虑病因。静脉药瘾者急性心内膜炎的经验性治疗应覆盖 MRSA 和革兰氏阴性杆菌。获取用于培养的血液样品后应立即启动万古霉素联合庆大霉素治疗，以覆盖这些微生物以及许多其他潜在病原体。同样，医疗机构相关性心内膜炎的治疗必须覆盖 MRSA。培养结果呈阴性时，必须排除非细菌性血栓性心内膜炎，并通过血清学检查来寻找苛养病原体。未经抗生素治疗的情况下，金黄色葡萄球菌、凝固酶阴性葡萄球菌或肠球菌感染不太可能出现血培养阴性；因此，这种情况下推荐的经验性治疗不是针对这些微生物，而是针对营养变异型微生物，如 HACEK 菌群和巴尔通体属。获得确定诊断之前，血培养阴性的亚急性 NVE 可使用庆大霉素联合氨苄西林 - 舒巴坦（12 g，每 q24h）或联合头孢曲松治疗；联合多西环素（100 mg 每日 2 次）可增加对巴尔通体属的覆盖率。对于培养阴性的 PVE，若人工瓣膜置换≤1 年，则应使用万古霉素、庆大霉素、头孢吡肟和利福平。人工瓣膜置换＞1 年的感染性心内膜炎，给药方案与培养阴性的 NVE 相似。如果因为先前抗生素给药的干扰，使得培养结果呈阴性，那么需要覆盖面更广的经验性治疗方案，特别注意可能被先前特定治疗抑制的病原体。

心脏植入式电子装置（CIED）相关性心内膜炎
抗生素是对 CIED 相关性心内膜炎完全移除其器械后的辅助性治疗。抗生素的选用取决于致病菌，并按照 NVE 的推荐应用（表 42-4）。细菌性 CIED 相关性心内膜炎可能并发 NVE 或远处部位感染（比如骨髓炎）。对于患有 CIED 相关性心内膜炎的患者以及移除器械后持续抗菌治疗期间仍存在菌血症的患者，建议进行 4～6 周的靶向性抗菌治疗。体内有 CIED 的患者出现金黄色葡萄球菌血症（和持续性凝固酶阴性的葡萄球菌血症），没有其他途径来源时，应视为心内膜炎并进行管理。但是，这些患者并非血流感染均意味着心内膜炎。如果缺乏心内膜炎证据，革兰氏阴性杆菌、链球菌、肠球菌和念珠菌属引起的血流感染并不指向器械感染。无论如何，没有其他感染途径来源的情况下，抗生素治疗后复燃，则按照 CIED 相关性心内膜炎处理。

门诊的抗菌治疗　依从性良好、病情稳定的患者，如果没有菌血症、不发热而且没有临床或超声心动图证据表明即将出现并发症，就可以在门诊继续完成治疗。严密随访和平稳的家庭环境非常必要，因为需要静脉注射和使用在溶液中稳定的抗菌药物。推荐的治疗方案不应为了适应门诊治疗而调整。

抗菌治疗的监测　血清杀菌效价测量（治疗过程中可杀灭 99.9% 感染病原体的标准接种物的最大血清稀释度）不建议用于评估常规病原体的治疗，但可用于评估由特殊病原体引起的心内膜炎的治疗。应该监测氨基糖苷类和万古霉素的血清浓度以调整剂量从而避免或及时解决药物毒性。

抗菌药物的毒性，包括过敏反应，发生在 25%～40% 的患者，并且通常出现在几周的治疗之后。因此，应该定期进行肾、肝和血液毒性的血液检测。

确认病原体清除前，对于金黄色葡萄球菌或难以治疗的病原体所致的心内膜炎患者，应当每天进行血培养，如果出现复发热则重新检查，并在疗程结束后 4～6 周再次复查以确认治愈。当感染由草绿色链球菌、肠球菌或 HACEK 菌群引起时，血培养在适宜治疗开始后 2 天内转阴。金黄色葡萄球菌性心内膜炎中，血培养在 β-内酰胺类抗生素治疗后 3～5 天内转阴，而在 MRSA 心内膜炎中，血培养阳性可以在万古霉素或达托霉素治疗后持续 7～9 天。在应用足剂量万古霉素的情况下，如果 MRSA 菌血症持续存在，

则可能表明感染是由对万古霉素敏感性降低的菌株引起的，因此可能需要替代疗法。如果进行了合适的抗生素治疗，发热仍持续 7 天，则应考虑是否合并瓣膜周围脓肿、心外脓肿（脾、肾）或并发症（栓塞事件）。出现复发热需要考虑这些并发症的可能性，但也可能是因为药物反应或住院并发症。通过有效的治疗，赘生物可变小；但是需要注意的是，在治愈 3 个月后，50% 的赘生物没有变化，25% 略微变大。

手术治疗

心内并发症和中枢神经系统并发症是感染性心内膜炎引起发病和死亡的重要原因。在某些情况下，对这些并发症的有效治疗需要外科手术。心内膜炎外科手术治疗的适应证（表 42-5）来源于观察性研究和专家意见。个体适应证的强度各不相同；因此，外科手术的风险和获益以及手术时机必需个体化对待（表 42-6）。活动性感染期间，25%～40% 的左侧心内膜炎患者接受心脏手术，并且 PVE 的手术率略高于 NVE。心内并发症（最可靠为通过 TEE 诊断）和 CHF 是最常见的手术适应证。通过主要比较药物和外科干预疗效的研究，对外科手术的获益进行了评价，其匹配了手术的必要性（研究中评估适应证采用倾向性评定方法），并且校正死亡（合并症）的预测因素以及手术干预时机。虽然研究结果各不相同，但按照目前适应证进行外科手术似乎可以得到显著的生存获益（27%～55%），并且只有随访 ≥6 个月才能显现。在手术后的最初几周内，死亡风险可能会增加（疾病＋手术相关死亡率）。

表 42-5　感染性心内膜炎的手术指征
为获得最佳预后必须手术
瓣膜功能障碍导致的中重度充血性心力衰竭
不稳定的人工瓣膜部分开裂
最优抗菌治疗后，仍持续存在菌血症
缺乏有效的抗菌治疗（如：真菌或布鲁菌性心内膜炎）
金黄色葡萄球菌性人工瓣膜心内膜炎伴有心内并发症
最优抗菌治疗后仍复发的人工瓣膜心内膜炎
为改善预后强烈建议手术[a]
瓣周感染
金黄色葡萄球菌性心内膜炎累及主动脉瓣或二尖瓣且对治疗反应不良
赘生物大（直径＞10 mm）且栓塞风险高，尤其是既往发生过栓塞事件或瓣膜功能严重障碍
培养阴性的自体瓣膜心内膜炎，不明原因发热 ≥10 天
抗生素高度耐药的肠球菌或革兰氏阴性杆菌性心内膜炎，治疗反应差或复发

[a] 必须慎重考虑手术；通常具备其他促使手术的指征

表 42-6	感染性心内膜炎的手术时机	
	手术指征	
手术时机	**强适应证**	**存在争议，但大多数意见建议手术**
危急（当日）	急性主动脉瓣反流导致二尖瓣提前关闭 Valsalva窦脓肿破裂入右心 破裂入心包腔	
紧急（1～2天内）	赘生物造成瓣膜梗阻 人工瓣膜不稳定（开裂） 急性主动脉瓣或二尖瓣反流伴心力衰竭（NYHA分级Ⅲ或Ⅳ级） 室间隔穿孔 瓣膜周围感染伴/不伴新发心电图传导改变 缺乏有效的抗生素治疗	大栓子和大赘生物（直径＞10 mm）
择期（尽快）	赘生物直径＞10 mm，合并严重主动脉瓣或二尖瓣瓣膜功能障碍[a] 进行性人工瓣膜瓣周反流 瓣膜功能障碍，且抗菌治疗≥7～10天仍持续存在感染 真菌性心内膜炎	葡萄球菌性人工瓣膜心内膜炎 早期人工瓣膜心内膜炎（瓣膜术后≤2个月） 真菌性心内膜炎（念珠菌） 抗生素耐药的病原体

[a]一项单中心随机研究支持早期手术获益。实施手术需结合临床判断。

来源：Adapted from L Olaison, G Pettersson: Infect Dis Clin North Am 16：453，2002.

适应证·充血性心力衰竭　由新发或恶化的瓣膜功能障碍引起的中度至重度难治性 CHF 是心脏手术的主要指征。在 6 个月的随访中，患有左侧心内膜炎和由于瓣膜功能障碍引起的中度至重度心力衰竭的患者在药物治疗后的死亡率为 50%，而条件匹配的患者在接受手术治疗后，死亡率为 15%。在 NVE 和 PVE 患者中均能看到手术治疗带来生存获益，这在具有强适应证（倾向）的患者中尤为显著。手术治疗可以通过修复或置换瓣膜来改善由于大块赘生物引起的功能性狭窄或者恢复受损瓣膜的功能。

瓣膜周围感染　最常见于主动脉瓣感染，发生在 10%～15% 的 NVE，以及 45%～60% 的 PVE。通常表现为适宜治疗期间持续不明原因的发热、新发的心电图传导改变或心包炎。TEE 彩色多普勒是可用于发现瓣周脓肿的检查（敏感性≥85%）。为了获得最佳治疗结果，瓣膜周围感染需要选择手术治疗，特别是当发热持续、瘘道形成、人工瓣膜开裂/不稳定或经适宜治疗后感染复发。必须监测心律情况，如出现高度心脏传导阻滞需植入心脏起搏器。

未控制的感染　尽管采用了最佳的抗生素治疗，持续阳性的血培养或原因不明的持续性发热（血培养阳性或阴性心内膜炎患者中）可能反映感染未得到控制，并可能需要手术治疗。同时建议对由缺乏有效抗微生物治疗的病原体（例如：酵母菌、真菌、铜绿假单胞菌、其他高度耐药的革兰氏阴性杆菌、布鲁杆菌）引起的心内膜炎进行手术治疗。

金黄色葡萄球菌性心内膜炎　金黄色葡萄球菌性 PVE 用药物治疗时死亡率超过 50%，但通过手术治疗死亡率可降至 25%。对于合并金黄色葡萄球菌 PVE 相关的心内并发症患者，手术治疗将死亡率降低了 20 倍。对于 TTE 证实赘生物形成的自体主动脉瓣或二尖瓣感染金黄色葡萄球菌患者，以及经过 1 周治疗后仍然合并败血症，需要考虑手术治疗。孤立性三尖瓣心内膜炎，即使持续发热，也很少需要手术治疗。

预防全身性栓塞　脑动脉或冠状动脉栓塞可能引起死亡。依靠超声心动图确定赘生物大小和解剖结构预测全身性栓塞的高风险，其本身并无法分辨哪些患者通过外科手术预防栓塞可增加生存机会。如可同步实现其他手术获益，例如中度功能障碍瓣膜修复或瓣膜周围脓肿清创，则患者将从预防栓塞的外科干预中获益。只有 3.5% 的患者单纯由于防止全身性栓塞接受外科手术。瓣膜修复，以避免植入假体，提高了为解决赘生物而进行的手术的风险-获益比。

心脏植入设备性心内膜炎　确诊 CIED 相关性感染或皮肤器械部位破溃，推荐患者移除所有装置（囊袋或心内电极）。优先选择经皮下拔除导线。对于导线上赘生物＞3 cm 以及可能出现肺栓塞风险或者无法彻底拔除者，则应考虑外科手术移除。相较于使用抗生素和保留装置的治疗者，住院初始移除感染 CIED 提高患者 30 天和 1 年的生存率。必要时，经有效的抗菌治疗至少 10～14 天后，可在新部位经皮或手术（心外膜电极）再次植入 CIED。当患者接受心内膜炎的瓣膜手术时，应该取下并更换 CIED。

心脏手术的时机 对于更加危及生命的手术适应证（瓣膜功能障碍和严重 CHF、瓣膜周围脓肿、人工瓣膜严重开裂），早期手术（即在治疗开始第 1 周手术）与晚期手术相比，其生存率更高。不具有强适应证的患者，可以合理地推迟外科手术，以进一步治疗和改善一般状况（表 42-6）。经过推荐的抗生素治疗 14 天后，99% 的链球菌性心内膜炎患者和 50% 的金黄色葡萄球菌感染性心内膜炎患者，切除的瓣膜培养结果为阴性。活动性 NVE 和 PVE 患者，外科术后新植入人工瓣膜再发心内膜炎的发生率，分别为 2% 和 6%～15%。这些事件出现的频率，不能视为不良预后风险从而延迟外科手术，特别是患有严重心力衰竭、瓣膜功能障碍和未控制的葡萄球菌感染的患者。当感染受到控制并且 CHF 通过药物治疗缓解，延迟手术是合理的。

心脏手术可能加重心内膜炎的神经系统并发症。神经系统并发症恶化风险与神经系统并发症类型以及并发症和手术之间的时距相关。允许的情况下，心脏手术应当在非出血性血栓性梗塞死 2～3 周，或是脑出血后 4 周进行。应在心脏手术前对破裂的细菌性动脉瘤进行治疗。

心脏手术后的抗生素治疗 已经成功完成心内膜炎推荐治疗的患者中，对切除的瓣膜进行检查，其中 45% 患者可通过革兰氏染色发现病原体，或是聚合酶链式反应中检测到病原体 DNA。这些患者中仅有 7% 从瓣膜中培养出不常见和抗生素耐药病原体。检出病原体和 DNA 并不一定表明抗生素失效；事实上，术后心内膜炎复发并不常见。因此，由抗生素敏感病原体引起的非复杂性 NVE 中，瓣膜培养结果为阴性时，术前加上术后抗生素治疗的疗程应等于心内膜炎推荐治疗的总持续时间，其中外科术后治疗约 2 周时间。对于心内膜炎合并瓣膜周围脓肿、部分治疗的 PVE 或瓣膜培养阳性的病例，术后应给予全程的抗生素治疗。

心外并发症 3%～5% 的心内膜炎患者合并脾脓肿。有效的治疗为影像学引导下经皮引流或脾切除术。2%～15% 的心内膜炎患者合并细菌性动脉瘤；其中半数病例累及脑动脉并且表现为头痛、局灶性神经系统症状或出血。脑动脉瘤应通过血管造影进行监测。一些脑动脉瘤经过有效的抗菌治疗后消失，但是如果脑动脉瘤持续存在、增大或出现泄漏，如可能应进行手术治疗。脑外动脉瘤表现为局部疼痛、肿块、局部缺血或出血；这类动脉瘤均需

通过手术治疗。

预后

预后不良的因素包括高龄、严重合并症、糖尿病、诊断延误、人工瓣膜或主动脉瓣受累、侵袭性（金黄色葡萄球菌）或抗生素耐药病原体（铜绿假单胞菌、酵母菌）、心内并发症和严重神经系统并发症，以及与医疗照护机构相关。死亡和不良预后往往与抗生素治疗失败无关，而与合并症和心内膜炎终末器官并发症的相互作用相关。在发达国家，整体存活率为 80%～85%；但是，不同心内膜炎患者亚群的存活率差异很大。草绿色链球菌、HACEK 菌群或肠球菌（抗生素敏感的）引起的 NVE 患者存活率为 85%～90%。非静脉吸毒金黄色葡萄球菌感染的 NVE，存活率为 55%～70%，而静脉药瘾者的存活率达 85%～90%。瓣膜置换术后 2 个月内发生 PVE，其死亡率为 40%～50%，而其后发病的病例死亡率仅为 10%～20%。

预防

为了预防心内膜炎（长期以来临床实践的目标），过去的专家委员会支持在许多引起菌血症的操作之前应用全身性抗生素。美国心脏协会和欧洲心脏病学会对心膜炎预防性使用抗生素的证据进行了重新评估，最终在指南中对预防性使用抗生素作出更严格的规定。许多时候，预防性使用抗生素的获益极低。大多数心内膜炎病例并非出现在操作之后。虽然牙科治疗被广泛认为易导致心内膜炎，但心内膜炎在接受牙科治疗的患者中的发病率并不高于未接受牙科治疗的匹配对照组。此外，牙科手术相关的菌血症与日常操作（例如刷牙和牙线清洁）相关的菌血症的发生频率和程度是相似的；由于牙科手术是偶发事件，所以心脏结构暴露于口腔菌群的概率于日常活动中要明显高于牙科手术时。胃肠道和泌尿生殖道手术与心内膜炎相关性比牙科手术更弱。此外，成本效益估算提示预防性使用抗生素意味着资源的滥用。

无论如何，动物模型研究提示预防性应用抗生素可能有效，其可能预防少数心内膜炎病例。经权衡预防性使用抗生素相关的潜在获益、潜在的不良反应以及成本，美国心脏协会和欧洲心脏病学会，现在仅推荐针对严重发病或死亡风险最高（表 42-8）的心内膜炎患者预防性使用抗生素（表 42-7）。保持良好的口腔卫生至关重要。仅在牙龈组织或牙齿的根尖周围区域

表 42-7	高危心脏疾病成人预防心内膜炎的抗生素方案[a,b]

标准口服方案：
　阿莫西林：术前 1 h 给予 2 g PO

无法口服药物：
　氨苄西林：术前 1 h 给予 2 g IV 或 IM

青霉素过敏：
　克拉霉素或阿奇霉素：术前 1 h 给予 500 mg PO
　头孢氨苄[c]：术前 1 h 给予 2 g PO
　克林霉素：术前 1 h 给予 600 mg PO

青霉素过敏，且无法口服药物：
　头孢唑林[c] 或头孢曲松[c]：术前 30 min 给予 1 g IV 或 IM
　克林霉素：术前 1 h 给予 600 mg IV 或 IM

[a] 儿童剂量：阿莫西林、氨苄西林、头孢氨苄或头孢羟氨苄 50 mg/kg PO；头孢唑林 25 mg/kg IV；克林霉素 20 mg/kg PO 或 25 mg/kg IV；克拉霉素 15 mg/kg PO；万古霉素 20 mg/kg IV。

[b] 高危心脏疾病见表 42-8。对于其他患者不建议预防性用药。

[c] 青霉素速发型过敏反应（荨麻疹、血管性水肿、过敏反应）的患者不可使用头孢菌素类抗生素。

来源：Table created using the guidelines published by the American Heart Association and the European Society of Cardiology（W Wilson et al：Circulation 116：1736，2007；and G Habib et al：Eur Heart J 30：2369，2009。）

操作或口腔黏膜穿孔（包括呼吸道手术）时才推荐预防性使用抗生素。对于接受胃肠道或泌尿生殖道手术的患者，不建议进行预防。高危患者在接受感染的泌尿生殖道或感染的皮肤和软组织手术术前和术中进行抗生素治疗。

在主动脉瓣反流或二尖瓣反流或植入人工瓣膜的患者中，使用多西环素（强力霉素）联合羟氯喹（相关剂量，见表 42-4）治疗急性 Q 热 12 个月对预防贝纳柯克斯体心内膜炎非常有效。

英国国家卫生医疗质量标准署建议停止所有对心内膜炎的抗生素预防。有限的监测研究显示，在执行预防性用药指征更为严格或不建议预防性用药的指南后，并未发现草绿色链球菌性心内膜炎增加。

表 42-8	牙科操作前建议预防心内膜炎的高危心脏疾病

人工心脏瓣膜

既往心内膜炎

未修复的发绀型先天性心脏病，包括姑息性分流手术

先天性心脏病完全修复术后的 6 个月内

未完全修复的先天性心脏病，修复材料邻近组织有残余缺损

心脏移植后发生的瓣膜病变[a]

[a] 非欧洲心脏病学会推荐的预防性用药目标人群。

来源：Table created using the guidelines published by the American Heart Association and the European Society of Cardiology（W Wilson et al：Circulation 116：1736，2007；and G Habib et al：Eur Heart J 30：2369，2009）。